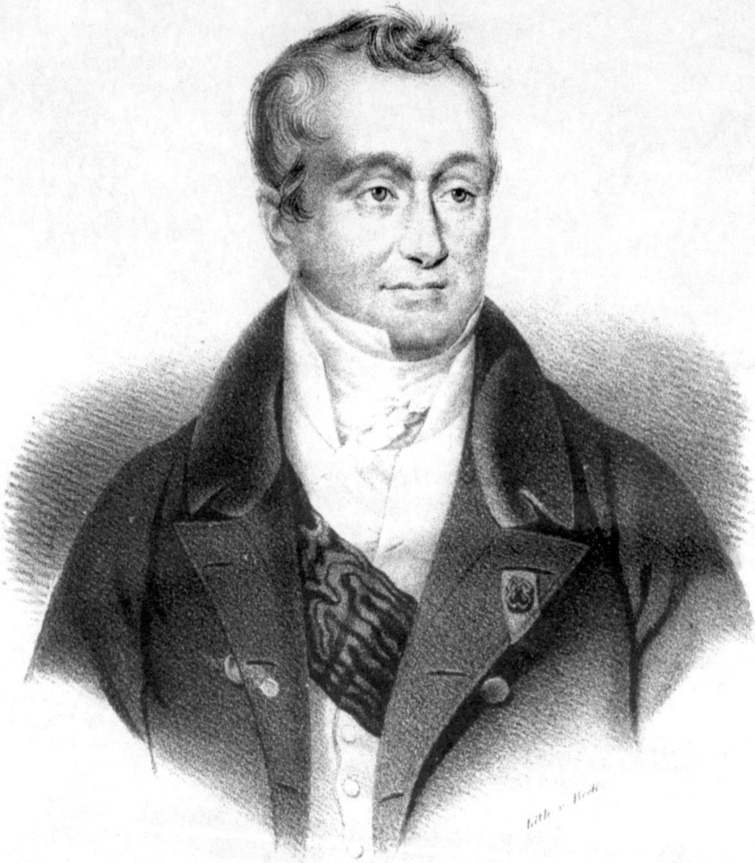

Dupuytren.

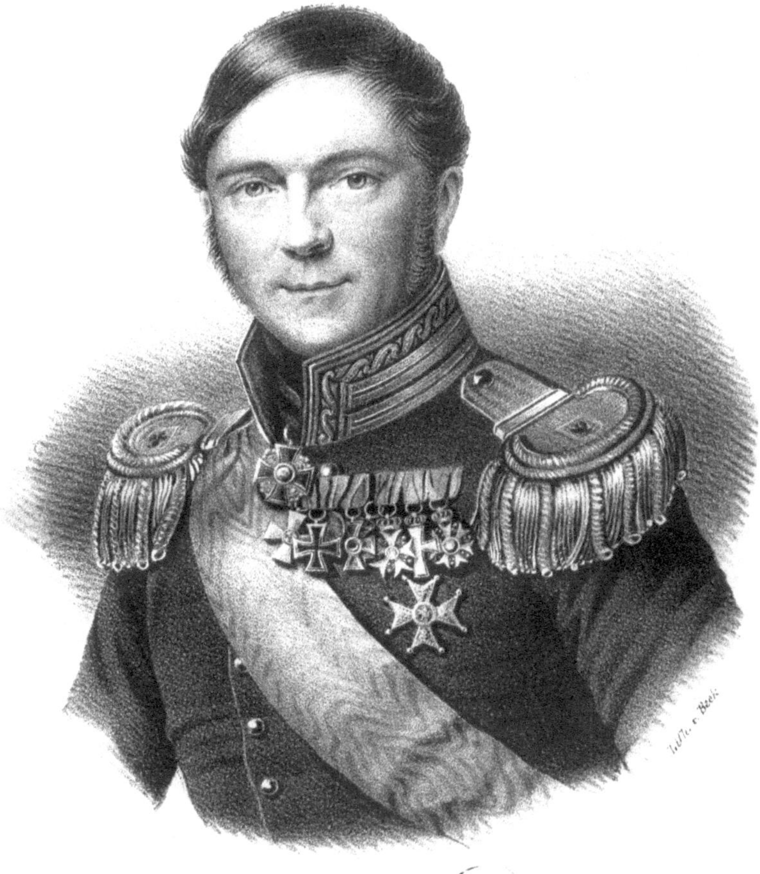

von Graefe

Vollständiges Lehrbuch
über die
Verwundungen
mit besonderer Rücksicht
auf
Militairchirurgie,
nach
Dupuytren's Vorlesungen,
unter Mitwirkung
des
Königl. Preufs. Geheimenraths und Generalstabsarztes
der Armee
Dr. **C. F. von Graefe,**
ordentl. Professors der Medicin und Chirurgie an der Universität und Mitdirectors der med. chirurgischen Academie, so wie des Friedrich-Wilhelm-Instituts zu Berlin, ordentl. Mitgl. der Kaiserl. und Königl. Academieen zu Paris, Padua, Neapel, Moscau, so wie auch der Universitäten zu Pesth, Wilna und Charcow, Commandeurs 1. Classe und Ritters Preufs., Russ., Französ., Schwed., Dänisch., Baiersch., Hannöversch. und Kurf. Hess. Orden u. s. w.

aus dem Französischen bearbeitet
von
Dr. **M. Kalisch.**

Berlin, 1836.
Verlag von Veit & Comp.

Dupuytren
theoretisch-praktische Vorlesungen
über die
Verletzungen
durch
Kriegeswaffen,

unter Mitwirkung

des

Königl. Preuſs. Geheimenraths und Generalstabsarztes der Armee

Dr. C. F. von Graefe,

ordentl. Professors der Medicin und Chirurgie an der Universität und Mitdirectors der med. chirurgischen Academie, so wie des Friedrich-Wilhelm-Instituts zu Berlin, ordentl. Mitgl. der Kaiserl. und Königl. Academieen zu Paris, Padua, Neapel, Moscau, so wie auch der Universitäten zu Pesth, Wilna und Charcow, Commandeurs 1. Classe und Ritters Preuſs, Russ., Französ, Schwed., Dänisch., Baiersch., Hannöversch. und Kurf. Hess. Orden u. s. w.

aus dem Französischen bearbeitet

von

Dr. M. Kalisch.

Berlin 1836.

Verlag von Veit & Comp.

Inhalt.

*

Seite

Vorrede.

Ein vollständiges und auf eigene Anschauung gegründetes Lehrbuch über die Verwundungen, in des Wortes weitestem Sinne, fehlt bisher gänzlich, so dafs *Dupuytren*, als die Julirevolution Paris mit Verwundeten anfüllte und Frankreich damit bedrohte, sich verpflichtet glaubte, jene Lücke durch eine Reihe von Vorlesungen auszufüllen, die er durch folgende interessante Worte einleitete:

„Sie haben, meine Herren, mich um Vorträge über die Verwundungen durch Kriegeswaffen ersucht, und mit um so gröfserm Vergnügen will ich die wenigen Mufsestunden meiner gegenwärtig so überhäuften Arbeiten dazu anwenden, diesen Abschnitt unserer Wissenschaft mit den übrigen auf gleiche Höhe der Vervollkommnung zu bringen, als gar leicht ein auswärtiger Krieg Ihnen bald ein weites Feld für Ihre Hülfsleistungen eröffnen kann.

Niemals wird fremde Erfahrung die eigene Anschauung ersetzen, und darum würde ich wahrscheinlich diese Vorlesungen nicht gehalten haben, wenn nicht die Kämpfe, die uns aufgesucht und durch ein trauriges Geschick nur zu oft unter unseren Augen sich wiederholt haben, mir hinreichende Gelegenheit zum Sehen, Beobachten und Handeln verschafft hätten. 1789 war ich noch zu jung, um die Verwundeten bei der Bestürmung der Bastille auch nur zu sehen, und selbst die des 13. Vendemiaire haben mir nur schwache Erinnerungen zurückgelassen, unter denen indefs einige merkwürdige Thatsachen sich befinden, die ich damals in der Charité unter *Boyer* zu beobachten Gelegenheit hatte. Namentlich aber haben mich die fremden Invasionen im Jahre 1814 und 1815, so wie die Julikämpfe 1830 mit jener Erfahrung versehen, ohne welche ich Ihnen nur eine frostige Wiederholung der von andern Schriftstellern aufgestellten Grundsätze geben könnte.

1814, wo der Mifsbrauch unserer Siege den Feind bis ins Herz Frankreichs führte, häuften mörderische Kämpfe eine ungeheure Zahl Verwundeter in Paris an, besonders die unter dessen Mauern gelieferte Schlacht, welche mich und meine Collegen *Cruveilhier*, *Breschet*, *Lebreton*, *Hussenet*, *Marx* und *Devienne* nicht wenig in Anspruch nahm. Schon am Morgen des 30. März verkündete der Kanonendonner, dafs des Reiches Schicksal entschieden werden sollte; und von dem Augenblicke an waren unsere Gedanken nur darauf gerichtet, den Opfern des Krieges Hülfe zu leisten. Nachdem die Kranken im Hôtel-Dieu um 5 Uhr des Morgens besucht und versorgt worden, begaben wir uns gegen 7 Uhr, mit Tragbahren, Instrumenten und Verbandzeugen versehen, nach la Villette, an welches das Centrum der französischen Armee sich stützte, und fafsten daselbst in einem verlassenen Hause mit grofsem Hofraume Posto. Hier wurden nun von 8 Uhr Morgens bis 5½ Uhr Abends Verwundete eingebracht, und wir verbanden und operirten unter dem feindlichen Feuer mehr als 1200 Blessirte, die wir dann in die Hospitäler der Hauptstadt beförderten. Noch hatten wir Viele zu verbinden, als nach 5 Uhr der immer mehr sich nähernde Kanonendonner und die immer neu zukommenden Verwundeten uns von der Nothwendigkeit überzeugten, nach Paris zurück zu kehren, blieben indefs, auf die dringenden Bitten der im

Hofe liegenden Verwundeten noch so lange zurück, bis endlich eine Kanonenkugel auf der Schwelle unseres Hauses einem Hauptmanne der Pariser Nationalgarde, welcher uns einen Verwundeten auf seinem eigenen Rükken gebracht hatte, beide Beine fortrifs. Da mufsten wir uns denn zurückziehen, hatten aber Mühe, in die Stadt zu kommen. Die Barrieren waren geschlossen, und wir mufsten sie, auf die Gefahr, für Feinde gehalten zu werden, überklettern, wurden jedoch glücklicherweise durch den Bataillons-Chef *Taupin*, meinen Universitätsfreund, erkannt, der uns das Thor öffnen liefs. Sofort eilten wir ins Hôtel-Dieu, nach welchem wir die am schwersten Verwundeten geschickt hatten, stiefsen aber unterwegs auf eine Ambulance der kaiserlichen Garde, wo wir eine Stunde bleiben mufsten, da die Wundärzte, und unter ihnen auch *Sanson*, bei der bereits begonnenen Capitulation der Hauptstadt, sich mit der Armee zurückziehen mufsten. Endlich gelangten wir ins Hôtel-Dieu und hatten hier mehrere Tage und Nächte ununterbrochen mit den unaufhörlich zuströmenden und alle Säle füllenden Verwundeten zu thun. Nicht weniger als sechs Monate beschäftigten uns fortwährend Kranke dieser Art, deren immer mehrere aus den Anstalten der Provinzen eingebracht wurden, und von den mehr als 500 wichtigern Fällen sollen die interessantesten hier mitgetheilt werden. Im Allgemeinen will ich jedoch bemerken, dafs, wenn auch viele, sehr bedeutende und gefährliche Verletzungen darunter waren, doch der üble Ausgang meist von der Ueberfüllung, dem Nervenfieber, dem Hospitalbrand und der allgemeinen moralischen Niedergeschlagenheit abhing: lauter Umstände, die bei den verwundeten Bürgern von 1830 nicht vorkamen.

Der Kampf von 1815 war zu fern von Paris, um uns viele Verwundete zuzuführen, doch gab das Gefecht des General *Excelmans* bei Versailles gegen einige preufsische Regimenter uns Gelegenheit, einige interessante Beobachtungen zu machen.

Da erneuerte sich funfzehn Jahre später der Kampf in den Strafsen von Paris, und ohne der Geschichte vorgreifen zu wollen, welche die Ursachen und die Folgen der Juli-Revolution zu würdigen hat, habe ich mich hier nur mit der Angabe dessen zu beschäftigen, was ich als Arzt gethan, um während des Kampfes die Leiden seiner Opfer zu mildern.

Am 26. des Morgens erschienen jene unseligen Ordonnanzen, die unmittelbar einen allgemeinen Schreck, darauf aber einen ebenso allgemeinen Drang erzeugten, sich ihrer Ausführung mit allen Mitteln der Verzweiflung und der Kraft zu widersetzen.

So wurden schon am 27. gegen Abend sieben verwundete Bürger ins Hôtel-Dieu gebracht, unter welchen einer amputirt werden mufste. In der Nacht aber bereitete man sich gegenseitig zum eigentlichen Kampfe vor, und das Volk plünderte die Waffenladen. Den ganzen nächsten Tag hindurch kämpften die Truppen und die Bürger, und die Hospitäler füllten sich mit Verwundeten. Die Nacht brachte einen neuen Waffenstillstand, aber keinen Frieden; sie ward vielmehr zur Errichtung von Barrikaden angewandt, hinter denen am andern Morgen der Kampf noch erbitterter beginnen sollte. Dieser Tag war deshalb noch mörderischer als der vorige, aber auch entscheidend, da die Truppen die Stadt verlassen mufsten.

Im Mittelpunkte des Kampfes gelegen, war das Hôtel-Dieu dasjenige Hospital, wohin die meisten Verwundeten gebracht wurden. Die Zahl der Kranken, welche in demselben gewöhnlich zwischen 900 — 950 schwankt, betrug am 27. Abends 901, von denen am 28. 362 entlassen und durch 386 Verwundete ersetzt wurden, so dafs, da 1000 bequem Platz haben, von einer Ueberfüllung nicht die Rede sein konnte. Von den am 28. Verwundeten wurden indefs nur die schwer verletzten aufgenommen, die leichter verwundeten dagegen, etwa 400, verbunden und in ihre Behausung geschickt.

Auch war vom 28. Morgens an die Einrichtung getroffen, dafs zehn Sänften ununterbrochen im Gange waren, um die Verwundeten nach dem Hospital zu holen, welche dann in einem grofsen Aufnahmesaal untersucht und, nach den Umständen, operirt, aufgenommen oder blofs verbunden und wieder nach Hause geschickt wurden. Bürger und Soldaten waren übrigens hier durchaus nicht von einander getrennt, ohne dafs dies irgend zu einer Unannehmlichkeit Veranlassung gab.

Sanson und *Breschet* führten in ihren Abtheilungen dieselbe Einrichtung ein, und aufserdem unterstützten uns frühere Assistenz-Aerzte des Hospitals (*Menière*, *Marx*, *Belmas* und *Paillard*) und andere junge Aerzte mit dem dankenswerthesten Eifer.

Selbst nachdem die Truppen Paris geräumt hatten, hörte das Schiefsen nicht auf, vielmehr feierte dadurch das Volk noch mehrere Tage seinen Sieg, so dafs eine ziemlich beträchtliche Menge von Verwundungen, durch das Springen schlecht geladener oder schadhafter Waffen, vorkam, und aufserdem die schweren, in den Hospitälern aufgenommenen Verwundeten, in ihrer Ruhe gestört und des Schlafes beraubt, in Fieber und selbst Tetanus verfielen.

Aber auch noch nach dieser Zeit ward unsere Erfahrung über die Verwundungen durch Kriegeswaffen dadurch gar sehr bereichert, dafs in St. Cloud ein besonderes Hospital für die Reconvalescenten der Juli-Verwundeten eingerichtet und meiner Oberaufsicht anvertraut wurde. Den ersten Gedanken hierzu fafste der damalige Präfect des Seine-Departements *Odilon-Barrot* bei einem Besuche, den er am 1. September den Verwundeten im Hôtel-Dieu abstattete, und am 4. September wurde bereits die Anstalt eröffnet, in welcher alle Blessirten, die dessen bedurften, beherbergt, verpflegt und gekleidet wurden. Hier waren über 400 Individuen vereinigt, unter welchen wir die merkwürdigsten Genesungsfälle zu beobachten Gelegenheit hatten. Ja, während ich im Hôtel-Dieu, über die nicht zu rettenden Opfer betrübt, mir oft den Vorwurf gemacht hatte, mit Amputationen zu geizig gewesen zu sein, warf ich mir hier fast umgekehrt alle gemachten vor, als ich so viele Genesungen ohne dieses traurige Hülfsmittel vor mir hatte; nur die Schatten derer, die ich in Folge der verweigerten Amputation sterben gesehen, konnten mich beruhigen.

In diesem Genesungshause habe ich nun drei Monate hinter einander, vier Stunden täglich, den Verlauf der Reconvalescenz, die verschiedenartigsten Folgen der Verwundungen, so wie die möglichen Hülfsleistungen aller Art in einer Vollständigkeit zu beobachten Gelegenheit gehabt, wie sie nicht leicht in der Hospital-Praxis vorkommen dürfte.

Aus dem Gesagten ergeben sich die Materialien, welche folgenden Vorlesungen zum Grunde liegen, und ich habe nur den Wunsch, dafs letztere der Wichtigkeit des Gegenstandes vollkommen entsprechen mögen."

Diese Vorlesungen nun sind es, welche, von *Dupuytren's* Assistenz-Aerzten *Paillard* und *Marx* systematisch geordnet und zu einem Lehrbuch verarbeitet *),

*) Die interessanten Zusätze derselben, theils aus den besten entsprechenden Werken, theils nach spätern Mittheilungen *Dupuytren's*, theils endlich aus ihrer eigenen Erfahrung, sind, in [ ] eingeschlossen, unter den Text gesetzt worden. Zugleich möge — für den der Literatur Kundigen freilich überflüssig — bemerkt werden, dafs ein verstümmeltes Fragment dieser Vorlesungen in den von einigen Zuhörern *Dupuytren's* herausgegebenen „*Leçons orales*" enthalten ist.

hiermit von mir unter *v. Graefe's* Mitwirkung den deutschen Wundärzten übergeben werden.

Wenn es nämlich einleuchtet, dafs die vollständige Klinik der Wunden nur auf dem Schlachtfelde zu finden ist; wenn selbst *Dupuytren*, weil er keinen Feldzug mitgemacht, in der Julirevolution einerseits die Veranlassung, andererseits aber auch erst die Befähigung zu folgenden Vorlesungen gefunden zu haben angiebt: so mufste bei der Bearbeitung derselben mir der Wunsch sehr nahe liegen, die Unterstützung des Mannes zu gewinnen, der seine hohe Stellung unter den Wundärzten Europa's in unseren Freiheits-Kämpfen sich gleichsam erobert hat, und welchen ein gütiges Geschick mir zum wohlwollenden Gönner gegeben. Nur die Ueberzeugung, dafs ihm, wo es das wahre Interesse seiner Wissenschaft gilt, kein Opfer zu grofs sei, konnte mich freilich, bei seiner durch so mannigfaltige Berufs-Arbeiten fast ganz ausgefüllten Zeit, zur Aeufserung des Wunsches ermuthigen: er möge die im vorliegenden Werke seines dahingeschiedenen Freundes zusammengestellten Thatsachen, Grundsätze und Vorschriften nach seinen eigenen Erfahrungen prüfen und so diese Vorlesungen durch sein eigenes Urtheil gleichsam reproduciren. Meine Bitte ward gewährt, jede Mufsestunde dieser gemeinschaftlichen Arbeit gewidmet, das Zweifelhafte durch neue Versuche entschieden, durch Alles aber die erfreuliche Thatsache festgestellt, dafs beide grofse Wundärzte in allen wichtigen Punkten ihrer Wissenschaft zu denselben Resultaten gelangt sind. Hierdurch wurde die ursprüngliche Absicht, die etwa abweichenden Meinungen und Erfahrungen als Anmerkungen zuzusetzen, auf eine den Werth des Buches gewifs erhöhende Weise vereitelt, und nur einzelne Fälle, die zur Erläuterung wichtiger chirurgischer Dogmen beitragen können, habe ich nach *v. Graefe's* Mittheilungen, und meist mit seinen eigenen Worten, in einem kurzen Anhange zusammengestellt, wozu der Leser die entsprechenden Stellen des Buches, durch die Inhaltsanzeige, leicht heraus finden wird.

Nicht uninteressant dürfte schliefslich folgende Zusammenstellung sein;

Dupuytren giebt die Zahl der ins Hôtel-Dieu gebrachten Juli-Verwundeten auf ungefähr 800 an, von denen 393 als schwer verwundet aufgenommen und im Hospitale behandelt, die übrigen aber, wegen ihrer leichteren Wunden nur verbunden und wieder fortgeschickt wurden. Das Mortalitäts-Verhältnifs ist nicht angegeben.

Im Genesungshause zu St. Cloud, wohin aus allen Hospitälern der Hauptstadt die Reconvalescenten verlegt wurden, befanden sich 425 Individuen, von denen zwei starben. Im ganzen also sind von *Dupuytren*, in Folge der Julirevolution, etwa 1200 Individuen beobachtet worden, wovon noch die Zahl abzuziehen wäre, welche aus dem Hôtel-Dieu ins Genesungshaus kam.

v. Graefe behandelte (nach dem Sr. Majestät dem Könige unterm 26. November 1815 eingereichten Berichte) als dirigirender Arzt der Feld-Lazarethe an Kranken und Verwundeten:

Vom 1. April 1813 — 31. August 1814		86,947
Davon starben (mit Einschlufs von 2348 aus Rufsland zurückgekehrten Franzosen	8,351	
Genasen (mit Einschlufs von 2147 Invaliden)	73,759	
Dem Nachfolger wurden übergeben	4,837	
Vom 10. Juli — 31. October 1815		16,954
Davon starben	621	
Genasen (mit Einschlufs von 1480 Invaliden)	11,871	
Dem Nachfolger wurden übergeben	4,462	
	Summa	103,901

Berlin, den 8. März 1836.

Dr. *Kalisch.*

Erste Abtheilung.

Die

Verletzungen durch Krieges-waffen im Allgemeinen.

Die Verletzungen durch Kriegeswaffen im Allgemeinen.

Erstes Kapitel.

Die Kriegeswaffen.

§. I.

Eintheilung der Kriegeswaffen.

Mit welchem Rechte und mit wie grofsem Vortheil die Auseinandersetzung der Krankheitsursachen an die Spitze aller pathologischen Abhandlungen gestellt wird, ist allgemein anerkannt. Nun haben aber auch die von mir hier abzuhandelnden Verletzungen ihre bestimmten Ursachen, nämlich die Waffen des Krieges, welche ich um so weniger mit Stillschweigen übergehen darf, als sie durch ihre Gestalt, ihre Wirkungsart und ihre bewegenden Kräfte einen unverkennbar wesentlichen Einflufs auf den Charakter, den Krankheitsverlauf und die Folgen der Wunden ausüben. Es kann freilich nicht meine Absicht sein, alle Waffen, welche der menschliche Geist zu verschiedenen Zeiten als Zerstörungsmittel erfunden, und welche nicht einmal *Carré* in seinem ausführlichen Werke (*Panoplie I Vol.* 4. *Paris* 1795) erschöpft hat, hier durchzugehen; vielmehr werde ich mich auf eine kurze Uebersicht der gegenwärtig bei den Kriegsheeren gebräuchlichen beschränken.

Alle von den verschiedenen Schriftstellern über Kriegeswaffen aufgestellte Eintheilungen haben, soviel mir bekannt, weder den gegenwärtigen Kriegsgebrauch, noch einen praktischen Nutzen für sich. Am besten unstreitig entspricht die auf ihre Wirkungsart gegründete Eintheilung meinem Zwecke, und obwohl eine solche bei den zusammengesetzen Wirkungen vieler Waffen häufige Wiederholungen fast unvermeidlich macht, so werde ich sie doch wegen ihrer grofsen Zweckmäfsigkeit mit den nöthigen Modificationen hier zu Grunde legen. Ich werde daher der Reihe nach von den stechenden, schneidenden, zugleich stechenden und schneidenden, zerreifsenden, abreifsenden, quetschenden, zerschmetternden und von den durch Luft- und Dampfdruck wirkenden Waffen, von den tragbaren und nicht tragbaren Feuerschlünden, von dem Schiefspulver, von den Wurfgeschossen, von den Zündern, den Mienen und von den andern durch Pulverkraft wirkenden Zerstörungsmitteln handeln. Diese Eintheilung entspricht auch der in der Chirurgie für die Wunden gebräuchlichen ziemlich genau, und umfafst zugleich alle dem Kriege eigenthümliche Verletzungen.

§. II.

Stechende Waffen.

Die Stichwaffen haben eine Spitze an einem mehr oder minder dünnen, schneidelosen Stiele, und ihre Wirkung besteht mehr in Auseinanderschiebung als in Spaltung der Gewebe. Hierher gehören: der einfache Pfeil, das knopflose Rapier, der Nagel der Kosakenlanze, die Gabel, deren gereizte Volkshaufen sich so oft gegen die Truppen bedient haben, die eisenbeschlagenen oder einfach verspitzten Stöcke, der Grabstichel und die Zirkelarme, von denen zuweilen die Handwerker und Schüler in Aufständen Gebrauch machten, die Spitzpalisaden, spitzige Barrikaden sowie die spitzigen Fallgatter zur Vertheidigung einzelner Plätze oder Städte gegen andringendes Reiter- und Fufsvolk.

Das Material dieser Waffen ist sehr verschieden; Stein, Holz, Knochen, Elfenbein, Eisen und viele andere Metalle werden dazu verwendet. Weniger abweichend ist dagegen ihre Form, die fast immer in einem mehr oder weniger langen geraden oder etwas gekrümmten, glatten oder unebenen, an einer oder mehreren Flächen zusammengedrückten Kegel mit scharfer Spitze besteht, an dessen Basis ein Schaft von verschiedener Länge und Form befestigt ist. Die Mehrzahl dieser Waffen wird durch die Hand allein bewegt, manche jedoch auch durch Mithülfe eines mechanischen Werkzeugs, wie z. B. der Bogen.

Diese schneidelosen Waffen wirken nun ausschliefslich durch ihre in die Gewebe eindringende Spitze und erfordern um so weniger Anstrengung, je dünner sie sind, wogegen sie desto schwerer in die Tiefe dringen, je gröfser ihr Umfang ist, d. h. je schneller derselbe von der Spitze nach dem Griffe hin zunimmt. Die lange Form dieser Waffen läfst sie ausnehmend leicht in die Tiefe dringen, wobei sie zwischen den Organen, ohne sie zu verletzen oder gar zu spalten, durchgleiten und meist weder bedeutende Blutungen, noch Ergüsse erzeugen. Dadurch aber, dafs die durch sie hervorgebrachten Wunden lang und eng sind, und ihr Eingang durch die nach ihrer Trennung sich wieder nähernden Gewebe geschlossen wird, sind dieselben vor allen andern geneigt, Schmerzen, Krämpfe, Zukkungen, Entzündungen und Einschnürungen zu veranlassen.

§. III.

Schneidende Waffen.

Die Schnittwaffen, mit oder ohne Spitze, wirken durch mehr oder minder glatte Spaltung der Gewebe, und zu ihnen gehören: der Kavalleriesäbel, der Infanteriedegen, die Sapeurhacke, die Sense — früher von den fränkischen Kriegern und in neuerer Zeit im polnisch-russischen Kriege gebraucht — das Jagdmesser, die Sichel, der Hieber, die Axt u. s. w.

Alle diese Waffen sind aus Eisen oder Stahl gearbeitet; alle haben eine flache ein- oder mehrschneidige Platte, und die Schneide ist der eigentlich wirkende Theil, welcher durch die übrige Masse nur in Beziehung auf Festigkeit oder Schwerkraft unterstützt wird. Wie fein aber auch diese Schneiden sein mögen, so nimmt man daran bei genauer Untersuchung stets mehr oder weniger tiefe und zahlreiche Auszahnungen wahr. Fast alle Waffen der Art sind mit einem Handgriffe versehen, vermittelst dessen sie von der menschlichen Hand in Bewegung gesetzt werden, mit deren Kraft ihre Wirkungen im geraden Verhältnisse stehen.

Die Anwendungsart dieser Waffen ist nicht immer dieselbe, da sie entweder dicht an der Oberfläche des Körpers hingeführt, oder aus der Entfernung mit Heftigkeit dagegen geschwungen, oder auf beide Arten zugleich gebraucht werden können. Im ersten Falle wirken sie wie eine sehr feine Säge und bringen eine desto deutlichere

Zerreifsung hervor, je weniger fein die Schneide ist; im zweiten Falle ist ihre Wirkung der der quetschenden Körper gleich, nur dafs sie wegen ihrer sehr schmalen Wirkungsfläche die Theile mehr spalten als zerschmettern; im dritten endlich wirken sie sägend und drückend zugleich. Zu den Wirkungen des Schnittes gesellen sich daher hier fast immer mehr oder weniger die der Quetschung, z. B. Erschütterung, Knochenbruch, Ergiefsung u. s. w.

§. IV.
Stechend-schneidende Waffen.

Diese haben eine Spitze an einer mit mehr oder weniger Schneiden versehenen Klinge und können demnach sowohl durch ihre Spitze die Gewebe von einander entfernen, als auch durch ihre Schneiden dieselben spalten, oder wohl auch beides zugleich. Hierher gehören die meisten im vorigen § aufgeführten Schnittwaffen, zu welchen noch die besonders für diese Doppelzwecke gebräuchlichen Bajonette, Dolche, Spontons, Lanzen und die mit Schneiden versehenen Pfeile zu rechnen sind. Die Anzahl der Schneiden kann hier verschieden sein, wodurch natürlich auch die hervorgebrachten Wunden an Form und Gefahr ungleich werden. Eine Schneide ist hier sogar selten, die Mehrzahl hat, namentlich an der Spitze, zwei, aber auch drei und vier kommen nicht selten vor, z. B. bei der Lanze und dem Sponton. Das Material ist hier gewöhnlich Eisen oder Stahl, nur selten ist es, wie bei den Alten, Kupfer; wohl aber trifft man dafür, bei unregulären Truppen oder bei Mangel an Hülfsmitteln, Knochen, Muschelschaalen, Fischgräthen oder Steine.

Die stechend-schneidende Waffen können nun entweder auf den Stich oder auf den Hieb geführt werden. Im ersten Falle dringen sie mit ihrer Spitze ein, bahnen jedoch gleichzeitig den Schneiden einen leichten Weg und werden so im Handgemenge von gröfster Bedeutung. Im zweiten Falle bedient man sich nur ihrer Schneiden; aber auch dieses kann man entweder so thun, dafs man die Waffe dicht an der Oberfläche des Körpers schnell hinführt und diese mit geringer Kraftanstrengung spaltet, oder so, dafs man dieselbe mit kräftigem Schwunge auf die zu spaltenden Theile bringt. Die Türken, Araber und Orientalen überhaupt kämpfen auf die erste, die gesammte gegenwärtige europäische Kavallerie auf die zweite Weise.

Die physische Kraft, welche in unserer Zeit die Seitengewehre bewegt, läfst sich mit der der Alten nicht vergleichen; nur äufserst selten berichtet die Geschichte neuerer Kämpfe Spaltungen ganzer Körper, wenn auch hier und da einzelne Beispiele der Art bei unserer schweren Kavallerie vorkommen, wie z. B. der General *Dumas* mit einem Hiebe, Helm, Kopf und Hals eines österreichischen Reiters bis auf den Küraſs hinab, spaltete. Berechnung und Gewandtheit sind bei uns an die Stelle roher Kraft getreten.

§. V.

Zerreifsende Waffen.

Diese bestehen in gespitzten umgebogenen Schaften, wie z. B. die mannigfachen Haken und Harpyen, oder in einer Stich- oder Schnittwaffe mit rückwärts laufender Spitze, wie dies zuweilen bei Wurfspiefsen, Lanzen und Pfeilen vorkommt, oder es erheben sich endlich in einer schmalen Reihe mehrere Spitzen sägenförmig, wie z. B. an vielen Sapeurhacken und an den in Italien und Spanien leider noch immer vorkommenden gezahnten Dolchen. Die neuere Tactik hat diese Waffenart fast ganz abgeschafft, und sie fast nur auf die in der Marine nothwendigen Enterungshaken beschränkt; die Wilden bedienen sich jedoch derselben häufig. Was ihre Wirkungsart betrifft, so mufs man dabei zwei Zeitmomente unterscheiden, in deren erstem sie wie eine Stichwaffe perpendikulär auf die Körperfläche gebracht, in deren zweitem sie in entgegengesetzter Richtung kräftig herausgezogen werden, wobei sie, da sie nun mit schneidelosen Flächen wirken, die entgegentretenden Theile zerren und zerreifsen. Bei dem häufigen Gebrauche solcher Waffen im Alterthume läfst sich der in der Regel gefährliche Charakter der damaligen Wunden erklären, und wenn auch dieselben aus unsern Zeughäusern geschwunden sind, so kommen an ihrer Stelle unebene Steinstücke, geplatzte Bomben, abgerissene Baum-, Schiff- und Geschützträmmer vor, welche ganz wie jene zerreifsende Waffen wirken.

§. VI.

Abreifsende Waffen.

Gottlob würden wir solche Waffen gegenwärtig mit Erfolg nur noch in den Rüstkammern der Tortur aufzusuchen haben, welche sich zum Abreifsen einzelner Körpertheile der einfachen und der Hakenzangen bedienten. Einzelne Thiere indessen, wie z. B. der Hund, vorzüglich aber das Pferd wirken durch ihre Art zu beifsen jenen Zangen ganz ähnlich, und man hat bei den Armeen nur zu häufig Pferde-Bifswunden zu behandeln, welche Spaltung, Druck und Abreifsung der Theile zugleich zeigen, und dadurch den Verwundungen durch Feuergewehr sich nähern. Dampfmaschienen, Windmühlenflügel, Wagenräder, welche, wenn sie einzelne Körpertheile gefafst, dieselben auch gewöhnlich abreifsen, gehören genau genommen zwar nicht unter den Waffen, können aber hier darum genannt werden weil durch sie hervorgebrachte Verwundungen bei Armeen nicht selten sind. Dieser Verwundungsart sind übrigens einige Operationsmethoden entlehnt, z. B. die Castration mit Abreifsung des Saamenstranges, die Ausreifsung von Polypen und eingewachsenen Nägeln u. s. w.

Die abreifsenden Waffen wirken entweder durch die Vereinigung von Zug und Druck, wie beim Pferdebifs oder durch Zug und Torsion, wie bei den Wagenrädern. Im erstern Falle zeigen die gespaltenen Theile alle Charaktere der höchsten Contusion, im zweiten zeichnet sich die Wunde durch ihre unregelmäfsige Gestalt, durch ihre unebene, zusammengedrückte oder vertiefte Oberfläche, vorzüglich aber durch die Beschaffenheit der getroffenen Blutgefäfse aus, auf welche wir später zurückkommen werden.

§. VII.

Quetschende Waffen.

Diese zeigen, wenn wir die Kugeln der Schiefsgewehre ausnehmen, eine mehr oder minder breite Oberfläche und eine beträchtliche Dichtigkeit, vermöge deren beider sie, von ihrer Geschwindigkeit unterstützt, eine ziemlich begränzte Quetschung der getroffenen Theile veranlassen. Eigentlich quetschende Waffen, wie sie, aus verschiedenen Stoffen gefertigt, in den Heeren des Alterthums und Mittelalters gebräuchlich waren, sind wenigstens bei den civilisirten Völkern nicht mehr üblich, und von dem früher häufig benutzten Hammer, welchem *Carl Martel* diesen Zunamen verdankt, ist die Hammerseite der Sapeurhacke vielleicht noch die einzige Spur. Doch wird der Flintenkolben so wie der Hebebaum beim schweren Geschütz häufig als Waffe benutzt, wodurch Quetschungen, Erschütterungen und Zerreifsungen entstehen, von denen wir später sprechen werden. Abgesehen von diesen eigentlichen quetschenden Waffen, weiſs indeſs die Tapferkeit wie die Wuth sich noch andere zu verschaffen. Steine, Dach- und Mauerziegel, Straſsenpflaster und Hausgeräth sind hierzu in belagerten oder insurgirten Städten oft genug gebraucht worden, und wer es vergessen hätte, daſs *Pyrrhus*, der den Römerwaffen entging, zu *Argos* durch einen Dachziegel von einer alten Frau getödtet ward, den brauchten wir wohl nur an die Pariser Julitage zu erinnern. Aber auch ganz ohne Waffen werden im Kriege durch Pferdeschlag, durch abgerissene Holzstücke, durch das Ueberfahren von Wagen und Geschützen, Quetschwunden verschiedenen Grades hervorgebracht, welche in der Regel weniger als billig beachtet werden.

§. VIII.

Zerschmetternde Waffen.

Während die Quetschung gewöhnlich räumlich sehr beschränkt und mit Knochenbruch nicht verbunden ist, trifft die Zerschmetterung gleichzeitig die weichen und die harten Theile und bringt eine ausgedehntere, tiefere und gefährlichere Verwundung hervor. Der zerschmetternde Körper wirkt auch mit einer viel gröſseren Oberfläche und einer durch mechanische Kraft oder durch bedeutende Schwere unterstützten Geschwindigkeit.

Die Alten benutzten die Widder, die Katapulten und die Schleuder zu derartigen Waffen; bei ihnen wie bei uns wurden Steine und Felsstücke von Gebirgshöhen auf die in Engpässen defilirenden Truppen geworfen. Auf dieselbe Weise wirkt bei den Belagerungen und Vertheidigungen fester Plätze das Herabstürzen von Erde, das Sprengen von Mauern und Wällen und auch der Fall einer noch nicht geplatzten Bombe auf den menschlichen Körper, so wie schwer beladene Wagen, die über denselben hinweggehen, bringen Zerschmetterungswunden hervor. Freilich sind diese nicht immer gleich gefährlich: zuweilen nämlich auf einzelne Theile der Gliedmaſsen beschränkt, treffen sie anderemale ganze Extremitäten, verschiedene Theile des Kopfes, das Gesicht, die Brust oder das Bekken, dehnen sich wohl aber auch mitunter auf den ganzen Körper aus, in welchem dann das, in allen seinen wesentlichen Organen beeinträchtigte Leben augenblicklich erlischt.

§. IX.

Luft- und Dampfwaffen.

Die Elasticität der zusammengedrückten, zu ihrem Normalzustande zurückstrebenden *Fluida* ist bei diesen Waffen das wirkende Prinzip. In der Regel nur auf der Jagd gebräuchlich sind sie zu Anfang der französischen Revolution zuerst als Kriegswaffen gebraucht worden, indem nämlich eine Tyroler-Compagnie der österreichischen Armee Windbüchsen führte. Die Wirkungen derselben sind denen der Feuergewehre sehr ähnlich, obgleich sie ein ganz verschiedenes Wirkungsmoment haben, nämlich die Schnellkraft der zusammengedrückten Luft. Der Schufs einer, blofs mit ztark zusammengedrückter Luft geladenen Windbüchse, löscht ein in der Richtung des Luftstroms befindliches Licht bis zu einer Entfernung von etwa 20 Fufs aus, bringt in einem weichen Körper bei einer Entfernung von einigen Schritten ein mehrere Zoll tiefes Loch hervor, und veranlafst endlich im Lebenden auf dieselbe Weite eine schmerzhafte Contusion. Mit jedem folgenden Schusse wird die Impulsionskraft geringer, so dafs die Geschosse immer weniger weit tragen. Diesem Uebelstande hat in jüngster Zeit ein Herr *Perrot* durch Erfindung einer Maschine abhelfen wollen, welche ohne neue Luftladung 4000 Kugeln 200 Schritte weit schleudert, und zwar durch jeden angebrachten Lauf 8 Kugeln in der Sekunde. Diese Maschine soll nach dem Erfinder von einem Kinde geleitet werden, und in vortheilhafter Aufstellung einem ganzen Bataillon die Spitze bieten können.

Ein charakteristisches Zeichen der durch Luftwaffen verursachten Verwundungen, so wie der durch sie geschleuderten Geschosse, ist der vollkommene Mangel an irgend einer Spur von Unreinigkeit und Rufs, welche bei den durch Schiefspulver wirkenden Waffen und den durch sie hervorgebrachten Wunden stets verhanden sind, Diese, auch für die gerichtliche Medizin wichtige Thatsache, diente in den Julitagen zum Beweise, dafs man auf das Militair viel mit Windbüchsen geschossen hatte.

Auch die Dampfkraft ist in neuester Zeit zum Ersatz des Schiefspulvers und zur Verstärkung der Geschützwirkung empfohlen, und Versuche mit den Perkins'chen Kanonen in England und in Frankreich gemacht worden; glücklicherweise aber sind letztere nicht zur Zufriedenheit ausgefallen.

§. X.

Tragbare Feuergewehre.

Die Feuergewehre schleudern Geschosse durch die Kraft des Schiefspulvers, welches zusammengedrückt und zur Entzündung gebracht wird. Sowohl ihre Zahl als ihre Formverschiedenheit ist sehr beträchtlich, und sie lassen sich am besten in tragbare oder Feuergewehre, und in untragbare oder Feuerschlünde eintheilen.

Die Anzahl der tragbaren ist in der heutigen Kriegskunst ziemlich klein und fast nur auf die Flinte der Infanterie im Allgemeinen, auf die Büchse einiger Infanterieabtheilungen und auf die Karabiner und Pistolen der Kavallerie beschränkt. Nur in den Bürgerkriegen, Aufständen und Belagerungen kommen noch Feuerwaffen anderer Art als Jagdflinten, Donnerbüchsen, Stutzen, Taschenpistolen u. s. w. vor.

Die Flinte besteht nur aus einem Laufe oder cylinderischem Rohre von Eisen oder Stahl, welches an einem Ende offen, am andern Ende aber geschlossen und mit dicken Wänden versehen ist, welcher Theil die Schwanzschraube bildet; hier geht das Rohr in einem blinden Sack aus, der die Kammer oder der Pulversack heifst und an dessen Seite eine Oeffnung, das Zündloch, eine Communication nach Aufsen herstellt. Dieser Lauf ist auf einem Holze befestigt, welches man in den Schaft, oder dasjenige Stück, auf dessen einer Seite das Rohr und auf dessen anderer der eiserne, hölzerne, oder auch fischbeinerne Ladestock sich befindet, und in den Kolben, mit dem das Geschofs an die Backe gelegt wird, eintheilt.

An der Vereinigung des Schaftes und des Kolbens, und zwar auf der Seite am obern Theil der Schwanzschraube, liegt das Schlofs, welches folgende Stücke zusammensetzen: der Hahn, um den Flintenstein zu halten, die Pfanne zur Aufnahme der Anfeuerung, der Pfanndeckel, der einestheils aus der Batterie, auf welche der Stein schlägt, und anderntheils aus dem eigentlichen Pfanndeckel, der das Verschütten und Nafswerden des aufgestreueten Pulvers verhindern soll, besteht. Die Pfanne communicirt durch das Zündloch mit dem Innern des Laufes, während die hinter und unterhalb der Schwanzschraube befindliche und durch einen Bügel geschützte Stange dazu dient, die an der innern Fläche des Schlosses vorhandenen Federn in Bewegung zu setzen, wodurch der Hahn gewaltsam gegen den Pfanndeckel geschleudert wird.

Die so eingerichtete Waffe erhält nun in der Pfanne eine durch Pulver gebildete Anfeuerung und im Laufe eine aus Pulver und dem Wurfgeschofs bestehende Ladung, welche mit Hülfe des Ladestocks bis in den Pulversack hinabgedrückt wird. Wird nun der Hahn aufgezogen, das Gewehr mit dem Kolben an die Backe gesetzt, und die Stange mit dem Zeigefinger nach dem Körper zurückgedrückt: so schlägt der Hahn gegen die Batterie, öffnet den Pfanndeckel und läfst die sprühenden Funken auf die Anfeuerung fallen, welche sich entzündet, durch das Zündloch auch die Ladung in Brand setzt, und den Schufs losgehen macht.

Um die Flinte, auch wenn sie bereits abgeschossen, und entweder keine Zeit, oder keine Munition vorhanden ist, zum Gefecht brauchbar zu machen, hat man an ihrem obersten Ende noch eine blanke Waffe angebracht, welche nach der Stadt, in der sie erfunden und gearbeitet wurde, das Bajonet heifst. Dieses umgiebt den obersten Theil der Flinte mittelst einer Dille, von welcher ein seitwärts gebogener Hals ausgeht, an dem sich in der Richtung des Laufs eine 12 bis 14 Zoll lange, dreischneidige Klinge befindet. Diese schneidende Waffe bildet demnach mit der Flinte, die ihr zum Hebel dient, nur ein einziges Ganze, und wird durch die vorwärts stofsende Kraft beider Arme in Bewegung gesetzt. Seit der Erfindung des Bajonets ist die Pike ganz aus der Infanterie verschwunden, jenes aber ist eine der schrecklichsten Waffen geworden, die mehr als einmal das Schicksal der Schlachten entschieden hat.

Das Gewicht der Flinte ist ungefähr 14 Pfund, von denen etwa 9 auf den Lauf kommen, so dafs die gesammte Equipage des Infanteristen im Kriege gegen 60 Pfund wiegt, eine Belastung, die der der alten römischen Soldaten fast gleich kommt.

Die Flinte der Artilleristen ist 8 Zoll kürzer, wiegt mit ihrem Bajonet nur $8\frac{1}{2}$ Pfund und bleibt, während das Geschütz bedient wird, über die Schultern gehängt.

Die Büchsen und Karabiner der Kavallerie sind ganz nach denselben Grundsätzen gebaut, nur kürzer und leichter; doch haben die der sogenannten Karabiniers einen gezogenen Lauf. Hier mufs die Kugel mit weit gröfserer Kraft, und oft sogar mit einem hölzernen Schlägel angesetzt werden, wodurch sie mit mehr Gewalt und Richtigkeit, als die der gemeinen Flinte, geschleudert wird, bei welcher zwischen Kugel und Lauf immer ein Zwischenraum bleibt.

Auch die Pistole ist auf dieselbe Weise eingerichtet, doch erfordern ihre kleinern Dimensionen, ihre Leichtigkeit und ihr gebogener Kolben zu ihrem Gebrauch nur eine Hand, machen sie daher besonders für die Kavallerie geeignet.

Das Kaliber der Kriegesflinten ist gegenwärtig bei fast allen europäischen Völkern dasselbe; nur die Engländer und Russen haben ein stärkeres beibehalten, so dafs ihre Flinten weiter tragen, dafür aber auch schwerer und auf dem Marsche unbequem sind.

Die Feuchtigkeit, welche das Pulver auf der Pfanne anzuziehen pflegt, so wie das lange Verbrennen, oder in gewissen Fällen wohl gar das gänzliche Versagen der Anfeuerung bei den gewöhnlichern Flintenschlössern haben auf die Percussions-Schlösser geführt, welche anfänglich für die Jagd allein benutzt wurden, jetzt aber auch schon in den Armeen Eingang finden, wie z. B. die Preufsen seit einigen Jahren mehrere Regimenter mit Percussions-Flinten haben.

Der ganze Unterschied zwischen diesen und den gewöhnlichen Flinten beruht auf der Anfeuerung, welche bei den Feuerschlössern mit der Ladung gleichartig ist, bei der Percussion dagegen aus Knallquecksilber, das in einer verschlossenen, feinen, kupfernen Kapsel (Zündhütchen) eingeschlossen ist, besteht. Von dieser Kapsel ist jedoch nur der kleinere Theil gefüllt, der übrige leere Theil dagegen dazu bestimmt, einen auf dem Laufe, dicht an der Schwanzschraube befindlichen Vorsprung (Piston) aufzunehmen, welcher von einem Kanale durchbohrt ist, der die im Zündhütchen entstehende Flamme zur Ladung führt. Der Hahn bildet demnach, anstatt einen Stein aufzunehmen, eine Art Hammer, dessen Schlag auf das Zündhütchen das darin enthaltene Knallsilber entzündet, worauf der Feuerstrahl durch den Pistonkanal zur Ladung geführt wird, und der Schufs, und zwar, wie man bemerkt hat, mit grofser Schnelligkeit und Sicherheit, aber auch mit häufiger vorkommenden Verletzungen losgeht.

Auch die Jagdflinte ist oft im Kampf gegen Menschen gebraucht worden, und sie besitzt bei geringerer Trageweite die Eigenschaften einer gröfseren Leichtigkeit und eines genauern Zielens, wovon wir uns im Juli 1830 nur zu gut überzeugt haben.

Die Ladung aller eben genannten Feuerwaffen geschieht durch ihre Mündung mit Hülfe des Ladestocks. Da diese aber theils langwierig, theils aber auch, wenn sie beschleunigt wird, gefährlich ist, so hat man in neuester Zeit den Versuch gemacht, die Ladung durch die Schwanzschraube zu bewerkstelligen. Die Paulischen Jagdflinten werden auf diese Weise geladen, und man hat bereits angefangen, auch die Kriegsflinten versuchsweise so einzurichten. Das Schlofsblatt wird hierbei vermittelst Charniere vom Laufe abgenommen, dadurch die Kammer geöffnet, und die Patrone von hinten nach vorne in diese gesteckt, worauf das Schlofsblatt wieder angelegt und durch eine Feder befestigt wird. Das Anfeuern und Schiefsen hat nichts Eigenthümliches.

Die sieben bis acht hundert Schritt haltende Tragweite, so wie die Möglichkeit 60 bis 70 Schufs ohne Unterbrechung mit der Flinte zu thun, und sie sowohl auf Massen als auf Einzelne zu richten, haben ihr den ersten Rang unter den Kriegswaffen erworben. Im Allgemeinen werden die Schüsse in der Schlachtordnung weniger auf Individuen als auf die Massen gerichtet, wobei die Mitte des Körpers den Zielpunkt bildet. Jedoch zielen die Schweizer nach den Füfsen, andere Völker nach der Brust, oder auch nach dem Kopf, woraus natürlich ein grofser Unterschied in der Art und Schwere der Verletzungen entsteht. Bei den Vorposten- und Tirailleur-Gefechten wird stets auf Einzelne gezielt; hier kommt es also auf Muth und Geschicklichkeit und zugleich auf die Form und Beschaffenheit der Waffe sehr an, weshalb die Büchsen durch ihr richtiges Treffen einen grofsen Vortheil gewähren. Im Allgemeinen trifft in der Schlacht von 200 Schüssen erst Einer, und auch von den treffenden verursachen nur die wenigsten einen augenblicklichen Tod, nur diejenigen nämlich, welche die grofsen Körperhöhlen durchdringen.

Die Pistole ist nur für Kavallerie und für die höhern berittenen Offiziere beibehalten, da sie wegen ihrer beschränkten Tragweite (etwa 100 Schritt), wegen der Schwierigkeit, sie bei den Kavallerie-Manövern wieder zu laden, und richtig zu zielen, allenfalls als Vertheidigungs-, keineswegs aber als Angriffswaffe zweckmäfsig ist.

Dasselbe gilt von den Karabinern in Beziehung auf die Kavallerie, doch wirken diese durch ihre gröfsere Tragweite bei einer allgemeinen Salve oft mit zum Ausgange eines Gefechts.

Alles aber, was wir hier über die Einrichtung und den Gebrauch der tragbaren Feuerwaffen, und namentlich der Flinte gesagt haben, ist für den Wundarzt von Wichtigkeit, denn jeder dabei berührte Gegenstand kann Gelegenheit zu eigenthümlichen und schweren Verletzungen geben.

So können bei den Flintenschlössern einige entzündete Pulverkörner durch widrigen Wind von der Pfanne in die Augen und andere Theile des Gesichts geworfen werden. Eben so kann durch ein falsches Verhältnifs der Pulverquantität zur Stärcke des Laufs, oder wenn man englisches Pulver zu einem französischen Laufe nimmt, wenn letzterer ungleichen Widerstand leistet, oder brüchige Stellen hat, wenn zwischen dem Pulver und dem Pfropf, oder zwischen diesem und dem Geschofs ein Zwischenraum bleibt, wenn der Lauf unrein, oder dessen Mündung durch fremde Körper verstopft ist, derselbe zerspringen, was in der Regel etwas über dem Pulversack geschieht. Da nun an dieser Stelle die eine Hand die Flinte fafst und unterstüzt, so wird dieselbe meist durch die Kraft der Explosion, durch die Splitter des Laufs und durch das Umherschleudern der einzelnen Schlofsstücke zerrissen und verstümmelt.

Bei den einfachen Flinten erstreckt sich diese Verletzung auf den Daumen und alle übrige, den Lauf umfassende ausgespreizte Finger; bei den Doppelflinten dagegen beschränkt sie sich nur auf diejenigen Theile der Hand, die der gesprungenen Seite entsprechen, während die entgegengesetzten durch den ganz bleibenden Lauf geschützt werden. Der Umstand, dafs jährlich beinahe 30 Verwundungen dieser Art in Paris vorkommen, war für mich wichtig genug, um auf Mittel zu denken, durch welche dieselben möglichst verhütet werden könnten. Die aufmerksame Beobachtung liefs mich nun bemerken, dafs Gesicht und Kopf, die auf den Kolben liegen, beinahe immer verschont bleiben, während Hand und Unterarm fast ausschliefslich getroffen werden, und zwar desto heftiger, je mehr sie am untern Theile des Laufes ausgestreckt waren, um so weniger, je mehr sie dem Abzugsbügel sich näherten, so dafs sie beim Zerspringen der Flinte ganz gesichert schienen, wenn sie sich diesseits dieses Bügels hielten. Die Engländer und viele Franzosen haben auch diese Art des Schiefsens für die Jagd angenommen. Bei der Kriegsflinte wäre dies freilich viel schwerer, da ihr gröfseres Gewicht, durch das Bajonet noch bedeutend vermehrt, durchaus vor dem Pulversak eine Stütze verlangt, und überdiefs das Zielen in gleichem Maafse unsicherer wird, als diese Stütze nach hinten rückt. Doch glaube ich, dafs die Genauigkeit des Zielens mit der persönlichen Sicherheit sich vereinigen liefse, wenn man unter dem Holze der Flinte eine rinnenförmig gebogene Metallplatte anbrächte, die in einen Zapfen ausginge, welchen man zur Unterstützung der Waffe fafste, hierdurch würde die Explosion sich nur gegen den obern Theil der Waffe wenden, und die Splitter eine Richtung nehmen, in welcher sie auf keinen Gegenstand zur Verletzung stofsen.

Auch der Abzug wird häufig die Ursache von Unfällen. Ist nämlich der Hahn aufgezogen, so kann der jenem unvorsichtigerweise genäherte Finger, oder der Zweig eines Baums, ja selbst ein Grashalm, oder wohl auch ein Thier, wie z. B. auf der Jagd gar oft der Hund, darauf drücken, und der losgehende Schufs die in seiner Linie sich Befindenden tödten. Je leichter das Abdrücken ist, desto gröfser wird natürlich auch die Gefahr; ja es ist nicht einmal durchaus nöthig, dafs der Hahn bereits aufgezogen sei, da, wenn er selbst in Ruhe ist, die Nufs im Schlosse aber in schlechtem oder abgenutztem Zustande sich befindet, der Schufs losgehen kann, was namentlich dann leicht geschicht, wenn das Gewehr mit Gewalt auf den Kolben niedergesetzt wird.

Der Ladestock endlich hat, wenn er aus Uebereilung, oder absichtlich im Laufe zurückgelassen worden, mehr als einmal tödtliche Verwundung zur Folge gehabt. Dies war z. B. bei dem Soldaten der Fall, von welchem *Larrey* (*Clinique chirurgicale Tom I. p.* 262.) spricht, und bei welchem ein Ladestock von der Mitte des Stirnbeins bis zur linken Seite des Hinterhauptes durch das Gehirn gedrungen war.

§. XI.

Die Geschosse der tragbaren Feuerwaffen.

Diese sind gewöhnlich von Blei, welches durch die Leichtigkeit, es überall zu erhalten, durch seine Wohlfeilheit, seine bedeutende specifische Schwere, Cohäsion *) seine

---

*) [Diese verhindert jedoch nicht dafs die Bleikugeln auf ihrem Wege, oder selbst in unsrem Körper durch dichtere Gegen-

Schmelzbarkeit, seine grofse Geschmeidigkeit und seine geringe Oxydirbarkeit vor allen andern Metallen, allerdings diesen Vorzug verdient. Zum Glück verändert sich dasselbe im menschlichen Körper gar nicht und besitzt auch keine, demselben auf eine andere Weise schädliche Eigenschaft, als die seiner mechanischen Einwirkung.

Selten sieht man heute noch eiserne und kupferne Kugeln. Nach *Larrey* bedienen sich solcher die Mammelucken und Araber, die sie zugleich mit einem Drathe durchziehen, oder ihnen den Gufshals lassen, so wie sie auch, theils um Blei zu sparen, theils um die Geschosse mörderischer zu machen, zugleich Stein- Eisen- und Kupferstücke mit Blei verbinden.

Bei Mangel an Munition werden zuweilen Nägel, Knöpfe und verschieden geformte Metallstücke als Wurfgeschofs gebraucht. Selbst marmorne und gläserne Kugeln sind oft angewendet worden, wie wir namentlich von den erstern in den Julitagen 1830 mehrere fanden, welche die Soldaten ziemlich bedeutend verletzt hatten.

[Zur Ritterzeit wurden sogar zu bestimmten Zwekken goldene Kugeln geschossen: so überreichte nach der Schlacht bei Pavia ein Soldat dem gefangenen *Franz I.* eine goldene Kugel, mit der Bemerkung, dafs er dieselbe für den König bestimmt hatte, um ein so schönes Leben auch auf eine ausgezeichnete Weise zu endigen; und eben so hatte einige Jahre früher *Lachategneraye* sechs goldene Kugeln giefsen lassen, um *Carl V.* zu tödten.]

Das Kaliber der in Rede stehenden kleineren Geschosse variirt von einem Bruchtheil des Grans bis zur Unze und darüber, namentlich ist das aus Mangel an Kugeln oft angewendete Schrot *) hierin sehr verschieden, so dafs das kleinste nur, wenn es von sehr nahe geschleudert wird, den Tod oder schwere Verletzungen verursacht, das gröfsere aber eben so gefährlich und tödtlich ist, als die Flintenkugel. Auch diese selbst ist, obwohl die meisten Nationen seit einigen Jahren ein gleiches Kaliber angenommen haben, doch nicht immer gleich grofs: so ha-

stände gespalten werden, weshalb denn auch eine solche bei ihrem Eindringen eine, bei ihrem Ausgange aber mehrere Wunden veranlassen kann.]

*) [Man zählt 14 bis 15 verschiedene Kaliber (Nummern) von Schrot, deren kleinstes Dunst, deren gröfstes (110 Stück auf ein Pfund) Rehposten heifst.]

ben die Engländer und Russen bei ihren gröſseren Flinten auch schwerere Kugeln, nämlich von 2 Loth 12 Gran, während die französische Flintenkugel nur 6 Quentchen 20 Gran hält. Die der Preuſsen 1814 war noch schwächer und wog 5 Quentchen 44 Gr. Für die Karabiner und Pistolen der Kavallerie wird (in Frankreich) dasselbe Kugelkaliber genommen.

§. XII.

Die Feuerschlünde.

Die Feuerschlünde. Hierher gehören die Kanonen, Mörser, Steinmörser, Haubitzen, Karonaden (Bomben-Kanone): lauter verschiedene Kaliber, deren die Artillerie im Land- und Seekriege sich bedient.

In ihrem Ursprunge schwerfällig und plump, haben diese Waffen durch ihre allmälige Vervollkommnung die Taktik und die ganze Kriegskunst umgestaltet, so daſs gegenwärtig die Artillerie fast die Hauptmacht der Armeen begründet; ja alle Schlachten sind fast nur Kanonaden, indem man diese Waffen so vervielfältigt hat, daſs in den groſsen Schlachten Napoleon's 15 hundert Feuerschlünde und darüber gebraucht wurden *)

Die Kanone ist im Innern ein vollkommener Cylinder, von Auſsen dagegen nach dem Boden zu dicker als an der Mündung. Am eigentlichen Kanon unterscheidet man die Pulverkammer an dem einen Ende, das darüber liegende Zündloch, um die Anfeuerung zu empfangen, die Schildzapfen, nahe am mittlern Theile zu beiden Seiten cylinderförmig ausgehend, um dem Kanon als Drehpunkt in der Laffete zu dienen, endlich die Mündung, durch welche die Ladung eingebracht wird. Das ganze Innere vom Boden bis zur Mündung heiſst die Seele.

Ein zweirädriger Wagen (Laffete) unterstützt das Kanon, und wird auf dem Marsche mit einem Vorderwagen (Protze) verbunden, so daſs das Fuhrwerk nun vierrädig ist.

Die Ladung des Kanons (die Kartusche) wird mit der Hand in die Mündung gelegt und mit dem Ansetzkolben in die Pulverkammer gedrückt, hier wird sie dann durch das Zündloch mittelst einer Nadel durchsto-

*) In den drei Tagen der Leipziger Schlacht feuerte die französische Artillerie 250,000 Kanonenschüsse ab.

stochen, worauf die Anfeuerung eingesetzt wird. Wird diese durch die Lunte angezündet, so geht der Schufs los.

Die Landkanonen sind aus Bronze und haben in jedem Lande verschiedene Kaliber. Bei den Franzosen giebt es deren 5, nämlich 24 *) — 16 — 12 — 8 — und 4-pfündige; bei andern Völkern sind die Eintheilungen ungerade, als 3 — 5 — 9pfündige u. s. w.

Die Kanonen zerfallen aufserdem in Belagerungs-, Wall- und Feldgeschütze. Zu den letztern nimmt man höchstens 12pfünder; die Länge ihrer Seele ist das 18-fache ihres Kugelkalibers, und ihr Gewicht beträgt 150 Pfund Metall auf jedes Pfund der Kugel.

Die Pulverladung beträgt bei den 12pfündern 4 Pfd., bei den 8pfündern $2\frac{1}{2}$ Pfd., bei den 4pfündern $1\frac{1}{2}$ Pfd.; ladet man jedoch Kartätschen, so setzt man noch $\frac{1}{4}$ Pfd. Pulver zu.

Die Tragweite der Kugel ist beim 24pfünder 2150 Toisen (zu 6 Fufs); beim 16pfünder 2080 T.; beim 12-pfünder 1870 T.; beim 8pfünder 1660 T.; beim 4pfünder 1520 T.

In den Gebirgskriegen und im Sande der Wüste bedient man sich bronzener 1- und 2pfünder, 3 bis 4 Fufs lang und etwa 150 Pfd. schwer, welche, auf einem Sattel befestigt, von Pferden, Mauleseln, oder Kamelen getragen werden.

Die eisernen Kanonen der französischen Marine sind 4 — 6 — 8 — 12 — 18 — 24 — und 36pfündig.

Das Richten der Kanonen ist dreifach: 1) im Bogenschufs, bei welchem die Kanone unter demjenigen Winkel gerichtet ist, welcher die gröfste Schufsweite giebt; 2) im directen Schufs, wo geradezu auf eine Mauer, oder einen Wall gerichtet wird; 3) im Rikoschetschufs, wo das Geschofs auf der Erde, oder dem Wasserspiegel mehrere Aufschläge machen soll.

Der Mörser ist ein kurzes und weites Kanon, des-

*) Man hat freilich auch viel gröfsere, z. B. 96 — 64 und 48pfündige, deren man sich indefs jetzt wohl nicht mehr bedient. Gleich nach der Erfindung der Feuerschlünde gebrauchte man Bombarden von fast unglaublichen Dimensionen; so führte *Mahomed II.* bei der Belagerung von Constantinopel eine solche mit sich, welche eine steinerne 850 Pfd. wiegende Kugel schleuderte und von 20 Ochsen gezogen wurde: sie sprang indefs beim ersten Schusse. Auch unter *Ludwig XI.* gofs man eine solche, die 500pfündige Kugeln werfen sollte, mit 332 Pfd. Pulver geladen wurde, ebenfalls aber sprang und über 20 Menschen tödtete.

sen Schildzapfen am Bodenstücke sitzen, so dafs es beinahe senkrecht erhöhet und eben so in jeder Neigung gerichtet werden kann. Der Durchmesser seiner Pulverkammer ist kleiner als die seiner Seele, und er ruht auf einer Laffete von Holz oder Eisen.

Das Kaliber der Mörser variirt von 8—10 und 12 Zollen bis darüber, und hiernach richtet sich denn auch die Menge der Pulverladung, indem eine 12zöllige Bombe 7, eine 10zöllige etwa 4 Pfd. Pulver braucht. Die mittlere Tragweite der Mörser ist etwa 1100 Toisen.

In Seeplätzen hat man Mörser, die man Galioten nennt, welche 20—30 Pfd. Pulverladung aufnehmen und die Bomben auf 2400 Toisen werfen.

Die Steinmörser sind dazu bestimmt, bei Belagerungen auf eine Entfernung von 50—100 Toisen einen Hagel von Steinen zu werfen.

Die Haubitzen werfen eine Art Bomben, die man Granaten nennt, und welche auf eine doppelte Weise wirken, durch ihre Masse und durch ihr Zerspringen am Ende ihrer Bahn. Auch hier ist das Kaliber verschieden.

Man ist gegenwärtig damit beschäftigt, eine neue Art von Feuerschlünden zu prüfen, welche von hinten geladen werden, aus denen man mit unglaublicher Schnelligkeit und ohne die Artilleristen einem Unfalle auszusetzen, schiefsen kann, und bei welchen auch die nöthige Bedienungmannschaft geringer, als bei dem gewöhnlichen ist.

Die Munition der Kanonen wird in Pulverkarren aufbewahrt, die einen besondern Zug bilden, auf dem Marsche sich den Geschützen unmittelbar anschliefsen, während der Schlacht aber in einer gegen Explosion schützenden Entfernung gehalten werden.

Das Bedienen des Geschützes giebt nun ebenfalls viel Gelegenheit zur Verletzung. Freilich springt das aus einem Stück gegossene bronzene Kanon seltener als die Flinte, thut dies aber doch zuweilen, und dann sind die stattfindenden Verheerungen um so schrecklicher, indem die ganze Bedienungsmannschaft in der Regel getödtet oder verstümmelt wird. Zuweilen feuert der Kanonier aus Uebereilung das Geschütz ab, bevor noch der bedienende Artillerist den Wischer aus der Seele heraus hat, oder einige glimmende Theilchen von der Kartätsche des vorigen Schusses sind zurückgeblieben und entzünden nun die neu angesetzte, oder endlich das in Folge des raschen Feuerns zu sehr erhitzte Kanon entzündet von selbst die Kartätsche: dann geht der Schufs zu früh los und hat oft Verstümmelung und Tod der bedienenden Mannschaft zur Folge.

§. XIII.

Die Geschosse der Feuerschlünde.

Gewöhnlich wird das Geschütz mit eisernen Vollkugeln und zwar meist mit einer geladen; zuweilen, und namentlich bei der Marine, ladet man mehrere zugleich (Kettenkugeln), die durch eine Kette, oder Eisenstange untereinander verbunden sind.

Unter Kartätschen versteht man mehrere kleinere oder gröfsere Kugeln (von einigen Loth bis zu zwei Pfd.), die man nach Art des Schrots zu einem einzigen Schusse verbindet, und welche im Verhältnifs ihrer Schnelligkeit, ihres Umfangs, ihrer Dichtigkeit — da man sie aus Eisen, Bronze und auch zuweilen aus Blei macht — und Temperatur *) von verschiedener Wirkung sind.

Die Bombe ist eine eiserne Hohlkugel mit einem Loche, durch welches man eine bestimmte Menge Pulver hineinbringt, und welches man dann mittelst eines Zünders verschliefst, der mit einem langsam brennenden Satze geschlagen ist und, sobald er ausgebrannt, das Feuer in das Innere der Bombe leitet, welche dann zerspringt (krepirt). Sie ist aufserdem mit einem Griff, oder eisernen Oesen versehen, woran sie beim Laden gefafst wird. So wird die Bombe, mit dem Zünder nach oben, in den Mörser gebracht, dann der Zünder, und unmittelbar darauf die Anfeuerung im Zündloch angebrannt, worauf die Bombe parabolisch sich erhebt, Alles in ihrem Laufe zerschmettert und 8—10 Fufs über dem Erdboden platzt.

Die 12zölligen Bomben haben 150 Pfd. Gewicht, 18 Linien Dicke, und 5—6 Pfd. Pulverinhalt, und ein ähnliches gegenseitiges Verhältnifs findet bei den kleinern statt. Jedoch richtet sich die Pulvermenge nach den beabsichtigten Wirkungen, indem je weniger Pulver, desto gröfsere und desto wenigere geplatzte Kugelstücke.

Die Granaten sind den Bomben gleich, nur kleiner und werden sowohl zum Schufs, als zum Wurf (Handgranaten) gebraucht. Sie wiegen 1—2 Pfd. und werden etwa 30—40 Fufs in die Trancheen geschleudert.

Auch die Haubitzen sind den Bomben ähnlich, haben jedoch keine Oesen.

---

*) [Oft läfst man nämlich die Kartätschen glühend machen, um Schiffe, oder Gebäude in Brand zu stecken.]

Endlich bedient man sich auch noch, aus Noth oder Vorsatz, als Wurfgeschofs des Hagels, der aus Eisenstücken, Nägeln, Kugelstücken, Ketten, Kartätschen u. s. w. besteht und in das Geschütz über die Kartusche gesteckt wird. Diese Geschosse zerstreuen sich sehr und richten, in der Nähe gebraucht, grofse Verheerungen an.

Die Kanone im Allgemeinen ist, ohne Widerrede, die schrecklichste aller Feuerwaffen, sowohl wegen ihrer gegenwärtigen enormen Vervielfältigung, als auch wegen der heftigen Wirkung ihrer Geschosse auf den Organismus; diese nämlich beschränkt sich nicht blofs auf die Oberfläche des Körpers, sondern die mit gröfserem Gewicht und Umfang treffende Kugel dringt in die Höhlen der Eingeweide, quetscht edle Theile, reifst einzelne Glieder oder den Kopf ab und verursacht augenblicklichen Tod.

Beim Pafskugelschufs (mit einer Kugel) wird oft nur ein Individuum getroffen, zuweilen aber auch zwanzig bis dreifsig Mann aus einer Reihe herausgerissen.

Ist das Geschütz mit Kartätschen geladen, so zerstreut sich die Wirkung und gewinnt an Ausbreitung, was sie an Kraft verliert. Hier sieht man daher meist unebene und aufgerissene Wunden, Quetschungen, Splitterbrüche und theilweise abgerissene Glieder.

Die Granaten wirken auf zweifache Weise, durch ihre Percussionskraft nämlich und durch ihr Zerspringen; im ersten Falle gleichen sie also einer Vollkugel von ihrem Kaliber, im zweiten den Bomben. Diese selbst wieder wirken durch ihre Schwere quetschend, dann durch die Körper, welche sie aus dem Loche, das sie bei ihrem Fall sich wühlen, herausreifsen, endlich, und am zerstörendsten, durch ihre eigenen, nach allen Seiten umhergeschleuderten Splitter, welche die unregelmäfsigsten und gefährlichsten Verwundungen veranlassen.

Diejenige Waffe, welche durch die Feuerschlünde am meisten leidet, ist nun die Artillerie selbst, da sie stets dem Zerspringen der Geschütze, der Explosion der Pulverwagen und dem Einwirken der feindlichen Geschosse ausgesetzt ist. In der That bemüht man sich in der gegenwärtigen Taktik vorzüglich, die feindliche Artillerie zum Schweigen zu bringen, und wenn diese vollends das Unglück hat, von den andern Waffengattungen nicht mehr unterstützt zu werden und sich selbst überlassen zu bleiben, so wird sie oft zwischen ihren Stücken angegriffen und niedergehauen, da die Ehre und Pflicht des Artilleristen ihm gebieten, sein Geschütz nie zu verlassen.

§. XIV.

Bewegende Kräfte der Feuerwaffen.

Hierzu wird allgemein das Schiefspulver gebraucht. Dieses ist eine Mischung von Holzkohle, Schwefel und Salpeter in bestimmten gegenseitigen Verhältnissen, nach welchen man drei Arten von Pulver unterscheidet.

1) Das Kriegspulver	Salpeter	75,00.
	Schwefel	12,50.
	Kohle	12,50.
2) Das Minen- und Handelspulver	Salpeter	62.
	Schwefel	20.
	Kohle	18.
3) Das Jagdpulver	Salpeter	78.
	Schwefel	10.
	Kohle	12.

Jede dieser Mischungen ist im trockenen Zustande durch den geringsten Funken entzündbar, und die Verbrennung breitet sich blitzesschnell auf die gröfsten Entfernungen und Massen aus. An sich geschieht dieselbe mit sehr schwachem Geräusch und wirkt auch nur sehr mäfsig, wenn das Pulver nicht eingeschlossen ist. Beides aber vermehrt sich in demselben Verhältnisse, als die Hindernisse der freien Entwickelung ihrer gasartigen Produkte zunehmen. Hieraus entsteht dann einerseits die stärkere oder schwächere Detonation, und andererseits das Fortschleudern der hemmenden Körper.

Bei der Verbrennung des Kriegspulvers bildet sich etwa das 450fache Volumen desselben in Gas, und zwar so, dafs auf 100 Theile des letztern 53 Kohlensäure, 42 Stickstoff und 5 Kohle kommen. Nun vermehrt aber auch noch aufserdem die im Augenblicke der Explosion frei werdende Wärme die elastische Kraft des Gases beträchtlich, welche man auf 40000 Atmosphären schätzen kann. Die festen Produkte der Pulververbrennung sind schwefelsaures Kali, Schwefel-Kali und kohlensaures Kali, welche indefs zur Wirkung nichts beitragen, ja vielmehr dieselbe schmälern, weil sie durch Absorption von Wärme die elastische Kraft des Gases verringern.

Hiernach ist nun die Art, wie das Schiefspulver wirkt ganz deutlich. Im Geschütz nämlich von allen Seiten zusammengedrückt, vereinigt es seine ganze Kraft auf das Geschofs, welches es in der Richtung des Laufes mit Lichterscheinung, Geräusch und Schnelligkeit forttreibt. Das Licht erscheint in demselben Augenblicke schon am Zielpunkt, dann erst kommt die Kanonenkugel, und zuletzt der Schall. Es ist dies hier eben so, wie bei einem Gewitter, wo bekanntlich aus denselben Gründen, nämlich wegen der gröſsern Schnelligkeit des Lichts als des Schalles, die Wahrnehmung des Blitzes der des Donners vorausgeht, und bei beiden mit einem um so gröſsern Zwischenraume, als die Entfernung des Gewitters und des Geschützes bedeutender ist. Daher können die Soldaten in der Schuſslinie oft das Geschoſs ankommen sehen und, wenn dasselbe dem Ende seiner Laufbahn nahe ist und sich schon langsamer bewegt, ihm ausweichen. Die Schnelligkeit, oder die Kraft des Geschosses ist nämlich im Augenblick, wo es das Geschütz verläſst, am gröſsten und vermindert sich gleichförmig und fast unmerklich immer mehr, bis zur Rückkehr seiner vollkommenen Ruhe. Manche haben die Schnelligkeit auf dem Mittelpunkte der Wurfweite für die gröſste gehalten, dies aber ist ein Irrthum.

Einige Bemerkungen verdient noch die Richtung, welche den durch Pulverkraft bewegten Geschossen gegeben wird. Eine vollkommen runde und homogene Kugel, die bei ruhiger Luft vertical in die Höhe geschossen würde, müſste, abgerechnet die in der Zwischenzeit stattfindende Fortbewegung der Erde, wieder in den Lauf zurückfallen. Anders aber verhält es sich, wenn das Geschoſs in einer andern Richtung geworfen wird und hier der gemeinschaftlichen Wirkung zweier Kräfte anheim fällt, nämlich der Propulsionskraft des Pulvers nach der Richtung des Laufs und der Anziehungskraft der Schwere nach dem Mittelpunkte der Erde. Hierdurch entsteht eine zusammengesetzte Richtung, bei der im Anfang die Pulverkraft, später aber die Schwere das Uebergewicht hat, so daſs das Geschoſs auf der ersten Hälfte seiner Flugbahn eine Parabel, auf der zweiten eine weniger genaue Curve beschreibt.

Zwischen der Menge und Stärke des Pulvers und dem Widerstande der Waffe, die damit geladen wird, muſs jedesmal ein bestimmtes Verhältniſs obwalten, dessen Uebertreten, wie dies nur zu oft geschieht, das Springen des Geschützes verursacht.

So groſs nun aber auch die Wirkungen des Schieſspulvers sind, so hat die Zerstörungskunst dennoch Mischungen erfunden, wodurch jene noch verstärkt werden, und hierher gehört das Knallpulver in mehreren Sorten, unter denen das von Thénard folgende Zusammensetzung hat:

Chlor-Kali	0,01.
Salpeter	0,35.
Schwefel	0,30.
geraspeltes Faulbaumholz	0,17.
Lykopodienholz	0,17.

Wegen der Gefährlichkeit des Transports und wegen der fast nicht zu verhindernden Zersprengung der Waffen hat man indefs diese, so wie andere Zusammensetzungen des Knallpulvers fast ganz wieder aufgegeben, und benutzt sie nur noch zur Anfeuerung der Flinten und als Zusatz zu den Brandraketen.

Das Pulver wird nun an sich durch Explosion, oder durch Sprengen der Waffen die Quelle vieler und häufiger Verletzungen, wie dies fast in jeder Schlacht vorkommt, wo wir Tödtungen, Verstümmlungen und fast immer gleichzeitig breite und tiefe Verbrennungen, welche letztere durch die schwarze Farbe der Wunden und durch die Einstreuung von Pulverkörnern ins Fleisch, sich charakterisiren, zu sehen bekommen.

§. XV.

Minen und Brandraketen.

Die Minen, dazu bestimmt, Mauerstücke, Wälle, Schanzen und Brücken zu zerstören, bestehen in der Einführung von Pulversäcken in Hohlgänge unter, oder in die zu zerstörenden Gebäude, worauf man die Säcke anzündet. Die dadurch entstehende Explosion verursacht das Umherschleudern von Trümmern, die zahlreiche und schwere Verletzungen, besonders Quetschungen, Zerschmetterungen und Zerreifsungen verursachen.

Die Brandraketen haben den Zweck, Gebäude oder Schiffe anzuzünden, und sind keinesweges eine Erfindung neuerer Zeit. Die Meder, Perser, Hebräer bedienten sich ihrer schon, bevor sie noch zu den Griechen und Römern gelangten. *Marcus Graecus* giebt auch in seinem berühmten Manuscript (*Liber ignium ad comburendum hostes tam in mari quam in terra*) schon die Zusammensetzung dieses sogenannten griechischen Feuers an. Später geriethen die Brandraketen indefs in Vergessenheit, bis sie von *W. Congrewe* wieder vervollkommt und eingeführt wurden, und deshalb auch seinen Namen tragen. Jetzt fehlen dieselben bei keiner Armee, und zwar bedient man sich ihrer zu dreifachem Zwecke und demgemäfs in verschiedener Zusammensetzung: einmal nämlich, um bei Belagerungen die Häuser, und bei Seeschlachten die feindlichen Schiffe in Brand zu stecken; dann anderer, die mit Geschossen verschiedener Art verbunden sind und diese fortschleudern; endlich als blofser Leuchtkugeln, um in der Nacht ein Zeichen zu geben, oder den Feind zu beobachten.

Die Brandraketen wirken demnach auf verschiedene Weise, nämlich sowohl durch die Geschosse, welche sie schleudern, als auch durch die brennenden Stoffe, die sie mit sich führen; sie bringen deshalb gewöhnliche und auch noch Brandwunden hervor.

Zweites Kapitel.

Die Stichwunden.

§. I.

Eintheilung der Verwundungen durch Kriegeswaffen.

Unter Verwundung verstehen wir in der Kriegssprache jede am lebenden Körper durch eine Vertheidigungs- oder Angriffswaffe hervorgebrachte Verletzung, diese bestehe nun in Erschütterung, Quetschung, offener Wunde, Zerreifsung u. s. w.; und mit Unrecht haben Einige diesen Namen blofs auf die blutenden Wunden beschränken wollen, welche durch die gebräuchlichen Seiten- und Schiefsgewehre verursacht werden. Es sollen demnach auch hier sämmtliche durch die Kriegeswaffen bedingte Verwundungen in ihrem ganzen Umfange und der Reihe nach in folgenden Abtheilungen betrachtet werden.

1) Verletzungen durch Stich,
2) — — Schnitt,
3) — — Stich und Schnitt zugleich,
4) — — Zerreifsung,
5) — — Abreifsung,
6) — — Erschütterung,
7) — — Quetschung,
8) — — Zerschmetterung,
9) — — Luftgewehre,
10) — — Pulververbrennung,
11) — — die Geschosse der Feuergewehre und Feuerschlünde.

§. II.

Stichwunden durch die Weichtheile.

Dafs die Stichwaffen vermöge ihrer mehr oder minder scharfen Spitze leicht in den Körper eindringen und die Gewebe mehr von einander schieben als spalten, ist bereits oben gesagt worden.

Die Zahl der Waffen, Werkzeuge und Naturkörper, welche dergleichen Verwundungen hervorbringen können, ist fast ins Unendliche vervielfältigt worden; denn abgesehen von den regelmäfsigen eben angegebenen Kriegeswaffen, giebt es derselben von dem Wollhaare der zartesten Pflanze, von dem Dorn des einfachen Gesträuchs bis zu den langen und dicken Spiefsen mancher Bäume, von dem fast unwahrnehmbaren Stachel mehrerer Insekten bis zu den Zähnen und Hörnern einiger Thiere, von der feinen Stecknadel bis zum Pfriemen, vom Dolch bis zum Rapier wahrhaft unzählig viele. Aber aufser diesen allen bilden sich deren noch sogar im Innern unsres Körpers selbst durch Zufall und Krankheiten; hieher gehören Knochensplitter nach Schufswunden und stachelförmige Exostosen und Necrosen, deren Wirkungen so oft die ernstesten Beschwerden herbeiführen, und gegen welche die Chirurgie nicht minder als gegen äufsere fremde Körper auf ihrer Hut sein mufs.

Wenn nun auch die in Rede stehenden Verwundungen in Beziehung auf die Länge, Dicke, Form, auf den Zustand der Oberfläche der sie bedingenden Instrumente, so wie auch auf die Stoffe, mit welchen diese imprägnirt sein können, variiren, so ist doch die Wirkungsart aller dieser Werkzeuge in einer Beziehung immer dieselbe, so wie auch ihre Folgen einander ähnlich sind, was sich am besten durch das Beispiel der Acupunctur-Nadel veranschaulichen läfst. Diese nämlich durchdringt, dehnt und verschiebt mit ihrer feinen Spitze die Fasern der Gewebe, tritt an deren Stelle und gelangt bald vermittelst sanfter Stöfse, bald vermittelst einer mäfsig drückenden Rotation zu einer mehr oder minder bedeutenden Tiefe durch die verschiedenartigen Weichtheile, ohne grofsen Schmerz zu verursachen und vollends ohne eine Trennung der Continuität zu bedingen; wird sie demnach vorsichtig wieder zurückgezogen, so kehren die Theile in ihren natürlichen Zustand und in die von ihnen verlassene Stelle wieder zurück, so dafs die in den Kanälen und Höhlen etwa gemachten Oeffnungen sich bald schliefsen, und kein Ausflufs oder Ergufs von Blut oder andern Stoffen, weder nach innen noch nach aufsen entsteht.

Ganz eben so verhält es sich nun auch mit allen andern durch stechende Waffen hervorgebrachten Verwundungen; auch hier findet sich mäfsiger Schmerz, Dehnung, Verschiebung, Durchdringung und dann wieder Rückkehr der Theile in ihre alte Stelle, sobald die Waffe ausgezogen worden. Freilich aber kommen zu dieser gewissermafsen elementären Wirkungsart bei andern stechenden Werkzeugen diejenigen Folgen hinzu, welche von der Länge, Dicke, Form, Beschaffenheit der Oberfläche des stechenden Werkzeuges, so wie von den eigenthümlichen an ihm haftenden Stoffen herrühren.

Ein kurzes stechendes Werkzeug, das nur wenige Lagen gleichförmigen Gewebes durchdringt, wird auch weit weniger heftige Zufälle hervorrufen, als ein viel längeres, das in eine weit gröfsere Zahl verschiedener Gewebe eindringt.

Ein sehr feines und in seiner ganzen Länge fast gleich dickes, stechendes Instrument, wie eben die Acupunctur-Nadel, wird bei dem geringen Widerstande, den es erfährt, auch nur wenige Schmerzen verursachen, wogegen ein dickeres kegelförmiges, namentlich von der Spitze zur Basis an Umfang schnell zunehmendes, mehr Kräfte erfordern, nur schwieriger eindringen, gröfsere Schmerzen veranlassen und oft bedenkliche Zufälle herbeiführen wird. Und wegen dieser Schwierigkeit des Eindringens konischer stechender Waffen hat man wahrscheinlich auch dieselben mit seitlichen Schneiden versehen. Aber auch noch auf eine andere Weise hat die Dicke der stechenden Werkzeuge auf ihre Wirkung Einflufs. Denn während die dünnsten, wie bereits gesagt, ihre Thätigkeit auf das blofse Auseinanderschieben der Gewebe beschränken, bringen die dickern, wie z. B. die Spitzpfeiler und Hacken, fast immer Erschütterung, Quetschung und Zerschmetterung hervor, und man begreift leicht, dafs bei der grofsen Schwierigkeit, die der Umfang dieser Körper ihrem Eindringen in die Theile entgegensetzt, zu den Wirkungen der stechenden Körper nothwendig auch die der quetschenden hinzukommen müssen. Dies zeigte sich z. B. im folgenden Falle.

Beobachtung I.

Der Nationalgardist G. erhielt 1815 bei der Befestigung von Paris von einem Kameraden aus Unvorsichtigkeit auf den Scheitel einen Schlag mit der Spitze einer Hacke, welche die Haut und den Schädel durchbohrte und mit Knocheneindrücken bis in das Gehirn drang. Bewufstlos wurde er sogleich nach Hause getragen, wo ich ihn unter den sämmtlichen charakteristischen Erscheinungen der Hirn-Commotion fand, einen Kreuzschnitt machte und mehrere Theile abgesplitterter Knochen herauszog. Später wurden viele reichliche Aderlässe angestellt, worauf nach einigen Tagen die Symptome der Erschütterung verschwanden, eine starke Eiterung eintrat, in deren Folge mehrere necrotische Knochentheile abgingen und der Kranke rasch und vollständig genas.

Uebrigens dürfte die Bemerkung nicht uninteressant sein, dafs die stechenden Werkzeuge von runder Form, wie z. B. der Pfriem, keinesweges, wie man doch glauben sollte, abgerundete Wunden und eben so wenig Narben von dieser Form hinterlassen; vielmehr sind beide, wovon ich mich oft überzeugt habe, ganz so gestaltet, als wären sie die Folgen einer Verletzung durch einen flachen zweischneidigen Dolch: ein Umstand, der sich nur durch die Richtung der Hautfasern überhaupt, oder durch die ihrer während der Verwundung gerade obwaltenden Spannung erklären lassen dürfte und wichtig genug ist, um durch ein Beispiel belegt zu werden.

Beobachtung II.

L., 33 Jahre alt, von kräftiger Constitution und sanguinischem Temperament liefs durch heftigen Verdrufs zum Versuch des Selbstmordes sich verleiten und brachte sich zu diesem Zwecke drei Stiche in die Herzgegend mittelst eines dicken Pfriems bei. Unmittelbar darauf ins Hôtel-Dieu gebracht, bot er folgende Erscheinungen dar: der siebenten Rippe gegenüber zeigten sich 3 kleine, 2 Linien lange Wunden mit glatten an einander liegenden Rändern und sehr spitzen Winkeln; sie verliefen der Richtung der Rippe parallel und bildeten die Endpunkte eines gleichseitigen Dreiecks, dessen Seiten 8 Linien hielten. Obgleich nun von einem Pfriem, den man auch erhielt, hervorgebracht, glichen diese Wunden dennoch täuschend solchen, die durch ein Federmesser erzeugt werden, und dieselbe Erscheinung wiederholte sich, als man an einer Leiche mit dem Pfriem Versuche anstellte, indem immer längliche, nicht aber runde Wunden entstanden. Der Kranke ward durch die antiphlogistische Methode bald hergestellt.

Um nun die Form und die Richtung der durch stechende und runde Werkzeuge veranlafsten Wunden näher zu bestimmen, wurden später mit einem konischen, 3 Zoll langen und in seiner gröfsten Breite nur $3\frac{1}{4}$ Linien haltenden Pfriem die Versuche an Leichen wiederholt, und folgende Resultate gewonnen:

1) Die hervorgebrachten Wunden waren stets länglich und von zwei ebenen an einander liegenden Rändern mit sehr spitzen Winkeln eingeschlossen.
2) Die Wunden waren um so länger, je tiefer das Instrument eingesenkt worden war.
3) An manchen Punkten der Oberfläche standen die Wundlippen etwas von einander ab, gingen aber sogleich zusammen, wenn man die Haut etwas spannte.
4) Diese Spannung mufste aber nach einer bestimmten Richtung hin geschehen, indem man bei jeder andern durchaus keine spitze, sondern stumpfe Winkel der Wundränder erhielt. Hieraus konnte man sehen, dafs die Wirksamkeit des Pfriems auf die Auseinanderschiebung der Hautfasern sich beschränkt hatte: ein Umstand, der die Untersuchungen über den Bau des Hautgewebes zu fördern wohl geeignet sein dürfte.
5) Die Stichwunden hatten in den einzelnen Körpergegenden stets dieselbe Richtung und zwar liefen sie:
   a. am Halse und vordern Theil der Achsel gerade von oben nach unten;
   b. am Thorax parallel der Rippen- und Rippen-Zwischenraum-Richtung;
   c. am obern und untern Theil des Bauchs schief, dem Anscheine nach der Richtung der Muskelfasern folgend, am mittleren Theile gerade von oben nach unten;
   d. in den Extremitäten parallel mit deren Achse.

Diese Thatsachen sind aber nicht nur physiologisch interessant, sondern auch für die gerichtliche Medizin von Wichtigkeit, weshalb ich sie fernerer Beobachtung empfehlen will.

Je glätter und polirter die stechenden Werkzeuge sind, desto leichter, schmerz- und gefahrloser durchdringen sie auch die Theile: ein Umstand, den die mit Staaroperationen beschäftigten Wundärzte, wenn ihnen dabei ein rostiges Instrument in die Hände gefallen, nur zu gut kennen lernen. Recht auffallend zeigen sich die Wirkungen der unebenen Oberfläche stechender Werkzeuge beim Stachel mancher Insekten, der eben nur durch seine Rauhigkeiten gleich Anfangs so lebhafte Schmerzen erregt. Dasselbe gilt von den noch bedeutendern Hervorragungen bei manchen Vegetabilien, wie z. B. von den Aehrenspitzen einiger Cerealien, die darum auch, einmal in den Körper eingedrungen, nur mit großen Schmerzen wieder herausgezogen, oder nur mit großem Nachtheil darin bleiben können, indem sie die Theile reizen, und leicht entzündliche oder nervöse Zufälle herbeiführen.

Einige, obwohl in unsrer Zeit nicht mehr gebräuchliche, stechende Kriegswaffen bieten nun ebenfalls auf ihrer Oberfläche solche Rauhigkeiten und Spitzen dar, wodurch sie in ihren Wirkungen viel gefährlicher werden. Von solcher Art waren die zackigen Pfeile der ältern Kriegsheere.

Zu diesen physischen Wirkuugen der stechenden Waffen gesellen sich zuweilen aber auch noch diejenigen von reizenden, scharfen oder giftigen Stoffen aus dem Pflanzen- und Thierreich, mit denen jene versehen werden können, und auf die wir später zurückkommen werden. Hier treten natürlich ganz andre Wirkungen ein, indem die Wunde gleichsam nur als Einimpfungsmittel des schädlichen Stoffes, dieser aber allein als die eigentliche Quelle der eintretenden Zufälle anzusehen ist.

Unter allen Umständen aber, und darauf kommt es hier eigentlich an, zeigen die Stichwunden, von welcher Beschaffenheit sie auch übrigens sein mögen, die charakteristische deutliche Neigung der auseinandergeschobenen Gewebe, ihre normale Lage wieder einzunehmen, wodurch jeder Flüssigkeitserguſs meist verhindert wird.

Der pathologische Zustand der Stichwunden ist nun natürlich verschieden, je nachdem das stechende Werkzeug ganz wieder ausgezogen worden, oder kleinern oder gröſsern Theils in den Geweben stecken geblieben, oder endlich, ohne selbst zurück zu bleiben, schädliche Stoffe eingeführt und abgesetzt hat.

Jene einfachen Stichwunden, in welchen weder ein Theil des verletzenden Werkszeugs, noch irgend ein Giftstoff zurückgeblieben, wo kein wichtiges Gefäſs oder Eingeweide getroffen, und keine Complication mit nervösen oder entzündlichen Zufällen eingetreten ist, heilen so zu sagen von selbst und verlangen nur die Anwendung erweichender Infuse und Decocte, besänftigender Zertheilungs- oder kühlender Mittel: also verdünnten Bleiessigs oder kalten Wassers, je nach dem Grade des vorhandenen Schmerzes und der Entzündung. Und je genauer die Wundränder in Berührung sind, desto rascher wird dann die Heilung durch die *prima intentio* zu Stande kommen.

Dafs bei den Stichwunden selten Haemorrhagieen eintreten, ist bereits gesagt; wohl aber geben dieselben oft zu Ecchymosen, Infiltrationen, innerm Bluterguſs, ja mitunter sogar zu den verschiedenen Arten des Aneurysma's Veranlassung: Folgen, von denen wir später besonders sprechen werden.

§. III.

Stichwunden in den harten Theilen.

Die stechenden Waffen treffen allerdings bei ihrem Durchgang durch die verschiedenen Körpertheile oft nur häutige, zellgewebige, muskulöse und andre minder wichtige Gewebe; sie können aber auch auf aponeurotische, tendinöse, ligamentöse, cartilaginöse und knochige Gebilde stofsen, Nerven, Gefäfse, Kanäle aller Art verletzen, endlich in Hohlorgane oder in Höhlen dringen, die mit serösen, mucösen oder Synovial-Häuten ausgekleidet sind. Hier haben wir es denn nicht mehr mit einfachen Wunden zu thun.

Die Verletzung aponeurotischer, tendinöser, cartilaginöser und knochiger Theile durch stechende Waffen kann sehr ernste Zufälle herbeiführen. Doch wollen wir bemerken, dafs die Alten, da sie alle weifse und glänzende Gewebe, ohne Rücksicht auf deren eigenthümliche Verrichtung und Natur, zu den Nerven zählten, gar oft Erscheinungen, welche der Verletzung von Nerven angehörten, auf Rechnung verletzter Sehnen und Aponeurosen schrieben. Die Fortschritte der Anatomie haben uns indessen in den Stand gesetzt, die Symptome auf ihren richtigen Sitz und ihre wahre Quelle zu beziehen, wiewohl man, nach meiner Meinung, dabei den Antheil, welchen die fibrösen Organe an den Zufällen der Stichwunden haben, viel zu niedrig angeschlagen hat. Diese Gewebe besitzen nämlich eine specifische Sensibilität, vermöge deren sie zwar für die Reize der nervösen Gebilde unempfindlich sind, dafür aber desto heftiger gegen andre reagiren, wovon man sich durch die grofse Schmerzhaftigkeit gezerrter und gequetschter fibröser und ligamentöser Theile überzeugen kann. So veranlassen denn auch die Stichwunden in diesen Geweben nicht sowohl gleich nach ihrer Entstehung, als vielmehr erst nach einigen Tagen lebhafte Schmerzen, wovon ich mich sowohl bei den Thieren durch Versuche, als auch beim

Menschen durch Beobachtung überzeugt habe. Darum dürfte es nicht blofse Einbildung sein, wenn man die nach einem Aderlafs zuweilen eintretenden Zufälle der Durchstechung der Biceps-Sehne zuschreibt, da nach andern Stichwunden von Sehnen und Aponeurosen ähnliche Erscheinungen vorkommen, welche man nur von der Verletzung dieser Theile herleiten kann.

Diese Zufälle manifestiren sich gewöhnlich erst am vierten oder fünften Tage nach der Verletzung und beginnen mit tiefen Schmerzen und fast gleichzeitiger Anschwellung der Sehne oder der Aponeurose an der verletzten Stelle; hierzu gesellt sich bald Retraction des verwundeten Gliedes in der Richtung zur Wunde hin, und die Ausdehnung desselben nach der entgegengesetzten ist entweder ganz unmöglich oder wenigstens mit unerträglichen Schmerzen verknüpft. Zuweilen treten auch nervöse Zufälle, wie Krämpfe und Zuckungen, hinzu, mit örtlicher Gefäfsaufregung oder allgemeinem Fieber. Dieser Zustand hält Wochen, ja wohl Monate lang an, worauf allmälig Anschwellung und Schmerz abnehmen, die normalen Bewegungen in demselben Verhältnisse wieder möglich werden, die Haut von den fibrösen Theilen sich wieder entfernt, und die Gebilde ihre natürliche Weichheit und Beweglichkeit wieder erhalten.

Nicht immer indefs ist der Ausgang so glücklich, vielmehr entstehen zuweilen in der Nähe der angestochenen sehnigen und aponeurotischen Theile chronisch verlaufende Abscesse, welche, von selbst oder durch die Kunst geöffnet, fistulös bleiben und erst nach dem Austritte mehr oder minder beträchtlicher Sehnenstücke verheilen. Hier ist demnach wirkliche Mortification eingetreten; und gleichzeitig hat sich eine innige Adhäsion zwischen den fibrösen und Nachbargeweben gebildet, die zuweilen das ganze Leben hindurch fortbesteht, in welchem Falle die adhärirende Narbe bei allen durch die Muskelthätigkeit den Sehnen mitgetheilten Bewegungen sich verschiebt, wie wir dies bei allen andern adhärirenden Narben beobachten.

Aderlässe, Blutegel, erweichende Cataplasmen, kühle Getränke, krampfstillende Mittel und Diätbeschränkung erfüllen hier durch Beseitigung der Entzündung die erste Indication; dann erst schreitet man zur Douche und zu öligen Einreibungen, um die Adhäsion zu verringern.

Die stechenden Waffen können ferner bei ihrem Eindringen auf knorplige oder knochige, Theile stofsen und durch diese aufgehalten, oder auch, zumal wenn sie dünn und zerbrechlich sind, zerbrochen werden. Hierdurch entsteht dann Perichondritis oder Periostitis, d. h. Entzündung der fibrösen Knorpel- und Knochenhaut.

Diese Entzündung bleibt selten auf den wirklichen Verletzungspunkt der genannten Häute beschränkt, sondern dehnt sich fast immer über eine gröfsere oder kleinere Fläche aus und wird von Anschwellung, von Oedem des Unterhautzellgewebes, von Röthe und Hitze der Haut, ja von Fieber begleitet. Zuweilen zertheilt sie sich unter allmäliger Abnahme der Symptome; oft geht sie aber auch in Eiterung über, und der fast immer von der innern Fläche der entzündeten Haut abgesonderte Eiter sammelt sich zwischen dieser und dem Knorpel oder Knochen zu mehr in die Breite als in die Tiefe sich erstreckenden Heerden, welche bei ihrer Verbreitung den Zusammenhang der Haut mit den von ihr ernährten Theilen aufheben und in diesen dadurch Necrose herbeiführen. Vermittelst der nun zurückgehaltenen Knochennahrung setzt sich im Periosteum Knochenmasse an und bildet einen neuen Knochen, der den alten ersetzen soll und ihn als sogenannten Sequester von verschiedener Form und Gröfse in seine Höhle einschliefst. Diese Abscesse öffnen sich entweder von selbst, oder können durch die Kunst geöffnet werden; im ersten Falle werden sie zuweilen sehr grofs und entblöfsen die Knochen und Knorpel so weit, dafs diese auf bedeutenden Strecken necrotisch werden, weshalb möglichst frühe Oeffnung immer rathsam ist. Die Sequester-Stücke müssen dann durch Einschnitte in die Weichtheile und durch Trepanation entfernt werden.

Brechen die Waffen im Körper ab, bleiben wohl gar Stücke davon darin haften; so wirken diese wie fremde Körper, die Fisteln unterhalten, oder übernarbt werden. Hiervon soll später besonders die Rede seyn.

§. IV.

Stichwunden durch die Wandungen der Höhlen und in die von ihnen eingeschlossenen Organe.

Es ist klar, dafs die Stichwaffen auch die aus muskulösen, serösen, mucösen und vasculösen Gebilden, so wie aus Synovialhäuten und sogar aus Knochengewebe *) be-

*) So ist der Theil des Stirnbeins, der die Wölbung der Augenhöhle bildet, sehr zerbrechlich und kann leicht von einem stechenden Instrumente durchbohrt werden, welches dann ins Gehirn dringt, weshalb auch eine anscheinend unbedeutende Wunde des obern

stehenden Höhlenwandungen durchbohren können, in welchem Falle natürlich die Resultate der Verletzungen ganz andere sein müssen, als wenn blofs Weichgebilde oder harte Theile, die weder Gänge, noch Höhlen enthalten, getroffen werden.

Sind die von stechenden Instrumenten getroffenen Höhlenwandungen ganz oder theilweise aus muskulösem Gewebe gebildet, und jene Werkzeuge dabei nur mittelmäfsig dick, so lassen diese Verletzungen die in den Höhlen enthaltenen Theile nur selten heraustreten; denn, indem die auseinandergeschobenen Muskelfasern ihre frühere Stelle wieder einnehmen, schliefsen sie den vom verwundenden Instrument gebildeten Kanal. Daher sieht man nach der wegen Krankheit unternommenen Punction des Bauches, der Blase, oberhalb oder unterhalb der Schaambeine, und selbst nach der des Magens und der Därme, sowohl bei Menschen, als bei Thieren, diese Wunden sich schliefsen, ohne dafs irgend ein Ergufs stattfindet. Und ganz aus demselben Grunde beobachten wir, dafs durchdringende Stichwunden der Gelenke, des Unterleibs, der Brust, der Gefäfse, ja selbst des Herzens keine andere Zufälle hervorrufen, als wenn Theile ohne Höhlen verletzt würden.

Anders verhält es sich, wenn die durchbohrten Wandungen keine muskulöse Theile enthalten. Die Elasticität und organische Contractilität der sie bildenden Gewebe ersetzen zwar zuweilen die Muskelcontractilität und verhindern den Austritt der in den durchbohrten Höhlen enthaltenen Stoffe, wie man dies z. B. bei Stichwunden der Arterien findet; wenn aber aus irgend einer Ursache diese Eigenschaften fehlen, oder nur in einem geringern Grade vorhanden sind, und das verletzende Instrument dabei dick ist, so kann ein Ausflufs elastischer und tropfbarer Flüssigkeiten, und elbst Ortsveränderung der Organe erfolgen. Daher veranlassen Verletzungen der Gallenblase, selbst durch die feinsten Instrumente hervorgebracht, Gallener-

---

obern Augenlides sehr ernste, ja unmittelbar tödtliche Folgen herbeiführen kann. Auch andre Theile des Schädels, z. B die Schläfengrube, lassen Stichwaffen ziemlich leicht hindurch. Bei jungen Kindern und bei alten Leuten geschieht dies an allen Schädelknochen fast mit gleicher Leichtigkeit; allein auch im Mannesalter sind Beobachtungen der Art gar nicht selten. Von den übrigen Punkten des Skeletts, wo Knochen wegen ihrer Dünne von Stichwaffen leicht durchbohrt werden, wollen wir nur den mittlern Theil der *fossa iliaca externa* nennen, wo das Knochenblatt zuweilen so dunn wie Papier ist.

giefsungen, daher Verwundungen des gerade sehr ausgedehnten Darmkanals den Austritt elastischer oder tropfbarer Flüssigkeiten; daher endlich können die unbedeutendsten Verletzungen der *linea alba* Brüche hervorrufen. Kein Zustand der durch einen Stich getroffenen Eingeweide ist aber für die Folgen so wichtig, als der der Erschlaffung oder Ausdehnung. Ist nämlich ein hohles Eingeweide, wie die Blase, im Augenblick der Verletzung ausgedehnt, so können mehrere Umstände stattfinden: entweder besitzt das Instrument, wie der Troicart, eine Röhre, durch welche sich die in der Höhle enthaltenen Stoffe entleeren, und dann ist, gleich nachdem der Troicart ausgezogen, jede Ausdehnung und Ursache einer Ergiefsung verschwunden; oder das Werkzeug hat keine Röhre, wie ein Pfriem, und dann kann es entweder ausgezogen worden, oder stecken geblieben sein. Ist es ausgezogen, so dauert, da nichts entleert worden ist, der Zustand der Ausdehnung fort; die von allen Seiten geprefste Flüssigkeit kann sich ergiefsen, und thut dies oft wirklich. Bleibt aber das Instrument in der Wunde stecken, so verhütet es die Ergiefsung; daher mufs man sich, vor der Ausziehung einer, in gewisse Theile gedrungenen und stecken gebliebenen Waffe, genau von dem Zustande jener überzeugen. Wäre z. B. ein stechendes Instrument in die Blase gedrungen und darin stecken geblieben, so müfste man vor seiner Ausziehung den in derselben enthaltenen Urin entleeren; wäre ein solches Werkzeug aus der Substanz des Herzens herauszuziehen, so würde vorher die Blutmasse zu vermindern sein u. s. w.

Die Gefahren dieser Verletzungen rühren indefs nicht allein von den möglichen Ergiefsungen her, sondern auch von den Entzündungen, die sie ohne allen Ergufs oft veranlassen können. So erzeugen Stiche von einem Pfriem und andern Instrumenten wichtige und oft tödtliche Entzündungen der Synovial-Häute der Gelenke, des Peritoneums, der Pleura und selbst des Pericardiums — Entzündungen, die ihre eigenen Zeichen haben und ihre eigenthümliche Behandlung erfordern.

Die stechenden Waffen können nun ferner in die Eingeweidehöhlen nicht dringen, ohne eines der darin enthaltenen Organe, wie das Gehirn, die Lunge, die Leber u. s. w., der Gefahr der Verletzung auszusetzen. Die Lage der Wunde, die Tiefe, in die das Instrument eingedrungen, die Richtung, welche es genommen und die eigenthümlichen begleitenden Symptome, von denen später die Rede sein wird, lassen indefs hinlänglich diese Verletzungen erkennen, deren Behandlung fast immer dieselbe ist und vorzüglich, welches Organ auch getroffen sei, mehr die Befolgung allgemeiner Kurregeln, als die Anwendung bestimmter specifischer Mittel erheischt.

Die durch eindringende Stichwunden der Gelenke veranlaſsten Entzündungen können einen sehr verschiedenen Ausgang haben. Entweder es entsteht nur eine einfache Reizung, und in deren Folge Gelenkwassersucht, der sogenannte Hydrarthros, oder es tritt eine acute Gelenkentzündung ein, die sich zuweilen mit Eiterung der Synovialhaut endigt. Letztere kann dann durch zu groſse Eiteransammlung zerreiſsen, der Eiter sich in die benachbarten Theile ergieſsen und darin solche Zerstörungen veranlassen, daſs die Amputation das einzige Rettungsmittel bleibt. So habe ich nach einem, in das Kniegelenk gedrungenen Degenstich eine solche Entzündung der Synovialhaut mit nachfolgender Eiterung und Zerreiſsung derselben gesehen, wo der Eiter sich zwischen die Muskeln des ganzen Schenkels versenkte, und der Kranke, der die Amputation nicht zugeben wollte, starb.

Die erste Pflicht des Wundarztes bei einer Stichwunde der Gelenke besteht demnach in der Verhütung und Zertheilung der Entzündung der Synovialhaut durch die kräftigste Anwendung der antiphlogistischen Methode, erweichender, narcotischer und zertheilender Mittel, bei vollkommener Ruhe des verletzten Gelenkes u. s. w.

Die von *Fleury de Clermont* empfohlene Methode, ein Vesicator über das ganze verwundete Gelenk zu legen und die Eiterung einige Tage zu unterhalten, ja nöthigenfalls es zu wiederholen, habe auch ich mehrmals mit dem besten Erfolge angewandt, und will dieselbe hiermit, auch bei Stichwunden anderer Körpertheile zu versuchen, empfehlen.

Die Stichwunden, welche die Synovialscheiden der Sehnen treffen, bieten fast dieselben Zufälle dar, als die der Gelenke, und dürften wahrscheinlich am zweckmäſsigsten mit denselben Mitteln behandelt werden.

§. V.

Stichwunden, durch die Gegenwart der verwundenden Körper complicirt.

Diese Complication kommt ziemlich häufig vor, vorzüglich wenn die stechenden Waffen, wie Rapier, Dolch, Pfeil, Nadeln, Glas u. s. w., zerbrechlich sind.

Hat man sich von der Anwesenheit solcher Körper in

der Wunde überzeugt, wozu man durch das Gesicht, das Gefühl, die Sonde, die Schmerzen und die beschränkten Bewegungen gelangt, so müssen sie sogleich mittelst der Finger oder Pincette entfernt werden; es wäre denn, dafs ihr Verbleiben darin zur Verhütung einer Blutung, welche die Ausziehung veranlassen könnte, nothwendig sei. Aber auch in diesem letztern Fall mufs man sie nur so lange in der Wunde lassen, bis die erforderlichen Anstalten getroffen sind, um die nach der Ausziehung etwa entstehende Blutung zu stillen. Nach der noch jetzt gültigen Vorschrift des *Celsus* [*de re medica lib. VII. cap.* 2.] müssen die verwundenden Körper durch die von ihnen gemachten Oeffnungen, nach deren hinlänglicher Erweiterung, ausgezogen werden. Ist indefs nur ein Theil des verwundenden Körpers stecken geblieben und von der Wundöffnung zu weit entfernt, so ziehe man denselben, wenn dies ohne Gefahr geschehen kann, auf dem entgegengesetzten Punkt durch eine Gegenöffnung aus. Hat die Waffe Widerhaken, so sind grofse Erweiterungen nöthig, um Einreifsung zu verhüten.

Um die in die Weichtheile gerathenen Waffen auszuziehen, bedarf es gewöhnlich nur geringer Anstrengung; anders dagegen verhält es sich, wenn dieselben zwischen den Knochen oder in deren Substanz haften, wie der von *Paré* mitgetheilte Fall des Herzogs *von Guise* beweist, welchem derselbe eine Lanze, die seinen Kopf vom innern Augenwinkel bis zum Nacken durchbohrt hatte und in der Wunde stecken geblieben war, mit Zangen ausreifsen mufste, worauf der Verwundete genas. [*Oeuvres d'Ambroise Paré* p. 266. 9e *edition* 1633.]

Ein verwundender Körper, der abbricht und im Knochen stecken bleibt, mufs, nach hinlänglicher Erweiterung der Oeffnung in den Weichtheilen, mit einer breitarmigen, platten und auf ihren innern Flächen gerinnten Pincette gefafst, in Bewegung gesetzt und ausgezogen werden. Bietet er aber dem Instrument nicht genug Haltpunkte zum Ausziehen dar, so mufs er, wie ebenfalls schon *Celsus* bemerkt, mittelst des Trepans entfernt werden. So blieb bei einem Kinde, welchem ein Messer die Hirnschale durchbohrt hatte, die in der Knochensubstanz abgebrochene Klinge über ein Jahr stecken und brachte Entzündung und Abscefs an der innern Schädelfläche hervor, woran das Kind im Hôtel-Dieu starb. Hier hätte durchaus trepanirt werden müssen, was in einem ähnlichen Fall der Vater des berühmten *Percy* mit dem besten Erfolge that (*Percy: Ma-*

nuel du chirurgien d'armée pag. 101.). Auch *Beausoleil* trepanirte (*Desporte obs.* 25. *pag.* 371.) unter ähnlichen Umständen, um einen fremden Körper aus der Hirnschale auszuziehen.

Oft aber vernarbt durch Sorglosigkeit des Kranken, oder durch Nachlässigkeit des Wundarztes die Wunde, ehe die in den weichen Theilen haftenden fremden Körper ausgestofsen oder ausgezogen worden sind. Sie bleiben dann in ihnen, und wenn sie auch in der Mehrzahl der Fälle zu ernsten Folgen Veranlassung geben, so können sie sich zuweilen doch auch daselbst festsetzen und, mit einiger Störung der Verrichtungen derjenigen Theile, in denen sie haften, sich gewissermafsen einbürgern, ohne Entzündung oder Eiterung zu erregen. In der Regel bestehen derartige fremde Körper aus wenig veränderlichen Stoffen, wie Nadeln, Glasstücke, Eisen- oder Stahlklingen u. s. w. So war ein junger Mediziner durch ein Fenster gesprungen und dabei von den zerbrochenen Glasscheiben mehrfach an den Nates verwundet worden. Nach einigen Jahren, und nachdem die Wunden längst geheilt, zog ich ihm mehrere Glasstücke aus, welche, ohne irgend einen Zufall veranlafst zu haben, stecken geblieben waren. — So fand man auch im Herzen eines Selbstmörders eine Haarnadel, die er sich bei einem frühern, doch vergeblichen Selbstmordversuche in der Herzgegend eingebohrt, so dafs sie in den Herzbeutel gedrungen war und das Herz selbst getroffen hatte, in dem sie auch verblieben, ohne ihre Gegenwart während des Lebens durch bestimmte Zufälle zu verrathen. — Ausserdem lesen wir bei den Schriftstellern noch viele Beobachtungen, wo Menschen ohne Nachtheil lange Zeit die verschiedenartigsten, stechenden Körper bei sich behalten haben.

Zahlreiche Untersuchungen haben mich über das Verhalten derartiger, im Organismus zurückgebliebener Körper folgendes gelehrt. Veranlassen sie Entzündung und Eiterung, so werden sie von einer schleimig-eiterigen Hülle umgeben, und nach Verlauf einiger Zeit bewirkt ein fistulöser Gang eine Verbindung zwischen ihnen und dem Aeussern oder Innern unsres Körpers. Entsteht dagegen weder Entzündung, noch Eiterung, so findet man sie von einem Balg umschlossen, dessen Gestalt der ihrigen entspricht, dessen Organisation aber der der serösen Häute ganz ähnlich ist. Diese Hüllen stehen durch eine Fläche mit den weichen Theilen in Verbindung, auf deren Kosten sie sich gebildet haben; mit der andern berühren sie den von ihnen umschlossenen fremden Körper, aufser welchem sie beständig eine klare Flüssigkeit enthalten, derjenigen ähnlich, welche die Schlüpfrigkeit der serösen Membranen bedingt — eine Thatsache, die nicht allein interessant, sondern auch für die Praxis wichtig ist. Denn beschränkt man sich bei der, zur Entfernung dieser fremden Körper unternommenen Operation darauf, dieselben nach einfacher Einschneidung der Hüllen herauszunehmen und die Wunde dann, zur Erzielung einer Vereinigung durch die *prima intentio*, zu schliefsen, so wird fast immer durch Ansammlung der von den Hüllen secernirten Flüssigkeit eine neue Geschwulst entstehen, weshalb man entweder den Balg entfernen, oder mit Charpie ausfüllen mufs, um Entzündung, Eiterung und dadurch Verbindung seiner Wandungen zu veranlassen.

Nicht immer aber bleiben, sonderbar genug, diese fremden Körper an ihrer ursprünglichen Stelle haften, sondern verändern dieselbe schneller, oder langsamer. Im erstern Falle bemerkt man keine Spur des Durchganges in den von ihnen durchwanderten Theilen; in letzterm werden sie von dem bereits erwähnten serösen Apparat umschlossen, der sich um sie bildet, wenn sie sich dazu in irgend einem Theile lange genug aufhalten. Eine solche Beweglichkeit findet man vorzüglich bei glatten und länglichen stechenden Körpern, doch auch bei anders gestalteten z. B. rundlichen, indessen im Allgemeinen um so weniger, je mehr sich die Körper der runden Form nähern. Diese ihre Wanderungsfähigkeit darf nun der Wundarzt nie aus dem Auge verlieren; denn da dieselben sehr oft von einem Tage zum andern ihre Stelle verändern und nach einem sehr entfernten Punkte wandern, so mufs man sich bei den zur Ausziehung derselben erforderlichen Einschnitten nie auf die im Gedächtnifs aufbewahrten Ergebnisse einer am Tage vorher vorgenommenen Untersuchung verlassen, sondern vor der Operation von Neuem untersuchen.

Diese Ortsveränderungen geschehen im Allgemeinen von innen nach aufsen, von dem Darmkanal nach der Haut, von der Tiefe der Glieder nach der Oberfläche; zuweilen, jedoch viel seltener, auch umgekehrt von der Oberfläche nach dem Innern des Körpers, und dann nehmen sie ihre Richtung meist nach irgend einer Höhle. Auf seinem Wege meidet oder durchläuft der fremde Körper die Theile, je nachdem sie mehr oder weniger Widerstand darbieten, und durch eine mäfsige Entzündung mit den Gebilden, die er durchdringen soll, verbunden, durchwandert er die serösen

Häute, ohne in deren Höhlen zu fallen. Anders verhält es sich mit den, von Schleimhäuten ausgekleideten Körperhöhlen, so dafs man verschluckte Nadeln bis in das Innere der Blase dringen und daselbst zum Kern von Harnsteinen werden sah.

Allbekannt und höchst interessant ist die Geschichte des Mädchens zu Kopenhagen, welches Jahre lang Nadeln verschluckte *), die an vielen Punkten der Haut zum Vorschein kamen.

Auch ich habe im Hôtel-Dieu bei vielen Frauenzimmern und Kindern eine gleiche Manie und fast dieselben Erscheinungen beobachtet. Der merkwürdigste dieser Fälle war der eines Frauenzimmers, das eine Anzahl Nadeln verschluckt hatte, dadurch in einem schrecklichen Grade abmagerte und wegen der Schmerzen, welche die an allen Punkten ihrer Haut verbreiteten Nadeln bei der geringsten Bewegung verursachten, im Bette ganz unbeweglich liegen mufste. Bei dieser Unglücklichen habe ich mehr als 100 Eiterheerde geöffnet, in deren Boden ich immer eine oder zwei Nadeln fand, und beständig waren auf der Oberfläche ihres Körpers 50 bis 60 Abscesse oder Geschwülste, die durch eben so viele dieser fremden Körper veranlafst worden waren, was im Verein mit der Zahl derjenigen, welche die Natur noch nicht bis zur Haut hatte bringen können, ein schreckliches Quantum bildete. Wenn nun schon die Anwesenheit eines Körpers hinreicht, um die Bewegung zu erschweren und schmerzhaft zu machen, so mufs eine so grofse Anzahl sie vollends unmöglich machen, und ununterbrochenes Fieber, wie tödtlichen Marasmus veranlassen, wie denn auch dieses Frauenzimmer in einem Zustande der Auszehrung starb. Bei der Leichenöffnung fand man mehrere hundert Nadeln in den Organen, in der Substanz der Häute, in dem Zellgewebe, in den Muskeln — kurz, in allen Theilen des Körpers zerstreut.

§. VI.

Durch eingedrungene giftige Substanzen complicirte Stichwunden.

Auch fremde Körper anderer Art können in Wunden eindringen. Die Instrumente nämlich, namentlich spitzige, können mit Stoffen beladen sein, welche sie den Theilen,

---

*) *R. Herz* deren merkwürdige Krankheitsgeschichte *Herholdt* beschrieben hat.

in die sie dringen, einimpfen, was mitunter zu schlimmen und zuweilen selbst tödtlichen Zufällen Veranlassung giebt.

Ich übergehe indefs die vergifteten Stichwunden, welche durch manche Pflanzen, wie die Nessel und ähnliche, verursacht werden, und beschränke mich darauf, einige Worte über die, durch manche giftige Thiere veranlafsten Verletzungen zu sagen, namentlich da die Soldaten mehr als andere Individuen diesen ausgesetzt sind.

Der einzelne Stich einer Biene, einer Wespe, einer Hornisse u. s. w. erzeugt in der Regel nur einen heftigen, stechenden Schmerz, eine kleine erysipelatöse oder phlegmonöse Geschwulst, die mit wenig Gefahr verbunden ist, und wogegen man mit Nutzen das Ausziehen des etwa in der Wunde gebliebenen Stachels und das, mittelst eines Schröpfkopfes bewirkte, Aussaugen der giftigen Materie anwendet, welche in einem kleinen, an der Basis des Stachels gelegenen Bläschen enthalten und in der Wunde abgesetzt worden ist. [Läfst man das Thier ruhig stechen, so soll nach **Réaumur** (*Académie des sciences* 1719) der Stachel niemals in der Wunde zurück bleiben, denn da derselbe nicht gerade, sondern gebogen oder winklig ist, so reifst er zwar beim schnellen Ausziehen ab, wird beim langsamen Zurückziehen aber aus der Wunde gebracht.] [*Swammerdam* räth, bei der Ausziehung des Stachels keinen starken Druck anzuwenden, weil man sonst das in dem Bläschen enthaltene Gift ausdrückt und dieses sowohl, als den Stachel selbst tiefer in die Wunde bringt; so wie sich einer Näh- oder Stecknadel zur Ausziehung zu bedienen.] Jene genannten leichten Zufälle hebt man durch Lotionen von kaltem, salzhaltigem, mit Essig gemischtem, oder *Goulard*schem Wasser, und am besten mit Wasser, dem man einige Tropfen Ammoniak zugesetzt hat, welches letztere das in der Wunde abgesetzte Gift schneller als andere Mittel zu neutralisiren scheint. Auch haben sich Einreibungen mit lauen Oelen und mit den gewöhnlichen Narcoticis dienlich erwiesen. [*Delaistre (Journal de médecine, t.* 4, *p.* 309.) empfiehlt, den Milchsaft des weifsen Mohnes über der Wunde auszudrücken.] Selten erzeugen einzelne Bienenstiche schlimmere Symptome als die genannten, indefs werden doch einige seltene Fälle böserer Art angeführt. *Zacutus Lusitanus* sah den gestochenen Theil brandig werden. *Desbret* (*Journal de médecine, Août* 1765 *p.* 155.) erzählt, dafs ein, von einer Biene über dem Augenlide gestochener Mensch, augenblicklich umfiel und todt blieb. *Amoreux* sah 1679 in Polen, nach den Stichen der grofsen Hummeln eine schnell sich steigernde entzündliche Geschwulst entstehn, der man nur durch tiefe Scarificationen Einhalt thun konnte. Auch ein Gärtner zu Nancy ward von einer Biene, die er mit einem Stücke Apfel verschluckt hatte, am Gaumensegel gestochen, wodurch eine Geschwulst entstand, welche binnen wenigen Stunden den Erstickungstod zur Folge hatte. (*Gazette de santé, No.* 45. *p.* 185. *ann.* 1776.) *Chaumeton* erwähnt einen Fall, wo der Stich einer beim Trinken verschluckten Wespe in den Oesophagus schlimme Zufälle herbeiführte, welche jedoch durch das Trinken einer sehr starken Kochsalzauflösung auf einmal verscheucht wurden. (*Dict. des Sc. méd. Abeille*)

Bei den Stichen anderer, mehr oder weniger giftiger Insekten, wie der Spinnen, der Tarantel, des Scorpions, der Mosquitos, der Mücken, der Bremsen, der Scolopender u. s. w. verfährt man auf dieselbe Weise.

Ist die Zahl der Bienen- oder Wespenstiche u. dgl. bei einem Individuum sehr grofs, so kann dies zu gefährlichen und selbst tödtlichen Zufällen Anlafs geben, wie man dies zuweilen bei gereizten Bienen sieht, welche über eine Person herfallen. Auf diese Art starb ein Postillion, der mit der Peitsche in einen Bienenstock geschlagen hatte, und die Massa bestürmenden Kreuzfahrer litten ebenfalls viel von den durch die Belagerten auf sie herabgeschleuderten Bienenstöcken.

Die zahlreichen Stiche dieser Insekten erzeugen confluirende, weit verbreitete Entzündungen, welche von starker Anschwellung und einer allgemeinen, durch Absorption des Giftes erzeugten Infection begleitet sind. Kalte Bäder, Waschungen mit essig- und ammoniakhaltigen Flüssigkeiten, ölige, narcotische und beruhigende Einreibungen, allgemeine und locale Blutentziehungen, sind die unter solchen Umständen erforderlichen äufsern Mittel. Zur Neutralisation des Giftes scheinen einige Tropfen Ammoniak in einer diaphoretischen Infusion am besten zu wirken; liegen die Kräfte sehr darnieder, giebt man Tonica.

Nicht giftige Fliegen übertragen auch mitunter schädliche Stoffe von den Substanzen, auf welchen sie gesessen haben, auf den Menschen und können auf diese Art zuweilen bei diesem die *pustula maligna* hervorbringen.

Ferner ist das Militair auch dem Bisse mancher giftigen Reptilien ausgesetzt, wie dem der Viper oder der noch gefährlicheren Klapperschlange, die glücklicherweise in Europa nicht vorkommt.

Der Bifs der Viper führt locale und allgemeine Zufälle herbei. Die ersteren bestehen in einem sehr heftigen Schmerze nebst einer rothen, violetten Anschwellung, welche sich weit ausdehnt, schnell den Stamm erreicht und in eine weiche, ödematöse, zuweilen emphysematöse, kalte, oft mit lividen Flecken bedeckte Masse übergeht. Die allgemeinen Symptome sind: kalte, reichliche Schweiſse, Angst, Ohnmachten, Erbrechen, gallige Stuhlausleerungen, fast immer allgemeine Gelbsucht und heftige Schmerzen um den Nabel. Ja der Tod kann eintreten, was jedoch seltener, als man in der Regel annimmt, der Fall ist. Nach *Fontana* steht die Gefahr der Verletzung für die gebissenen Thiere mit der Gröſse derselben in geradem Verhältniſs.

Der Biſs der Klapperschlange erzeugt ähnliche Symptome, nur sind sie heftiger, treten schneller ein, und der Tod erfolgt häufiger, zuweilen schon nach wenigen Stunden.

Verschiedene vierfüſsige Thiere, wie der Wolf, der Hund, der Fuchs, die Katze und selbst einige Herbivoren können, wenn sie an der Hundswuth leiden, dieselbe durch ihren Biſs auf den Menschen übertragen. Die durch wuthkranke Thiere erzeugten Wunden heilen in derselben Zeit, wie andere, doch bleibt die Narbe derselben fast immer hart und schmerzhaft. Nach dreiſsig oder vierzig Tagen kündigen eine besondere Empfindlichkeit und Reizbarkeit, Aufschrecken, ängstliche Träume und plötzliche heftige Bewegungen den Beginn der Krankheit an. Im weiteren Verlaufe stellen sich Schlingbeschwerden, Abscheu vor Flüssigkeiten, vor glänzenden Körpern und vor Geräusch, hastige, unordentliche Bewegungen ein; und der höchste Grad giebt sich durch Schlaflosigkeit, Aufschreien, Versuche und Lust zum Beiſsen, Aufregung, Krampf der Stimm- und Respirationsorgane, Convulsionen und Wuthanfälle zu erkennen. Nach einem, zwei, drei, vier oder spätestens fünf Tagen sterben die Kranken, ohne daſs man bei der Section etwas anderes als mäſsige Röthe im Schlunde, Blutüberfüllung der Gefäſse, welche das Rückenmark umgeben, so wie derjenigen Organe, welche reichlich mit Venen versorgt sind, auffindet, woraus hervorgeht, daſs die Hundswuth, so wie der Tetanus, wesentlich nervöse Krankheiten sind.

Die Waffen der Wilden, namentlich ihre Pfeile und Spiefse, sind zuweilen mit giftigen Substanzen bestrichen, welche sehr gefährliche Wunden veranlassen; hierher gehören die unter den Namen *Upas tieute, Upas antiar, Ticunas, Woora, Curare* u. s. w. bekannten Gifte.

Diese Gifte erzeugen in der Regel folgende Symptome: Spasmen, heftige mit Zittern verbundene Schmerzen, eine starke Kälte, fast tetanische Convulsionen, wodurch der Körper nach verschiedenen Richtungen hin und her geworfen wird, und der Tod nach wenigen Stunden in Folge einer Art von Asphyxie erfolgt.

Die Behandlung aller dieser Wunden besteht in folgendem: Man wasche sie schleunig mit vielem Wasser ab, erweitere den Wundkanal überall, wo es sich thun läfst, lege eine Ligatur zwischen dem Herzen und der Wunde an, und setze nach der von *Barry* erneuerten Celsischen (*lib. V. cap.* 2. *sect.* 19.) Vorschrift einen Schröpfkopf auf die Wunde, um das Gift auszuziehen, oder zerstöre dieses, je nach der Besonderheit des Falles, durch concentrirte Säuren oder Alkalien, oder, was noch besser ist, durch das glühende Eisen, welches man bis auf den Grund und in allen Sinuositäten der Wunde bringen mufs; endlich trage man unter Umständen den verwundeten Theil ab.

Dieses präservative Verfahren ist gewifs sichrer, als alle gegen die bereits ausgebildete Krankheit vorgeschlagene Kurmethoden, die man jedoch auch nicht vernachlässigen darf. Man mufs zu den antiphlogistischen Mitteln schreiten, wenn Symptome heftiger Entzündung zugegen sind, doch auch dabei nicht vergessen, dafs sich mit den entzündlichen Symptomen leicht grofse Erschöpfung einstellt, welche durch zu reichliche Ausleerungen bis auf einen gefahrdrohenden Grad gesteigert werden könnte. Man gebe die Sedantia, Narcotica und Stupefacientia, wie das Opium, Hyoscyamus, den Aconit und das Strammonium, wenn die allgemeine Aufregung und die Schmerzen sehr heftig sind, gebe diese Mittel aber immer in gröfseren Dosen als unter andern Umständen. Wo man hoffen darf, das Gift durch Schweifs und andere Secretionen zu entfernen, wende man diaphoretische Getränke, wie Sambucus-Infusion, Borago u. s. w. an, denen man das essigsaure Ammonium oder reines Ammonium, in kleinen Dosen, beifügen kann. Ist die Erschöpfung sehr grofs, so gebe man die aromatischen Infuse, die Tonica, besonders die China und die sogenannten Cardiaca überhaupt.

§. VII.

Mit Nervenzufällen complicirte Stichwunden.

Stichwunden sind häufig mit Nervenzufällen, wie mit S p a s m e n, C o n v u l s i o n e n, S c h m e r z, T e t a n u s complicirt.

Die Spasmen hängen nicht, wie man wohl glauben könnte, immer von physischer und moralischer Schwäche ab, sondern stellen sich bei den kräftigsten Individuen eben so wohl, wie bei nervösen und schwächlichen ein. Sie bestehen in heftigen, unwillkührlichen, aber vorübergehenden Bewegungen, welche an sich nicht eben sehr schlimm und schmerzhaft sind, es aber durch die Dislocationen werden, welche sie in den Wunden und Fracturen, so wie in den angelegten Verbänden bewirken. Besonders hinderlich sind sie in den Fällen, wo man durch die schnelle Vereinigung zu heilen beabsichtigt, da sie die Wundränder stets von einander entfernen, gefährlich ferner bei Fracturen, besonders den Splitterbrüchen, weil sie die Bruchstücke verschieben und in die Muskeln eindrücken. Vorzüglich aber verdienen sie, als gewöhnliche Vorläufer des Tetanus, unsre ganze Aufmerksamkeit, und müssen schleunig beseitigt werden, wenn man nicht diese schreckliche Krankheit sich will ausbilden sehn. Blutegel, Aderlässe und Antispasmodica, so wie ein gehöriger Verband der verwundeten Theile, sind die besten Mittel zur Hebung der Nervenzufälle.

Die Convulsionen, ihrer Natur nach den Spasmen analog, sind ein viel schlimmerer Zufall und bestehn in unwillkührlichen, schmerzhaften, mehr oder weniger anhaltenden Contractionen eines einzelnen Theiles, oder aller willkührlichen Muskeln, wodurch die Glieder mit viel grösserer Kraft als sonst gedreht, gestreckt, gebeugt und hin und her gewendet werden, häufig sind sie auch von Verlust oder momentaner Suspension des Bewufstseins begleitet, so dafs also hier nicht nur die Muskelbewegung, sondern auch das Sensorium leidet.

Sie beruhen fast immer auf Verletzung irgend eines Nerventheiles, oder auf der Gegenwart fremder Körper, welche die Theile, in denen sie sich befinden, reizen oder stechen; und mithin besteht auch das beste Verfahren, sie zu verhüten oder zu verscheuchen, in starken Wunderweiterungen zur Extraction der fremden Substanzen und in Querincisionen, um theilweise getrennte Nerven gänzlich zu zerschneiden. Diese chirurgischen Mittel unterstützt man dann passend durch Emollientia und Antispasmodica.

Der moralische Einflufs ist bei den Spasmen und Convulsionen sehr grofs, so dafs man durch freundlichen Zuspruch und Trost allein dieselben oft verhütet oder beschwichtigt.

Der Schmerz, welcher beim Eindringen einer stechenden Waffe in einen Theil entsteht, ist eine nothwendige Folge der Sensibilität desselben und verschwindet meist bald, doch giebt es noch eine andere Art von Schmerz, der sich immer mehr steigert und Unruhe, Schlaflosigkeit, Spasmen, Convulsionen und selbst den Tetanus zur Folge hat, und der dann als besondere Complication dieser Wunden zu betrachten ist.

Dieser Zufall rührt fast immer von der ungleichmäfsigen Form der Stichwaffe, von dem Vorhandensein eines Stückes derselben in den Geweben des Körpers, von dem Eindringen irgend eines Giftes, oder endlich von der Verletzung eines Nerven her, und hieraus ergiebt sich, dafs man die Wunde entweder, um dieselbe gleichförmiger zu machen, oder um darin vorhandene fremde Substanzen auszuziehn, erweitern, oder cauterisiren mufs, um eingedrungene Gifte zu zerstören.

Innerlich und äufserlich angewendete Antispasmodica, erweichende Fomentationen, Bäder und beruhigende Cataplasmen reichen, wenn die Wunde einfach, und keine schlimme Complication dabei zugegen ist, meistens hin, um den Schmerz, so wie die localen und allgemeinen Spasmen zu heilen.

Die Schmerzen können indefs auch, besonders bei sehr nervösen Constitutionen, ohne dafs fremde Körper oder Gifte sich in der Wunde befinden, Wochen, Monate und selbst Jahre lang fortdauern.

Meinen Beobachtungen zu Folge scheint dies seinen Grund in Anstechung der Nerven zu haben. Wenn diese nämlich etwas voluminös sind, so bringt eine Verletzung derselben die hartnäckigsten Schmerzen und zuweilen Atrophie des Theiles hervor, eben so, als wenn die Hauptnerven durchschnitten wären: doch findet zwischen der blofsen Verletzung und der Durchschneidung der Unterschied statt, dafs die erstere meist heftigen, die vollständige Durchschneidung aber meistens gar keinen Schmerz zur Folge hat. Dies habe ich häufig nach den Julitagen im Genesungshause zu St. Cloud gesehn, wo gegen die durch Verletzung der Nerven entstandenen heftigen Schmerzen, Narcotica und Stupefacientia, innerlich und äufserlich angewendet, nichts ausrichteten, während diejenigen Individuen, wo vollständige Durchschneidung derselben Nerven stattgefunden hatte, gar nicht litten. Auch in meiner Privatpraxis habe ich Belege für diesen

Satz gefunden, und besonders bemerkenswerth ist folgender Fall:

Beobachtung III.

Bei der sehr nervösen Frau eines Apothekers zu Paris entstanden durch eine leichte Verwundung, mittelst eines Federmessers, an der Radialseite des Mittelfingers der linken Hand aufserordentlich heftige Schmerzen, welche nach dem Verheilen der kleinen Wunde fortdauerten und Schlaflosigkeit, Fieber, Krämpfe der Oberextremität, Atrophie der Hand und eines Theiles des Vorderarmes zur Folge hatten. Nachdem dieser Zustand achtzehn Monate lang durch alle antineuralgische Mittel vergebens behandelt worden war, wandte sich die Kranke an mich, und da die Wunde gerade über dem Verlaufe des Nervus collateralis des Fingers lag, und gleichzeitig auch die Schmerzen bei der Compression der Narbe zunahmen, bei einem Drucke oberhalb derselben aber aufhörten, so war eine Verletzung dieses Nerven nicht zu verkennen, weshalb ich zur Durchschneidung desselben ober- und unterhalb der Narbe rieth.

Die Durchschneidung ist in der That das einzige wirksame Mittel gegen solche Schmerzen, wenn die Zeit und Arzneien nichts darin bessern, doch hat dieselbe immer Paralyse zur Folge. Die Durchschneidung des Nerven oberhalb der Verwundung allein reicht nicht immer zur Verscheuchung der Schmerzen hin, da die Verbindung des durchschnittenen Astes mit den benachbarten Nerven sie zuweilen unterhält. In solchen Fällen habe ich ober- und unterhalb der Verwundung die Durchschneidung vorgenommen.

Eine noch schlimmere Complication der Stichwunden ist der Tetanus, der wenn er auch dieser Klasse von Verwundungen nicht ausschliefslich angehört, doch häufiger sie, als die übrigen begleitet.

Tetanus.

Diese Krankheit besteht in unwillkührlichen, anhaltenden, schmerzhaften Contractionen, welche abwechselnd stärker und schwächer werden, so dafs sich dadurch Exacerbationen und Remissionen bilden, die sich besonders durch mehr oder weniger deutliche Erschütterungen und Erschlaffungen der Muskeln der leidenden Theile charakterisiren, was sie genugsam von den Spasmen, den Contracturen und den Convulsionen unterscheidet.

Alle Verwundungen ohne Unterschied können zum Tetanus Veranlassung geben, häufiger jedoch als andere thun es die Stich- und Stofswunden, Zerschmetterungen, Abreifsungen, Wunden, in denen sich fremde Körper befinden, oder welche fibröse Gebilde, wie Aponeurosen und Ligamente, so wie auch besonders diejenigen, welche Nerven treffen, ohne sie vollständig zu zerstören. Als Gelegenheitsursachen des traumatischen Tetanus, welche, unter der Mitwirkung anderer kräftigerer, die Ausbildung desselben befördern, sind manche moralische Stimmungen des Verwundeten, eine zu erhitzende Behandlung, das Vorhandensein von Würmern im Darmkanale und viele andere anzusehn, ganz besonders wirksam aber ist eine, auf hohe Temperatur folgende Kälte, namentlich wenn diese Veränderung bedeutend ist und plötzlich eintritt. Dieser Einflufs wirkt um so schädlicher, je stärker die Wunden eitern, und je reichlicher der Körper des Patienten transpirirt. Daher sieht man den Tetanus auch so häufig in heifsen Ländern, wie z. B. auf den Antillen, wo die Temperatur des Tages von der der Nacht sehr verschieden ist, so wie auf Schlachtfeldern sich dann entwickeln, wenn die Verwundeten, nach einem heifsen Tage, der Kälte der Nacht, oder gar dem Einflusse feuchter und kalter Nord- oder Nordostwinde ausgesetzt bleiben. Selbst in Hospitälern und Krankenzimmern können kalte Luftströme, welche das Bett des Verwundeten treffen, dazu Veranlassung geben. Selten hingegen bildet er sich bei beständiger Temperatur, diese mag nun kalt, warm oder gemäfsigt sein. [Hiermit stimmen auch *Larrey's* (*clinique chirurgicale des camps et des hopitaux militaires tom. I.*) Beobachtungen vollkommen überein, der diese Krankheit in Egypten sehr häufig, in Folge von Feuchtigkeit und schnellem Temperaturwechsel, zu den leichtesten Verletzungen hinzutreten und während des östreichischen Feldzuges im Frühjahr von 1809 bei fast allen Verwundeten entstehen sah, welche nach den warmen Tagen in der kalten Nachtluft gelassen wurden.]

Zu den physischen Ursachen, welche bei Verwundeten den Tetanus hervorrufen, gehören nun ferner noch: ein plötzlich eintretendes, heftiges, unangenehmes oder stark aufregendes Geräusch, ein schneller Aufruf zu den Waffen, Flinten- und noch mehr Kanonenschüsse, Glockengeläute u. s. w., und die hierdurch erzeugte Erschütterung ist oft allein schon hinreichend, die in Rede stehende Krankheit zu veranlassen, welche fast unausbleiblich entsteht, wenn gleichzeitig noch moralische Einflüsse mitwirken.

In der Regel gehen dem Tetanus Unruhe, Horripilationen, plötzliche und erschütternde Bewegungen, Spasmen, Steifigkeit, vorübergehende Contractionen einzelner Muskelgruppen vorher, auch befällt er nicht alle Theile plötzlich auf einmal, sondern breitet sich von einzelnen nach und nach über den ganzen Körper aus, und dabei beginnt er entweder in dem verwundeten, oder in einem davon entfernt liegenden Theile. Im ersten Falle kündigt er sich durch ein Gefühl von Steifigkeit an, welches von Minute zu Minute zunimmt und die Bewegungen des ergriffenen Gliedes immer schwieriger macht. Hierzu gesellen sich dann allmälig Contractionen und schmerzhafte Erschütterungen, bis zuletzt das ganze Muskelsystem ergriffen wird. Wenn überhaupt, so könnte man nur in denjenigen Fällen, wo die Krankheit auf diese Art sich entwickelt, von der Amputation etwas erwarten, obwohl ich sie auch hier nicht immer mit Erfolg angewendet habe, wie nachstehendes Beispiel beweist:

Beobachtung IV.

Die Gattin des General T., einige zwanzig Jahr alt, im vierten Monate schwanger, zog sich durch einen Fall eine Fractura comminuta des Fufses zu. Nach einigen Tagen trat, trotz der sorgfältigsten Behandlung, Tetanus ein, der in den Muskeln des verletzten Gliedes anfing und über dieses noch nicht hinausgegangen war, als ich die Amputation vornahm. Diese hielt indefs den Gang der Krankheit durchaus nicht auf, und die Patientin starb unter den Erscheinungen des allgemeinen Tetanus.

In den meisten Fällen indefs fängt der Tetanus in einem von der Wunde entfernten Theile an. Zuerst werden in der Regel die Muskeln des Pharynx ergriffen, woraus eine stärkere oder geringere Dysphagie hervorgeht, alsdann setzt sich das Leiden auf die Hebemuskeln des Unterkiefers (Trismus) und von da nach und nach auf alle willkührliche Muskeln fort. Zuweilen stellt er sich dann als Emprosthotonus, und in seltneren Fällen als Pleurothotonus dar, Zustände, welche indefs nicht Varietäten, sondern nur verschiedene Grade derselben Krankheit sind, die, wenn sie einen schlimmen Ausgang nimmt, stets den gröfseren Theil der Muskeln des Körperstammes, und namentlich die Intercostalmuskeln und das Zwerchfell, ergreift. [Ob *Larrey's* (*l. c.*) Ansicht richtig ist, dafs die Verletzungen der vordern Fläche der Nerven Emprosthotonus, die der hinteren Opisthotonus und die beider Flä-

Flächen allgemeinen Tetanus zur Folge haben, ist noch nicht ermittelt.]

Die erschwerte Deglutition, so wie die Contraction der Hebemuskeln des Unterkiefers, nimmt dann nach und nach immer zu, so dafs man dem von Durst gequälten Kranken nicht die geringste Flüssigkeit beizubringen vermag; und jeder Versuch, diese Schwierigkeiten zu überwinden, dient nur zur Vermehrung der tetanischen Contractionen.

Setzt sich das Uebel später auf die Nacken- und die Rückenmuskeln fort, so wird der Kopf rückwärts gezogen, und der Stamm bogenförmig gekrümmt, dabei spannen sich dann die vorderen Bauchwandungen und werden hart wie ein Brett. Von den Bauchmuskeln geht die Contraction in der Regel auf die Brustmuskeln über, wodurch, besonders wenn auch die Intercostalmuskeln und das Zwerchfell mitleiden, die Respiration vollständig aufhört, so dafs der Kranke asphyctisch stirbt.

Viel seltner leiden die Ober- und Unterextremitäten mit, zuweilen sogar werden sie gar nicht afficirt, und der Kranke stirbt, ehe das Leiden sich bis auf sie ausgedehnt hat. Werden die Gliedmafsen aber ergriffen, so wird der Körper dadurch so vollkommen steif, dafs er an den Füfsen oder am Kopfe aufgehoben werden kann, ohne sich im Geringsten zu beugen. Der Urin und die Fäces werden in ihren Behältern zurückgehalten, was weniger in einem Mitleiden der Muskelhäute derselben, als in der Affection der zur Ausleerung mitwirkenden willkührlichen Muskeln seinen Grund hat. In keinem der von mir beobachteten Fälle war der Magen oder das Herz mit ergriffen. [Der Meinung *Larrey's* (*l. c.*), dafs die meisten Kranken, wegen des beinahe oder gänzlich aufgehobenen Deglutitionsvermögens, den Hungertod sterben, kann man nicht beistimmen, da das Uebel fast niemals lange genug dauert, um den Patienten auf diese Art zu tödten.]

Das Bewufstsein des Kranken ist in der Regel nicht getrübt, und nur selten treten Delirien ein. Die Sensibilität ist indefs sehr gesteigert und wird es im weiteren Verlaufe des Uebels immer mehr, so dafs das geringste Geräusch und die leiseste Erschütterung Convulsionen hervorrufen. Alsdann treten auch jene Erschütterungen ein, welche entweder eine Folge der Steigerung des Uebels, oder der ungleichmäfsigen Wirkung der antagonistischen Muskeln sind, den ganzen Körperstamm in verschiedene Richtungen abwechselnd beugen und strecken und ein fortdauerndes Winden und Ringen veranlassen, das dem Patienten den heftigsten Schmerz verursacht und ihm ein klägliches Geschrei auspreſst. Der Schlaf hört alsdann ganz auf, es entsteht Fieber, und wie nach andern übermäſsigen Körperanstrengungen triefen alle Theile, namentlich der Kopf, der Hals und die Brust, von Schweiſs; die Augen erscheinen stier, glänzend oder geröthet, die Gesichtszüge verändert, bald blaſs bald roth, bald auf diese bald auf jene Weise verzerrt.

Hat das Leiden diese Stufe erreicht, so macht meistens eine heftige Erschütterung dem Leben des Kranken ein Ende. Unter solchen Umständen stirbt der Patient wegen des behinderten Athmens asphyctisch, und man könnte das Leben vielleicht durch künstliche Respiration verlängern; zuweilen geht eine täuschende Ruhe dem Tode vorher, welcher dann eine Folge der Erschöpfung der Kräfte zu sein scheint.

Eine ziemlich seltene Erscheinung ist der Ausbruch des traumatischen Tetanus nach der Vernarbung der Wunde, indeſs sind mir einige Fälle davon vorgekommen, und unter diesen folgender:

Beobachtung V.

Vallé, ein Mann von einigen dreiſsig Jahren und von nervöser Constitution, stieſs sich einen sehr spitzen Holzsplitter in die Daumenmuskeln. Die Wunde heilte nach einigen Tagen, doch blieb die Narbe hart und empfindlich. Zwölf Tage nach der Verletzung stellte sich eine Contraction der Finger ein, und bald darauf brach völliger Tetanus aus. Dies geschah im April 1831, zu einer Zeit, wo kalte Nordostwinde plötzlich eine bedeutende Temperaturverminderung herbeiführten, die auf diese Krankheit gewiſs von groſsem Einfluſs war. Der verwundete Arm nahm an den Krämpfen Theil, doch der andere Arm und die Unterextremitäten blieben frei; auch konnte der Kranke den Unterkiefer während der ganzen Krankheit leicht bewegen. Da Blutentziehungen und Opium allein keine Wirkung hatten, so wurde die Narbe excidirt, aus dem Nervus cubitalis collateralis des Daumens ein Stück ausgeschnitten, in die Wunde ein, mit einer starken Auflösung des Extractum Belladonnae getränktes Plumasseau gebracht, und innerlich Opium gegeben. Dies hatte einige Besserung zur Folge, doch starb der Patient dessen ungeachtet am folgenden Tage, unter einem heftigen convulsivischen Anfalle. Im Ganzen hatte der Kranke funfzehn Gran Opium erhalten, welche bei ihm eine leichte Narcose zu Wege brachten, eine seltene Erscheinung, da Kranke dieser Art meist viel gröfsere Gaben, ohne die geringste Spur von Narcose, zu sich nehmen, wie dies auch häufig in anderen Krampfkrankheiten, z. B. bei der Hundswuth, der Fall ist, bei welcher letzteren ich eine Unze Opium gegeben habe, ohne den Verlauf der Krankheit zu hemmen, oder Narcose zu erzeugen.

Bei der Section fand man die Rückenmuskeln roth, mit Blut infiltrirt und viele Muskelfibern des Nackens zerrissen, was ebenfalls eine ziemlich seltene Erscheinung sein möchte.

Meistens verläuft der Tetanus sehr schnell und tödtet die Kranken binnen kurzer Zeit, zuweilen sogar schon nach Ablauf einiger Stunden, [wie dies *Robinson* zu Edinburg bei einem Neger beobachtet hat, welcher eine Viertelstunde, nachdem er sich den Daumen mit einem Stücke Porzelan verwundet hatte, an Tetanus starb. (*Rees, Cyclopedia Art. Tetanos* und *Med. chirur. trans. VII. p.* 475.)] Andere Male tritt der Tod nach einem, am gewöhnlichsten nach zwei, drei bis vier Tagen ein. Ueberschreitet das Uebel auch diesen Zeitraum und nimmt einen mehr chronischen Verlauf an, so kann es acht, zehn, funfzehn, zwanzig Tage und selbst länger dauern. So habe ich einen Kranken gesehn, welcher nach Ablauf von acht Tagen von einem Tetanus geheilt wurde, der nach sieben und zwanzig Tagen bei der Einwirkung derselben Ursachen, welche ihn das erste Mal zu Wege gebracht hatten, von Neuem ausbrechend, den Patienten tödtete. [Auch *Samuel Cooper* erzählt in seinem Wörterbuch von einem Kranken, der 1814 wegen einer Wunde am Schenkel amputirt wurde und im Hospital zu Oudenbosch starb, nachdem er fünf Wochen lang am Tetanus gelitten hatte. In der *Revue médicale* (Sept. 1826) wird gleichfalls eines Patienten gedacht, der sechs Wochen an einem traumatischen Tetanus litt und nach Ablauf dieser Zeit starb.]

Die Prognose ist beim Tetanus immer sehr übel, meistens läuft er tödtlich ab, zuweilen aber, obwohl sehr selten, genesen die Kranken später. [So erzählt z. B. *Briot (Histoire de l'état et des progrès de la chirurgie militaire en France pendant les guerres de la révolution)*, dafs ein in der Schlacht von Wagram verwundeter und von Tetanus befallener Soldat ohne alle Pflege genas. Zugleich wirft er die Frage auf, ob nicht vielleicht die kleine Zahl der unter der Anwendung von Arzneien von Tetanus genesenen

Kranken manchen von selbst gesund gewordenen enthalten möchte.]

Mehr Aussicht zur Wiederherstellung gewährt der chronisch verlaufende Tetanus, obwohl auch dieser stets als eine höchst gefährliche Krankheit anzusehn ist, welche häufig tödtlich endet, so dafs ich auch dem Aphorismus des Hippocrates: *Qui a tetano corripiuntur in quatuor diebus pereunt, si vero hoc effugerint sani fiunt (sect.* 5. *aph.* 6.) nicht vollkommen beistimmen kann.

Obwohl man die Ursachen des Tetanus und die dessen Entwickelung begünstigenden Umstände kennt, so weifs man doch fast nichts über die Art, auf welche jene diese Krankheit zu Wege bringen. Ob dies durch die Unterdrückung der Eiterung der Wunden, oder durch die der Hautausdünstung, oder nur durch starke Aufregung der Sensibilität geschieht, ist sehr schwer zu bestimmen; ja es giebt wohl keine Affection, deren Aetiologie dunkler ist, als die des Tetanus. Doch darf man nicht vergessen, dafs die Mittel, welche die Krankheit noch am besten zu heben vermögen, solche sein müssen, welche eine, denen der sie erzeugenden Ursachen entgegengesetzte, Wirkung haben.

Die Leichenöffnungen geben über die, während des Lebens vorhandenen Erscheinungen gar keine Auskunft.

Zuweilen findet man Blutcongestion im Gehirne, dem Rückenmarke, den Häuten beider und sogar in den Nerven; doch rühren diese Veränderungen von der durch den Tetanus behinderten Circulation, besonders in den Venen, her, aufserdem sind sie auch nicht constant genug, um als Ursachen dieses Leidens angesehn zu werden. Dasselbe gilt von der scheinbaren Entzündung der Schleimhaut des Schlundes, des Magens u. s. w. und von den bald in den Lungen, bald in der Leber, bald in der Milz und den Nieren u. s. w. vorhandenen Congestionen.

Die gänzliche oder theilweise Zerreifsung der Muskeln, so wie die Congestionen, Ecchymosen und Blutinfiltrationen, welche sich häufig in denselben vorfinden, sind offenbar nur Folge der heftigen Contractionen, und keinesweges die Ursachen dieser Krankheit.

Man darf aus dem Gesagten also wohl den Schlufs ziehn, dafs der Tetanus ein wesentlich nervöses Leiden ist, dessen Wirkungen sich vorzugsweise im Muskelsysteme äufsern.

Der Tetanus gehört nun zu denjenigen Krankheiten, über deren Behandlung noch nichts Sicheres festgestellt ist. Es wird bekanntlich eine grofse Zahl äufserer und innerer Mittel dagegen empfohlen, und zu Gunsten eines jeden finden sich bei den Schriftstellern einzelne glücklich geheilte Fälle; bei genauerer, auf Erfahrung gestüzter, Untersuchung verschwinden indefs fast jedes Mal jene Beispiele von glücklich gelungener Heilung.

Da der Tetanus durch mannigfache Ursachen erzeugt werden kann, die meisten Aerzte aber dagegen nur empirisch verfahren, so ist es gar nicht zu verwundern, wenn die Therapie dieser Krankheit so geringe Fortschritte gemacht hat; denn wenn man einem Menschen, bei dem der Tetanus durch unterdrückte Hautausdünstung entstand, Vermifuga giebt, und einem in Folge von deprimirenden Gemüthsaffekten davon befallenen Verwundeten Sudorifera verordnet, und gegen den traumatischen Tetanus bei einem kräftigen, vollblütigen, an Blutandrang nach dem Kopfe leidenden Patienten Opium, warme Bäder, oder Dampfbäder gebraucht: so wird man natürlich fast immer einen unglücklichen Ausgang beobachten. Die Behandlung mufs sich vielmehr nach den Ursachen richten, und wenn man jemals hoffen darf, diese schreckliche Krankheit zu heilen, so wird dies gewifs nur durch die methodische Anwendung solcher Mittel geschehn können, welche, wie gesagt, eine denen der Ursachen entgegengesetzte Wirkung haben.

Die äufsere Behandlung besteht, der Erfahrung gemäfs, in folgendem: Man hebe bei Wunden etwa vorhandene Einschnürungen, entferne fremde Körper, ziehe Knochensplitter aus, oder reseeire sie, wenn sie sich mit ihren Spitzen in das Fleisch eindrücken und deshalb reizen. Unterbleibt diese allgemein anerkannte Vorsichtsmaafsregel aus Nachlässigkeit, oder weil sie sich nicht in Ausführung bringen läfst, so wird sich, trotz der sorgfältig geleiteten inneren Behandlung, der Tetanus verschlimmern und einen üblen Ausgang nehmen, wie dies unter andern folgender Fall lehrt:

Beobachtung VI.

Ein junger Mann ward durch einen Peitschenhieb am Vorderarme leicht verwundet. Nach einigen Tagen schlofs sich die Oeffnung, und es blieb nichts als eine knotige Anschwellung in der Narbe zurück. Einige Zeit darauf ward dieser Mensch, mit schon weit vorgeschrittenem Tetanus, dessen Ursache man nicht ermitteln konnte, ins Hôtel-Dieu gebracht und starb dort, trotz vieler sorgfältig angewendeten Mittel. Als man bei der Leichenöffnung die Narbe am Vorderarme durchschnitt, fand man den Knoten einer

Peitschenschnur, welcher in die Substanz des Nervus cubitalis eingedrungen war, ein Umstand, aus dem sich die vorhandenen tetanischen Erscheinungen vollkommen erklären ließsen.

Die nur zum Theil getrennten Nerven müssen vollständig durchschnitten werden. Auch wende man, je nach den Umständen, wenn die Eiterung unterdrückt ist, suppurationsbefördernde Mittel, oder selbst Caustica an, theils, um die nur halb zertrennten Nerven gänzlich zu zerstören, theils, um die Art der Reizung zu verändern. Bei heftigem Schmerze und vorhandener Spannung und Entzündung, lege man Emollientia oder Narcotica auf, suche den verwundeten Theil zu erschlaffen, und setze Blutegel darauf. Endlich darf man auch den afficirten Theil, wenn dies füglich geschehen kann, durch Caustica gänzlich zerstören, oder abtragen; doch ist auch dies äufserste Verfahren, wie schon oben bemerkt worden, häufig erfolglos.

Eins der besten Mittel ist die Anwendung reichlicher Aderlasse und das Ansetzen vieler Blutegel hinter die Ohren und längs des ganzen Rückgrats. Solche Blutentleerungen sind besonders bei starken, vollblütigen Personen indicirt und führen bei ihnen eine Abspannung herbei, bei welcher die andern angewendeten Mittel nun leichter einzuwirken vermögen.

Man bringe endlich den Kranken in ein dunkeles, von allem Geräusche möglichst entferntes Zimmer, erhalte darin eine hohe, gleichmäfsige Temperatur, und suche die Luft durch Verdunsten von Wasser erschlaffend zu machen, so dafs der Kranke sich gleichsam in einem Dampfbade befindet. Aehnlich wirkte wohl auch ein von *Ambroise Paré* benutztes Mittel, nämlich Mist, womit er einen von Tetanus befallenen Patienten bedecken liefs.

Beobachtung VII.

Ambroise Paré brachte jenen, zwölf Tage nach einer, wegen Brand vollzogenen Amputation des Vorderarmes von Tetanus befallenen Kranken, in Ermangelung anderer Mittel, in einen mit Vieh und Mist reichlich gefüllten Stall, rieb und erwärmte ihn, und liefs ihn drei Tage in Decken und Stroh gehüllt und darüber mit Mist bedeckt liegen. Es trat ein leichter Durchfall und starker Schweifs ein, und der Patient genas. (*Oeuvres d'Ambroise Paré Liv. XII. chap.* 27.) Passend unterstützt man diese Mittel durch Bedeckung des Körpers mit Flanell oder Wolle, durch Bäder, welche man aus blofsem Wasser, mit einer Abkochung von Mohnköpfen, oder mit einem Zusatze von kohlensaurem Kali u. s. w. bereitet und einige Stunden lang fortgesetzt. Hierdurch werden die Muskeln erschlafft und ausgedehnt, und die Transpiration befördert.

Ferner bringe man solche Arzneien in Anwendung, welche die Sensibilität der Kranken mindern, beschwichtigen und betäuben. Man entferne mithin Alles, was ihren Körper auf unangenehme Weise reibt, alles starke Geräusch, verhindere alle Aufregungen, besonders Schreck und andere heftige Gemüthsbewegungen. So habe ich z. B. einen Verwundeten gesehn, bei welchem das Reiben eines seidenen Kleides Erschütterungen zur Folge hatte; bei anderen geschah dies durch das Reiben eines Leuchters auf dem Marmor eines Kamins. Die 1830 zur Feier des Sieges um das Hôtel-Dieu losgeschossenen Flinten und Petarden erregten den Tetanus bei Verwundeten und steigerten denselben bis zu einer schrecklichen Höhe. Eben so sah ich ihn sich durch das Geläute der Glocken, durch den Schall der Trompeten, durch Stürme, Donnerschläge, unangenehme Besuche u. s. w. sich aufserordentlich vermehren.

Die Sedantia scheinen von allen Mitteln beim Tetanus am meisten indicirt, sind bisher aber doch ziemlich unwirksam gewesen, obwohl man sie auf die mannigfachste Art und in den gröfsten Dosen angewendet hat. Die betäubenden Mittel, nämlich die Narcotica, welche die Sensibilität nicht nur vermindern, sondern auch vernichten, sind vollkommen indicirt; solche sind das Aconit, das Strammonium und viele andere ähnliche. Bei ihrer Anwendung mufs man zwar stets dafür sorgen, dafs die Gabe das nöthige Maafs nicht überschreite, doch auch zugleich berücksichtigen, dafs eine Dosis, welche bei andern Uebeln Schlaf und sogar Narcose erzeugen würde, bei Tetanischen und an Hundswuth Leidenden, wegen der bei solchen Kranken so sehr gesteigerten Sensibilität, ganz wirkungslos bleibt, und dafs man zehn- und selbst hundertmal gröfsere Gaben dabei anwenden mufs. So habe ich z. B. bei den beiden genannten Leiden Opium zu einem und mehreren Drachmen, ja selbst bis zu einer Unze, in einem Zeitraume von drei bis vier Tagen anwenden müssen, ohne den Verlauf der Krankheit zu verzögern oder zu verändern, oder den schlimmen Ausgang zu verhüten.

Wenn indefs aus dem Gesagten hervorgeht, dafs der Tetanus die Anwendung der Sedantia erfordert, so hat man doch andrerseits noch nicht gefunden, welches derselben man zur Erzielung eines guten Erfolges anwenden mufs. Ob man es jemals finden werde, läfst sich nicht entscheiden.

Man mufs sich mithin begnügen, diejenigen anzuwenden, welche bisher am meisten geleistet haben. Man gebe also z. B. das Opium, beginne sogleich mit starken Dosen von zehn bis zwölf Gran auf einmal und unterstütze die Wirkung durch kleinere, zweistündlich gereichte Gaben. Das Aconit und das Strammonium gebe man in der Form des wässrigen Extractes, Anfangs zu zehn Gran auf einmal, und dann alle zwei Stunden in geringeren Gaben, bis man Erleichterung eintreten sieht.

Das Zusammenkneipen der Kinnladen und das schwierige, zuweilen gänzlich behinderte, Deglutitionsvermögen lassen oft die Darreichung von Arzneien durch den Mund nicht zu, und man sieht sich genöthigt, dieselben alsdann, mit möglichst wenigem Vehikel, in den Mastdarm einzuspritzen.

Dies von mir ziemlich zuerst vorgeschlagene (*Annuaire des hôpitaux, Mémoire sur la fracture de l'extrêmité inférieure du péroné*) und dadurch allgemeiner verbreitete Mittel ist wirksamer, als die Darreichung derselben Arzneien durch den Mund, was seinen Grund darin hat, dafs die Arzneien im Rectum nicht, wie im Magen, verändert und verdaut werden, und mithin schneller und stärker wirken. Deshalb müssen auch die Dosen der in den Mastdarm gespritzten Masse um die Hälfte kleiner, als die *per os* gereichten sein.

Kann man die Arzneimittel weder *per os*, noch *per anum* beibringen, so dürfte man sich der *Lembert*'schen endermatischen Methode bedienen und auf die von der Epidermis entblöfste Hautstelle einen, zwei, drei oder vier Gran essigsaures, schwefelsaures, oder salzsaures Morphium bringen.

§. VIII.

Von den mit entzündlichen Zufällen complicirten Stichwunden.

Zu den durch Stichwaffen veranlafsten Wunden gesellt sich sehr häufig Entzündung hinzu. Diese kann nun entweder nur so stark, als dies zur Vereinigung der Theile nothwendig ist, d. h. eine einfache, oder adhäsive Entzündung sein, oder diesen Grad übersteigen, sich auf die Nachbartheile ausdehnen und verschiedene Krankheiten, wie das Erysipelas, die circumscripte und die diffuse

Phlegmone und die Einschnürung erzeugen; welche letztere bei den Stichwunden am häufigsten vorkommt.

Die adhäsive Entzündung bezweckt die Vereinigung der Theile, und diese kann bei Stichwunden um so leichter zu Stande kommen, da die Ränder derselben sich nicht von einander entfernen und fast beständig und an allen Punkten mit einander in Berührung stehn. Der adhäsiven Entzündung geht fast immer die Exsudation einer kleinen Menge glutinöser oder plastischer Materie vorher, und dann zeigt sich etwas vermehrte Wärme, Röthe, Anschwellung und Schmerz, welche binnen wenigen Tagen verschwinden, worauf eine Anfangs cellulöse, später fibröse Narbe sich bildet. Das Gewebe dieser Narbe bleibt, oder verschwindet, je nach der Lage und der Beschaffenheit des Theiles, letzteres in der Tiefe des Körpers, ersteres jedoch an der Oberfläche, wie auf der Haut, wo es als ein weifser, meistens hervorragender, glatter, harter Punkt erscheint. Bei dieser Entzündung hat man nur die Indication, sie durch Diät, Ruhe und passendes Regimen in gehörigen Schranken zu halten.

Die erysipelatöse Entzündung, oder das Erysipelas, gesellt sich oftmals zu Stichwunden, und ihre Häufigkeit hängt von der Anlage der Verwundeten und der Beschaffenheit der Temperatur ab. Fast immer gehen dem Eintritte derselben Röthe, brennende Hitze, Jucken um die Wunde, Schauer, Anorexie, und häufig Uebelkeit und Erbrechen vorher. Die Röthe und der Schmerz verbreiten sich bald gleichmäfsig, bald schleichend über die zunächst liegenden Hautstellen, und von da dehnen sie sich über das ganze afficirte Glied, oder wenigstens über einen Theil desselben, je nach der Heftigkeit der Ursache, aus. Eben so steigern sich dann auch das Fieber und die andern, das Erysipelas begleitenden Symptome. Dieses kann nun den Ausgang in Zertheilung nehmen, alsdann tritt fast beständig eine Ausleerung nach oben oder unten ein, und die Theile kehren nach und nach wieder zum Normalzustande zurück, oder es endet mit Desquamation, d. h. mit Ablösung der Epidermis in Schuppen, oder mit Bildung von Blasen, welche platzen und eine Exsudation zurücklassen, welche trocknet und auf der Oberfläche des leidenden Theiles eine dicke, festsitzende Kruste bildet. Die Desquamation und Exsudation sind als eine wirkliche Krise des Erysipelas anzusehn.

Da die in Rede stehende Krankheit oft von constitutionellen Ursachen abhängt, so mufs man auch diese bei der Kur besonders berücksichtigen. Deshalb lasse man zur Ader, wenn die Verwundeten plethorisch sind, gebe Brechmittel, wenn ein *status saburralis*, oder *biliosus* der ersten Wege vorhanden ist, setze Blutegel auf das Epigastrium, wenn eine heftige Reizung des Magens, und gebe Laxanzen, wenn Stuhlverstopfung zugegen ist. Aufserdem gebrauche man in allen diesen Fällen kühlende, gummihaltige, schleimige oder säuerliche Getränke. Die örtliche Behandlung besteht in der Anwendung erweichender Lotionen und Fomentationen und in der Application von Blutegeln, welche, je nach der Heftigkeit der Entzündung, häufiger oder seltener wiederholt werden mufs.

Das Erysipelas bleibt nicht immer an eine Stelle fixirt und endet nicht beständig da, wo es angefangen hat; zuweilen geht es alle drei bis vier Tage von einem Theile auf den andern über, läuft auf diese Art über den ganzen Körper fort, und heifst dann wandernd. In solchen Fällen können vier, fünf, sechs und zehn Rosen in einem Zeitraume von fünf bis sechs Wochen auf einander folgen, und da bei jedem neuen Ausbruch der Kopfschmerz, die Frostschauer, das Fieber, die Uebelkeiten u. s. w. sich wiederum einstellen, so werden die Kräfte des Kranken erschöpft, wenn man die Wiederkehr des Uebels nicht verhindert. Es scheint, dafs bei einer jeden dieser Rosen die Natur nicht Zeit genug gehabt hat, sich von der sie erzeugenden Ursache zu befreien, und überhaupt die gehörige Krise nicht zu Stande zu bringen vermag, die man unter solchen Umständen alsdann künstlich zu bewirken suchen mufs; und deshalb habe ich mich in solchen Fällen mit dem besten Erfolge der fliegenden, in die Umgegend des Erysipelas gelegten, Vesicatorien bedient, ein Mittel, welches um so wirksamer ist, da es unmittelbar auf das ursprünglich afficirte Organ wirkt und aus diesem eine Ausleerung zu Wege bringt, die der spontanen, zu Ende des Erysipelas eintretenden, analog ist. Dabei darf man jedoch niemals den Zustand der ersten und zweiten Wege unberücksichtigt lassen.

Die circumscripte phlegmonöse Entzündung bildet sich häufig bei Stichwunden, wenn die adhäsive Entzündung den zur Vereinigung der Ränder erforderlichen Grad überschreitet; hierdurch entsteht nämlich eine Entzündung der benachbarten Theile, welche sich meistens auf die durch die Wunde verletzten Gebilde und das darin befindliche Zellgewebe beschränkt und Hitze, Schmerz, Anschwellung und Spannung zur Folge hat, deren Stärke von der Heftigkeit und der Ausdehnung der Entzündung abhängig ist. Letztere kann sich binnen wenigen Tagen zertheilen, so dafs die Gewebe allmälig zum Normalzustande zurückkehren, kann aber auch in Eiterung übergehn, welche sich durch einen klopfenden Schmerz zu erkennen giebt, der gewöhnlich mit der Bildung des Eiters verschwindet. Das Vorhandensein desselben erkennt man an einer oberflächlicheren oder tieferen Fluctuation, durch das Erheben der Narbe, welche weifslich wird, sich zuspitzt, platzt, und den Eiter hervorquellen läfst. Allgemeine und locale Blutentziehungen, eine passende Diät, beschwichtigende Getränke, Ruhe, Cataplasmen, Fomentationen und erweichende Bäder machen die Behandlung dieser Complication aus. Sollte, bei schon vorhandenem Fieber, die spontane Eröffnung zu langsam, oder unter zu grofsen Schmerzen erfolgen, so nehme man die Entleerung mittelst der Lancette oder des Bistouris vor.

Die nicht circumscripte phlegmonöse Entzündung, oder die diffuse Phlegmone, welche in der Entzündung des Zellgewebes der verwundeten Theile besteht, ist vielleicht eine noch häufigere, und immer eine gefährlichere Complication der Stichwunden, als das Erysipelas. Sie kann ihren Sitz in dem unter der Cutis, unter den Aponeurosen, zwischen den Muskeln, oder zwischen den Sehnen gelegenen Zellgewebe haben. Ergreift die Entzündung das unter der Cutis gelegene Zellgewebe, oder das cellulöse Fettgewebe, so bildet sie die erysipelatöse Phlegmone, deren ursprünglicher und Hauptsitz das Zellgewebe unter der Haut ist, und bei welcher die Haut selbst nur secundär und wegen der benachbarten Lage mitleidet. Röthe, Hitze, Schmerz und eine diffuse Anschwellung, welche von mehr oder weniger heftigem Fieber begleitet sind, lassen dieses Uebel ziemlich leicht erkennen. Die genannten Symptome breiten sich später von den verwundeten Theilen über die Nachbargebilde aus und afficiren grofse Stellen einzelner Glieder, oder gar ein ganzes Glied. Es ist dies ein sehr häufiges Leiden, woran in Hospitälern eine grofse Zahl von Kranken stirbt, und welches gefährlicher als die heftigsten Entzündungen des Unterleibes und der Brust ist. Selten zertheilt es sich, sondern geht in der Regel in Eiterung über, und in diesem Falle ist der Eiter entweder an getrennten, circumscripten Stellen, wie bei der circumscripten Phlegmone, angehäuft, was alsdann mit weniger Gefahr verbunden ist; oder der Eiter ist an der ganzen afficirten Stelle im Zellgewebe infiltrirt und darin, wie das Wasser in einem Schwamme, enthalten; das Zellgewebe selbst mufs unter solchen Umständen nothwendig absterben. Haben sich spätere Oeffnungen gebildet, oder sind sie künstlich gemacht worden, so fliefst der infiltrirte Eiter nur schwer aus, das Zellgewebe löst sich von den Nachbartheilen los und dringt von selbst, oder durch angewendete Tractionen, aus den Oeffnungen der Haut in Form von Pflöcken, oder gräulichen, mehr oder weniger dichten Lappen, in denen man noch den infiltrirten Eiter antrifft, hervor. Zuweilen erstrecken sich noch, aus Gefäfsen und Nerven bestehende Stränge von den tiefer liegenden Theilen nach der Haut, die man durchaus nicht, wie es früher wohl geschah, zerstören, sondern unangetastet lassen mufs, da sie zur Ernährung der Haut nothwendig sind. Zerstört man sie, so wird die Haut dünn, kalt, violett, und stirbt in gröfserem oder geringerem Umfange ab. Ist dieser Substanzverlust nur klein, so führt das Uebel geringere Gefahr mit sich, ist er aber stark, und erstreckt er sich über ein ganzes Glied oder den gröfsten Theil desselben, so läuft die Krankheit fast jedesmal tödtlich ab, da die starke Eiterung die Kräfte erschöpft, wodurch die Natur unvermögend wird, einen so grofsen Verlust wieder zu ersetzen.

Die Behandlung der erysipelatösen Entzündung erfordert vor Allem die Erweiterung der Wunde, und gleichzeitig sind oft grofse und tiefe Incisionen der afficirten Theile erforderlich. Oft sind auch allgemeine und locale Blutentziehungen und Emollientia aller Art und in allen Formen indicirt; dabei darf man aber niemals aufser Acht lassen, dafs, wenn die angewendeten Blutentziehungen die Eiterung nicht verhüten, sie dieselbe in Folge der dadurch erzeugten Schwäche leicht gefährlicher machen und den Kranken aufser Stand setzen, dieselbe zu ertragen.

Die sub-aponeurotische phlegmonöse Entzündung, oder die des unter den Aponeurosen gelegenen Zellgewebes, tritt in Folge von Stichwunden nicht seltner, als die Entzündung des unter der Haut gelegenen ein und ist auch nicht minder gefährlich. Das unter den Aponeurosen gelegene Zellgewebe geht nämlich durch einen, es an irgend einer Stelle treffenden, Stich leicht in Entzündung über, welche sich schnell über die ganze Fläche ausdehnt. Da der Sitz derselben tiefer als bei dem vorher erwähnten phlegmonösen Erysipelas ist, so sind auch die Symptome etwas weniger deutlich; so ist die Röthe und Hitze weniger ausgesprochen, und dafür nimmt man eine Art ödematöser Anschwellung wahr. Das Uebel läfst sich indefs doch an der Spannung der Theile, den lancinirenden Schmerzen und dem Fieber, welches sich häufig bis zu Delirien steigert, erkennen. Es findet unter solchen Umständen eine wahrhafte Einschnürung (siehe Einschnürung) statt, welche auch durch starke Erweiterungen der Wunde bekämpft werden mufs. Diese Entzündung kann alle Ausgänge der Zellgewebeentzündung nehmen. Geht sie in Eiterung über, so häuft sich der Eiter unter den Aponeurosen an, löst sie los, spannt und erhebt sie, und bewirkt zuweilen Gangrän derselben, welchem üblen Ereignisse man indefs durch grofse Einschnitte vorbeugen kann.

Die intermusculäre Zellgewebeentzündung kann ebenfalls durch Stiche veranlafst werden und unterscheidet sich nur wenig von der sub-aponeurotischen, und eigentlich sind auch beide unter Aponeurosen gelegen, nur sitzt die intermusculäre noch tiefer, und giebt mithin auch leichter zu Einschnürungen Veranlassung; auch wird hier der sich etwa bildende Eiter in den Zwischenräumen der Muskeln zurückgehalten, kann sich nur schwer einen Weg nach Aufsen bahnen, wird daher resorbirt und giebt zu unangenehmen Zufällen Anlafs.

Entzündung des intertendinösen Zellgewebes. Das um die Sehnen und deren Scheiden gelegene Zellgewebe geht ebenfalls durch Stichwunden oft in Entzündung über, welche wegen der Continuität des Gewebes sich besonders leicht von der verwundeten Stelle bis zu dessen äufsersten Gränzen fortsetzt.

Diese Entzündung ist eine der schmerzhaftesten von allen denen, welche mit Einschnürung verbunden sind, was in der Natur und dem Sitze derselben seinen Grund hat; denn sie befindet sich fast immer unter einer Menge starken Widerstand leistenden Aponeurosen, was mithin zu allen nur möglichen Zufällen der Einschnürung Veranlassung geben mufs. Oft richtet sie grofse Zerstörungen an, wie man dies bei der Entzündung des, die Flexoren und Extensoren des Vorderarmes umgebendenden Zellgewebes beobachtet. Oft hat sie Entblöfsung und Absterben der Sehnen zur Folge, welche sich in Form langer, weifslicher oder gelblicher Cylinder ablösen und die Muskeln ihrer Einwirkung auf die Knochen berauben. Mehr noch als bei den vorigen Entzündungen ist demnach hier Erweiterung der Wunde nothwendig.

Entzündung der tendinösen Scheiden. Wie in

dem die Sehnen und deren Scheiden umgebenden Zellgewebe, kann sich auch nach Stichwunden die Entzündung in der jene Scheiden auskleidenden Synovialhaut ausbilden; sie zeigt dann dieselben Symptome und erfordert dieselben Mittel, nur mufs hier die Erweiterung viel tiefer gemacht werden, in die Scheiden eindringen und diese auf einer weiten Strecke spalten. Dabei mufs man jedoch nicht aufser Acht lassen, dafs die Scheiden die Sehnen in ihrer Lage erhalten, so dafs, wenn man sie in ihrer ganzen Ausdehnung spaltete, man Gefahr liefe, jene aus ihrer Richtung zu bringen, wovon ich kürzlich ein Beispiel gesehn habe. Häufig habe ich bei Sectionen die Synovialhäute der Sehnen mit Eiter gefüllt gefunden, ohne dafs in ihrer äufsern Umgebung Spuren von Entzündung vorhanden waren.

Die Einschnürung ist eine der häufigsten Complicationen der Wunden, und besonders der durch Stichwaffen erzeugten. Ganz allgemein versteht man darunter denjenigen Zustand, wo ein Körper auf einen entzündeten Theil drückt und ihn einzwängt, so dafs der Nerveneinflufs und die Circulation in demselben behindert werden, und leicht Brand darin entstehen kann.

Die Einschnürung kann Folge der Application fremder Körper auf irgend einen Theil, oder der Anschwellung und der Resistenz dieses Theils, ohne Gegenwart fremder Substanzen, sein. Zu der ersten Art gehören: Ringe, Lichtknechte u. s. w., in die ich mehr als einmal den Penis eingezwängt gesehn habe; auch Feuerstahle, in welche die Testikel gesteckt und nicht wieder herausgezogen werden konnten; ferner allzustark angezogene Compressiv- oder Contentivverbände. Zu der zweiten Art gehören: die Constriction der angeschwollenen Eichel durch die nicht reponible Vorhaut; Zusammenschnürung des Darmkanals oder des Netzes durch den Leisten-, Schenkel- oder Bauchring, oder durch andere normale oder widernatürliche Oeffnungen; neugebildete Bänder innerhalb des Peritoneums, welche den Darmkanal umschlingen; Umwickelung des Darmkanals um das Mesenterium; die Einschnürung entzündeter Theile durch Aponeurosen und Sehnenscheiden. Selbst die plötzliche Entwickelung von Gasarten oder elastischen Flüssigkeiten innerhalb der Körpertheile, wie dies bei manchen bösartigen Krankheiten vorkommt, erzeugt zuweilen Einschnürung und, in Folge dieser, Gangrän. Auch die Anhäufung von Flüssigkeiten, wie von Eiter, Blut aus verletzten Gefäfsen u. dgl. giebt sehr oft Veranlassung dazu; am allerhäufigsten indefs thut es die

Entzündung, und die Einschnürung ist in diesem Falle um so gefährlicher, je mehr die verwundeten Theile, ihrer Organisation zu Folge, zu einer starken Anschwellung geneigt, und die umgebenden Theile Widerstand zu leisten vermögend sind. Volumenvermehrung ist also die erste Ursache der Einschnürung, und Compression und Spannung sind die gewöhnlichen Wirkungen derselben.

Es ist klar, dafs, so lange die Theile ihr Volumen behalten, eine Einschnürung nicht stattfinden könne, dafs die letztere aber mit der Volumenvergröfserung, d. h. mit der Heftigkeit der Entzündung, wodurch diese hervorgebracht wird, in geradem Verhältnisse stehen müsse; und die Folgen der Einschnürung werden um so heftiger sein, je mehr die Gewebe zu jener Vergröfserung geneigt sind.

Von allen Organen, in denen Einschnürung entstehen kann, geben daher diejenigen am leichtesten dazu Veranlassung, welche aus abwechselnd über einander liegenden Schichten von stark resistirendem, unausdehnbarem, fibrösem und von zelligem, gefäfsreichem Gewebe bestehn, welche letztere in Folge von Entzündung leicht bedeutend anschwellen. Dies zeigt sich besonders an den Theilen von der Schulter bis zu den Fingern, und von der Hüfte bis zu den Zehen. Und da die Folgen der durch die fibrösen Gebilde bewirkten Compression um so ausgesprochener erscheinen, je mehr übereinander liegende Schichten von Aponeurosen, Zellgewebe und anderen Gebilden vorhanden sind, so führen auch die Einschnürungen an der Hand, am Vorderarme, an den Füfsen und Beinen stets schlimmere Symptome, als irgend anderswo, herbei.

Die Symptome der Einschnürung sind nun folgende: eine sehr lebhafte und selbst violette Röthe der Haut, wenn die Einschnürung oberflächlich ist; eine viel weniger lebhafte, doch von Oedem begleitete Röthe, wenn die Einschnürung tiefer liegt; ein meist sehr heftiger, stechender, von einem mit dem Herzschlage isochronischen, für den Kranken selbst wahrnehmbaren Klopfen, begleiteter Schmerz; mehr oder weniger bedeutende Anschwellung des afficirten Theiles; starke, widerstrebende Spannung, welche zuweilen so bedeutend wird, dafs sie die ergriffenen Organe hart wie Holz macht; anhaltendes Fieber mit einer oder mehreren Verschlimmerungen im Verlaufe von vier und zwanzig Stunden, welches so lange dauert, bis die Krankheit irgend einen Ausgang genommen hat; Schlaflosigkeit, Appetitmangel u. s. w.

Bei den stärksten, wie den schwächsten Einschnürungen leiden die Theile auf zweierlei Art, erstens: die entzündeten durch Compression, und zweitens: die benachbarten durch Spannung; die comprimirten, weil sie sich nicht der Entzündung entsprechend vergröfsern können; die gespannten, weil sie sich nicht mit den entzündeten gleichmäfsig ausdehnen.

Steigt die Entzündung und die daraus hervorgehende Volumenvermehrung auf einen hohen Grad, und treten der Ausdehnung zu starke Hindernisse in den Weg, so gehen die entzündeten Theile, in Folge zu heftiger Compression, und die gespannten, in Folge zu gewaltsamer Distension, in Gangrän über, und diese beiden Wirkungen finden fast jedesmal bei den zum Brande führenden Einschnürungen statt, welcher nämlich das Produkt der durch Compression der Gefäfse und Nerven erzeugten Störung der Circulation und des Nerveneinflusses ist.

Der Ausgang in Brand wird durch das Aufhören des Schmerzes, die Remission des Fiebers, die Bildung von Blasen, welche eine violette und stinkende Feuchtigkeit enthalten, die Unempfindlichkeit und Kälte der Theile, das Sinken der Kräfte u. s. w. angedeutet. Bald nach dem Eintritte des Brandes verändern sich die Theile, sie verbreiten einen fauligen Geruch, und in den lebendigen, die todten umgebenden Gebilden erscheint eine, die Abstofsung befördernde Entzündung. Je nach der Lage der Einschnürung, werden durch die Gangrän nur die oberflächlich, oder auch die tiefer gelegenen Theile, ja zuweilen selbst ganze Glieder zerstört, und dann ist die Amputation, wenn sie noch ausführbar, das einzige Mittel, natürlich nicht mehr zur Beseitigung der Einschnürung, sondern gegen die Folgen derselben. Die Lösung und das Abfallen der abgestorbenen Weichtheile erfolgt, je nach der Vitalität derselben, schneller oder langsamer; die brandigen Aponeurosen aber leisten bis zu ihrer gänzlichen Loslösung denselben Widerstand, als wenn sie noch belebt wären, vermehren die mit der Einschnürung verbundenen Schmerzen, halten den Eiter in den afficirten Organen zurück und begünstigen Infiltrationen nach verschiedenen Richtungen.

Zuweilen ist aber die Gangrän bei der Einschnürung nur scheinbar, und selbst wenn sich die meisten der eben angegebenen Zeichen vorfinden, so ist nur Suspension des Lebens und so zu sagen eine Art von localer und momentaner Asphyxie vorhanden, und das Leben kehrt hier zurück, sobald man die Circulation und den Nerveneinflufs wiederherstellt, was man häufig schon durch blofse Hebung der

der Einschnürung bewerkstelligt. In diesem, wie in vielen andern Fällen, darf man also den Tod nur dann für gewifs halten, wenn die Zeichen der Fäulnifs alle Zweifel verscheucht haben. Bis dahin mufs man die afficirten Theile so behandeln, als könnten sie noch wieder zum Leben zurückgeführt werden.

Ein häufigerer Ausgang der Einschnürung, als der in Brand, ist der in Eiterung, welcher durch Pulsation in der Geschwulst, durch Remission der Schmerzen, so wie des localen und allgemeinen Fiebers angedeutet wird. Diese Remission dauert aber nur kurze Zeit; denn der sich anhäufende Eiter führt von Neuem die Einschnürung und ihre Symptome herbei, welche eben so heftig als das erste Mal werden können. Es hat dann den Anschein, als erneuere sich die Entzündung, was auch häufig genug die Aerzte verleitet hat, den antiphlogistischen Heilapparat da wieder in Anwendung zu bringen, wo nur die Ausleerung des Eiters durch eine Incision angezeigt war. Erst bei dem Ausflusse des Eiters aus den durchbrochenen Wänden sahen sie ihren Irrthum, der für den Kranken stets von Nachtheil ist, ein; denn diese spontane Eröffnung der secundären Einschnürungen verlängert die Schmerzen, erneuert die Zufälle und vergröfsert stets die üblen Folgen der Krankheit.

Selten gehen die mit Einschnürung verbundenen Entzündungen in Zertheilung, häufiger in Verhärtung über. Diese hinterläfst immer eine mehr oder weniger schmerzhafte Geschwulst, welche ihrer Natur nach, oder wegen der Beschaffenheit der ergriffenen Theile, sehr zur Bildung von Tumor albus geneigt ist.

Hieraus ergeben sich nun die Indicationen zur Verhütung und Heilung des in Rede stehenden Zufalles. Man verhütet ihn, wenn man der Entzündung, welche die primitive Ursache desselben ist, durch allgemeine und locale Blutentziehungen, durch das Ansetzen von Schröpfköpfen, durch erweichende Cataplasmen, revulsorische Abführungen u. dgl., entgegentritt; denn dies Verfahren, wenn es die Ausbildung der Entzündung nicht verhüten konnte, mindert doch wenigstens ihre Heftigkeit.

Das wirksamste Mittel zur Hebung der Einschnürung bleibt aber ohne Zweifel immer die Wundenerweiterung, d. h. das Einschneiden derjenigen Gebilde, welche die freie Entwickelung der entzündeten Theile hemmen. Hierdurch hebt man die Spannung der Widerstand leistenden Theile, so wie die Compression der entzündeten. Der dabei stattfindende Blutausflufs mindert zugleich die Anschoppung in den leidenden Organen, weshalb man ihn auch eher befördern als hemmen mufs, so lange er nur nicht das Maafs überschreitet, welches ein, an einer Entzündungskrankheit leidendes Individuum verlieren kann.

Niemand zieht den Nutzen und sogar die Unentbehrlichkeit der Erweiterung in Zweifel, sobald die Einschnürung schon vorhanden ist und einen hohen Grad erreicht hat; doch wollen Manche sie nicht als Verhütungsmittel gebrauchen, sondern glauben, dafs, wenn sie ohne Unterschied bei allen Stichwunden angewendet wird, man dem Kranken unnütze Schmerzen verursache; und sicher dürfen auch die Incisionen nicht überall blindlings gemacht werden. Indefs giebt es Fälle, wo sie durch die Natur der verwundenden Waffen sowohl, als durch die der verletzten Theile dringend indicirt sind. So z. B. bei den Wunden mit engen Oeffnungen und langen Kanälen, welche zellgewebige, mit aponeurotischen Theilen bedeckte Organe treffen, gleichviel, ob solche Wunden durch Geschosse, durch spitzige oder spitzscharfe Instrumente gemacht worden sind. Denn die Erfahrung lehrt, dafs sie meistentheils zu Einschnürungen Veranlassung geben, und man durch das Aufschieben der Erweiterung, als eines Verhütungsmittels, nichts gewinnt, wohl aber viel schaden kann; aufserdem wird dieselbe hier aber auch fast immer ein curatives Mittel. Jedesmal setzt man daher den Kranken durch die Unterlassung derselben einer Gefahr aus, und so habe ich auch gesehn, dafs in dem Genesungshause zu St. Cloud diejenigen Schufswunden sich aufserordentlich in die Länge zogen, welche durch Blutegel und Emollientia, ohne Anwendung von Incisionen, behandelt worden waren.

Nicht aber nur bei Schufs- und Stichwunden findet die Einschnürung statt, sondern auch bei allen denjenigen äufsern und innern Entzündungen, welche sich im Fasergewebe und unter Aponeurosen entwickeln; auch zeigt sie sich oft in der Haut und unterhalb derselben, namentlich bei Kavalleristen, Pferdeknechten und andern Personen, welche mit Pferden umgehn. Hierher gehören besonders der Furunkel und der nicht contagiöse Anthrax.

Beim Furunkel und beim Anthrax finden sich alle Momente der Einschnürung im höchsten Grade vor. Beide bestehn in der Entzündung der Zellgewebebündel, welche in den Zellen der innern Fläche der Haut enthalten sind, und diese Entzündung unterscheidet sich beim Anthrax und beim Furunkel allein dadurch, dafs bei dem letzteren nur ein Zellgewebebündel, beim Anthrax aber dreifsig, vierzig, hundert u. s. w., je nach der Ausdehnung des Uebels, ergriffen sind. Durch die Entzündung nämlich schwellen die davon afficirten Zellgewebebündel bedeutend an, dehnen die Wände der sie umgebenden Zellen bis zu einem gewissen Grade aus und werden dann von ihnen zusammengedrückt; ja die Compression der Zellgewebebündel und die Ausdehnung der Wände der Zellen erreichen bald einen so hohen Grad, dafs beide in Brand übergehen. Die sich bildende Eschara des Zellgewebes, beim Furunkel Pflock genannt, so wie die der Areolen werden später ausgestofsen. Dasselbe findet beim Anthrax statt; nur ist dieser durch die grofse Zahl der erkrankten Zellgewebebündel viel schlimmer. Aufserdem geht hier die ganze Hautstelle, unter der das Leiden seinen Sitz hat, in Gangrän über, was, je nach dem Alter, der Constitution und der sonstigen Beschaffenheit des Individuums, so wie nach der Ausdehnung des Uebels sogar das Leben gefährden kann. Verhütung der Entzündung und Mäfsigung derselben bleibt also, dem Gesagten zu Folge, was auch die Ursache derselben sein möge, die Haupt-Indication, und hierzu dienen immer dieselben Mittel, unter denen Hebung der etwa vorhandenen Einschnürung durch Erweiterung immer das vorzüglichste ist.

Der Zweck der Erweiterung ist demnach der, die Einschnürung der entzündeten Theile zu heben, und dadurch zugleich die Spannung der umgebenden zu beseitigen. Deshalb wird sie auch vorzüglich bei aponeurotischen, fibrösen und solchen Geweben stattfinden müssen, welche der freien Ausdehnung der entzündeten Theile Hindernisse in den Weg setzen.

Zu den Erweiterungen braucht man keine andere Instrumente, als das Bistouri und die gefurchte Sonde, oder statt dieser den Finger. Meistens reicht das gewöhnliche Bistouri aus, wiewohl man sich oft, besonders für Erweiterungen in der Tiefe, eines gröfseren bedienen mufs. Zur Hebung von Einschnürungen bei schon vorhandenen Wunden darf man nur ein geknöpftes Bistouri anwenden, um Verletzungen der tiefer gelegenen Theile zu verhüten, und der Knopf mufs dem Rücken des Instruments näher als der Schneide desselben liegen, um die Wirkung der letzteren nicht zu hindern; handelt es sich aber um die Incision unverletzter Theile, so ist das gewöhnliche gerade Bistouri nicht zu entbehren. Die gefurchte Sonde, deren man sich zur Leitung des Bistouri's bedient, muſs eine, der Tiefe, in welcher man operirt, entsprechende Länge haben, überall aber, wo man das Messer auf dem Finger einführen kann, muſs man diesen gebrauchen, da er sicherer und besser leitet, als die Sonde.

Hat man Theile zu incidiren, welche noch keine Verletzung der Continuität erlitten haben, so schneide man sie von auſsen nach innen ein, indem man das Messer andrückt und über die zu incidirenden Theile hinzieht. Man mache entweder eine oder mehrere Incisionen; eine reicht hin, wenn die Einschnürung circumscript und von mäſsigem Umfange ist; zwei, drei und selbst mehrere sind nothwendig, wenn die Entzündung und die Einschnürung, wie z. B. bei der diffusen, unter Aponeurosen vorhandenen Phlegmone, weit verbreitet ist. Unterläſst man sie, so können leicht alle afficirte Theile von Gangrän ergriffen werden. Bei manchen mit circumscripter Einschnürung complicirten Entzündungen, wie bei dem Anthrax und dem Furunkel, sind Kreuzschnitte erforderlich.

Hat man die Einschnitte gemacht, so wende man einen Druck an, um die infiltrirten oder an einzelnen Stellen angehäuften serösen, purulenten oder sonstigen Flüssigkeiten auszuleeren, denn die Gegenwart derselben kann eben so wohl, wie die Fortdauer der Entzündung zu neuer Einschnürung Veranlassung geben. Dies Verfahren ist besonders beim Furunkel und dem Anthrax nothwendig, um durch die Entleerung der purulenten Flüssigkeiten dem Patienten eine sofortige Erleichterung zu verschaffen. Viele glauben zwar, diese Erleichterung durch den allerdings sehr heftigen Schmerz, welchen der Druck verursacht, zu theuer erkauft zu haben, indeſs ist es doch das einzige Mittel zur Erzielung einer schleunigen Genesung.

Bei schon vorhandenen Wunden hebt man die Einschnürung durch von innen nach auſsen gemachte Incisionen. Zu dem Ende führe man das gewöhnliche Bistouri auf der gefurchten Sonde oder auf dem Finger ein, oder bediene sich eines geknöpften Bistouris, welches die zu incidirenden Theile, wie eine Sonde, von einander entfernt. Hat man auf der Oberfläche von Theilen Incisionen zu machen, so ist ihre Richtung von geringer Bedeutung, und es ist im Allgemeinen gleichgültig, ob man sie lineär oder über's Kreuz macht; anders verhält es sich indeſs, wenn man in groſser Tiefe operirt, wo man sie stets, in so weit es möglich ist, parallel mit der Richtung der Gefäſse, Nerven, Muskeln, Sehnen u. s. w., und in einiger Entfernung von einander vornehmen mufs, wenn man nicht Gefahr laufen will, heftige Blutungen und Lähmungen, wovon so viele Beispiele vorhanden sind, zu veranlassen. So habe ich zu St. Cloud einen Kranken gesehn, dem bei einer zur Ausziehung einer Kugel vorgenommenen Wundenerweiterung die Sehne des grofsen Brustmuskels der linken Seite nahe an seiner Insertion am Humerus durchschnitten worden war, und bei dem dadurch alle Bewegungen, zu denen dieser Muskel nothwendig ist, aufgehoben waren.

Sollen diese Erweiterungen wirksam sein, so müssen sie durch die ganze Tiefe der Wunde und über die ganze Oberfläche, in welcher die Einschnürung stattfindet, sich erstrecken; geschieht dies nicht, so haben sie nur eine momentane Erleichterung zur Folge. So wohlthätig es nun aber auch ist, an diesem Grundsatze festzuhalten, so nachtheilig ist es auf der andern Seite, darin zu weit zu gehn und, wie Manche thun, wegen der kleinsten Wunde und der geringsten Einschnürung, ein Glied seiner ganzen Länge nach zu spalten, wodurch man dem Kranken nur unnütze Schmerzen macht, gefährliche Blutungen und kaum endende Eiterungen veranlafst, und die Heilung nur um den Preis gewaltiger Narben, Hernien der Muskeln und anderer Theile, so wie gröfserer oder geringerer Schwächung der ergriffenen Organe bewerkstelligt.

Hat man die Erweiterung nur zu dem Ende vorgenommen, um Einschnürung zu heben, so lasse man so viel Blut fliefsen, als ein Kranker ohne Schaden verlieren kann. Ist sie zur Ausziehung fremder Körper vorgenommen worden, so schreite man sogleich zur Auffindung derselben auf die später anzugebende Weise.

Die schnelle Vereinigung der incidirten Theile ist ein Unsinn, den ich jedoch habe begehen sehn; denn offenbar ist es ein Widerspruch, Theile wegen vorhandener Compression zu incidiren und dann durch schnelle Vereinigung wieder fast in denselben Zustand zu versetzen. So traten in einem Falle von Erweiterung bei einer Phlegmone am Vorderarm nach der schnellen Vereinigung die Zeichen der Einschnürung sogleich wieder ein. Bei einer Phlegmone des Beines, wo die Ränder der gemachten Incision sich *per primam intentionem* vereinigt hatten, entstand eine Eiteranhäufung in der Substanz des Gliedes.

Man mufs deshalb die incidirten Theile sich selbst überlassen, nur ein mit Corat bestrichenes Stück Leinwand zwischen die Wundlippen bringen, einen einfachen Verband anlegen, der dem etwa sich bildenden Eiter einen Ausfluſs gestattet, und später, wenn es nöthig ist, die Vereinigung bewerkstelligen.

Drittes Kapitel.

Verwundungen durch schneidende Waffen.

§. I.

Allgemeine Charaktere.

Die durch schneidende Waffen veranlaſsten Wunden sind solche, bei welchen die verletzten Theile mehr oder weniger glatt durch die Schärfe einer Waffe getrennt wurden, diese mag nun durch Druck allein, oder durch Druck und Zug zugleich gewirkt haben. Auf die erstere Art verwunden unsere bekannten schneidenden Waffen, wie sie z. B. meistens von der Kavallerie benutzt werden: auf die andere die der Araber, Mamelucken, Türken, und der Orientalen überhaupt, deren Damascener nicht minder groſse und tiefe Wunden erzeugen.

Die auf die letztere Art durch schneidende Waffen bewirkten Wunden sind am reinsten, bei den andern, nämlich da, wo zugleich Percussion stattfindet, werden die Gebilde vor ihrer Trennung mehr oder weniger comprimirt, gezerrt und gequetscht, auch führen diese Wunden immer einige der bei Quetschwunden vorhandenen Charaktere mit sich. Am deutlichsten finden sich die Symptome der Contusion bei den durch die Axt erzeugten Verletzungen vor. Die quetschende Wirkung dieses Instruments wird durch das Ansehn der Wunden, die sie umgebenden Ecchymosen und durch die Art der nachfolgenden Entzündung, die fast immer mit mehr oder weniger reichlicher, die schnelle Vereinigung hindernder Eiterung verbunden ist, auſser Zweifel gesetzt. Auch zeigt sich die quetschende Wirkung an manchen Körpertheilen, wie z. B. an der Hirnschale, deutlicher als an andern, und man findet dann noch auſser der durch diese Waffen erzeugten Aufhebung der Continuität Fracturen und Eindrücke vor. Diese doppelte Wirkung der schneidend und quetschend zugleich wirkenden Körper findet sich bei vielen Wunden, welche durch solche Instrumente hervorgebracht sind, die bei einem dicken, stumpfen, ungleichen Rücken mit grofser Schnelligkeit geführt werden. Solche Wunden sind gefährlich, heilen fast niemals durch die schnelle Vereinigung, und oft gesellt sich Erysipelas und Hospitalbrand hinzu.

Auf welche Art indefs auch die von schneidenden Waffen herrührenden Wunden erzeugt sein mögen, so haben sie gewisse Charaktere doch immer mit einander gemein, nämlich erstens: eine mehr oder weniger reine Trennung der Continuität an den von dem Instrumente durchlaufenen Stellen, zweitens: einen geringeren oder stärkeren Bluterguſs aus den durchschnittenen Gefäfsen.

Sind nur Capillargefäfse oder Gefäfse von sehr kleinem Kaliber getrennt, so steht die Blutung fast immer durch den Contact der Luft, oder auch schon durch die Annäherung der Wundränder, welche gegenseitig einen gelinden Druck auf einander ausüben; sind die durchschnittenen Gefäfse bedeutender, so entstehen Blutungen, gegen welche man, je nach den besonderen Umständen, Refrigerantia, Styptica, Adstringentia, die Compression, die Torsion, die Ligatur u. s. w. in Anwendung bringen mufs; gehören die getrennten Gefäfse zu denen erster Ordnung, so nimmt der Bluterguſs vor allen anderen Zufällen die Aufmerksamkeit des Wundarztes in Anspruch und erfordert eine eigene, später anzugebende Behandlung.

Eine andere Eigenschaft der Schnittwunden ist das Klaffen ihrer Ränder. Diese rührt erstens von der Dicke des verwundenden Instruments her: eine Ursache, welche nicht in Zweifel zu ziehn ist. Da sie indefs in den Weichtheilen mit andern Ursachen verbunden erscheint, so mufs man sie in den harten, wie z. B. in den Knochen, studiren, wo man, da sie die einzige ist, welche ein Klaffen zu Wege bringen kann, deutlich sieht, dafs dieses mit der Dicke der verwundenden Waffe in geradem Verhältnisse steht.

Aufser dieser Ursache kommt nun auch bei dem Klaffen der Wundränder die Spannung in Betracht, in welcher sich die Theile im Augenblicke der Verwundung befanden; die Erschlaffung und Spannung nämlich führen gerade entgegengesetzte Wirkungen herbei. Wird ein Organ im Zustande der Erschlaffung von einer schneidenden Waffe verletzt, so ist die erzeugte Trennung immer von geringerer Ausdehnung und Tiefe, und die Ränder haben eher Neigung, sich zu nähern, als sich von einander zu entfernen. Befanden sich die Theile hingegen in einem Zustande von Spannung, so sind Trennung und Entfernung bedeutender.

Auf die hohlen Organe, wie auf den Magen, den Darmkanal, die Blase u. s. w., hat indeſs die Spannung nicht denselben Einfluſs. Treffen Wunden diese Theile nämlich in einem Zustande von Entwickelung oder Spannung, so bewirken sie meistens eine geringere Trennung, als wenn die Verletzung im Zustande der Leere stattfindet, so daſs die Leere, welche auf die Anfüllung folgt, die Wunde auf einen der Retraction dieser Organe entsprechenden Grad zurückführt; und so sieht man zuweilen sogar, daſs statthabte Wunden sich in Folge der Zusammenziehung der Gewebe in sich selbst vollkommen schlieſsen.

Die natürliche Elasticität gewisser Gewebe bewirkt oft bei sie treffenden Wunden ein starkes Klaffen. So hat die Elasticität der Arterien bei Wunden, welche nur einen Theil ihres Querdurchmessers trennen, immer eine Entfernung der Wundränder zur Folge, und bei der völligen Durchschneidung dieser Gefäſse tritt eine, einen halben oder ganzen Zoll und darüber starke Verkürzung ein, so daſs sie von der Oberfläche der Wunden verschwinden und sich im Fleische verbergen, ein Umstand, der häufig Blutungen verhindert.

Die organische Contractilität, welche allen Weichtheilen inwohnt und eine von der Muskelcontractilität unabhängige Eigenschaft ist, wird ebenfalls eine Ursache zur Entfernung der Wundränder. In manchen Geweben ist diese Eigenschaft sehr schwach, wie z. B. in den parenchymatösen, in andern ist sie bedeutend, wie in der Haut, und in noch andern fehlt sie fast ganz, wie in den Nerven. Ja auf den ersten Blick möchte es scheinen, als erführen letztere in manchen Fällen eine Art von Verlängerung; in der That sieht man sie aus der Oberfläche der Wunden hervorhängen, und einigen Beobachtungen zu Folge, legen sie sich gegeneinander, so daſs sich die Enden vereinigen, und wirkliche Anastomosen im Gewebe der Narbe entstehn. [*Breschet* hat öfters die schon lange vernarbten Stümpfe bei der Section untersucht und die Enden der Nerven durch ein sehr dichtes Zellgewebe von fibröser Natur, nicht aber durch wirkliche Anastomosen verbunden gesehn. Er hat gemeinschaftlich mit *Raspail*, selbst mit Hülfe der Loupe und des Microscops, nichts als Zellgewebe entdecken können.

Dagegen will *Larrey* (*Clinique des camps Tom. III. p.* 496.) die Enden des Nervus medianus und des cutaneus externus nach einer Amputation mit ihren Enden schlingenförmig vereinigt gesehn haben. Zuerst hat er diese Bemerkung 1823 bei einem Individuum gemacht, welches er 1821 wegen scrophulöser Caries amputirt hatte, und welches zwei Jahre darauf an Lungenschwindsucht starb. Am 7. Januar zeigte er in der Société philomatique den Stumpf eines im Schultergelenke amputirten und drei Monate darauf verstorbenen Individuums vor, in welchem die Hauptäste des Plexus brachialis sich Ende für Ende mit einander vereinigt hatten. Am 28. December 1826 zeigte er in der Académie de médecine einen andern Stumpf eines im Schultergelenke Amputirten vor, wo sich die Enden des Plexus brachialis Stück für Stück untereinander zu kleinen, deutlich von einander verschiedenen tuberkulösen Schlingen verbunden hatten. Nach *Larrey* bilden sich im Mittelpunkte dieser Nervenschlingen Tuberkeln, von welchen er oft viele Fäden abgehn sah, die sich, wie die Fasern einer Wurzel, im Gewebe des Stumpfes verbreiten und die Vitalität desselben bedingen sollen.

Cruveilhier hat in seinen Abbildungen, bei den Nerven eines Stumpfes, diese Vereinigung der einzelnen Enden nicht dargestellt; weshalb es wohl noch fernerer Untersuchungen über diesen Gegenstand bedarf.

Arnal (*Journal hebdomadaire de médecine Avril.* 1831. *No.* 27.) hat bei der Section der Leiche eines früher von *Larrey* Amputirten nichts der Beschreibung des Letzteren Aehnliches gefunden. Die Nerven des Plexus brachialis bildeten eine harte, wallnufsgrofse Masse, welche einem scrophulösen Tuberkel glich, ganz unorganisirt war und keine Nervenfäden abschickte.]

Jenes Hervortreten der Nerven auf der Oberfläche von Wunden ist indefs nur eine scheinbare Verlängerung und zwar die Folge der Contractilität der die Nerven umgebenden Theile und des Mangels dieser Eigenschaft bei den Nervengeweben, welche sich daher nicht in gleichem Maafse zusammenziehen.

Die Muskelcontractilität ist ohne Zweifel die Hauptursache für das Klaffen der Wundränder, doch hat diese, je nach der Direction und der Anordnung der Fibern, sehr verschiedene Wirkungen.

Anders verhalten sich die Wunden, wo die Muskelfibern parallel mit ihrem Längendurchmesser, anders, wo sie schräg, wieder anders, wo sie der Quere nach durchschnitten werden. Da, wo ein schneidendes Instrument parallel mit der Richtung der Fibern eingewirkt hat, findet eher Trennung als Spaltung derselben statt; die Continuität erleidet keine Unterbrechung, und die Trennung beträgt nicht mehr als die Dicke des Instruments; sobald dieses zurückgezogen wird, nähern sich die Fibern, drücken sich gegeneinander, so dafs die Wunde sich vollständig schliefst, und aller Austritt von Flüssigkeiten und jede Dislocation von innen nach aufsen verhindert wird. Was wir hier von den zufälligen Verwundungen aussagen, gilt auch von den bei Operationen vorgenommenen Incisionen; Schnitte, welche man zur Entleerung eines Abscesses parallel mit der Richtung der Muskelfibern führte, würden diesem Zwecke wenig entsprechen, und dasselbe gilt von den zur Entfernung an einander liegender Theile gemachten Incisionen, wie dies sich oft bei dem über den Schaambeinen verrichteten Steinschnitte zeigt. Diese Bemerkungen treffen ebenso die in Aponeurosen parallel mit den Hauptfasern derselben gemachten Incisionen. So bewirkt z. B. eine parallel mit der Axe des Schenkels gemachte Incision durch die Fascia lata gar kein Klaffen, wohl aber thut dies eine Querincision dieser Aponeurose, und mithin kann man wohl mittelst der letztern, allein nicht gut mittelst der erstern einen darunter gelegenen Abscefs entleeren. Der Grund hiervon ist der Umstand, dafs die Fascia lata aus zwei Arten von Fibern besteht, von denen die einen, zugleich die zahlreichsten und stärksten, parallel unter einander und mit der Axe des Schenkels, die andern aber perpendikulär mit der Axe desselben laufen, woraus folgt, dafs bei Incisionen, welche der Axe desselben parallel sind, nur die Transversalfibern durchschnitten werden, während die Longitudinalfasern unverletzt bleiben und durch ihr Aneinanderliegen jeden Ausflufs verhindern.

In denjenigen Fällen, wo übereinander liegende Muskelschichten sich unter einander in schräger und perpendikulärer Richtung kreuzen, wie dies z. B. in den Bauchwandungen der Fall ist, haben Wunden, welche gleichzeitig mehrere dieser Schichten treffen, in einer jeden derselben eine verschiedene Wirkung; die gespaltenen Fibern klaffen, die nur von einander getrennten nähern sich einander, und so erhalten die einen die Wunde offen, während die andern sie schliefsen, was oft den Ausflufs der in die Bauchhöhle ergossenen Flüssigkeiten und die Dislocirung der darin enthaltenen Eingeweide verhindert, woher denn auch die Schwierigkeit bei der Erforschung der Richtung solcher Wunden rührt, und es, wenn nicht Ausflufs, oder Hernien, oder Zufälle von Ergufs oder Entzündung vorhanden sind, schwer zu entscheiden ist, ob die Wunden penetriren, oder nicht.

Dasselbe, was bei den Wandungen stattfindet, welche aus verschiedenen übereinander liegenden Muskeln bestehn, von denen jeder anders laufende Fasern besitzt, findet auch bei muskulösen Organen statt, welche aus verschiedenartig laufenden Fibern oder Fiberschichten bestehn, was man z. B. bei den Wänden der Herzventrikel beobachtet, welche aus Längs- und Kreisfasern zusammengesetzt sind, und woraus sich die Erscheinung erklärt, dafs manche bis in ihre Höhlen dringende Wunden gar keine Blutung zur Folge haben. Beständen diese Wände nur aus Fasern, welche nach einer Richtung laufen, so müfste jedesmal, wo diese Fasern der Quere nach durchschnitten werden, eine tödtliche Blutung eintreten.

Die quere Durchschneidung der Muskeln, so wie der Sehnen und Aponeurosen, die eine Fortsetzung derselben sind, hat immer ein Klaffen zur Folge, welches der Länge der Muskelfibern, der Kraft derselben und dem Zustande der Contraction, Tension oder Erschlaffung, in welchem sie sich zur Zeit der Verwundung befanden, entspricht. Fand die Durchschneidung während der mechanischen Spannung des Muskelgewebes statt, so verhält dieses sich, wie alle nur mit Elasticität begabte Theile, was schon ein vorläufiges Klaffen bewirkt. Wurden die Muskeln aber im Zustande der dynamischen Contraction durchschnitten, so ist die Entfernung der Ränder viel gröfser, als im Zustande der blofsen Spannung.

In den Fällen, wo die Contraction erst nach der empfangenen Wunde eintritt, ist das Klaffen bei weitem noch gröfser, als wenn es durch alle andere angegebene Ursachen allein bewirkt wird. Dieses Klaffen ist das Produkt der Muskelcontraction, eine Erscheinung, welche in der Verkürzung der Muskelfibern besteht und die, nach dem Durchschneiden dieser Fibern, nicht mehr eine Näherung derjenigen Punkte bewirkt, an welche sich die Muskeln mit ihren Sehnen oder Aponeurosen ansetzen, sondern vielmehr ein Zurückziehn der Fibern nach ihren Insertionspunkten hin zur Folge hat, wodurch sie sich dann von einander entfernen, und ihre Wundränder klaffen.

Diese Erörterung der Ursachen, welche das Klaffen der Wunden bewirken, giebt zugleich dem Arzte die Mittel zur Heilung an die Hand.

Jede Aufhebung der Continuität ist ein widernatürlicher Zustand, welcher im Allgemeinen die Verbindung der getrennten Theile erheischt, und nur da findet eine Ausnahme von dieser Regel statt, wo die verletzten Theile auf einer sehr niedrigen Stufe der Organisation stehn, wie dies bei den Nägeln, den Haaren u. s. w. der Fall ist, so wie da, wo man eine entgegengesetzte Indication zu erfüllen hat und gerade Entfernung der Wundränder bezweckt.

Der allgemeine Grundsatz, dafs die Wundränder genähert werden müssen, erleidet also einige Ausnahmen; so z. B. bei Incisionen, welche zur Zerstörung widernatürlicher Adhäsionen, zur Hebung von Contracturen, zur Ausdehnung von Narben, zur Eröffnung von Verschliefsungen normaler Oeffnungen u. s. w. gemacht worden sind. In solchen Fällen mufs man ein Verfahren einschlagen, welches dem zur Erzielung von Narben ganz entgegengesetzt ist, die Entfernung, statt sie zu verhüten, befördern, und zu dem Ende sogar Meschen, Tampons und verschiedene Verbände u. dgl. anwenden, welche die sich zusammenziehenden Theile ausdehnen und die sich ausdehnenden zusammenhalten.

Die Aufhebung der Continuität kann sich nun unter verschiedenen Formen darstellen, und

1) frisch und blutig,
2) der Sitz einer mehr oder weniger ergiebigen Eiterung,
3) alt und schon vernarbt,
4) endlich angeboren sein, so z. B. die angebornen Spalten der Lippen, des Gaumensegels u. s. w.

Jede Aufhebung der Continuität, welche angeboren, oder schon mit einer mehr oder weniger alten Narbe bedeckt ist, erfordert, wenn man Heilung bezweckt, eine vorläufige Operation, nämlich Anfrischung der zu vereinigenden Ränder. Eiternde, oder frische und noch blutige Wunden bedürfen dieser vorläufigen Operation nicht, es müfsten denn die zu vereinigenden Oberflächen einen abgestorbenen Theil, oder Ungleichheiten enthalten, welche der Bildung einer regelmäfsigen Narbe entgegenstehn.

Eiternde Wunden können nur durch die Bildung cellulöser und vasculöser Wärzchen und durch die langsame und allmälige Verminderung der Eiterung zur Vernarbung gebracht werden. Die frischen und blutigen Trennungen der Continuität können dagegen ohne Eiterung, durch die sogenannte schnelle Vereinigung, geheilt werden, und mithin hat auch die Anfrischung der angeborenen und veralteten Trennungen der Continuität nur den Zweck, dieselben wieder zu dem Zustande einer frischen und blutigen Wunde zurückzuführen, und jene dann durch dafür passende Mittel zu heilen. Diese Operation besteht in der Fortnahme der correspondirenden Ränder in ihrer ganzen Länge und Tiefe, was mit der Scheere, oder mit dem Bistouri, doch besser mit dem letzteren, geschieht, denn, was auch verschiedene Schriftsteller darüber gesagt haben, so hat erstere doch den Nachtheil, dafs sie die Gewebe quetscht und zur Vereinigung weniger geeignet macht. Sind die Ränder auf diese Art angefrischt, und die Trennung des Zusammenhanges in den Zustand einer frischen Wunde versetzt worden, so schreitet man zur Vereinigung.

Die Heilung der durch schneidende Waffen oder Instrumente bewirkten Wunden kann nun auf mehrere Arten zu Stande kommen.

Entweder geschieht dies unmittelbar und durch Exsudation einer vereinigenden und plastischen Lymphe, welche auf den getrennten Oberflächen ausgeschwitzt wird, diese vereinigt und den Gefäfsen einen Weg durch sich hindurch gestattet, unter welchen Umständen die Narbe lineär und kaum wahrnehmbar wird, — dies ist die unter dem Namen der unmittelbaren und schnellen Vereinigung bekannte Art der Heilung, — oder die Vereinigung kommt nach einer mehr oder weniger reichlichen und anhaltenden Eiterung und in Folge von Bildung zellgewebiger und vasculöser Wärzchen zu Stande. Im letztern Falle bleiben immer deutlichere Spuren als im ersteren zurück, und fast jedesmal bildet sich ein eigenthümliches Gewebe, welches man Narbe nennt. Andere Male endlich entsteht eine Narbe, ohne dafs die getrennten Theile mit einander in Verbindung treten, wie man dies bei Wunden mit Substanzverlust, deren Ränder nicht vereinigt werden können, sieht. Unter solchen Umständen erzeugt sich ein neues Hautgewebe, welches das alte ersetzt und die Verbindung der Theile bewirkt, welche nicht mit einander in Berührung gebracht werden konnten.

Bei diesen verschiedenen Heilungsarten der Wunden kommen nun verschiedene Erscheinungen vor.

§. II.

Unmittelbare Vereinigung, oder die durch *prima intentio.*

Die Zulässigkeit, die Wundränder, wenn sie frisch, blutig und von allen Complicationen, wie heftigen Blutungen, fremden Körpern, Leiden innerer Theile u. s. w., frei sind, zu nähern und unmittelbar mit einander zu vereinigen, kann nicht geleugnet werden. Nur da könnten

Zweifel darüber entstehn, wo man bei schon lange siechen, oder an innern Krankheiten, oder veralteten und reichlichen Eiterungen leidenden Individuen eine Amputation vorgenommen hat; ein Gegenstand, der an einer andern Stelle zur Sprache kommen wird.

Diese Art der Vereinigung gelingt indefs nur dann, wenn die Theile der Einwirkung der Luft entzogen und in vollkommener Berührung mit einander gehalten werden. Sie geschieht mittelst der Exhalation einer vereinigenden oder plastischen Lymphe, durch welche die Ränder der Wunde Anfangs lose, nach und nach aber immer fester vereinigt werden. Nach vier und zwanzig Stunden hat diese Lymphe das Ansehn einer weifsen und zelligen Membran, nach acht und vierzig Stunden, und zuweilen noch früher, ist sie von Blut durchdrungen. Am dritten und vierten Tage ist sie noch fester und gefäfsreicher, nach fünf oder sechs ist sie so gut organisirt, dafs sie oft nur gewaltsam getrennt werden kann. [Nach *John Hunter* (über die Entzündung) soll das ergossene Blut selbst ein Mittel zur Vereinigung werden können. Die rothen Theilchen nämlich, sagt er, werden absorbirt, und die zurückbleibende coagulable Lymphe, welche das wahre Vereinigungsmittel ist, wird nachher vasculös und nervös.]

Dieser Prozefs geht unter einer mäfsigen Aufregung von Statten, welche in dem ergriffenen Theile eine leichte, von *Hunter* „adhäsive" genannte, Entzündung herbeiführt. Wird dieselbe sehr heftig, so führt sie Fieber, Anschwellung und Eiterung herbei, ist sie zu schwach, so fehlt es der exsudirten Lymphe an Plasticität, und die Wundränder vereinigen sich nicht.

Es ist also die Aufgabe des Wundarztes, bald zu reizen, bald das Entzündungsgeschäft zu mäfsigen, je nachdem dasselbe zu schwach oder zu stark ist, und es immer in den richtigen Gränzen zu erhalten, was sowohl durch äufsere, als innere Mittel, wie allgemeine und örtliche Blutentziehungen, Diät, Ruhe, kühlende Getränke, und im entgegengesetzten Falle durch Tonica und Stimulantia geschieht. Die örtlichen Mittel bestehn, je nach den Umständen, in einer passenden Lage, Heftpflastern, Bandagen, der Naht und den Maschinen, unter welchen die, dem verwundeten Theil gegebene, Lage das Hauptmittel ist, die übrigen aber nur, ihre Wirkungen zu sichern und zu erhalten, bestimmt sind.

Die Lage nun mufs von der Art sein, dafs die verletzten Theile in einen Zustand möglichst starker Erschlaffung gebracht werden, d. h. in denjenigen, in welchen die stärkste Zusammenziehung der getrennten Muskeln sie versetzen würde, oder mit andern Worten, die Insertionspunkte der Muskeln müssen, so stark es nur geschehen kann, einander genähert werden, was man z. B. bei Verletzung der Flexoren durch möglichst starke Flexion des Gliedes, bei Verletzung der Extensoren durch möglichst starke Extension, bei der der Adductoren und Abductoren durch Adduction und Abduction erreicht.

Sind die Wunden schräg, so bringe man die Theile in eine mittlere Lage, welche diese wichtige Indication, so weit es möglich ist, erfüllt. Indefs giebt es auch Theile, wo diese Lagerung nicht angewendet werden kann, wie beim Kopfe, den Augenlidern, der Nase, den Ohren, dem Rücken u. s. w., und hier werden dann die sonst nur zur Unterstützung der Lage gebrauchten Verfahrungsarten, wie die Anwendung der Bandagen, Heftpflaster, die Sutur u. s. w. Hauptmittel.

Ruhe des Körpers und des verwundeten Theiles insbesondere ist zur schnellen Vereinigung der Wunden durchaus nothwendig. Die Körperruhe ist nun freilich mehr vom Willen des Kranken abhängig, die Unbeweglichkeit des verwundeten Theils kann aber durch viele mechanische Mittel, wie Heftpflaster, Bandagen, Suturen, Maschinen u. s. w., die wir nun der Reihe nach beschreiben wollen, befördert werden.

§. III.

Heftpflaster.

Die Lage, welche die Ränder einer Wunde vereinigt, reicht nicht immer hin, um sie dauernd mit einander in Berührung zu erhalten und vor der Einwirkung vielfacher Ursachen zu schützen, welche sie stets zu zerstören drohen. Gegen die schwächeren dieser Ursachen hat man die Heftpflaster in Anwendung gebracht.

Die Basis der Heftpflaster ist ein Gewebe von Leinwand, Hanf, Baumwolle, Seide, welches wenig ausdehnbar ist, dichte Maschen hat und auf einer Seite mit einer Materie bestrichen ist, welche die Eigenschaft besitzt, auf dem Leinen und den Theilen, auf welche sie gelegt wird, fest zu kleben und diese in Verbindung zu erhalten, nachdem sie einander genähert worden. Solche Pflaster sind z. B. das Diachylum compositum, das englische Pflaster u. s. w. Der dazu angewendeten Bestandtheile sind viele und mannigfache, wie Wachs, Pech, Terpenthin, Galbanum, Gummi ammoniacum u. s. w.

Diese Zusammensetzungen sind aber auch nicht ohne allen Nachtheil; so reizen namentlich die, welche Terpenthin enthalten, die Haut und erzeugen Eruptionen und Entzündungen, welche oft genau auf die von dem Pflaster bedeckten Stellen beschränkt bleiben, bei andern schlecht constituirten Kranken aber zuweilen auch zu schlimmen, erysipelatösen Entzündungen Veranlassung geben.

Das englische Pflaster, welches aus einem seidenen Stoffe, der mit Hausenblase und einer balsamischen Substanz überzogen ist, besteht, ist das beste Agglutinativum, welches man bei Personen mit empfindlicher Haut anwenden kann, denn es erzeugt nicht, wie die andern, Eruptionen und Erysipelas; indeſs findet es sich im Handel meistens nur in Stücken von einigen Zollen Gröſse. Es bleibt daher immer noch eine Aufgabe, eine Pflastermischung zu finden, welche bei der Klebekraft der alten Compositionen deren reizende Eigenschaften entbehrt.

Man wendet diese Pflaster in Form von mehr oder weniger breiten Streifen an, deren Zahl, Länge und Breite, je nach der Art der Wunden, verschieden sein muſs. Ist die Wunde nur klein, so reicht ein Pflaster hin, ist sie bedeutend, so gebraucht man zwei, drei und mehrere.

Da diese Pflastermassen immer eine gewisse Härte besitzen, so muſs man sie entweder durch Erwärmung, wenn man sich des Diachylon bedient, oder durch Befeuchten mit Wasser, wenn man das englische Pflaster benutzt, erweichen. Beim Auflegen läſst man von einem Gehülfen die vorher gereinigten Wundränder, deren Umgegend von Haaren kahl geschoren und gut getrocknet worden ist, einander nähern, und applicirt sodann das eine Ende des Pflasterstreifens auf die eine Seite der Wunde, zieht es dann über beide fort, indem man sie gegeneinander drückt, und befestigt dann das andere Pflasterende auf der entgegengesetzten Seite. So bringt man einen oder mehrere Streifen, je nach den besondern Umständen, an. Die Zwischenräume, welche bleiben, gestatten dem Eiter, welcher sich bildet, wenn die schnelle Vereinigung etwa nicht zu Stande kommt, einen bequemen Ausfluſs.

Ist eine Lappenwunde vorhanden, so muſs der erste Streifen von deren Basis aus nach ihrer Spitze gehn; in andern Fällen muſs er da angelegt werden, wo die Entfernung der Wundränder am bedeutendsten ist.

Sind nach dem Anlegen aller Pflaster einige wieder locker

locker geworden, so hebt man sie nur an einer Seite auf, um sie gehörig zu befestigen. Diese Streifen haben den Vortheil, dafs sie, je nach der zur Annäherung der entsprechenden Wundstellen erforderlichen Stärke, mehr oder weniger fest angezogen werden können.

Welche Form auch die Heftpflaster haben mögen, so hebt man, wenn man sie wechselt, oder als nicht mehr nothwendig entfernt, erst ein Ende derselben auf, indem man es vorsichtig nach der Trennungsstelle hin zieht; nahe an dieser hält man inne, legt aber während der ganzen Operation des Ablösens den Finger gegen die Haut, um weder Schmerz noch Zerren zu veranlassen. Ist dies geschehn, so löst man das andere Ende unter denselben Vorsichtsmaafsregeln, bis zu derselben Entfernung vom andern Wundrande, und entfernt den noch übrigen Theil dadurch, dafs man das Pflaster der Längenaxe der Wunde parallel umkehrt. Würde das Pflaster von einem Ende zum andern nach einer Richtung hin abgenommen, so liefe man Gefahr, eine noch nicht fest vereinigte Narbe von Neuem zu trennen.

Die vereinigenden Pflaster wirken indefs nur auf die Haut, das subcutane Zellgewebe und die Hautmuskeln, tiefer erstreckt sich ihre Wirkung nicht, und sie sind keinesweges im Stande, der Action nur mäfsig starker Muskeln das Gleichgewicht zu halten, oder dieselbe gar zu überwinden. Deshalb dienen sie auch nur als Unterstützungsmittel der gegebenen Lage, und auch dies nur bei oberflächlichen Wunden. Kräftiger und mehr in die Tiefe wirken schon die vereinigenden Binden.

§. IV.

Vereinigende Binden.

So nennt man die Verbände, durch welche die einander genäherten Wundlippen in unmittelbarer Berührung gehalten werden sollen.

Diese können sowohl bei Longitudinal-, als Transversalwunden angelegt werden. Die longitudinellen oder parallel mit der Axe der Glieder und des Körpers laufenden Wunden erfordern selten diese Bandagen, denn sie haben im Allgemeinen wenig Neigung zum Klaffen, und eine passende Lage, welche man den Theilen giebt, reicht fast immer hin, die Wundränder einander genähert zu erhalten. Oft sind sie dagegen bei den so leicht klaffenden, transversalen oder perpendikulär auf die Axe der Glieder und des Körpers fallenden Wunden nothwendig.

Eine Binde und einige graduirte Compressen machen bei den mit der Axe der Glieder und des Körpers parallel laufenden Wunden den vereinigenden Apparat aus. Die Binde, welche so breit als die Wunde lang, und so lang sein mufs, dafs man das Glied fünf- oder sechsmal damit umgeben kann, wird an dem einen Ende in zwei, drei oder mehr Köpfe, auf einer Strecke von funfzehn bis achtzehn Zoll, gespalten. Hinter dieser Theilung bleibe ein Stück, etwa dreiviertel so lang als die Circumferenz des verletzten Gliedes, ungespalten, und unmittelbar hinter diesem bringe man longitudinelle Spalten (Fenster) an, deren Zahl der der Köpfe entspreche. Hierauf rollt man das ungespaltene Ende auf einen Kopf und das gespaltene auf zwei, drei, vier u. s. w. Die graduirten Compressen, wenigstens zwei an der Zahl, müssen eine mit der Wunde gleiche Länge und eine der Tiefe derselben entsprechende Dicke haben; der eine ihrer Ränder mufs daher nach den Umständen einen halben bis einen ganzen Zoll und darüber dick sein. Von diesem Rande an nimmt die Compresse nach dem entgegengesetzten hin an Dicke ab.

Ist der Verband vorbereitet, so bringe man die zu vereinigenden Theile in einen Zustand von Erschlaffung, der Wundarzt ergreife dann die Bindenköpfe und lege das ungespaltene Stück auf den der Wunde gegenüberliegenden Punkt des Gliedes, führe dasselbe dann bis in die Nähe der Wunde und übergebe die Binde einem Gehülfen; von einem andern lasse er die Wundränder einander nähern und lege anderthalb bis zwei Zoll von ihnen entfernt die graduirten Compressen auf die Art an, dafs die dicksten Ränder derselben sich gegenüber stehn; in dieser Lage lasse er sie von dem Gehülfen halten, der vorher die Wundränder einander zu nähern hatte. Der Operateur steckt hierauf die Köpfe durch die entsprechenden Spalten, zieht die einzelnen Köpfe und das ungespaltene Ende nach entgegengesetzten Richtungen und nach unten, und drückt so die Compressen gegeneinander, welche sich nun gegenseitig nähern und die Wundränder zusammendrücken. Man endige die Binde auf die Art, dafs man zuerst mit den schmalen Köpfen und später mit den breiten Hobeltouren macht, welche zur Befestigung des Verbandes dienen. Diese Zirkelbinde, so wie alle auf ähnliche Art wirkende, haben den Uebelstand, dafs sie die Circulation in den oberflächlichen Lymphgefäfsen und Venen hemmen, woraus ödematöse und livide Anschwellungen, Anschoppungen und unerträgliche Schmerzen entstehn.

Der vereinigende Verband für Querwunden ist etwas complicirter als der eben beschriebene.

Es sind dazu gewöhnliche und graduirte Compressen und Zirkelbinden erforderlich. Die gewöhnlichen Compressen, zwei an der Zahl, müssen von dichter, starker und wenig ausdehnbarer Leinwand verfertigt, doppelt so lang als das verwundete Glied, und eben so breit oder noch breiter sein, als die Wunde lang ist. Das eine Ende der ersten Compresse mufs ungespalten, das andere in zwei, drei oder vier Köpfe gespalten sein, und die zweite Compresse an einem Ende Spalten oder Fenster von einigen Zollen Länge haben, deren Zahl den Köpfen der andern Compresse entspricht. Die Ränder säume man. Die graduirten Compressen müssen denen für Längswunden gleich sein. Aufserdem bedarf man zweier Binden, die von gewöhnlicher Breite und funfzehn- bis zwanzigmal länger als das Glied sind.

Man bringe nun den verwundeten Theil in Extension oder Flexion, je nachdem die Extensoren oder Flexoren betheiligt sind, und lege die beiden Compressen so an, dafs ihre gespaltenen Enden gegen einander gerichtet, die ungespaltenen von einander abgewendet sind, und die eine über die andere, fast um die ganze Länge ihrer Spaltungen, fortragt.

Hierauf beginne man, das Glied von seinem äufsersten Ende bis zu der Wunde herauf mit Hobeltouren einzuwickeln, um so die Compresse zu befestigen und eine Anschwellung des unteren Theiles des Gliedes zu verhindern, welche leicht durch die ober- und unterhalb der Wunde nöthige Einschnürung entstehen könnte. Dann lege man das ungespaltene Ende der Compresse auf den Verband und befestige sie durch einige Touren, schlage sie von unten nach oben zurück und befestige sie noch stärker durch einige Bindentouren. In dicht aneinander liegenden und gehörig angezogenen Hobeltouren gehe man dann mit der Zirkelbinde bis in die Gegend der Wunde empor. Der Wundarzt übergebe nun den Bindenkopf einem Gehülfen und mache am oberen Theile des Gliedes einige Zirkeltouren mit der zweiten Binde, applicire auf diese das ungespaltene Ende der Compresse und befestige selbige durch einige neue Touren. Die Binde führe man dann in Hobeltouren bis in die Gegend der Wunde herab. Die Enden der Compressen schlage man nun zurück und lege auf jeden Wundrand eine graduirte Compresse, stecke die Köpfe der gespaltenen Compresse durch die Fenster der andern und ziehe die Enden beider nach entgegengesetzter Richtung an, bis die Wundränder sich einander berühren. Die Enden der Compressen befestige man mit dem noch übrigen Theil der Binden. Endlich gebe man dem Gliede die passende Lage, flectire es also, wenn die Flexoren, und extendire es, wenn die Extensoren verletzt sind.

Diese Binde, welche kräftiger als die vorige wirkt, kann nicht nur bei Querwunden der Weichtheile, sondern auch bei Rissen der tendinösen, wie der Achillessehne, und selbst bei den Brüchen einiger Knochen, wie des Olecranons, der Kniescheibe u. s. w., angewendet werden, doch führt sie, wie die erste, ebenfalls alle Nachtheile einer circulären Compression mit sich. Man achte deshalb genau auf ihre Wirkung, und löse oder entferne sie ganz, wenn eine, leicht zur Gangrän führende, Anschwellung sich einstellt.

Erregt der Verband keine üblen Zufälle, so nehme man ihn erst dann ab, wenn die Wundränder vollkommen vereinigt sind, oder selbst erst längere Zeit nachher; Bewegungen des Gliedes darf man vollends nur gestatten, wenn die Narbe gehörige Festigkeit erlangt hat.

Ich habe hier blos von denjenigen Verbänden gesprochen, welche für alle Theile der Körperoberfläche im Allgemeinen passen; von denen, welche nur für gewisse Wunden, wie für die der Lippen, des Halses u. s. w. bestimmt sind, soll später die Rede sein.

§. V.

Von den Nähten

Lage, Heftpflaster und vereinigende Binden genügen indefs nicht immer allen bei Schnittwunden zu erfüllenden Indicationen, und dann mufs man zur Naht seine Zuflucht nehmen, welche die Wundränder am besten zusammenhält und den Austritt von Flüssigkeiten, so wie die Verschiebung der Weichtheile am sichersten verhindert.

Ohne hier den alten Streit zu berühren, der sich zu Ende des letzten Jahrhunderts zwischen *Pibrac (Mémoire sur l'abus des sutures, dans les Mémoires de l'académie royale de chir. tom. III.)*, der die Nähte fast in allen Fällen für schädlich erklärte, und den Aerzten erhob, welche dieselben fast bei allen Wunden anwenden wollten, will ich nur bemerken, dafs die Nähte für einzelne Fälle gewifs unentbehrlich sind, und bei nicht muskulösen oder nur mit schwachen Muskeln versehenen Theilen für sich allein schon zur Erfüllung der vorhandenen Indicationen hinreichen, bei Verwundung starker Muskeln hingegen der Wirkung dieser oder ihrer Sehnen allerdings nicht zu widerstehn vermögen, immer aber durch eine passende Lagerung unterstützt werden müssen, um das Ausreifsen der Fäden zu verhüten.

Unter Naht verstehen wir diejenige Operation, bei welcher man durch getrennte Theile Nadel und Faden hindurchzieht, um eine Annäherung und dauernde Vereinigung derselben zu bewirken; doch giebt es eine grofse Anzahl verschiedener Methoden, dieselbe auszuführen, deren Mechanismus sich am klarsten beschreiben, und deren Zweckmäfsigkeit für die einzelnen Fälle sich am besten beurtheilen lassen wird, wenn wir sie nach ihrer Wirkungsart unter mehrere Hauptklassen bringen. So haben einige den Zweck und die Wirkung, die Wundlippen in ihrer ganzen Fläche aneinander zu legen und sie in dieser Lage zu erhalten, und hierher gehören die einfachsten, leichtesten, gewöhnlichsten und wirksamsten Nähte, wie die Knopfnaht, die umwundene, die Schlingennaht u. s. w. Bei einer zweiten Klasse werden die blutigen Wundlippen aufgerichtet und in eine horizontale Fläche nebeneinander gelegt, wie bei der fortlaufenden und Kürschner-Naht. Bei einer dritten Klasse werden die Wundlippen nach innen geschlagen, so dafs sie sich mit ihrem Rücken an einander lehnen, wie bei der *Lembert*schen und *Jobert*schen Naht für die Längenwunden des Magens und des Darmkanals, bei der *Lembert*schen für Querwunden und bei der von mir für Längen- und Querwunden des Darmkanals angegebenen. Bei einer vierten Klasse endlich (für Darmwunden) werden die getrennten Darmenden ineinander geschoben, was auf einer Unterlage, wie einer Karte, einem Stücke Pappe, einer Trachea, einem Metallringe u. s. w., oder auch ohne fremde Unterlage geschehn kann, wie bei der *Rhamdor*schen Naht, oder der, welche von *Jobert* für Trennungen des Darmkanals in seinem ganzen Umfange angegeben worden ist. Ich will nun der Reihe nach von den Eigenthümlichkeiten, der Wirkungsart, so wie von den Vortheilen und Nachtheilen aller dieser verschiedenen Nähte handeln. Fast zu einer jeden bedarf man Nadel und Faden, und zu einigen auch noch aufserdem besonderer Hülfsmittel. Die Nadeln sind gerade oder gekrümmt. Die geraden haben wir von zweierlei Art. Die eine gleicht einer gewöhnlichen Nähnadel, hat eine sehr scharfe Spitze, einen cylindrischen Körper und ein Oehr. Die zweite Art, deren man sich bei der Hasenscharte bedient, hat eine sehr scharfe stählerne Spitze, welche an den Rändern schneidend ist und mit dem Körper der Nadel entweder ein einziges Stück bildet, oder davon getrennt werden kann. Im letzteren Falle befindet sich an der Basis der Spitze eine Aushöhlung, in welche der dünn zulaufende Theil des Nadelkörpers paſst, oder die Basis der Spitze wird in eine am Nadelkörper befindliche Aushöhlung gesteckt, so daſs man die Spitze, die leicht die Weichtheile verletzen könnte, nach Anlegung der Naht zu entfernen im Stande ist.

Der Nadelkörper besteht aus einem Cylinder, dessen Länge den zu durchstechenden Theilen entspricht, und der, um sich nicht beim längeren Zurückbleiben in den gehefteten Theilen zu oxydiren, aus einem edlen Metall, wie Gold, Silber oder Platina, gefertigt sein muſs. Die Spitze hingegen, die nur die Theile zu durchstechen, nicht aber in denselben zurückzubleiben, bestimmt ist, muſs von Stahl sein.

Wichtiger indeſs ist die Bestimmung der Form bei den krummen Nadeln, welche eben so wohl zur Anlegung der Nähte, als zur Ligatur der Arterien benutzt werden. Längere Zeit bestanden sie aus einem gekrümmten und einem geraden Stücke. Der gekrümmte Theil, welcher der Spitze zunächst lag, war dreikantig und dreischneidig, der gerade, nach dem Griffe zu liegende, bestand aus einem geraden oder beinahe geraden Stiele, in welchem sich eine longitudinale, zuweilen aber auch eine transversale, Oeffnung befand. Die Nachtheile eines solchen Instruments sind jedoch sehr augenfällig, denn da der vordere Theil desselben die Gebilde bogenförmig durchsticht, so muſs das gerade Ende, weil es sich nur mit Schwierigkeit durch diesen Kanal bringen läſst, nothwendig starken Schmerz verursachen.

Boyer (Mémoire à l'academie de chirurgie 1791. Abgedruckt in den *Mémoires de la société médicale d'émulation)* war es, der diese Nadeln passend verbesserte und bestimmte, daſs sie aus einem halbkreisförmig gebogenen Stahlstücke, von einem halben, bis anderthalb Zoll Länge und zwei Zoll Radius bestehen, auf der concaven und der convexen Fläche abgeplattet und eine halbe, anderthalb bis zwei Linien breit sein sollten.

Beim Einführen fasse man die krumme Nadel auf die Art, daſs die Concavität des Zeigefingers der rechten Hand auf die convexe Fläche der Nadel zu liegen kommt, und deren Griff auf der inneren Handfläche, oder auf einem Theile der Palmarfläche des Zeigefingers ruht Die Spitze rage einige Linien über den unteren Theil des Zeigefingers hervor. Der Daumen ruhe auf der Mitte der concaven Fläche. Hat man die Nadel auf diese Weise gefafst, so setze man sie perpendikulär auf den zu durchstechenden Theil auf, und ist man durch die Haut gedrungen, so führe man sie mehr oder weniger schräg, je nach der Tiefe, in die man einzugehn gedenkt, weiter fort. Die Kraft, mit der man die Nadel fortbewegt, wirke in der Richtung ihrer Krümmung, was man mittelst einer rotirenden Bewegung der Hand bewerkstelligt. Tritt die Nadel auf der entgegengesetzten Wundfläche aus, und ist sie bis zur Hälfte zum Vorschein gekommen, so ergreife man die Spitze mit den Fingern der rechten Hand und extrahire sie mittelst einer sanften und gleichmäfsigen Bewegung, wobei man zugleich mit der andern Hand die Wundlippen gehörig unterstützt, um sie vor jeder Zerrung zu schützen.

Was die Fäden betrifft, deren man sich zu den Nähten sowohl, als zu den Ligaturen bedient, so können diese aus vegetabilischen, animalischen und mineralischen Stoffen bestehen. Die aus Flachs und Hanf verfertigten sind lange Zeit ausschliefslich angewendet worden, und man hat sie einfach, doppelt, dreifach u. s. w., mit Wachs bestrichen oder ohne dieses, zu runden Schnüren zusammengedreht oder bandartig nebeneinandergelegt benutzt. Später bediente man sich der animalischen Substanzen, wie der Seide, der Gemsenhaut, der getrockneten und zu Fäden verarbeiteten Thierdärme u. s. w.

Bei der Anwendung der animalischen Substanzen zu Ligaturen ging man von der Idee aus, dafs diese ohne Nachtheil in der Tiefe der Wunden zurückgelassen werden könnten, indem sie dort verändert, erweicht und zuletzt resorbirt würden, so dafs die etwa beabsichtigte schnelle Vereinigung um so sicherer zu Stande käme.

Welchen Stoff man nun aber auch benutzen mag, so mufs man denselben vor der Anwendung wohl prüfen, damit die Fäden beim festeren Anziehn nicht etwa reifsen, eine Vorsicht, welche bei den Seidenfäden, namentlich bei den schwarz gefärbten, die in der Regel verbrannt und mürbe sind, besonders nothwendig ist.

Auch den vegetabilischen Substanzen hat man die Eigenschaft, verändert und resorbirt zu werden, zugeschrieben, indeſs weder bei den einen noch bei den andern hat sich dieselbe genügend bestätigt.

Auſserdem hat man auch noch verschiedene mineralische Stoffe, wie mehr oder weniger ſeine Fäden von Blei, Gold, Silber, Platina u. s. w., zu Nähten und besonders zu Ligaturen benutzt. *(Mémoire sur l'emploi des ligatures métalliques par H. S. Levret, Journal analytique Sept.* 1829.*)*

Da diese Substanzen sich wenig verändern und auf die Gewebe des Organismus keinen schädlichen Einfluſs äuſsern, so können sie allerdings einige Zeit in demselben zurückgelassen werden; bei längerem Auſenthalte wirken sie aber als fremde Körper und erregen als solche häufig Entzündung und Eiterung, vermittelst welcher sie ausgestoſsen werden. Auch können die Enden dieser Fäden nicht wie andere zusammengeknüpft und nach verschiedenen Richtungen hin angezogen, sondern nur aneinandergelegt und zusammengedreht werden, bis die in einen kleinen Zirkel eingeschnürten Theile hinreichend zusammengedrückt sind.

Ein beachtungswerther Punkt ist es ferner, daſs die zu den Suturen und den Ligaturen angewendeten Fäden immer die Neigung haben, die von ihnen umgebenen Theile zu durchschneiden.

Da man nun bei der Sutur eine Vereinigung, bei der Ligatur eine Durchschneidung zum Zweck hat, so muſs man letztere bei den Suturen auf jede nur mögliche Weise zu verhüten, bei den Ligaturen hingegen zu befördern suchen. Bei diesen nämlich bewirkt der umgelegte Faden eine Ruptur der spröden Theile, während die weniger spröden erst in Folge der durch die Einschnürung erregten Entzündung zerreiſsen. Die Versuche, wo man durch eine nur mäſsige Zusammenschnürung des Gefäſses oder durch frühes Lösen der Ligatur jenes Durchschneiden verhütete, haben kein günstiges Resultat gegeben; denn die Obliteration kam meistens nicht gehörig zu Stande, die Circulation stellte sich fast immer wieder her, und Gefäſse, welche an irgend einer Stelle ihres Umfanges verletzt waren, fingen von Neuem zu bluten an. Da nun die Fäden die Gewebe um so schneller durchschneiden, je feiner sie sind, und je stärker sie angezogen werden, so muſs man sie bei der Naht so stark, als es mit der Natur der Theile nur irgend verträglich ist, auswählen, bei der Gefäſsunterbindung aber ganz feine anwenden und sie kräftig anziehn, um die zerreiſsbaren Häute sogleich zu durchschneiden und die dichteren fest zusammen zu schnüren, weil sonst das Blut sich von Neuem einen Weg durch die Ligatur hindurch bahnt, so dafs Blutungen eintreten.

Da indefs auch bei der Naht die Fäden diejenigen Theile, um welche sie geschlungen werden, mit der Zeit durchschneiden würden, so mufs man sie, bevor dies geschehn kann, abnehmen, um eine gute Narbenbildung zu erzielen und den Zweck der schnellen Vereinigung vollständig zu erreichen. Sollten beim Entfernen der Fäden die Wundränder noch nicht vereinigt sein, so lege man, wenn es nothwendig und zulässig erscheint, neue ein, oder wende, je nach den Umständen, Heftpflaster oder vereinigende Binden an.

Erste Klasse. Nähte mit Aneinanderlegung der Wundlippen. (*Sutures par affrontement.*)

Bei diesen Nähten werden die blutigen Wundlippen genau aneinandergelegt und in dieser Lage erhalten, um die schnelle Vereinigung der gleichartigen Theile zu bewerkstelligen, und zwar geschieht dies auf mehrere Arten.

Erste Art. Die Knopfnaht. (*Suture à points séparés*) Zu dieser sind, je nach der Besonderheit des Falles und der Dicke der Theile, gerade oder krumme Nadeln mit einfachen, doppelten oder dreifachen Fäden erforderlich. Die Zahl der Nadeln richtet sich nach der Länge der Wunde und den zu machenden Stichen, und die gegenseitige Entfernung der letzteren schwankt zwischen zehn und zwei Linien, je nachdem man nur die Annäherung der Theile beabsichtigt, oder einen Ausflufs verhüten will.

Die gerade Nadel und ein einfacher Faden reichen bei Verletzungen des Darmkanals hin, wogegen man für grofse Trennungen der andern Weichtheile der krummen Nadeln und oft doppelter oder dreifacher Fäden bedarf. Diese Naht kann nun auf zweierlei Weise angelegt werden.

Erstes Verfahren, bei grofsen Wunden. — Nach Reinigung der Wundlippen lege man den Zeige- und Mittelfinger der linken Hand in den Grund der Wunde, den Daumen auf die Haut, bringe hierauf die getrennten Theile in ihre richtige Lage und durchsteche mittelst der in der rechten Hand gehaltenen, mit einem doppelten oder dreifachen Faden versehenen, krummen Nadel die Wundlippe von aufsen nach innen in einer der Tiefe der Wunde entsprechenden Entfernung vom Wundrande, und lasse, wo möglich, die Spitze der Nadel zwischen dem Zeige- und Mittelfinger der linken Hand hervordringen. Dann fasse man die andere Wundlippe eben so und durchsteche sie in derselben Tiefe und Entfernung vom Wundrande von innen nach aufsen. Auf dieselbe Art lege man nach einander so viele Hefte an, als für die Ausdehnung der Wunde erforderlich sind.

Viele Stiche sind nothwendig, wenn man Wunden einer Höhle, wie der Mund- oder Bauchhöhle, zu schliefsen, wenigere, wenn man nur die Lippen einer Wunde an den Extremitäten in Berührung zu erhalten hat. Sind alle Fäden eingezogen, so lasse man von einem Gehülfen die Wundlippen mit beiden Händen genau einander nähern, ergreife die Enden der Fäden und vereinige sie zuerst durch einen einfachen, nachher durch einen doppelten Knoten, bewirke aber immer nur eine mäfsige, niemals eine sehr feste Zusammenschnürung, da sonst bei der später eintretenden Anschwellung leicht ein Ausreifsen der Fäden stattfinden könnte.

Doch bedenke man sowohl bei dieser, als bei anderen Nähten, dafs wenn auch die Vereinigung der verletzten Theile gewöhnlich schon am vierten oder fünften Tage zu Stande kommt, die Narbe zu dieser Zeit noch nicht allen Einwirkungen zu widerstehen vermag, so dafs selbst gut gebildete Narben häufig durch die Wirkung der Muskeln, oder Bewegungen und Zerrung der Theile zerstört werden, ein Umstand der viele Aerzte veranlafst hat, die Fäden oder Nadeln wohl zehn bis zwölf Tage in den gehefteten Theilen zurück zu lassen. Das zu lange Verweilen zieht aber leicht Durchschneidung, und in Folge dieser schlechte Narbenbildung nach sich, welche letztere den Zwecken mancher Operationen, wie z. B. dem der Hasenscharte, zuwider läuft.

Uebrigens kommt das Alter der Verwundeten bei dem Zurücklassen der Fäden in Betracht; denn während bei Kindern die Theile so leicht durchschnitten werden, dafs man die Fäden oder Nadeln schon am vierten oder fünften Tage herausziehn mufs, kann man sie bei Erwachsenen wegen der gröfseren Zähigkeit der Gewebe sieben bis acht Tage zurücklassen und bei Greisen, wo die adhäsive Entzündung nur langsam verläuft, und die Gebilde noch rigider sind, hat man sie erst am neunten oder zehnten Tage zu entfernen nöthig.

Von eben so grosfem Einflufs ist die Natur der zu heftenden Theile. Cellulöse, seröse, mucöse, parenchymatöse Gewebe werden schon nach wenigen Tagen von einer Ligatur durchschnitten, während dies bei fibro-cellulösen, fibrösen, vasculösen u. dgl. erst viel später, ja zuweilen erst am zwanzigsten bis dreifsigsten Tage geschieht.

Die schnelle Vereinigung der Wunden erfordert in der Regel fünf bis sechs Tage, sind diese verflossen, so durchschneide man den hervorragenden Theil der Heftschlinge, fasse den Knoten mit dem Daumen und dem Zeigefinger, oder mit der Pincette und extrahire den Faden, indem man ihn dabei einen ähnlichen Bogen wie beim Einziehen beschreiben läfst.

Ist Eiterung eingetreten, so entferne man die Fäden nicht, sobald keine Durchschneidung zu befürchten steht, ist letzteres aber der Fall, so ersetze man sie durch Heftpflaster, womit man so lange fortfährt, bis die Vereinigung der Theile zu Stande gekommen ist.

Diese Naht findet bei grofsen Wunden auf der Körperoberfläche, bei Lappen- und Amputationswunden u. s. w. ihre Anwendung, pafst aber nicht für Wunden des Magens und des Darmkanals, gegen die sie mitunter empfohlen worden ist.

Zweites Verfahren, für kleinere Wunden. — Nach dieser zweiten Methode nähert man die Wundlippen, legt sie, wie bei der vorigen, aneinander und durchsticht beide mit einem einzigen Nadelstich, worauf die Fadenenden zusammengeknüpft werden. Diese Methode kürzt demnach, in den dafür geeigneten Fällen, die Operation ab.

Zweite Art. — Schlingennaht. (*Suture à anse.*) Diese besteht, wie die vorige, aus getrennten Heften und erfordert ebenfalls eine der Länge der Wunde entsprechende Zahl von Nadeln und Fäden. Sie wird ganz auf dieselbe Art ausgeführt, nur fafst man die Enden der Fäden, von denen jeder fünf bis sechs Zoll lang sein mufs, nachdem alle Hefte angelegt sind, in ein Bündel zusammen und dreht dieses mehrere Mal um sich selbst, wodurch man die Wundränder zwar nähert, aber zugleich auch runzelt.

Bei innern Wunden, wie bei denen des Darmkanals, mufs man diese so zusammengedrehten Fäden äufserlich mit Heftpflaster befestigen. Ist dann die Vereinigung der verwundeten Theile gelungen, so schneide man die Fäden auf einer Seite, den gehefteten Theilen so nahe als möglich, ab, und ziehe sie an der anderen durch vorsichtige Tractionen aus.

Diese Naht ist aber weder für äufsere Wunden, noch für die des Darmkanals recht geeignet und wird mit Vortheil durch wirksamere ersetzt.

Dritte Art. — Umwundene Naht. (*Suture entortillée.*) Man bedient sich dazu gerader, mit einer abnehmbaren Stahlspitze versehener, oder einfacher Näh- oder Stecknadeln, oder endlich der Insektennadeln, deren Spitzen besonders scharf sind.

Man reinige zuerst die Wundränder gehörig, nähere sie und lege sie genau aneinander, drücke sie mit dem Daumen und dem Zeigefinger der linken Hand zusammen, und fasse hierauf die Nadel, deren Spitze mit Fett bestrichen worden, an ihrem mittleren Theile zwischen dem Daumen und dem Mittelfinger der rechten Hand, während man den Zeigefinger auf das Kopfende derselben legt, steche sie, je nach der Dicke der Theile, zwei bis drei Linien von dem einen Ende der Wunde und zwei bis drei oder mehrere Linien von dem Wundrande entfernt ein, und lasse sie in derselben Entfernung auf der entgegengesetzten Seite hervordringen, indem man von den Nadeln ungefähr ein, der Hälfte oder zwei Dritteln der Tiefe der Wunde entsprechendes, Stück stehen läfst.

Um diese erste Nadel lege man eine gewächste Fadenschlinge, welche unter den beiden Enden derselben fortgeführt, zusammengezogen und einem Gehülfen übergeben wird, der einen mäfsigen Zug daran ausübt, um das Abgleiten der Theile von der Nadel zu verhüten. In Entfernungen von ungefähr zwei bis drei Linien lege man nun eine zweite, dritte und, wenn nöthig, eine vierte Nadel ein, indem man dabei von dem einen Winkel der Wunde zu dem andern fortgeht.

Sind alle Nadeln eingestochen, so lege man eine zweite Fadenschlinge um die letzte, führe die Enden derselben vor und hinter dieselbe herum, und widerhole dies drei- oder viermal, indem man den Faden dabei kreuzt; hierauf gehe man auf die folgende Nadel über und kreuze die Enden in dem Zwischenraume ebenfalls, umschlinge dann auf dieselbe Art die zweite Nadel, gehe von dieser in derselben Weise zur dritten, und wiederhole dies, bis man zur letzten gekommen ist, wo die Naht damit geendigt wird, dafs man die Fäden mittelst des chirurgischen Knotens zusammenknüpft und die Enden der, um die erste Nadel gelegten, Schlinge abschneidet. Zuletzt ziehe man die Spitzen der Nadeln ab, oder lege, wenn man sich gewöhnlicher bedient hat, unter ihre Enden kleine Compressen, um die benachbarten Theile zu schützen, oder schneide die Spitzen ganz fort.

Bei dieser Naht bedarf man keiner andern Unterstützungsmittel, und sie allein reicht schon hin, die genäherten Theile in Berührung zu halten, sobald nur die Kranken sich vor starken Bewegungen hüten, welche das Ausreifsen der Nadeln vor vollendeter Vereinigung der Wundränder zur Folge haben würden, obwohl manche Aerzte noch der Meinung sind, dafs man der vereinigenden Binden dabei nicht entbehren kann.

Man entferne die Nadeln bei Kindern am vierten oder fünften, bei Erwachsenen am sechsten bis achten Tage.

Beim Ausziehn der Nadeln lege man den Zeigefinger der linken Hand auf denjenigen Wundrand, gegen welchen man die Nadel hin drückt. Dann lege man die Spitze des Zeigefingers der rechten Hand an das stumpfe Ende der Nadel und drücke dieses von der rechten zur linken, fasse darauf die Spitze der Nadel zwischen dem Daumen- und Zeigefinger und ziehe sie aus. So verfahre man mit jeder Nadel, beginne jedoch mit denjenigen, welche an wohl vereinigten Stellen liegen, und lasse die übrigen noch einige Zeit zurück.

Die an der Wunde klebenden Fäden kann man, gleichsam als Heftpflaster, noch einige Tage auf derselben zurücklassen und erst entfernen, wenn die Vereinigung vollständig gelungen ist.

Diese Naht ist vorzüglich bei zufälligen oder angeborenen Trennungen der Lippen, bei penetrirenden Wunden der Wangen u. s. w. indicirt; zwar kann man sie auch bei Verletzung der Bauchwandungen anwenden, doch ist hier die folgende passender.

Vierte Art. — Zapfennaht. (*Suture enchevillée.*) Man braucht zu dieser Naht: 1) So viele krumme Nadeln, als man Hefte anzulegen hat. 2) Einfache gewächste Fäden, deren beide Enden gleichzeitig durch das Oehr gezogen werden, so dafs am entgegengesetzten Ende eine Schlinge entsteht. 3) Zwei Cylinder aus einer Federspule, einem fest zusammengerollten Kartenblatte, oder besser noch aus Holz bereitet, welches letztere abgerundet, glatt, einige Linien dick und ungefähr einen Zoll länger als die Wunde sein mufs.

Nach Reinigung der Wundränder gebe man denselben die gehörige Lage, lege den Daumen und den Zeigefinger der linken Hand unter das eine Ende der Wundlippe, durchsteche dasselbe alsdann mit der Nadel von aufsen nach innen drei bis vier Linien vom Wundrande entfernt, führe die Spitze der Nadel zwischen dem Daumen und dem Zeigefinger der linken Hand heraus, fasse sie mit dem Daumen und Zeigefinger der rechten, und ziehe sie so weit hervor, dafs von der Fadenschlinge nur noch so viel übrig bleibt, als zur Aufnahme eines Cylinders nothwendig ist.

Hierauf führe man den Daumen und Zeigefinger der linken Hand unter den gegenüberstehenden Wundrand und steche die Nadel von innen nach aufsen, dem ersten Stiche gegenüber, ein, ziehe sie heraus, lege in Zwischenräumen von einem halben, dreiviertel bis einem ganzen Zoll auf dieselbe Art so viele Fäden ein, als für die Länge der Wunde erforderlich sind, und stecke dann durch die ganze Reihe der nebeneinander liegenden Schlingen einen Cylinder. Ein Gehülfe lege nun seine beiden Hände seitlich neben die Wunde, um deren Lippen aneinander zu nähern, und der Wundarzt ziehe die Enden der Fäden vorsichtig an, um den Cylinder durch die Schlingen gehörig zu befestigen. Hierauf ordne er auf der andern Seite der Wunde die Fäden, lege zwischen deren Enden einen zweiten Cylinder, um welchen sie vermittelst eines einfachen Knotens und einer Schleife befestigt werden.

Der Mechanismus dieser Naht ist ganz einfach. Jeder Stich derselben bildet einen Bogen, dessen Concavität die zu vereinigenden Theile umfafst, und dessen Enden an den Cylindern auf der einen Seite durch eine Schlinge, auf der andern durch einen Knoten befestigt sind, so dafs die Cylinder in der ganzen Ausdehnung der Wunde auf die Ränder derselben wie eine fortlaufende Naht wirken und jede Dislocirung der Theile verhüten. Sie hat deshalb grofse Vorzüge bei den Wunden der Bauchwandungen, denn die Fäden wirken nicht sowohl auf das Fleisch, als auf die Cylinder, auf deren ganze Ausdehnung ihre Wirkung vertheilt ist, und können deshalb ersterers nicht leicht durchschneiden.

Da demnach diese Naht die Theile wenig reizt, so kann man sie länger als andere liegen lassen; und ist die Vereinigung zu Stande gekommen, so trennt man die einzelnen Schlingen der Fäden mit der Scheere, zieht den ersten Cylinder aus, ergreift hierauf den zweiten, und zieht in der von den Fäden beschriebenen Bogenrichtung sie und den Cylinder gleichzeitig aus. Hierauf legt man Heftpflaster an, empfiehlt dem Patienten Ruhe, und unterstützt die Narbe noch einige Zeit durch einen Compressivverband.

Fünfte Art. Die letzte Art der hierher gehörigen Nähte ist diejenige, wo die parallel aneinander gelegten Wundlippen mittelst einer Nadel und eines Fadens, welche man abwechselnd von der einen zur andern führt, durchstochen werden, so dafs eine Art von Acht entsteht, deren Kreuzung sich auf der Wundspalte befindet, weshalb diese Naht auch die gekreuzte oder Achternaht (*Suture en huit de chiffre ou entrecroisée*) heifst.

Zu dieser Naht braucht man nur eine einfache Nadel mit einem mit Wachs bestrichenen Faden. Sind die Wundlippen gehörig an einander gelegt worden, so ergreife man die eine mit dem Daumen und Zeigefinger der linken Hand und ziehe Nadel und Faden von aufsen nach innen mittelst derselben Finger der andern Hand hindurch, lasse jedoch ein fünf bis sechs Zoll langes Ende des Fadens übrig, das einem Gehülfen übergeben wird. Dann führe man die Nadel zur innern Fläche der entgegengesetzten Wundlippe, von dieser zur innern Fläche der ersten, und so fort bis die ganze Länge der Wunde von dem Faden durchzogen ist, der so, von aufsen nach innen und von einer Seite zur andern gehend, eine Reihe von Achten bildet.

Ist die Naht beendet, erhalte man das zweite Ende des Fadens aufserhalb der Wunde, und nach der Vereinigung schneide man die Fäden ganz nahe an der Haut ab, oder lasse sie zurück, wenn das Ausziehn derselben zu viele Schwierigkeiten hat.

Diese Naht findet nur bei Darmwunden Anwendung und nähert sich der Kürschnernaht, von der sie sich indefs dadurch unterscheidet, dafs die Spiralen, aus der sie besteht, sich in der Wunde kreuzen, und darin einen fremden Körper bilden, was bei der Kürschnernaht nicht der Fall ist. Dessen ungeachtet hat sie einige Vorzüge vor dieser, denn während die Wundränder sich bei der letzteren nach aufsen kehren können, werden sie durch erstere eher nach innen gebogen und in unmittelbare Berührung gebracht. Sie wird, wie gesagt, nur bei Darmwunden angewendet, wo sie indefs auch passend durch andere ersetzt werden kann.

Zweite Klasse. Nähte mit Aufrichtung der Wundränder. (*Sutures par redressement.*)

Bei diesen werden die Wundlippen nicht in unmittelbare Berührung gebracht, sondern eine neben der andern aufgerichtet, so dafs ihre Ränder sich gegenseitig nicht vollständig berühren, ein Umstand, dessen Nachtheile man leicht einsieht.

Die hervorstechendste Art dieser Klasse, die, bei der alle Charaktere und mithin alle Nachtheile am deutlichsten ausgesprochen sind, ist die Naht mit fortgeführtem Stich (*à points passés*), welche *Bertrandi* zugeschrieben wird.

Erste Art. Naht mit fortgeführtem Stich.

(*à points passés*). Zu dieser bedarf man nur einer geraden Nadel und eines mit Wachs bestrichenen, einfachen oder doppelten Fadens, je nach der Dicke der Theile. Die Wundlippen werden aufgehoben und mit ihrer innern Fläche aneinander gelegt. Von einem Gehülfen läſst man dann die Wunde an dem einen Ende mit dem Daumen und Zeigefinger in dieser Lage halten, ergreift in einiger Entfernung hiervon die Wundlippen auf dieselbe Art mit dem Daumen und Zeigefinger der linken Hand und durchsticht sie von der rechten zur linken zwei bis drei Linien vom Rande und Endpunkte der Wunde entfernt. Die Nadel wird dann auf der entgegengesetzten Seite ausgezogen und drei bis vier Linien davon auf derselben Seite, also von links nach rechts, wieder eingestochen. So setzt man die Naht fort, bis die ganze Wunde geheftet ist. Die beiden Enden des Fadens, welche man fünf bis sechs Zoll lang gelassen hat, werden auſserhalb der Wunde, neben einander liegend, oder von einander entfernt, erhalten; und sobald die Vereinigung zu Stande gekommen ist, schneidet man eins davon ab und zieht an dem andern mittelst leichter Tractionen den Faden aus.

Manche, welche das Ausziehn nach einer Richtung fürchteten, lieſsen die Ligatur aus zwei Fäden von verschiedener Farbe bestehn, die sie nach entgegengesetzten Richtungen auszogen, damit durch den nach einer Seite hin wirkenden Zug die gehefteten Theile nicht aus ihrer Lage gebracht würden.

Diese Naht hat den groſsen Nachtheil, daſs die Wundlippen bei derselben nicht ihre gehörige gegenseitige Lage erhalten. Hieraus entsteht schon bei Wunden der Körperoberfläche z. B. nach Amputationen, bei denen man sie auch anwenden wollte, der Uebelstand, daſs die Narbe vorspringende und entstellende Ränder erhält. Bei Darmwunden aber hat sie vollends eine Verengerung des Darmkanals zur Folge, welche so viel beträgt, als die Breite des vor der Naht befindlichen Stückes vom Wundrande; ausserdem bringt sie hier nicht die Wundränder, sondern die Schleimhautflächen mit einander in Berührung, deren Vereinigung auf keine Weise zu bewerkstelligen ist, so daſs die Heilung dann nur durch adhäsive Entzündung zwischen den verwundeten Theilen und dem Peritoneum zu Stande kommen kann.

Zweite Art. — Kürschnernaht. Zu dieser braucht man, wie bei der vorigen, nur eine gerade Nadel und einen gewächsten Faden. Die zu vereinigenden Wundlippen

lippen ergreife der Wundarzt an ihren beiden Enden mit dem Zeigefinger und Daumen beider Hände, nähere sie einander, hebe sie auf und lege sie mit ihren innern Flächen aneinander. Hierauf lasse er das eine Ende der Wunde von einem Gehülfen halten und fasse den übrigen Theil mit dem Zeigefinger, dem Daumen und den andern Fingern der linken Hand, durchsteche mit der zwischen Daumen und Zeigefinger der rechten Hand gefafsten Nadel die beiden Wundlippen gleichzeitig einige Linien von dem Ende und dem Rande der Wunde entfernt, von rechts nach links, und lasse ein fünf bis sechs Zoll langes Stück des Fadens aufserhalb der Wunde zurück. Hierauf ziehe er die Nadel aus und führe, anstatt die Wundlippen, wie bei der vorigen Naht, nun von links nach rechts zu durchstechen, den Faden über den Wundrand und durchsteche die Wundlippen von Neuem von rechts nach links. Auf solche Weise fährt man bis zum Ende der Wunde fort, wo man ebenfalls ein Stück Faden von fünf bis sechs Zoll Länge übrig läfst. Diese beiden Enden können dann je nach den Umständen genähert oder entfernt von einander gehalten werden, und ebenso hängt es von der Besonderheit des Falles ab, ob die gehefteten Theile aufsen erhalten, oder in die entsprechenden Höhlen zurückgebracht werden müssen. Ist die Vernarbung bewerkstelligt, so schneide man ein Ende des Fadens ab und ziehe ihn an dem andern aus, oder man läfst den Faden ganz zurück, nachdem dessen Enden nahe an der Wunde abgeschnitten worden sind.

Diese Naht pafst mehr für Wunden auf der Oberfläche des Körpers, als für Verletzungen des Darmkanals; denn es werden dadurch Schleimhäute aneinander gelegt, die sich nicht mit einander vereinigen, obwohl dieser Nachtheil einigermafsen dadurch beseitigt wird, dafs die Spiralen des Fadens die Schleimflächen etwas nach innen drücken und so die Wundränder mit einander in Berührung bringen. Aufserdem hat sie vor der vorhergehenden den Vorzug, dafs sie die Wundlippen sowohl an den vom Faden durchzogenen, als auch an denjenigen Stellen mit einander vereinigt, an welchen sich die Spiralen befinden, wodurch Dislocationen und Ergüssen vorgebeugt wird.

Dritte Klasse. Nähte mit Einwärtsstülpung der Wundränder.

Bei diesen Nähten werden die Wundlippen, statt wie bei den vorigen mit ihren blutigen Rändern in genaue Berührung gebracht zu werden, vielmehr so einwärts gestülpt, dafs sie mit ihren äufseren Flächen aneinander zu liegen kommen; und sie passen besonders für Wunden des Magens und des Darmkanals. Denn wenn diese auch zuweilen durch die vorher beschriebenen Nähte vereinigt worden sind, so kam die Heilung nur durch Verwachsung des Peritoneums mit den Nachbargebilden zu Stande, indem die einzelnen Häute des Darmkanals sich nämlich, mit Ausnahme der serösen, die sich schnell mit einer serösen verbindet, nur schwer unter einander vereinigen, ein Umstand, auf welchen sowohl die von mir angegebene Heilung des widernatürlichen Afters mittelst eines Enterotoms (*Mémoires de l'académie royale de médecine T. I. Mémoire de Dupuytren, sur les anus contre nature.*), als auch die später (1824) von *Jobert de Lamballe* angegebene Naht gegründet ist, mittelst welcher die serösen Flächen des Darmkanals zur Heilung von Wunden dieses Eingeweides in gegenseitige Berührung gebracht werden.

Diese Naht wird nun auf verschiedene Art ausgeführt, je nachdem der Magen und Darmkanal mit der Axe parallel laufende oder schräg darauf fallende penetrirende Wunden empfangen hat, oder zum Theil oder im ganzen Umfange perpendikulär getrennt ist.

Erstes Verfahren. Haben die Theile nur eine mit der Axe parallele oder sie schräg treffende Verletzung erlitten, so findet man dieselben stets mehr oder weniger in sich selbst zusammengezogen, und die Ränder nach aufsen umgestülpt. Bei der Ausführung dieser Naht, zu der man eben so vieler Fäden und gerader Nadeln bedarf, als man Hefte anzulegen hat, lagere man den Kranken auf den Rücken, lasse den Kopf gegen die Brust beugen und die Schenkel an den Bauch anziehen, bringe, auf der rechten Seite desselben sitzend, die Wundlippen in ihre natürliche Lage, und schlage sie dann mittelst eines Bistouriheftes oder der Spitze einer Nähnadel mehr nach innen, so dafs sie sich nicht mit ihren Schleimhautflächen, sondern mit den serösen berühren. Man lasse nun die so vereinigte Wunde an dem einen Ende von einem Gehülfen halten und fasse sie nahe dabei mit dem Daumen und Zeigefinger, durchsteche, durch die ganze Darmwand hindurchgehend, in Zwischenräumen von zwei, drei und selbst vier Linien den Rücken jeder Falte mittelst einer Nadel, welche mit einem seidenen oder hanfenen Faden versehn ist, und endige die Naht, indem man mit jedem einzelnen Faden auf den Wundlippen einen doppelten Knoten macht. Hierauf werden die Fadenenden dem Darm ganz nahe abgeschnitten, und letzterer in die Bauchhöhle zurückgebracht, ohne die Fäden weiter zu berücksichtigen, von denen *Lembert* beobachtet hat, dafs sie nach Verlauf von sieben bis acht Tagen die Theile durchschneiden und in den Darmkanal fallen, so wie dafs eine plastische Exsudation, die sich schnell organisirt und später verschwindet, nach Art des provisorischen Callus der gebrochenen Knochen, die Darmwände unter sich und mit den Nachbartheilen vereinigt. Diese Naht ist von *Lembert* angegeben.

Zweites Verfahren. Später hat *Jobert* für dieselben Fälle eine ähnliche Methode bekannt gemacht, welche sich von der vorigen nur dadurch unterscheidet, dafs man, nach der Einwärtskehrung und Durchstechung der Darmwände mittelst einzelner Nadeln, die Enden aller Fäden in zwei Bündel, und diese, nach Zurückführung der Theile in die Bauchhöhle, aufserhalb mittelst Heftpflaster befestigt. Sobald die Vereinigung zu Stande gekommen ist, schneidet man die Fäden an der einen Seite ab und zieht sie am entgegengesetzten Ende vorsichtig aus.

Diese Modification möchte man indefs nicht sehr glücklich nennen, denn sobald sich der Darm im geringsten ausdehnt oder verengert, können die Wuudlippen aus ihrer Lage kommen, und Ergüsse in die Bauchhöhle stattfinden.

Drittes Verfahren. Dieses scheint mir besser zu sein als die beiden vorigen, und besteht darin, dafs man die Wundränder nach innen schlägt, so dafs die Peritonealflächen sich berühren, und den Rücken jeder Falte nur mittelst einer, mit einem Faden versehenen Nadel durchsticht, indem man abwechselnd von der einen Seite zur andern übergeht und jedes Mal den Faden über die Wundlippen fortführt; oder man kann auch, ohne vorher die Einwärtskehrung vorzunehmen, erst den Darm, zwei Linien von dem einen Wundrande entfernt, mit einem Nadelstiche von aufsen nach innen und von innen nach aufsen durchstechen, zur entgegengesetzten Wundlippe übergehn und dann den Faden jedes Mal von einer Seite zur andern führen, so dafs auf den Wundlippen, die sich dabei von selbst nach innen schlagen, eine Art Spirale wie bei der Kürschnernaht entsteht.

Bei diesem Verfahren werden die Wundränder nicht nur an den Durchstichspunkten, sondern auch in den Zwischenräumen derselben vereinigt erhalten. Nachher führt man die gehefteten Theile in die Bauchhöhle zurück und befestigt an jedem Winkel der Wunde die beiden Enden des zur Naht benutzten Fadens. Nach geschehener Vereinigung schneidet man ein Ende des Fadens ab und zieht den übrigen Theil am entgegengesetzten aus.

Diese Naht gewährt den Vortheil, daſs man dazu nur einer Nadel und eines Fadens bedarf, so wie den, daſs sie sehr leicht auszuführen ist.

Lembert's Verfahren für Verletzungen des Darmkanals in seinem ganzen Umfange. — *Lembert* verfährt hier ganz wie bei Longitudinalwunden. Jedes Ende des Fadens wird nämlich dabei nach innen umgeschlagen, und diese Lage durch Knopfnahtstiche gesichert. Auſserdem hat man dabei nur noch die Vorsicht zu beobachten, daſs man auf jeder Seite des Mesenteriums einen Faden anlegt und darauf achtet, daſs die Darmtheile einander genau correspondiren.

Zweites Verfahren. Besser ist wohl für diese Verletzungen noch das von mir oben für die Längenwunden angegebene Verfahren, nämlich Einwärtskehrung der Wundränder und Anlegung der Kürschnernaht.

Bei diesem Verfahren wird der Kranke auf die oben angegebene Art gelagert, und ohne sich um die Unterscheidung des oberen Darmtheiles vom unteren, wodurch man die Operation nur erschweren und verzögern würde, zu kümmern, führt man den linken Zeigefinger in eines der Enden, fixirt es mittelst dieses Fingers und des Daumens, ergreift eine mit einem Faden versehene Nadel zwischen den drei ersten Fingern der rechten Hand und durchsticht die ganze Darmwand, dem Mesenterium so nahe als möglich, anderthalb Linien vom Wundrande entfernt, zieht dann den Faden so weit an, daſs auſserhalb der Naht ein vier bis fünf Zoll langes Stück desselben übrig bleibt, welches man einem Gehülfen übergiebt, faſst hierauf das andere Darmende, durchsticht es in der Nähe des Mesenteriums auf dieselbe Weise, geht dann wieder nach dem ersten, und darauf zum zweiten Wundrande über, indem man den Faden wie bei der Kürschnernaht über die Wundlippen fortführt, bis man die ganze Wunde auf diese Art geheftet hat und wieder zum Mesenterium gekommen ist, von dem man ausgegangen war, und woselbst man auch die Naht beendigt. Man bringt hierauf die Theile mit der Pincette in ihre gehörige Lage, zieht den Faden überall gleich stark an, führt den Darm in die Bauchhöhle zurück und befestigt den Faden an beiden Wundenden. Nach fünf bis sechs Tagen zieht man ihn auf gewöhnliche Art aus.

Fürchtet man, daſs der spiralförmig durch den Darm

gewundene Faden sich nicht auf einmal gut ausziehn liefse, so kann man an der convexen Fläche des Darms in eine der Spiralen einen Faden einlegen, diesen zusammenknüpfen, aufserhalb befestigen und daran nach vollendeter Vereinigung die Ausziehung des Heftfadens bewerkstelligen, nachdem man zuvor die beiden Enden desselben in der Nähe der Wunde abgeschnitten hat. Besser aber thut man noch, die beiden Enden zunächst der Haut abzuschneiden und den übrigen Theil zurückzulassen, der dann, wie schon gesagt worden, in den Darmkanal fällt und nach kurzer Zeit durch den Anus ausgestofsen wird.

Diese Naht erfordert also nur eine Nadel und einen Faden, es ist dabei keine Unterscheidung des oberen Darmendes vom unteren, kein Einschneiden des Mesenteriums, kein vorheriges Umstülpen der Wundränder erforderlich, denn dieses entsteht von selbst als nothwendige Folge des über die äufsere Darmfläche laufenden Fadens. Auch habe ich mich mit *Lembert* überzeugt, dafs man, nach Anlegung dieser Naht, den Darm ziemlich stark durch Luft ausdehnen kann, ohne dafs dieselbe herausdringt, so wie auch, dafs diese Naht nur eine geringe Verengerung zur Folge hat, die dem Fortgange der Darmcontenta durchaus kein Hindernifs in den Weg stellt.

Diese Nähte eignen sich nur für seröse Häute, da andere, wie z. B. Flächen der äufsern Haut, auf diese Weise an einander gelegt, durchaus nicht mit einander verwachsen würden.

Vierte Klasse. Nähte mit Invagination.

Diese Nähte eignen sich nur für Verwundungen des Darmkanals in seinem ganzen Umfange und werden auf mehrere Weisen ausgeführt; bei der einen wird das eine Ende blofs in das andere invaginirt (*Rhamdor*sche); bei der andern werden die Darmenden nach vorheriger Umklappung ihrer Ränder in einander invaginirt (*Jobert*sche); bei einer dritten endlich wird zwar das obere Ende auch nur in das untere invaginirt, doch geschieht dies auf einem fremden Körper (Naht der vier Meister und *Denans*sche).

Erste Art. — *Rhamdor*sche Naht. Bei dieser mufs man, wie überhaupt bei allen denen, wo man die Invagination vornimmt, sorgfältig das obere Darmende von dem unteren unterscheiden, damit man nicht etwa dieses in jenes stecke, was eine Hemmung des Durchganges der Darmcontenta veranlassen würde, die leicht wieder Verschiebung der Wundränder und tödtliche Ergüsse in den

Unterleib herbeiführt. Aber weder an der Farbe, noch der Form, oder dem Volumen kann man das obere Darmende erkennen, sondern nur daran, dafs aus demselben Gas, Speisebrei, oder Fäcalmassen, oder andere gefärbte Flüssigkeiten, wie Veilchensyrup, den man zu diesem Zwecke den Patienten nehmen läfst, ausfliefsen, was man auch noch durch reizende Einreibungen oder Purganzen, z. B. durch Eingeben von Crotonöl, befördern kann, wiewohl allerdings durch die Anwendung dieser Mittel Zeit verloren geht. Hat man auf diese Weise das obere Ende erkannt, so schiebt man es, nach vorausgegangener Einschneidung des Mesenteriums, oder auch ohne dieselbe, in das untere ein, und mittelst einer mit einem Faden versehenen Nadel, welche man am convexen Theile des Darmes erst von aufsen nach innen und dann von innen nach aufsen durch die ganze Dicke der Wandungen hindurchsticht, erhält man die invaginirten Darmenden in ihrer Lage. Hierauf schiebt man sie wieder in die Bauchhöhle zurück und befestigt aufserhalb die Enden des Fadens, den man nach zu Stande gekommener Heilung auszieht.

Diese Naht sichert den Kranken nicht vollständig vor Kothergüssen, und was das Verheilen der Theile betrifft, so kommt dasselbe nach *Heister* (*institutiones chirurgic. t. I. p.* 768. *in 4to*), der einmal bei einem Patienten, welcher ein Jahr nach Anlegung dieser Naht, an einer Brustkrankheit starb, die Section machte, nur durch Entzündung zu Stande, welche sich in dem Peritonealüberzuge der benachbarten Theile entwickelt, nicht aber durch Agglutination der invaginirten Darmenden. *Rhamdor* legte diese Naht nur ein einziges mal, und zwar bei einer an einem eingeklemmten und in Gangrän übergegangenen Bruche leidenden Frau, mit gutem Erfolge an, nachdem er vorher alles Brandige resecirt hatte.

Zweite Art. — *Jobert*sche Naht. *Jobert* hat sein Verfahren in dem *Traité théorique et pratique des maladies chirurgicales du canal intestinal. tom. I. p.* 88. ausführlich angegeben; indefs die vielen dabei auf einander folgenden und schweren Operationsakte, so wie die dabei nicht zu vermeidende Gefahr der Arterienverletzung veranlassen mich, diese Naht der oben beschriebenen *Lembert*schen und meiner nachzusetzen, obwohl *Jobert* dabei von dem ganz richtigen Grundsatze ausgegangen ist, die serösen Flächen des Darmkanals in gegenseitige Berührung zu bringen.

Dritte Art. — Nähte mit Invagination und Einführung fremder, zur Stütze dienender, Kör-

per. 'Man schiebt ein zusammengerolltes Stück Karte oder Pappe, oder die entsprechend grofse Luftröhre eines Thieres zuerst in das obere Darmstück, zieht dann das untere auf den fremden Körper und zum Theil auch auf das obere Darmstück herüber und nimmt dann die Heftung der Wunde vor. Bei dieser Naht berühren sich mithin die serösen Flächen nicht.

Denans bringt bei querer Trennung des ganzen Darmkanals in das obere und untere Ende einen silbernen Ring, schlägt beide darüber nach innen und schiebt diese Ringe über einen dritten kleineren, der mit zwei Federn versehen ist, um die beiden ersten zusammenzuhalten. Hier werden also weder Nadeln noch Fäden gebraucht, dagegen die Peritonealflächen des Darmkanals in gegenseitige Berührung gebracht. Nach vollendeter Vereinigung werden die Ringe frei, fallen in den Darm und gehen mit dem Stuhlgange ab. Wahrscheinlich werden bei diesem Verfahren, welches übrigens niemals beim Menschen angewendet worden ist, die nach innen geschlagenen Darmtheile brandig.

§. VI.

Zweite Art der Wundenheilung, dnrch mittelbare Vereinigung oder Eiterung.

Viele und selbst einfache Wunden heilen nicht durch die schnelle Vereinigung, sondern gehen in Eiterung über und können nur durch eine Reihe auf einander folgender Prozesse, welche der Oberfläche der Wunde täglich ein anderes Ansehn geben, zur Vernarbung gebracht werden.

Gehen Wunden in Eiterung über, so entwickeln sich auf ihrer Oberfläche in Folge einer suppurativen Entzündung cellulöse und vasculöse Knötchen, und es bildet sich eine neue Secretion, nämlich die des Eiters; erst wenn die regelmäfsige Entwickelung dieser Knötchen beendet, und die Entzündung bis auf den Grad einer einfachen adhäsiven herabgesunken ist, kann die Vereinigung zu Stande kommen. Die cellulösen und vasculösen Knötchen vereinigen sich nämlich auf dieselbe Weise, wie die Capillargefäfse eines frisch durchschnittenen Theiles, und das Produkt der zu Stande gekommenen neuen Secretion ändert seine Eigenschaften und geht zuletzt in eine Substanz über, die dem bei adhäsiven Entzündungen sich bildenden analog ist, woraus es erhellt, dafs man bei der suppurativen Entzündung 1) diese so bald als möglich auf den Grad der adhäsiven zurückführen, und 2) die Wundlippen einander genähert erhalten müsse, um die gegenseitige Vereinigung der cellulösen und vasculösen Knötchen zu erleichtern. Jede Entzündug, welche diesen Grad überschritte, und jede Ursache, welche die Entfernung der Wundränder zur Folge hätte, würde die Vereinigung verhindern, oder wenigstens verzögern. Hieraus lassen sich alle Regeln für die Behandlung eiternder Wunden ableiten. Man muſs nämlich, wenn die Kranken nicht schwach und dyscrasisch sind, ihre Kräfte durch allgemeine und örtliche Blutentziehungen, durch Diät und kühlende Getränke herabstimmen, um eine zu heftige Entzündung zu verhüten. Die Wunden selbst müssen mit erweichenden und erschlaffenden Substanzen bedeckt werden, um die Entzündung auf dem passenden Grade zu erhalten, oder auf diesen zurückzuführen. Hieraus erhellen denn auch natürlich die Hindernisse, welche erhitzende Speisen und Getränke der Heilung von Wunden in den Weg legen.

Die Art der Annäherung der Wundränder ist ein anderer wichtiger Punkt und erfordert viele Aufmerksamkeit; denn wenn man die Ränder der Wunde so mit einander in Berührung brächte, daſs die Oberfläche derselben eher als ihr Grund verheilte, so würde man zu Eiteranhäufungen und zum Zurückbleiben des Eiters im Grunde der Wunde Veranlassung geben, was wieder Fieber, Eitersenkungen und besonders Resorption des Eiters zur Folge haben und auſserdem die Heilung sehr verzögern müſste; denn der so zurückgehaltene Eiter würde früher oder später die Zerreiſsung der Narbe bewirken, und der Prozeſs der Vereinigung von Neuem beginnen.

Alle diese Nachtheile verhütet man, wenn man den Ausgang der Wunde etwas klaffend erhält, oder selbst die Wundränder durch mit Cerat bestrichene Leinwandstreifen etwas von einander entfernt. Im Grunde der Wunde aber, wo sich der Eiter natürlich am leichtesten anhäuft, muſs diese Entfernung der Wundlippen geringer sein. Es ist dies eine Vorsichtsmaaſsregel, welche sich mit Nutzen bei Amputationswunden anwenden lieſse, und die, wenn sie auch die Heilung ein wenig verzögerte, doch Blutungen und Eiteranhäufungen verhinderte, welche so oft im Innern stattfinden, wenn die Oberflächen genau vereinigt worden sind.

Die Erscheinungen der eiternden Wunden auf dem Wege zur Vernarbung sind nun folgende. Die Oberfläche der Wunde schwillt an, wird roth, heiſs und schmerzhaft, auf der Oberfläche wird eine glutinöse Substanz ausgehaucht, bald ergiefst sich eine reichliche seröse Flüssigkeit, welche den Verband befeuchtet und durch denselben hindurchdringt, was im Allgemeinen ein günstiges Zeichen ist, indem es andeutet, dafs die Wunde auf einer passenden Stufe der Entzündung steht. Die Wunde selbst sieht hochroth aus, und auf ihrer Oberfläche erkennt man noch genau die verschiedenen Gewebe, bald aber gewinnt die ganze Oberfläche ein gleiches Ansehn; die seröse Flüssigkeit verschwindet, und es wird dafür ein weifser, dicker, consistenter, geruchloser Eiter abgesondert, so dafs die Wunde sich in ein wirkliches Secretionsorgan umwandelt. Ihre Oberfläche besteht nun aus einer dünnen Schicht, die dem entzündeten Schleimgewebe der Haut gleicht, welches mittelst eines Blasenpflasters der Epidermis beraubt worden. In diesem Gewebe bilden sich die verschiedenen Produkte der Wunde, und namentlich aler Eiter, doch hängt dasselbe mit den darunter gelegenen Gebilden nicht so fest zusammen, dafs es nicht davon getrennt werden könnte, wie man sich leicht überzeugen kann, wenn man aus irgend einer Ursache die Oberfläche der Wunde abzuschaben genöthigt ist, oder, besser noch, durch eine sorgfältige Leichensection. Nach der Entfernung dieser Haut, welche, wie schon bemerkt, das Organ der Eiterung und der Vereinigung der getrennten Theile ist, kann man die einzelnen Gewebe, die zu ihrer Bildung beigetragen, wieder gehörig erkennen.

Auf welche Art nun die eiternden Wunden aber auch zur Vereinigung gelangen mögen, so geschieht dies immer nur durch die Entwickelung cellulöser und vasculöser Knötchen, die sich früher oder später, je nach der Vitalität der Theile, entwickeln; so entstehen sie schnell im Zellgewebe, langsamer im fibrösen und noch später in den Knochen. Sind sie einmal gebildet, so entwickeln sie sich stärker und geben der Wunde ein körniges Ansehn. Sie vereinigen sich dann bald, schmelzen zusammen, ertheilen der Wunde eine hochrothe Färbung und eine gleichförmige Oberfläche, unter der die verschiedenen Gewebe verborgen liegen. Diese Oberfläche blutet bei der geringsten Berührung, weshalb man auch alles Reiben derselben, das man sich nur zu häufig zur Entfernung des darauf sitzenden Eiters erlaubt, unterlassen mufs. Immer aber steht die Beschaffenheit jener Fläche mit dem Allgemeinbefinden in genauer Beziehung, und mithin mufs man dasselbe auch stets in einem für die Narbenbildung günstigen Zustand zu erhalten suchen.

Zuweilen entwickeln sich jene Knötchen viel zu üppig und erheben sich über die Wundränder, ein Umstand, der die Vernarbung hindert und daher durch leichtes Cauterisiren mit Höllenstein, den man schnell über die Granulationen fortführt, beseitigt werden mufs. Andere Male entwickeln sie sich zu träge, oder bleiben gar ganz unvollkommen und müssen dann durch Auflegen von Charpie, die in mit Zucker versetztem Wein getränkt worden, oder durch Bestreuen mit Zucker, oder ähnlich wirkenden Substanzen in ihrem Wachsthume bethätigt werden.

Die Eiterung besteht also, wie oben gesagt, in der Production einer neuen Flüssigkeit, die im Normalzustande dem Organismus fremd ist.

Der Eiter selbst ist eine weifsliche, dicke, consistente, geruchlose, oder fade riechende, etwas salzig schmeckende Flüssigkeit, welche durch Verdunsten ihrer wässrigen Bestandtheile gerinnt und dann halb durchsichtige, harte, je nach dem Verweilen an der Luft leichter oder schwerer brüchige Krusten darstellt. Beim Schütteln vermischt er sich mit dem Wasser in allen Verhältnissen, scheidet sich aber in der Ruhe leicht wieder ab und sinkt vermöge seiner specifischen Schwere, in Form von Flocken oder gelblichem Pulver, zu Boden.

Er ist von mehreren Chemikern analysirt worden. Nach *Schwilgué* besteht er aus einem eigenthümlich modificirten Albumen, aus einer extractivstoffigen, und einer fettigen Materie, Natron, salzsaurem Natron, phosphorsaurem Kalk und mehreren andern Salzen. Die extractivstoffige Substanz, welche das Charakteristische des Eiters ausmacht, ist nach *Pearson*, der sie animalisches Oxyd genannt hat, weifs, opak und wenig auflöslich. Der Eiter röthet bald das Lackmuspapier, bald färbt er das geröthete wieder blau, bald zeigt er gar keine Reaction. Bei scrofulösen Individuen scheint er meistens von alkalischer Beschaffenheit zu sein. Ist indefs Eiter der Luft längere Zeit ausgesetzt gewesen, so reagirt er immer sauer.

Viele Umstände verändern die Farbe, den Geruch, die Consistenz und alle übrigen Eigenschaften des Eiters. So nimmt er z. B. fast jedes Mal den besonderen Geruch derjenigen Theile an, in deren Nähe er gebildet worden ist, und zeigt namentlich in der Nachbarschaft des Darmkanals deutlich einen Fäcalgeruch. Seine Farbe variirt von dem Milchweifsen bis zum Gelben, oder Dunkelgrünen, was beinahe immer von dem Grade abhängt, in welchem die Fläche, auf der er gebildet worden, gereizt ist. Hinsichtlich der Consistenz variirt er ebenfalls von der eines leicht getrübten Serums bis zu der eines dicken Breies, je nachdem die Entzündung, welche seine Bildung vermittelt, zur Abscheidung einer gröſsern Menge seröser, mucöser oder albuminöser Stoffe Veranlassung giebt; nicht minder wandelbar sind seine übrigen Eigenschaften. So kann er statt mild und ein Schutz für die Wunde zu sein, zuweilen scharf und reizend werden und die Nachbartheile corrodiren, ja unter Umständen, durch eine Art von Einimpfung, eine Entzündung hervorrufen, derjenigen ähnlich, durch welche er ursprünglich erzeugt wurde, wie man dies bei manchen Blennorrhöen der Urethra sieht.

Was die Natur des Eiters betrifft, so kann bald der Schleim, bald der Eiweiſsstoff, bald der wässrige Bestandtheil prädominiren. Ist er besonders reich an wässrigen Bestandtheilen, oder von sogenannter seröser Beschaffenheit, so verliert er seine weiſse matte Farbe, wie seine gehörige Consistenz und wird flüssig und halbdurchsichtig, wie man dies bei Wunden sieht, denen es an genügender Activität gebricht. Andre Male erscheint er blutig, was fast beständig von einer zu hoch gesteigerten Thätigkeit der eiternden Theile, d. h. von einem Reizzustande herrührt. Die sich im Eiter findenden Bluttheile können den zehnten, den fünften, den dritten Theil oder die Hälfte desselben ausmachen, ja das Blut kann sogar in Gestalt einer mehr oder weniger dicken Kruste die Oberfläche der Wunde vollständig bedecken. Die Natur nnd Thätigkeit der Wunde werden alsdann sogleich verändert, sie ist nämlich hier, in Folge einer heftigen Reizung, ein exhalirendes Organ geworden, und das Produkt dieser Exhalation besteht in reinem Blute. Zuweilen kann das Blut aber auch aus den durchschnittenen Gefäſsen kommen, deren Mündungen sich gar nicht geschlossen oder von Neuem geöffnet haben. Alsdann findet sich das Blut in Form länglicher Coagula, die eine vom Eiter mehr oder weniger gesonderte Masse darstellen. Woher aber auch das Blut auf der Oberfläche der Wunden kommen mag, so erleiden dieselben dadurch immer die schlimmsten Veränderungen. Sie werden schmerzhaft, miſsfarbig, schwellen an und nehmen eine dem Hospitalbrande analoge Beschaffenheit an. Das abgesetzte Blut selbst wird höchst übelriechend. Meistens tritt auch Fieber hinzu, und die Verdauung wird gestört,

Symptome, welche so lange fortdauern, bis die Wunde zu ihrer normalen Thätigkeit zurückgekehrt ist.

Der Eiter kann ferner schleimig sein, d. h. der Schleim kann darin vorherrschen, was ein stärkeres Aneinanderhaften der übrigen, den Eiter bildenden Bestandtheile zur Folge hat, ihn also dicker, consistener, klebriger, plastischer und weniger auflöslich in Wasser macht, eine Beschaffenheit, die er besonders bei den Schleimhäuten annimmt.

Der Eiter kann käseartig werden, d. h. er kann Concretionen von käsig aussehenden, eigentlich aber albuminösen Stoffen enthalten, welche in der weifslichen serösen Substanz schwimmende Flocken bilden, was besonders bei scrofulösen Individuen vorkommt.

In manchen Fällen kann das Produkt der Eiterung sich auf der Oberfläche der Wunden, ganz so wie auf entzündeten serösen und Schleim-Häuten, in Form von mehr oder weniger dicken und festsitzenden falschen Häuten absetzen. Sie bestehen aus fibrinöser Materie, welche das Blut hergiebt, und die Entzündung verarbeitet. Letztere ist unter solchen Umständen fast immer zu heftig und mufs durch Aderlässe, Blutegel, Diät, kühlende Getränke und erweichende Umschläge gemäfsigt werden, Mittel, welche hinreichen, die Abstofsung der falschen Häute zu bewirken und ihre Wiederbildung, die der Vernarbung hindernd in den Weg treten würde, zu verhüten.

Aufserdem kann der Eiter in Abscessen und in Wunden, welche der Heilung nahe sind, noch eine Beschaffenheit annehmen, welche man nicht mit Mischungsabnormitäten verwechseln mufs. Er wird nämlich plötzlich durchsichtig, schleimig und serös, und es scheint, dafs die absondernden Flächen sich alsdann auf dem niedrigsten Grade der Irritation befinden. Die Wunden kommen alsdann schnell zur Heilung, der Eiter mag nun im Innern derselben zurückgehalten, oder nach aufsen entleert werden: im ersten Falle wird er, während die Vernarbung der Theile vor sich geht, absorbirt, weshalb es auch unnütz ist, Oeffnungen zu seiner Entleerung zu unterhalten, oder erst zu machen.

Während die Eiterung stattfindet, geht ein anderer Prozefs unterhalb der vasculösen und cellulösen Knötchen vor sich. Es bildet sich nämlich eine anfangs einfache und weiche Zellgewebeschicht, welche später fibro-cellulös und zuletzt fibrös wird, sich mehr organisirt, der Narbe als Grundlage dient und später das Corium der neuen

Haut hergiebt, welche an die Stelle der alten tritt. Die cellulösen und vasculösen Knötchen selbst gestalten sich zu dem Schleimgewebe der Haut um, welches seinerseits wieder die Epidermis absondert, womit die Wunden sich bei der Vollendung der Narbenbildung bedecken.

Haben sich die Knoten entwickelt, ist die Eiterung im Gang, und hat sich das Corium gebildet, so bleibt für den Wundarzt nur wenig zu thun übrig, um die Wunden zur Vernarbung zu bringen. Er erneuere nur den Verband alle zwölf bis vier und zwanzig Stunden, je nach der Eiterung, und suche die Entzündung immer auf dem gehörigen Grade zu erhalten. Ist sie zu heftig, mäfsige er sie, ist sie zu gering, rege er sie durch Regimen, so wie durch die äufseren und innern schon oben angedeuteten Medicamente an. Sind die Wundränder einer gegenseitigen Annäherung fähig, suche er diese mittelst Binden und Heftpflaster zu erzielen. Ist dies nicht der Fall, so befördere er die Bildung des neuen Hautgewebes. Müssen die Wundränder aber entfernt von einander gehalten werden, so geschehe dies durch die Lage, durch trennende Verbände, durch Mechen, oder andere fremde Körper, die von passender Form, fest oder hohl ausgewählt und zwischen den Wundrändern befestigt werden müssen, bis diese völlig vernarbt sind.

Auch die Produkte der suppurativen Entzündung erfordern eine besondere Aufmerksamkeit. Man befördere ihren Ausflufs während des Verbindens durch ein sanftes Drücken mit feinen befeuchteten Schwämmen, und in der übrigen Zeit durch graduirte Compressen, durch passende Anordnung der aufgelegten Charpie, durch leichte Compressivverbände u. s. w.; ebenso wende man zum Auffangen und Aufsaugen dieser Secrete geeignete Verbandstücke an.

Am besten braucht man hierzu die Charpie, deren es mehrere Arten giebt: 1) die englische, welche aus einem Gewebe von Leinewand oder Baumwolle besteht, dessen eine Fläche rauhgearbeitet ist. Die Absorptionskraft dieses Stoffes ist sehr gering, und wenn auch die rauhe Fläche zur Aufnahme des Eiters recht geeignet ist, so dringt derselbe doch nicht in die andere, mehr oder weniger dichte Fläche ein, so dafs der, auf der Oberfläche der Wunden vorhandene, Eiter nur selten durch diese Charpie hindurch geht. 2) die *Charpie vierge*, welche jetzt in der Praxis angewendet wird und aus Leinen- oder Hanffäden besteht, denen man eine den chirurgischen Zwecken entsprechende Länge giebt. Diese Charpie, deren Anwendung öconomischer als die der gewöhnlichen sein soll, absorbirt Flüssigkeiten besser als die englische, doch nicht so gut als die gewöhnliche. Auch adhärirt sie fester an der Oberfläche der Wunden und läfst sich schwerer als letztere davon entfernen. 3) Die französische Charpie, welche aus kürzeren oder längeren Fäden besteht, die von einem mäfsig feinen und bereits gebrauchten Leinen- oder Hanfgewebe abgelöst worden sind, absorbirt den Eiter besser als die vorigen Arten, nimmt am besten die Form von Kugeln, Bourdonnets, Plumasseaux, Mechen u. s. w. an, und wird deshalb auch allgemein vorgezogen. Sie mufs aus weifser, reiner Leinwand und an gesunden, aufserhalb der Hospitäler gelegenen Orten verfertigt und aufbewahrt werden, um frei von schädlichen und miasmatischen Stoffen zu sein. Auch kann sie, wie die andern Arten, noch durch Chlordämpfe gereinigt werden, wodurch sie zugleich reizende Eigenschaften annimmt, die sie für atonische und mit Hospitalbrand behaftete Wunden geeignet, doch für gewöhnliche unanwendbar machen, da diese dadurch schmerzhaft werden und zu bluten beginnen. 4) Die geschabte Charpie, welche man aus Leinwand durch Schaben mittelst eines Messers, welches man schnell und stark über die gespannte Oberfläche fortführt, bereitet, besitzt stärkere absorbirende Eigenschaften, als die vorigen Arten, und wirkt zugleich sehr austrocknend, weshalb man sie mit Nutzen in solchen Fällen anwendet, wo man die Wunden von aller Feuchtigkeit befreien und schnell zur Vernarbung führen will.

Jede Art von Charpie haftet leicht auf den Rändern und den Oberflächen der Wunden, und ihre Entfernung würde daher mühsam und schmerzhaft für den Kranken sein, wenn man nicht Leinwandstreifen (Binden) und feine mit Cerat bestrichene Compressen zwischen die Charpie und die Wunde legte.

Die Leinwandstreifen müssen schmal und lang und an dem einen Ende gespalten sein, damit sie sich dem Umfange der Wunde gehörig anschmiegen können. Man bedient sich derselben bei Wunden von mäfsiger Gröfse.

Die Compressen wendet man dagegen bei sehr grofsen Brand- und Amputationswunden an, und sie müssen mit vielen Oeffnungen versehn sein. Das Cerat, womit man eine ihrer Flächen bestreicht, verhindert das Festkleben, während die Oeffnungen dem Eiter einen freien Ausflufs gestatten, und da sie auf einmal fortgenommen werden können, so erleichtert dies auch die Entfernung der darauf liegenden Charpie. Die Anwendung dieser Compressen ist sehr alt und läfst sich wenigstens bis zu *Ambroise Paré* verfolgen. [*Oeuvres d'Ambroise Paré, onzième livre, chap.* 6. *p.* 325.]

Die Charpie und Compressen dienen auch in der Regel zur Anwendung von Arzneistoffen, welche man auf Wunden bringen will. Die anzuwendenden Pommaden, Salben und Pflaster werden zu dem Ende auf diejenige Fläche gestrichen, welche man auf die Wunde legt. Namentlich aber gebraucht man die Compressen zum Auftragen flüssiger Arzneistoffe, in die man sie taucht.

Aufserdem bedarf man zum Verbande noch der gewöhnlichen Compressen und der Binden, von denen die erstern aus bereits gebrauchter, mäfsig feiner Leinwand, bestehen müssen, welche man, je nach den Umständen, viereckig, länglich, dreieckig, kreuzförmig u. s. w., in der Regel aber in der Form eines länglichen Vierecks zusammenlegt, und welche bald nur einen Theil, bald das ganze verwundete Glied umfafst. Aufserdem sind sie entweder einfach, oder zwei-, drei- oder vierfach und noch öfter zusammengelegt, wodurch die graduirten Compressen entstehn, welche man so oft zur Annäherung der Wunden, zum Zusammendrücken von Eiterheerden, zur Erhaltung der Lage von Knochenbrüchen u. s. w. gebraucht. Diese Compressen lassen sich leichter verfertigen, wenn man die Leinwand vorher befeuchtet, und fester in ihrer Form erhalten, wenn man sie durchnäht. Ihre Länge, Dicke und Form wird dann den besonderen Fällen angepafst.

Die zur Unterstützung des Verbandes dienenden Binden, welche aus demselben Material, als die Compressen, verfertigt werden, müssen ein bis zehn Meter und darüber lang und einen, zwei, vier bis sechs Querfinger breit, nach dem Faden geschnitten, an den Rändern benäht, überwendlich zusammengeheftet und je nach den Umständen auf einen, zwei, oder mehrere Köpfe gerollt sein. Auch kann man sich zu demselben Zwecke aus einem Stücke bestehender gewirkter Bänder bedienen. Welche Binden man aber auch anwenden mag, so mufs man immer darauf sehn, dafs die Ränder weder rauh, noch faltig eingezogen sind, weil sie sich in diesem Falle schwer anlegen lassen und dem Kranken Schmerzen verursachen.

Die Anlegung dieser Verbandstücke geschicht auf folgende Art: Ist die Wunde nur von geringem Umfange, so legt man auf ihre Ränder mit Cerat bestrichene Leinwandstückchen; ist sie grofs, bedeckt man die ganze Fläche mit den gefensterten Compressen. Hierauf bringt man dann weiche und feine Charpie, auf welche man auch die etwa anzuwendenden Arzneistoffe aufträgt, und über diese deckt man gewöhnliche viereckige Compressen, legt zu den Seiten des Gliedes längliche an und umgiebt das Ganze mit einigen Zirkeltouren.

Auf diese Art wird der Verband in der Regel angelegt, doch können, nach der Besonderheit des Falles, unendliche Abweichungen nöthig werden. Hierher gehören die Contentiv-, Compressiv-, Expulsiv- und ähnliche Verbände, deren jedesmalige Einrichtung dem Erfindungsgeiste des Wundarztes überlassen bleiben mufs.

Aufserdem sind Ruhe, Diät, grofse Regelmäfsigkeit in den Stuhl- und Urinausleerungen Hauptbedingungen zum schnellen Verheilen der Wunden.

Was die Erneuerung des Verbandes betrifft, so mufs diese bei sehr ergiebiger Eiterung alle zwölf, im entgegengesetzten Falle aber nur alle vier und zwanzig Stunden, und zwar immer mit grofser Behutsamkeit, vorgenommen werden. Man kann auch, um sich das Entfernen der zunächst auf der Wunde liegenden Verbandstücke zu erleichtern, diese, je nach den Umständen, mit erweichenden, resolvirenden, tonischen Mitteln u. s. w. befeuchten.

Die Abnahme des ersten Verbandes fürchten alle Kranke ganz aufserordentlich, ein Vorurtheil, welches daher rührt, dafs man in früheren Zeiten denselben schon löste, ehe die Eiterung ihn locker gemacht hatte, wodurch man Zerrungen, Zerreifsungen, Schmerzen und Bluterguſs veranlafste. Man mufs es sich deshalb zur allgemeinen Regel machen, den ersten Verband immer erst dann abzunehmen, wenn die Eiterung ihn überall von der Oberfläche der Wunde abgestofsen hat, was niemals vor dem vierten, fünften oder sechsten Tage, und zuweilen noch viel später, der Fall ist.

Der Verband hat den Zweck, die Wunden gegen die zahlreichen Einflüsse der Atmosphäre zu schützen und Arzneistoffe auf ihrer Oberfläche befestigt zu erhalten. Ohne denselben würden sie allen Veränderungen der Temperatur, der Feuchtigkeit, der Trockenheit, der Einwirkung der in der Luft schwimmenden Stoffe, den Reibungen derselben u. s. w. preisgegeben sein und aufserdem, der Heilkraft der Natur allein überlassen, nur schwer, oder mit unbequemen, oder selbst gefährlichen Difformitäten heilen, so dafs man der Verbände, was auch einige Neuerer dagegen eingewendet haben, durchaus nicht entbehren kann.

Die

Die Heilung durch Eiterung kann nun auf zweierlei Art zu Stande kommen: 1) durch Annäherung der Wundlippen, und 2) durch Bildung eines neuen Gewebes, die eigentliche Narbe.

Die Heilung durch Annäherung der Wundlippen ist die Folge einer Naturkraft, vermittelst welcher die Weichtheile von der Circumferenz nach dem Centrum hin angezogen werden, und die Kunst kann durch eine, die Annäherung der Wundlippen befördernde oder verhindernde Lage diese Bestrebung unterstützen, oder hemmen.

Der Arzt mufs diese erste Art der Heilung zu befördern suchen, wenn durch sie die Bewegung der Theile nicht erschwert wird. Er mufs sie hingegen verhindern und eine Narbe durch Bildung von neuem Gewebe zu erzielen suchen, wenn die durch Annäherung der Wundränder vollbrachte Heilung Contracturen, oder behinderte Beweglichkeit der Glieder zur Folge haben würde, wie man dies so oft nach grofsen Verbrennungen sieht. Die Verheilung durch Annäherung der Wundränder geht schneller, als die durch Bildung eines neuen Gewebes von statten, weshalb man derselben auch überall, wo es thunlich ist, d. h. da, wo kein Substanzverlust stattgefunden hat, den Vorzug geben mufs. Bildung neuer Masse mufs man hingegen stets zu erreichen suchen, wenn vorhandener Substanzverlust gewisse Bewegungen oder Actionen erschweren, oder schmerzhaft machen würde, da hier das Gewebe der Narbe die zerstörten Theile einigermafsen ersetzt. Diese Regel erleidet indefs dann eine Ausnahme, wenn das Leben des Kranken durch die lange fortgesetzte Eiterung gefährdet werden könnte, wie dies bei ausgedehnten Verbrennungen und andern grofsen Wunden zuweilen der Fall ist.

Selbst wenn die Narbe schon vollständig gebildet ist, mufs sie immer noch vor Zerrungen, Reibungen, vor Reizungen der Luft, vor der Einwirkung fettiger und leicht ranzig werdender Stoffe, vor der auflösenden Kraft der Bäder, der Douchen u. s. w., geschützt werden, weshalb man auch gut thut, zu Anfang feine leinene Compressen aufzulegen, in manchen Fällen Compressivverbände, lederne Strümpfe, Gürtel, convexe oder concave Pelotten, und wo man das Hervordrängen darunter gelegener Theile fürchtet, Platten von Pappe, Leder, Silber oder Gold tragen zu lassen.

Trotz aller dieser Vorsichtsmaafsregeln gehen frische Narben aber doch zuweilen in eine ulceröse Entzündung über, die sehr schnell eine theilweise oder gänzliche Zerstörung derselben herbeiführt. Diese Verschwärungen gehen indeſs in der Regel nicht tief, sondern ergreifen nur die Oberfläche des neuen Hautgewebes der Narbe und zerstören selten das darunter liegende Corium; auch lehrt die Erfahrung, daſs sie eben so schnell wieder heilen, als sie entstehn.

Häufig bilden sich nun aber die Narben auch auf die Art, daſs Contracturen, Verschlieſsung oder ungewöhnliche Vergröſserung gewisser Oeffnungen, Retractionen und andere Deformitäten dadurch erzeugt werden, und hier muſs die Kunst zur Entfernung dieser Uebelstände das schon Gebildete wieder zerstören, die Narbe reseciren, die Wundränder von Neuem anfrischen u. s. w., und dann, je nach den Umständen, durch schnelle, oder mittelbare Vereinigung eine neue Heilung bewerkstelligen.

Niemals muſs man sich indeſs, ohne vorherige reifliche Erwägung aller Motive, zur Zerstörung einer schon vollendeten Narbe entschlieſsen, und niemals sollte man, wenn nur eine geringe oder unsichere Besserung zu erreichen steht, dem Kranken zu Gefallen dergleichen Operationen unternehmen, denn der kleinste akiurgische Eingriff kann, bei vorhandener Disposition, eben so gut, wie der gröſste, den Tod nach sich ziehn.

§. VII.

Wunden in Theilen von ungleicher Vitalität.

Bei den Schnittwunden, von denen wir bisher gehandelt haben, stand die Vitalität in den beiden Wundlippen ziemlich auf gleicher Stufe; es giebt nun aber auch andere, bei denen sie einen verschiedenen Grad, und sogar einige, wo sie in dem einen Theile ganz erloschen zu sein scheint. Hierher gehören die Lappenwunden. die gestielten und die mit vollständiger Abtrennung vom Körper.

Die Vereinigung dieser Wunden hat um so gröſsere Schwierigkeiten, je ungleicher die Vitalität in den beiden Wundlippen ist.

Bei den Wunden solcher Theile, in welchen die Vitalität von selbst schon verschieden ist, wie bei denen, welche die Haut, das subcutane Zellgewebe, die Sehnen, Aponeurosen, Knorpel und Knochen gleichzeitig afficiren, sollte man erwarten, daſs ihrer Structur und ihrer Vitalität nach so verschiedene Theile nicht gleichzeitig verheilen könnten, indeſs lehrt doch die tägliche Erfahrung, daſs dies für das Zustandekommen der schnellen Vereinigung kein Hindernifs ist; denn alle jene Theile scheinen die zu dieser Art von Heilung nothwendige gelatinöse und plastische Materie auf gleiche Weise herzugeben. Man kann deshalb die allgemeine Regel aufstellen, dafs, wie verschieden auch immer die Structur und die Vitalität der Gebilde ist, die schnelle Vereinigung doch versucht werden mufs, obwohl bei Befolgung dieser Vorschrift zuweilen auch der Nachtheil entsteht, dafs auf der Oberfläche gelegene, mit grofser Vitalität begabte Theile verheilen, während dies bei tiefer gelegenen und wieder belebten nicht geschieht, so dafs Blut und Eiter sich im Grunde der Wunde anhäufen und zu üblen Zufällen Anlafs geben, wenn man ihnen keinen Ausweg verschafft. Hier mufs man dann die den Ausflufs hindernde Vereinigung von Neuem trennen, oder Gegenöffnungen anlegen. Zuweilen endlich erlischt das Leben in einzelnen Parthieen der Wunde, wie z. B. in den knochigen Theilen, ganz, so dafs dieselben als fremde Körper wirken und ausgezogen, oder, bei ihrem Ausstofsen durch die Naturkraft, unterstützt werden müssen. Belege hierzu liefern zuweilen die durch schnelle Vereinigung geheilten Amputationswunden.

§. VIII.

Lappen- und gestielte Wunden.

Lappenwunden sind solche, bei denen die eine Wundlippe von dem übrigen Theile der Wunde mehr oder weniger abgehoben und abgelöst ist, so dafs auch hier die Vitalität in den beiden Lippen auf verschiedenen Stufen steht, was aber nicht sowohl von der, von Natur verschiedenen Vitalitätsstufe, oder von der Verschiedenheit der Gewebe, sondern davon abhängt, dafs die Ernährung der Lappen mehr oder weniger beeinträchtigt ist. Hängen sie noch zur Hälfte ihres Umfanges mit dem Körper zusammen, so hat ihre Ernährung in der Regel gar keine Schwierigkeiten, und die Heilung geht eben so gut, als in den übrigen Theilen der Wunde, von statten, wenn nicht etwa der Lappen gleichzeitig zerschmettert oder zerrissen worden ist. Je kleiner nun aber der Theil ist, durch welchen sie mit dem Körper zusammenhängen, um so mehr sinkt ihre Vitalität,

Sind die Lappenwunden weder mit Contusionen, Zerreifsungen, noch Zerschmetterungen complicirt, so mufs man die schnelle Vereinigung versuchen, und wenn dieser eine Anhäufung von Flüssigkeiten in der Tiefe entgegensteht, die bereits gebildete Narbe wieder zerstören, oder eine Gegenöffnung anlegen, um denselben einen Ausweg zu verschaffen; mifslänge die schnelle Vereinigung vollständig, so müfste man die Wunde durch Eiterung heilen.

Die Anhäufung von Flüssigkeiten unterhalb der Lappen wirkt verschieden, je nachdem die Oeffnung der Wunde sich an einer abhängigen, oder hoch gelegenen Stelle befindet; denn im ersten Falle reicht schon die geringste Entfernung der Wundlippen hin, um allen Flüssigkeiten einen Ausweg zu verschaffen, im zweiten aber würde die Narbe durch die angehäuften Massen zerstört werden, wenn man nicht eine Gegenöffnung anbrächte. Diese Anhäufungen kommen so oft vor, dafs viele Aerzte den Rath gegeben haben, bei allen Lappen, deren Basis an einem hoch gelegenen Orte sich befindet, gleich zu Anfang eine Gegenöffnung anzulegen, und zwar ist dies besonders bei solchen Lappenwunden des Kopfes empfohlen worden, wo die Spitze des Lappens sich auf den Scheitel, die Basis in der Gegend des Schädelgrundes befindet. Aufserdem gilt von diesen Wunden die allgemeine Regel, dafs man die Wundlippen mittelst Verbände, Heftpflaster, Nähte u. s. w. genau einander genähert erhalten mufs.

Gestielte Wunden heifsen solche, wo die eine Wundlippe mit dem übrigen Körper nur durch ein sehr schmales Stück zusammenhängt.

Im Allgemeinen ist natürlich die Vitalität des Lappens von der Breite des Stieles abhängig, wie schmal aber letzterer auch sein mag, so mufs man die Anheilung des Lappens doch jedesmal versuchen, wenn derselbe keine Contusionen oder Desorganisationen erlitten hat und Gefäfse von einigem Umfange enthält, denn die Erfahrung hat gelehrt, dafs er in den meisten Fällen nicht abstirbt; ja selbst wenn er sehr beschädigt worden und nur kleine Gefäfse enthält, mufs man ihn nicht fortschneiden, sondern anlegen, da, wenn er auch theilweise abstirbt, er doch in einem mehr oder weniger grofsen Umfange anheilen kann, was den Vernarbungsprozefs immer abkürzt. Beispiele solcher Heilungen sind es denn auch, die zur Rhinoplastik und zu ähnlichen Operationen Veranlassung gegeben haben, durch die man, mittelst Ueberpflanzung von Haut, vorhandene Deformitäten beseitigt. Obwohl bei diesen Transplantationen der Stiel eine bedeutende Torsion erleidet, stirbt der Lappen doch in den meisten Fällen nicht ab, weil man es mit einem ganz gesunden, durch keine Contusion geschwächten, Hautstücke zu thun hat.

§. IX.

Wunden mit völliger Abtrennung vom Körper.

Solche Wunden können durch verschiedenartige Waffen hervorgebracht werden; geschah es durch Instrumente, welche zugleich Contusion oder Zerreifsung bewirken, so sind die Wundflächen in der Regel so ungleich, und die Vitalität so verändert, dafs es fast unnütz ist, die Anheilung zu versuchen. *Garengeot's* Erzählung von einer völlig abgebissenen und wieder angeheilten Nase ist deshalb auch nicht ganz wahrscheinlich. (*Garengeot, Oeuv. de Chirurgie tom. III. p.* 255.) Anders verhalten sich solche Verwundungen, wenn sie durch scharf schneidende Waffen erzeugt werden. Da hier die Wundflächen auf beiden Seiten glatt sind, die getrennten Theile sich an allen Punkten berühren können, und solche Ursachen, die so oft zu brandiger Abstofsung Veranlassung geben, nicht eingewirkt haben, so ist es einleuchtend, dafs eine Vereinigung durch adhäsive Entzündung zu Stande kommen kann. Am leichtesten gelingt die Wiederanheilung abgetrennter Theile, wenn dieselben gleichartig sind, wenn das Leben darin auf gleichmäfsige Weise vertheilt ist, und wenn die darin befindlichen Gefäfse und Nerven nicht sehr voluminös sind. Deshalb können vom Zellgewebe losgetrennte und vom Körper völlig entfernte Hautstücke wieder eingepflanzt werden und zu leben fortfahren. Zuweilen können indefs auch ganz ungleichartige Theile, in denen die Lebenskraft auf sehr verschiedenen Stufen steht, wieder vereinigt werden, indem hier das Uebermaafs der Vitalität in dem einen Theile hinreicht, dieselbe in dem andern zu erhalten. So können ausgezogene Zähne von Neuem in die Alveolen gesetzt werden und darin festwachsen, wie folgendes Beispiel lehrt.

Beobachtung XI.

Ein Arzt, der die Gewohnheit hatte, die Milchzähne auszuziehn, irrte sich einmal und zog statt eines solchen einen schon gewechselten aus. Er ward seinen Fehler sogleich gewahr und rief mich hinzu. Als ich nach einer Stunde ankam, rieth ich, den Zahn, der auf den Fufsboden geworfen worden war, wieder einzusetzen, und wirklich ward er wieder fest und verrichtet schon seit wenigstens achtzehn Jahren seine Functionen vollständig.

Die Eigenschaft gänzlich abgetrennter Theile, sich wiederum mit dem Körper zu vereinigen, hat weitere Gränzen, als man glaubt, und erstreckt sich selbst über Organe, welche aus mannigfachen und ungleichartigen Elementen zusammengesetzt sind. So hat man viele Beispiele von wieder angeheilten Nasen, Ohren und Fingern. Man mufs auch deshalb bei so kleinen Theilen die Wiedervereinigung jedesmal versuchen; es bei bedeutenderen, gänzlich vom Körper abgetrennten, Gliedmafsen zu thun, wäre aber absurd, denn bei diesen ist das Leben so sehr in den durchschnittenen grofsen Gefäfsen und Nerven concentrirt, dafs an eine Wiederherstellung desselben nicht gedacht werden kann. Denn wie will man die beiden Enden einer grofsen Arterie oder eines bedeutenden Nerven mit einander vereinigen, ohne dafs Blutungen eintreten, oder die Sensibilität oder Muskelactionen beeinträchtigt werden.

Stets mufs man also die Anheilung kleiner, erst frisch vom Körper getrennter Theile versuchen. Sind dieselben noch warm, und ist das Blut darin noch flüssig, so erleichtert dies die Wiederherstellung der Circulation und die Erhaltung des Lebens. Im entgegengesetzten Falle gelingt die Anheilung seltner. Ehe man daher die Vereinigung gänzlich getrennter Theile versucht, rufe man sich die Bedingungen, unter denen sie mit Wahrscheinlichkeit zu hoffen ist, zurück: Es müssen 1) die Theile klein, 2) die die Ernährung unterhaltenden Gefäfse sehr reichlich darin verzweigt, 3) weder Contusionen, noch Zerreifsungen u. s. w. vorhanden, 4) die vereinigenden Flächen möglichst eben und glatt, 5) die Wärme darin noch nicht erloschen, und das Blut noch nicht geronnen, 6) die gegenseitige Berührung der getrennten Flächen vollständig sein.
Die anzuheilenden Theile müssen wohl gereinigt und mit lauen, mäfsig erregenden Flüssigkeiten, wie mit einem Gemische aus Wasser und Wein, fomentirt, genau auf diejenigen Stellen, von denen sie losgetrennt worden, gelegt und, je nach den besonderen Fällen, mittelst Heftpflaster und Nähte, oder aufserdem noch mit Bandagen und Schienen befestigt, ferner vor Temperaturwechsel und andern Witterungseinflüssen geschützt und fortdauernd, wenigstens sieben bis acht Tage lang, in Berührung gehalten werden. Den Verband nehme man sogar noch später ab, wenn nicht etwa Brand eintritt, was man am Geruche, an der Farbe, an der Unempfindlichkeit und an der jauchigen Beschaffenheit der abgesonderten Flüssigkeiten erkennt. In diesem Falle schneidet man die abgestorbenen Theile fort, damit ihr längerer Contact mit den gesunden dem Organismus nicht gefährlich werde, doch immer entferne man nur die wirklich abgestorbenen Stellen, und lasse die andern

zurück. Haben die vereinigten Theile ihre Vitalität wieder erlangt, so müssen sie doch noch lange durch Verbände gegen äufsere Schädlichkeiten, Temperaturwechsel u. s. w. geschützt werden. Denn im Allgemeinen ist in den gestielten, in den ganz losgetrennten, so wie in den von benachbarten oder entfernten Theilen überpflanzten Lappen, wenn sie wieder belebt worden sind, die Wärme, die Sensibilität, Circulation und die ganze Vitalität nicht so kräftig als früher; sie sind häufig kalt, blau, gefühllos, und sterben zuweilen sogar noch Wochen und Monate nach der gelungenen Vereinigung wieder ab, ein Umstand, der sich nicht selten bei angeheilten Ohren und Nasen ereignet, wenn sie vor starker Kälte nicht gehörig geschützt werden.

Wie nun gänzlich abgelöste Theile bei denjenigen Individuen anheilen, von deren Körper sie losgetrennt worden waren, so lassen sich auch einzelne, von fremden Personen entnommene, überpflanzen, wie die Beispiele transplantirter Zähne und Nasen beweisen.

Viertes Kapitel.

Verwundungen durch stechende und zugleich schneidende Waffen.

Die hieher gehörigen Waffen, wie z. B. der Degen, das Bajonet, das Schwert, der Säbel, wenn er auf den Stich geführt wird, der Dolch u. s. w., wirken auf eine doppelte Weise: einmal durch ihre Spitze, und dann durch ihre Schneide, indem sie mit jener eindringen und mit dieser sich eine mehr oder weniger breite Bahn eröffnen. Aus der Verbindung dieser beiden Wirkungen ergiebt sich, dafs die stechenden und schneidenden Waffen mit geringerem Kraftaufwand weit tiefer dringen, als die blofsen Stich- oder blofsen Schnittwaffen, und dafs sie auch eine breitere Wunde, als erstere, und eine schmälere, als letztere, erzeugen.

Da ferner bei den durch jene Waffen hervorgebrachten Verletzungen stets Spaltungen der Gewebe stattfinden, und diese folglich sich, aus den bei den Schnittwunden angegebenen Gründen, immer mehr oder weniger von einander zu entfernen streben, so schliefsen sich solche Wunden nicht so vollkommen, wie die blofsen Stichwunden, stimmen jedoch mit denselben darin überein, dafs sie einen Kanal von verschiedener Länge und Breite bilden.

Die stechenden und schneidenden Waffen veranlassen indessen weit häufiger, als die blofsen Stichwaffen, Blutungen, Nervendurchschneidungen, Muskel- und Eingeweidebrüche. Und auch die Arterien, obwohl sie zuweilen diesen Waffen ausweichen, werden doch sehr häufig, durch feste oder knochige Theile zurückgehalten, ganz so, wie durch eine Schnittwaffe gespalten. Besonders findet man dies z. B. bei den Intercostalarterien, wenn ein Dolch oder eine andere Stich- und Schnittwaffe, mit ihren Schneiden gegen den Rippenrand gerichtet, die Musculi intercostales durchdringt, wo nicht allein die Rippenzwischenraums-Muskeln, Gefäfse und Nerven durch-, sondern oft auch die Rippen selbst angeschnitten werden. Eben so verhält es sich mit den Excretionskanälen und mit den Gängen aller Art, die innerhalb der von einer jener Waffen genommenen Richtung liegen. Wird nun hier ein irgend bedeutendes Gefäfs verletzt, so können innere oder äufsere Blutungen entstehen, deren letztere man in Beziehung auf ihren Ursprung nicht leicht verkennen wird, da die rothe oder schwarze Farbe des vor uns liegenden Blutes hinlänglich zeigt, ob eine Arterie oder Vene verletzt ist. Die innern Blutungen dagegen lassen sich unmittelbar sinnlich nicht wahrnehmen, sondern nur durch den Complex bestimmter Symptome und durch eine rationelle Induction erkennen. Die Gefahr dieser Haemorrhagieen wird übrigens nicht allein durch die Gröfse des Blutverlustes, sondern auch durch den Ergufs selbst bedingt, welcher mehrere bedenkliche Krankheiten veranlassen kann, von denen wir später sprechen werden. Die Verletzung einer in den Bauch- oder Brustwandungen gelegenen Arterie erfordert daher immer, wenn es möglich ist, die Unterbindung, da man sonst den Verwundeten gefährlichen Zufällen, und selbst dem Tode preis geben kann, wie folgende von *Thierry* berichtete Beobachtung beweist:

Beobachtung XII.

Ein Individuum erhielt am Thorax durch eine schneidende und stechende Waffe einen penetrirenden Stich, der die Arteria intercostalis öffnete. In der Hoffnung, die durch die Annäherung der Wundränder entstehende Compression, oder die Anhäufung des in die Brusthöhle ergossenen Bluts werde der fernern Blutung ein hinreichendes Hindernifs entgegenstellen, schlofs man die Wundöffnung hermetisch;

allein der Kranke starb unter den Symptomen einer innern Blutung, und bei der Section fand man mehrere Pfunde Blut, die sich augenscheinlich aus der Arteria intercostalis in die Brusthöhle ergossen hatten.

Oft indessen gleiten die Arterien, Eingeweide und beweglichen Organe unter der Spitze dieser stechenden und schneidenden Waffen weg, legen sich ihnen zur Seite und werden nicht getroffen; wogegen sie von Schnittwaffen sicherlich wären verletzt worden. So sieht man ziemlich oft den Bauch von einem Degenstich, ohne Verletzung der darin gelegenen Eingeweide, durchbohrt, wovon uns folgende Beobachtung ein Beispiel giebt:

Beobachtung XIII.

M. N. stürzte sich, beim Versuche des Selbstmordes, mit solcher Kraft auf die Spitze eines mit dem Griff an der Wand befestigten Degens, dafs diese den Unterleib von einer Seite zur andern durchbohrte. Zu ihm gerufen, fand ich die Degenspitze auf dem Rücken, auf der rechten Seite der Wirbelsäule, 8 bis 10 Zoll hervorragend, wobei der auf einem Stuhle sitzende Kranke wenig zu leiden schien; mochte dies nun von der bei fast allen Selbstmördern gewöhnlichen Unempfindlichkeit, oder aber auch davon herrühren, dafs die Degenspitze zufällig die Hauptnerven unberührt gelassen hatte; auch fehlte jedes Zeichen von Bluterguſs in die Unterleibshöhle, so wie von Verletzung eines in derselben enthaltenen Eingeweides. Die vor Allem nothwendige Ausziehung des Degens ward mir ziemlich schwer, aufserdem aber befürchtete ich noch, eine Haemorrhagie oder einen Bluterguſs, welche durch die haftende Waffe vielleicht verhindert worden, nach deren Ausziehen entstehen zu sehen. Es erfolgte indessen nichts, und der Kranke genas nach drei oder vier Aderlässen, und nachdem er einige Tage Ruhe und Diät beobachtet hatte, sowohl von seiner Wunde, als auch von seinem Hang zum Selbstmorde.

Die durch sowohl stechende, als schneidende Werkzeuge hervorgebrachten Wunden sind übrigens in Beziehung auf ihre Symptome und auf das angezeigte Heilverfahren denjenigen ganz ähnlich, welche durch blos stechende, oder blos schneidende Waffen erzeugt werden, nur erfordern sie wegen der gröſsern Intensität, mit denen sie hier im Allgemeinen auftreten, ein viel energischeres Eingreifen. Man wird daher bei einem Degen-, Bajonet-, Dolchstich u. s. w. zu eingeschränkter Diät, erweichenden Getränken, Ruhe, und vorzüglich zu reichlichen und wiederholten Aderlässen seine Zuflucht nehmen, welche letztere um so nothwendiger sind, wenn das verwundende Werkzeug wichtigere Organe, wie die der Unterleibs- und der Brusthöhle, durchdrungen hat; und dies ist auch die einzige Kurmethode, welche die Krankheit erheischt, die Umstände gestatten, und die mit dem besten Erfolge gekrönt wird; doch kann man noch die Wundenerweiterung hinzufügen, wenn die Gliedmafsen von solchen Verwundungen durchbohrt werden, und aufserdem Einschnürungen stattfinden. Haben diese Wunden aber Höhlenwandungen durchdrungen, so mufs man sich vor diesem Mittel in Acht nehmen, da in diesem Fall der Austritt der enthaltenen Theile die unvermeidliche Folge der Wundenerweiterung sein würde, eine Beschränkung, die jedoch wegfällt, wenn man die Quelle einer vorhandenen innern Blutung zu finden und durch Unterbindung oder andere Mittel zu verstopfen hoffen darf, wie dies der Fall sein würde bei der Verletzung der Arteria intercostalis, epigastrica u. s. w.

Auch die Nerven können von den stechenden und schneidenden Waffen verwundet werden, eine im Allgemeinen weniger gefährliche Verletzung, als die durch Stichwaffen erzeugte, wie die bei Duellen so oft versetzten Degenstiche an der innern Seite des Ober- und Vorderarms beweisen. Wenn hier indessen auch keine Krämpfe, Convulsionen, Verkürzungen, Tetanus, und ähnliche gefährliche Symptome eintreten, so bleibt doch oft Lähmung der Theile, in denen jene Nerven sich verzweigen, zurück, was in folgendem Falle seine Bestätigung findet.

Beobachtung XIV.

Bei einem Zweikampfspiel mit Spicknadeln wurde ein Koch von seinem Kameraden an der innern untern Seite des Oberarms, ungefähr zwei Zoll oberhalb des condylus internus verwundet, worauf durch die Verletzung der arteria collateralis interna eine ziemlich starke Blutung eintrat, die sich jedoch von selbst stillte. Es entstand indefs sogleich eine Lähmung der innern Seite des Vorderarms und der beiden letzten Finger, welche, nachdem die Wunde ohne ein irgend störendes Ereignifs vernarbt war, fortdauerte und in der Durchschneidung des jene Theile versorgenden Nervus cubitalis ihren Grund hatte.

Noch müssen wir von einigen bei der Behandlung der in Rede stehenden Verwundung gerühmten und angewandten Methoden sprechen, nämlich von der **Aussaugung** und von der **Zusammendrückung** derselben.

Die Methode der **Aussaugung** sollte man für eine sehr natürliche und wirksame halten, wenn man den Instinct berücksichtigt, wonach fast alle Menschen sich dieses Mittels bedienen, und sogar auch die Thiere an ihren Wunden lecken. Auch wurde sie früherhin bei den nun abgehandelten, und vielleicht noch mehr bei den einfachen oder vergifteten Stichwunden vielfach angewandt; ja in einigen Ländern, und namentlich in Indien, geschieht es noch heutigen Tages. Es gab chemals bestimmte Individuen, die sich hiermit ausschliefslich beschäftigten, auf Schlachtfeldern und bei Duellen gegenwärtig waren, ihre Lippen an die noch frischen Wunden legten und so lange sogen, bis dieselben zu bluten aufgehört und die zur Vereinigung passende Beschaffenheit erlangt hatten. Sie entleerten nämlich auf diese Weise die kleinen Gefäfse, reinigten den Wundkanal und vertraten gleichsam einen Schröpfkopf. *Lamotte* theilt viele glückliche Resultate dieses Verfahrens, selbst bei penetrirenden Wunden grofser Höhlen, mit. Auch *John Bell* (Abhandlung über die Wunden), der ähnliche Erfahrungen gemacht zu haben behauptet, glaubt, dafs diese Methode nützlich ist und die Vereinigung begünstigt, wenn nur nicht wichtige Organe verletzt, oder zu beträchtliche Ergiefsungen erfolgt sind. *Solenghi* endlich, ein italienischer Wundarzt, hielt sie für so wirksam, dafs er alle Stallknechte des Regiments, bei dem er Oberwundarzt war, in der Aussaugung der Wunden unterrichtete.

Dieser und noch anderer Autoritäten ungeachtet, ist indessen die Anwendung der Aussaugung allgemein aufgegeben worden, wie sie denn auch wirklich ihre Nachtheile hat. So würde sie bei der Verletzung nur einigermafsen starker Arterien durch unaufhörliche Zerstörung des Coagulums, welches die Gefäfsöffnung verschliefsen soll, die Blutungen unterhalten, oder auch bei vergifteten Wunden das Gift in den Mund des Saugers führen, ohne den Verwundeten mit Sicherheit davon zu befreien.

Die **Zusammendrückung** ist bei Stichwunden und bei Stich- und Schnittwunden von sehr verdienstvollen Männern wie z. B. von *Wiseman* enpfohlen worden. Auch *Velpeau* [*mémoire sur l'utilité des bandages compressifs dans les inflammations aigues des membres.* (*Archives, juin, juillet* 1826.) *Mémoire sur l'emploi de la compression dans les inflammations des gaines synoviales tendineuses.* (*Nouvelle Bib-*

liothèque médicale, août 1826)], der die Anwendung der von *Bretonneau* bei phlegmonösen Entzündungen empfohlenen Kurmethode auch auf die in Rede stehenden Verwundungen ausdehnte, rühmt den mittelst Rollbinde methodisch angewandten Druckverband nicht allein zur Verhütung der zu befürchtenden, sondern auch zur Bekämpfung der bereits entstandenen heftigen Entzündungen nach solchen Verwundungen.

Der Zweck dieser Methode besteht darin, dafs man der Entzündung in diesen Wunden und in deren Nachbarschaft durch Verhütung oder Zertheilung des Blutandranges zuvorkommt.

Die Zusammendrückung kann aber wichtige Nachtheile veranlassen, als Schmerzen, Einschnürungen, Verhaltungen, Ausbreitungen und Aufsaugung des Eiters, wenn dessen Entstehung nicht hat verhütet werden können.

Fünftes Kapitel.

Verwundungen durch Riss, Berstung und Abreissung.

Alle diese Verwundungen, die wir wegen ihrer grofsen Aehnlichkeit in einem Kapitel zusammen abhandeln, haben ihren Grund in einer Aufhebung der Continuität durch äussere oder innere Einflüsse, die entweder auf die verletzte Stelle selbst oder auf entfernte Punkte einwirkten.

§. I.

Risse und Berstungen.

Wenn gleich diese Verletzungen rücksichtlich ihrer Ursachen und der Umstände, unter denen sie erfolgen, einige Verschiedenheiten darbieten, so stimmen sie doch in ihrer Form und ihren Folgen so sehr überein, dafs wir sie nicht trennen können. Zunächst jedoch von den sie unterscheidenden Merkmalen.

Gerissene Wunden nennen wir diejenigen, wo die Continuitätstrennung durch eine über die natürliche Widerstandsfähigkeit der Theile fortgesetzte Dehnung derselben veranlafst wird, wie dies durch viele Waffen, durch viele äufsere und innere Agentien, die mittelst Druck oder Ausdehnung auf einen oder auf zwei entgegengesetzte

Punkte wirken, verursacht werden kann. So erzeugen die Stichwaffen, die bei ihrem Eindringen in die Theile nur eine einfache Stichwunde hervorgebracht haben, bei ihrer gewaltsamen Ausziehung mehr oder weniger gefährliche gerissene Wunden. Vorzüglich aber sind die mit einem gekrümmten spitzen Haken versehenen Waffen, wie die Hellebarde, die Harpune u. s. w., zur Erzeugung solcher Wunden geeignet; und eben so verhält es sich auch mit den Zähnen an der Säge des Sapeur-Säbels und an vielen in Künsten und Fabriken gebräuchlichen Werkzeugen.

Auch die Hauer des Ebers, die Hörner der Stiere, das Geweihe der Hirsche, Rehe und Dammhirsche, und andre Vertheidigungs- und Angriffswaffen verschiedener Thiere, wie bei vielen ihre Zähne, gehören hierher, da die Bifswunde alle Charaktere einer gerissenen Wunde zeigt.

Solche Verletzungen bieten sich uns jährlich in einer gröfsern oder geringern Menge dar; bald als bedeutende Wunden des Ober- oder Unterschenkels, bald als weite Oeffnungen in den Bauchwandungen mit Eingeweide-Vorfall in gröfserer oder geringerer Menge, bald als Brustwunden, mit Rissen, Quetschungen und Knochenbrüchen complicirt. Sehr oft verursachen auch die Stücke gebrochener Knochen in den sie umgebenden Muskeln Rifswunden von gröfserer oder geringerer Ausdehnung — eine bei Fracturen sehr gefährliche Complication.

Die beim ersten Anblick vom Rifs nicht verschiedene Berstung unterscheidet sich doch von ihr dadurch, dafs sie sich besonders als eine durch Ausdehnung der Theile von einer innern Kraft veranlafste Continuitätstrennung darstellt, wie sie oft an muskulösen Theilen und an deren Anhängen, den Sehnen, vorkommt. Im Zustande der Erschlaffung berstet ein Muskel fast nie; sehr oft dagegen, wenn er sich in mechanischer Spannung, oder in Contraction befindet; und wenn auch in jener seltner als in dieser, so beobachtet man sie doch als prädisponirende Ursache von Berstungen hohler Organe z. B. des Herzens, der Arterien, des Darmkanals, der Blase u. s. w. So kann der Magen und Darmkanal durch übermäfsige Ausdehnung ihrer Wandungen von plötzlichen und beträchtlichen Gasentwickelungen in ihren Höhlen bersten, wie man dies bei einigen Herbivoren beobachtet, so das erweiterte und verdünnte Herz in Folge der zu seiner Function nothwendigen Contractionen zerreifsen, so auch die durch aneurysmatische Ausdehnung bis zu einem gewissen Grade verdünnten Arterien bersten und das enthaltene Blut nach innen oder aufsen in ihre Nähe oder weithin ergiefsen, so endlich auch die Blase, wie die Gebärmutter bersten, wenn sie, erstere durch Urin und letztere durch einen Fötus ausgedehnt, in der freien Entleerung ihres Contentums verhindert werden,

Können nun schon solche Berstungen von innern Ursachen allein hervorgebracht werden, so werden sie natürlich viel leichter und häufiger entstehen, wenn zu jenen, als blos prädisponirenden, noch die Wirkung äufserer Kräfte als wirklich entscheidender Gelegenheits-Ursachen hinzukommt. So kann ein auf die vordere Seite des Unterleibs angebrachter Stofs, wenn Blase, Magen oder Darmkanal durch Urin oder Nahrungsmittel ausgedehnt sind, zur Berstung dieser Eingeweide, bei Schonung der Bauchwandungen Veranlassung geben, wie dies der Fall bei einem Engländer war, dem, nachdem er lange am Tische gesessen, ein Landsmann im Streit einen Fufstrit in die *regio hypogastrica* versetzte, worauf die von Urin ausgedehnte Blase platzte. Dasselbe erfolgte auch bei einer Frau, die in 18 bis 20 Stunden keinen Urin gelassen hatte und dann einen Fufstrit auf die Blasengegend erhielt.

Nach solchen Berstungen erfolgt indefs kein so schneller Tod, als man glauben sollte; auch überlebten beide eben erwähnte Kranke ihren Unfall noch fünf bis sechs Tage.

Wie nun aber weiche, nachgiebige und bewegliche Organe, z. B. der Nahrungskanal, durch äufsere auf die Bauchwandungen wirkende Gewaltthätigkeiten bersten können, ohne dafs letztere irgend eine Veränderung oder Trennung erleiden, ist ziemlich schwer zu begreifen; und doch giebt es davon zahlreiche Beispiele, nicht nur an den dünnen Gedärmen, wo solche Berstungen zu gewöhnlich sind, als dafs man sie noch bezweifeln könnte, sondern auch an dem Dickdarm, ja ich habe sie selbst am Rectum beobachtet, das vollkommen in zwei Theile getrennt war. Es läfst sich schwer entscheiden, ob die von Luft oder Stercoralmassen ausgedehnten Gedärme gegen die Wirbelsäule angedrängt worden, nnd dadurch geborsten sind, oder ob dies durch eine lebhafte und plötzliche Contraction derselben bewirkt worden ist. Man begreift kaum, wie der platte, bewegliche und gewöhnlich nicht sehr ausgedehnte Darm der die Berstung verursachenden Krafteinwirkung nicht ausweicht; und könnte man sich allenfalls auch, streng genommen, die Möglichkeit eines auf einen Punkt beschränkten Einrisses denken, so läfst sich doch kaum einsehen, wie eine so vollkommene Berstung zu Stande kommt, dafs eine Trennung in zwei besondre Stücke, und selbst ein Einrifs des Mesenteriums erfolgt. Nur durch die Annahme einer zur Ausweichung einer drohenden Gewalt verrichteten lebhaften und plötzlichen Contraction der Därme, oder der Umbildung derselben in eine feste, zur Berstung sehr geneigte, der Leber ähnliche Masse, läfst sich diese Erscheinung erklären, welche man auch oft an der Leber in Folge einer äufsern, auf die Bauchwandungen ausgeübten Gewaltthätigkeit beobachtet. Bemerkenswerth ist es indessen, dafs nicht immer nach solchen Darmberstungen Stercoralergiefsungen in die Unterleibshöhle erfolgen, und die Verletzten durch Verwachsung der zerrissenen Theile mit den Nachbargebilden genesen können.

Die Muskeln werden indefs zu Berstungen weniger durch einfache mechanische Spannung, als vielmehr durch eine heftige, übermäfsige Contraction derselben disponirt, zu der fast alle Thiere instinktmäfsig getrieben werden, um einen Schmerz besser zu ertragen, eine Gewalt, einen Druck, einen Fall besser auszuhalten, wobei sich dann die Muskeln gleichsam in eine unbiegsame und leicht zerbrechliche Stange umwandeln. So sah ich ziemlich oft unter der Last eines Wagenrades die Bauchmuskeln bersten, ohne Verletzung der äufsern Haut oder eines der in der Bauchhöhle gelegenen Organe; und dasselbe beobachtete ich nach denselben Ursachen an den Waden- und Schenkelmuskeln. Zu den durch übermäfsige Contraction bedingten Muskelberstungen zähle ich auch die des Zwerchfells durch momentane Unterbrechung der Respiration, was ich oft mit Durchtritt eines der Baucheingeweide beobachtet habe. Die durch ähnliche Ursachen bedingte Zerreifsung der Achillessehne, des palmaris longus, des triceps brachii u. s. w. finden gewöhnlich unter Umständen statt, die unserm Gegenstand zu fremd liegen, als dafs wir uns hier damit speciell beschäftigen könnten; nur will ich bemerken, dafs sie fast immer durch gewaltsame Muskelcontractionen und zwar entweder dadurch allein, oder durch Mitwirkung eines äufsern Körpers bedingt werden.

Die Risse und Berstungen können nun entweder auf der Oberfläche des Körpers erfolgen, so dafs sie mit der äufsern Luft in Berührung stehen, oder innerlich stattfinden und in der Tiefe der Theile verborgen, also der äufsern Luft entzogen sein. Im erstern Fall gehen sie immer in Eiterung über, im letztern dagegen werden sie derselben gewöhnlich überhoben.

Die Oberfläche der in Rede stehenden Verletzungen

zeigt im Gegensatz zu den glatten Schnittwunden zahllose, durch die verschiedene Widerstandsfähigkeit der Gebilde bedingte Unebenheiten. Sind nicht sehr bedeutende Gefäfse verletzt, so finden hier selten Blutungen statt, sondern gewöhnlich nur mehr oder minder leichte Ecchymosen in die Substanz der Wundlefzen. Die in der Tiefe der Organe erfolgenden und der äufsern Luft entzogenen Risse und Berstungen zeigen zwar ganz ähnliche Erscheinungen, dieselbe Ungleichheit der Wundoberfläche, und unter der oben genannten Bedingung dieselbe Abwesenheit von Blutungen: sind aber doch zuweilen, wenn sie auf der Oberfläche glatter, mit einer serösen Haut überzogener Organe stattfinden, mit Blutergiefsungen in jene häutige Höhlung begleitet, die indefs selten so beträchtlich sind, dafs sie ernste Zufälle veranlassen. Erfolgen diese letztern aber auch in die Substanz parenchymatöser Organe, wie die Leber, so werden sie gewöhnlich in eine Art Sack eingeschlossen, worin das Blut coagulirt und zuletzt aufgesogen wird, ohne dafs bei diesem ganzen Prozefs ernste Zufälle entstehen. Nichts desto weniger können indefs hier auch durch Risse und Berstungen gröfserer Gefäfse Blutungen veranlafst werden, die durch geeignete Mittel bekämpft werden müssen; die äufsern nämlich durch Ligatur, Torsion u. s. w., die innern dagegen durch allgemeine Blutentziehungen, kühlende Getränke u. dgl., wovon wir bei den Blutungen das Nähere angeben werden.

Nach der Blutstillung mufs sich der Wundarzt mit der Annäherung der Wundränder beschäftigen und zwar durch die bei den Schnittwunden empfohlenen Mittel, d. h. durch passende Lage, Ruhe, Klebpflaster, Naht u. s. w. Dasselbe Verfahren findet auch bei den nur von der Haut bedeckten oder nahe an der Körperoberfläche gelegenen Verletzungen dieser Art seine Anwendung, so wie auch bei gleichzeitigen Zerreifsungen der Bauchwandungen und Eingeweide. Haben dagegen bei unverletzt gebliebenen Bauchwandungen hohle Eingeweide gelitten, so kann die Kunst nur dadurch die Vereinigung bewirken, dafs sie die Organe in einem beständigen Zustand der Leere erhält. So mufs man z. B. bei einer Magenberstung dem Verletzten jedes Getränk und Nahrungsmittel versagen, bei einer Berstung der Blase aufserdem noch einen elastischen Katheter in diese bringen und darin lassen, um den secernirten Urin ununterbrochen abzuleiten.

Eine dritte Indication fordert die Leitung der hier stets eintretenden Entzündung. Ist diese auf die Wundlippen

lippen beschränkt, so mufs man sie, als zugleich nothwendig und gefahrlos, nicht stören. Oft aber, zumal wenn aus den innern Hohlorganen Ergiefsungen verschiedener Stoffe, wie der Galle, des Urins, der Stercoralmassen u. s. w., erfolgt sind, verbreitet sich eine höchst acut verlaufende Entzündung weit über die verletzten Theile hinaus und nimmt gewöhnlich, trotz allgemeiner und örtlicher Blutentziehungen u. s. w., in wenigen Stunden oder Tagen einen tödtlichen Ausgang. Hier nämlich compliciren sich die Wunden mit ausnehmend reizenden fremden Körpern, welche, ohne durch die Kunst überhaupt, oder schnell genug entfernt werden zu können, einen unheilbaren Krankheitszustand herbeiführen.

Und dennoch kommt auch hier zuweilen noch Genesung zu Stande: durch eine den Ergiefsungsheerd begränzende und die weitere Ausbreitung verhütende Adhäsion nämlich, durch welche auch die zerrissenen oder geborstenen Theile sich wieder vereinigen. *) Andere Male entstehen Abscesse, die ihre Richtung nach der Haut nehmen, wo sie geöffnet werden müssen, wie die Gallen-, Blut- und Stercoralabscesse in den Bauch- oder Brustwandungen beweisen.

Nie mufs man daher die Möglichkeit einer solchen spontanen Heilung der hieher gehörigen mit Ergiefsung complicirten Verletzungen aus dem Auge verlieren, sondern allen so Verunglückten ohne Unterschied eine sorgfältige Behandlung zu Theil werden lassen, um jeden günstigen Umstand für sie sogleich zu benutzen.

Aber auch nach der glücklichsten Heilung hinterlassen Risse und Berstungen unregelmäfsige Narben, Verwachsungen, wie man nach Verletzungen der Baucheingeweide beobachtet, vertiefte Narben, wie man an der Leber wahrnimmt, mit bleibender Trennung, wie nach Sehnenrissen, oder mit aponeurotischer Zwischensubstanz, wie an den Muskeln, oder mit Schwäche der gespaltenen Theile, was man an den Bauchwandungen beobachtet, wodurch Eingeweidebrüche und Vorfälle entstehen, welche die Kranken zum Gebrauch von Binden, Platten u. s. w. nöthigen,

*) *Petit* der Sohn beschreibt diese Adhäsionen in seinem Aufsatze: *Essai sur les épanchemens dans le bas-ventre* sehr genau und zeigt das Irrige der frühern allgemeinen Ansicht, dafs jede Ergiefsung in den Unterleib unbedingt tödtlich sei. (*Mémoires de l'académie royale de chirurgie; Sur les épanchemens dans le bas-ventre en particulier. t. I. et II.*)

§. II.

Verwundungen durch Abreissung.

Diese entstehen wie die vorhergehenden, und noch deutlicher als sie, aus einer gewaltsamen Ausdehnung des Gewebes der Theile. Während indessen bei der Zerreifsung immer eine mehr oder weniger beträchtliche Erhebung oder Niederdrückung des verletzten Theiles stattfindet, erfolgt die Abreifsung durch einfache oder mit Drehung verbundene Ausdehnung. In vielen Fällen würde auch die Ausdehnung allein nicht hinreichen, um die Abreifsung eines ganzen Gliedes zu bewirken, wie dies die so oft übermäfsigen Extensionen zur Reposition verrenkter Gliedmafsen zeigen. Wirkt aber nebst der Ausdehnung auch noch Drehung, so geben die diesen vereinten Kräften unterworfenen Theile zuletzt nach und werden mehr oder weniger vollständig abgerissen, wovon viele Beispiele bei den Schriftstellern vorkommen, unter welchen wir folgende herausheben.

Beobachtung XV.

S. W. wurde, mittelst eines um seine Hand gewundenen und von den Zähnen eines grofsen Mühlrades aufgenommenen Strickes, von der Erde erhoben, bis sein Körper, durch einen Balken aufgehalten, nicht mehr folgen konnte, worauf das Rad einen Arm mit dem Schulterblatt vom Körper fortrifs, und zwar so schnell, dafs der Verletzte den Verlust seines Armes erst bemerkte, als er diesen sich mit dem Rade drehen sah. Er stieg noch eine schmale Leiter hinab und ging ungefähr zehn Ruthen weit, um Hülfe zu suchen. Jetzt aber fiel er, durch Blutverlust erschöpft, hin. Die zuerst Herbeikommenden streuten in die Wunde pulverisirten Zucker, worauf der Wundarzt, der später eintraf, die Blutung bereits gestillt fand und sich deshalb damit begnügte, mittelst zwei blutiger Kreuzhefte die Wunde mit der sehr erschlafften Haut zu bedekken. Am folgenden Tag wurde er in das St. Thomas Hospital gebracht und der Behandlung des damaligen Oberwundarztes desselben, *Fern*, übergeben, der die passenden Mittel anwandte, um die in einem solchen Falle zu befürchtenden Zufälle zu verhüten; und ohne dafs ein solcher erfolgte, genas der Kranke in zwei Monaten. Bei der Untersuchung des abgerissenen Armes fand man, dafs die Muskeln, welche sich an das Schulterblatt ansetzen, nahe an diesem getrennt waren, und dafs die, welche an demselben entspringen, mit ihm abgerissen waren. Uebrigens war die das Schulterblatt bedeckende Haut sitzen geblieben und schien fast parallel mit den Ansatzpunkten des *Musculus deltoides* abgedreht worden zu sein. *)

Eine ähnliche Beobachtung theilt *Delamotte* **) mit:

Beobachtung XVI.

Ein kleiner Knabe, der in der Nähe eines in Bewegung befindlichen Mühlenrades spielte, wurde am Aermel so ergriffen, dafs sich die Hand im Rade verwickelte, und sie, der Vorder- und Oberarm nach und nach von der Maschine angezogen wurden, ohne dafs sich das Kind losmachen konnte, worauf der Arm, da der Körper wegen seines Umfanges dem Zuge des Rades nicht folgen konnte, im Schultergelenk getrennt und fortgerissen wurde. Die Blutung war so gering, dafs sie schon mittelst Charpie gestillt werden konnte, und das Kind genas in kurzer Zeit.

Endlich finden wir auch noch eine ähnliche Beobachtung von *Benomont* ***) berichtet.

Beobachtung XVII.

Ein 9 bis 10jähriges sehr lebhaftes Kind gerieth, als es hinten auf einen Wagen springen wollte, mit einem Beine zwischen die Speichen eines Rades und konnte es wegen der Schnelligkeit, mit der der Wagen fuhr, nicht frei machen. Das Bein wurde im Knie abgerissen und auf die Strafse geschleudert, während das Kind durch eine ganz besondere Körperstellung hinten auf dem Wagen wie angeklammert sitzen blieb; der Kutscher, der das Unglück nicht merkte, fuhr noch ungefähr 200 Schritt weiter, ehe er anhielt. Das Kind wurde zu *Chapillon* dem Vater gebracht, der seinen Collegen *Planchet* zum Consilium bat, und da ich damals des letztern Schüler war, so nahm ich Theil an der Behandlung. Bei der sorgfältigen Untersuchung der Wunde fanden wir den untern Theil des Femurs ungefähr drei Finger breit vollkommen blofs liegend, und die Muskeln und Sehnen nach dem stärkern oder schwächern Widerstand gegen die abreifsende Kraft sehr un-

---

*) *Belchier* in den *philosoph. transactions*, bei *Morand* in dessen: *Précis de plusieurs observations sur des membres arrachés. t II.*

**) *Traité complet des accouchemens in* 4. 1721. *obs.* 441.

***) *Plusieurs observations sur des membres arrachés tom. II.* in den: *Mémoires de l'Académie royale de chirurgie.*

gleich zerrissen; übrigens flofs kein Tropfen Blut aus dieser bedeutenden Wunde. Zunächst schnitt man die zerrissenen Fleischtheile in gleicher Ebene mit dem gesunden Knochen ab, entfernte dann den entblösten Knochentheil mittelst der Säge und legte nun, ohne dafs eine einzige Unterbindung nothwendig wurde, einen passenden Verband an, worauf das Kind zu seinen Eltern gebracht wurde. Bei der Untersuchung des Unterschenkels fanden wir an demselben einen grofsen Theil Fleischmassen vom Oberschenkel und ein fünf bis sechs fingerbreit langes Stück der Arteria cruralis hängen, und dennoch erfolgte sowohl während als nach diesem schrecklichen Ereignifs nicht die geringste Blutung. Nur mit Mühe vermochte man, den Muthwillen des Verwundeten zu bekämpfen, ihn in der nothwendigen Ruhe zu erhalten und seinen Appetit zu mäfsigen; und dennoch gelang die Genesung in kurzer Zeit.

Einen der Beobachtung XV. ganz ähnlichen Fall theilt *Musset* (*Journal des progrès*) mit. Es ereignete sich derselbe in Amerika, wo einem Individuum auch durch ein Mühlenrad der Arm mit dem Schulterblatte abgerissen wurde, und die nur sehr unbedeutende Blutung keine einzige Unterbindung forderte.

In einem englischen Journal (*med. pract. and obs. vol.* 1.) findet man eine Beobachtung, wo einem jungen Manne der Oberschenkel im Hüftgelenk abgerissen wurde, und ebenfalls keine Blutung eintrat, ungeachtet der Tod erst nach vier Tagen erfolgte.

Aufser diesen Beobachtungen giebt es deren noch mehrere in den Annalen der Kunst, und ich habe in meiner eigenen Praxis viele Fälle von Abreifsungen kleinerer Theile beobachtet, wie der Finger, Zehen, der Hand, des Vorderarms, Fufses u. s. w. Selbst die Ruthe macht keine Ausnahme, wie im Jahre 1831 im Hôtel-Dieu der sonderbare Fall vorkam, dafs ein Knabe dahin gebracht wurde, wegen unvollkommener Abreifsung des männlichen Gliedes durch ein Maschinenrad. Abreifsung des Hodens durch Gewaltthätigkeit, oder in einem Anfall von Delirium kommt noch häufiger vor, und sie ist bekanntlich eine Castrationsmethode bei gewissen Thieren. Auch wendet man die Abreifsung zur Entfernung mancher Geschwülste an, deren Ablösung mittelst des Bistouris zu lange dauern, oder zu gefährlich sein würde.

Aus den eben mitgetheilten Beobachtungen geht nun hervor, dafs sich die Verwundungen durch Abreifsung vorzüglich durch eine sehr grofse, von der verschiedenen Ausdehnungs-, Widerstands- und Retractionsfähigkeit der getheilten Gewebe abhängige Ungleichheit ihrer Oberfläche charakterisiren, indem nämlich die Muskeln, Sehnen, Nerven und Gefäfse in einer verschiedenen Entfernung von der Wundfläche abreifsen und entweder aus ihr heraushängen, oder ganz unsichtbar sind. Im Allgemeinen findet man an dem abgerissenen Theile die Gewebe hervorragen, am Stumpfe dagegen Vertiefungen. Aufserdem aber zeichnen sich diese Wunden auch durch die fast beständige Abwesenheit jeder Blutung aus, was der Art und Weise, wie die Arterien getrennt sind, und vielleicht auch ihrem Zurückweichen zwischen die Gewebe zugeschrieben werden mufs. Bekanntlich bestehen die Arterien aus drei Häuten. der innern, von noch wenig gekannter Natur, der elastischen und fibrösen mittlern, und der zelligen äufsern. Bei den Abreifsungen weichen und zerreifsen die beiden erstern ziemlich rasch; die zellige Haut dagegen giebt vorher nach und verlängert sich sehr, nach Art einer Glasröhre, die vor der Schmelzlampe gezogen wird. Zuerst also giebt die innere Membran nach, dann die mittlere und zuletzt die äufsere; und durch diese allmälige Zerreifsung entsteht ein konischer Kanal, mit seiner Basis dem Herzen und mit seiner gewöhnlich geschlossenen Spitze der Wundfläche zugewandt. In dem Innern dieses durch die Unebenheiten von den zerrissenen Häuten rauhen Kanals entsteht ein Coagulum, und bald nachher eine Entzünzung, wodurch die Blutung verhütet, und das Gefäfs verschlossen wird. Zu diesem ersten und vorzüglichen Hindernifs der Blutungen kommt nun noch die durch die Elasticität der mittlern Haut bedingte Retraction der Arterien zwischen die Weichgebilde; und zwar geschicht dieselbe auf eine doppelte Art: 1) nach dem Umfang des Gefäfses, wodurch sein Lumen verengt wird — eine Folge der Wirkung der Zirkelfasern; 2) nach der Länge des Gefäfses, wodurch es zwischen die Weichtheile zurückweicht — die Wirkung der Längenfasern. Diese Retractionskraft genügt meist, um die Blutungen zu stillen oder zu verhüten, wie die Versuche an lebenden Thieren beweisen. Hunde, denen man der Beobachtung wegen die Gliedmafsen abrifs, zeigten ganz dieselben Erscheinungen.

Nicht immer jedoch verhütet die Retraction der Gefäfse die Bildung von Ecchymosen und von zuweilen weit ausgebreiteten Infiltrationen in die Gewebe, in welche jene sich zurückgezogen, wodurch daselbst Entzündungen und Eiterungen entstehen, die sonst nicht stattgefunden hätten. Die

Beobachtung der Erscheinungen an den Arterien bei Gliederabreissungen hat ohne Zweifel die Idee der Torsion zur Blutstillung ins Leben gerufen. Späterhin werden wir den Werth dieses hämostatischen Mittels mit dem der gewöhnlich angewandten vergleichen.

Die Abreissungen sind weniger gefährlich, als man glauben sollte, denn die Natur besorgt die Heilung fast ganz allein und überläſst der Kunst fast nichts. Die Schmerzen sind im Allgemeinen sehr mäſsig, und Blutungen erfolgen, wie wir gesehen haben, fast gar nicht. Wo dies letztere sich anders verhält, müſste man die, die Blutung unterhaltenden Gefäſse aufsuchen, und wenn sie sich von der Wundfläche zu weit entfernt haben, zu kühlenden Mitteln, zum Druck u. s. w., seine Zuflucht nehmen; genügt jedoch dieses nicht, so würde man Einschnitte nach dem Laufe der Gefäſse machen, diese aufsuchen und in der Tiefe der Theile unterbinden müssen.

Auch die groſse Ungleichheit der Wunde nimmt die Aufmerksamkeit des Wundarztes in Anspruch. Wenn Sehnen, Muskeln und Nerven übermäſsig hervorragten, so müſste man die Wunde durch Abschneidung zu ebenen suchen. Hierauf wären die Wundlefzen in der natürlichsten und den Ausfluſs der blutigen oder eitrigen Flüssigkeit am meisten begünstigenden Richtung einander zu nähern und dann mittelst Heftpflaster, oder auch, erforderlichen Falls, durch die blutige Naht zu vereinigen u. s. w. Die übrige Behandlung zur Verhütung möglicher Zufälle ist dieselbe, wie bei allen andern Wunden.

Sechstes Kapitel.

Verletzungen durch stossende Waffen.

Die Stoſswaffen wirken auf mehrere Arten: bald bloſs durch mehr oder weniger gefährliche Erschütterung der Theile, in welchem Falle sie die Commotion erzeugen; bald durch Affection der Lebenskraft, nach Art der eine Ataxie bewirkenden Einflüsse, wo sie den Stupor hervorbringen; bald, indem sie die Textur der Theile mehr oder weniger desorganisiren, wovon die sogenannte Contusion die Folge ist. Endlich erzeugen sie auch Wunden, die man dann gequetschte nennt.

Die Commotion und der Stupor bedingen zwar eigentlich mehr eine Störung der Kräfte und der Functionen, als eine Verletzung der Theile selbst; jedoch kommen sie so häufig vor und haben auf die Folgen der Verletzungen durch Kriegswaffen so großsen Einfluſs, daſs ich eine Skizze derselben hier folgen zu lassen für nothwendig halte.

Unter Commotion versteht man eine die Kräfte und Functionen der Theile schwächende, unterdrückende und zuweilen selbst unwiderbringlich zerstörende Erschütterung; unter Stupor dagegen einen Zustand von Empfindungslosigkeit, Betäubung und erschwerten Lebensverrichtungen, welcher, den atactischen Affectionen ähnlich, mehr oder minder schnell zum Tode führen kann; und wenn gleich auch beide in einzelnen Punkten sich berühren, so sind sie doch in andern hinreichend verschieden, um sie bei der Beschreibung zu trennen.

§. I.

Von der Commotion.

Die Commotion ist immer die Folge äuſserer, auf einige Theile unseres Körpers stoſsweise wirkender und sie mehr oder weniger heftig erschütternder, jedoch keine deutliche Trennung des organischen Zusammenhanges veranlassender Einflüsse.

Diese, gewöhnlich in Fall und Schlag bestehenden, wirken fast immer mit einer breiten Oberfläche, durch die sie keine Spaltung der Theile zu bewirken vermögen. Indessen können auch die Stich- und Schnittwaffen dazu Veranlassung geben, jedoch nur dann, wenn ihre Masse und Schnelligkeit sehr bedeutend ist, ihre Spitze aber in den Theilen einen das Eindringen verhindernden Widerstand findet, wodurch sie ihre stechende Wirkung in eine quetschende verändern. Vorzüglich aber wird die Commotion durch massige Körper, selbst von geringer Dichtigkeit, hervorgebracht, wie z. B. wenn ein Bund Heu, Stroh oder eine Matratze aus einer bedeutenden Höhe auf den Kopf fällt.

Nicht alle Theile indeſs sind für die Commotion gleich empfänglich, und zwar richtet sich dies nach ihrer verschiedenen Organisation, indem die dichten, fibrösen und elastischen Organe ihr weniger ausgesetzt sind, als die weichen, schweren und nicht elastischen, wie das Gehirn, die Leber, das Rückenmark u. s. w. Namentlich sind die Centraltheile des Nervensystems so sehr zur Commotion disponirt, dafs man sie ausschliefslich für deren ursprünglichen Sitz halten, und glauben sollte, dafs sich die Wirkungen derselben nur mittelst der Nerven auf die andern Theile fortpflanzen; allein auch andere Theile, wie die Leber, Milz u. s. w., sind ihr ausgesetzt und erfahren durch sie, wenn gleich verschiedene, doch nicht minder wichtige Veränderungen.

Selten jedoch wirken die Ursachen der Commotion auf eine unmittelbare Weise; sondern fast immer mittelbar, und zwar durch einen Contrecoup; denn im erstern Falle würde vielmehr eine Contusion, als eine Commotion entstehen. Ihre primäre Wirkung besteht darin, in den Theilen eine erschütternde Bewegung hervorzubringen, welche, zu einem höhern Grade gesteigert, die Elemente derselben von einander trennen würde, wie man dies beobachtet, wenn ein weicher Körper auf einen Stiel gelegt, und die Basis des letztern durch wiederholtes Anschlagen in Erschütterung versetzt wird, wodurch schnelle Schwingungen entstehen, welche die Elemente des erstern nach allen Richtungen hin auseinander treiben. Die secundären Wirkungen der Commotion oder ihre Symptome sind im Allgemeinen Schwächung, Unterbrechung und zuweilen selbst vollständige Aufhebung der Thätigkeit der afficirten Theile, wodurch eine Reihe nach der Beschaffenheit des ergriffenen Organs verschiedener Erscheinungen hervorgebracht wird. Aufserdem richten sich die Symptome auch nach der Intensität der Ursache und lassen sich hiernach in drei verschiedene Grade der Heftigkeit theilen, die wir am Gehirn und Rückenmark am deutlichsten wahrnehmen können und an diesen Organen durchgehen wollen.

Commotion des Gehirns.

Erster Grad. Wenn ein Mensch von einer mittelmäfsigen Höhe auf die Fersen, bei ausgestreckten Beinen, oder auf die Hinterbacken oder Kniee, oder aber auf den Kopf fällt, — oder wenn letzterer von einem Kissen, einer Matratze, einem Federbett, einem Bund Heu oder Stroh, oder sonst einem Körper von geringer Dichtigkeit getroffen wird: — so schwindet sein Sehvermögen, er bemerkt Flimmern und Funken vor den Augen, Zischen, Sausen und Brausen in den Ohren, es erfolgen krampfhaft zitternde Muskelbewegungen, zuweilen auch Uebelkeit und Erbrechen; die Muskelkräfte werden momentan unterbrochen, der Körper schwankt und mufs, um nicht zu fallen, unterstützt werden; gewöhnlich aber findet kein vollständiger

Verlust des Bewufstseins statt, und der Kranke behält das Gefühl seines Daseins. Alle diese Symptome lassen aber schnell wieder nach und verlieren sich bald vollständig; nur eine mehr oder weniger merkliche Störung des Gehirns im Denkgeschäft und der Muskelbewegungen bleibt zurück.

Zweiter Grad. Hier finden wir alle eben genannte Erscheinungen, nur in einer gröfsern Intensität; aufserdem aber fallen die Kranken hin und verlieren vollkommen das Bewufstsein, es treten Muskelzuckungen und Herzklopfen ein, und durch Lähmung der Sphincteren erfolgt unwillkührliche Ausleerung des Urins, und zuweilen auch des Koths, die Kranken erbrechen sich und fallen in mehr oder weniger lange dauernde Ohnmachten, in denen sie bewegungslos hingestreckt auf dem Rücken mit geschlossenen Augenlidern liegen; das Gehirn befindet sich in einem Zustande der Betäubung, durch den es die ihm von den stumpfen und mehr oder weniger schwer erregbaren Sinnen mitgetheilten Eindrücke kaum aufzunehmen vermag. Die Kranken sehen, hören und fühlen nichts, doch kann man sie noch durch scharfe Töne, sehr lebhaftes Licht und Kneipen erwecken, wo sie dann wie aus einem tiefen Schlaf erwachen, einige Worte ohne Ordnung, und zuweilen ohne Beziehung auf die vorhergegangenen Eindrücke, vor sich hin stammeln und unmittelbar darauf wieder in die Lage zurückfallen, aus der sie kaum gerissen worden. Es scheint, als wären sie aller Denkfunctionen beraubt und auf einmal in schlafende Thiere verwandelt; nur eine ganz schwache, zum Dasein unumgänglich nothwendige Lebensäufserung ist bemerkbar. Die Pupillen finden wir erweitert und unbeweglich, die Respiration so klein und so leise, dafs sie gar nicht vorhanden zu sein scheint, die Bewegung des Herzens ist unvernehmbar, und der Puls klein und so selten, dafs ich bei einigen Kranken nur achtzehn bis zwanzig Schläge in der Minute gezählt habe, und dabei so schwach, dafs der leiseste Fingerdruck ihn zu unterbrechen hinreicht. Die Gliedmafsen scheinen sich in einem vollkommenen Zustand der Erschlaffung zu befinden, sind jedoch keinesweges gelähmt, denn wenn man sie stark kneipt, so ziehen die Kranken sie zurück, um den Schmerzen zu entgehen.

Hat die Krankheit diesen Höhepunkt erreicht, so verändern sich gewöhnlich die Symptome: die Sinne werden wieder mehr und mehr erregbar, die Betäubung des Gehirns nimmt allmälig ab, und die Bewegungen treten nach und nach wieder ein. Keineswegen aber erfolgt diese Besserung schnell und regelmäſsig; oft sind die Kranken erst nach acht, zehn und mehr Tagen vollkommen wieder hergestellt, und während derselben beobachtet man häufigen Wechsel in der Zu- und Abnahme des Uebels. Selbst nach der glücklichsten Genesung bleibt indeſs eine Schwäche in den Sinnen, der Denkkraft und den Bewegungen zurück, wodurch die Kranken für lange Zeit zu jeder anhaltenden Körper- und Geistesanstrengung unfähig werden, indem sie durch ein Gefühl der Schwere, durch Kopfweh und durch Müdigkeit in den Gliedern sich bald zur Ruhe genöthigt sehen. Auch habe ich oft die Beobachtung gemacht, daſs die Schwäche nicht alle Functionen des Gehirns gleichmäſsig afficirte, sondern bald nur die des Denkvermögens, bald nur die der Bewegung, und selbst bei diesen beiden Functionsklassen litten wiederum die einzelnen Actionen nicht immer gleich. So habe ich gesehen, daſs die Wiederherstellung der Functionen der Sphincteren der Blase und des Mastdarms, der Muskeln der obern, untern, rechten und linken Gliedmaſsen erst nach kürzern oder längern Zwischenräumen zu Stande kam; und es scheint, als hätte dann die Commotion nicht sowohl das ganze Gehirn afficirt, als vielmehr einzelne Theile desselben oder des Rückenmarks und der Nervengeflechte. In solchen Fällen war es denn auch vorzüglich, wo ich die Urtheilskraft und das Gedächtniſs in verschiedenen Graden verändert fand, wo manche Kranke sich lange Zeit, die Einen auf Orts-, die Andern auf Personen-Namen, diese auf Haupt-, jene auf Eigenschafts-Wörter nicht besinnen konnten, wo endlich Manche allgemeine Ausdrücke für specielle Gegenstände, oder das Wort Ding und ähnliche für Alles gebrauchten, was sie in ihrem Gedächtniſs nicht mehr behalten hatten.

Zuweilen aber nimmt die Commotion des Gehirns im zweiten Grade einen gefährlicheren Verlauf. Den Symptomen der Schwäche folgen mehrere der Reaction, zuweilen selbst von Entzündung; dann beobachtet man ein anhaltendes Fieber mit Exacerbationen, oder Delirien, die sich zuweilen bis zur Wuth steigern. Von nun an ändert sich die ganze Scene, und statt einer Commotion findet man eine active Congestion nach dem Gehirn oder dessen Häuten, — Zufälle, denen die Kranken sehr schnell unterliegen.

Bei der Leichenöffnung trifft man die Hirngefäſse von Blut strotzend, das Gehirn selbst roth punktirt, in dem Zellgewebe zwischen Arachnoidea und Pia mater eine trübe milchige Flüssigkeit, und in den Höhlen der Arachnoidea Eiter und Pseudomembranen.

Dritter Grad. In diesem stürzt der Mensch, wie ein von der Keule getroffenes Schlachtopfer, hin; Sinnesthätigkeit, intellectuelle Kräfte, Respiration und Circulation, alles ist unterbrochen, die einzigen Lebenszeichen bestehen in zuckenden Gliederbewegungen, die auch allmälig verschwinden, und stellt sich die Circulation und Respiration nicht nach einigen Augenblicken wieder ein, so ist es um das Leben geschehen. Man darf daher diese kostbare Zeit nicht vorübergehen lassen, ohne durch kalte Waschungen und Fomentationen auf Gesicht und Kopf, durch Einträufelungen spirituöser Flüssigkeiten in Nase und Mund, durch Frictionen des ganzen Körpers, so wie durch künstliche Erregungen von Respirationsbewegungen in den Brustwandungen die erloschenen oder dem Erlöschen nahen Functionen wieder zu erwecken oder zu erhalten, um so den Kranken, wo möglich, noch zu retten.

Behandlung. — Die Commotion erfordert in ihren verschiedenen Graden und Stadien eine verschiedene Behandlung, und wie den Symptomen der Erschöpfung die der Congestion und Irritation folgen, so finden, je nach der allmäligen Entwickelung der Zufälle, zuerst reizende und dann ausleerende und selbst mehr oder weniger energisch antiphlogistische Mittel ihre Anwendung. Diese Rücksicht ist von solcher Bedeutung, dafs man, würden jene verschiedenartigen Mittel in allen Stadien und Graden der Krankheit ohne Unterschied angewandt, statt dem Kranken zu helfen, ihn oft tödten würde. So könnte man durch eine gleich im Anfang vorgenommene Venäsection den Verlust des noch übrigen Lebensrestes bewirken, oder durch die Anwendung reizender Mittel nach schon eingetretener Reaction entzündliche Zufälle ernster Natur veranlassen. Im ersten Stadium der Commotion, gleich viel welchen Grades, pafst daher die Application spirituöser flüchtiger Reizmittel vor die Nasenöffnung, die Anwendung reizender, belebender Mixturen durch Mund oder After, so wie spirituöse oder ammoniakalische Frictionen der Haut. Später, wenn Symptome von Blutstockung in den Gefäfsen des afficirten Theiles eintreten, mufs man zu örtlichen Blutentziehungen mittelst Egel oder blutiger Schröpfköpfe seine Zuflucht nehmen. Diese letztere Kurmethode pafst auch nach dem Eintrit entzündlicher Reaction; doch ist dann schon eine kräftige antiphlogistische Behandlung erforderlich, d. h. der örtlichen Blutentziehung mufs eine mehr oder weniger reichliche allgemeine vorhergehen. Zieht sich die Krankheit in die Länge, ohne dafs Symptome von Blutstockung oder von entzündlicher Reaction eintreten, so wenden wir am passendsten ableitende Reizmittel an, wie reizende Fufsbäder, ausleerende Klystiere, abführende Getränke, durch Brechweinstein geschärfte Molken. Unter allen hierher gehörigen Mitteln aber ist keines so wirksam, als die Anwendung grofser Vesicatorien im Nakken, die bis zur Beseitigung fast aller Symptome unterhalten werden müssen. Ich könnte viele Fälle anführen, wo Kranke in der traurigsten Lage durch sie vollkommen wieder hergestellt worden sind; ja oft besserte sich ihr Zustand dadurch schon in weniger denn zwölf Stunden, und zwar selbst in solchen Fällen, wo der Verlauf der Krankheit zu einem traurigen Ende führen zu wollen schien.

Tritt nun aber trotz aller Mittel der Tod ein, so findet man bei der Leichenöffnung nach Commotionen des dritten Grades das Gehirn eingefallen, weich, ohne Haltbarkeit, von sehr geringer Cohäsion und durch die unbedeutendste Krafteinwirkung zerreifsbar. Doch kann man keinen Rifs, keine Continuitätstrennung entdecken, wenn nicht aufser der Commotion noch Contusion stattgefunden hat. [*Littre* berichtet von einem Verbrecher, der sich dadurch tödtete, dafs er mit vorgeneigtem Kopf aus der einen Ecke seines Kerkers in die andre lief, worauf er leblos an der Wand niederfiel, an welche er sich gestofsen hatte. Am Aeufsern des Kopfes fand *Littre* weder Contusion, noch Geschwulst, noch Wunde, noch Fractur; nur füllte das Gehirn nicht vollkommen den innern Schädel aus, und seine Substanz war, wie die des kleinen Gehirns und verlängerten Rückenmarks, sicht- und fühlbar dichter und fester als gewöhnlich. *Sabatier* sah dasselbe bei einem durch einen Schlag auf den Kopf plötzlich getödteten Individuum, wo auch das Gehirn den Schädel nicht ausfüllte, und zwischen jenem und den Wandungen des letztern sich ein ziemlich bedeutender leerer Raum fand.] Erfolgt der Tod innerhalb der ersten 24 Stunden nach einer Commotion des zweiten Grades, so findet man keine auffallende Veränderung; nachher aber unzweideutige Spuren von Stockungen, von blutiger oder seröser Congestion, später endlich die der Entzündung der Hirnhäute und der Gehirnsubstanz selbst.

Wir haben nur bei der obigen Beschreibung der Commotion das Gehirn zum Beispiel genommen, weil ihre Wirkungen sich hier mehr als in den andern Organen aussprechen und mittelst der Nerven, deren Quelle und Ausgangspunkt das Gehirn ist, zu allen Theilen des Körpers fortgepflanzt werden. Keinesweges aber ist dasselbe das einzige für die Commotion empfängliche Organ, vielmehr ist das Rückenmark ihr eben so gut unterworfen; da dieses jedoch nur der Bewegung und Empfindung vorsteht, so beschränkt sich hier die Wirkung auf Lähmung der Theile, in welche sich die aus ihm entspringenden Nerven verzweigen. So beobachtet man mehr oder weniger vollkommene Paralyse der untern Gliedmafsen, der Blase und des Mastdarms, wenn die Commotion blofs den untern Theil des Rückenmarks, der Bauch- und Brustwandungen, wenn sie den Rückentheil desselben, endlich auch noch der Zwerchfellsnerven, wenn die Commotion den obern Theil der Wirbelsäule getroffen hat, in welchem Falle Stillstand der Respiration, und hiemit der Tod, die nothwendige Folge ist.

Aufser dem Gehirn und Rückenmark können aber auch die Nervengeflechte, in denen die Hauptnerven des Körpers ihren Vereinigungs- und Ausgangspunkt finden, von der Commotion afficirt werden, deren Wirkungen dann in Betäubung, Verminderung der Empfindungsfähigkeit und Beweglichkeit u. s. w., ja in höhern Graden sogar in vollkommener Unbeweglichkeit und Unempfindlichkeit bestehen. So folgt auf Commotion des Plexus brachialis und ischiadicus mehr oder weniger vollkommene und schwer heilbare Lähmung der obern und untern Gliedmafsen.

Ja auch solche Theile, die nur mit sehr wenigen Nerven versehen sind, können die Wirkungen der Commotion erleiden, wie z. B. die Leber, welche durch ihre Masse und Textur, nächst dem Gehirn, Rückenmark und den Nervengeflechten, am öftersten von ihr getroffen wird. Natürlich sind die Erscheinungen hier von den angegebenen sehr verschieden, doch lassen sie sich sämmtlich auf Schwächung des Organs, oder auf Aufhebung, Trübung und Umstimmung seiner Functionen zurückführen. Wir finden daher: Appetitlosigkeit, Verdauungsschwäche, Ekel oder Erbrechen, Gefühl lästiger Schwere im Hypochondrium, graue Stuhlausleerung und safranfarbigen Urin. Zuweilen treten zu diesen Wirkungen, wie bei der Commotion des Gehirns, Symptome der Reaction, die sich bis zur Entzündung steigern können, hinzu, und dann finden wir Schmerzen im rechten Hypochondrium, wozu sich Herzübel und ein Schmerz in der Schulter gesellen; es erfolgen gallige Ausleerungen nach oben und nach unten, es entsteht Fieber,

— kurz, eine mehr oder weniger acute und mehr oder weniger gefährliche Hepatitis ist vorhanden.

Auch in der Milz und den Nieren kann, wenngleich viel seltener, Commotion stattfinden, bei deren Symptomen wir uns jedoch, da sie weniger wichtig und weniger bekannt sind, nicht aufhalten wollen.

§. II.

Vom Stupor.

Wenngleich, wie oben gesagt, der Stupor einige Aehnlichkeit mit der Commotion hat, so besteht doch zwischen beiden Affectionen ein Unterschied, und könnte man diesen durch ein Gleichnifs begreiflich machen, so würde ich ihn mit dem zwischen den beruhigenden und betäubenden Heilmitteln vergleichen.

Während bei der Commotion nur Functionsstörung des Organs stattfindet, ist beim Stupor dessen Lebensprincip selbst ergriffen.

Unter Stupor nach Verletzungen durch Kriegs- und andre Waffen versteht man eine sie begleitende bald allgemeine, bald örtliche Betäubung des Nervenlebens, wodurch die Theile der Empfindung in einem solchen Grade beraubt werden, dafs man sie ohne Wissen der Verwundeten amputiren kann, und letztere, zu jedem Entschlufs, jedem Widerstande unfähig, in einen Zustand vollkommener Gleichgültigkeit und Stumpfheit gerathen. So beobachtete *Quesnay* bei einem Menschen einen solchen Stumpfsinn, dafs er, als man ihm die Amputation seines durch einen Schufs zerschmetterten Beines vorschlug, antwortete, dafs dies ihn nichts angehe.

Eine zweite Wirkung des Stupors besteht in zuweilen bis zur Eiskälte sinkender Temperatur. — Zu diesen beiden Erscheinungen gesellt sich eine von dem verwundeten Theile sich über den ganzen Körper verbreitende Trägheit der Lebensfunctionen: die Miene solcher Kranken drückt ein Staunen aus, die Augen stieren, die Züge sind matt, der Mund ist halb offen, die Zunge trocken, die Respiration langsam, der Puls klein, schwach, unregelmäfsig und oft aussetzend; die Kranken scheinen nicht zu wissen, was um sie vorgeht, die Muskeln sind weich, schlaff, es findet keine Blutung statt, sondern nur ein passives Ausfliefsen einer bräunlichen, oft stinkenden Flüssigkeit aus der Wundfläche. Letztere ist blafs, bleifarben oder violet, und die Lebenskraft ist überhaupt so sehr geschwächt, dafs sich in wenigen Tagen Brandschörfe an den Theilen bilden, auf denen die Kranken liegen, wie namentlich in der Gegend des Heiligenbeins, am grofsen Trochanter u. s. w. Erfolgt eine Reaction, so tritt der Kranke aus diesem allgemeinen Stupor heraus, und bei der nun eintretenden Entzündung beobachtet man an der Wundfläche Exhalation bläulicher, blutiger, stinkender Flüssigkeiten und emphysematöse, widerstrebende, sich mehr oder weniger ausbreitende Geschwulst, welche, unaufhörlich fortschreitend, bald den Rumpf ergreift. Es erfolgen unregelmäfsige Fieberanfälle mit Wechsel von Frost und Hitze, bald flüchtige, bald tobende, Delirien, Erbrechen, Gelbsucht und Unterdrückung der Urinausleerung. Wie im Gesammtleben, so scheint auch in der Krankheit keine gewisse Ordnung sich herstellen zu können; und haben sich die Umstände so gestaltet, so erliegen die Kranken bald in einem Zustande der höchsten Erschöpfung.

Ja selbst über die Gränzen des Lebens hinaus scheinen sich die Wirkungen des Stupors fortzusetzen. Nach dem Tode nehmen hier nämlich die verletzten Theile und deren Umgebung schnell eine livide Farbe an und verbreiten einen Gestank von gleichzeitiger Gangrän und Fäulnifs. Frühzeitig erscheinen auf dem ganzen Körper Todtenflecke, elastische Flüssigkeiten entwickeln sich überall und dehnen die Leiche übermäfsig aus; endlich ist eine allgemeine Fäulnifs oft schon zu einer Zeit weit vorgeschritten, wo sie in andern Fällen noch kaum begonnen hat.

Der Stupor ist nun einer der gefährlichsten Zufälle bei Wunden durch Kriegswaffen und macht dieselben, hat er einen gewissen Grad erreicht, fast immer tödtlich; je bedenklicher er aber ist, desto mehr mufs man ihn in seiner Entwickelung und seinen Folgen zu bekämpfen streben. Da er zwei sehr verschiedene Stadien der Schwäche und der Reaction zeigt, so mufs man im erstern, um die Lebenskräfte aufrecht zu erhalten, stimulirende, und im zweiten antispasmodische und antiphlogistische Mittel anwenden, um die Reaction zu reguliren und deren übermäfsiges Wachsthum zu verhüten. Im Anfange fomentire man daher die Wunde mit Wein, Spirituosis und aromatischen Infusionen und Flüssigkeiten, und gebe innerlich belebende ätherische Mixturen, ohne jedoch zu vergessen, dafs eine Reaction erfolgen mufs, die man nicht zu stark werden lassen darf, weil man sonst genöthigt wird, sie späterhin zu bekämpfen. Ist diese Reaction eingetreten, so mufs man sich so lange auf ein exspectatives Verfahren beschränken, als die Symptome einen normalen Verlauf zu nehmen scheinen; denn sie ist das Mittel, durch welches die Natur den Stupor beseitigt. Führt sie aber unordentliche, das Leben bedrohende Erscheinungen mit sich, so muſs man dem Kranken antispasmodische Mittel reichen: Aufgüsse der Valeriana, Kamphorpräparate u. s. w. Ist sie zu schwach, so muſs man sie durch gelinde Reizmittel erhöhen; ist sie zu stark, durch Application von Blutegeln um die Wunde, durch erweichende Fomentationen und Cataplasmen mäſsigen; ist das Fieber heftig, der Puls frequent, voll und hart, so muſs man lieber zu wiederholten, als zu reichlichen Aderlässen seine Zuflucht nehmen; treten Delirien ein, so setze man Blutegel hinter die Ohren; bei Erscheinungen von Icterus finde die äuſserliche Application erweichender Mittel auf die Lebergegend Anwendung; bei Erbrechen gebe man Selterwasser oder die potio Riveri. Immer aber muſs man von dem Verwundeten Alles abhalten, was ihn reizen und beunruhigen kann, ihn vom Schlachtfeld, vom Waffengeräusch, vom Geschrei des Sieges, noch mehr aber von dem der Niederlage entfernen; und ist man so glücklich gewesen, solche Kranke aus den Gefahren des Stupors und der diesem gewöhnlich folgenden Reaction zu retten, so vergesse man nie, daſs dieselben, während der Dauer ihrer Wunden, mehr als andre Verwundete den Gefahren der atactischen Affectionen ausgesetzt sind.

§. III.

Von der Contusion.

Man versteht unter dieser eine Verletzung, durch welche die Theile in einer, gewöhnlich circumscripten Ausdehnung eine Texturveränderung erlitten haben, die von der bloſsen Zerreiſsung der kleinsten Gefäſse und einfacher Ecchymose bis zu Desorganisation und Brand sich steigern kann. Von den andern Verletzungen unterscheidet sich die Contusion dadurch, daſs sie durch massige oder diesen ähnlich wirkende Körper hervorgebracht wird.

Nach der verschiedenen Tiefe, in die sich die Texturveränderung der Theile erstreckt, zeigt sie verschiedene Grade. Der erste besteht in einer Continuitätstrennung der kleinsten Gefäſse des getroffenen Theiles und in einem, Infiltration und Ecchymose veranlassenden, Bluterguſs. Im zweiten Grade sind schon gröſsere Gefäſse, und auſserdem auch das Gewebe der Theile ſelbst mehr oder weniger zer-

zerrissen, und es wird eine gröfsere oder geringere Menge Blutes ergossen. Im dritten finden wir eine tief dringende Texturveränderung und dadurch bedingten Brand; im vierten endlich Zermalmung und völlige Entartung der Gewebe.

Der erste Grad wird gewöhnlich durch einen Stofs oder Fall hervorgebracht; im Heere durch matte oder sehr schief treffende Kugeln, durch Kolbenstöfse, durch Schläge mit dem Wischer bei der Vertheidigung und Eroberung von Artilleriestücken u. s. w. u. s. w. Er bedingt eine nur geringe Verletzung, und mit Ausnahme der Zerreifsung einiger unbedeutenden Gefäfse findet man das Gewebe der Theile unversehrt; der Schmerz ist nur dann lebhaft, wenn die gequetschten Theile unmittelbar auf Knochen liegen, oder wenn der verletzende Körper die Gegend eines Nervenstammes getroffen hat, in welchem letztern Fall man nach dem Verlauf desselben und seiner Verzweigung mehr oder weniger lange dauerndes Ameisenkriechen und Betäubung, erschwerte oder ganz aufgehobene Bewegung der Muskeln findet, in die jene Nerven sich verbreiten; wie man dies bei Contusionen des Nervus radialis am äufsern und untern Theile des Armes, bei denen des Nervus cubitalis an der innern Seite des Ellenbogens und bei denen des Nervus frontalis an der Stirn beobachtet u. s. w. u. s. w. Fälle dieser Art sind so gewöhnlich, dafs es nicht nothwendig ist, Beispiele davon anzuführen. Nervencontusionen veranlassen zuweilen bei nervösen, oder an rheumatischen Schmerzen leidenden Menschen Neuralgieen, die nach der gequetschten Stelle ihren Namen haben. Das, durch Blutinfiltration in das Gewebe der Theile entstehende Ecchymom wird an der Oberfläche des Körpers durch einen, die Stelle der Verletzung anzeigenden, violetten Fleck charakterisirt, der nach einigen Tagen sich ausbreitet und, nachdem er durch die Veränderung und allmälige Resorption des in seine Bestandtheile zerlegten Blutes erst bläulich, dann bräunlich und grünlich geworden ist, zuletzt, zuweilen jedoch erst nach langer Zeit, nach vier bis sechs Wochen und noch später, vollkommen verschwindet. Das in der Haut sitzende Ecchymom erscheint gleich nach der Verletzung; erstreckt sich diese dagegen auf das unter der Haut liegende Zellgewebe, so erscheint jenes erst nach zwei, drei Tagen und noch später. — Die Contusion des ersten Grades ist in der Regel eine unbedeutende Krankheit und erfordert nur die äufsere Anwendung beruhigender Zertheilungsmittel, wie z. B. des durch Wasser verdünnten essigsauern Bleies, um eine erysipelatöse oder phlegmonöse Entzündung zu verhüten, und, wenn die Schmerzen sehr heftig sind, äufserlich narcotische und innerlich beruhigende Heilmittel.

Nichts desto weniger kann jedoch auch der erste Grad der Contusion traurige Folgen haben, wenn drüsige Organe durch sie afficirt werden, wie beim Manne die Hoden und beim Weibe die Brüste, indem dadurch chronische Verhärtungen veranlafst werden, die häufig in scirrhöse und canceröse Entartungen übergehen. Daher mufs man auch Contusionen derartiger Organe, zumal wenn sie Verhärtungen derselben veranlafst haben, niemals vernachläfsigen.

Aehnliche Folgen hat die Contusion, selbst im ersten Grade, in den Knochen, wo sie Osteosarcome bedingen kann.

Aber auch in tiefer gelegenen Organen können in Folge von Contusionen, wie häufig am Magen durch Stöfse auf die regio epigastrica, Degenerationen veranlafst werden.

Blutausleerungen durch Blutegel und Schröpfköpfe, erweichende und besänftigende Mittel aller Art, so wie antiphlogistica sind die sichersten Mittel, um diese spätern Folgen zu verhüten.

Die Contusion des zweiten Grades besteht in einer mehr oder minder beträchtlichen Zerreifsung der Gewebe solcher Gefäfse, welche ein stärkeres Volumen als die Capillargefäfse haben, wodurch Geschwülste und mit ergossenem Blute gefüllte Beutel entstehen.

Die Wirkungen und Folgen der Contusion dieses Grades sind schon complicirter und stellen der Natur und Kunst eine gröfsere Aufgabe als beim vorigen, indem zur Heilung alles ergossene Blut resorbirt, und die Höhle durch Verwachsung der Wandungen aufgehoben werden mufs.

Sind die Geschwülste nur oberflächlich, so zeigen sie eine Erhabenheit mit breiter Basis und eine marmorirte, violette, bläuliche, livide Röthe, die vom Centrum nach der Peripherie an Intensität abnimmt. Sie fluctuiren und sind in ihrem Umfang von einem harten Ring umgeben, der, haben dieselben am Cranium ihren Sitz, sehr oft irrthümlich für das Zeichen und den Beweis eines Knochenbruches angesehen worden ist, während er doch nur die Stelle anzeigt, wo die Flüssigkeiten aufhören sich zu ergiefsen, und anfangen sich zu infiltriren, ein Irrthum, der für die Kranken nachtheilige Folgen haben kann, wenn Unerfahrene dadurch verleitet werden, in solche Geschwülste Einschnitte zu machen, indem diese wenigstens den Uebergang in Eiterung bei einer Krankheit veranlassen, deren gewöhnlicher Ausgang eine mehr oder minder schnelle Zertheilung ist. Im Mittelpunkt der Geschwulst bemerkt man nicht selten Pulsationen, welche von der Schnelligkeit herrühren, mit der sich das Blut aus den verletzten kleinen Arterien ergiefst, keinesweges aber für das Zeichen von Oeffnungen in gröfsern Gefäfsen angesehen werden, und am wenigsten uns zu einem Handeln im Sinne dieser irrthümlichen Annahme verleiten dürfen; denn nach Verlauf einiger Stunden widerstreben die vom Blute ausgedehnten Theile dem fortgesetzten Ergufs desselben, und die Pulsationen lassen sich nicht mehr wahrnehmen. Rings um die Blutansammlung findet man das durch Blutinfiltration in die Gewebe bedingte Ecchymom. Einige Zeit nach der Verletzung wird das gewöhnlich in ein Coagulum verwandelte Blut in einen rothen zottigen Balg eingeschlossen, der an seiner innern Fläche eine das Coagulum anfeuchtende, und dadurch dessen Resorption befördernde, seröse Flüssigkeit secernirt, mit der Verminderung des Blutgerinsels allmälig sich verengt und durch Verwachsung seiner Wandungen zuletzt vollkommen verschwindet. Findet der Ergufs in die Tiefe statt, so sind diese Erscheinungen zwar weniger deutlich, nehmen aber denselben Verlauf.

Die Behandlung der Contusionen im zweiten Grade hat die Indication: die Entzündung und Eiterung in den gequetschten Theilen und in deren Nachbarschaft zu verhüten, dagegen die Resorption der ergossenen und infiltrirten Flüssigkeiten und eben so die Verwachsung der die letztern umschliefsenden Bälge zu befördern.

Es kann nämlich sowohl in den gequetschten Theilen selbst, als auch in deren Nachbarschaft Entzündung entstehen, in erstern durch deren Texturveränderung und durch die Anwesenheit des ergossenen Blutes, in letzterer durch den Zusammenhang der Theile und durch die Disposition des Verwundeten. Sie läfst sich verhüten durch die Anwendung beruhigender Zertheilungsmittel, wie z. B. des aus der Verbindung einer halben bis ganzen Unze essigsauern Bleies mit einem Pfund Wasser bestehenden Bleiwassers, und durch die Ansetzung von Blutegeln um die Basis der Contusion; entsteht sie dennoch, so ist sie durch erweichende Mittel und durch Diätbeschränkung zu bekämpfen, und wenn sie in Eiterung übergeht, so mufs man dem Eiter einen passenden Abflufs verschaffen. Die in der Nachbarschaft von Contusionen des zweiten Grades sich entwikkelnden Entzündungen haben fast immer ihren Sitz in der

Haut, dem Zellgewebe, den Venen, lymphatischen Gefäfsen und in den Drüsen, in welche letztre münden. Das nach Quetschungen entstehende Erysipelas rührt gewöhnlich von einer krankhaften Beschaffenheit der ersten Wege her und wird mit Erfolg durch erweichende, verdünnende und ausleerende Mittel und, dauert es dennoch fort, durch fliegende Vesicatorien bekämpft. Die Entzündung der lymphatischen Gefäfse und Venen wird durch erweichende Mittel und durch die Ansetzung von Blutegeln nach dem Lauf der entzündeten Gefäfse gehoben. Zuweilen entstehen auf letztern viele kleine isolirte Abscesse, die gleich nach ihrer Ausbildung geöffnet werden müssen.

Die Contusion des dritten Grades rührt fast immer von denselben Ursachen her, wie die des zweiten; nur wirken letztre viel stärker und sind sowohl in ihrer Wirkungsart, als in ihren Folgen den durch Schiefspulver geschleuderten Wurfgeschossen ähnlich. Sie bestehen immer in harten Körpern, denen die blofse, oder mit einer Schleuder bewaffnete Hand des Menschen, oder der mit einem mehr oder minder dicken Eisen beschlagene Fufs einiger Thiere, wie des Esels, Ochsen, Maulesels und vorzüglich des Pferdes u. s. w., eine grofse Schnelligkeit mitgetheilt hat; auch gehören hieher die durch Maschinen in Bewegung gesetzten Körper, so wie insbesondre auch die von sehr schnell rollenden steinernen Rädern abspringenden Stücke u. s. w.

Diese Contusionen stellen sich unter zwei Zuständen dar: bald sind die Theile nur gequetscht und nicht zerrissen, bald sind sie beides zugleich, und in diesem letztern Falle ist ihr Aussehen dem gewisser Schufswunden so ähnlich, dafs ihre Unterscheidung sehr schwer sein möchte. Bei den Quetschungen dieses Grades mit Zerreifsung sind immer einige Theile getödtet, deren Entfernung der Vereinigung der noch lebenden vorangehen mufs, und während dieses Prozesses entstehen die fürchterlichsten Zufälle, indem das Leben mit dem Tode in einen Kampf geräth, in welchem ersteres sich in Theilen oft wieder zu regen beginnt, die es schon völlig verlassen zu haben schien, oft aber auch der Tod über das Leben siegt; daher die Nothwendigkeit, diesen Prozefs genau zu beobachten, um ihn auf die günstigste Weise zu leiten. Bei solchen Verletzungen ist, wie eine wohlbegründete Erfahrung nachweist, in einigen der gequetschten Theile das Leben unwiderbringlich zerstört, und kann weder durch die Natur noch die Kunst wieder angefacht werden. Aber nur diejenigen, in denen der Tod mit Bestimmtheit constatirt ist, dürfen durch die Kunst entfernt werden, die übrigen müssen dem Absonderungsprozefs überlassen bleiben, wobei man jedoch die Nachbargebilde vor dem Einflufs der fauligen Zersetzung zu schützen suchen mufs, und zwar durch die Anwendung antiseptischer, tonischer, spirituöser Mittel, wie der China, des Spiritus vini camphorat., der Aqua oxymuriatica u. s. w. In denjenigen Theilen, deren Lebensthätigkeit nur verstimmt, aber nicht völlig aufgehoben ist, hängt die Erhaltung oder Erlöschung derselben von dem Verlaufe des Entzündungprozesses ab. Eine mäfsige Entzündung ist nämlich das passendste Mittel zur Wiedererweckung des Lebens, und dahin müssen demnach auch alle Bestrebungen der Kunst gerichtet sein; denn sowohl die zu starke, als die zu schwache Entzündung würde zur Erlöschung desselben beitragen. Ist diese daher mäfsig, so ist nichts dagegen zu thun; ist sie zu stark, so mufs sie durch die geeigneten Mittel bekämpft, und im entgegengesetzten Fall durch innerliche und äufserliche Anwendung von Tonicis angeregt werden.

Wenn die Contusionen Knochen treffen, so können sie primitiv oder consecutiv in deren Gewebe oder in den von ihnen beschützten Theilen wichtige Verletzungen veranlassen.

Quetschungen des Periosteums verursachen oft Schmerzen und Anschwellung, welche zwar durch Blutegel und erweichende Cataplasmen mit der Zeit sich zertheilen, oft aber auch in wahre Periostitis übergehen, die sich von der gequetschten Stelle aus auf eine mehr oder minder weite Strecke ausdehnt und energischer bekämpft werden mufs. Zuweilen wird das ganze Periosteum eines Knochens entzündet und veranlafst durch Eiterung an seiner innern Fläche Necrose der letztern; und dies ist die gewöhnlichste Ursache des Sequesters. In andern Fällen sind die von den Knochen beschützten Organe selbst gequetscht, wie das Gehirn, die Lungen, das Herz, die Beckenorgane u. s. w., wodurch Symptome entstehen, von denen wir weiter unten sprechen werden.

Im vierten Grade beschränkt sich die Contusion nicht mehr auf die Continuitätstrennung kleiner oder mittelmäfsig starker Gefäfse, auf die Erzeugung von Ergiefsungen oder selbst auf Verstimmung der Lebensthätigkeit, sondern bedingt neben allen diesen Wirkungen noch augenblickliche Desorganisation der von ihr getroffenen Theile, d. h. Zermalmung, ein Zustand, der fast immer von massigen, durch die Kraft des Schiefspulvers geschleuderten Körpern hervorgebracht wird.

Die zermalmten Theile können sich unter einer zweifachen Gestalt darbieten. Wenn nämlich die Haut durch ihre Elasticität Widerstand leistet, so braucht äufserlich gar keine Continuitätstrennung sichtbar zu sein, während die in der Tiefe verborgenen Theile, wie das Zellgewebe, die Muskeln und selbst die Knochen nach ihrer verschiedenen Natur gespalten, zermalmt oder in Brei verwandelt sind, wie dies bei folgendem Kranken der Fall war:

Beobachtung XVIII.

Im Iahre 1814 wurde ein französischer Soldat unter den Mauern von Paris durch eine Kanonenkugel verwundet, die ihn schief in die linke Weiche traf, ohne jedoch eine äufsere Verletzung zu erzeugen. In der Ambulance zu La Villette fand ich den getroffenen Theil violet gefärbt, fluctuirend, und in einer bedeutenden Strecke und Tiefe desorganisirt, weshalb ich den Kranken in das Hôtel-Dieu bringen liefs. Als ich ihn hier am Abend sah, war die Haut schon bräunlich gefärbt, in der untern Extremität der entsprechenden Seite vollkommene Unempfindlichkeit und Unbeweglichkeit, Erbrechen, Blutharnen, erschwerte und schmerzhafte Respiration und allgemeiner Stupor eingetreten; und trotz aller äufserlich und innerlich angewandten Heilmittel verschied der Kranke wenige Stunden nachher. Bei der Leichenöffnung fanden wir das Unterhautzellgewebe, die Substanz des Sacrolumbalis und Longissimus dorsi, die Bauchwandungen und die linke Niere in einen Brei verwandelt, die Nervi lumbales zerrissen, die Querfortsätze der Lendenwirbel und die letzten Rippen zermalmt, und die Bauch- und die linke Brusthöhle mit schwärzlichem Blute angefüllt; nur die Haut allein hatte der Wirkung der Kugel widerstanden.

Können indefs auch die quetschenden Körper solche Störungen hervorbringen, ohne die Haut zu verletzen, so zerstören sie dieselbe doch in den meisten Fällen mit den von ihr bedeckten Theilen: dann entstehen, nach dem verschiedenen Umfang der verletzenden Körper, so wie nach ihrer Schnelligkeit und nach der Art, in der sie getroffen haben, violette, bräunliche, livide, ungleiche, zerrissene, mit schwarzem Blute bedeckte Wunden; und werden die Kranken am Leben erhalten, so sieht man diese Theile in der Gestalt von mehr oder minder breiten, tiefen und unregelmäfsigen Schorfen abfallen; wir haben es dann mit gequetschten Wunden zu thun.

Diese bieten nach ihrer Gestalt, Ausdehnung, Tiefe, Richtung u. s. w., vielfache Verschiedenheiten dar und können durch Blutung, fremde Körper, brandige Entzündung, Einschnürungen u. s. w. complicirt werden. Ihre Lippen sind selten regelmäfsig genug, um genau an einander gelegt und unmittelbar vereinigt werden zu können, wie denn überhaupt die schnelle Vereinigung hier sehr schwer gelingt. Fast immer erfolgt Eiterung nach der Abstofsung der gequetschten und desorganisirten, die Wundränder und Oberfläche bedeckenden, Gewebe.

Indessen mufs man doch jedesmal, wo es möglich ist, diese Vereinigung durch die prima intentio versuchen, und zwar durch die bei den Schnittwunden gebräuchlichen Mittel, d. h. durch passende Lage, Binden, Nähte u. s. w. [Die Ansicht, dafs gequetschte Wunden immer eitern müssen, erleidet viele Einschränkungen. *J. L. Petit* hielt, wenn die Quetschung nur nicht zu stark war, die schnelle Vereinigung für möglich und den, solche Verletzungen begleitenden, Stupor sogar für einen dieselbe begünstigenden Umstand, weil dieser die Ausbildung eines zu heftigen Entzündungsgrades verhüte. In unsern Tagen ist man noch weiter gegangen und versuchte selbst bei Schufswunden die prima intentio, wovon *Larrey* in seinen Werken viele merkwürdige Beispiele anführt.] Mifslingt aber die schnelle Vereinigung, so ist die Behandlung die bei eiternden Wunden gewöhnliche. (Siehe oben: Verwundungen durch schneidende Waffen.)

Uebrigens werden Blutungen, alle entzündliche, nervöse und andre Zufälle durch die gewöhnlichen Mittel bekämpft.

Siebentes Kapitel

Verletzungen durch Zerschmetterung.

Zur Zerschmetterung zähle ich die durch solche mechanische Gewalten hervorgerufenen Zerstörungen, welche auf breite Flächen und sehr in die Tiefe einwirken, gleichzeitig eine mehr oder minder grofse Anzahl von Geweben in die Sphäre des Leidens hineinziehen und gemeiniglich Quetschung, Zerreifsung, Berstung, Knochenbrüche u. s. w. mit sich führen.

Die Zerschmetterung entspringt aus der Einwirkung eines Körpers, der durch die Kraft seiner Bewegung oder seines Gewichts die Gewebe desorganisirt und dieselben, wenn er seine ganze Gewalt entwickelt, in eine heterogene Masse verwandelt, in welcher nur nach einem langen, doch keinesweges, immer erfolgreichen, Kampfe, die Organisation und das Leben ihre Rechte wieder geltend machen können. Dahin gehören jene Zerschmetterungen des Kopfes, des Gesichtes, der Brust, des Leibes oder der Extremitäten durch einen Sturz aus bedeutender Höhe, durch den Stofs eines Balkens, durch das Ueberfahren schwer beladener Wagen und, besonders bei den Soldaten, des schweren Geschützes über den Körper, durch den Sturz der Pferde auf den Reiter, und ganz vorzüglich durch schief auffallende Kanonenkugeln. Als Beispiele können endlich auch jene durch Maschinen, Hämmer, Streckwerke u. s. w. erzeugten partiellen Zerschmetterungen gelten, welche Werkzeuge die Finger, den Metacarpus, den Carpus, den Vorderarm u. s. w. in einem so hohen Grade zusammendrücken, ausdehnen und desorganisiren, dafs sie ganz unkenntlich und zur Fortdauer des Lebens unfähig werden. Manchmal bleibt die Haut, indem sie durch ihr Zurückweichen einen Widerstand geleistet, bei solchen Verwüstungen unversehrt; allein man lasse sich hiedurch ja nicht täuschen, denn während die Haut vielleicht nur etwas gequetscht worden, können die unter ihr befindlichen weniger ausdehnbaren, weniger elastischen, oder mürberen Gebilde durch und durch zerstört sein.

So bedeutende Zerstörungen sind demnach, wie die Splitterbrüche der Knochen, bald mit Durchreifsung und Verwundungen der Haut verbunden, bald nicht, ein Umstand, der in prognostischer Beziehung von grofser Bedeutsamkeit ist, indem, wenn die Haut unversehrt geblieben, und der Heerd der Zerschmetterung also vor dem Zutritt der äufsern Luft geschützt ist, die Heilung bei übrigens gleich grofser Zerstörung weit eher zu erwarten steht, als wenn die entgegengesetzten Verhältnisse obwalten. So habe ich Kranke gesehen, die eine derartige Zerschmetterung des Gesichtes, der Füfse, der Hände, des Beckens, der Brust erlitten hatten und dennoch wieder hergestellt wurden.

Bei solchen Zerschmetterungen sieht und fühlt man Vorsprünge, Vertiefungen, ungleichen Widerstand der weichen und knöchernen Theile, Veränderung in der Gestalt, im Umfange und in der Richtung, eine widernatürliche Beweglichkeit in vorher festen uud zusammenhängenden Gebilden, ein knisterndes Geräusch, Ergufs verschiedener Flüssigkeiten und Fluctuation. Aufserdem geben sie sich durch den Schmerz und die Hindernisse, welche der Gebrauch der afficirten Theile nach sich zieht, zu erkennen. Die Prognose ist, sobald zum Leben wesentliche Organe von der Verletzung getroffen worden, stets ungünstig, indem der Tod fast immer unmittelbar auf die Beeinträchtigung derjenigen Functionen folgt, die einen wichtigen Antheil an der Fortdauer des Lebens haben: die Zerschmetterungen des Schädels, der Wirbelsäule und der Brust mögen zum Beweise für diese Angabe genannt werden. Etwas weniger gefahrvoll sind die Zerschmetterungen der Beckenknochen und der Extremitäten, insofern sie nicht unmittelbar den Tod hervorrufen; allein nur zu oft ist dieser eine spätere Folge der durch sie erzeugten Entzündungen, Eiterungen, In ltrationen, Fisteln, der Aufsaugung schädlicher Materien, des Fiebers, der colliquativen Schweifse und Durchfälle — gegen welche Krankheitszustände die Kunst, wegen der Tiefe des Leidens, der Sinuosität der Fistelgänge, der Beschaffenheit der Theile und ihrer Beziehung zu den Gefäfsen, Nerven, Höhlenwandungen u. s. w., selten etwas zu leisten vermag. Besser dagegen ist die Prognose bei Zerschmetterung extremer und sehr kleiner Theile des Körpers, indem der Entwickelung oder dem Umsichgreifen schlimmer Zufälle nöthigenfalls durch die Abtragung der ergriffenen Gebilde entgegengewirkt werden kann.

Die Behandlung dieser schweren und gefahrvollen Verletzungen hat meistens nichts Besonderes und erheischt nur die Anwendung von Blutegeln, Schröpfköpfen, Fomentationen, je nach den Umständen erweichende, zertheilende oder beruhigende Cataplasmen, Ruhe, eine angemessene Diät und Beförderung aller Se- und Excretionen. Ist die Haut unversehrt geblieben, so hüte man sich wohl, durchs Messer oder irgend ein anderes Mittel eine Trennung derselben zu bewirken, vielmehr suche man durch anodyne, und selbst adstringirende Umschläge sie zu stärken, indem bei unverletzter Haut eine Wiederherstellung viel leichter ist, als im entgegengesetzten Falle. Daher sind in der Regel die Incisionen die Vorläufer schwerer, ja wohl tödtlicher Zufälle; doch führen sie weniger Gefahr mit sich, wenn sie erst nach einiger Zeit, nachdem die Natur nämlich das durch die Zerschmetterung entstandene Unheil zum Theil wieder gut gemacht und das, was sie nicht zur Norm zurückführen konnte, abgegränzt hat, vernichtet werden. Ja sie sind dann sogar meist zur Entleerung derjenigen Flüssigkeiten, welche nicht resorbirt werden konnten, so wie der durch die Entzündung abgesetzten, als auch zur Herausschaffung der in der Tiefe primär oder secundär ertödteten Theile haftenden fremden Körper dringend nöthig. Diese Einschnitte müssen demnach so viel als möglich an dem abschüssigsten und den Austritt der Flüssigkeiten am meisten begünstigenden Punkte gemacht werden, aufserdem aber auch grofs genug sein, um den verderblichen Wirkungen der Einschnürung, der Retention von Eiter, Luft und fremden Körpern, die nicht selten hier eingeschlossen sind, zuvorzukommen. Endlich ziehe man die abgestorbenen weichen und knöchernen Theile so schonend als möglich aus, warte jedoch mit dieser Hülfsleistung so lange, bis sie sich vollständig gelöst haben, um dem Kranken jedes schmerzhafte Zerren zu ersparen, und auch nicht durch gewaltsames Abreifsen neue Zufälle herbeizuführen.

Ist hingegen schon durch die einwirkende mechanische Gewalt der Heerd der Zerstörung blofsgelegt worden, so mufs man die Oeffnungen in der Haut, wenn sie zu oben gedachtem Zwecke nicht grofs genug erscheinen, erweitern, Blutgerinsel und fremde Körper herausschaffen, die eintretende Entzündung mäfsigen u. s. w.

Allein nicht alle Zerschmetterungen lassen eine Heilung zu, indem bisweilen eine so bedeutende Zerstörung der getroffenen Gewebe stattfindet, dafs deren Tod unabwendbar ist, und dieser wiederum nur zu oft den allgemeinen nach sich zieht. Leiden solche Theile, die abgetragen werden können, so mufs man sie, je nach den Umständen, durch Resection, Exstirpation oder durch die Amputation entfernen und die Operationswunde hierauf wie eine einfache Wunde behandeln.

Schliefslich will ich noch bemerken, dafs die Quetschungen und Zerschmetterungen eine der häufigsten Ursachen des Hospitalbrandes sind, eines seinem Wesen nach entzündlichen Prozesses, bei dem die afficirten Gebilde unter Schmerz und Fieberbewegung in eine Art gräulichen Brei und einen serösen und stinkenden Eiter verwandelt werden. Von dieser bedeutsamen Complication der Wunden soll indefs an einem andern Orte ausführlicher die Rede sein.

Achtes Kapitel.

Verletzungen durch Wind- und Dampfbüchsen.

Bei der Aufzählung der als Ursachen von Verwundungen betrachteten Waffen ist auch der Wind- und Dampfbüchsen gedacht worden; und wenn dieselben auch nur wenig in Gebrauch sind, und die durch sie erzeugten Verletzungen sich kaum von den durch andere Gewalten, und namentlich den durch das Schiefspulver hervorgebrachten, unterscheiden, so will ich sie dennoch hier kurz erwähnen.

Im Allgemeinen ist die Wirkung der in Rede stehenden Waffen geringer als die der Feuergewehre, mit der sie übrigens in jeder andern Beziehung eine grofse Aehnlichkeit hat. Denn da die Form des Geschosses nicht verschieden ist, und da die Wirksamkeit beider Waffengattungen sich nur auf die dem letztern verliehene Geschwindigkeit gründet, so bieten auch die Wunden bei beiden denselben Charakter, dieselbe Gestalt und dieselben Endresultate dar. Doch findet bei den durch Windbüchsen verursachten Verletzungen gewöhnlich ein geringerer Grad von Zerstörung statt, was auch eine ganz natürliche Folge der verletzenden Gewalt ist, da die Compression der Luft, und würde sie noch so weit getrieben, schwerlich und wohl nur selten eine gleiche Wirkung wie die schnelle Gasentwickelung, welche die Geschosse bei den Feuerwaffen schleudert, hervorbringen dürfte.

In jeder andern Rücksicht indefs sind die Verletzungen durch die in Rede stehende Waffengattung denen durch Schiefspulver so ähnlich, dafs sie sich kaum von ihnen unterscheiden lassen, wie sie denn auch dieselbe Behandlung erheischen. Während übrigens die in den Gewehren comprimirte Luft, oder der Dampf selten als eigentliche Zerstörungsmittel angewandt werden, rufen dieselben Agentien unter andern Umständen, vermöge der Explosionen nämlich, welche die schnelle Expansion der Luft in den

Minen und des Dampfes in den Dampfkesseln manchmal zur Folge hat, äußerst gefährliche und oft auch tödtliche Verletzungen hervor; und es leuchtet ein, daſs diese Gewalten, auf dem höchsten Grade ihrer Intensität, die Elemente der lebendigen, in der Sphäre ihrer Wirksamkeit gelegenen Körper zerquetschen, zerreiſsen und mit sich fortführen müssen.

In der That findet man am Körper eines davon getroffenen Menschen nicht sowohl Verletzungen einer bestimmten Gattung, als vielmehr eine Vereinigung ihrer aller, und zwar gemeiniglich von einem, das Leben unmittelbar vernichtenden Umfange. Ereignete sich aber ein Fall, wo diese Verletzungen nicht augenblicklich tödteten, so müſste man rücksichtlich ihrer Behandlung sich nach dem an einem andern Orte aufgestellten Plane richten, dabei aber ganz besonders ihre allgemeinen Wirkungen ins Auge fassen, welche hier über die örtlichen das Uebergewicht haben.

Die Störung des Gesammtorganismus bildet daher die erste, und das Localleiden die zweite Indication. Kaum sollte man, die Bedeutsamkeit solcher Verletzungen genau erwägend, es wagen, einige Antispasmodica, einige flüchtige Stimulantia und andere analoge Mittel, um das im Erlöschen begriffene Leben wiederanzufachen, so wie mäſsige Blutentziehungen für diejenigen Fälle, wo dies vor dem Eintritt der Ulceration noch nicht vernichtet wäre, anzurathen. So geringfügig aber auch diese Hülfsleistungen sein mögen, so dürfen sie dennoch nie ganz unterbleiben, indem sie möglicherweise die Bemühungen der Natur zur Wiederherstellung unterstützen könnten, nach welcher, und wäre sie auch noch so unwahrscheinlich, der Arzt stets streben muſs.

Neuntes Kapitel.

Verletzungen durch Pulververbrennung.

Abgesehen von der Einwirkung des sich entzündenden Pulvers durch die fortgeschleuderten Geschosse, kann dasselbe auch ohne letztere zu Verwundungen Anlaſs geben, wie wir dies nur zu oft beobachten.

In freier Luft entzündet, bedingt es nur eine geringe Explosion mit sehr schwacher Wurfkraft, so dafs die Wirkung sich fast allein auf Verbrennungen verschiedenen Grades beschränkt, wenn nicht etwa die grofse Masse des verbrennenden Pulvers die in der Nähe Befindlichen fortschleudert und so zu den Folgen der Verbrennung die des Falles hinzufügt. Wir haben es also hier nur mit Brandwunden von verschiedener Tiefe und Ausdehnung und zuweilen mit Contusionen zu thun, die die gewöhnliche Behandlung erheischen. Die Entzündung des comprimirten Pulvers dagegen hat schon viel ernstere Wirkungen, indem hier der Widerstand der comprimirenden Körper dem sich expandirenden Pulver eine grofse Kraft verleiht. So sehen wir jährlich viele Fälle von bedeutenden Verwundungen, die durch platzende Pulverhörner, Patronen u. s. w., so wie dadurch entstehen, dafs ungeladene Gewehre, welche eine kleine Menge Pulverkörner enthalten, aus Scherz, oder selbst in der Absicht, den Lauf dadurch zu reinigen, abgedrückt werden.

Verwundungen der Art, die meist aus grofser Nähe kommen, bestehen in Verbrennungen des ersten bis dritten Grades, sehr selten des vierten, sind aber fast immer mit Insertion von Pulverkörnern ins Fleisch verbunden. Da nämlich bei jeder sich entzündenden Pulvermasse ein gröfserer oder geringerer Theil unverbrannt bleibt, so wird dieser geschofsartig in Bewegung gesetzt und dringt dann mehr oder minder tief in die Haut, wo er blaue Flecke mit dazwischen liegenden schwarzen Punkten bildet, so dafs, wie ich oft gesehen, die getroffenen Personen eine schwarze Maske über ihr ganzes Gesicht haben. Diese Flecke sind, wie die tattowirten, nicht zu entfernen, ohne dafs man die ganze Haut zerstört, wodurch aber viel häfslichere Narben entstehen würden, als es die Flecke sind, die man beseitigen will.

Sehr auffallend zeigen sich die Wirkungen des comprimirten Schiefspulvers, wenn eine nur mit solchem geladene Pistole oder Flinte in den Mund geschossen wird. Das Innere desselben findet man nämlich dann durch das entzündete Pulver verbrannt, durch eine Schicht verkohlter Stoffe geschwärzt und die Lippen, deren Commissuren und die ihnen zunächst liegenden Theile der Wangen strahlenförmig durch die Expansionskraft der schnell sich entwikkelnden Gasarten zerrissen. Das Gaumengewölbe und Gaumensegel, so wie die hintere Wand des Pharynx werden immer an derjenigen Stelle durchbohrt, gegen welche die Kraft des Schusses gerichtet war.

Beobachtung XIX.

[*C. R.* lud, um Personen, von denen er Geld geliehen hatte, glauben zu machen, dafs er Selbstmord an sich begehen wollte, eine kleine Quantität Pulver in eine Pistole und schofs sie sich in den Mund, wodurch letzterer mit Pulverkörnern und einer dünnen, schwarzgefärbten Schicht bedeckt wurde, an dem Gaumensegel und der Oberlippe mehrere oberflächliche Spalten entstanden, einige dünne Brandschörfe sich bildeten, und eine bedeutende Anschwellung aller dieser Theile entstand, welche einige Tage lang das Schlingen sehr erschwerte. Unter dem Gebrauche erweichender Gargarismen und beschwichtigender Getränke, so wie unter der Beobachtung einer strengen Diät, vernarbten indefs die Spalten, so dafs der Kranke am zwanzigsten Tage das Hospital geheilt verlassen konnte.]

Aehnliche Verletzungen sieht man an den Nasenlöchern und den Ohren entstehen, wenn der mit Pulver geladene Lauf eines Schiefsgewehres gegen sie losgedrückt wird; doch sind diese Folgen unbedeutend in Vergleich zu denen, welche durch blinde Kanonenschüsse hervorgebracht werden, wie dies die Verstümmelungen und Todesfälle lehren, welche fast in jedem Jahre bei den Manövern und den Uebungen der Kanoniere vorkommen, und die einzig und allein durch die Expansion des zusammengedrückten und gegen einen Punkt gerichteten Pulvers erzeugt werden.

Auch das blofse Abbrennen von, im Laufe einer Kanone zurückgelassenem Pulver, ohne Patrone, kann zu schlimmen Zufällen Veranlassung geben, wie das Beispiel des durch *Napoleon* später so berühmt gewordenen *Drouot* beweist, der auf diese Art fast tödtlich verletzt wurde, als er, bei der Aufstellung von Kanonen auf der pyrenäischen Gränze, das Innere derselben, wie es Gebrauch ist, mittelst eines davor gehaltenen Lichtes untersuchte und dadurch eine, aus Nachlässigkeit darin zurückgebliebene Quantität Pulvers entzündete, dessen Detonation ihn zehn Schritt weit fortschleuderte.

Findet sich aufser dem Pulver auch noch ein Pfropf in den Schiefsgewehren, so wird die Kraft des Pulvers dadurch erstaunlich vermehrt, und der Pfropf selbst wird zum Geschofs, welches in geringer Entfernung so gut als eine Kugel tödten kann.

Beobachtung XX.

Vor mehreren Jahren schofs ein Mensch, der mit einem andern in Streit gekommen war, eine Flinte die er bei sich führte, ganz nahe auf diesen ab und fügte ihm dadurch eine penetrirende Bauchwunde, so wie eine Verletzung des Dünndarms zu, welche den Tod zur Folge hatten. Da der Mörder behauptete, dafs seine Flinte nur mit Pulver geladen gewesen sei, und dafs er bei dem Abschiefsen derselben nur die Absicht gehabt hätte, seinen Gegner zu erschrecken, nicht aber zu verletzen, so wurde ich aufgefordert, die Untersuchung zu machen, welche das behauptete Factum auch wirklich bestätigte, denn ich fand weder eine Kugel, noch Blei in der Wunde.

Beobachtung XXI.

Während der 1830 zur Nachfeier der Julitage angestellten Festlichkeiten schofs ein Knabe, der sich mit dem Abfeuern einer nur mit Pulver und einem Pfropf geladenen Flinte vergnügte, diese aus Scherz auch einmal auf ein ganz in der Nähe stehendes Kind los und brachte diesem dadurch in der rechten Seite, nahe am Hüftbeine, eine Wunde von der Gröfse eines Fünffrankenstückes bei. Ein Theil der dort liegenden Muskeln ward fortgerissen, und die Crista ilium einen halben Zoll weit blos gelegt, der Grund der Wunde erschien ungleich, schwärzlich und fast breiig. Der Kranke wurde in einem Zustande von Stupor ins Hôtel-Dieu gebracht und hatte sich dort schon ziemlich erholt, als durch einen Diätfehler die Eiterung der Wunde unterdrückt, und der Tod dadurch herbeigeführt wurde.

Bei der Section fand man das Peritoneum zunächst der Verletzung heftig entzündet und in Gestalt einer eigrofsen Geschwulst in den Grund der Wunde hineinragend. Das Periosteum der Fossa iliaca war abgelöst und von dem Eiter in die Höhe gehoben. Die Pleura der rechten Seite war ebenfalls entzündet, mit falschen Häuten bedeckt, und enthielt eine seropurulente Flüssigkeit. In der Lunge dieser Seite fand man eine Menge kleiner Abscesse, deren man auch mehrere im unteren Lappen der rechten Lunge bemerkte.

Abgesehen aber auch von diesen Beobachtungen, würde schon der Umstand die Kraft solcher, nur mit Pulver und Pfröpfen geladenen Gewehre beweisen, dafs so häufig bei

Landfesten die dicksten Thüren dadurch durchlöchert werden.

Bei weitem heftiger, als die Wirkungen des selbst in den voluminösesten Geschossen comprimirten Pulvers, sind noch die des zu vielen Pfunden, Zentnern und Hunderten von Zentnern in den Minen angehäuften. Hierdurch entstehn nämlich schreckliche Detonationen, Erschütterungen und Aufwühlungen des Erdbodens, die gleich einem Erdbeben Alles, was sich in der Nähe befindet, zerschmettern, so dafs man auch, aufser den Folgen die das abbrennende Pulver herbeiführt, jede Art von Contusion, Zerschmetterung, Zerreifsung u. s. w. beobachtet; denn Alles, was der Explosion des Pulvers ein Hindernifs in den Weg setzt, wird in ein Geschofs und in eine Ursache zu Verwundungen verwandelt.

Zehntes Kapitel.

Schusswunden. — Physikalische Wirkungen der durch Schiesspulver geschleuderten Geschosse.

Die durch Schiefspulver in Bewegung gesetzten Geschosse äufsern zweierlei verschiedene Wirkungen auf den lebenden Organismus, von denen die einen rein physikalisch und den bei leblosen Gegenständen hervorgebrachten vollkommen gleich, die andern den lebenden thierischen Körpern allein eigen, d. h. vollkommen vital sind.

Mit Unrecht ist das Studium der ersten dieser Wirkungsarten bisher von den Schriftstellern ganz übergangen oder wenigstens sehr vernachlässigt worden, da die Kenntnifs derselben uns über eine Menge sehr complicirter und mannigfacher, bei Schufswunden des menschlichen Körpers vorkommender Phänomäne Aufschlufs geben, uns zu einer richtigen Theorie dieser Wunden und, was noch wichtiger ist, zu einer zweckmäfsigen Behandlung derselben führen kann.

Die Kugeln können nun Gegenstände von verschiedener Dichtigkeit treffen, woraus wieder verschiedene Wirkungen, sowohl für die getroffenen Körper, als für die Kugeln selbst hervorgehn.

Die auf einen mit Kalk überzogenen Körper abgeschossenen Kugeln äufsern, je nach der Richtung, in der sie denselben treffen, verschiedene Wirkungen; ist diese eine perpendikuläre, so durchbohren sie denselben in gröfserer oder geringerer Tiefe, indem sie einen konischen Kanal bilden, dessen runde und dem Umfange der Kugel gleich grofse Spitze an dem Eintrittspunkte, und dessen Basis an der Stelle sich befindet, wo ihre Bewegung aufgehört hat; hier tritt nämlich eine Art von Erweiterung ein, in welcher die Kugel, weniger als anderwärts eingeengt, sich freier bewegen kann: ein Umstand, den man einer Drehung um ihre Axe, oder einer Abplattung und mithin einer Vergröfserung derselben zuschreiben könnte, der, meiner Meinung nach, aber von einer Verminderung ihrer Geschwindigkeit und der dadurch allmälig vermehrten Erschütterung der durchbohrten Theile abgeleitet werden mufs.

Treffen Kugeln einen mit Kalk überzogenen Körper in schräger Richtung, so bilden sie in demselben mehr oder weniger lange, breite und tiefe Rinnen, und etwas Analoges werden wir auch beim menschlichen Körper, ungeachtet der verschiedenen Dichtigkeit und der Mannigfaltigkeit seiner Gewebe, wiederfinden.

Die Wirkungen der Kugeln auf hölzerne Körper sind ebenfalls sehr verschiedenartig, wie denen, welche auf Schiffen und bei Artillerieparks gedient, oder in Wäldern gefochten haben, bekannt ist.

In solchen Fällen können die Kugeln auf todtes und verarbeitetes, oder auf noch lebendiges Holz einwirken, bei welchem letzteren noch consecutive Erscheinungen vorkommen, die wegen der Analogie mit denen an verschiedenen Theilen des menschlichen Körpers, namentlich an den Knochen, besonders untersucht zu werden verdienen. Bei dieser Betrachtung werde ich die hölzernen Körper als von mittlerer Dichtigkeit annehmen, denn man wird leicht einsehen, dafs Verschiedenheiten in dieser auch verschiedene Wirkungen der Kugeln zur Folge haben müssen. Die Kugeln haben also auf lebendiges Holz unmittelbare oder primitive, physikalische, und mittelbare, consecutive oder vitale Wirkungen.

Die **unmittelbaren** sind mehr oder weniger tiefe Perforationen, ohne Loslösung von Theilen und ohne Zersplitterung. Trifft die Kugel perpendikulär auf das Holz, so ist das Innere des dadurch entstandenen Kanals uneben und gleichsam zottig, was von der ungleichmäfsigen Resistenz herrührt, welche die Fibern dieses Gewebes der Kugel leisten; dringt letztere durch das Holz vollständig hindurch, so findet immer Substanzverlust und Bildung von Splittern statt, und zugleich ist die Oeffnung, aus der die Kugel herausging gröfser als die, durch welche sie eintrat*). Trifft die Kugel schräg, so entstehn auch hier Rinnen, deren Oberflächen uneben sind, und wobei stets mehr oder weniger Splitterung vorhanden ist, die nur in solchen Fällen und bei vollständiger Durchbohrung beobachtet wird.

Diese Wirkungen habe ich besonders 1830 in der Allee, welche von dem Thore von *Maillot* bis nach *Neuilly* geht, so wie 1814 bei den Bäumen beobachtet, die zur Seite des nach *La Vilette* führenden Weges stehn.

Nicht minder bemerkenswerth sind folgende consecutive Wirkungen der Geschosse auf lebendes Holz, welche sich vom Augenblicke des physikalischen Eingriffs nach und nach, ja oft erst innerhalb einiger Jahre, entwickeln. Das Ausfliefsen einer mehr oder weniger grofsen Menge krankhafter Flüssigkeiten; das Absterben der Gewebe, welche von der Kugel durchbohrt wurden, und ihre sofortige Ablösung; je nach den Umständen die Bildung eines Sequesters, zuweilen die Mortification des Baumes noch über die getroffene Stelle hinaus; Erzeugung eines neuen, zum Ersatz des verlorenen und zur Schliefsung der Wunde dienenden Gewebes, oder Bildung von Fisteln und eine Art von Eiterung, welche so lange anhalten, bis die ins Holz eingedrungenen, oder auf dessen Kosten gebildeten fremden Körper ausgestofsen, absorbirt oder eingekapselt worden sind: Umstände welche ich in allen möglichen Modificationen 1814 an den Bäumen bei *La Vilette* beobachtet habe. Ueberall zeigt sich hier die gröfste Analogie mit dem menschlichen Organismus.

Wird ein aus zwei übereinander liegenden und nur schwach mit einander verbundenen Schichten bestehender Körper von einer Kugel durchbohrt, so durchdringt dieselbe, wenn sie mit Kraft fortgetrieben wird, oft beide Flächen, ohne sie von einander zu trennen; hat die Ku-

---

*) 1830 sind auf *Dupuytren's* Veranlassung, von Arnal im *Journal universel et hebdom. de Médec. et de Chirur. pratiq. T. I.* 1830 schon zum Theil bekannt gemachte, Versuche angestellt worden, welche ergeben haben, dafs, wenn mehrere hintereinander gestellte Bretter von einer einzigen Kugel durchbohrt werden, die Oeffnung im ersten Brette am kleinsten, und die in jedem folgenden gröfser als in dem vorher gehenden ist.

gel indefs eine geringere Geschwindigkeit, so wird die hintere Fläche oft in mehr oder weniger grofsem Umfange von der ersten getrennt, ein Umstand, der sich oft bei der Hirnschale ereignet, die aus zwei Platten von dichtem Gewebe besteht, welche durch eine dazwischenliegende schwammige Substanz mit einander verbunden sind. Noch deutlicher ist diese Wirkung, wenn die übereinanderliegenden Platten nicht aus geradlinigen, sondern bogenförmigen Flächen, wie dies bei der Hirnschale ebenfalls der Fall ist, bestehn.

Aus obigen Thatsachen ergiebt sich also, dafs die durch Pulver fortgetriebenen Geschosse um so kleinere Oeffnungen und um so engere Kanäle bilden, mit je gröfserer Kraft sie geschleudert werden, um so gröfsere und weitere aber, je mehr der Impuls nachläfst, was, wenn es auch auf den ersten Blick widersprechend erscheint, sich doch dadurch recht gut erklären läfst, dafs eine mit gröfster Schnelligkeit fortgetriebene Kugel die in ihrem Wege stehenden Gegenstände ohne Erschütterung, Zerreifsung und Splitterung durchbohrt, während sie bei nachlassender Geschwindigkeit Erschütterungen u. s. w. hervorbringt, dadurch einen immer weiter werdenden Kanal erzeugt und zuletzt, wenn ihre Kraft ganz erlischt, in der Mitte des Körpers, in den sie eingedrungen war, anhält, zuvor aber noch Veränderungen zu Wege bringt, die den von ihr eingenommenen Raum vergröfsern.

Der Unterschied endlich zwischen der Austritts- und Eintrittsöffnung läfst sich aus dem Vorhandensein oder dem Mangel von Unterstützung der von der Kugel durchlaufenen Theile erklären. Beim Eindringen einer Kugel in einen beliebigen Körper finden nämlich die Schichten der zu durchbohrenden Substanz immer in den hinter ihnen gelegenen eine Stütze, während eine solche in den letztern Schichten ganz fehlt, so dafs diese viel mehr eingedrückt als durchbohrt werden, woher es denn auch kommt, dafs die Eintrittsöffnung vollkommen rund und an den Rändern ganz glatt ist, während die Austrittsöffnung ungleiche, zerrissene, gesplitterte Umrisse zeigt und konisch verlängert erscheint. Bei der Hirnschale ist dieser Unterschied zwischen der Ein- und Austrittsöffnung besonders deutlich, wovon ich mich durch viele Versuche an Leichnamen überzeugt habe.

Wenden wir nun das bisher über die physikalischen Wirkungen der Geschosse Gesagte auf den menschlichen Körper an.

Dieser besteht aus weichen und harten Theilen, von denen die letztern eine mittlere Consistenz, wie die Knorpel und die spongiösen Extremitäten der Knochen, oder eine große Dichtigkeit, wie die meisten langen Knochen, der Unterkiefer, das Felsenbein u. s. w., haben können. In diesen verschiedenen Theilen äußern nun auch die Kugeln verschiedene Wirkungen.

Werden Weichgebilde irgend eines Theiles, wie z. B. des Schenkels, durch eine aus einer gewissen Entfernung abgeschossene Kugel durchbohrt, so ist die Eintrittsöffnung beständig kleiner als die Austrittsöffnung, und letztere ist zugleich uneben und zerrissen, erstere rund, glatt und wie mit einem Messer ausgeschnitten, also hier finden wir schon theilweise die bei todten Körpern beobachteten Erscheinungen wieder. Ist die Kugel ganz in der Nähe abgeschossen worden, so ist umgekehrt die Eintrittsöffnung größer als die Austrittsöffnung, welche letztere auch hier ungleich und zerrissen ist, während die erstere trichterförmig erweitert, schwarz, verbrannt und mit Kohle und Pulverkörnern bedeckt erscheint. Der Schuß wirkt nämlich in diesem Falle auf den menschlichen Körper, wie auf eine weiche, feuchte, wenig consistente Erde, auf welche ganz in der Nähe ein Geschoß abgefeuert worden ist. Die Erweiterung rührt besonders von den durch die Verbrennung des Pulvers entwickelten Gasarten her. Die Austrittsöffnung ist, wie schon gesagt, uneben und zerrissen. An diesen sehr charakteristischen Zeichen erkennt man demnach, ob ein Schuß aus der Ferne oder in der Nähe abgefeuert worden ist, ein Punkt, der in der gerichtlichen Medizin von großer Wichtigkeit sein kann.

Da nun nach dem Gesagten eine aus einer gewissen Entfernung abgeschossene Kugel beim Eindringen in einen Körper eine kleine Oeffnung, beim weiteren Fortrücken aber einen immer geräumigern Kanal bohrt, so kann sie nur schwer durch die Eintrittsöffnung heraus gebracht werden, was ich nicht allein bei todten Substanzen, sondern auch sehr häufig bei Verwundungen des menschlichen Körpers beobachtet habe. In Fällen z. B., wo Kugeln in die obere Extremität des Humerus und der Tibia, in das untere Ende des Ossis Femoris, in den Calcaneus, oder in die Beckenknochen eingedrungen waren, hatten sie an ihrer Eintrittsstelle Oeffnungen gebohrt, welche ihrem Umfange vollkommen entsprachen, waren dann aber entweder durch eine größere Austrittsöffnung wieder hervorgekommen, oder mitten im Knochen, in dem von ihnen gebildeten Kanale geblieben, aus welchem sie, trotz ihrer Beweglichkeit, nicht durch die Eintrittsöffnung ausgezogen werden konnten. Hieraus erhellen zur Genüge die Schwierigkeiten, auf welche man beim Ausziehn von Kugeln aus den Extremitäten der Knochen stöfst, so wie die Nothwendigkeit, oft zur Erleichterung der Extraction eine Trepankrone an der Eintrittsstelle anzusetzen.

Die Kugel wirkt in solchen Fällen auf den Knochen gerade so, wie auf einen mit Kalk überzogenen Körper, sie kann ihn vollkommen durchdringen, einen Kanal bilden und darin liegen bleiben, oder nur eine einfache Vertiefung zu Wege bringen, in welchen Fällen dann geringe oder gar keine Splitterung und keine Fractura comminutiva erfolgt: ein Umstand, der die Gefahr solcher Wunden um vieles geringer macht. Beläge hierzu liefern an Leichen angestellte Versuche und vielfache von mir gemachte Beobachtungen. Auch begünstigt eine gewisse durchs Alter bedingte Beschaffenheit des Knochens diese Durchbohrungen ohne Fractur, denn so sieht man, dafs die weicheren und schwammigeren Knochen bei Kindern und jungen Leuten leichter ohne Splitterung von Kugeln durchbohrt werden können, als in einem späteren Alter.

1814 und 1815 sind viele Wunden dieser Art vorgekommen, und auch im Juli 1830 hatte ich Gelegenheit, dieselben Beobachtungen zu machen.

Beobachtung XXII.

Ein französischer Soldat ward 1814 von einer Kugel getroffen, welche die Tibia an ihrem oberen Drittheile durchbohrte, ohne eine Fractur derselben zu veranlassen. Die eintretende Eiterung löste einige Knochenstückchen, und das Bein schwoll stark an, so dafs die äufsere und innere Oeffnung des Wundkanals erweitert werden mufste, worauf man sich noch genauer überzeugen konnte, dafs kein Knochenbruch vorhanden war. Der Kranke ward in drei Wochen hergestellt.

Beobachtung XXIII.

Ein russischer Soldat ward 1814 vor Paris von einer Kugel verwundet, welche perpendikulär den oberen und vorderen Theil der Tibia traf und in dem Knochen sitzen blieb, ohne diesen zu zerbrechen. Anfangs hatte man versäumt, die Kugel aufzusuchen, so dafs die Wunde bis auf eine fistulöse Oeffnung und einen Abscefs, der sich in der Mitte des Beines unter den Hautdecken gebildet hatte, vernarbte, und in diesem Zustande ward der Kranke ins Hôtel-Dieu gebracht. Ich erweiterte später die Oeffnung, schnitt den Abscefs auf und entdeckte mit der Sonde einen fremden Körper, den *Breschet* auf meinen Wunsch entfernte, und zwar that er dies auf die Art, dafs er den Knochen, mittelst eines Kreuzschnittes durch die Integumente, blofs legte und mit der Pincette aus der vollkommen runden Oeffnung im sonst nicht beschädigten Knochen zuerst einige Fragmente von Kleidungsstücken und hierauf die Kugel herauszog.

Die Wunde wurde einfach verbunden, und der Kranke später in ein anderes Hospital gebracht.

Beobachtung XXIV.

1814 ward einem jungen Manne in der Schlacht von Montmirail eine Kugel ins linke Bein geschossen, welche am inneren und oberen Theile desselben eindrang und darin sitzen blieb. Einige Zeit nach der Verwundung fühlte der behandelnde Arzt mit der Sonde einen fremden Körper, den er jedoch nicht herauszuziehen im Stande war. Mehrere Wochen darauf kam der Kranke ins Hôtel-Dieu, wo man bei der Untersuchung zwei fistulöse Oeffnungen am Schenkel und eine vollständige Durchbohrung der Tibia fand. Eine noch vorhandene entzündliche Anschwellung ward durch Cataplasmen beseitigt, und hierauf die Kugel, welche auf einer Seite abgeplattet war, herausgezogen. Obwohl die Wunde einigemal von Hospitalbrand befallen worden war, so gelang doch binnen einigen Monaten die völlige Wiederherstellung des Patienten.

Beobachtung XXV.

1814 ward ein Soldat am Ende des obern Drittheils des Beines durch eine Kugel verwundet, welche dasselbe vollkommen durchbohrte, und bei der Aufnahme in das Hôtel-Dieu überzeugte man sich durch eine genaue Untersuchung, dafs die Kugel auch durch den Knochen hindurchgegangen war, ohne diesen jedoch zu zersplittern. Der Patient starb einige Zeit darauf an Hospitalbrand, und bei der Section bestätigte sich die Richtigkeit der anfangs gestellten Diagnose.

Beobachtung XXVI.

1830 ward ein Mensch von einigen 30 Jahren ins Genesungshaus von St. Cloud gebracht, dem eine Kugel die Ulna am obern Drittheile vollständig durchbohrt hatte. Diese Verletzung ist um so merkwürdiger, da dieser Knochen fast nur aus compacter Masse besteht und von so geringem Umfange ist. Die Heilung erforderte viel Zeit und gelang erst vollständig nach der Abstofsung mehrerer Knochensplitter. *)

Beobachtung XXVII.

Am 29. Juli 1830 ward ein Schweizer von einem ganz in der Nähe abgefeuerten Schufs in die linke Schulter getroffen. *Larrey* amputirte ihm den Arm nach seiner Methode und fand bei der Untersuchung des entfernten Gliedes den Kopf des Humerus unfern dem Halse desselben vollkommen durchbohrt, ohne dafs eine Fractur vorhanden war, so dafs ein mehrere Linien weiter Kanal, der dem Umfange der Kugel entsprach, sich gebildet hatte. *Larrey* hat das Präparat der *Académie des sciences* vorgelegt. **)

Das, was wir oben von den auf Bretter abgefeuerten Geschossen gesagt haben, findet auf die Knochen des menschlichen Körpers vollständige Anwendung, so dafs, wenn eine Flinte oder Pistole in der Nähe der Stirn abgeschossen wird, die Kugel durch diesen Knochen hindurchgeht und durch das Hinterhauptsbein wieder heraustritt. Die Oeffnung in der äufsern Tafel des Stirnbeins ist dann glatt und wie mit einem scharfen Instrumente ausgeschnitten, die der innern Tafel schon ungleicher und etwas gröfser, die im Hinterhauptsbeine endlich sehr weit, ungleich, zerrissen und sehr gesplittert.

Wir finden also hier ganz die Erscheinungen wieder, welche Kugeln bei hintereinander stehenden Brettern hervorbringen, und sie sind um so mehr zu beachten, da sie bei allen solchen Kopfverletzungen, die Kugel mag nun das Stirn- und Hinterhauptsbein, oder die beiden Schläfen- oder Scheitelbeine getroffen haben, in der gerichtlichen Medizin von der gröfsten Wichtigkeit sein können, denn man wird bei allen Schufswunden, welche die Hirnschale vollkommen durchbohrt haben, daraus zu bestimmen im Stande sein, ob der Verwundete den Schufs von hinten, von vorn, von rechts oder links empfangen hat, was wieder für die Unterscheidung einer Selbsttödtung von einem Morde von grofsem Nutzen sein kann. ***)

---

*) *Arnal, Journal hebdomad. Avril* 1831.

**) *Hippol. Larrey, Relations chirurgicales des journées de Juillet au Gros-Caillou.*

***) *Paillard* hat mehrere Versuche dieser Art mit trockenen Schädeln gemacht und die angegebenen Thatsachen auch an diesen bestätigt gefunden.

Beobachtung XXVIII.

Ein Mensch, der sich durch eine mit einer Kugel geladene Pistole erschiefsen wollte, setzte den Lauf an die Stirn an und drückte das Geschofs ab. Die Kugel durchbohrte die Stirn und das Hinterhauptsbein, blieb aber unter der Haut liegen, so dafs ich eine Geschwulst, aber keine Oeffnung fand. Der Verwundete starb bald darauf, und bei der Untersuchung fand man im Stirnbeine eine glatte, wie ausgeschnittene Oeffnung, das Hinterhauptsbein aber zerschmettert und von einer grofsen, unregelmäfsigen, mit Splittern umgebenen Oeffnung durchbohrt. Die Kugel lag unter der sackförmig ausgedehnten Haut.

Beobachtung XXIX.

1830 schofs sich ein junger Mann, um sich zu tödten, eine Kugel mittelst einer Pistole in den Mund, deren Lauf er nach oben richtete. Er starb gleich darauf, und bei der Untersuchung fand man, dafs die Kugel, welche durch die Fossae nasales hindurchgegangen war, die Basis cranii und das Gehirn durchbohrt hatte und bis zur innern Fläche des einen Scheitelbeines gekommen war, wo sie, da ihre Kraft schon erschöpft war, anhielt und den Knochen, ohne durch ihn hindurch zu gehn, in mehrere grofse, ungleiche, winklige, etwas aufgehobene und dislocirte Fragmente zerbrach. Hätte dieselbe mehr Kraft gehabt, so würde sie alle diese Fragmente abgelöst und eine sehr grofse Oeffnung erzeugt haben. *)

Andere Erscheinungen beobachtet man aber, wenn eine bleierne Kugel perpendikulär gegen einen sehr harten Körper, wie einen Stein, ein Stück Marmor, Eisen, Bronze u. s. w., abgeschossen wird, denn in einem Stücke Eisen oder Bronze z. B. macht sie eine mehr oder weniger starke und auffallend glatte Vertiefung; sehr harte Steine zersprengt sie in der Regel an einer Stelle, ohne mehr als eine flache Vertiefung zu erzeugen. Aufserordentlich selten bleibt sie in sehr harten Körpern sitzen. Trifft sie schräg, so bildet sie mehr oder weniger breite und tiefe Rinnen. Aber auch die auf solche Stoffe abgefeuerte Blei-

---

*) [Im Juni 1832 zeigte *Dupuytren* in seiner Clinik den Schädel eines Individuums, welches durch einen Schufs in den Kopf getodtet worden war Die Kugel war in den mittleren und unteren Theil des Stirnbeins eingedrungen, hatte die Hirnmasse durchbohrt und die Hirnschale auf der entgegengesetzten Seite getroffen, wo sie durch die Elasticität derselben bis zu dem Tentorium cerebelli zurückgeworfen wurde. Die hinteren Knochen waren nur gesplittert, nicht aber durchbohrt.]

kugel selbst wird vielfach verändert, bald nämlich verliert sie ihre runde Form, bald springt sie in Stücke u. s. w.

Auch hier findet sich nun wieder manche Analogie zwischen den eben angegebenen Erscheinungen und denen, welche man beobachtet, wenn eine Kugel sehr harte Theile des menschlichen Körpers, wie das Felsenbein, den Unterkiefer, den Körper der meisten langen Knochen u. s. w., trifft. Diese nämlich durchdringt sie nicht, wie die spongiösen Enden, sondern zerschmettert den Knochen und bringt eine mehr oder weniger starke Splitterung — eine sogenannte Fractura comminutiva — zu Wege, die so häufig den Tod, oder den Verlust der afficirten Gliedmafsen nach sich zieht. Sehr selten inkrustirt sich die Kugel in der compacten Masse dieser Knochen, und noch seltner erzeugt sie einen Querbruch, indefs kommen doch einzelne Beispiele davon vor, wie, aufser Beobachtung XXVI., folgende Fälle lehren.

Beobachtung XXX.

[1814 ward ein, am hintern Theile des Beins verwundeter, französischer Grenadier ins Hôtel-Dieu gebracht. Die Kugel war in der Mitte der Tibia in die Substanz dieses Knochens eingedrungen, der eine Art von Kapsel um den fremden Körper bildete. Das Präparat befindet sich im Cabinet der Ecole de médecine.

Percy erzählt, dafs er einen alten Soldaten gekannt, dem 25 Jahre lang mitten in der Tibia eine Kugel safs, die erst nach dessen Tode herausgezogen wurde (*Manuel du Chirurgien d'armée*).

Bilguer will einen Soldaten geheilt haben, welcher sich eine im Humerus sitzende Kugel nicht wollte herausziehen lassen. (*Dissert. de rara artuum amp. p.* 44.)

Der General *Rapp* erhielt 1807 im poln. Feldzuge einen Flintenschufs in den linken Arm, der einen scheinbar einfachen Querbruch des Oberarmbeines veranlafste. Die Kugel blieb, ohne die Heilung zu verzögern, oder irgend eine Beschwerde zu erregen, eilf Monate im Arm und wurde dann durch einen Abscefs in der Nähe des Ellenbogens entfernt.]

Jene Rinnen, Furchen und Lostrennungen mehr oder weniger grofser Stücke, welche man bei sehr harten, von Kugeln getroffenen Körpern beobachtet, kommen bei den Knochen ebenfalls vor, und so wird zuweilen die äufsere Apophysis orbitaria des Stirnbeins, wie die Crista der Tibia, mehr oder weniger tief fortgerissen.

Ferner hat sich gezeigt, dafs Bleikugeln, welche das Steinpflaster oder andere sehr harte Körper, wie z. B. eiserne Gegenstände, treffen, in eine Menge von Fragmenten zerspringen und so zu sagen in Staub verwandelt werden. Auf diese Art wurden viele pariser Bürger im Juli 1830 verwundet. Bei mehreren nämlich waren einzelne Körpertheile von zahllosen kleinen Wunden durchlöchert, welche den durch Schrotkörnern veranlafsten ähnlich waren und sich tief unter die Haut erstreckten. Auf den ersten Blick hätte man sogar glauben können, dafs alle jene Personen unvorsichtiger Weise von ihren eigenen Kameraden mit Schrot verletzt worden seien, da die Soldaten nur mit Kaliberkugeln geschossen hatten; allein man kam bald auf die Idee, dafs die letzteren bei ihrem Anprallen an feste Körper in viele kleine Splitter sich getrennt hatten, die dann auf die pariser Kämpfer zurückgeworfen wurden. Was diese Ansicht noch mehr bestätigte, war die ungleiche und unregelmäfsige Form jener Wunden, während die durch Schrot veranlafsten vollkommen rund waren: ein Unterschied, der ganz charakteristisch ist. Auf ähnliche Weise verhalten sich nun zuweilen auch die Kugeln, wenn sie sehr harte Knochen, wie das Felsenbein, den Körper des Unterkiefers, treffen, wie folgender Fall zeigt:

Beobachtung XXXI.

[1814 ward ein Mensch ins Hôtel-Dieu gebracht, der durch eine Kugel eine kleine, gequetschte Wunde in der Gegend des äufseren linken Augenwinkels empfangen hatte. Der Augapfel war weit aus der Orbita hervorgetrieben, aus dem äufseren Gehörgange flofs Blut, und aufserdem war der Kranke bewufst- und bewegungslos. Er erholte sich zwar etwas nach der Application von Blutegeln, doch blieb die rechte Körperhälfte unvollkommen gelähmt, es stellte sich bald Fieber mit grofser Unruhe und Delirien, und sieben und dreifsig Stunden nach der empfangenen Verletzung der Tod ein.

Bei der Leichenöffnung fanden sich rund um die sehr gequetschte Wunde starke Ecchymosen; die Fractur der Knochen erstreckte sich durch die Orbita und die Fossa zygomatica bis in die Basis cranii, welche von einer runden Oeffnung durchbohrt war. Die Basis der Orbita war zerschmettert, und das Os zygomaticum hing, von dem Oberkieferknochen getrennt, beweglich im Fleische. Die Basis des Jochbogens war zerbrochen, so wie auch die Fossa glenoidalis des Schläfenbeines. In der äufseren

Wand des oberen Theiles der Orbita zeigte sich eine unregelmäſsige Oeffnung, die Wand der mittleren Schädelgrube war in viele Stücke zerbrochen, und der vordere und innere Theil des Felsenbeines fast in Staub verwandelt. Der Schuppentheil des Schläfenbeins war ebenfalls beschädigt, und der innere und äuſsere Gehörgang mit schwarzem geronnenem Blute angefüllt.

Die Zerstörung der Weichtheile bestand in Zerreiſsungen, Contusionen, Ecchymosen, Ergüssen und Desorganisationen, welche sich von der äuſseren Wundöffnung bis zum mittlern Lappen der linken Gehirnhälfte, die selber in eine Art Brei verwandelt war, erstreckten. Die ganze Oberfläche des Gehirns war mit einer dünnen Schicht von ergossenem Blute bedeckt; unter der Arachnoidea fand sich eine zweite, und selbst die Gehirnhöhlen enthielten eine ziemliche Quantität davon. Hier und da fand man in den zerbrochenen Knochen einzelne Stücke Blei; zwischen dem hinteren Lappen des groſsen und dem kleinen Gehirne lag ein gröſseres Stück, kleinere waren den in Staub verwandelten Theilen des Felsenbeines beigemengt, das gröſste Stück aber lag neben dem Condylus des Unterkiefers, es war rund und in zwei Theile gespalten, welche ein Knochenfragment zwischen sich faſsten. Alle diese Bleistücke wogen zusammen vier Drachmen funfzig Gran, was zwar ein geringeres Gewicht ist als das der französischen Kugeln, doch ein viel gröſseres als das einer Rehposte.]

Auf metallische Körper äuſsern, je nach der Form und der Dichtigkeit derselben, die Bleikugeln verschiedene Wirkungen.

Trifft die Kugel eine sehr harte metallische Masse, so läſst sie diese unversehrt, wird aber selber abgeplattet oder in Staub verwandelt, wenn sie perpendikulär, hingegen zurückgeworfen, wenn sie schräg auf die Oberfläche eines solchen Körpers kam.

Besteht die Metallmasse aber aus einer nur wenige Linien dicken Platte, so gleicht die Schnelligkeit der perpendikulär treffenden Kugel ihre geringere Dichtigkeit aus, und sie geht dann durch die Metallplatte hindurch, indem sie darin ein, ihrer Gröſse entsprechendes, rundes, wie ausgeschnitten aussehendes Loch bildet; schräg treffend aber, wird sie auch von dieser Metallfläche zurückgeworfen. So sieht man z. B. während einer Schlacht die Cuirasse unserer Cuirassiere, wegen der schrägen Richtung ihrer Oberflächen, die meisten Kugeln zurückwerfen und nur von denen durchbohrt werden, die sie perpendikulär treffen.

Wenn also auch das Eisen, die Bronze u. s. w., in dicken Massen, den Kugeln einen so starken Widerstand leisten, dafs dieselben abgeplattet oder in Staub verwandelt werden, so ist dies doch nicht der Fall, wenn jene Metalle zu dünnen Platten verarbeitet sind. So wurden in den Julitagen die an der Thür des von mir bewohnten und dem Louvre gegenüber liegenden Hauses befindlichen, ungefähr zwei Linien dicke, Blechplatten von Kugeln vielfach durchbohrt, und noch jetzt bemerkt man am Louvre mehrere der bronzenen Lanzenspitzen an den Gittern, welche auf gleiche Weise beschädigt sind.

Die Durchgangsöffnungen sind in diesem Falle glatt und wie ausgeschnitten, da die Resistenz und Festigkeit jener Metalle ihnen die für andere Körper nothwendige Unterstützung ersetzen.

Die weichen und dehnbaren Metalle, wie Blei, Zinn u. s. w., haben daher auch eine andere Wirkung auf Kugeln, als die harten und minder dehnbaren.

Eine grofse Masse Blei wird von einer Kugel, in perpendikulärer Richtung, bis zu einer gewissen Tiefe durchbohrt; indem, trotz der gleichen Dichtigkeit beider Körper, die dem Geschosse mitgetheilte Geschwindigkeit die Resistenz der Bleimasse überwindet. Andere Male dagegen identificirt sich die Kugel beim Eindringen in ein gröfseres Stück Blei so mit demselben, dafs man sie nicht mehr davon unterscheiden kann. Trifft die Kugel schräg auf das Blei, so macht sie darin eine seichte Rinne. Bildet das Blei keine starken Massen, sondern ist es vielmehr zu wenige Linien dicken Platten verarbeitet, so dringt eine Kugel natürlich ebenfalls durch, nicht aber auf dieselbe Art, wie durch Eisen- oder Bronzeplatten, sondern wie durch ein Stück Filz; sie erzeugt nämlich an der Durchbohrungsstelle eine Art von Kegel, dessen Basis sich auf der getroffenen Fläche, und dessen zerrissene Spitze sich auf der entgegengesetzten Seite befindet.

Oft treffen nun auch die Kugeln, besonders in Städten, sehr zerbrechliche und zerreibbare Körper, wie Gläser, Spiegel, Porcellan und anderes Geschirr. Diese werden dann, mit welcher Schnelligkeit die Kugel sich immer bewegen, und in welchem Zeitraume ihres Laufes sie sich befinden mag, stets in Stücke zerbrochen und zuweilen sogar in Staub verwandelt. So wurden während der Julitage eine grofse Menge Scheiben im Louvre auf diese Art zerschmettert, worunter sich aber auch zwei oder drei ganz regelmäfsige Perforationen befanden, welche durch Kugeln erzeugt worden waren, die man von den Thürmen der Kirche St. Germain-l'Auxerrois abgeschossen. Diese Kugeln hatten die Oberfläche des Glases perpendikulär getroffen und eine wie ausgeschnitten aussehende, nicht gesplitterte Oeffnung erzeugt; in allen anderen Fällen aber waren, vielleicht weil die Kugeln schräg, von unten nach oben gehend, getroffen hatten, die Fragmente abgetrennt und in das Innere der Zimmer geworfen worden; zuweilen auch war das Glas in einen feinen Staub verwandelt, der wohl lästige, nicht aber gefährliche Verletzungen zu Wege bringen konnte. So wirkte z. B. eine Kugel, welche bei dem Ausbruche des Kampfes während der Julitage (am 29.) eine Scheibe meines Zimmers traf. Um drei Uhr Morgens hatte ich nämlich auf einige Augenblicke das Hôtel-Dieu verlassen, als *Marx* mich eilig zu rufen kam und ein nach der Strafse gehendes Fenster öffnete. In demselben Augenblicke zerbrach eine aus dem Louvre kommende Kugel eine Scheibe in gleicher Höhe mit seinem Kopfe; die in ihrer Form ganz veränderte Kugel fiel zu seinen Füfsen nieder, und das getroffene Glasstück zerbrach in feinen Staub, der ihm in das Auge, das Ohr und das Nasenloch der einen Seite drang. Ich befürchtete, dafs gröfsere Glasstücke in diese Theile gerathen sein möchten, indefs war dies nicht der Fall, und einige Lotionen reichten hin, die fremden Körper gänzlich zu entfernen.

Jene regelmäfsigen Perforationen, welche bei Spiegeln, anderem Glase u. s. w., vorkommen, beobachtet man nun auch bei gewissen, gleich dünnen und zerbrechlichen, Knochen des menschlichen Körpers, wie z. B. beim Schulterblatte und dem Hüftknochen in der Fossa iliaca externa.

Sehr eigenthümlich verhalten sich die Kugeln, wenn sie gegen c o n c a v e Flächen geschossen werden, wovon ich mich während der Julitage sehr oft überzeugt habe. Wurden nämlich die Nischen oder die cannelirten Säulen im Stadthause auf dem Quai de Napoléon, am Ende des Pont d'Arcole, oder am Louvre von Kugeln getroffen, welche eine mit ihren Oberflächen perpendikuläre Richtung hatten, so wurde die Kugel abgeplattet und in kleine Fragmente verwandelt, ganz so, als wäre sie auf eine gerade Fläche in perpendikulärer Richtung gerathen. Auf dem getroffenen Körper blieb nur ein leichter Eindruck, wie durch einen Hammerschlag gemacht, zurück. Erreichte die Kugel die concave Fläche aber in schräger Richtung, so ward sie nicht aufgehalten und in Stücke zerbrochen, sondern setzte ihren Weg mit veränderter Richtung fort und lief über die ganze concave Fläche. Hatte sie so einen Bogen und zuweilen einen vollständigen Halbkreis beschrieben, so verliefs sie, wenn sie bis zu den Gränzen der concaven Fläche gekommen war, dieselbe und setzte ihren Lauf in gerade entgegengesetzter Richtung weiter fort.

Folgender Umstand bestätigt die von der Wirkung der concaven und festen Flächen auf die Kugel eben gegebene Erklärung vollkommen. Die gegen jene concaven Flächen geschossenen Kugeln nämlich zersprangen oft, nachdem sie auf den Steinen oder dem Marmor, so zu sagen, eine Contusion hervorgebracht hatten, in eine gröfsere oder geringere Menge von Fragmenten, welche auf jener Fläche, sich mehr oder weniger von einander entfernend, gleich Strahlen, den Weg fortsetzten, den die Kugel, wenn sie ganz geblieben wäre, genommen hätte, und da die Kugel, oder diese Fragmente, beim Fortgleiten über die concave Fläche einen starken Druck auf die Wände derselben ausübten, so bezeichneten sie ihre Bahn gerade so, wie ein über ein Papier fortgeführter Bleistift.

Diese, von mir zuerst beobachteten, Erscheinungen zeigten sich in den Julitagen besonders deutlich an den Nischen und cannelirten Säulen des Louvre.

Die Rückwirkung der concaven Flächen auf die darauf abgefeuerten Kugeln giebt uns auch vollkommen Aufschlufs über ein von mehreren Schriftstellern zwar angeführtes, allein nicht erklärtes, Factum, nämlich über das Zurückkehren der Kugeln zu demselben Orte, von welchem sie abgeschossen worden: über die, wie ich sie nennen will, rückgängigen Kugeln (*balles en retour*), ein Umstand, welcher die Verwundung desjenigen, der den Schufs abfeuerte, veranlassen kann.

Jener eigenthümliche Lauf der Kugeln auf den concaven Oberflächen todter Körper erklärt auch andere Erscheinungen bei verschiedenen coucaven Theilen des menschlichen Organismus. So durchbohrt zuweilen eine Kugel den Schädel und läuft, anstatt in gerader Richtung durchs Gehirn hindurchzugehn, zwischen diesem und der Hirnschale fort und bleibt in diesem Zwischenraume, in gröfserer oder geringerer Entfernung vom Eintrittspunkte, liegen; oder eine Kugel trifft die Wände des Thorax, durchbohrt diesen, läuft zwischen der Pleura und den Lungen fort und kommt an einer dem Eintrittspunkte gerade gegenüberliegenden Stelle zum Vorschein, so dafs es aussieht, als wäre die ganze Lunge durchbohrt, während dieselbe nicht einmal berührt worden ist; oder die Kugel bleibt wohl auch in der Brusthöhle liegen; und so sind diese anscheinend sehr gefährlichen Wunden es in der That in viel geringerem Grade. Hierzu ist es aber nöthig, dafs die Kugel die getroffenen Theile in schräger Richtung durchbohrt, denn bei perpendikulärem Auftreffen würde sie durch jene Höhlen gerade hindurchgehen. *)

---

*) [*Larrey* hat mehrere interessante Thatsachen dieser Art mitgetheilt. Ein Soldat war durch eine Kugel am Kopfe verwundet worden, welche, nachdem sie das Stirnbein in der Mitte, nahe dem Sinus, durchbohrt hatte, in schräger Richtung auf der linken Seite des Sinus longitudinalis zwischen der Hirnschale und der Dura mater bis zur Sutura occipitalis, wo sie liegen blieb, nach hinten gegangen war und alle Erscheinungen der Gehirncompression veranlafst hatte, ohne dafs man ihren Sitz zu entdecken vermochte. „Da indefs der Kranke beständig den Schmerz an der dem Eintrittspunkte gegenüberliegenden Stelle angab, und auch die übrigen Zeichen für das Vorhandensein der Kugel innerhalb der Hirnschale sprachen: so hielt ich es, sagt *Larrey*, für rathsam, in die Oeffnung der Stirn eine Sonde von Gummi elasticum einzuführen, die ich auch ohne Schwierigkeit durch den ganzen Kanal bis zur Kugel hin leitete, welche ich an ihrer Resistenz und ihren Unebenheiten erkannte. Hierauf mafs ich dann äufserlich den Weg ab, den sie genommen hatte, und entschlofs mich, mittelst einer grofsen Trepankrone die dem fremden Korper correspondirende Stelle der Hirnschale zu eröffnen. Hierbei drang eine purulente, mit kleinen Blutcoagulis gemischte, Flussigkeit in grofser Menge hervor, und es gelang mir leicht, die Kugel herauszuziehn, welche die Dura mater deprimirte und einen Druck aufs Gehirn ausübte. Die Heilung ging nun ohne Hindernifs von Statten." (*Larrey*, *Clinique des camps t. I. p.* 215.)

1806 hatte *Larrey* im polnischen Feldzug Gelegenheit, ein ähnliches Factum zu beobachten.

„Eine Kugel durchbohrte bei einem Soldaten die Mitte des linken Scheitelbeines, lief an der inneren Fläche dieses Knochens in schräger Richtung weiter fort und blieb einen halben Zoll weit von der Sutura occipitalis liegen. Die Einführung einer kleinen elastischen Sonde, die Symptome, welche ich bei dem Verwundeten beobachtete und eine leichte Ecchymose, welche sich auf der kahl geschorenen Haut an dem zulzezt genannten Orte zeigte, bestimmten mich, den Knochen durch einen Kreuzschnitt bloszulegen, und da ich hierbei eine kleine Spalte entdeckte, und die Zeichen der Compression sich steigerten, so setzte ich sogleich eine Trepankrone an und fand auch unter dem ausgebohrten Stucke die Hälfte der abgeplatteten und im Knochen fest sitzenden Kugel. Die Dura mater war auf dem ganzen Wege, den die Kugel an der innern Fläche des Schädels genommen hatte, losgetrennt, und aus den beiden Oeffnungen drang eine Menge schwarzen Blutes hervor. Es vergingen hierauf vierzehn Tage, ohne dafs sich irgend ein schlimmer Zufall bei dem Patienten einstell-

Während indefs die, eine concave Fläche treffende und über sie hinweglaufende Kugel ununterbrochen auf die feste Wand dieser Fläche einwirkt und, durch deren Resistenz zurückgehalten, auf ihr sich fortzubewegen, gezwungen wird, verhält sie sich ganz anders, wenn sie eine harte, z. B. marmorne convexe Fläche trifft, denn hier wird sie vom Berührungspunkte aus, — wenn sie nämlich schräg aufgefallen, — sogleich nach den Gesetzen der einfachen Reflexion zurückgeworfen und findet in der Luft den Widerstand nicht, der bei den concaven Flächen sie zum Durchlaufen einer bestimmten Curve zwingt. Was nun aber bei den in freier Luft stehenden convexen Flächen fehlt, findet sich bei vielen Theilen des menschlichen Körpers: so leisten bei der Hirnschale, dem Thorax und dem Becken die, diese Theile bedeckenden Integumente jenen Widerstand und zwingen die Kugel, an den convexen Flächen der genannten Höhlen hinzulaufen. Dies würde bei Säulen ebenfalls geschehn, wenn sie mit Stroh, Leinwand oder Leder überzogen wären.

An den nicht überzogenen cylindrischen und nicht cannelirten von Kugeln getroffenen Säulen aber haben sowohl meine Freunde, als ich selber in den Strafsen von Paris nach cirkulären Eindrücken vergebens gesucht, überall fanden wir nur die Spur der an dem Berührungspunkte abgeprallten Kugel. Eine einzige Säule links von dem Portale des Palais royal schien eine Ausnahme hiervon zu machen, denn man fand auf derselben zwei von einer Kugel herrührende Eindrücke, welche durch eine Bogenlinie mit einander verbunden waren.

Trifft nun eine Kugel in schräger Richtnng eine convexe, etwas resistirende Oberfläche unseres Körpers, so läuft sie um dieselbe herum und kommt an einem der Eintrittsstelle gerade gegenüberliegenden Punkte wieder zum Vorschein, so dafs es aussieht, als wäre die Höhle vollständig durchbohrt, während doch nur ihre Wände von dem Geschosse umkreist worden sind. So sieht man nicht selten Kugeln, welche die Stirn treffen, zwischen dem Knochen und der Kopfschwarte auf der rechten oder linken Seite fortlaufen und am Hinterhauptsbeine wieder hervorkommen; ja man führt sogar Beispiele von Kugeln an, welche die eine Schläfe trafen, zwischen Knochen und

Kopf-

te, der gewifs, so gut wie der vorige, geheilt worden wäre, wenn er nicht vom Lazarethfieber wäre fortgerafft worden." (*Larrey ibid. t.* 1. *p.* 216.)]

Kopfschwarte hinliefsen und an der entgegengesetzten Schläfe wieder herausdrangen.

[So erzählt man, dafs der Marschal *Lowendal* bei der Belagerung von Freiburg in der einen Schläfe durch eine Kugel verletzt wurde, welche an der anderen wieder zum Vorschein kam. (*Percy, Manuel du Chirurgien d'armées.*) *Hennen* führt an, dafs eine Kugel nahe der Cartilago thyreoidea eindrang, um den ganzen Hals herumlief, zu demselben Orte, wo sie getroffen hatte, zurückkehrte und dort aufgefunden wurde. (*Principles of military surgery pag.* 34. *4th edition.*)]

Ebenso dringt zuweilen eine Kugel in der Gegend des Sternums ein und läuft zwischen den Weichgebilden und den knöchernen Theilen des Thorax bis zu den Dornfortsätzen der Rückenwirbel fort, so dafs es den Anschein hat, als wäre der Thorax durchschossen.

Dieselben Erscheinungen kommen an den Wänden der Bauchhöhle und selbst an den Extremitäten vor. So trifft eine Kugel zuweilen den Schenkel, dringt bis auf das Os femoris, umkreist diesen Knochen und tritt, dem Eintrittspunkte gerade gegenüber, wieder hervor, so dafs, wenn man eine gerade Linie durch die beiden Oeffnungen zieht, man glauben sollte, dafs der Knochen von der Kugel getroffen und fracturirt sein müsse, während er unversehrt, und das Geschofs zwischen ihm und dem Triceps fortgeglitten ist. Der Grund also, warum eine Kugel um eine steinerne Säule nicht eben so gut herum läuft, als um die Wände der Gehirn-, Brust- und Unterleibshöhle, so wie um die Knochen der Gliedmafsen, liegt in der Verschiedenheit der Media, in denen die Kugel sich bewegt. Eine Kugel z. B, welche in etwas schräger Richtung die Stirn trifft und in den Raum zwischen der Kopfschwarte und der Hirnschale eindringt, erfährt auf zwei Stellen einen Widerstand, nämlich: einen durch die Wände der Hirnschale, welche das Eindringen in die Gehirnhöhle verhindern, und den zweiten durch die Kopfschwarte, welcher letztere zwar geringer als der durch die Knochen der Hirnschale, allein doch immer stark genug ist, um die Kugel zu zwingen, eine mehr oder weniger lange Bogenlinie zu beschreiben und, je nach der Schnelligkeit, mit welcher sie fortgetrieben wurde, den vierten, dritten, halben oder noch gröfseren Theil eines Kreises zu durchlaufen; je gröfser nämlich ihre Geschwindigkeit war, desto früher wird sie aus der Kopfschwarte wieder hervortreten. Wird nun aber eine Kugel in etwas schräger Richtung gegen eine convexe Säule geschossen, so befindet sich im Umfange dieses cylindrischen Körpers nichts als die Luft, welche der Kugel keinen so starken Widerstand zu leisten vermag, dafs sie dieselbe, wie die Kopfschwarte, zwingen könnte, eine mehr oder weniger lange Bogenlinie zu beschreiben, und deshalb prallt, wie bereits gesagt, die Kugel nach dem Anschlagen an die Säule unter einem Reflexionswinkel ab, der dem Einfallswinkel gleich ist.

So läfst sich diese Erscheinung, deren Wahrheit durch folgende Fälle noch mehr bestätigt wird, ziemlich gut erklären.

Beobachtung XXXII.

Ein junger Mann empfing bei einem Duell einen Pistolenschufs in den untern Theil der rechten Brustseite, und da die Kugel auf der gerade gegenüberliegenden Stelle der Brust wieder hervorkam, so entflohen die Secundanten und liefsen den Verwundeten für todt zurück. Dieser hatte das Bewufstsein verloren und erhielt erst zwei Stunden darauf Hülfe von einem Bauer, der ihn in ein Krankenhaus brachte. Ich sah denselben kurze Zeit darauf und verordnete mehrere Aderlässe und sehr strenge Diät, da ich es mit einer vollständigen Durchbohrung der Brust zu thun zu haben glaubte und den Eintritt schlimmer Zufälle befürchtete. Nichts desto weniger ging Alles gut; am sechsten Tage hatte der Kranke schon wieder Appetit, empfand gar keine Schmerzen in der Brust und war von *Marx*, der ihn besucht hatte, in ganz leidlichem Zustande gefunden worden, als er plötzlich von Oppression und Ohnmacht befallen wurde und drei Stunden darauf starb. Bei der Section fand man, dafs die Kugel die Brust nicht durchbohrt hatte, sondern nur um dieselbe herumgelaufen war. Eine Arteria intercostalis war verletzt worden und hatte eine Menge Blut ergossen, welches in dem Pleurasacke der einen Seite reichlich angehäuft war.

Beobachtung XXXIII.

Ein junger Soldat ward 1815 in der Schlacht bei Ligny sous Fleurus verletzt und sieben Tage nachher am 24. Juni nach Paris zurück und in das Hôtel-Dieu gebracht. Er hatte zwei Wunden, von denen die eine die Ein-, die andere die Austrittsöffnung der Kugel war, und zwar entsprach die erstere genau der Fossa infraspinata des Schulterblattes. Die Kugel, welche schräg von innen nach aussen die linke Seite getroffen hatte, war nur durch die, den

Musculus infraspinatus bedeckenden Weichtheile fortgegangen; hätte sie nun in dieser schrägen Richtung ihren Weg fortgesetzt, so mufste sie den Musculus teres major durchbohren, um schräg die Wände des Thorax zu treffen. Da die Rippen ihr indefs Widerstand leisteten, so veränderte sie ihre Richtung und trat über der linken Brust an der Stelle hervor, wo der Pectoralis major die Knorpel der Sternalenden der Rippen bedeckt. Dafs sie einen andern Weg genommen haben sollte, war unmöglich; denn es sprach kein einziges Symptom für eine Verletzung der Brusthöhle: der Kranke konnte leicht Athem schöpfen und ohne Anstrengung sprechen.

Die Wunden hatten schon bei der Aufnahme des Patienten ein schlechtes Ansehn, und die Nachbargebilde waren mäfsig entzündet. Anfangs hatte ein starker Bluterguſs stattgefunden, da derselbe indefs von selbst aufgehört hatte und während der sechs Tage, an denen der Kranke unter Weges gewesen, nicht wiedergekehrt war, so brauchte man von dieser Seite nichts zu fürchten. Ich verband deshalb die Wunden mit Digestivsalbe. In den ersten Tagen war die Eiterung ziemlich reichlich, doch bald entwickelten sich die cellulösen und vasculösen Knötchen, ein guter Eiter erschien auf der Oberfläche, verminderte sich täglich, und nach und nach bedeckte sich die Wunde von der Circumferenz nach dem Centrum hin, und gegen Ende Juli's war der Kranke vollständig geheilt. Er konnte den Arm der verwundeten Seite vollkommen gut gebrauchen, ein Beweis, dafs die Kugel keinen wichtigen Zweig des Plexus brachialis getroffen hatte.

Auch die Wirkung der Kugeln auf Leinwand, Tuch, Filz u. dgl. verdient von dem Wundarzte sehr beachtet zu werden. Diese Stoffe nämlich verlängern sich vor der sie durchbohrenden Kugel und ziehen sich nach dem Hindurchdringen derselben wieder zusammen, so dafs die in ihnen zurückbleibende Oeffnung dem Volumen der Kugel nicht genau entspricht. Andere Male werden sie gar nicht vollständig durchbohrt, sondern die Kugel zieht sie gleich einem Handschuhfinger in die Länge und wird von ihnen scheidenartig umgeben. Die Kenntnifs dieser Erscheinungen giebt uns über einige, sonst gar nicht zu erklärende, Thatsachen Aufschlufs. Eine in einen Filzhut eindringende Kugel z. B. zieht zuerst dieses Gewebe an der Eintrittsstelle in die Länge, durchbohrt es alsdann und durchlöchert hierauf die Hirnschale. Untersucht man dann die Oeffnung im Filze, so findet man sie um vieles kleiner als die in der Hirnschale. Unbekanntschaft mit diesem Umstande gab, als *Carl XII.* von Schweden 1718 bei der Belagerung von Fridrichstadt durch einen Schufs getödtet wurde, zu dem Gerüchte Veranlassung, dafs er von einem seiner Begleiter ermordet worden sei, denn man konnte sich die kleine Oeffnung in seinem noch jetzt in Stockholm aufbewahrten Hute, bei der grofsen Wunde der Hirnschale, nicht anders erklären.

Daher, dafs die Kugeln verschiedene Gewebe scheidenartig vor sich hertreiben, kommt es nun auch, dafs sie zuweilen in eine Körperhöhle, oder auch in einen andern Theil eindringen, ohne später darin angetroffen zu werden, indem sie nämlich beim Entfernen der Kleidungsstücke nicht selten mit herausgezogen werden.

Beobachtung XXXIV.

1814 ward ein Soldat ins Hôtel-Dieu gebracht, welcher einen Schufs in den inneren und oberen Theil des Beines bekommen hatte, durch welchen der Condylus internus der Tibia verletzt worden war. Bei der Untersuchung stiefs ich auf einen weichen Körper, und als man die Wunde erweitert und auf den Condylus eine Trepankrone aufgesetzt hatte, zog man einen Cylinder von Zeug heraus, welcher von der Kugel aus den Beinkleidern mit fortgerissen worden war und dieselbe sackförmig umgab.

Sind diese Stoffe aber auch nachgiebig genug, um Cylinder bilden zu können, welche die Kugel einhüllen, so ist es doch dazu nothwendig. dafs sie nicht straff über die von ihnen bedeckte Theile gespannt seien, weil die Geschosse sonst runde, wie ausgeschnitten erscheinende, Oeffnungen darin bilden.

Beobachtung XXXV.

[*L. M.* bekam am 28. Juli 1830 einen Schufs ins Hypogastrium nahe der Linea alba. Die Kugel hatte ihn nicht direct getroffen, sondern war von einer Mauer abgeprallt, gegen die der Verwundete sich gelehnt hatte, und da ihre Kraft schon etwas erschöpft war, so hatte sie das Hemde in Form einer Kappe vor sich hergetrieben. *L. M.* wollte, im Augenblicke, da er sich verletzt fühlte, nach seiner Wunde sehen, als beim Hinwegziehn des Hemdes die Kugel zur Erde fiel. Er verlor zwar nur wenig Blut, fühlte sich aber, da alsbald eine Darmschlinge aus der Unterleibshöhle hervortrat, sehr schwach und schleppte sich mit grofser Mühe nach einem, hundert Schritt weit entfernten Hause. Von hier liefs er sich, nachdem er sich etwas erholt und das vorgefallene Eingeweide durch ein gürtelförmig umgebundenes Tuch unterstützt hatte, von zweien seiner Kameraden nach dem ziemlich entfernten Hôpital de la Pitié führen, wo er vollkommen hergestellt ward.] *)

---

*) [*A. Paré* erzählt, dafs er aus dem Schenkel eines Soldaten eine Kugel herausgezogen habe, welche tief eingedrungen war und den Taffet der Beinkleider, ohne ihn zu zerreifsen, vor sich hergetrieben hatte. *Guthrie* (*p.* 20. *edition 2the, on gunshot wounds*) erwähnt einen ähnlichen Fall, in welchem ein Stück vom Hemde vier Zoll tief auf gleiche Art mit in die Weichtheile hineingezogen wurde.

Percy berichtet in seinem *Manuel du Chirurgien d'armées* folgendes Factum:

Der Marquis *von Besons* empfing einen Schufs, der ihm die Querfortsätze zweier Lendenwirbel zerbrach, und *Bordenave*, der ihn zu verbinden herbeigeeilt war, suchte lange Zeit die Kugel vergebens in der Wunde, als *Besons* sich zufällig das Hemde bringen liefs, welches er bei der Verwundung getragen hatte, und an dessen äufserer Fläche man, zum grofsen Erstaunen, die Kugel fand, welche, nach Durchbohrung des Ober- und Unterkleides, das Hemde vor sich hergetrieben und, ohne dasselbe zu zerreifsen, jene angegebenen Verletzungen angerichtet hatte.]

Boyer erzählt folgende Beobachtung: *J.* empfing vor Brienne, am 27. Januar 1814, einen Schufs, bei welchem die Kugel zwei Zoll tief in den Arm eindrang, auf der hinteren Fläche des Humerus fortglitt und den Aermel des Rockes, so wie des Hemdes durchbohrte. Während man die Kugel in der Wunde suchte, glaubte ein Assistent, sie in dem Aermel des Rockes zu fühlen, wo sie auch wirklich zwischen dem Tuche und dem seidenen Futter sich befand. Letzteres war nämlich nicht zerrissen und hatte der Kugel, welche beim Ausziehen des Rockes mit aus der Wunde gebracht worden war, als Scheide gedient. (*Boyer, traité des maladies chirurgicales, tome I.*)

Ein junger Soldat empfing 1830 in dem Feldzuge gegen Algier einen Schufs in die linke Inguinalgegend. Die Kugel war ungefähr drei Zoll tief ins Fleisch eingedrungen und hatte dabei die Beinkleider durchbohrt und das Hemde in Form eines Handschuhfingers vor sich hergetrieben, ohne die Arteria cruralis zu verletzen, welche, nach aufsen gedrängt, auf der innern Wundlippe fast entblöfst zu fühlen war. Der behandelnde Arzt liefs, um die Muskeln zu erschlaffen, den Schenkel gegen das Becken biegen, und zog ohne Schwierigkeiten das Hemde aus der Wunde hervor, welches nur durch das Gewicht der darin befindlichen Kugel Widerstand leistete. Der Kranke fing bald darauf an, sich zu bessern. (*Esquisse historique et médicale de l'Expédition d'Alger en 1830; par un officier de santé attaché à l'expédition.*)

Ein Soldat bekam 1815 in Catalonien einen Schufs in den Bauch. Die Kugel hatte wahrscheinlich einen Theil des Hemdes mit sich fortgerissen und durch die Bauchmuskeln in die Unterleibshöhle getrieben. Der Verwundete sank sogleich um und er-

Ein junger Mann bekam in einem Duell einen Schufs in den Schenkel. Die Kugel war an der obern und äusseren Seite der rechten Hüfte eingedrungen, unter der Haut der Schamgegend, zwischen der Arteria cruralis und den Samengefäfsen, welche nicht verletzt worden waren, hindurchgehend, liegen geblieben und durch eine vorsichtige

---

hielt die ersten Hülfsleistungen von einem seiner Kameraden, der, unvermögend, den in der Wunde sitzenden Theil des Kleidungsstückes herauszuziehn, denselben dicht an der Haut mit einem Messer abschnitt. Der spanische Wundarzt, dem der Kranke darauf zur Behandlung übergeben wurde, stellte keine Nachsuchungen weiter an, sondern begnügte sich mit der Anlegung eines einfachen Verbandes. Bald darauf aber traten entzündliche Symptome ein, der Leib schwoll meteoristisch an, und der Kranke verlor, nach vorhergegangenen heftigen Kolikschmerzen und Vomituritionen eine grofse Menge Blut mit dem Stuhlgange. Mehrere Tage lang angewendete kühlende Arzneien und erweichende Getränke mäfsigten die Heftigkeit der Zufälle; es kam eine reichliche Eiterung in der Wunde zu Stande, und nach vier Monaten entschlofs sich der spansiche Arzt, durch ein im Grunde der Wunde bemerktes Stück Leinwand dazu veranlafst, zur Erweiterung derselben und zog mit den Fingern und mit starken Pincetten ein vier Querfinger breites Stück Leinwand heraus, welches in Form eines Sackes die Kugel umgab. Von diesem Augenblicke an begann der Patient, sich allmälig zu bessern, und, von einem Hospitale ins andere gebracht, kam er zuletzt in das von Gros-Caillou zu Paris, wo er vollkommen hergestellt ward. (*Larrey, mémoire et clinique des camps*)

Paillard hat bei der Belagerung von Antwerpen im Jahre 1832 folgenden Fall beobachtet.

Am 5. December ward *M.* durch eine Kartätsche verletzt, welche ihm einen Theil des Calcaneus und ein grofses Stuck der denselben bedeckenden Weichtheile fortnahm, gleichzeitig aber auch eine Wunde am Ellenbogen erzeugte. Letztere war durch eine Flintenkugel von der Grofse einer kleinen Nufs hervorgebracht worden, die am hinteren Theile des Armes, zwei Zoll uber dem Olecranon, eingedrungen war, eine Fractura comminutiva des unteren Theiles des Oberarmknochens zu Wege gebracht und, nach Durchbohrung des Fleisches am mittleren und vorderen Theile des Unterarmes, ihren Weg nach aufsen genommen hatte Da der Aermel des Rockes dabei fest an den Arm anlag, so bildete die Kugel beim Eindringen, im hinteren Theile des Aermels, eine runde, glatte und wie ausgeschnitten erscheinende Oeffnung, durchbohrte auf gleiche Weise das Hemde und das Fleisch des hinteren Theiles des Arms, erzeugte beim Heraustreten auf der vorderen Fläche desselben aber eine ungleiche, zerrissene und wenigstens zwei bis dreimal grofsere Oeffnung, als an der Eintrittsstelle. Beim Hervordringen aus dem Fleische des Vorderarmes stiefs sie nach vorn auf das Hemde, welches nur locker auflag, und trieb es, ohne es zu zerreifsen, durch den dicht anschliefsenden Aermel des Tuchrockes, in dem sie an dieser Stelle nicht, wie an der hinteren Seite, ein rundes, sondern ein mit vier Zip-

Incision der Haut ausgezogen worden. Bei genauerer Untersuchung zeigte sich, dafs die Kugel von einem wollenen Gewebe von blauer, und einem leinenen von weifser Farbe eingehüllt war, welche sie von den Beinkleidern und dem Hemde des Verwundeten abgerissen hatte.

Eine Kugel, welche perpendikulär aus der Luft in stagnirendes Wasser kommt, erfährt eine bedeutende Refraction und eine der Dichtigkeit der Flüssigkeit, in welche sie eindringt, entsprechende Retardation ihres Laufes; noch bedeutender aber ist die Retardation, wenn die Kugel perpendikulär gegen eine Strömung geschossen wird, und die Abweichung von ihrer Bahn ist dann der Schnelligkeit der Strömung proportional.

Kommt eine Kugel auf die Oberfläche einer Flüssigkeit in schräger Richtung, so kann sie abprallen, und auf diese Weise trifft ein Schufs, welcher von einem Ufer nach dem gegenüberliegenden gefeuert wird und auf die Mitte des Stromes aufschlägt, zuweilen am ersteren Ufer stehende Personen. Ist der Einfallswinkel sehr stumpf, so kann sie mehrere Male hintereinander ricochetiren, gerade so, wie ein kräftig auf eine Wasserfläche geschleuderter Kiesel. Wird eine Kugel unter einem gewissen Winkel in eine Wassermasse geschossen, so erleidet sie gleichzeitig eine Reflexions- und Refractionsbewegung, erstere nämlich durch die Oberfläche der Flüssigkeit und letztere durch deren verschiedene Dichtigkeit, ein Umstand, mit dem erfahrene Jäger auch recht gut bekannt sind und wegen dessen sie, um den Körper eines Fisches zu treffen, immer unter dessen Bauch zielen.

Auch ist die Gefahr solcher von Wasserflächen abprallenden Kugeln schon längst bekannt, und häufig werden Unglücksfälle dadurch zu Wege gebracht.

Beobachtung XXXVI.

Zwei junge Leute gingen mit Flinten, in die sie Schrot geladen hatten, auf die Fischjagd. Beide standen auf den verschiedenen Ufern des Flusses, als der eine nach einem Fische so perpendikulär als möglich schofs, und in demselben Augenblicke auch sein Gefährte am entgegengesetzten Ufer sein Auge verletzt fühlte. Der Schrot hatte das untere Augenlid und den Augapfel selbst, an der Vereinigungs-

---

feln versehenes Loch machte. Das nicht zerrissene Hemde trat in Form eines Handschuhfingers, in dessen Grunde sich die Kugel befand, mehrere Zoll lang aus der Oeffnung des Rockes hervor.]

stelle der Cornea mit der Sclerotica so heftig verwundet, dafs das Sehvermögen auf dieser Seite aufgehoben war. Der Patient ward zuerst von einem in der Nähe befindlichen Arzte, welcher Aderlässe und andere geeignete Mittel anwendete, und später von mir behandelt, indefs gelang es selbst durch die kräftigsten Antiphlogistica nicht, dem Uebel Einhalt zu thun; der Augapfel entzündete sich ausserordentlich heftig, und die Flüssigkeiten liefen aus. Ja ich war sogar, um die durch Incarceration unterhaltene Entzündung und die wüthenden Schmerzen durch schnellere Entleerung der Feuchtigkeiten zu mäfsigen, die Wundöffnung zu erweitern genöthigt, so dafs der Kranke mit dem Sehvermögen auch das Auge verlor.

So wie nun nach dem Gesagten die in eine Flüssigkeit eindringende Kugel bei ihrem Uebergange in ein dichteres Medium retardirt wird, so dürfte es auch dem in der Blase vorhandenen Urin zuzuschreiben sein, dafs eine Kugel beim Eindringen in dieselbe mit geringerer Geschwindigkeit weiter läuft und die Blase selten vollständig durchbohrt, sondern meistens darin zurückbleibt.

Wir kommen nun zu einer anderen Erscheinung, nämlich dem Zerspringen der Kugel beim Eindringen in den Organismus.

Es ist eine bekannte Thatsache, dafs geschickte Schützen eine Flintenkugel so gegen die Schärfe eines Messers schiefsen können, dafs jene dadurch vollkommen glatt in zwei Hälften getheilt wird; und ganz auf dieselbe Art kann eine Bleikugel, wenn sie auf den Winkel eines harten Steines, auf einen Widerstand leistenden Vorsprung, oder auf einen beliebigen scharfen Körper trifft, dadurch in zwei, drei und mehrere Fragmente zerbrechen. Aehnliche Erscheinungen kommen nun auch beim menschlichen Organismus vor. So sieht man gar nicht selten, dafs bleierne Kugeln, wenn sie einen sehr harten, mit Vorsprüngen oder mehr oder weniger starken Winkeln versehenen Knochen treffen, in eine gröfsere oder geringere Menge von Fragmenten zerspringen. Auf der Crista der Tibia z. B. wird eine Kugel sehr leicht in zwei Stücke getheilt.

Beobachtung XXXVII.

[Vor mehreren Jahren bekam ein Mensch einen Schufs gegen den vordern Rand der Tibia, wo die Kugel in der Haut nur eine einzige runde Oeffnung bildete und auf dem Knochen in beinahe zwei gleich grofse Stücke zersprang, von denen jedes auf der einen Seite in das Fleisch der Wade eindrang und sich auf der entgegengesetzten Seite darin verlor.

Ja man hat selbst fünf, durch eine Kugel erzeugte Oeffnungen gesehn, deren Entstehung man sich schwerlich zu erklären im Stande gewesen wäre, wenn man nicht die angegebenen Thatsachen gekannt hätte.]

Es ist sogar nicht einmal immer nöthig, dafs die Kugel einen so scharfen Knochen, wie die Crista der Tibia, trifft, um in mehrere Fragmente zu zerspringen, denn stumpfe Ränder, ja selbst einfache Unebenheiten, können schon eine Theilung derselben bewirken. *)

Beobachtung XXXVIII.

Während der Julitage von 1830 ward ein Mensch ins Hôtel-Dieu aufgenommen, welcher einen Schufs gegen den vorderen Theil des Körpers des Unterkiefers bekommen hatte. Der Knochen zersplitterte an dieser Stelle, die Kugel nahm ihren Weg nach dem Unterkieferwinkel der rechten Seite, ging den Hals entlang und trat in der Gegend der Schulter derselben Seite hervor. Sie war indefs nicht ganz geblieben, sondern hatte sich in zwei Stücke getheilt, von denen das eine in der Gegend der Schulter, bald nach der Verletzung, und das andere später, beim Eröffnen eines Abscesses, herausgezogen wurde, welcher sich in Folge der Entzündung des Wundkanals in den Weichtheilen gebildet hatte.

Beobachtung XXXIX.

L. erhielt am 29. Juli 1830 einen Schufs in die äufsere und obere rechte Unterschlüsselbeinsgegend. Die Kugel war unter der Haut am oberen und äufseren Theile des Halses liegen geblieben, woselbst man eine Incision zu ihrer Ausziehung machte, allein nur den dritten Theil derselben antraf. Die Wunde heilte sehr gut, da das Schlüsselbein, an welches die Kugel angeschlagen hatte, nicht zerbrochen war. Sechs Monate nachher aber kam *L.* wieder ins Hôtel-Dieu, woselbst man, nach der Eröffnung ei-

*) [*Paillard* sah zu Antwerpen einen Soldaten, der in der Schlacht bei Doel, als er auf einem Knie ruhend sein Gewehr anlegte, einen Schufs gegen das halb gebeugte Knie bekam. Die Kugel glitt auf der Kniescheibe fort und drang bis zur Mitte des Schenkels ins Fleisch ein, aus welchem sie extrahirt ward. Diese Kugel war auf der Kniescheibe in zwei Stücke zersprungen. (*Relation chirurgicale du siege de la citadelle d'Anvers.*)]

ner neben der Narbe entstandenen Geschwulst, das andere Drittheil der Kugel herauszog.]

Aber aufser den Vorsprüngen können auch die mehr oder weniger schräge Richtung, in der die Kugeln einen harten Knochen berühren, die Art, auf welche sie ihn zerbrechen, und eine Menge anderer, schwer zu ergründender und zu erklärender Umstände solche Theilungen zu Wege bringen. *)

Beobachtung XL.

Am 28. Juli 1830 ward ein Soldat ins Hôtel-Dieu gebracht, dem das rechte Scheitelbein durch eine Kugel zerschmettert worden war. Diese hatte sich auf dem Knochen in zwei Theile getheilt, von denen der eine durch die Integumente nach aufsen, der andere durch das ganze grofse Gehirn gegangen und auf dem Tentorium liegen geblieben war.

Zu derselben Zeit befand sich auch ein Verwundeter im Hospitale, der am Hinterhauptsbeine durch eine Kugel verletzt worden war, welche jenen Knochen fracturirt und sich dabei in zwei Fragmente getheilt hatte, welche noch

---

*) [1830 machte *Amussat* in einem vorzugsweise für Militair-Aerzte bestimmten Cursus der Chirurgie mehrere Versuche über die Wirkung der Geschosse auf Leichen und lebendige Thiere, und unter den eigenthümlichen Resultaten, welche er erhielt, findet sich auch folgender Fall: Eine mit einer Kugel geladene Pistole ward gegen den Kopf eines Hundes in etwas schräger Richtung losgeschossen. Die Kugel war nicht in die Schädelhöhle eingedrungen, indefs fand man doch nur die Hälfte derselben an der Stelle, wo sie den Knochen getroffen hatte, während die andere, fünf bis sechs Zoll weit von der Eintrittsstelle entfernt, zwischen der Haut und dem Knochen lag.

In der Geschichte des Feldzuges von Aegypten erzählt *Larrey* folgende Beobachtung:

Bei der Erstürmung von St.-Jean-d'Acre erhielt ein Soldat einen Schufs in den rechten Sinus frontalis. Die Kugel zerbrach die äufsere Wand dieser Hohle und theilte sich dabei in zwei Stücke, von denen das eine über die Stirn und mehr als einen Centimeter weit unter der Haut fortging, das andere in den Sinus drang und seine vordere Wand zerbrach. (*Larrey Histoire de la campagne d'Egypte*

Samuel Cooper (*Dictionnaire de Chirurgie pratique t* 2. *p*. 321.) hat beobachtet, dafs eine Kugel von dem Rande der Kniescheibe in zwei Theile zersprengt wurde. Ein Theil prallte sogleich ab, der andere drang ins Gelenk ein und blieb unbemerkt mehrere Monate darin zuruck Auch sah er, dafs eine Kugel auf der Spina des Schulterblattes sich in zwei Theile theilte, von denen der eine in gerader Linie durch die Brust hindurchdrang, während der andere unter den Integumenten bis zum Ellenbogen hinab fortging.]

zusammenhingen und mit ihren Schenke ein Knochenstück wie ein Sattel umgaben.

Beobachtung XLI.

Ein französischer Grenadier empfing zu Pampelona am 28. Juli 1813 einen Schufs in den unteren äufseren Theil des linken Armes, einen Zoll über dem Ellenbogengelenke. Die Kugel schlug mit solcher Gewalt gegen den Knochen, dafs der Schall nicht nur von dem Verwundeten, sondern auch von den Gefährten deutlich vernommen ward; dessen ungeachtet zerbrach der Knochen weder, noch erlitt er sonst eine erhebliche Verletzung, wie schon der Umstand bewies, dafs niemals Knochensplitter aus der Wunde kamen. Wahrscheinlich rührte dies von der schrägen Richtung der Kugel her, welche, von der Eintrittsstelle an gerechnet, vier Zoll in der Substanz des Armes in die Höhe stieg. Die Ausziehung der Kugel wurde nicht gemacht.

Die Wunde, durch welche diese eingedrungen war, eiterte einige Zeit, vernarbte dann, brach aber in dem Zeitraume von zehn Monaten, während welcher die Kugel an derselben Stelle liegen blieb, fünfmal wieder auf, ohne dafs diese sich der Wundöffnung näherte; vielmehr rückte sie in entgegengesetzter Richtung nach dem inneren und unteren Theile des Armes herüber, wo sie seit zwei Monaten lag und eine harte, unebene, nicht zu verkennende Geschwulst bildete. Ein Wundarzt, der sie ausziehen wollte, gab den Versuch, aus Furcht, die Arteria brachialis durch eine gröfsere Incision zu verletzen, wieder auf, und so kam Patient am 22. Juli 1814 ins Hôtel-Dieu, wo ihm der fremde Körper, der an der inneren Seite, einige Linien weit von der Arteria brachialis, über dem Condylus internus des Oberarmbeins und einige Linien tief unter der Haut lag, durch eine anderthalb Zoll lange, mit der Axe des Armes parallel laufende Incision sofort ausgezogen wurde. Beim Einschneiden in die, den fremden Körper sackförmig einschliefsende, Höhle flofs eine mit Eiter gemischte seröse Flüssigkeit aus, worauf jener mit einer gewöhnlichen Zange gefafst und schnell, obwohl, wegen seines durch die erlittene Formveränderung vergröfserten Umfangs, nicht ohne alle Schwierigkeiten, herausgezogen wurde. Die Kugel zeigte sich nun sehr grofs und mit einem tiefen, ziemlich breiten, dreieckigen Eindrucke versehen, den eine Schicht phosphorsauren Kalkes überzog.

Dafs diese Formveränderungen bei gut gegossenen und frei im Laufe des Geschützes sich bewegenden Kugeln blos in Folge der sie fortschleudernden Explosion entstehn können, oder dafs ein Geschofs beim Hindurchgehen durch die Luft schon vermöge der Resistenz dieses Fluidums in mehrere Stücke getheilt werden sollte, glaube ich nicht; wohl aber wird die in einen Gewehrlauf mittelst des Stöfsels eingekeilte Kugel, während sie beim Schufs durch den engeren gezogenen Lauf hindurchgeht, schon hierbei zu einem, mit mehr oder weniger tiefen Rinnen versehenen Cylinder verlängert, und ist also schon verändert, ehe sie noch mit irgend einem anderen Körper in Berührung gekommen. Was will dies indefs gegen die vielfachen und bedeutenden Umbildungen sagen, welche die Kugeln bei ihrem Anstofsen gegen fremde Körper, vor der Erreichung ihres Zieles, erleiden. Hierbei können sie, wie bereits gesagt, verlängert, abgeplattet, sogar bis zu der Dünne einer gewalzten Bleiplatte zusammengedrückt werden, oder es können sich darin Rauheiten, Winkel und mehr oder weniger spitze oder scharfe Vorsprünge bilden: Umstände, welche das Zurückbleiben solcher Geschosse innerhalb der Organe schmerzhafter und gefährlicher, so wie ihre Ausziehung schwieriger und für den Verwundeten peinlicher machen. *)

---

*) *Percy* (*Manuel du Chirurgien d'armée*) erzählt einen Fall, wo eine Kugel die äufsere Platte der Hirnschale durchbohrte und sich auf der innern, ohne sie zu zerbrechen, abplattete. *Gockelius* erwähnt einen ähnlichen, wo alle Anstrengungen und Instrumente zur Ausziehung der Kugel nicht hinreichten. Analoge und noch merkwürdigere Resultate erhielt *Percy* bei Versuchen an Leichnamen. In einem Falle z B. drückte die Kugel die innere Platte ein und kleidete sie in Form eines blechernen Ueberzuges aus; in einem andern verzweigte sie sich theils in der Diploë des Knochens, theils verstopfte sie das Loch, welches sie in der äufseren Platte gebohrt hatte In einem dritten bildete sie eine kleine Oeffnung in beiden Platten, durch welche ihre eine Hälfte sich wie durch ein Zieheisen verlängert hatte, während die andere, dem Kopfe eines Nagels ähnlich, aufserhalb blieb. *Pages* sah ein Geschofs durch eine so enge Oeffnung in den Schädel gelangen, dafs dieselbe ohne die Spuren des äufserlich daran sitzenden Bleies kaum zu erkennen gewesen wäre. *Desport* führt ähnliche Beispiele an; einigemal war die Kugel in der Spalte, durch welche sie eingedrungen, zum Theil oder gänzlich in eine dünne Platte verwandelt worden, und in einzelnen dieser Fälle hatte der noch äufserlich befindliche Theil seine halbkugelförmige Gestalt behalten; in dem merkwürdigsten von allen aber war der unverändert gebliebene Theil von dem verdünnten losgerissen worden, und letzterer hatte, auf der schrägen Fläche, welche die innere, nur an einer Seite losgelöste Platte der Hirnschale bil-

Man hat mehrere Male die Frage aufgeworfen, ob bei den in Bewegung gesetzten Geschossen eine Drehung um ihre Axe stattfindet, oder nicht; ein Umstand, aus dessen Vorhandensein man verschiedene, bisher noch nicht gehörig ermittelte, Facta, wie jene Contusionen, Zerreifsungen und Fracturen erklären könnte, welche man bei Individuen entstehen sieht, die eine beinahe ermattete und noch auf der Erde rollende Kugel anhalten oder ergreifen wollen. Bei Bomben, welche man während der Nacht in der Luft sich bewegen sieht, ist indefs eine solche rotirende Bewegung nicht vorhanden, wie man aus der sich nicht verändernden Richtung ihrer einzelnen Theile erkennen kann, und eben so wenig ist dieselbe bei sehr schnell fliegenden Flintenkugeln, namentlich in dem ersten Theile ihrer Bahn, vorhanden, denn sie könnten, wenn sie beständig eine solche Drehung machten, nicht Kleidungsstücke mit in die Körpertheile hineinziehn und sie, wie es so oft geschieht, zwanzig bis dreifsig Schritt kappenartig mit sich forttragen. Hingegen mag wohl eine solche Rotation stattfinden, wenn die Kraft einer, in Form und Consistenz mehr oder weniger regelmäfsigen Kugel diese nachläfst, oder, wenn in ihrem Laufe einen Seitenstofs erhält, der sie zwingt, eine Drehung um ihre Axe zu machen.

Was die Art betrifft, auf welche eine Flintenkugel sich einen Weg durch die Körper bahnt, ob dies nämlich durch Ausdehnung und Wegdrängen der Partikeln, oder durch gewaltsame Dislocirung und Losreifsen einzelner Theile von den Nachbarstellen geschieht: so scheint es, dafs bei elastischen, nachgiebigen Körpern, wie der Wolle und den daraus verfertigten Stoffen, eher Wegschiebung und Auseinanderlösung, als Losreifsung von Stücken, bei Körpern hingegen, welche mit einer gewissen Dichtigkeit und Friabilität begabt sind, eher Losreifsung und Substanz-

---

dete, fortgleitend, ein noch daran haftendes Knochenstück vor sich hergetrieben.

In *Dupuytren's* Sammlung von Geschossen finden sich ebenfalls viele durch Anschlagen an Knochen in ihrer Form veränderte Kugeln, und mehrere derselben sind mit Oeffnungen, Eindrucken und Vorsprüngen versehn, zwischen denen sich von dem Knochen losgetrennte Fragmente befinden.

Von den in der Blase liegen bleibenden Kugeln, welche sich hier mit Niederschlägen aus dem Harne bedecken und so den Kern zu einem Steine bilden, wird später die Rede sein

Die Kanonenkugeln erleiden, da sie von Eisen sind, beim Eindringen in den Organismus keine Veränderung und kommen deshalb in dieser Beziehung hier nicht in Betracht.]

verlust stattfindet, wie man dies bei so vielen leblosen Gegenständen und auch an den Knochen der Hirnschale, des Beckens u. s. w. sieht. Was aber wird, kann man fragen, aus jenen, von den getroffenen Körpern gewaltsam abgetrennten und durch die Kugel fortgestofsenen Fragmenten? und ich antworte: sie begleiten dieselbe auf einer längeren oder kürzeren Strecke ihrer Bahn und verlassen sie alsdann. Zuweilen verlieren sie sich hierbei, ohne irgend einen Zufall zu veranlassen, in dem von der Kugel durchlaufenen Raume, andere Male aber werden sie die Ursache bedeutender Zufälle. Theile von Kleidungsstücken z. B., welche von Kugeln beim Eindringen in den Organismus mit fortgenommen werden, oder Partikeln des menschlichen Körpers selbst, wirken wie fremde Substanzen, veranlassen mehr oder weniger schlimme Symptome und Eiterungen, welche letztere bis zu ihrer Ausziehung oder spontanen Expulsion fortdauern.

Aufser den Kleidungsstücken aber stofsen die Kugeln auf der Oberfläche des Körpers auch auf mannigfache andere Gegenstände, die, wenn sie auch zuweilen ihren Lauf verändern oder aufhalten und so den Getroffenen vor Verletzungen schützen, doch auch häufig dadurch schlimme Zufälle veranlassen, dafs sie die Form der Kugel verändern oder mit derselben in die Substanz des Organismus eindringen. Solche Gegenstände sind nun bei Soldaten Helme, Cuirasse, Lederzeug und das daran befestigte Metall, Sattel, Mantelsäcke, dicke grofse Halsbinden, leinene und wollene Zeuge, Schuhe, Stiefel, lederne Beinkleider u. s. w.

Ueberdies führen die Kugeln auch Fragmente derjenigen zerbrechlichen und zerreibbaren Körper mit sich fort, welche sie in ihrem Laufe antreffen; so setzen sie Glasstücke, Scherben von porcellanenem und irdenem Geschirr und andere harte und resistirende Körper, Eisenstücke, Münzen, Holzspäne, Steine, kleine Kiesel und viele andere Stoffe in Bewegung. Besonders gilt dies von den Kanonenkugeln, vorzüglich von den in schräger Richtung laufenden, welche auf dem Boden ricochetiren, dort befindliche Körper fortschleudern und diese ebenfalls in Geschosse verwandeln. Auch ist dies den geübten Kanonieren recht wohl bekannt, und sie wissen, wenn der Feind auf einem mit kleinen Kieselsteinen bedeckten Terrain postirt ist, den Kugeln eine solche Richtung zu geben, dafs sie ungefähr zwanzig Schritt vor der Fronte an den Boden anschlagen und einen Hagel von Steinen gegen diese erheben. *)

Die in Rede stehende Wirkung der Kugeln, wenn sie auf Holz stattfindet, macht auch eine der gröfsten Gefahren der auf Schiffen, in Verschanzungen, hinter hölzernen Pallisaden, in Häusern u. s. w. gelieferten Kämpfe aus. Dringen die Geschosse perpendikulär ins Holz, so bleiben sie allerdings in demselben sitzen, oder trennen allenfalls an der Austrittsstelle Splitter davon los, welche minder schlimme Folgen haben; treffen sie aber jene hölzerne Gegenstände schräg, so richten sie darin gröfsere Zerstörungen an und bringen dadurch auch dem Organismus mehr Gefahr; denn abgesehn von den verschiedenen Formveränderungen, welche die Kugeln selbst dabei erleiden, so er-

---

*) [Viele hierher gehörige Fälle findet man in den Schriften über Militairchirurgie angeführt, besonders merkwürdig aber ist folgender von *Larrey* (*Relation de la campagne de 1809 en Autriche*) berichteter

In einer Schlachtreihe verwundete eine und dieselbe Kanonenkugel drei hintereinander stehende Soldaten; sie durchbohrte nämlich dem ersten den Leib, rifs dem andern die ganze Hüfte fort und streifte dem dritten die Schenkel. Die beiden ersten, welche todt auf dem Schlachtfelde blieben, hatten die Kraft der Kugel gehemmt, so dafs sie, zu dem dritten kommend, sich um ihre Axe drehete und weniger schlimme Folgen herbeiführte. Dessen ungeachtet fiel auch dieser, wie die beiden ersten, zur Erde, und als er ins Feldlazareth gebracht wurde, fand man alle Zeichen einer weit ausgedehnten Contusion an der vorderen Fläche des Schenkels und ebendaselbst eine sehr kleine Longitudinalwunde, von einer grofsen Ecchymose umgeben. Da der Verwundete versicherte, dafs er von der bereits matten Kugel nur leicht gestreift worden wäre, und *Larrey* mit der Sonde nicht tiefer als bis aufs Zellgewebe eindringen konnte, so legte er nur einen einfachen Verband an. Es traten zwar binnen vierzehn Tagen keine bedeutende Zufälle ein, indefs war doch ein lebhafter Schmerz in der Tiefe des Schenkels vorhanden, und aus der kleinen Wunde flofs eine übelriechende Jauche, so dafs *Larrey*, einen fremden Körper vermuthend, eine grofse Incision machte und mittelst einer Polypenzange (deren er sich als Kugelzieher zu bedienen pflegt) auch wirklich ein zusammengebogenes Stück Kupfer herauszog, welches, ungefähr neun Centimeter lang und einen halben breit, die gröfsere Hälfte eines kupfernen Ringes war. Merkwürdig ist es, dafs dieses Stück Kupfer, welches wahrscheinlich schon an der Kugel safs, ehe sie in den Körper der beiden ersten Soldaten eindrang, so lange an derselben haftete und sich erst löste, als sie den Schenkel des dritten berührte, so wie auch, dafs sie in letzterem eine so kleine Wunde verursachte.]

zeugen sie noch durch die losgelösten und nach mannigfachen Richtungen geschleuderten Splitter und Spähne ungleichmäfsige, gerissene, mit den heftigsten Schmerzen und nicht selten mit Tetanus complicirte Wunden: — Wirkungen, die zwar schon bei den bleiernen Flintenkugeln, in viel köherm Grade aber noch bei dem groben Geschütz beobachtet werden und namentlich die Seeschlachten so mörderisch machen.

Ein andrer Punkt, auf den es bei der Wirkung der Geschosse ankommt, ist die verschiedene Entfernung des Schusses vom Ziele: — ein Umstand, der ganz besonders bei den Schrotschüssen von Einflufs ist, obwohl er auch jedes andre Volumen der Geschosse in seiner Wirkung modificirt, wie wir bereits oben bei den Kugeln, den Patronen, den Pulverexplosionen u. s. w. gesehen haben.

Wird eine mit Schrot geladene Flinte in einer Entfernung von vierzig bis funfzig Schritt und darüber abgefeuert, so entfernen sich die einzelnen Körner bedeutend von einander, ehe sie zu ihrem Ziele gelangen, dringen aber nicht tief in den getroffenen Körper ein. So erzeugt ein in dieser Entfernung auf einen Menschen abgefeuerter Schufs meistens nur eine leichte Verwundung, wenn nicht etwa der Schrot in irgend ein wichtiges und oberflächlich liegendes Organ, wie das Auge, eindringt. So verlor z. B. der Marschall *Gérard* das Gesicht auf dem einen Auge durch ein auf der Jagd hineingedrungenes Schrotkorn. Und nicht immer geht nur allein das Sehvermögen, sondern oft auch zugleich das Auge verloren, denn meistens entwickelt sich eine so heftige Entzündung, dafs man zu Incisionen seine Zuflucht nehmen mufs, um durch Ausleerung der Augenfeuchtigkeiten die Einschnürung zu beseitigen.

Auch habe ich ein Individuum gesehn, dem ein Schrotkorn ins Ohr drang, das Trommelfell durchbohrte und so in den innern Gehörgang gelangte, dort eine heftige Otitis und Verlust des Gehörs auf dieser Seite veranlafste.

Da diese entfernt abgeschossenen Schrotkörner also nur eine geringe Kraft besitzen, so schützen auch mehr oder weniger dicke Kleidungsstücke, Halsbinden u. dgl. schon häufig vor denselben, worüber man sich eben nicht zu wundern hat, da ja selbst aus einer grofsen Entfernung abgefeuerte Kugeln zuweilen dadurch unschädlich gemacht werden. So waren z. B. die 1814 und 1815 in Frankreich eindringenden Heere, namentlich die Russen und Preussen, durch ihre in der Gegend der Brust sehr dick gefütterten

und

und ausgestopften Kleidungsstücke gegen die, diesen Theil des Körpers treffende, Schüsse geschützt. *)

Zuweilen können auch gröſsere Nerven, oder bedeutende Arterien und Venen von Schrotkörnern mehr oder weniger stark verletzt werden, wodurch nicht selten einfache, falsche primitive und falsche consecutive, oder varicöse Aneurysmen entstehen, wovon ich später mehrere interessante Beispiele anführen werde.

Ganz anders aber verhalten sich die Wirkungen des Schrotes, wenn ein damit geladenes Gewehr ganz in der Nähe oder in einer nur sehr geringen Entfernung abgefeuert wird. Die einzelnen Körner haben sich dann noch nicht von einander entfernen können, dringen daher in groſser kugelförmiger Menge auf den Körper ein und veranlassen dadurch auch viel gefährlichere Wunden. Ja solche Schüsse sind sogar schlimmer, als eine ebenfalls ganz in der Nähe abgeschossene Kugel, denn letztere macht eine glatte Wunde, während der Schrot sich im Körper zerstreut, was besonders dann zu geschehen pflegt, wenn er auf Knochen kommt, welche er übrigens eben so gut, wie eine Kugel, zerbrechen kann. Ja es können Kugeln, beim Eindringen in eine Körperhöhle, zuweilen so glücklich durch dieselbe hindurchgehn, daſs kein darin liegendes Organ verletzt wird, während groſser und kleiner Schrot, Rehposten u. dgl., sich stets nach verschiedenen Richtungen in derselben verbreiten, wodurch nothwendig immer irgend ein Eingeweide verletzt werden muſs. Und ebenso entstehen, wenn die Gliedmaſsen oder die gröſseren Gelenke durch solche in der Nähe abgefeuerte Schrotschüsse getroffen werden, meistens so bedeutende Verletzungen, daſs in der Regel nur noch die Amputation als einziges Rettungsmittel übrig bleibt.

So starb z. B. der Sohn des Marschall *Moncey* durch einen in der Nähe seines Kopfes abgefeuerten Schuſs aus einer mit Schrot geladenen Flinte, und überhaupt gehören augenblickliche Todesfälle, oder sehr gefährliche Verwundungen durch solche, die Hirnschale, die Brust oder den Unterleib treffende, Schüsse keinesweges zu den Seltenheiten.

Die Form dieser durch Schrotkörner hervorgebrachten

---

*) So schützte auch den General *Lasalle* eine dicke Halsbinde, welche er, der Mode der damaligen Zeit folgend, in einer Schlacht trug, vor den Folgen eines empfangenen Pistolenschusses (*Deslandes Manuel d'hygiene pag.* 242.)

Wunden gleicht, da die einzelnen Körner sich immer von einander entfernen, einem Kegel, mit seiner Basis an der Austritts- und mit seiner Spitze an der Eintrittsstelle, und aufserdem bleibt in ihnen, wegen des gröfseren Widerstandes und der mannigfachen Deviationen, welche viele Schrotkörner erleiden, immer eine mehr oder weniger grofse Menge derselben zurück.

Beobachtung XLII.

M. untersuchte auf der Jagd mit dem Kolben seiner Flinte, welche er in der rechten Hand an der Mündung des Laufes hielt, eine niedrige Hecke. Es kam dabei ein Zweig unter den Bügel, die Flinte ging los, die aus Schrot bestehende Ladung traf die rechte Hand und drang schräg durch die Palmarfläche nach dem unteren und inneren Theile des Vorderarmes, so dafs die Knochen des Carpus und das untere Ende der Ulna zerschmettert wurden. Die Eintrittsöffnung war ziemlich rund, glatt und klein, die Austrittsöffnung hingegen grofs und zerrissen, ähnlich der durch eine Kugel hervorgebrachten. Die Amputation schien fast das einzige Rettungsmittel, indefs versuchten *Esmangard* und *Mathieu*, dieselbe zu umgehen, machten starke Einschnitte am Austrittspunkte und setzten eine grofse Menge Blutegel an. Es bildete sich eine bedeutende Anschwellung mit heftigen Schmerzen und einem starken Fieber aus, und später entstanden mehrere Abscesse, bei deren Eröffnung jedes Mal eine Menge Schrotkörner, Theile des Pfropfes, und mehrere Knochenstücke ausgezogen wurden, worauf dann die Anschwellung und die Eiterung allmälig nachliefsen. Diese Symptome traten zwar später bei der wiederholten Ausstofsung von Schrotkörnern von Zeit zu Zeit von Neuem ein, verschwanden indefs nach deren Ausziehung bald wieder, so dafs der Patient binnen zehn Monaten hergestellt ward. Es bildete sich eine Ankylose der Vorderarmknochen unter sich und mit der Hand und eine grofse Steifigkeit des Carpus, des Metacarpus und der Finger, doch steht zu erwarten, dafs die Beweglichkeit der Finger und des dieselben mit dem Metacarpus verbindenden Gelenkes sich wenigstens theilweise wieder herstellen wird. Da ich es für wahrscheinlich hielt, dafs noch eine Zahl von Schrotkörnern innerhalb des Gliedes zurückgeblieben sei, so rieth ich zu der Anwendung der Dämpfe von den Decocten erweichender Pflanzen, zu öligen Einreibungen, zu mäfsiger Uebung des verwundeten Gliedes und zu gelatinösen Bädern.

Beobachtung XLIII.

Vor mehreren Jahren erhielt ein Mann, welcher von der Jagd zurückkam, durch Zufall von einem dicht hinter ihm hergehenden Freunde den vollen Schufs einer mit Schrot geladenen Flinte in die Kniekehle. Es trat eine heftige Blutung ein, zu deren Stillung man eine sehr starke Compression anwendete; ich fand das Glied bereits kalt, violet und aufserordentlich angeschwollen, und nahm, da auch die Arteria poplitea verletzt war, die Amputation des Gliedes vor, durch die es mir indefs nicht gelang, den Kranken zu retten.

Bei dem groben Schrote, wie den Rehposten, u. s. w., wirkt, sowohl wenn es in der Nähe, als in der Entfernung auf todte Körper oder auf den menschlichen Organismus abgeschossen wird, jedes einzelne Korn ungefähr, wie eine Kugel, — so befand sich im Hôtel-Dieu ein Mensch, dem eine Rehposte das Schlüsselbein zerbrochen hatte; — doch verbreitet es sich, da es immer in ziemlicher Anzahl, zu vier, sechs, acht Stück und daruber, in die Flinten geladen wird, meistens in den Theilen, in welche es dringt, nach sehr verschiedenen Richtungen, so dafs dessen Auffindung aufserordentlich schwierig, langwierig und zuweilen sogar ganz unmöglich ist.

Alles, was wir nun über die durch tragbare Waffen fortgeschleuderten Geschosse gesagt haben, gilt auch, nur mehr im Grofsen, von den durch Feuerschlünde in Bewegung gesetzten. Das Agens, welches sie forttreibt, ist dasselbe, nur ändern sie, wegen des bereits angegebenen Umstandes, dafs sie von Eisen sind, ihre Form nicht, erzeugen aber übrigens, wie die bleiernen, runde, glatte, wie ausgeschnitten erscheinende Oeffnungen beim Eindringen in weiche oder mäfsig dichte Körper, zerschmettern harte, machen beim Eintritte in irgend eine Substanz eine kleinere Oeffnung als beim Austreten aus derselben, umkreisen convexe und concave Flächen, erhalten durch Flüssigkeiten eine andere Richtung und reifsen gröfsere oder geringere Fragmente von den getroffenen Körpern los. Da diese Kugeln indefs eine gröfsere Kraft und einen bedeutenderen Umfang als die der tragbaren Waffen haben, so richten sie viel gröfsere Zerstörungen an, und während letztere nur kleine Theile, wie die Spitze der Nase, die eines Fingers, ein Stück des Ohres u. dgl., mit fortnehmen, reifsen Kanonenkugeln, Kartätschen und Bomben ganze Gliedmafsen vollständig ab. Auch treiben sie, wie die kleineren

Geschosse, elastische Gewebe, z. B. Wolle, Filz, Tuch u. s. w., bevor sie hindurchdringen, eine Strecke vor sich her, oder bilden eine Art Kappe daraus, wie das oben angeführte Beispiel lehrt.

Wir kommen nun zu einer interessanten Erscheinung, die man sich nur schwer erklären kann, und welche zu den falschesten Ansichten und zu gar schädlichen Irrthümern in der Geschichte der Schufswunden Veranlassung gegeben hat. Kanonenkugeln und Kartätschen richten nämlich oft die schrecklichsten Zerstörungen im Körper an, ohne die Continuität der Bedeckungen im geringsten zu beeinträchtigen, zerreifsen die Muskeln, zerbrechen und zersplittern die Knochen, ohne die Haut nur irgend zu verletzen. Lange Zeit hat man diese Erscheinungen einer heftigen Erschütterung der Luft zugeschrieben, welche, wie man glaubte, die Kugel hervorbringe. Man dachte sich nämlich, dafs dieses elastische Fluidum durch das Geschofs schnell fortgeschoben würde und dann auf die in der Nähe befindlichen Körper einen so starken Druck auszuüben vermöchte, dafs deren einzelne Theile dadurch zerstört werden, weshalb man solche Schüsse auch L u f t s t r e i f s c h ü s s e nannte. Indefs kann in der freien Luft eine solche Compression durchaus nicht entstehn, und man würde, wenn diese Theorie wahr wäre, in Schlachten gewifs nicht so oft beobachten, dafs die Federbüsche, die Hüte, die Waffen, und selbst die Haare der Soldaten zum Theil durch Kugeln fortgerissen werden, ohne dafs daraus der geringste Nachtheil entsteht, oder dafs gar Körpertheile fortgenommen werden, ohne dafs die Nachbargebilde leiden. Denn man sieht gar nicht selten, dafs Leuten in der Schlacht durch Kanonenkugeln die Nasenspitze oder ein Theil der Ohren weggerissen wird, ohne dafs die Respiration oder das Gehör dadurch beeinträchtigt wird. Später hat man die Wirkung dieser sogenannten Luftstreifschüsse einem elektrischen Schlage zugeschrieben und angenommen, dafs die Kugel durch ihre Reibung gegen die Wände der Kanone, elektrisch würde und sich im Augenblicke ihres Vorbeistreifens vor dem Verwundeten entlüde. Indefs ist diese Hypothese eben so wenig haltbar, da Metalle bekanntlich durch Reibung nicht elektrisch werden.

Vielmehr werden diese der Luft oder der Elektricität zugeschriebenen Erscheinungen durch die Kugeln selbst hervorgebracht, wenn diese das Ende ihrer Bahn erreicht haben, oder in schräger Richtung auf einen Theil treffen. Die Ursache dieser auf den ersten Blick allerdings auffallenden Erscheinung ist die Elasticität der die verletzten Organe bekleidenden Gewebe, so wie die der Haut selbst, welche, vermöge dieser Eigenschaft, dem Impuls der bereits in ihrer Kraft geschwächten Kugel ausweicht, während ihr die tiefer gelegenen Gebilde Widerstand leisten und dadurch zerstört werden, wie wir dies oben bei der Contusion ausführlich besprochen haben. *)

---

*) [Es finden sich bei den Schriftstellern viele interessante Beispiele dieser sogenannten Luftstreifschusse. Hier mogen einige von *Paillard* vor Antwerpen, so wie mehrere von *Larrey* beobachtete Platz finden

Dem Capitain *Coutault* schlug in einer Tranchée vor Antwerpen eine grofse Kugel gegen den unteren und seitlichen Theil der Brust; er war nur noch im Stande, einige unverständliche Worte auszustofsen und gab gleich darauf seinen Geist auf. Man brachte ihn sogleich in das Feldlazareth zu Berchem, zog ihm seine Kleider aus, welche an keiner Stelle zerrissen waren, und fand weder auf der Haut der Brust, noch an irgend einer andern Stelle des Korpers eine Wunde oder Ecchymose Indefs entdeckte *Forget* bei genauerer Untersuchug der Brust, dafs vier oder fünf Rippen eingedrückt, zerbrochen und gänzlich zersplittert, und die unter der Haut gelegenen Weichtheile in Brei verwandelt waren, so dafs er mit Leichtigkeit die Haut bis mitten in die Brusthohle hineindrücken konnte, und der plotzliche Tod auf diese Weise leicht zu erklären war

Eben daselbst ward *V.* am 18. December 1832 von einer Kugel gegen die Brust getroffen, welche eine Splitterung des Schulterblattes und des hinteren Theiles mehrerer wahren Rippen, auf der Haut aber weder eine Wunde, noch eine Ecchymose erzeugte Er starb am folgenden Tage, nachdem er vorher viel Blut gespuckt und fortdauernd an grofser Oppression gelitten hatte Die Lunge der verletzten Seite war in grofsem Umfange gequetscht und zerrissen.

O. bekam am 16 December 1832 einen Kartätschenschufs in die rechte Seite. Das Geschofs, welches ihn traf, war eine kleine Kanonenkugel Der mittlere Theil der funften, sechsten und siebenten wahren Rippe der rechten Seite war zerbrochen worden, die Haut aber ganz unverletzt *O.* spuckte viel Blut, welcher Zufall indefs nach, an drei aufeinander folgenden Tagen angestellten Blutentziehungen anfhorte, so dafs der Patient sich am 27sten in einem recht guten Zustande befand.

T. schlug am 9 December 1832 eine bereits matte Kugel gegen das obere Drittheil des Humerus, so dafs bei ganz unverletzt gebliebener Haut ein Querbruch entstand, der ohne besondere Zufälle heilte.

W. wurde am 18. December von einer zerplatzenden Bombe gegen den vordern und obern Theil der Brust getroffen und sturzte sogleich nieder. Bei der Untersuchung fand man weder eine Verletzung der Haut, noch eine Fractur der Rippen, doch mufste eine starke allgemeine Erschütterung stattgefunden haben, denn der Kranke spuckte viel Blut. Im Hospitale zu Antwerpen wurde eine starke Blutentziehung gemacht, welche das Blutspuk-

Sehr oft verändert sich beim Eindringen in gewisse Körper, oder auf deren Oberflächen die ursprüngliche Rich-

---

ken und die Beklemmung verminderte, und eine zweite hatte eine noch gröfsere Besserung zur Folge, so dafs sich der Patient am 28sten schon sehr wohl befand. Es war keinem Zweifel unterworfen, dafs eine Contusion der Lunge stattgefunden hatte.

Einem andern Soldaten flog eine matte Kugel gegen den äufseren und oberen Theil des Armes, welche keine Verletzung der Haut, allein eine Luxation des Humerus herbeiführte.

G. erhielt am 22 December 1832 durch eine zerspringende Bombe einen Schlag zwischen die Schultern, ganz am unteren Theile des Halses, in der Gegend der ersten Rückenwirbel. Er stürzte sogleich nieder, und ohne das Bewufstsein verloren zu haben, war er doch nicht im Stande, seine Extremitäten zu bewegen, obgleich man bei einer genaueren Untersuchung nichts weiter, als eine leichte Quetschung der Haut und eine geringe Anschwellung der darunter gelegenen Theile auffand. Trotz dieser vollkommenen Bewegungs-Unfähigkeit, vermöge welcher er stets in der ihm gegebenen Stellung verharrte, war die Empfindung in den Extremitäten und im Stamme nicht erloschen. Auch fühlte er das Bedürfnifs, Urin und Faeces zu entleeren, und konnte beide nach seinem Willen zurückhalten und ausleeren. Die Respiration ging gut von Statten, und die Geisteskräfte waren ungestört. Es wurden zwar allgemeine und örtliche Blutentziehungen, Schröpfköpfe und Ableitungen auf den Darmkanal angewendet, allein das Bewegungsvermögen stellte sich doch nicht wieder her, und als *Paillard* am 2. Januar Antwerpen verliefs, hatte sich der Zustand des Patienten sogar sehr verschlimmert, und Fieber, Delirien, beklommenes Athmen, so wie alle übrigen Symptome, liefsen auf ein baldiges Ableben schliefsen. Wahrscheinlich war in diesem Falle eine Fractur der Wirbel mit Hervorragen der Fragmente in den Wirbelkanal und mit dadurch veranlafster Compression des Rückenmarkes vorhanden.

Zu Antwerpen ward ein Soldat von einer zerplatzenden Bombe getroffen. Dieselbe hatte nämlich gegen seinen Tornister geschlagen, diesen, so wie alle darin befindlichen Gegenstände zerschmettert und einen starken Stofs gegen den ganzen Thorax hervorgebracht, der zwar keine Verletzung der Haut, oder Fractur der Rippen, allein eine Contusion der Lunge zur Folge hatte, denn der Kranke litt mehrere Tage an bedeutender Oppression und starkem Blutspucken, welche Symptome erst der Anwendung starker Blutentziehung und anderer geeigneter Mittel wichen.

Auch *Larrey* hat in seinen Werken, namentlich in seinen Memoiren, den in Rede stehenden Punkt vielfach besprochen und zahlreiche, interessante Beobachtungen darüber mitgetheilt. So sah er bei der Belagerung von Roses zwei Kanoniere, welche ungefähr auf gleiche Weise verwundet worden waren. Eine grofse, bereits matte Kugel hatte Beiden die hinteren Theile der Schultern gestreift, und bei dem einen eine leichte Ecchymose am ganzen hinteren Theile des Stammes, ohne wahrnehmbare Trennung der Continuität, erzeugt. Der Kranke athmete indefs kaum noch, spuckte eine grofse Menge hochrothen, schaumigen Blutes aus und starb eine Stunde darauf. Bei der Leichenöffnung fand man

tung der Geschosse, und sie erleiden mehr oder weniger bedeutende Deviationen, welche die sonderbarsten Erschei-

---

die Haut unverletzt, allein die Aponeurosen, die Nerven und Gefäfse der Schultern zerrissen, die Schulterblätter zerschmettert, die Dornfortsätze der entsprechenden Ruckenwirbel abgebrochen, und die hinteren Enden der benachbarten Rippen fracturirt; das Rückenmark war stark injicirt, das Lungengewebe an den correspondirenden Stellen zerrissen, und eine Menge Blut in den Pleurasäcken angehäuft. Bei dem zweiten Verwundeten fand man dieselben Zerstorungen vor. (*Memoires de Chirurgie militaire t. II. Memoire sur les Amputations*).

In dem polnischen Feldzuge ward Herr *v. Ségur*, Adjudant von *Murat*, durch eine Kanonenkugel verwundet, welche ihm den Vorderarm fortrifs und zugleich die Brust an der entsprechenden Stelle streifte. Da indefs das Geschofs noch seine volle Kraft hatte, sagt *Larrey*, so trat gerade das Gegentheil von dem ein, was ein bereits matt gewordenes veranlafst haben würde. Die Haut nämlich wurde auf einer grofsen Strecke fortgenommen, und der grofse Ruckenmuskel verletzt, während die Rippen ganz blieben, und die Functionen der Brustorgane durchaus keine Störung erlitten. Hätte die Kugel sich schon am Ende ihrer Bahn befunden, führt er fort, so wären bei unverletzt gebliebener Haut unfehlbar die Rippen zerbrochen, die Lungen zerrissen, und der Verwundete ein Opfer dieser Verletzungen geworden. (*Mémoires de Chirurgie militaire t. III. p. 79.)*

In der Schlacht bei Wagram ward ein Soldat von einer Kanonenkugel gestreift und dadurch augenblicklich der Sprache und Stimme beraubt, die er auch später niemals wieder erlangte. Das Geschofs war schräg uber die Brust und den oberen Theil des Bauches fortgegangen und, ohne Verletzungen der Haut zu veranlassen, hatte es, nach *Larrey's* Meinung, wahrscheinlich durch die nach innen fortgepflanzte Erschütterung, eine Verletzung des pneumo-gastrischeu Nerven herbeigeführt. Der Verwundete war Anfangs ohnmächtig geworden und empfand spater, wie er darauf schriftlich mittheilte, eine Art Taubheit, welche sich von der Herzgrube längs der Brust bis zum Halse und zu der Zunge fortsetzte Der Geschmackssinn war ebenfalls fast vollständig zerstort, und zugleich schien die Sensibilität und Contractilität des Magens sehr beeinträchtigt zu sein, denn die Verdauung ging träge und unter Beschwerden von Statten, und, zu wiederholten Malen angewendete, Brechmittel blieben ohne Wirkung.

Einem anderen Soldaten streifte eine Kanonenkugel den Hals und erzeugte kaum eine leichte Ecchymose auf der Haut des Halses und des oberen Theiles der Brust. Dessen ungeachtet verlor der Verwundete ebenfalls Stimme und Sprache. *Larrey* erklärt dies auf dieselbe Weise, wie in dem vorigen Falle (*Mémoires de Chirurgie militaire t III p.* 401.)

Kanonenkugeln, welche zu Ende ihres Laufes oder in sehr schräger Richtung die Bauchwände treffen, verursachen, bei unverletzt gebliebener Haut, bald Bauchbruche durch Zerreifsung der Bauchwandungen, bald zerreifsen, zerstoren oder zermalmen sie die Eingeweide, während aufser der Haut auch die Bauchmuskeln unverletzt bleiben.

nungen zur Folge haben. Von den Deviationen auf der Oberfläche sehr harter, convexer und concaver Körper ist schon die Rede gewesen, und wir haben nur noch von denjenigen zu handeln, welche nach dem Eindringen in verschiedene Körper vorkommen. Die Ursache dieser Deviationen ist die Vershiedenheit der Medien, welche das Geschofs zu durchlaufen hat, und die verschiedene Resistenz, welche jedes einzelne demselben leistet. So haben wir z. B. gesehn, dafs eine in Wasser geschossene Kugel eine starke Refraction erleidet, und sie würde neue Deviationen erfahren, wenn sie aus diesem Medium wieder in ein noch dichteres käme. Dieselben Erscheinungen finden wir nun auch beim menschlichen Organismus wieder. Dringt z. B. eine Flintenkugel, nachdem sie den Widerstand der Haut überwunden hat, in die Substanz eines Theiles ein, so kann sie leicht auf der einen Seite mehr Resistenz als auf der anderen finden, und somit wird ihre Richtung verändert; trifft sie nun fortdauernd auf ihrem Wege eine Reihe stärker widerstrebender Punkte an, so wird die Austrittsöffnung sich an einer ganz anderen Stelle befinden, als man nach der anfänglichen Richtung des Geschosses vermuthen sollte; und deshalb täuscht man sich auch sehr, wenn man meint, Kugeln gingen durch Höhlen oder durch die Substanz der Glieder stets gerade hindurch, und daraus schliefst, dafs in dieser Richtung liegende Eingeweide oder tiefere Theile verletzt seien, während dieselben vollkommen unberührt sein können.

Die Knochen sind also keineswegs die einzigen Theile, welche die Richtung der Kugeln zu ändern vermögen, viel-

---

Im Oestreichschen Feldzuge von 1809 sah *Larrey* einen Grenadier, welcher drei Querfinger breit rechts über dem Nabel eine faustgrofse Geschwulst hatte, welche bei der Ruckenlage verschwand, in aufrechter Stellung aber wieder zum Vorschein kam und eine vom Darme und Netze gebildete Hernie war, die durch das Vorbeistreifen einer bereits matten Kugel veranlafst worden war. Die Kleidungsstücke und die Haut hatten nämlich vermöge ihrer Elasticität dem Impulse des Geschosses nachgegeben, während die weniger elastischen Apeneurosen der Bauchmuskeln, so wie der Musculus rectus abdominis dadurch zerrissen worden waren, worauf sogleich jener Bruch sich bildete. (*Larrey ibid. t. III. p* 333)

Aufser den genannten führt *Larrey* noch eine Menge anderer Beispiele an, in denen matte Kanonenkugeln die Bauchwandungen streiften, diese unbeschädigt liefsen, tiefer gelegene Eingeweide verletzten, zu Ergiefsungen von Blut, Galle, Koth u. s. w. Veranlassung gaben und dadurch den Tod, oder wenigstens sehr schlimme Zufälle herbeiführten.]

mehr reicht schon der Widerstand der Haut, der Sehnen, Muskeln, Knorpel u. s. w. dazu hin, und daher ist das Nichtvorhandensein von Knochen im verwundeten Theil keinesweges ein genügender Grund zu der Annahme, dafs die Kugel in gerader Richtung hindurchgegangen ist; und sich durch diese falsche Ansicht bei der Einrichtung von Gegenöffnungen leiten zu lassen, würde gewifs ganz fehlerhaft sein. Auch kann eine Kugel, deren Richtung allein durch die Weichtheile verändert worden ist, an einer andern Stelle einen Knochen, auf den sie in mehr gerader Richtung trifft, zerbrechen. *Levacher* führt mehrere Beispiele von Kugeln an, welche um die Knochen des Schenkels und die des Beines herumgegangen sind, ohne diese zu zerbrechen, und die Brust umkreist haben, ohne in dieselbe einzudringen, und fragt alsdann, wie die Aerzte, welche über Schufswunden geschrieben haben, mit so grosser Zuversicht behaupten konnten, dafs die Weichtheile nicht Widerstand genug leisten, um die Richtung einer Kugel zu verändern. Gewifs, fügt er hinzu, haben sie die Erscheinungen nicht berücksichtigt, welche eintreten, wenn eine Kugel schräg ins Wasser dringt. Die stärkere Resistenz dieses Mediums allein verändert schon die Richtung derselben, so wie sie nur dessen Oberfläche berührt, und wenn das Geschofs eine sehr schräge Richtung hat, so erhebt es sich, anstatt ins Wasser zu gehen, von demselben, wird also nicht nur von ihrer Richtung abgelenkt, sondern sogar zurückgeworfen.

Alle diese Thatsachen lassen sich leicht erklären, wenn man die bekannten Gesetze der Bewegung zu Hülfe nimmt. Dringt mithin ein Geschofs durch Medien von verschiedener Dichtigkeit, so weicht es von seiner ursprünglichen Richtung ab und nähert oder entfernt sich, je nach dem gegenseitigen Verhältnisse der Dichtigkeit der Medien, vom Perpendikel, so dafs es abwechselnd eine gröfsere oder kleinere Reihe von Einfalls- und Reflexionswinkeln beschreiben kann, bis endlich seine Kraft erlischt, oder bis es sich einen Weg nach aufsen bahnt.

Daher sind denn auch die Veränderungen, welche die Bahn einer Kugel im Innern des menschlichen Körpers erleidet, aufserordentlich mannigfach. So bewirkt ein Knochen, den sie in einer gewissen Richtung trifft, eine mehr oder weniger starke Abweichung, und oft sogar eine rückgängige Bewegung; eine einfache Sehne ein Zurückprallen; ein stark angespannter Muskel eine Seiten- oder Kreisbewegung um seinen Körper. Oft läuft sie sogar nach Durchdringung der Integumente, in Folge einer Reihe von ungleichmäſsig widerstrebenden Punkten, die sie zu immer neuen Abweichungen von der ursprünglichen Richtung zwingen und ihr eine Art von Centrifugalbewegung mittheilen, um den ganzen Körper oder ein Glied herum.

Trifft sie einen Theil unter einem sehr stumpfen Winkel, so steigt sie vermöge dieser schrägen Richtung häufig sehr weit in dem verwundeten Gliede herauf oder herab und entfernt sich dadurch bedeutend von dem Eintrittspunkte. So hat man Kugeln beim Knie, andere beim Fuſse eindringen und erstere bis zum Hacken, letztere bis zum Knie in die Höhe steigen sehn.*)

Es wäre sehr wünschenswerth, daſs man diese Aberrationen und bogenförmigen Bewegungen der Kugeln schon früh zu bestimmen im Stande wäre, um die Extraction mit um so gröſserer Leichtigkeit zu vollziehen, indeſs ist es wohl kaum möglich, ihr auf ihrer Bahn zu folgen, wenn man bedenkt, welche Medien von verschiedener Dichtigkeit sie zu durchlaufen, welche Refractionen sie zu erleiden gehabt, wie viele schräge Flächen die Knochen und die tendinösen Scheiden ihr dargeboten, mit wie verschiedener Schnelligkeit sie sich bewegt haben könne, daſs endlich die lebenden Gewebe sehr häufig ihre Resistenzkraft verändern.

Wenn man daher in manchen Werken über Schuſswunden, wie z. B. in dem von *Chevalier*, die Wirkungen und Deviationen der Kugel ganz strenge nach mathematischen Gesetzen zu bestimmen versucht hat, so können, wie ich glaube, die gewonnenen Resultate auf Sicherheit durchaus keinen Anspruch machen, da, so gewiſs auch die Geschosse den mathematischen Gesetzen unterworfen sind, hier sehr viele, zur Berechnung nothwendige, Data fehlen. Unter solchen Umständen ist es besser, sich an die Erscheinungen zu halten, als ihre Erklärung vergeblich zu versuchen.

---

*) [*Hennen* führt Fälle an, in denen Kugeln fast durch den ganzen Korperstamm, so wie durch die Extremitäten hindurchgingen. Ein Soldat z. B welcher den Arm ausstreckte, um in einem Sturme eine Leiter zu ersteigen, ward von einer Kugel getroffen, welche ungefähr an der Mitte des Oberarmknochens eindrang, längs des getroffenen Gliedes fortlief, sich einen Weg über die hintere Wand der Brusthöhle bahnte, in die Bauchmuskeln und von da in die des Gefäſses gelangte, und bis zum mittleren und vorderen Theile des Schenkels der entgegengesetzten Seite herabstieg. Bei einem anderen Individuum, welches in Reihe und Glied stand, traf eine Kugel die Brust und blieb im Scrotum liegen. (*Principles of military surgery pag*. 34. 2e *edit.*)]

Das über die Bleikugeln Gesagte gilt auch mit einigen Abweichungen beinahe vollständig von den goldenen, silbernen, kupfernen, eisernen und marmornen Geschossen. Nur zerspringen die übrigen nicht so leicht wie die von Blei und Marmor. *)

---

*) [*Paillard* hat am Montmartre Versuche über die Wirkung der Geschosse in Beziehung zu ihrer Dichtigkeit angestellt, deren Resultate von Wichtigkeit sind; denn je nach ihrer Zusammensetzung äufsern sie sowohl auf leblose Körper, als auch auf den menschlichen Organismus verschiedene Wirkungen. Die Geschosse von Gold, Silber, Zinn, Zink, Kupfer u. s. w. können hier übergangen werden, da ihre physikalischen Wirkungen denen der Bleikugeln sehr ähnlich sind, und es soll nur von den mit geringerer Consistenz begabten, die man bisher fast gar nicht beachtet hat, die Rede sein.

Ward eine Wachskugel von der Gröfse einer französischen Flintenkugel mit einer Patrone, aus der die Kugel entfernt worden, in einen Karabiner geladen und gegen ein vierzehn bis sechszehn Linien dickes eichenes Brett geschossen, so ging sie vollständig hindurch und bohrte eine runde, glatte Eintrittsöffnung und eine ungleichförmige, zerrissene Austrittsöffnung, kurz, das Loch im Brette liefs sich von einem durch eine Bleikugel erzeugten durchaus nicht unterscheiden.

Aus diesem von *P.* öfters, und immer mit denselben Resultaten, wiederholten Versuche ergiebt sich also, dafs eine Wachskugel dem menschlichen Organismus vollkommen oder beinahe eben so gefährliche Wunden als eine Bleikugel zufügen würde, und dafs es, wenn die Wachskugel sich im Fleische verloren haben, oder wieder aus dem Korper herausgegangen sein sollte, nicht moglich sein würde, nach dem blofsen Ansehn der Wunde, die Beschaffenheit des angewendeten Geschosses zu bestimmen.

Dieser Umstand ist fur die gerichtliche Medizin von Wichtigkeit und zeigt, dafs Jemand, ohne mit Kugeln von Blei, Eisen, Zink, Zinn, Kupfer u. dgl. versehn zu sein, einen Mord mit Geschossen von viel geringerer Dichtigkeit zu begehen im Stande ist.

In einer etwas weiten Entfernung abgeschossen, hat die Wachskugel allerdings eine viel geringere Kraft, als eine durch dasselbe Instrument und mit einer gleichen Menge Pulver fortgetriebene Bleikugel. *P.* brachte in einen Karabiner eine Patrone, that alsdann eine Bleikugel und hierauf eine Wachskugel hinein, trennte beide durch einen kleinen Papierpfropf und legte einen ähnlichen vor die Wachskugel, um sie im Laufe zu befestigen, und schofs hierauf in einer Entfernung von dreifsig bis vierzig Schritt nach dem oben erwähnten Brette. Die beiden Geschosse entfernten sich hierbei ungefähr anderthalb Zoll weit von einander, die Bleikugel ging durch das Brett vollkommen hindurch und drang in eine ungefähr zwolf Fufs dahinter befindliche Mauer ein, während die Wachskugel in dem Brette, welches sie ungefähr bis zur Hälfte durchbohrte, sitzen blieb.

Dieser Versuch beweist, dafs, wenn eine Wachskugel, in geringer Entfernung abgeschossen, den menschlichen Körper durchdringen und ihn tödten kann, sie doch nicht so gefährliche Ver-

Die Anfeuerung der gewöhnlichen Flinten hat keine andere physikalische Wirkungen, als die, welche aus der Ent-

---

wundungen als eine Bleikugel veranlassen wird, wenn sie mehr aus der Ferne auf denselben trifft.

Ebenso ist es bekannt, dafs man in einer kleinen Distance ein ziemlich dickes Brett mittelst eines Talglichtes durchschiefsen kann. Die demselben durch das Pulver mitgetheilte aufserordentliche Geschwindigkeit compensirt hier, wie bei der Wachskugel, den Mangel an Dichtigkeit und überwindet die Cohäsionskraft des Holzes.

Eine aus gekautem Papier eben gemachte, noch feuchte und weiche Kugel, aus einer grofsen Pistole, in einer Entfernung von nur vier bis fünf Fufs, gegen das schon erwähnte Brett abgeschossen, drang jedesmal durch dasselbe hindurch und erzeugte eine Oeffnung, die der mit einer Bleikugel gemachten gleich war.

Kugeln von Marmor, Achat, Glas, die zuweilen, und namentlich von den Türken in Ermangelung metallener, in Schlachten benutzt werden, richten fast eben so grofse Zerstörungen, als die eisernen an; und die Kraft und Schnelligkeit, mit der sie durch Bretter hindurchgehn ist auch fast eben so grofs, als die der bleiernen. In den Julitagen 1830 luden die Pariser oft Marmorkugeln (Murmel) in ihre Gewehre und verwundeten dadurch viele Soldaten eben so heftig, wie durch Bleikugeln, veranlafsten dadurch Knochenbrüche an den Extremitäten und tödteten sogar Viele durch Verletzung der grofsen Hohlen.

Nach *Larrey* steht die Wirkung der Geschosse in genauer Beziehung zu deren Natur, ihrer specifischen Schwere, ihrer Elasticität, und man kann wohl hinzufügen, ihrer Form. So, sagt *Larrey*, erzeugt eine kleine Marmorkugel oder ein Murmel beim Eindringen in ein Glied, eine, der Masse und dem Widerstande der verwundeten Theile entsprechende, Erschütterung und veranlafst tiefe Wunden, Ergüsse oder Infiltrationen in die Gewebe, mehr oder weniger bedeutende Ecchymosen, Anschwellung, Taubheit des Theiles, consecutive Abscesse und traumatische Gangrän, während die bleiernen und eisernen Kugeln und die Legirungen dieser Metalle dadurch, dafs sie glattere Wunden verursachen, minder heftige und ausgedehnte Erschütterungen zur Folge haben. So ward dem *S Ch.* im Juli 1830 eine kleine Marmorkugel in den Schenkel geschossen, die viele schlimme Zufälle herbeiführte, so dafs der Verwundete, obgleich kein bedeutendes Gefäfs- oder Nervenzweig verletzt war, erst nach vielen Leiden wieder hergestellt ward *S. Ch.*, der ein alter Militair und häufig durch Flintenkugeln verwundet worden war, erklärte, dafs keine ihm so viele Schmerzen verursacht habe, als diese von Marmor. (***Relations chirurgicales des évenemens* de *Juillet* 1830 *à l'hôpital militaire du Gros-Caillou*; *par H. Larrey*.**)

Eine Art von Geschofs, welche häufig aus Spielerei angewendet wird, allein doch oft gefährlich werden kann, ist das Kochsalz Man glaubt gewöhnlich, dafs die durch Schiefspulver fortgeschleuderten Salzkörner nichts weiter als ein heftiges Jucken und einen vorübergehenden Schmerz erzeugen, was auch der Fall sein kann, wenn der Schufs aus der Ferne abgefeuert wird, nur wenige Körner in die Haut gelangen, und kein wichtiges,

zündung des nicht comprimirten Schiefspulvers hervorgehn, also eine Entwickelung von Licht und Wärme, ein unbedeutendes Geräusch und eine Schwarzfärbung der Pfanne, des Pfannendeckels und der diese umgebenden Theile. Zugleich wird meistens eine ziemlich grofse Menge nicht entzündeter Pulverkörner weit umher geschleudert.

Zuweilen jedoch giebt die Abbrennung des auf den Pfannen der gewöhnlichen Flinten befindlichen Pulvers zu mehr oder weniger ausgedehnten Verbrennungen der verschiedenen Theile des Gesichtes Veranlassung, was besonders leicht beim Schiefsen gegen den Wind geschieht. Diese Verletzungen bieten indefs aufser den zurückbleibenden Pulverkörnern nichts Besonderes dar.

Häufiger geben die Percussionsschlösser und die dabei angewendeten sogenannten Zündhütchen zu Unglücksfällen Veranlassung, denn die ziemlich weit fortgeschleuderten Fragmente der Metallkapsel dringen mehr oder weniger tief in den Körper ein und verwunden nicht selten die zarteren Theile des Gesichtes. Auf solche Weise habe ich zuweilen den Verlust eines Auges beobachtet. Mitunter wird dabei nur die Cornea oder die Sclerotica gestreift, andere Male dringen diese Metallstückchen in die vordere Augenkammer ein, verletzen die Iris, den Krystallkörper, erzeugen Formveränderungen der Pupille, Cataracte, Amaurosen,

---

oberflächlich gelegenes Organ, wie das Auge oder das Ohr, verletzt wird. Schiefst man hingegen ein damit geladenes Gewehr in der Nähe ab, und haben sich die einzelnen Salzkörner noch nicht von einander entfernt, so können sehr üble Folgen daraus hervorgehn

Auch die chemische Zusammensetzung der Geschosse kann für den gerichtlichen Arzt, so wie für den Chirurgen überhaupt von Wichtigkeit sein. Angenommen, es wäre Jemand in ein Glied oder in eine Höhle durch eine, aus Zucker oder Gummi bereitete Kugel geschossen worden, welche im Körper zurückgeblieben ist, so würde man an der Form der Wunde die Art des Geschosses nicht zu erkennen im Stande sein Stirbt nun der Kranke, und weifs man, dafs das Geschofs weder ausgezogen, noch von selbst herausgekommen ist, so kann es doch leicht möglich sein, dafs man dasselbe nicht mehr aufzufinden vermag, weil es durch die Flüssigkeiten des Körpers aufgelöst und absorbirt worden

Ist also der Wundarzt zufällig von der Beschaffenheit des Geschosses unterrichtet, so wird er in manchen Fällen gar keine Extractionsversuche machen, sondern der Natur allein dessen Entfernung überlassen Dagegen werden schädliche Stoffe, wie Arsenik, Quecksilbersublimat, schwefelsaures Kupfer u. s. w., als Geschosse benutzt, Anfangs ungefähr wie eine Marmorkugel wirken, sobald sie aber aufgelöst und resorbirt worden, aufserdem noch ihre giftigen Eigenschaften entfalten.]

heftige Entzündungen und mehr oder weniger hartnäckige Eiterungen, welche erst nach der Ausstofsung des fremden Körpers aufhören.

Beobachtung XLIV.

Ein Kind vergnügte sich an der Explosion von Zündhütchen, welche es mittelst eines Hammers zerschlug. Einige Fragmente der Kapsel drangen einem dabei stehenden Menschen ins Auge, veranlafsten eine Entzündung der Conjunctiva und Verlust des Sehvermögens auf dem verwundeten Auge, an welchem die Spuren einer kleinen Verletzung der Cornea, Formveränderung und Unbeweglichkeit der Pupille und Amaurose vorhanden waren. Diese Amaurose wurde im Hôtel-Dieu behandelt, konnte indefs nicht geheilt werden.

Beobachtung XLV.

1831 kam ein Mensch ins Hôtel-Dieu, der sich auf gleiche Weise eine Verletzung des Auges zugezogen hatte. Das Metallstückchen war an der Vereinigungsstelle der Cornea mit der Sclerotica eingedrungen, hatte die Iris verletzt, seinen Weg durch die Pupille bis in die hintere Augenkammer genommen und eine heftige Augenentzündung mit Verzerrung der Pupille, so wie, wahrscheinlich in Folge einer Verletzung der Linse, eine Cataracta veranlafst. Das Sehvermögen war auf der verwundeten Seite in so weit verloren, dafs der Patient nur noch Tag und Nacht von einander zu unterscheiden vermochte

---

Eilftes Kapitel.

Vitale Wirkungen der durch Schiesspulver geschleuderten Geschosse.

Die durch die Kraft des Schiefspulvers geschleuderten Geschosse, wie Flinten- und Kanonenkugeln, Bomben, Steinmassen, losgerissene Holzstücke, oder andere durch jene Geschosse in Bewegung gesetzte Körper u. s. w., verursachen verschiedene, von der Art, in der sie, von der Kraft, mit der sie die Gewebe treffen, von ihrer Zahl, Masse, natürlichen Beschaffenheit u. s. w. abhängende Wirkungen. Entweder erzeugen sie nur mehr oder weniger tief dringende Contusionen ohne Continuitätstrennung der Haut, oder sie durchbrechen die Gewebe unsers Körpers, zerreifsen, durchbohren sie, entnehmen mehr oder minder beträchtliche Theile, mit einem Worte, bedingen Continuitätstrennungen oder Wunden. Von der Contusion haben wir bereits oben gesprochen und verweisen darauf; hier bleibt uns daher nur noch die Beschreibung der Wunden übrig.

§. I.

Von den Schufswunden im Allgemeinen. — Einfache Wunden.

Die Continuitätstrennungen, welche durch die Kraft des Schiefspulvers geschleuderte Geschosse hervorbringen, sind unter sich so verschieden, dafs man fast behaupten möchte, nie zwei vollkommen gleiche gesehen zu haben. Aber ungeachtet dieser, von tausend Umständen und insbesondere von der Art des Geschosses, von seiner Schnelligkeit, der Natur der verletzten Theile u. s. w. abhängenden Mannigfaltigkeit bemerkt man jedoch unter diesen Wunden eine solche Aehnlichkeit, dafs sich für ihre Behandlung gewisse allgemeine Regeln geben lassen, die für alle mögliche, ja selbst für die beim ersten Anblick scheinbar verschiedensten, Fälle passen.

Diese Wunden können nun entweder einfach oder complicirt sein; einfach nennen wir sie, wenn die Kugeln die Fleischmasse eines Gliedes durchbohren, oder in die Substanz der Wandungen von Eingeweidehöhlen dringen, ohne Knochen, wichtige Gefäfse oder Nerven zu verletzen; endlich auch, wenn sie eine Eingeweidehöhle von einer Seite zur andern durchfahren, ohne eines der in denselben liegenden Organe zu treffen, wie man dies zuweilen an der Bauch- und Brusthöhle beobachtet. Complicirt sind dieselben dagegen in allen entgegengesetzten Fällen, d. h. wenn die Kugeln einen Knochen zerbrechen, einen starken Nerven oder ein bedeutendes Gefäfs theilweise oder ganz zerreifsen und ein in den Eingeweidehöhlen enthaltenes Organ verletzen, wenn sie in ein Gelenk dringen, und dasselbe öffnen, wenn sie mitten in den Theilen stecken bleiben u. s. w. — Alles verschiedene Fälle, die wir nun der Reihe nach betrachten werden.

Einfache Wunden.

Wenn eine Kugel den Arm, Ober- oder Unterschenkel durchbohrt und dabei weder wichtige Nerven, noch starke Gefäfse, noch die Knochen des Gliedes trifft, so findet man an der fast gar nicht blutenden und anfangs nur mäſsig schmerzenden Wunde, eine Ein- und Austritts-Oeffnung, letztre ungleich, zerriſsen, und gröſser als erstre, welche einen dem der Kugel fast gleichen Durchmesser hat, rund, schwärzlich, livide gefärbt, mit einem Brandschorf bedeckt und mit mehr oder weniger weit sich erstreckenden Ecchymosen umgeben ist. Der enge Wundkanal verläuft nach der Verschiedenheit des Falles entweder in gerader Richtung fort, oder krümmt sich mehr oder weniger. Die physikalischen Ursachen jener Verschiedenheiten zwischen der Ein- und Austritts-Oeffnung der Kugel bei todten Körpern haben wir bereits kennen gelernt; bei lebenden aber kommen noch andre mitwirkende Umstände hinzu. Da nämlich die Kugel beim Eindringen in einen Theil eine gröſsere Kraft hat als beim Heraustreten, so müssen dort alle Wirkungen der Zermalmung, wie die Blutergieſsung, und Anschwellung gröſser sein als hier; und andrerseits müssen auch, da die Contusion immer im Verhältniſs mit dem Widerstand der getroffenen Theile steht, diejenigen, denen die Kugel zuerst begegnet, eine beträchtlichere Zermalmung erleiden, weil sie, durch die ganze Dicke des Gliedes unterstützt, einen stärkern Widerstand leisten; darum wird auch die Eintrittsöffnung durch eine bedeutendere Anschwellung stets verengt erscheinen.

Die hierher gehörigen Wunden haben nun auch eine sehr groſse Aehnlichkeit mit den durch eine Stichwaffe wie z. B. einen Degen hervorgebrachten; denn wie diese eine enge Oeffnung und ein Bestreben zeigen, sich zu schlieſsen, und dadurch die ergossenen, und wie fremde Körper wirkenden, Flüssigkeiten zurückzuhalten, wie hier gewöhnlich eine heftige Entzündung und eine, vorzüglich durch die, die freie Ausdehnung der angeschwollenen Theile verhindernden Aponeurosen bedingte Einschnürung eintritt; so findet man auch bei einer durch eine Kugel hervorgebrachten Wunde einen schmalen, mehr oder minder geraden oder gekrümmten Kanal, der jedoch mit einer Lage gewöhnlich brandiger, einen Schorf, und folglich einen fremden Körper, bildender Gewebe ausgekleidet ist, und in dessen Umgebung eine heftige Entzündung und gewöhnlich auch eine diese begleitende Einschnürung entstehet, zwei Zufälle, welche die mit beiden Arten der Verwundung verbundene Gefahr bedingen und dasselbe gleich wirksame Heilmittel, nämlich die W u n d e r w e i t e r u n g, erfodern, um den weichen Theilen eine freie Entwickelung, den ergossenen Flüssigkeiten, den Brandschorfen und der Eiterung einen

einen freien Austritt zu verschaffen, wie wir dies genauer oben bei der Einschnürung angegeben haben.

Einfache Schufswunden werden selten von örtlicher, und fast nie von allgemeiner Commotion oder von Stupor begleitet; und selbst wo dies der Fall ist, verschwinden die Symptome bald wieder. Der Schmerz ist nicht heftig, sondern besteht vielmehr nur in einem Gefühl von Schwere und Druck, zuweilen fehlt er wohl ganz, und der Kranke merkt kaum, dafs er verwundet worden; immer aber verschwindet dieser unbedeutende Schmerz bald und macht einem sehr verschiedenen, und nach der Beschaffenheit der Theile mehr oder minder heftigen Platz.

Die nie ausbleibende Anschwellung einer einfachen Schufswunde beschränkt sich gewöhnlich auf den Wundkanal und dessen nächste Umgebung und vermindert sich nach und nach durch die eintretende und die desorganisirten Theile lösende Eiterung, wodurch solche Verletzungen bald in den Zustand einfacher Wunden übergehen und rasch vernarben.

Die nun beschriebenen Schufswunden haben eben so wenig als alle übrigen etwas Specifisches oder Giftiges, wie die Alten glaubten *). Nichts desto weniger mufs man

*) [Die Zermalmung, der Hauptcharakter der Schufswunden, konnte der Aufmerksamkeit der ersten Beobachter unmöglich entgehen; allein, durch die schwärzliche Farbe der getroffenen Theile, durch den, den Schufs begleitenden Lichtstrahl, durch die aus dem Lauf hervortretende Flamme und Rauchsäule, und vorzüglich durch die im Heerde der Explosion entbundene Wärme, getäuscht, leiteten sie dieselbe von der erhöhten Temperatur des Geschosses ab, ein Irrthum, den man bei den meisten früheren Schriftstellern über Schufswunden findet, und zu dessen Berichtigung *Paré* nicht wenig beitrug, indem er eine Kugel durch einen Pulverhaufen schiefsen liefs, ohne dafs sich dieser entzündete, In seinen Werken findet man hierüber folgende Bemerkung: „Schiefst man eine Kugel in einen mit Pulver gefüllten Sack, so entzündet sich letztres keinesweges; und eben so wird eine Wachskugel, die, ohne zu schmelzen, kein Feuer mit sich führen konnte, ein zwei Finger dickes Brett durchbohren." Auch hielt man in den ersten Zeiten die Schufswunden für vergiftet, eine Ansicht, die in der Beobachtung der Symptome des Stupors, der Commotion, und vorzüglich der beträchtlichen Anschwellung und des diese Wunden so oft begleitenden Brandes ihren Ursprung hatte und lange Zeit zu einer grausamen Behandlung solcher Verwundeten verleitete, indem man sie mit rothglühendem Eisen, mit siedendem Oel und andern Aetzmitteln brannte, um das vermeintliche Gift in solchen Wunden zu zerstören. Auch in diesem Punkte verdanken wir dem *A. Paré* eine glückliche Aufklärung, zu der ihm ein Zufall die Gelegenheit darbot, indem er im Jahre 1536 einmal Mangel an Aetzmitteln hatte, um die Schufswunden auszubrennen; „Zu-

sie aber nicht, wie ganz gewöhnliche gequetschte Wunden betrachten, denn hier sind alle über dem Wundkanal liegende Weichtheile in der Regel vom Brande ergriffen, der einen, einige Linien dicken, nur durch Entzündung und nachfolgende Eiterung zu entfernenden, Schorf bildet. Die Vereinigung durch die prima intentio ist daher bei dieser Art Wunden fast immer unmöglich, und, sie zu versuchen, wäre unnütz, ja zuweilen selbst nicht ohne Gefahr. *)

§. II.

Schufswunden mit Knochenverletzung.

Wenn eine Kugel aufser den Fleischtheilen eines Gliedes auch einen Knochen trifft, so durchbohrt sie ihn entweder von einer Seite zur andern, so dafs ein Kanal entsteht, wie wir es von dem schwammigen Theile der Knochen erwähnt haben (siehe: Physikalische Wirkungen der Wurfgeschosse), oder sie bleibt in einem einfachen, von ihr in demselben gemachten Loch liegen, ein sehr harter Knochentheil dagegen bricht gewöhnlich in Splitter, und es entsteht eine fractura comminutiva; schon im erstern Falle zwar ist die

---

„letzt," bemerkt er, „fehlte mir mein Oel, und ich wurde gezwun„gen, an dessen Stelle ein Digestivum aus Eigelb, Rosenol und „Terpenthin anzuwenden, worauf ich die Nacht nicht gut schlafen „konnte, weil ich dachte, die Verwundeten, wo ich das genannte „Oel hätte anwenden sollen, in Folge der unterlassenen Cauteri„sation, an der Vergiftung gestorben zu finden, weshalb ich früh „aufstand, um dieselben zu besuchen, wo ich aber wider alle Er„wartung fand, dafs diejenigen, auf deren Wunden das Digestiv „angewandt war, wenig Schmerzen in denselben empfanden, ohne „Entzündung oder Anschwellung waren und in der Nacht ziemlich „gut geschlafen hatten, die andern aber, welche mit dem erwähnten „Oel behandelt worden waren, an heftigen Schmerzen, Anschwel„lung und Entzündung in der Umgebung der Wunden litten und „heftig fieberten. Da entschloss ich mich dann, nie wieder die „Cauterisation bei Schufswunden anzuwenden". *(Oeuvres d'A. Paré; Discours sur les plaies d'arquebusade, p.* 263.)]

*) [Der durch Kugeln erzeugte höchste Grad der Quetschung der Theile ist es, der die Entstehung der Brandschorfe bedingt, wodurch die Eiterung fast unvermeidlich wird. Indefs beobachtet man dies, wie *John Hunter* (*Treatise on blood, inflammation and gunshot wounds*) bemerkt, doch nicht auf gleiche Weise bei allen Schufswunden, ja nicht einmal in allen Theilen einer und derselben: eine Differenz, die im Allgemeinen von der verschiedenen Schnelligkeit der Geschosse abhängt, indem da, wo die Kugel nur mit geringer Geschwindigkeit getroffen hat, die Vereinigung der Wunde durch die prima intentio noch oft gelingt; dies aber ist zuweilen schon bei ihrem Eintritt, noch häufiger aber bei ihrem Austritt der Fall.]

Krankheit wichtiger als eine blofse Verletzung der Fleischtheile, aber bei weitem nicht von der Bedeutung, wie im zweiten. Wenn nämlich eine Kugel den schwammigen Theil der Knochen durchbohrt hat, so sind die Erscheinungen fast dieselben, wie wir sie bei gleicher Verletzung der Weichtheile beschrieben haben; in Folge der entstehenden Eiterung lösen sich wenige kleine Knochenstücke und Splitter und treten aus den Oeffnungen hervor; die Anschwellung, Entzündung, so wie die örtliche und allgemeine Erschütterung sind jedoch gewöhnlich viel stärker; und die in das Innere der in den Knochen von der Kugel erzeugten Kanäle und Löcher eingeführte Sonde läfst die Art der bestehenden Verletzung oder die Anwesenheit fremder Körper erkennen. Wenn die Erscheinungen der Erschütterung und die Entzündung beseitigt, die wenigen Knochensplitter entfernt sind, und das etwa stecken gebliebene Geschofs ausgezogen worden ist, so nimmt die Wunde den Charakter einer einfachen an, die Knochenöffnung verkleinert sich nach und nach bis zur vollkommenen Verschliefsung, und der Kranke geneset, jedoch nach einer viel längern Zeit als bei einer blofsen Durchbohrung der Fleischtheile; die Narbe ist gewöhnlich adhärent und vertieft.

Wenn dagegen der harte Theil der Knochen getroffen wird, so entsteht, wie bereits gesagt, eine fractura comminutiva, eine mehr oder minder vielfache Zerstückelung und Zersplitterung des Knochens, und dann finden wir eine ganz andere Krankheit, so wie die örtlichen und allgemeinen Zufälle zahlreicher und wichtiger; die Difformität und die Crepitation zeigen im Verein mit den übrigen, den Fracturen eigenthümlichen Symptomen an, dafs die Continuität des Knochens getrennt ist; gewöhnlich ist in diesen Fällen auch nur eine Eintritts- aber keine Austritts-Oeffnung vorhanden, weil die Kraft der Kugel bei ihrer Wirkung auf den Knochen erschöpft worden. Die Zahl der Splitter ist verschieden, zuweilen beträgt sie nur vier, fünf oder sechs, in andern Fällen sieben, acht, zehn, zwölf, zwanzig und noch mehr. Im Hôtel-Dieu sah ich einen Menschen, der in der Schulter von einer Kugel getroffen worden war, die den Gelenk-Kopf und Hals des Humerus in mehr als vierzig Splitter zerschmettert hatte. In dem übrigen Theile des Knochens findet man dann oft zahlreiche Fissuren, die sich zuweilen bis in die Gelenkenden erstrecken — eine Verletzung, die der Wundarzt nicht immer schon am ersten Tage deutlich zu erkennen vermag *).

Gewöhnlich **) ist eine solche durch eine Kugel hervorgebrachte Knochenzerschmetterung von sehr starkem örtlichen und allgemeinen Stupor begleitet, zu dem sich eine über das ganze Glied, und zuweilen selbst bis zum Stamm mit großser Schnelligkeit fortpflanzende Anschwellung gesellt. Die durch den Stupor erzeugte Anschwel-

*) [Nach *Ledran* deuten zwei nach einigen Tagen eintretende Erscheinungen dieselbe an: nämlich eine nach der Länge der Spalte verlaufende und mit geringer Anschwellung verbundene Röthe der Haut, und dann die am Endpunkt der Fissur und an der Anfangsstelle der Fractur beginnende Callusbildung — Im Hospital zu Oudenbosch in Holland sah ich, bemerkt *Samuel Cooper* (*Dictionaire de medecine et de chirurgie pratiques tom.* 2. *p.* 318.), im Jahre 1814 mehrere sehr gefährliche und complicirte, durch Kugeln erzeugte Schenkelbrüche und fand bei einigen derselben zwei Drittheile des Knochens einnehmende Fissuren. *Gouthrie* sagt (*on gunshot-wounds, p.* 190.) dafs die Fracturen sich weit über die von der Kugel unmittelbar getroffene Stelle, sowohl in der Richtung nach oben, als in der nach unten erstrekken, in letzterer jedoch, nach seiner sorgfältigen Untersuchung der amputirten Glieder, häufiger als in ersterer, indem er oft gesehen hat, dafs bei einem Bruch in der Mitte des Schenkels sich Fissuren bis in die Gelenkknorren fortsetzten und dadurch Caries in den knorpeligen Theilen des Kniegelenks veranlafsten. Die Existenz solcher Knochenfissuren wurde schon von *Hippocrates, Galen, Gui de Chauliac, Duverney*, dann von *Heister* u. A behauptet, späterhin von *J. L. Petit* und vielen neueren Schriftstellern geleugnet, in der letzten Zeit aber wieder angenommen. *Leveillé* zeigte zur Unterstützung dieser Ansicht eine Tibia, die in ihrem untern Drittheil von einer Kugel durchbohrt war und eine von dem durch letztere gebildeten Kanal bis zu ihrem obern Ende sich erstreckende Längenspalte hatte. Späterhin hat man noch mehr ähnliche Fälle beobachtet *Campaignac* las in der *Académie royale de Medecine* eine Denkschrift vor, in der er sowohl eigene, als aus Schriftstellern ausgezogene Beobachtungen mittheilte, und zeigte dabei anatomische Präparate vor die auf eine unwiderlegbare Weise die Existenz solcher Quer- und Längenspalten der Knochen beweisen (*Journ. hebd. No* 43. 1827). Und auch wir sind nach unsern Erfahrungen von dem Vorkommen dieser Art Knochenverletzungen vollkommen überzeugt]

**) [*Dupuytren* sagt gewöhnlich, weil man zuweilen die schrecklichsten Zerschmetterungen der Gliedmafsen ohne irgend eine Erscheinung der Commotion oder des allgemeinen Stupors findet, wie z. B. der von *Samuel Cooper* (*Dictionaire de chirurgie pratique, tom.* 2. *p* 318) angeführte Fall eines jungen Matrosen beweist, dem durch eine Kugel der ganze Arm abgerissen worden war, ohne dafs er irgend eine Commotion seines Körpers oder Trübung seiner Sinne empfand, obwohl das Schulterblatt so zerschmettert war, dafs man genöthigt war, dasselbe ganz herauszunehmen, worauf der Kranke nach zwei Monaten wieder genas.]

lung, bei der die Haut weich, teigig und unempfindlich ist, endigt oft mit sehr schnell das ganze Glied oder den gröfsten Theil desselben ergreifendem Brande und mufs sorgfältig von der einige Zeit nach einer solchen Verletzung eintretenden Anschwellung unterschieden werden; denn diese wird durch die, von der Quetschung und Zerreifsung herrührende und von den anwesenden mehr oder minder scharfen und in die Substanz dringenden Splittern, so wie von den etwa zurückgebliebenen Geschossen fortwährend unterhaltene, Reizung der Theile bedingt, ist folglich entzündlicher Natur und erfordert eine ganz verschiedene Behandlung als erstre. Durch Verletzung von Nerven veranlassen jene Splitter heftige Schmerzen, Convulsionen und selbst Tetanus, so wie durch die von Gefäfsen, nach deren verschiedener Stärke, mehr oder weniger heftige Blutungen.

Das in Folge einer solchen Schufswunde eintretende allgemeine Fieber ist sehr heftig, steht indefs mit der Intensität der örtlichen Zufälle im Verhältnifs, nach deren verschiedenem Ausgange sich auch seine Dauer, so wie sein Charakter richtet. Sind daher die örtlichen entzündlichen Symptome mäfsig oder durch eine passende Behandlung beschwichtigt, so zeigen auch die des Fiebers eine geringe Heftigkeit, wird dagegen die örtliche Entzündung vernachläfsigt oder schlecht geleitet, oder endlich durch zu schwach wirkende Mittel bekämpft, so ist das Fieber sehr heftig und wird durch einen allgemein verbreiteten entzündlichen Zustand, durch einen häufigen und vollen Puls, brennende Hitze des ganzen Körpers, Trockenheit der Haut, heftigen Durst, Unruhe, Delirien, zuweilen durch partielle oder allgemeine Convulsionen charakterisirt, die Wunde ist blafs und fast trocken u. s. w. u. s. w. Nach dem Verlauf, den die örtlichen Zufälle nehmen, verändert auch das Fieber seinen Charakter, vermindert sich mit der Localentzündung, verschwindet beim Uebergang derselben in Eiterung und nimmt alle zur Heilung der Wunde nothwendige Modificationen an; es dauert aber fort oder verändert seinen Charakter, wenn eine zu reichliche, durch die Zerstörung der Theile oder andre Ursachen unterhaltene Eiterung Erschöpfung, Abzehrung oder Durchfall veranlafst, oder wenn andere äufsere oder innere Verletzungen, von denen wir noch zu sprechen Gelegenheit haben werden, und denen so viele Verwundete unterliegen, die Krankheit compliciren.

Die örtlichen Zufälle der mit Knochenzerschmetterung

complicirten Schufswunden entstehen hauptsächlich durch die Anwesenheit der, wie fremde Körper wirkenden, Splitter, die von verschiedenartiger Beschaffenheit sind und unsre besondre Aufmerksamkeit verdienen. Ich nehme folgende Arten derselben an: 1) primitive Splitter, die durch das Geschofs im Augenblick der Verletzung selbst von den Knochen und den Weichtheilen vollkommen getrennt werden und ganz frei sind; 2) secundäre Splitter, die von den Knochen und Weichgebilden nicht vollkommen getrennt sind, sondern mit letztern noch durch tendinöse, muskulöse, ligamentöse und ähnliche Theile zusammenhängen und durch den Eiterungsprozefs, nach einer verschieden langen Zeit, in acht, zehn, vierzehn, zwanzig Tagen, in einem Monat und noch später ausgestofsen werden. 3) tertiäre Splitter, die in Folge der in der Umgebung der Fractur von den Geschossen verursachten Contusion der Knochen entstehen, und welche die Natur, vermittelst eines eigenthümlichen, gewöhnlich sehr lange, zuweilen zehn, funfzehn oder zwanzig Jahre dauernden, Prozesses erzeugt. So habe ich im Jahre 1830 im Hôtel-Dieu einen alten Krieger an tertiären Knochensplittern leiden gesehen, die von einer im Jahre 1813 empfangenen Schufswunde herrührten.

Ist ein Knochen durch eine Kugel zerbrochen, so necrotisiren zuweilen die gequetschten Bruchenden und werden nach einigen Wochen oder Monaten ausgestofsen, in welchem Falle die vollkommene Heilung der Fractur möglich ist; andere Male bleiben die necrotisirten Stücke liegen, und die beiden Knochenenden können sich nicht wieder vereinigen; es bildet sich zwar ein provisorischer Callus, der in seiner Mitte die abgestorbenen, einen eigentlichen Sequester darstellenden, Theile einschliefst und, indem er erhärtet, auch dem Knochen eine gewisse Festigkeit giebt; aber der definitive Callus bildet sich hier nie. Jenes Verweilen der tertiären Splitter in der Mitte des Callus ist eine der gewöhnlichsten Ursachen von den nach solchen Verletzungen für immer zurückbleibenden Difformitäten und Fisteln. In einigen Fällen bildet sich auch nicht einmal der provisorische Callus, und dann kann erst, nachdem die necrotisirten Theile ausgestofsen sind, die Festigkeit im Gliede wieder erlangt werden.

Die Eintheilung der Splitter in primitive, secundäre und tertiäre ist von der höchsten Wichtigkeit, indem jede Art eine eigenthümliche Behandlung erheischt. So müssen die ersteren gleich entfernt werden; die zweiten in den meisten Fällen erst dann, wenn sie sich durch die Eiterung mehr oder minder vollkommen gelöst haben, und ihre Ausziehung keine Blutungen oder heftige Schmerzen befürchten läfst; die dritten endlich nicht eher, als bis die Natur ihren Aufstofsungsprozefs beendigt hat, was, wie bereits gesagt, in sehr unbestimmter Zeit geschieht.

Diese mit Knochenzerschmetterung complicirten Schufswunden sind von einer sehr grofsen Bedeutung, wie man schon aus dem Bilde entnehmen kann, welches ich von ihren primitiven örtlichen und von ihren consecutiven oder secundären Zufällen entworfen habe. Auch finden wir, was die erforderliche Behandlung der hieher gehörigen Verletzungen betrifft, dafs, wenn der Hauptknochen eines Gliedes zersplittert ist, oft nur die Amputation oder Exstirpation des letztern das einzige Mittel bildet, um alle jene Zufälle und selbst den Tod des Verwundeten zu verhüten.

Zuweilen glaubt man sich dieses grausamen Hülfsmittels überhoben, und der Kranke überwindet dennoch nach langer Zeit alle örtliche und allgemeine, primitive und secundäre Zufälle, allein sehr oft behält er nur ein entstelltes, atrophisches, unbrauchbares und schmerzhaftes Glied, unbewegliche Gelenke und Fisteln, welche durch den in der Tiefe der Wunde unterhaltenen Prozefs, durch einen kranken Knochentheil, der sich noch nicht getrennt hat, oder durch einen fremden Körper, der der Untersuchung des Wundarztes entgangen ist, oder nicht ausgezogen werden konnte, bedingt sind. Und heilen die Wunden auch ungeachtet der Anwesenheit dieser verschiedenartigen fremden Körper, so öffnen sich die Narben früher oder später wieder, oder es bilden sich nach mehr oder minder langen Zwischenzeiten Abscesse, bei deren Aufbruche sie ausgestofsen werden.

§. III.

Schufswunden mit Verletzung von Blutgefäfsen.

Wenn gleich wir bemerkt haben, dafs Schufswunden selten bluten, so ist dies doch nur auf diejenigen zu beziehen, wo nur mäfsig starke Arterien verletzt sind; hier ist nämlich die Zermalmung der getroffenen Theile so grofs, dafs die von der Kugel zerrissenen Gefäfse in einem solchen Grade zerfetzt und verwickelt sind, dafs das Blut nicht heraustreten kann. Bei denjenigen Schufswunden dagegen, die mit Verletzung eines bedeutenden arteriellen oder venösen Gefäfses complicirt sind, bemerkt man, ganz so wie bei den Wunden durch Schnittwaffen, dafs bei partieller Verletzung einer grofsen Arterie die Blutung stärker und gefährlicher ist als bei vollkommener Spaltung des Gefäfses, und dieselbe, wird sie nicht durch ein Tourniquet oder irgend ein anderes Mittel sistirt, oft so lange fortdauert, bis der Tod eintritt. So erzählt *Gouthrie (on gunshot wounds, p.* 8.) drei Fälle, wo Kranke nach Verletzungen der Arteria cruralis, brachialis und carotis ihr Leben verloren, weil man kein zur Blutstillung geeignetes Mittel angewandt hatte. —

Auch folgende Fälle verdienen hier Erwähnung.

Beobachtung XLVI.

Am 29. Juli 1830 wurde ein Mensch ins Hôtel-Dieu gebracht, dem eine Kugel den Oberschenkel getroffen und dessen Knochen zerbrochen hatte, wobei nicht nur das Glied von Blut imprägnirt war, sondern letzteres auch in bedeutender Quantität aus der Wunde flofs. Wenn gleich nun in diesem Falle die Fractura comminutiva, die Arterienverletzung — kurz Alles die Amputation indicirte, so liefs doch der Blutverlust, den diese Operation noch veranlassen mufste, den fast unvermeidlichen Tod des, ohnedies schon fast blutleeren, Kranken befürchten, weshalb die erste Indication darin bestand, dem Ausflusse des Blutes durch die Unterbindung der Arteria cruralis Schranken zu setzen, die ich daher auch, gleichsam als Vorbereitung zur nothwendigen Amputation, die alsdann fast gar keinen Blutverlust veranlafst haben würde, verrichtete. Allein bald nach angelegter Ligatur starb der, durch den vorhergegangenen bedeutenden Blutverlust ,bereits erschöpfte, Kranke, der einige Minuten früher vielleicht noch hätte gerettet werden können.

Beobachtung XLVII.

[Ein Handwerker wurde in den Julitagen 1830 in der Schulter von einer Kugel getroffen, welche die Arteria axillaris verletzte, und in das Hospital Beaujon gebracht, wo *Blandin*, durch sofortige Unterbindung der genannten Arterie, die sehr starke Blutung stillte. Nichts destoweniger unterlag der Kranke einige Tage nachher, aber nicht der Haemorrhagie, sondern der in der Nachbarschaft der Wunde entwickelten bedeutenden Entzündung.

Beobachtung XLVIII.

Ganz ähnlich der Beobachtung XLVI. war folgender,

auch im Hôtel-Dieu vorgekommener, Fall: Den 28. Juli 1830 wurde nämlich ein Mensch von einer Kugel im Oberschenkel getroffen, wodurch der Knochen fracturirt, und die Arteria cruralis bedeutend verletzt wurde, was eine augenblickliche und so heftige Blutung zur Folge hatte, dafs bald nach dem Eintritt des Verwundeten in das Hospital der Tod erfolgte und nicht einmal zur Unterbindung Zeit liefs.]

Auf gleiche Weise veranlafst die Verletzung starker Venenstämme bedeutende und, können sie nicht gestillt werden, tödtliche Blutungen, von denen wir an einem andern Orte noch besonders handeln werden.

Wie wirken denn nun die Kugeln auf die Gefäfse? Zunächst werden die Weichtheile gewaltsam zerrissen und auf ihrer, den Wundkanal umschliefsenden Fläche ertödtet, wodurch eine Lage derselben in einen Schorf verwandelt wird, zu dessen Bildung die darin befindlichen Gefäfse dadurch beitragen, dafs ihre Oeffnung sich an dieser Stelle schliefst, und dann die in ihnen enthaltene Flüssigkeit gerinnt — zwei Momente, die den Ausflufs des Blutes hemmen, jedoch nur in kleinern Gefäfsen einen dauernden Stillstand der Circulation herbeizuführen vermögen; in gröfsern Stämmen dagegen überwindet letztere jene Hindernisse nach Verlauf einiger Tage, und da dann beim Abfall des Schorfes die Obliteration des Gefäfses noch nicht zu Stande gekommen ist, so stellt sich dessen Oeffnung wieder her, und es erfolgt eine Hämorrhagie.

Von grofser Wichtigkeit ist aber auch die Untersuchung, zu welcher Zeit die primitiven und consecutiven Blutungen bei Schufswunden erfolgen. Wenn ein Mensch durch einen Schufs getroffen, und dabei ein bedeutendes Gefäfs verletzt wird, so erfolgt Commotion, Stupor oder Ohnmacht, Zufälle, die durch Unterbrechung der Circulation eine primitive Blutung augenblicklich zwar verhüten, allein nur bis der Verletzte, nach einer oder zwei Stunden, sich erholt hat. Die hierauf erfolgende Haemorrhagie ist als primitive zu betrachten, da sie nur um einige Augenblicke verzögert wurde; und der Wundarzt mufs, bei dem geringsten Verdacht einer bedeutendern Gefäfsverletzung, auf sie gefafst sein Ist aber selbst die Blutung durch den oben angegebenen Prozefs bereits gestillt, so kann sie doch beim Abfall der Schörfe consecutiv eintreten und durch starke Erschütterungen, durch Diätfehler, heftiges Fieber, gewaltsame Bewegungen u. s. w. u. s. w. beschleunigt werden. Gewöhnlich erfolgt sie am zehnten, zwölften, vierzehnten Tag, zuweilen noch später, und ist von einer um so gröſsern Bedeutung, da der Kranke durch die Entzündung, die Eiterung und den frühern Blutverlust meist so geschwächt ist, daſs er nun einen auch wenig reichlichen Ausfluſs dieser Flüssigkeit nicht ohne Gefahr ertragen kann. Dazu kommt noch, daſs es zwischen den angeschwollenen, entzündeten und eiternden Weichtheilen fast unmöglich ist, das verletzte Gefäſs aufzufinden, um es unterbinden zu können, daſs das es umgebende entzündete Zellgewebe, von der Ligatur umfaſst, leicht zerreiſst, daſs endlich das Gefäſs selbst von dieser bald durchschnitten wird, wodurch die Blutung einige Zeit nachher sich erneuert. Daher tritt in diesem Fall die Indication ein: das Gefäſs nicht in der Wundfläche, sondern vielmehr dessen Stamm in einer gewissen Entfernung zwischen dem Herzen und der Wunde zu unterbinden. Auf diesen Zustand der entzündeten Gefäſse in den Wundgeweben und auf die schnelle Durchschneidung derselben durch die Ligatur habe ich schon längst aufmerksam gemacht und dem gemäſs seit dem Jahre 1814 oft den Stamm von groſsen Gefäſsen unterbunden, deren Verzweigungen eine Blutung in der Wundfläche veranlaſsten.

Auch die Julitage 1830 boten mehrere hieher gehörige Beobachtungen dar:

Beobachtung XLIX.

F. Ch. wurde den 28. Juli von einer Kugel getroffen, die nach Durchreiſsung des Nasenflügels in die rechte Fossa nasalis drang, den Processus nasalis des Oberkiefers durchbohrte, die Mundhöhle durchlief und zwei Finger breit oberhalb des rechten Zitzenfortsatzes am hintern Rande des Musculus sternocleidomastoideus heraustrat. Es erfolgte Anfangs eine nur sehr schwache Blutung, und eine sich entwickelnde heftige Entzündung wurde durch mehrmals wiederholte Application vieler Blutegel beseitigt. Es ging mit dem Kranken vollkommen gut, und Alles lieſs einen glücklichen Ausgang hoffen, als am eilften Tag durch den Mund und aus der hintern Wundöffnung eine schwache Blutung erfolgte, die zwar Anfangs durch Gargarismen von Weinessig, durch kalte Umschläge und durch Tamponiren des Wundkanals sistirt wurde, aber den 11. August des Abends mit solcher Heftigkeit wieder eintrat, daſs der Kranke nach einer Stunde starb.

Die, vierzig Stunden nach dem Tode vorgenommene, Untersuchung ergab Folgendes: Allgemeine Blässe, die Gehirnmasse gesund, der rechte Nasenflügel zerrissen, der Processus palatinus in seiner Mitte durchbohrt, die Gaumenschleimhaut an der entsprechenden Stelle zerstört und mit Stücken von Zellgewebe und Gefäfsen bedeckt, die rechte Seite des Mundes zerrissen, der rechte Winkel des Unterkiefers zerbrochen. Von hier nahm der Wundkanal seine Richtung nach hinten, durch die tiefern Nackenmuskeln, neben dem zweiten Halswirbel, dessen entsprechender Querfortsatz fracturirt war, mit Verjauchung der diesen umgebenden Theile. Eine, in die Aorta, nach Unterbindung der linken Arteria carotis und subclavia, verrichtete Injection drang durch die Arteria vertebralis da, wo diese jenen Fortsatz verläfst, heraus. Man schnitt einen Theil dieses Gefäfses aus und fand dessen Wandungen erweicht, verdickt und dunkelroth gefärbt, die Arterie entzündet, und in ihr eine, einige Linien im Durchmesser haltende, Oeffnung; der diese früher schliefsende Schorf war verschwunden. Das Rückenmark zeigte durchaus keine Veränderung, und eben so wenig die Eingeweide der Brust- und Bauchhöhle.

Beobachtung L.

B. wurde den 28. Juli 1830 in das Hôtel-Dieu gebracht, nachdem er kurze Zeit vorher durch eine Kugel verwundet worden war, die seinen Hals von links nach rechts in der Höhe des Unterkieferwinkels durchbohrt, und wobei ein nur geringer Blutverlust theils durch den Mund, theils aus den Wunden stattgefunden hatte. Die Bewegung des Kopfes war ohne Theilnahme des Rumpfes, und die Rotation des Halses ganz unmöglich; die Zurückhaltung des Speichels beim Versuche zu sprechen verursachte Beschwerden, weil die Deglutitionsbewegung schmerzhaft war, und, wegen der sehr unvollkommenen Articulation der Worte, konnte man den Kranken kaum verstehen. Die grofse, starke, kräftige Constitution desselben gestattete ein reichliches Aderlafs, und da man die Wunderweiterung am Halse nicht für zweckmäfsig hielt, zumal die innere, in den Pharynx mündende, Oeffnung beider Wunden zur freien Entwickelung der Entzündung Raum liefs, so begnügte man sich mit einem einfachen Verband und der Application von Cataplasmen auf die äufseren Wunden, liefs zweimal im Tag ein Senffufsbad nehmen und setzte am folgenden Morgen Blutegel in die Umgegend der Verletzung, wobei dünne Getränke die ganze Nahrung des Kranken ausmachten.

Es trat Eiterung ein, und das Secret flofs durch die

äufsern Oeffnungen, wobei man dem Kranken, nebst Anwendung reinigender Gargarismen, die gröfste Ruhe empfahl. So verstrichen die ersten acht Tage, ohne dafs sich irgend ein Zufall einstellte, und dadurch liefs der Kranke, ungeachtet aller Ermahnungen, sich verleiten, das Bett zu verlassen, spazieren zu gehen und beständig mit seinen Kameraden zu sprechen. Am 10. August erfolgte im Laufe des Tages eine geringe Blutung aus den Wunden und dem Mund, die man durch Tamponirung mittelst eines Druckverbandes stillte, und da am Abend der Kranke nicht geschwächt, der Puls voll und regelmäfsig, die Gemüthsstimmung gut war, so hielt man es für genügend, blofs den Verband mit Wasser und Essig anzufeuchten. Aber in der Nacht des 11. trat eine reichliche Blutung ein, die, nach Abnahme des Verbandes, durch eine stärkere Compression mittelst Charpie-Tampons, Compressen und einer grofsen Binde zwar vermindert, aber nicht völlig sistirt werden konnte. Der Kranke verfiel in Convulsionen und in den höchsten Schwächegrad, der Puls wurde fadenförmig und aussetzend, die ganze Körperoberfläche äufserst blafs, die Augen matt, und um 10 Uhr des Morgens erfolgte der Tod. — Bei der Section fand man in der linken Arteria carotis interna, ungefähr zwei Zoll von ihrem Ursprung, eine sechs Linien breite Oeffnung, welche die Quelle der Hämorrhagie bildete. Herz und Gefäfse waren blutleer.

Beobachtung LI.

B. 20 Jahre alt, wurde den 28. Juli 1830 im obern Theil der Schläfengegend von einer Kugel getroffen, die nur die Weichtheile, und auch diese nicht sehr tief, verwundete und nach gehöriger Dilatation der Wunde ausgezogen wurde. Kein Zufall ereignete sich bis zum zwei und zwanzigsten Tage, wo der Kranke wegen einer Hämorrhagie in das Hôtel-Dieu kam. Hier ergab die Untersuchung, dafs das Blut zugleich aus mehreren sehr feinen arteriellen Gefäfsöffnungen flofs, weshalb man, statt der einzelnen Unterbindung derselben, die Cauterisation mit einem weifsglühenden Eisen anwandte, worauf keine Blutung mehr erfolgte, und der Brandschorf sich am vierten Tage löste, der Kranke jedoch erst am vierzehnten Tage nach der Cauterisation vollkommen geheilt das Hospital verliefs.

Beobachtung LII.

T. wurde den 28. Juli 1830 in der linken Schläfe

von einer Kugel verwundet, die an der vordern Seite des Ohres eindrang und, den äufsern Gehörgang oberflächlich umkreisend, hinten etwas oberhalb seiner Oeffnung eine Erhabenheit unter den Bedeckungen bildete, ohne jedoch dabei die an dieser Stelle das Schädelgewölbe bildenden dünnen und zerbrechlichen Knochen zu behelligen, und im Gehirn mehr als eine nur schwache Commotion zu verursachen. Unmittelbar nach der Aufnahme des Kranken im Hôtel-Dieu wurde die, hinter dem Ohre deutlich zu fühlende, Kugel mittelst einer von oben nach unten geführten Incision ausgezogen, hierauf auch die Eintrittsöffnung reichlich dilatirt, und beide Wunden einfach mit Cerat und Charpie verbunden. Zwei starke Aderlässe und eine antiphlogistische Diät bewirkten, dafs zehn Tage ohne Zufälle verliefen, eine den Umständen entsprechende Entzündungsgeschwulst und eine gute Eiterung eintraten, und die Wunden schon eine baldige Vernarbung hoffen liefsen, als am eilften Tage aus der Tiefe der an der Schläfe befindlichen Wunde eine bedeutende Blutung erfolgte. Vergeblich bestrebte man sich, die diese veranlassende Arterienöffnung zur Unterbindung aufzufinden, und mufste zu einer, auf die Arteria temporalis zwischen dem Ohr und der Wunde mittelst der Fascia nodosa ausgeübten, Compression seine Zuflucht nehmen, die, wenn auch durch den Druck der gespannten und entzündeten Theile bedeutende Schmerzen verursachend, wenigstens doch die Blutung vorläufig stillte. Als aber drei Tage nachher die reichliche Eiterung der Wunde den Verband abzunehmen nöthigte, flofs das Blut wieder mit derselben Heftigkeit hervor, und nun entschlofs ich mich zur mittelbaren Unterbindung der Arteria temporalis. Zu dem Ende stach ich eine mit einer Seidenschnur versehene gekrümmte Nadel ungefähr in der Mitte zwischen dem Ohr und der Wunde von oben nach unten, den muthmafslichen Lauf der Arterie umfassend, tief ein, legte dann zwischen den beiden Fadenenden einen kleinen Charpietampon, so dafs die Ligatur das verletzte Gefäfs, etwas Muskelsubstanz, die Haut und den Tampon umschlofs, wodurch auch die Blutung sistirt wurde und nicht wieder eintrat. Indessen dauerte es doch länger als einen Monat, ehe sich die Schläfenwunde vollkommen schlofs, was davon herzurühren schien, dafs die äufsere Knochenlamelle des, von der Sonde in einer kleinen Strecke entblöfst gefühlten, Schläfenbeins von dem Geschofs gestreift worden, wodurch eine oberflächliche Exfoliation entstanden war, welche die Vernarbung hinderte.

Beobachtung LIII.

P. wurde den 28. Juli 1830 wegen einer im linken Unterschenkel erhaltenen Schufswunde in das Hôtel-Dieu gebracht, wo man beide Knochen in ihrem obern Drittheil gebrochen, und in den Weichtheilen zwei Oeffnungen fand, die eine nach vorn und etwas nach aufsen, durch welche die Kugel eingedrungen, kleiner als die andere nach hinten und innen gelegene, durch welche dieselbe herausgetreten war. Keine Hämorrhagie erfolgte, und die Wundfläche liefs nicht einmal die bei fast allen frischen Wunden sonst gewöhnliche Blutmenge aus den Capillargefäfsen fliefsen. In der Absicht, die Erhaltung des Gliedes zu versuchen, dilatirte man beide Oeffnungen nach oben und unten zwei bis drei Zoll lang, legte mit Cerat bestrichene Plumasseaux darüber und das Glied in einem Bruchapparat mit vielköpfiger Binde auf Kissen. Sobald die Wirkungen der allgemeinen Commotion verschwunden waren, und der Puls wieder Energie gewonnen hatte, wurde ein reichliches Armaderlafs vorgenommen, und dies am folgenden Tag wiederholt. Nun ging Alles gut: das Fieber war mäfsig, der Kranke litt wenig, es trat eine gutartige Eiterung ein, die immer reichlicher wurde, so dafs man bald täglich den Verband erneuern, und durch sanften Druck den in der Dicke des Gliedes angehäuften Eiter entleeren mufste. Das Allgemeinbefinden des Kranken erhielt sich ziemlich gut: keine Frostanfälle, kein Durchfall, keine colliquative Schweifse, an keiner Körperstelle Schmerz.

Auch am sechszehnten Tage nach der Verletzung war Alles noch so beschaffen, als nach einem mit der gröfsten Schonung und Vorsicht angelegten Verbande eine heftige Hämorrhagie eintrat, deren man jedoch durch schleunige Compression der Schenkelarterie nach Entblöfsung des Gliedes Herr zu werden vermochte. Kaum aber wurde der Druck aufgehoben, als aus der an der innern Seite des Gliedes gelegenen Wunde ein hellrothes Blut hervorströmte, dessen Quelle nothwendiger Weise irgend eine durch die Eiterung zerstörte oder durch rauhe Knochenstücke zerrissene Arterie sein mufste, die in der Wunde aufzusuchen und zu unterbinden eine, wegen der in den Geweben und in dem Gefäfse selbst bereits eingetretenen Veränderungen, unausführbare Aufgabe war. Es blieb daher nur die Wahl übrig zwischen der Unterbindung der Cruralis oberhalb des Knies und der Amputation des Schenkels; und zu dieser letztern entschlofs man sich.

Die anatomische Untersuchung des amputirten Unterschenkels ergab Folgendes: Tibia und Perone in ihren oberen drei Viertheilen in funfzehn bis zwanzig Splitter fracturirt, die sich fast alle von den gröfsern Bruchstücken gelöst hatten; die Muskeln zerrissen, zerstört, in einen Brei umgewandelt, und zwischen ihren verschiedenen Lagen Eiterstreifen; die Venen wie die hintere Tibialarterie unverletzt, die vordere dagegen durch die Verjauchung zerstört und bei ihrem Durchgange durch das Ligamentum interosseum geöffnet.

Vier Tage waren nach der Operation verflossen, als gegen Abend ein Frostanfall von nicht langer Dauer eintrat, der am folgenden Tage sich mit gröfserer Intensität wiederholte, wozu sich bald eine leichte Oppression, und darauf Delirien gesellten, in welchem Zustande der Kranke am achten Tage nach der Operation und am fünf und zwanzigsten nach seinem Eintritt in das Hospital verschied.

Wegen vorgeschrittener Verwesung der Leiche konnte man keine genaue und vollständige Untersuchungen über die eingetretenen organischen Veränderungen anstellen. Wir fanden nur kleine Abscesse an der Oberfläche, wie in der Substanz der Lungen, und eine merkliche Veränderung der Vena cruralis im Stumpfe, der übrigens sowohl durch die Krankheit, als durch die Fäulnifs in einen schwärzlichen Brei verwandelt worden war, in welchem man nichts mehr unterscheiden konnte. *)

---

*) [In dem historischen und medizinischen Bericht über die Expedition nach Algier finden wir die Beobachtung von einer am zwanzigsten Tage nach der Verletzung eingetretenen consecutiven Blutung.

Ein Anführer der türkischen Miliz, ein Mann kräftigen Alters und athletischer Constitution, dem eine Kugel die rechte Wade durchbohrt hatte, wurde in der ersten Zeit nach der Verletzung von einem unwissenden Araber behandelt, der alsobald ein Haarseil durch die Wunde zog. Am zwanzigsten Tage trat, wahrscheinlich (wie der Berichterstatter sagt) aus der Arteria tibialis postica, eine fürchterliche Blutung ein, die jedoch durch Compression der Arteria cruralis dauernd sistirt wurde.

Pelletan beobachtete eine am siebzigsten Tage eintretende consecutive Blutung, die freilich durch einen Knochensplitter veranlafst wurde.

Und wir konnten noch viele Fälle solcher in Folge von Schufswunden selbst aus weniger starken Gefäfsen, wie aus der Arteria tibialis postica, cubitalis u. s. w., eintretenden arteriellen, sowohl primitiven, als consecutiven Blutungen anführen; jedoch wurde dies nur zu unnöthigen Wiederholungen Veranlassung geben.]

Wenn aber eine Kugel, wie dies oft geschicht, bei der Durchbohrung eines Gliedes das Gefäfs nicht vollkommen zerreifst, sondern dasselbe nur seitlich trifft, so können, wenn der an der verletzten Stelle gebildete Schorf vor der Obliteration des Gefäfses abfällt, Blutungen erfolgen, oder Aneurysmata spuria consecutiva entstehen. Die gleichzeitige Verletzung der Wandungen einer Arterie und Vene, so dafs beide Oeffnungen correspondiren, verursacht jedoch ein anderes Aneurysma, nämlich das arteriös-venöse, wovon man bei den Schriftstellern merkwürdige Beobachtungen findet, wie eine der interessantesten in dem: *Repertoire général d'Anatomie et de Physiologie pathologique et Clinique chirurgicale, Tome VIII. troisième trimestre de* **1829.**, die wir weiter unten auch mittheilen werden.

Hier wollen wir uns nicht länger mit den nach Schufswunden eintretenden Blutungen aufhalten, da wir noch besonders und im Einzelnen von den als Complicationen bei Verwundungen durch Kriegswaffen überhaupt erscheinenden Hämorrhagien handeln werden, und es nur unsere Absicht war, hier das häufige Vorkommen derselben bei jener Art von Verletzungen darzuthun.

§. IV.

Schufswunden mit Nervenverletzung.

Wenn eine Kugel bedeutende Nerven trifft, so werden dieselben dadurch entweder vollkommen, oder nur theilweise, mit nicht gänzlicher Aufhebung ihres Zusammenhanges, getrennt. Im erstern Falle haben diejenigen Theile, in welche jene Nerven sich verzweigen, ihre Bewegung, oder ihre Empfindung oder beides schmerzlos verloren, im letztern dagegen entstehen unvollkommene Lähmungen und vorübergehende Betäubungen der genannten Theile, wozu sich bald sehr lebhafte, anhaltende und zuweilen selbst unerträgliche Schmerzen, oft auch sehr heftige Entzündungen, beträchtliche Anschwellungen, Convulsionen und selbst Tetanus gesellen; in andern Fällen beobachtet man Atrophie der von jenen Nerven versorgten Theile. Von allen diesen Complicationen haben wir jedoch schon oben bei den mit Nervenzufällen complicirten Stichwunden pag. 43. gehandelt, weshalb wir nur darauf verweisen wollen.

§. V.

Schufswunden mit Gelenkverletzung.

Wenn Schufswunden in kleineren Gelenken, wie in denen der Finger und Zehen, keine wichtigere Störungen und keine ernstere Symptome veranlassen als solche, die man auch bei Verletzung des Knochens in seiner Continuität beobachtet, so nimmt dagegen die Verwundung einen viel wichtigeren Charakter an, wenn grofse Gelenke, wie die des Knies, des Fufses, der Hüfte, der Schulter, des Ellenbogens u. s. w. getroffen sind. Hier gesellt sich nämlich zu der durch die Knochenzerschmetterung bedingten Gefahr, von der wir bereits gesprochen haben, noch die von der Eröffnung des Gelenks abhängende.

Indessen kann eine Kugel auch ein Gelenk von einer Seite zur andern durchbohren, ohne die zu dessen Bildung beitragenden Knochen zu zersplittern, indem sie sich, wie bereits gesagt, in deren schwammigen Enden nur einen Kanal bildet, — wodurch sich die glücklichen Fälle erklären lassen, wo grofse Gelenke, wie die des Knies, des Ellenbogens, der Schulter u. s. w., von einer Kugel durchbohrt werden und ohne ernste Zufälle verheilen, — oder in andern Fällen blofs eine einfache Oeffnung in einem Punkte der Articulation erzeugen und dabei nur einen unbedeutenden Knochenbruch veranlassen; und hier kann eine passende Behandlung, wie es auch ziemlich oft geschieht, die zu heftige Entzündung und die Eiterung des Gelenkes verhüten und den Kranken, wenn auch mit gröfserm oder geringerm Verlust der freien Articulation, wieder herstellen. Oft aber tritt auch in diesem einfachen Falle sehr bald eine heftige, mit Einschnürung und beträchtlicher Anschwellung verbundene Entzündung ein, und die, die Gelenkoberflächen ergreifende Eiterung zerstört die Knorpel und desorganisirt die Knochen, so dafs der Kranke, überwindet er auch die primitiven entzündlichen Zufälle, doch früh oder spät der von der übermäfsigen Eiterung veranlafsten Erschöpfung, der Resorption der Jauche u. s. w. unterliegt, wenn man nicht zur Amputation seine Zuflucht nimmt.

Diese Zufälle sind um desto sicherer zu erwarten, je bedeutender die Gelenkenden zerschmettert, je beträchtlicher die Bänder zerrissen, je weiter das Gelenk eröffnet ist, und je mehr es den Eintritt der Luft gestattet. *Faure* zählt diese Verletzungen sogar zu denjenigen Schufswunden, welche die unmittelbare Amputation erheischen *) und widersetzte sich dieser also nicht überall, wie es manche neuere Schriftsteller behauptet haben. Und in der That, nur die Amputation vermag, die nach der Zerschmetterung eines grofsen Gelenks entstehenden fürchterlichen Schmerzen, die Krämpfe, das Fieber, die heftigen Entzündungen des ganzen Gliedes, den Brand oder die, den Verwundeten so gewöhnlich erschöpfenden und tödtenden Eiterungen zu verhüten. **)

Folgende Fälle mögen das Gesagte bestätigen:

Beobachtung LIV.

P. wurde in den Julitagen 1830 in der linken Schulter von einer Kugel getroffen, die an der vordern Seite des Deltoides eingedrungen und, nach Zerschmetterung des Acromion und des Gelenkkopfes des Humerus, an der hintern und äufsern Seite wieder herausgetreten war. In das Hôtel-Dieu gebracht, wurde der Verwundete der Behandlung von *Sanson* übergeben, der, da der Kranke hartnäckig die Exstirpation des Armes verweigerte, die Wunden dilatirte, zahlreiche Knochensplitter auszog und einen aus gefensterter Leinwand, Charpie und Compressen bestehenden Verband anlegte, welche letztere mit kaltem Wasser angefeuchtet und oft erneuert wurden. Mehrere Aderlässe wurden veranstaltet, die Diät eingeschränkt, kühlende Getränke gereicht, und die geringste Bewegung des Gliedes

---

*) *Prix de l'académie de chirurgie. Tom.* 8.

**) [Alle Wundärzte, die bei Heeren prakticirt haben, sind über die mit diesen Wunden verbundene Gefahr einerlei Ansicht. *Larrey* meint, dafs die Amputation hier in den ersten zwölf, höchstens vier und zwanzig Stunden verrichtet werden müsse (*Mémoire de chirurgie militaire, Tom.* 2.) *Guthrie* (*on gunshot wounds, pag.* 196.) behauptet, sich keines einzigen Falles zu erinnern, wo er einen, von einer das Kniegelenk durchbohrenden Kugel erzeugten Bruch des untern Endes des Femur, oder des obern der Tibia habe heilen gesehen. *Hennen* (*on military surgery, p. 4. second edition*) stellt sogar für den Militair-Wundarzt den Grundsatz auf: bei jeder Gelenkverletzung, vorzuglich des Knies, Fufses oder Ellenbogens noch auf dem Schlachtfelde die Amputation vorzunehmen. Freilich sieht man wohl Kranke nach Gelenkzerschmetterung genesen; aber nur durch schreckliche, mehrere Monate dauernde Leiden und mit sehr grofser Lebensgefahr wird die Erhaltung eines anchylosirten, gekrümmten, mit Fisteln und schwachen, sich ununterbrochen öffnenden Narben bedeckten und eine beständige Quelle der Irritation und Schmerzen bildenden Gliedes erkauft.]

untersagt. Die Anfangs gutartige Eiterung wurde nach einigen Tagen stinkend, mehrere necrotisirte Knochenstücke ausgestofsen, und es traten Frost, Fieber mit abendlichen Exacerbationen ein, weshalb man Wein-Limonade reichte. Die Wunde nahm indefs bald ein bleiches, graues Ansehen an, weshalb man sie jetzt mit Digestivsalbe, Charpie und mit, in Chlorwasser getauchten Compressen verband. Da am 10. August die schwere und schmerzhafte Respiration, so wie auch die Auscultation, das Bestehen einer Pleuro-Pneumonie anzeigte, so wurde Patient zur Ader gelassen, wonach sich die Respiration auch merklich besserte; allein die Gesichtszüge veränderten sich immer mehr, der Puls wurde klein und unterdrückt (ein grofses Vesicator auf die Brust), und am 14. August erfolgte der Tod.

Section. Der Gelenkkopf des Humerus war in mehr als 15 Stücke zerbrochen, die alle in Jauche schwammen; das Kapselband fast gänzlich zerstört. Der untere Lappen der rechten Lunge war, wie auch die rechte Pleura, entzündet, und letztere enthielt einen beträchtlichen Eitererguſs.

Beobachtung LV.

M. F. wurde den 28. Juli in der linken Leistenbiegung, 8 bis 10 Linien nach innen und unten von der Spina anterior superior cristae ossis ilei, von einer Kugel getroffen, deren Austritt 2 Zoll hinter dem Trochanter major erfolgte, und unmittelbar nach dem Unfall in das Hôtel-Dieu gebracht. Nach Dilatation der Wunden und einer starken Venäsection traten keine entzündliche Zufälle ein, der Puls blieb ruhig, und das Allgemeinbefinden sehr gut. Patient klagte nur über einen örtlichen, doch ganz erträglichen Schmerz, der aber durch die geringste Bewegung des Gliedes sehr gesteigert würde und den Kranken daher zu einer ununterbrochenen Rückenlage nöthigte. Die schon mäfsige Eiterung verminderte sich den 14. August noch mehr. Nun aber traten sehr lebhafte Schmerzen nach der ganzen Länge des Oberschenkels und im Knie ein, und die Bewegung wurde immer schmerzhafter. Die Application von Blutegeln hinter und über dem grofsen Trochanter, erweichende Cataplasmen und Bäder bewirkten nur geringe Erleichterung, und auch die Wiederholung dieser Mittel am 16., so wie die der Blutegel am 18. und 22 August, verschaffte dem Kranken keine sonderliche Besserung. Die Eiterung hörte fast gänzlich auf, und nur eine seröse Feuchtigkeit flofs aus der vorderen Oeffnung. Am 23. August ergriff eine acut-rheumatische Affection die Schulter- und Handgelenke, die allen angewandten Mitteln trotzte. Die Zunge wurde trocken, es traten Delirien ein, und am 29. August starb der Kranke.

Bei der Section fand man: das Hüftgelenk weit geöffnet, den Schenkelhals in viele Stücke zerbrochen, die in Jauche schwammen, das Kapselband fast gänzlich zerstört, die Handgelenke mit Eiter angefüllt, die übrigen Organe gesund.

Beobachtung LVI.

N. Ch., den 28. Juli in der Hüfte von einer Kugel getroffen, wurde den folgenden Tag in das Hôtel-Dieu gebracht, wo es sich ergab, dafs nur eine zwischen dem grofsen Trochanter und der Darmbeingräte gelegene Oeffnung vorhanden war, und der Wundkanal seine Richtung gegen den Schenkelhals nahm. Bei jedem Versuch, die untre Extremität zu bewegen, entstanden die lebhaftesten Schmerzen. Die Wunde wurde dilatirt, und das Glied auf eine geneigte Fläche gelegt, worauf bei sehr heftigen localen Schmerzen eine nur mäfsige Anschwellung und sparsame Eiterung, jeden Abend aber eine Febricula mit nachfolgenden Schweifsen eintrat, der Puls lebhaft und beschleunigt, die Wangen geröthet blieben, Das Fieber wurde zwar durch allgemeine und örtliche Blutentziehungen gemäfsigt, gewann aber nach einigen Tagen wieder eine grössere Heftigkeit, und es verbanden sich damit Respirationsbeschwerden, Schmerzen im rechten Hypochondrium und icterische Färbung der ganzen Körperoberfläche, vorzüglich des Gesichtes, die, trotz örtlicher Blutentziehungen im rechten Hypochondrium, zunahm; auch das Fieber wurde immer stärker, die übermäfsigen Schweifse dauerten fort, die Gesichtszüge veränderten sich, und der Kranke starb.

Obduction. Allgemeine icterische Farbe. Die Hüftwunde trocken, und deren Kanal nach einem Lauf von 3½ Zoll gegen den obern Theil des comminutiv-fracturirten Schenkelhalses gerichtet. Die Knochenstücke, deren eines die Kugel enthielt, waren in ihrer gegenseitigen Lage geblieben, nur einige abgerissene Splitter hafteten in der nach oben und hinten befindlichen Fleischmasse. Das Gelenk war voll Eiter, und seine Ligamente desorganisirt und zum Theil zerstört. Die Pleura der rechten Seite entzündet und jauchige Flüssigkeit nebst Pseudomembranen enthaltend. Die Lungen, so wie die Baucheingeweide gesund, nur die Leber blutreich und vergröfsert, der Dünn- und Dickdarm ein wenig injicirt.

Wir könnten noch viele Beobachtungen von Schufswunden der Gelenke anführen, in deren Folge einige Kranke, wiewohl die wenigsten, und immer nur nach höchst wichtigen, lebensgefährlichen Zufällen, wieder genasen, andre, und bei weitem die meisten, indem sie die ihnen als letzte und einzige Hülfe vorgeschlagene Amputation hartnäckig verweigerten, starben, wollen aber die Citate nicht zu sehr vervielfältigen, zumal wir in dem Paragraph, der über die Fälle handelt, welche die Amputation erfordern, auf diesen Gegenstand abermals zurückkommen werden.

§. VI.

Schufswunden mit Verletzung der Eingeweidehöhlen.

Wenn Wurfgeschosse die Wandungen der Eingeweidehöhlen treffen, so werden sie entweder nur diese letztern öffnen, penetriren, vollkommen durchbohren, oder aber auch gleichzeitig die darin enthaltenen Organe verletzen. Es lassen sich daher die hier entstehenden Symptome in zwei Gruppen ordnen, von denen die eine der Verwundung der Wandungen, die andre der der Organe angehört.

Die blofse Verletzung der Höhlenwandungen ist von verschiedener Bedeutung, je nachdem diese nur aus weichen Theilen, oder aus weichen und harten Theilen zugleich bestehen, und im letztern Falle wiederum, je nachdem nur die einen allein, oder beide gleichzeitig getroffen sind.

Bei den nur aus weichen Theilen bestehenden Wandungen, wie z. B. bei denen der Bauchhöhle, ist die Verwundung von geringer Bedeutung, wenn nämlich nicht starke Arterien verletzt sind, wodurch natürlich theils äufsere, theils innere Blutungen entstehen würden; denn obgleich auch hier die Entzündung der die Höhlen auskleidenden serösen Membranen zu befürchten ist, so kann man dieselbe doch in den meisten Fällen durch energische Anwendung der antiphlogistischen Methode verhüten oder in ihrem Verlaufe unterdrücken. Die Wunde tritt dann in die Kategorie der einfachen und heilt auch wie diese, was ich sogar in Fällen, wo gleichzeitig ein Theil der Bauch- und Brustwandungen getroffen war, in wenigen Tagen erfolgen sah. Bei den Brustwandungen jedoch, da sie aus Weichtheilen, Knochen und Knorpeln bestehen, verhält sich dies nicht immer so, nud eben so wenig beim Becken, wo die blofse Verletzung der Weichtheile eine nur leichte

Krankheit veranlafst, die gleichzeitige der Knochen aber die gröfste Gefahr bedingt; in diesem letztern Falle tritt nämlich die Verwundung in eine gleiche Kategorie mit den complicirten Wunden der Gliedmafsen. Dieselben Verhältnisse finden wir auch am Schädel und an der Wirbelsäule. In allen diesen Fällen indefs wird die Gefahr viel weniger durch die Verletzung selbst bedingt, als durch die Fortsetzung der Entzündung auf die, die Höhlen auskleidende Membran und auf die in denselben gelegenen Organe — Zufälle, welche im Allgemeinen durch vorsichtige Dilatationen, durch Diätbeschränkung, Ruhe, erweichende Mittel, durch örtliche und noch besser durch allgemeine reichliche und wiederholte Blutentziehungen verhütet werden.

Nach der Verletzung der Wandungen können die Geschosse entweder die Höhlen von einer Seite zur andern durchbohren und wieder heraustreten, oder im Innern derselben liegen bleiben, und in beiden Fällen die enthaltenen Organe unberührt lassen, oder auch sie verletzen. Jene einfachen Durchbohrungen sind zwar selten, indessen giebt es doch davon, wie bei Stichwunden so auch bei Schufswunden, viele Beispiele, auf die der Wundarzt daher, bei einer solchen Verletzung der Bauch- oder Brusthöhle, die Hoffnung gründen kann, dafs möglicher Weise die eingeschlossenen wichtigen Organe verschont geblieben sind. Der Schädel wird indefs wohl selten ohne gleichzeitige Gehirnverletzung durchbohrt werden, weshalb auch hier der Tod meistens plötzlich erfolgt; und doch haben wir bereits einige merkwürdige Fälle mitgetheilt, wo das Cranium von einer Kugel perforirt wurde, die, eine weite Strecke in sein Inneres verlaufend, das Gehirn unberührt liefs. Auch das Gesicht kann von einer Seite zur andern durchschossen werden, ohne dafs, unter glücklichen Verhältnissen, irgend gefährliche Zufälle danach entstehen, wovon wir in den Julitagen folgende interessante Beobachtungen gemacht haben:

Beobachtung LVII.

J. C. wurde den 29. Juli 1830 auf der linken Seite der Nasenwurzel von einer Kugel getroffen, die, beim Durchbohren des Gesichts ihre Impulsionskraft erschöpfend, bis zum Processus mastoideus der entgegengesetzten Seite drang, wo sie eine von der Haut bedeckte Erhabenheit bildete. Die vollkommen runde Eintrittsöffnung sah wie ausgeschnitten aus, hatte den Durchmesser einer gewöhnlichen Kugel und lag genau in gleicher Ebene mit dem

Thränenkanal, ungefähr zwei Linien unterhalb der Sehne des Musculus orbicularis palpebrarum. Auf der rechten Seite des Halses, einen Zoll unterhalb des Zitzenfortsatzes und etwas nach hinten, bemerkte man eine kleine, harte, unbewegliche Geschwulst, über deren Natur kein Zweifel obwalten konnte, und aus der, nach einer zwei Zoll langen, von oben nach unten geführten Incision, eine Kugel von gewöhnlicher Stärke, auf einer Seite etwas abgeplattet, mit der Pincette leicht ausgezogen wurde. Anfangs trat kein Zufall ein, kaum ein Eſslöffel Blut floſs aus der Wunde, und die geringe Commotion, welche der Kranke erfahren hatte, verschwand in kurzer Zeit, bald aber bemerkte man, daſs die ganze rechte Seite des Gesichtes etwas gelähmt war, die Empfindung und Bewegung waren hier geschwächt, und der Mund ein wenig nach oben und links verzogen, welches letztre man besonders wahrnahm, wenn der Kranke zu sprechen oder zu lachen versuchte. Das Auge derselben Seite hatte alle Lichtperception verloren, ohne jedoch irgend eine organische Veränderung, eine Abnormität in der Gestalt und Beweglichkeit der Pupille zu zeigen, während die Functionen des linken Auges, wie die aller Sinne auf dieser Seite durchaus ungestört geblieben waren. — Die ziemlich starke febrilische Bewegung, die dem durch die Commotion veranlaſsten Zustande des Stupors folgte, wich einem reichlichen Aderlaſs. Eine am fünften Tage nach der Verletzung aus dem Hintermund hervorkommende Blutung, deren eigentliche Quelle man jedoch nicht erforschen konnte, stillte sich von selbst und erschien nicht wieder. Von jetzt an trat kein bemerkenswerther Zufall mehr ein: das Wundfieber hatte gleich in den ersten Tagen nachgelassen, die Wunden verengten sich in Folge der Entzündung und fingen am fünften Tage an zu eitern, es entwickelten sich bald Granulationen, und noch vor einem Monat war die Vernarbung vollständig beendigt. Der Kranke verlieſs geheilt das Hospital und behielt nur eine sehr unbedeutende Lähmung der rechten Gesichtsseite und eine unvollkommene Amaurose zurück.

Beobachtung LVIII.

V. A. wurde in den Julikämpfen 1830 in dem Moment, als er gerade sein Gewehr abfeuern wollte, durch eine Kugel verwundet, welche die linke Schulter so durchbohrte, daſs sie nahe und unterhalb der innern Extremität des Schlüsselbeins eindrang und oberhalb des innern Drittheils der Spina scapulae heraustrat. Während beide Wunden alle Charaktere einer heftigen Contusion zeigten, war weder in der Brust, noch sonst wo irgend eine Affection bemerkbar. Nach bloſser Dilatation der hintern Oeffnung wurde ein einfacher Verband angelegt, zur Ader gelassen, und eine eingeschränkte Diät verordnet, worauf zwischen dem achten und zehnten Tage Eiterung eintrat, welche gute Granulation zur Folge hatte, und noch vor einem Monat die durch keinen Zufall unterbrochene Vernarbung vollendet war. Vollkommen geheilt verlieſs der Kranke das Hospital.

Bemerkung. Dieser Fall ist unstreitig einer der glücklichsten, den man antreffen kann, da nicht nur eine Fractur des Schlüsselbeins, der ersten Rippe und des Schulterblattes, sondern auch eine Verletzung des Gelenks und vorzüglich der zum Kopf und Arm laufenden groſsen Gefäſse hätte erfolgen können. Zunächst läſst sich beim ersten Anblick kaum begreifen, wie das Schulterblatt nicht gebrochen wurde, da eine von der Ein- zur Austrittsöffnung gezogene gerade Linie diesen Knochen oberhalb der Gräte durchschneidet. Indessen wird dies erklärlich, wenn wir uns die Stellung des Menschen beim Anlegen des Gewehrs vergegenwärtigen: sein linker Arm ist nach vorn und innen erhoben, wodurch der Raum zwischen dem Schlüsselbein und der ersten Rippe vergröſsert, und das Durchfahren des Geschosses zwischen beiden Knochen, ohne Fracturirung derselben, möglich wird, und da gleichzeitig hierbei der obere innere Winkel des Schulterblattes sich nach abwärts senkt, so wird, wenn wir in dieser Lage der Theile zwischen beiden Wundöffnugen eine gerade Linie ziehen, der obere Rand des Schulterblattes unterhalb der letztern bleiben, und nur die in ihrer natürlichen Lage gebliebene Haut allein von der Kugel durchbohrt werden.

Man begreift kaum, wie eine Kugel den Unterleib penetriren und selbst vollkommen von einer Seite zur andern durchbohren kann, ohne schwere Verletzung eines Eingeweides, ohne irgend einen gefährlichen Zufall zu vesanlassen; und doch giebt es davon viele Beispiele, wo die Verwundeten, selbst wenn die Kugel zurückgeblieben ist, sich nachher einer vollkommenen Gesundheit erfreuten. Wahrscheinlich sind unter diesen Umständen die Eingeweide sehr schief getroffen und nur oberflächlich gequetscht worden, wo dann Aderlässe und die übrigen hier immer dringend indicirten antiphlogistischen Mittel die Entzündung verhüteten. Auch folgende Beobachtungen bestätigen obige Behauptung:

Beobachtung LIX.

J. H. wurde den 29. Juli 1830 durch eine Kugel verwundet, welche etwas nach innen von der linken Spina anterior superior cristae ossis ilei eindrang und an dem entsprechenden Punkte der entgegengesetzten Seite wieder heraustrat. Der Kranke, der fast gar kein Blut verlor, wurde in das Hospital Beaujon gebracht, wo man die Wunden einfach verband, ein reichliches Aderlafs veranstaltete, eingeschränkte Diät und zum Getränk Limonade verordnete. Allein trotz dieser Mittel und einer abermaligen Venäsection am folgenden Tage entspann sich ein entzündliches Unterleibsleiden, das indessen durch mehrmalige Application von Blutegeln in grofser Zahl, durch erweichende Cataplasmen und Fomentationen glücklich bekämpft wurde. Es trat eine reichliche Eiterung durch beide Wundöffnungen ein, die, während das Allgemeinbefinden sich immer mehr und mehr besserte, wieder allmälig abnahm, worauf die Wunden sich nach und nach verengten, so dafs der Kranke den 28. August als Reconvalescent angesehen werden konnte.

Beobachtung LX.

P. R. wurde den 28. Juli 1830 von einer Kugel getroffen, welche die linke Weiche vollkommen durchbohrte. Die nach vorn im untern Drittheil einer zwischen dem Schwertfortsatz und der Spina ant. sup. cristae oss. il. gezogenen Linie befindliche Eintrittsöffnung war enger und regelmäfsiger als die nach hinten etwas tiefer gegen den äufsern Rand des Musculus quadratus lumborum gelegene Austrittsöffnung. Wie bei jeder Schufswunde, so fand man auch hier alle Zeichen einer heftigen Contusion, in der Umgebung empfand der Kranke nur eine Art Betäubung, die jedoch bald schwand, und an deren Stelle ein wirklicher, von der hintern Wunde sich gegen die Lenden, Hüften, Nates, selbst bis zur vordern Seite des Oberschenkels ausbreitender Schmerz eintrat, während Patient im Unterleib ein Gefühl von Schwere hatte, das er von Blähungen ableitete. Beides dauerte, ungeachtet der nach gehöriger Dilatation und einfachem Verbande der Wunden vorgenommenen reichlichen allgemeinen und örtlichen Blutentziehungen, ungeachtet erweichender Klystiere und antiphlogistischer Diät hartnäckig fort und wich erst, als, in Folge der zwischen dem achten und zehnten Tag eintretenden reichlichen und gutartigen Eiterung der Wunden, am funfzehnten ein kleines Knochenstück ausgestofsen wurde, welches sich vom obern Rande des Darmbeins gelöst zu haben schien. Von nun an nahm auch die Eiterung allmälig merklich ab und hörte zuletzt ganz auf. Wenn gleich indessen die Schmerzen im Unterleib, so wie in den Lenden und Hüften, schon längst verschwunden waren, so dauerten sie doch im Schenkel hartnäckig fort, so dafs der Kranke sich nur schwer auf denselben stützen konnte und noch Krücken gebrauchen mufste, als er nach einem Monat das Hospital verliefs.

Diese Beobachtung ist weniger merkwürdig durch die Erscheinungen, welche die Krankheit darbot, als durch die Abwesenheit derjenigen, welche man bei einer solchen Verletzung erwarten mufste, da eine von dem Ein- zum Austrittspunkt gezogene gerade Linie die Masse der Gedärme, und namentlich das Colon descendens, durchschneidet. Ob nun die Kugel zwischen erstern, oder blos zwischen den verschiedenen Muskel- und Sehnen-Lagen der Bauchwandungen durchfuhr, ist, ungeachtet sorgfältig darüber angestellter Untersuchung, schwer zu bestimmen gewesen, wenn gleich die Mehrzahl der Gründe für das Erstere spricht.

Beobachtung LXI.

J. wurde den 28. Juli durch eine Kugel verwundet, die rechts neben den Dornfortsätzen der Lendenwirbel, ungefähr zwei Zoll von ihnen entfernt, eindrang und auf der entgegengesetzten Seite beinahe zwei Zoll von der Linea alba wieder heraustrat. Vergeblich strebten wir durch eine sorgfältige Untersuchung zu ermitteln, ob die Kugel den Unterleib vollkommen durchbohrt, oder nur unter der Haut ihren Lauf genommen hatte. Drei Tage nach der Verletzung fanden wir, dafs die Umgebung beider Wunden nur wenig entzündet, und dafs die vordere Oeffnung, welche enger als die hintere war, nur sehr sparsam eiterte. Mit Ausnahme der Richtung einer zwischen beiden Wundöffnungen verlaufenden Linie war der Unterleib in seiner ganzen Ausdehnung nur wenig schmerzhaft, und die Haut nirgends geröthet. Weder der Stuhlgang, noch der Urin zeigte etwas Eigenthümliches. Endlich liefs auch die völlige Fieberlosigkeit, so wie die ungestörte Verdauung es gar nicht bezweifeln, dafs kein Eingeweide verletzt war, und nach zwanzig Tagen war Patient wieder völlig hergestellt.

Wenn gleich wir aber noch viele Beobachtungen von penetrirenden Schufswunden der Bauch- und Brusthöhle anführen könnten, wo die Kugeln hinein- und wieder herausgetreten waren, und die Heilung dennoch, wie bei einfachen Wunden erfolgte, so sind die auf diese Weise Verletzten doch keinesweges immer so glücklich; gewöhnlich werden vielmehr die in jenen Höhlen gelegenen Organe mit getroffen, und dann beobachtet man heftige Entzündungen der letztern, Ergiefsungen von Blut, Galle, Nahrungsmitteln, Koth, Urin u. s. w.: Zufälle, denen die Verwundeten sehr oft unterliegen, und die wir bei der Beschreibung der Verletzung jedes einzelnen Organs schildern werden. *)

*) [Bei der Belagerung von Antwerpen hat man mehrere solche glücklich endende Schufswunden beobachtet. So sah einer von uns (*Paillard*) einen französischen Soldaten, dem die Kugel, ähnlich wie in der Beobachtung LVIII., die Schulter so durchbohrt hatte, dafs sie zwischen den grofsen Arterien, Venen und Nerven dieser Gegend durchfuhr, ohne dieselben zu verletzen, und der, ohne dafs irgend ein Zufall eintrat, in wenigen Tagen genas.

In einem andern Falle traf eine Kugel die linke Orbita, zerstörte das Auge und drang noch tiefer, so dafs man sie nicht wieder auffinden konnte. Der Kranke klagte über Beschwerden beim Schlingen und über einen lebhaften Schmerz an der rechten Seite des Halses hinter dem rechten Unterkieferwinkel; doch war weder hier, noch sonst am Halse, noch im Hintermund etwas zu sehen. Erst sechs oder sieben Tage nachher zeigte sich hinter dem Unterkieferwinkel eine rothe, harte und schmerzhafte Geschwulst vom Umfang eines Taubeneies, in die man eine zwei Zoll lange Incision machte, ohne jedoch nachher mit einer eingeführten Sonde die Kugel fühlen zu können. Auch in der Folge manifestirte sich weder von Seiten des Gehirns, noch im Gesicht irgend ein bedeutendes Symptom, und der Kranke genofs 14 Tage nach der Verwundung, wo *Paillard* ihn zuerst sah, eines guten Schlafs und Appetits und klagte nur über jene Geschwulst, so wie über unbedeutende Deglutitionsbeschwerden — ein Zustand, in welchem er auch 14 Tage später sich noch befand. Wahrscheinlich lag die Kugel im Grunde dieser Geschwulst und wird später durch die Eiterung ausgestofsen worden sein.

Auch wurde bei Antwerpen ein Soldat im Vorderbauch von einer Kugel getroffen, die hinten neben der Wirbelsäule wieder heraustrat, ohne irgend einen Zufall zu veranlassen, wenn gleich man davon überzeugt war, dafs dieselbe wirklich penetrirt und nicht blofs, wie es oft geschieht, die Bauchwandungen umkreist hatte.

Man mufs sich indessen über diese so genannten glücklichen Schüsse nicht täuschen, die Eingeweide können nämlich wirklich getroffen sein, allein ihre Verletzung blieb verborgen, und die Naturkräfte allein bewirkten die Heilung. Denn durch die unmittelbare Einwirkung eines quetschenden Körpers auf die Gedärme kann ein Schorf entstehen, der, wenn er nicht sehr grofs ist, sich nach fünf oder sechs Tagen löst und in den Darmkanal fällt, worauf, unter Mithülfe des Netzes und der benachbarten Darmpartien, die Vernarbung erfolgt. Schon vor langer Zeit hatte *Dufouart* bemerkt, dafs die Schorfe bei Hohlorganen für wahre Stöpsel an-

§. VII.

Schufswunden, complicirt durch die Gegenwart fremder Körper.

Die, die Schufswunden durch ihre Gegenwart complicirenden fremden Körper bestehen in den Kugeln selbst, in deren Pfropf, in Kleidungsstücken, in Waffenfragmenten, u. s. w.; auch können Theile des menschlichen Körpers, welche vollkommen durch die Geschosse gelöst sind, wie besonders die bereits erwähnten Knochensplitter, hieher gezählt werden. Dafs die Kugel in der von ihr gemachten Wunde zurückgeblieben, wird wahrscheinlich, wenn nur eine Oeffnung vorhanden ist; doch kann jene auch aus einer nicht sehr tiefen Wunde durch ihre blofse Schwere *), oder weil sie mit den Kleidungsstücken des Verwundeten bedeckt war, wieder heraustreten, wo sie dann beim Entkleiden des Kranken entweder herunterfällt, oder auch in den Kleidern liegen bleibt. Finden wir aber eine Ein- und Austrittsöffnung, so ist die Kugel gewöhnlich nicht mehr in der Wunde, jedoch ist jener Umstand allein kein hinreichender Beweis dafür, denn die Waffe konnte auch mit zwei Kugeln geladen gewesen und, während die eine herausgetreten ist, die andre stecken geblieben sein, oder wenn auch nur eine Kugel in der Waffe war, so konnte sie an

---

gesehen werden müssen, und dafs die Natur die Zeit ihres Daseins benutzt, um die verletzten Eingeweide mit heilsamen Verwachsungen zu umgeben. (*Plaies par armes à feu, pag.* 272 — 288.) In den zerrissenen Darmhäuten, sagt jener Wundarzt, findet keine unmittelbare Verwachsung der gleichartigen Theile statt, sie verkleben vielmehr mit den anliegenden Flächen und entnehmen von diesen den Theil, dessen sie zum Wiederersatz des Substanzverlustes bedürfen. Eben so hat später *Jobert de Lamballe* den Prozefs der Heilung von Darmwunden erklärt, indem sowohl seine Versuche an Thieren, als seine Beobachtungen beim Menschen die Richtigkeit von *Dufouart's* Ansicht bestätigten, dessen Werk über Schufswunden mitten unter groben Irrthümern viele interessante Gegenstände enthält]

*) [Dieser Austritt von Kugeln aus Wunden durch die blofse Wirkung ihrer eigenen Schwere ist sehr gewöhnlich und verdient die Aufmerksamkeit des Wundarztes. *Boyer* (*Traité des maladies chirurgicales, tom I.*) beobachtete bei einem Mädchen eine baldige Heilung einer nicht sehr tiefen Schufswunde des Schenkels, in der er die Kugel nicht finden konnte. Man wufste nicht, wo dieser fremde Körper geblieben, als man ihn beim Ausfegen des Zimmers fand; er war also von selbst aus der Wunde herausgetreten.

Indessen kann eine Kugel auch im Moment, wo sie eindringt, ihre Bewegung einstellen, dann aber durch die Elasticität der von ihr getroffenen Theile, wie z. B. der Rippenknorpel, herausgedrängt werden.]

einem Knochen oder Knorpel zersprungen, und dann ein Theil vollig durchgedrungen sein, der andre aber noch in der Wunde verweilen, wie wir dies bei den physikalischen Wirkungen der Geschosse auf winklige und schneidende Körper schon erwähnt haben.

Oft treibt die Kugel auch ihren Pfropf oder Kleidungsstücke vor sich hin in die Wunde, und diese fremdem Körper treten dann in der Mehrzahl der Fälle zwar wieder mit ihr heraus, bleiben jedoch nicht selten, gewöhnlich mit ihr, doch auch ohne sie, im Wundkanal liegen. Wenn aber auch der Schmerz und die gestörte Bewegung die Gegenwart einer Kugel in einem Theil vermuthen lassen, so mufs man doch, um sich sicher davon zu überzeugen, letztern so viel als möglich in die Lage bringen, welche er im Momente der Verletzung hatte, wodurch man sich die Untersuchung um Vieles erleichtert. Da jedoch die Kugel in ihrem Laufe nach verschiedenen Richtungen hin abschweift, so sind die Bewegungen, welche man mit den Theilen vornimmt, nach ihrem Baue und ihrem gewöhnlichen Muskelspiele zu modificiren und zu variiren, und die zur Auffindung des Geschosses passendsten Lagen zu wählen. Sorgfältig untersuche man die Umgebung der verletzten Stelle, drücke sie nach allen Richtungen hin, und besonders in derjenigen, wo man die Kugel vermuthet, und genügt dies nicht, so führe man den Finger in die Wunde, wenn diese nämlich an sich, oder nach gehöriger Dilatation grofs genug dazu ist. Der Finger aber ist unsre beste Sonde; mit ihm können wir die Gegenwart fremder Körper, deren Sitz, natürliche Beschaffenheit, Gestalt, die Hindernisse ihres Austrittes, die Gröfse der zu letzterem nöthigen Incision, die Theile, welche bei dieser verschont, und diejenigen, welche durchschnitten werden müssen, am sichersten beurtheilen. Kann indefs der Grund der Wunde mit dem Finger nicht erreicht werden, so ist man genöthigt, seine Zuflucht zur Sonde zu nehmen, die, um keine falsche Wege zu bahnen, eine gewisse Dicke haben mufs und am zweckmäfsigsten aus Stahl oder Silber verfertigt wird, weil sie dann den fremden Körper besser dem Gehör vernehmlich macht.

Da Kugeln, oder andre von ihnen in unsere Organe geführte fremde Körper, bei ihrem Verweilen in denselben fast immer entzündliche Zufälle, Abscesse, Fisteln u. s. w., veranlassen, so mufs unser Bestreben immer dahin gerichtet sein, deren Ausziehung auf die passendste Art zu versuchen, wie wir dies bei der Kur näher angeben werden. Zuweilen jedoch liegen sie so verborgen, dafs sie den sorgfältigsten Untersuchungen entgehen, und dann ist der Wundarzt genöthigt, sie sich selbst zu überlassen. In diesen Fällen werden sie oft nach einer mehr oder minder langen Zeit, vor oder nach der Vernarbung der Wunden, indem sie ihren Ort verändern, deutlicher und fühlbar; andre Male bleiben sie an ihrer ursprünglichen Stelle liegen und verursachen nur wenig oder gar keine Unbequemlichkeiten — Erscheinungen, die mit denen Aehnlichkeit haben, welche man bei den mit fremden Körpern complicirten Stichwunden beobachtet. (Seite 35.)

§. VIII.

Schufswunden durch Schrot.

Die durch Schrotkörner, selbst durch die kleinsten, hervorgebrachten Wunden bieten beträchtliche Verschiedenheiten dar, je nachdem der Schufs aus der Ferne oder Nähe geschehen ist, d. h. je nachdem die Schrotkörner in Masse durch eine gemeinschaftliche Oeffnung eindringen, also wie eine Kugel wirken, oder, von einander getrennt, einzeln treffen.

Im letztern Falle sind die Wunden, namentlich an den Gliedmafsen, im Allgemeinen nicht sehr gefährlich, klein, vollkommen rund, mit einer schnell entstehenden Geschwulst und geringer Ecchymose umgeben, welche nach einigen Tagen verschwindet, worauf die Schrotkörner oft das ganze Leben hindurch, ohne irgend ein Ungemach zu verursachen, in der Substanz der Theile zurückbleiben, wie man dies oft bei Jägern beobachtet. In andern Fällen veranlassen sie Entzündung und kleine Abscesse, die bei ihrem Aufbruch sie wieder heraustreten lassen. Wenn die Schrotkörner in der Substanz der Nerven liegen bleiben, so bedingen sie daselbst sehr lebhafte Schmerzen. So befand sich im Convalescenten-Haus zu Saint-Cloud, im Jahre 1830, ein Mensch, in dessen Nervus saphenus ein Schrotkorn haftete, das beim Druck die heftigsten, sich bis zum Ober- und Unterschenkel und selbst bis zum Fufs erstrekkenden, Schmerzen verursachte. Durch Verletzung grofser Gefäfse veranlafst das Schrot arterielle oder arteriel-venöse Aneurysmen, wie z. B. in einem Falle, wo viele solche kleine Wunden des Unterleibs und der Schenkel zwar sehr gut heilten, einen Monat nachher aber an dem obern Theil des Oberschenkels eine Geschwulst entstand, die ich für ein arteriel-venöses Aneurysma erkannte, und dessen Vergröfserung der Kranke seitdem durch einen Druckapparat verhütet. Weiter unten werde ich auf diese interessanten Fälle noch einmal zurückkommen.

Wenn aber jene Geschosse bei ihrem isolirten Eindringen in die Substanz der Gliedmafsen oder Höhlenwandungen gewöhnlich nur leichte Verletzungen und selten bedeutende Zufälle veranlassen: so sind sie doch keinesweges eben so unschädlich, wenn wichtige, auf der Oberfläche des Körpers gelegene Organe getroffen werden; vom Auge und Ohr haben wir in dieser Beziehung bereits gesprochen, aber auch andere Organe, wie z. B. die Hoden, die Brustdrüse u. s. w., gehören hierher.

Nie aber verursachen Schrotkörner ernstere Zufälle, als wenn sie, aus der Nähe geschossen, sämmtlich, oder fast sämmtlich durch dieselbe Oeffnung eindringen, in welchem häufig vorkommenden Falle sie die gefährlichsten, und sehr oft tödtliche Verwundunge veranlassen. Und selbst wo der Tod nicht die Folge, oder die Amputation nicht nothwendig ist, entstehen doch sehr traurige Zufälle, ausgebreitete Entzündungen, übermäfsige Eiterungen, heftige Schmerzen und Fisteln, die nicht eher verheilen, als bis jene fremde Körper ausgestofsen sind.

Grofse Schrotkörner verursachen fast dieselben, und oft sogar noch schlimmere Zufälle als Kugeln, weil ihrer gewöhnlich mehrere zu einem Schufs verbunden werden, diese aber bei ihrem Eindringen sich von einander trennen und zu ihren Ausziehungen längere und schmerzhaf- als tere Untersuchungen erfordern.

§. IX.

Schufswunden durch Geschosse aus Feuerschlünden.

Alles bisher Gesagte bezog sich ausschliefslich auf die aus Flinten oder Pistolen geschossenen Kugeln, und wir müssen jetzt noch besonders von denen aus Feuerschlünden handeln, welche nach ihrer natürlichen Beschaffenheit und nach ihrem Umfang sehr verschiedene Zufälle veranlassen. So erzeugen kleinere und gröfsere Kanonen-, Mörserkugeln und Bomben keinesweges ähnliche und gleich gefährliche Verletzungen.

Kleinere Kanonenkugeln erzeugen zwar ähnliche Verwundungen, wie Flintenkugeln, da jene aber viel gröfser sind und mit einer weit beträchtlicheren Kraft eindringen, so sind die Verheerungen weit bedeutender, die Wunden gröfser, die Knochenzerschmetterungen, die Verletzung wichtiger Gefäfse und Nerven eher möglich und ausgebreiteter, und die Quetschungen tiefer dringend. Häufiger werden hier kleinere Gliedmafsen, wie die Finger, die Nase u. s. w., oder Theile von Gliedmafsen weggerissen, und der bei Schufswunden gewöhnliche örtliche und allgemeine Stupor zu einem sehr hohen Grade gesteigert. Treffen sie ein Gelenk, so wird dieses dadurch so durch und durch zerstört, dafs zur Lebensrettung die Amputation fast unvermeidlich ist. Dringen sie in oder durch eine Eingeweidehöhle, so ist die Verwundung, in Folge der Verletzung zum Leben nothwendiger Organe, gewöhnlich tödtlich, und bei Durchbohrung des Schädels erfolgt durch die Gehirnverletzung der Tod augenblicklich. Durchfährt eine kleinere Kanonenkugel die Brust vollkommen, ohne das Herz, oder die in derselben gelegenen grofsen Gefäfse zu verletzen, so ist es möglich, dafs der Tod augenblicklich nicht erfolgt, und der Kranke einige Stunden oder selbst Tage noch fortlebt, ja sogar wieder hergestellt wird.

Beobachtung LXII.

D., 17 Jahre alt, wurde den 29. Juli 1830 von einer kleinern Kanonenkugel verwundet, die zwischen der dritten und vierten Rippe, dieselbe zerbrechend, fast unmittelbar oberhalb der Basis des Herzens eindrang, wahrscheinlich den obern Lappen der linken Lunge durchfuhr und hinten ungefähr zwei Zoll unterhalb der Spina Scapulae unter der Haut eine Geschwulst bildete. In diese wurde im Hôtel-Dieu eine grofse senkrechte Incision gemacht, wodurch zuerst ein Stück Tuch blos gelegt, und unter diesem die Kugel von der Gröfse eines Hühnereies gefunden wurde. Nach sorgfältiger Reinigung der Wunden, aus denen das in der Pleurahöhle vorhandene Blut und die darin befindliche Luft frei heraustraten, vereinigte man die vordere mittelst einer Zapfennaht und verband die hintere nur oberflächlich. Wegen einer in den folgenden Tagen eintretenden bedeutenden Dyspnoe mit blutigem Auswurf und beträchtlicher Pulsfrequenz wurde zur Ader gelassen, und im Epigastrium Blutegel applicirt. Während nun bei ununterbrochener Rückenlage des Kranken die linke Seite der Brust sich nach und nach erhob, starben die durch die Naht einander genäherten Lippen der vordern Wunde allmälig ab, und aus der durch Abfall des Brandschorfs mit Substanzverlust entstandenen grofsen Geschwürsöffnung flossen, gleichzeitig mit dem durch die Inspiration bewirkten Eindringen der äufsern Luft in die Brust, die in der Pleura angesammelten eiterigen und serösen Flüssigkeiten aus.

Da

Da jedoch bei der genannten Lage des Kranken die vordere, nicht am abhängigsten Theil befindliche Wunde dieselben nur bei angefüllter Pleurahöhle ausfliefsen liefs, die hintere sich aber bereits geschlossen hatte, so war man genöthigt, jeden Morgen durch erhöhte Beckenlage die linke Brusthöhle zu entleeren, wodurch die in das Cavum Pleurae ergossene Flüssigkeit bedeutend vermindert wurde, die beiden Flächen des Brustfelles allmälig mit einander verwuchsen, und dessen Höhle sich verkleinerte. Wenn gleich indessen, bei der vierzehn Tage lang dauernden aufserordentlichen Frequenz und Unregelmäfsigkeit des Pulses mit allgemein gesteigerter Hautwärme, das Fieber nur eine sehr traurige Prognose gestattete und den nahen Tod befürchten liefs, so hustete der Kranke doch nur selten, warf wenig aus, und nach einiger Zeit besserte sich auch das Allgemeinbefinden, wiewohl die Abmagerung bedeutend zunahm, und die Eintrittsöffnung der Kugel sich nur sehr langsam verkleinerte. Gegen Ende Augusts zeigte sich längs der linken Seite der Dornfortsätze der sieben ersten Rückenwirbel, ohne Veränderung der Hautfarbe, eine weiche, dem Druck nachgebende, fluctuirende, ödematöse Geschwulst, aus der man durch Punction des am tiefsten gelegenen Theiles eine grofse Menge serösen Eiters entleerte, worauf späterhin sich noch mehrere isolirte Eiteransammlungen in dieser Gegend bildeten, deren jede eine ähnliche Operation erforderte. Wenn gleich nun auch bis dahin die Verdauungsfunctionen ungestört von Statten gegangen waren, so hatte doch im Monat September die Abmagerung bedeutende Fortschritte gemacht; die, die hervorragendsten Stellen der hintern Seite des Rumpfes bedeckende Haut fing an, sich zu entzünden und auf den Gräten der beiden Schulterblätter, so wie in der Kreuzgegend sogar zu ulceriren, wodurch man genöthigt wurde, den Kranken bei Tag in einem Lehnstuhl aufsitzen zu lassen und den Verband mit verdoppelter Sorgfalt Morgens und Abends zu erneuern. Die vordere Wunde communicirte nicht mehr mit der Pleura und liefs nur wenig unterhalb des Pectoralis major angesammelten Eiters ausfliefsen; auf der linken Seite des Rückens bildeten sich jedoch noch zwei circumscripte Abscesse, die beide geöffnet werden mufsten. Gegen Ende Septembers war zwar die Abmagerung beträchtlich, der allgemeine Zustand noch immer derselbe, die Kräfte noch nicht wiedergekehrt, der Kranke noch immer bettlägerig, das Gesicht angeschwollen, und an den untern Extremitäten Oedem eingetreten; doch wurde alles

Genossene gut verdaut, mit Leichtigkeit respirirt, ohne Husten und ohne Auswurf; die Rückenwunde war vernarbt, und die linke Seite der Brust nicht eingedrückt, sondern vielmehr in ihren beiden untern Drittheilen, wo die Percussion einen matten Ton vernehmen liefs, noch etwas erhaben, während im obern Drittheil, sowohl durch das Geräusch der Pulmonarexpansion bei der Auscultation, als durch den hellen Ton bei der Percussion, die Gegenwart der Lunge erkannt wurde.

Indessen befand sich der Kranke nach einer so bedeutenden Verletzung noch immer in einem möglichst befriedigenden Zustand und wollte das Hospital verlassen und zu seinen Eltern zurückkehren, was den 2. November auch geschah. Drei Wochen nachher aber, wo wir ihn wieder sahen, war allgemeine Hautwassersucht und der höchste Schwächegrad eingetreten, und im Laufe des Decembers erfolgte der Tod. — Die Section wurde nicht gemacht.

Wenn eine kleinere Kanonenkugel den Unterleib penetrirt, so wird fast jedesmal ein Eingeweide verletzt werden, und durch Blut-, Koth- und Gallenergiefsungen mit nachfolgender Peritonitis in kurzer Zeit der Tod erfolgen; doch findet man auch einige Beispiele vom Gegentheil.

Bleiben solche Kugeln in den Theilen liegen, wie dies wohl geschehen kann, so ist ihre Gegenwart nicht so schwer zu ermitteln, und ihre Ausziehung leichter zu bewirken als bei Flintenkugeln.

Gröfsere Kanonenkugeln veranlassen entweder Contusionen oder Wunden. Erstere, welche durch matte oder schief treffende Kugeln erzeugt werden, sind gewöhnlich sehr tief dringend, weit verbreitet und oft von Zermalmung der Knochen, von Zerreifsung der Muskeln, Nerven, grofsen Gefäfse und Aponeurosen, so wie von der der Eingeweide begleitet, obwohl die Haut, oder die Wandungen der Höhlen, in denen letztre liegen, verschont geblieben sind: — Verletzungen, von denen ich bereits bei der Contusion gesprochen, und in deren Folge ich namentlich vor der Hüfte die bemerkenswerthe Erscheinung beobachtet habe, dafs sich durch bedeutende Schwächung der Venenwandungen starke und zahlreiche Varices bildeten.

Die durch gröfsere Kanonenkugeln hervorgebrachten Wunden stehen mit dem Umfang der letztern und mit der Art, wie die Theile getroffen werden, im Verhältnifs. Sie verursachen schreckliche Verwüstungen, ungeheure Zerreifsungen, entnehmen beträchtliche Gliedertheile oder selbst ganze Glieder, die zuweilen vollkommen vom Körper getrennt werden, gewöhnlich aber noch durch einige Lappen damit zusammenhängen. Wenn auch in einigen Fällen Individuen, denen ein Glied durch eine gröfsere Kanonenkugel abgerissen oder zerschmettert wurde, kein Symptom allgemeiner Erschütterung, so wie keines körperlicher oder geistiger Alteration darbieten, ja nicht einmal wissen, was ihnen widerfahren, und wenn sie es gesehen, kaltblütig über die Erfolge ihres Unfalls sprechen, so beobachtet man doch auch bei Andern Erscheinungen des höchsten Grades von Commotion und Stupor. *) Die durch diese Ge-

*) [Bei Antwerpen sah man vollkommene Abreifsungen grofser Gliedmafsen, wie des Ober- und Unterschenkels, des Ober- und Vorderarms, durch Kanonen-, Morserkugeln, durch grofse Bombenstücke u. s w ziemlich oft erfolgen, was sich leicht erklären läfst, da die Geschosse aus der Nähe geschleudert wurden und dadurch unsre Soldaten mit ihrer ganzen Kraft trafen Einige dieser Gliedmafsen hingen nur durch schwache Muskel-, Aponeurosen- oder Hautlappen mit dem übrigen Korper zusammen, andere wurden vollkommen getrennt und fernhin geworfen Oft fand in solchen Fällen gar keine Blutung statt; indessen war dies nicht dauernd, denn viele Verwundete verloren auf dem Transport, von dem Orte der Verletzung bis zur Ambulance, wo ihnen die erste Hülfe geleistet wurde, viel Blut, und da in jedem Augenblick eine Haemorrhagie eintreten kann, so mufs sie der Wundarzt theils durch Compression, theils durch Unterbindung der Hauptarterien der so verstummelten Gliedmafsen zu verhüten suchen. Nach diesem Grundsatze handelte auch *Forget* in folgendem Fall (*Relation chirurgicale du siege d'Anvers.*)

Einem Soldaten wurden vor Antwerpen beide Schenkel in ihrem mittleren Theile durch eine grofse Kanonenkugel vollkommen abgerissen. Beide Stumpfe zeigten ungleiche, zermalmte, bläuliche, nicht blutende Wunden, in deren Mittelpunkte man zwei mehrere Zoll lange Cylinder pulsiren sah, aus denen aber kein Blut flofs. Dies waren nämlich die zerrissenen, verwickelten und nach der Länge ihrer Hervorragung vollen Arteriae crurales, welche durch das vom Herzen hineingetriebene Blut gehoben wurden Während man wegen des hohen Grades von Stupor, in dem sich der Kranke befand, die Amputation bis zur eintretenden Reaction verschieben mufste, unterband *Forget* die Schenkelarterien in ihrer Continuität, aus Furcht, dafs eine Blutung dem Verwundeten die demselben noch ubrig gebliebenen geringen Kräfte rauben mochte: — ein vorsichtiges und nach unserer Ansicht nachahmungswurdiges Verfahren.

Die durch solche Abreifsungen hervorgebrachten Wunden waren meistentheils sehr ungleich, im hochsten Grade gequetscht, mit Fetzen und Schorfen bedeckt; die ungleich fracturirten Knochen ragten aus den ertodteten Weichtheilen stark hervor, und oft erstreckten sich Fissuren von der Bruchstelle bis in die Gelenke Diese Fälle erfoderten auf eine augenscheinliche Weise, und gegen die Ansicht von *Bilguer*, eine neue regelmäfsige Amputation von Seiten der Kunst. Unter andern, doch weniger geschosse erzeugten Wunden sind überaus grofs, ungleich, im höchsten Grade gequetscht, mit Fetzen und Schörfen bedeckt, die Knochen in Splitter fracturirt und die vom Bruch ausgehenden Fissuren dringen sehr oft in die Gelenke. Die grofsen Gefäfse und Nerven sind gewöhnlich gleichzeitig zerstört, wodurch Lähmungen und Blutungen entstehen. — Bleiben diese Wunden sich selbst überlassen, so erfolgt meistentheils ein hoher Grad entzündlicher Anschwellung, Einschnürung, und sehr oft ausgebreiteter Brand, übermäfsige Eiterung, Gelenkabscesse u. s. w.: — Zufälle, denen die Verwundeten gewöhnlich erliegen. Und überwinden sie auch dieselben, so behalten sie nur einen durch Hervorragungen unförmlichen, häufig mit unheilbaren Geschwüren bedeckten, dabei fast immer unbrauchbaren und oft sogar lästigen Gliederstumpf. Darum ist unter diesen Umständen die kunstmäfsig verrichtete reguläre Amputation das einzige rationelle Mittel.

---

wöhnlichen Umständen war das Glied ziemlich glatt abgetragen, und man beobachtete keine solche Ungleichheiten der getrennten Weichtheile, keine solche Knochenvorsprünge u. s. w. — kurz, die Stumpfwunde sah, wie man dies am Armstumpf eines Artillerie-Lieutenants beobachtete, so glatt, wie durch einen Säbelhieb erzeugt, und so erträglich gut aus, dafs einige Wundärzte es für unnütz, ja selbst für grausam hielten, eine nochmalige Amputation vorzunehmen. Die französischen Militairchirurgen vor Antwerpen verrichteten sie aber immer und sahen darin das einzige Mittel, um alle Zufälle, die nach solchen, selbst durch Schnittwaffen bewirkten Abreifsungen so leicht entstehen, zu verhüten: eine von allen guten Schriftstellern, und vorzüglich von *Larrey*, gegebene Lehre, der in seinen Mémoires mehrere Beobachtungen von durch Kanonenkugeln bewirkten Amputationen mittheilt, die man nicht regularisiren wollte, und die er zu wiederholen genöthigt war, um die sich manifestirenden furchtbaren Zufälle zu beseitigen. Unter vielen hieher gehorigen Beispielen wollen wir folgendes herausheben:

Im Polenkriege des Jahres 1806 wurde einem Officier der Arm oberhalb des Ellenbogens durch eine Kugel so glatt abgerissen, als wäre er durch eine Schnittwaffe abgehauen worden. Einige Wundärzte, die den Verwundeten vor *Larrey* gesehen, hatten auf den Stumpf einen Charpiekuchen und einen einfachen Verband angelegt, und versicherten ihm, die Amputation vermeiden zu können. Allein die schrecklichen Schmerzen, welche eintraten, und eine Art beschwerlicher Betäubung liefsen den Kranken dieselbe doch wünschen, und *Larrey*, an den er sich mit diesem Gesuch wandte, verrichtete sie auch, wodurch der Kranke alsbald einer vollkommenen Ruhe genofs, ja sogar auf dem Schnee einschlief und aufgeweckt werden mufste, um in das Hospital transportirt zu werden. (*Mémoires tom. III. p.* 521.)]

Dieselben Zufälle beobachten wir, wenn eine Kanonenkugel ein Glied nicht vollständig, sondern nur einen mehr oder weniger beträchtlichen Theil desselben abgerissen, oder blofs eine grofse, mit Knochenzerschmetterung, oder mit Verletzung, oder mehr oder weniger tief dringender Zerstörung wichtiger Gefäfse und Nerven verbundene, Wunde hervorgebracht hat. Die heftigsten entzündlichen Zufälle, übermäfsige Eiterungen, Wunden, die wegen ihrer grofsen Ausdehnung nicht vollständig vernarben können und sich dann in fortwährend bleibende Geschwüre verwandeln u. dgl. mehr sind die Aussichten für die auf die genannte Art Verwundeten, wenn sie die Amputation nicht zugeben wollen, wie wir dies in dem §., der über letztre handelt, noch näher auseinandersetzen werden.

Sind die durch Kanonenkugeln erzeugten Schufswunden von geringer Ausdehnung, so bieten sie die Erscheinungen einer im höchsten Grade gequetschten Wunde dar, nehmen den gewöhnlichen Verlauf und verheilen wie diese, indem sie eine Narbe bilden, deren Vertiefung, Adhärenz, Difformität und Unbequemlichkeiten mit der Masse der durch das Geschofs entrissenen Gewebe im Verhältnifs stehen.

Wird eine Eingeweidehöhle von einer Kanonenkugel vollständig durchbohrt, so bewirken die in derselben entstehenden Störungen, die Desorganisation der Eingeweide u. s. w. den augenblicklich oder gewöhnlich doch sehr bald eintretenden Tod, meistentheils noch ehe der Kranke das bei solchen Verletzungen durch die Commotion und den allgemeinen Stupor verlorne Bewufstsein wieder gewonnen hat. Doch findet man einige Beispiele, wo die Verwundeten ihr volles Bewufstsein bis zum Tod behalten haben.

Dafs Kanonenkugeln beim Eindringen in unsre Gewebe in diesen verbleiben und so unsichtbar werden können, dafs man sie aufsuchen mufs, sollte man kaum für möglich halten, wenn wir es nicht bei glaubwürdigen Schriftstellern fänden. *)

*) [Bei *Larrey (Mémoires, tom III)* finden wir die Beobachtung, dafs ein Kanonier an dem untern und äufsern Theil des Oberschenkels von einer fünf Pfund schweren Kanonenkugel getroffen wurde, die dann die Richtung nach innen und oben nahm und, ohne dafs die Wundärzte dies ahnten, in der Leistengegend verborgen liegen blieb, aus der *Larrey* sie späterhin durch eine

Bomben, Haubitzen, Granaten u. s. w. wirken, wenn sie nicht springen, wie die Kanonenkugeln und erzeugen ähnliche Wunden. Im entgegengesetzten Fall bedingen die winkligen, ungleichen und mit mehr oder minder heftiger Kraft geschleuderten Stücke Wunden, die sich durch ihre gröfsere Unregelmäfsigkeit und durch ihre stärkeren Risse charakterisiren, rücksichtlich aber der übrigen Symptome, so wie ihrer Gefährlichkeit, sich nicht von den durch Kanonenkugeln erzeugten unterscheiden.

Zwölftes Kapitel.

Behandlung der Schusswunden.

Da von den Contusionen bereits oben die Rede war, so haben wir hier nur die Behandlung der eigentlichen Wunden zu betrachten, welche in eine örtliche und allgemeine zerfällt. Letztre umfafst körperliche und geistige Ruhe, passende Diät, verschiedenartige Getränke, Aderlässe, Klystiere, Emollientia, Purganzen, Emetica, Antispasmodica, Tonica und andre den Umständen entsprechende Mittel.

Die örtliche Behandlung richtet sich nach der Form, dem Sitz, der Ausdehnung, der Gefährlichkeit und den Complicationen der Wunden, mit deren einfachsten Formen wir beginnen wollen.

§. I.

Behandlung der einfachen Schufswunden.

Wie Schufswnnden mit einfacher Durchbohrung der Fleischtheile eine, bei der allgemeinen Betrachtung der Schufswunden erwähnte, grofse Aehnlichkeit haben, so erfordern auch beide Verletzungsarten fast dieselbe Behandlung. Die Blutung zu stillen, etwa vorhandene fremde Körper auszuziehen, die Entzündung zu verhüten, dem

---

grofse Incision herausnahm, indem er aus der ungewöhnlichen Schwere des Gliedes ihr Dasein vermuthete.

Auch *Begin* erzählt, dafs eine Kanonenkugel von neun Pfund so vollkommen in dem Schenkel eines Soldaten liegen geblieben, dafs sie der Wahrnehmung des Wundarztes entgangen war.]

Eiter und den ertödteten Theilen, die sich von den lebenden trennen müssen, einen freien Austritt zu verschaffen: sind die Indicationen, durch deren Erfüllung wir hier wie dort die Vernarbung erzielen. Das erste Mittel zur Erlangung dieses Resultates besteht in der Veränderung der Natur der Wunde durch Incisionen in eine frische und blutende, mit denen daher im Allgemeinen die Behandlung dieser Wunden beginnen mufs, und durch die wir gewöhnlich die entzündlichen Zufälle, die Einschnürung und alle andre üble Folgen verhüten. Wenn in der letzten Zeit einige Wundärzte statt durch Dilatation nur durch Blutegel, Aderlässe, erweichende Mittel u. s. w. der Einschnürung und Entzündung vorbeugen wollten, so mag ihnen dies zuweilen wohl gelungen sein; öfter aber sah man Zufälle entstehen, welche durch heilsame Erweiterungen hätten verhütet werden können, wie dies die beiden folgenden Beispiele beweisen:

Beobachtung LXIII.

B., der im Monat September 1830 ins Reconvalescenten-Haus von Saint-Cloud aufgenommen wurde, war während der Julikämpfe in den Weichtheilen der Hüfte von einer Flintenkugel getroffen und in einem der Haupt-Hospitäler von Paris, ohne Dilatation, mit wiederholter Application vieler Blutegel an die Ein- und Austrittsöffnung behandelt worden. Jetzt hatte sich ein grofser Abscefs gebildet, der an der vordern und hintern Seite der Hüfte geöffnet werden mufste, und die nach allen Richtungen hin vorhandenen Eitergänge verheilten erst nach mehreren Monaten.

Beobachtung LXIV.

In dasselbe Reconvalescenten-Haus wurde H. aufgenommen, dem im Juli 1830 eine Kugel nur die Weichtheile des Schenkels durchbohrt hatte, und bei dem man durch 240 Blutegel, die nach und nach angesetzt wurden, die Dilatationen umgehen zu können glaubte. Allein es entwickelte sich eine sehr bedeutende Entzündung, und darauf in der Dicke des Gliedes grofse Abscesse mit Eiterablagerungen nach verschiedenen Richtungen hin, die erst nach langer Zeit verheilten. Es kam also die Genesung erst nach mehreren Monaten zu Stande, die bei einer mehr methodischen Behandlung in einigen Wochen hätte erfolgen können.

Diese Dilatations-Incisionen müssen sowohl an der Ein-, als Austrittsöffnung, namentlich aber an der am tiefsten gelegenen, vorgenommen werden und auf den ganzen Wundkanal wirken, so dafs die Finger in dessen beide Mündungen frei eingeführt werden können und sich ohne Widerstand begegnen. Rücksichtlich der praktischen Ausführung der Operation verweise ich auf das von der Einschnürung handelnde Kapitel. *)

Wenn aber auch in den meisten Fällen die Dilatation bei grofsen, mit einer starken Aponeurose umkleideten Gliedmafsen, wie dem Ober- und Unterschenkel, dem Arm u. s. w., nicht umgangen werden kann, ohne den Verwundeten der gröfsten Gefahr auszusetzen: so giebt es doch auch Theile, wo dieselbe minder nothwendig, ja wo sie ganz unnütz ist, wie bei solchen, die mit wenigen Weichgebilden versehen sind, und deren Umfang hauptsächlich durch Knochen bedingt ist, wie Kopf oder Brust, ferner wenn die Kugeln nicht sehr tief in ein Glied eingedrungen sind, u. s. w.

Nicht also routinenmäfsig mufs die Dilatation bei Schufswunden, sondern mit Unterscheidung und nach hinreichenden, durch die Natur des verletzten Theils und durch gegenwärtige oder zu befürchtende Complicationen bedingten, Indicationen verrichtet werden. Eben so wenig darf man sich mit derselben zu sehr beeilen, denn namentlich beobachtete man von ihr bei Schufswunden, die mit Commotion und örtlichem oder allgemeinem Stupor verbunden waren, traurige Folgen, indem besonders nach sehr grofsen und mehrfachen Incisionen die Absterbung der in ihrer Vitalität bereits geschwächten Theile beschleunigt wurde. Daher mufs man mit der beim Bestehen dieser Complication etwa nothwendigen Dilatation bis nach Beseitigung derselben, d. h. bis nach wiederhergestellter organischer Thätigkeit der Theile, warten, wo sie dann nicht nur ohne Gefahr, sondern auch mit dem gröfsten Nutzen verrichtet wird. Oft beobachtet man unmittelbar nach der blutigen Erweiterung aus der Wunde eine ziemlich reichliche Blu-

---

*) [*Hunter* schränkt den Nutzen der Dilatation auf wenige Fälle ein und erklärt sie im Allgemeinen sogar für schädlich, indem sie die Entzündung steigere und die Heilung verzögere. Auch *Botal* erhob sich schon gegen die Dilatationen. Die Engländer, sagt *Samuel Cooper* (*Dict. de chir. pratique tom. II p.* 322), wenden nur sehr selten das Messer bei Schufswunden an, und wenn sie es thun, so geschieht es nur in der Absicht, um Kugeln, Knochensplitter und andre fremde Körper auszuziehen, oder um sich die Application von Ligaturen auf verletzte Gefäfse zu erleichtern.]

tung, die zwar, wenn sie mäſsig ist, durch Verhütung entzündlicher Zufälle heilsam wird, immer aber die Aufmerksamkeit des Wundarztes erheischt.

Nach verrichteten Dilatationen, wo sie nothwendig befunden worden, schreitet man zum Verband, der einfach und mild sein muſs und nicht, wie es zum groſsen Nachtheil der Verwundeten früherhin oft geschah, aus Reizmitteln, Spirituosis u. dgl. bestehen darf, da letztre offenbar dem Heilzweck zuwider sind, welchem gemäſs man die Reinigung der Weichtheile, den Abfall der Schörfe und eine passende Eiterung zu erzielen strebt.*) Feine, mit Cerat bestrichene und für den Durchtritt des Eiters mit vielen Oeffnungen versehene Leinwand, darüber weiche Charpie, um jenen aufzunehmen, dann Cataplasmen aus Farina seminum Lini mit Decoctum Althaeae oder Papaveris; Compressen, Binden und nach der Gestalt und Lage der Theile verschiedene und nur mäſsig anschlieſsende Contentiv-Apparate**) u. s. w. bilden die passendsten Verband-

*) [*Larrey* behandelt die Schuſswunden auf folgende, ihm eigenthümliche Weise. Nach verrichteter Dilatation legt er einen aus leicht tonischen Mitteln bestehenden und etwas drückenden Verband an, um die Circulation in der Umgebung der Wunde wieder herzustellen, den Abfall der Schorfe zu befordern und die allgemeinen Symptome der Commotion zu beseitigen, andrerseits auch eine zu beträchtliche consecutive Anschwellung zu verhindern und den örtlichen Erethismus zu verhüten. Die zu diesem doppelten Zweck angewandten Mittel bestehen in dem auf gefensterter Leinwand gestrichenen Unguentum de Styrace, in Charpie, Compressen, die mit kaltem Acetum camphoratum angefeuchtet sind und in einer methodisch anschlieſsenden Binde. Zu örtlichen Blutentziehungen giebt er den Schröpfköpfen vor den Egeln den Vorzug, weil letztere nach seiner Ansicht Congestionen veranlassen. Den ersten Verband nimmt er so spät als möglich, am vierten bis achten Tag, bei gleichzeitigen Knochenbrüchen noch viel später, oft nämlich erst am vierzigsten bis sechszigsten Tage ab Ja er stellt als allgemeinen Grundsatz auf, daſs die seltenen Verbände auf die glückliche Heilung der Schuſswunden einen groſsen Einfluſs haben. (*Relation chirurgicale des évenements de juillet* 1830 *à l'hôpital du Gros-Caillou, par M. Hippolyte Larrey*.]

**) Von der Application des kalten Wassers, welches einige Schriftsteller, wie *Joubert*, *Lombard* u. A., empfahlen, behauptet auch *Guthrie*, in der letzten Zeit, bei gut constitutionirten Individuen groſse Vortheile beobachtet zu haben. Unmittelbar auf die Wunde legte er in Oel getauchte Charpie, die er durch Heftpflasterstreifen befestigte, darüber dann eine oder mehrere doppelte, mit kaltem Wasser angefeuchtete Leinwandcompressen, die durch frisches Wasser und selbst durch Eis beständig feucht

stücke. *) Bei fehlender, oder nach beseitigter Entzündung läfst man die erweichenden und narcotischen Cataplasmen weg; ist jene aber sehr heftig, so nimmt man mit grofsem Nutzen zu wiederholten Applicationen mehr oder weniger vieler Blutegel um die Ein- und Austrittsöffnungen seine Zuflucht, wovon ich selber in den Julitagen viele heilsame Wirkungen beobachtet habe. Bei zu schwacher Entzündung finden reizende, tonische Mittel ihre Anwendung, wie Unguentum digestivum, oder auch Waschungen mit lauwarmen Wasser, worin man einige Tropfen des Liquor von Labarraque geträufelt hat. Dieser letztere, ein schwaches Chlorwasser, reizt die Weichtheile hinlänglich, ohne sie zu sehr zu irritiren, und hat auch den Vortheil, dafs er den unangenehmen Geruch des Brandes schnell und fast gänzlich zerstört. Wir haben uns dessen im Jahre 1830 mit dem gröfsten Nutzen bedient und in einem Fall die sonderbare Erscheinung beobachtet, dafs danach fast gar keine Eiterung eintrat. Es war dies nämlich bei einem Kranken, dem die aus einer Terzerole geschossene kleine Bleikugel den Hodensack und den rechten Hoden durchbohrt hatte und in die innere und obere Seite des Oberschen-

---

erhalten wurden. Neuerdings wandte auch *Sanson* im Hôtel-Dieu das kalte Wasser mit Erfolg an.

Oft aber ist diese Application kühlender Mittel dem Kranken unangenehm, nicht selten sogar schädlich, indem sie allgemeine Erkältung, Frost und sehr gefährliche innere Entzündungen veranlafst. Bei localem Stupor könnte sie den in solchen Fällen zu befürchtenden Brand beschleunigen, weshalb die Anwendung dieser örtlichen Mittel vielen Beschränkungen unterworfen sein dürfte, wenn gleich ihr Nutzen in einigen Fällen nicht zu bezweifeln ist. So liest man im *Bulletin thérapeutique t II. p* 395., dafs *Marjolin* und *Blandin* im Hospital Beaujon bei den in dem Aufstand vom Juni 1832 durch Schiefswaffen Verwundeten von dem Verbinden mit kaltem Wasser und selbst mit Eis sehr heilsame Wirkungen beobachteten.

*) [Rollbinden dürfen bei Gliedmafsen, die unbeweglich liegen bleiben müssen, nicht angewandt werden, weil letztere zu deren Erneuerung aufgehoben werden müssen. Besser bedient man sich in diesen Fällen einzelner Streifen, wie bei Knochenbrüchen, oder langer Compressen, die man sehr leicht erneuern kann, ohne das Glied zu bewegen.

Um die Durchnässung des Verbandes durch die Eiterung zu verhüten und so die bei dessen Erneuerung nothwendigen öftern Bewegungen des Gliedes möglichst zu vermeiden, kann man mit vielem Nutzen unmittelbar auf die Compressen Wachsleinwand legen, welche den Eiter aufnimmt und dadurch die Binde schützt — ein Verfahren, dessen sich *Roux* mit Erfolg bediente.]

kels gedrungen war. Nach Dilatation der Wunde liefs ich mit in Chlorwasser getauchter Charpie verbinden, worauf die Schörfe in kleinen Stücke abfielen, und die Wunde sich fast ohne die geringste Eiterung schlofs.

Nichts ist schädlicher als jene Verbandmethode, wonach man grofse Charpiemassen in enge Wunden überhaupt, besonders aber in Schufswunden, einführt. Der Zweck, den man dadurch zu erzielen strebt, die Vereinigung der Wundlippen nämlich zu verhüten, wird auch ohnedies erreicht, denn der auf der Oberfläche der Wunde gewöhnlich befindliche Schorf verhindert die Schliefsung derselben; dagegen wird durch jenes Verfahren der Eintritt entzündlicher Zufälle begünstigt und beschleunigt. Deshalb mufs dasselbe gänzlich verworfen, und nur der oben angegebene milde und besänftigende Verband angewandt werden. Um eine zu schnelle Vereinigung zu verhüten, dem Eiter einen freien Abflufs zu verschaffen und den Austritt der fremden Körper zu befördern, legte man früherhin, wenn eine Kugel zwei Oeffnungen gemacht hatte, ein Haarseil in den Wundkanal, welches Verfahren man indefs schon seit langer Zeit aufgegeben hat, da jenes, selbst ein fremder Körper, zu bisweilen sehr heftigen Entzündungen die Veranlassung giebt und nur sehr selten den ihm zugeschriebenen Nutzen leistet.

Den ersten Verband darf man nur dann früher als am dritten oder vierten Tag abnehmen, wenn irgend ein besonderer Umstand, wie sehr heftige Schmerzen, Blutungen u. s. w., es gebietet. Wendet man erweichende Cataplasmen an, so erneuere man sie in den ersten Tagen nur des Morgens und Abends, damit sie nicht sauer werden, berühre aber die Charpie und die übrigen Verbandstücke nicht vor der oben angegebenen Zeit.

Am dritten oder vierten Tage haben sich die, die Wunde unmittelbar bedeckenden Verbandstücke durch die Eiterung gelöst und lassen sich ohne Schmerzen abnehmen, und dieses letztre befördert man bei dem fernern Verband dadurch, dafs man die eine Fläche der nun aufzulegenden gefensterten Compresse mit Cerat bestreicht. In der Folge erneuert man den Verband, je nach der Menge des Eiters, einmal oder zweimal des Tages und, wenn es nöthig ist, noch öfter. *)

---

*) [Bei grofser Hitze erzeugen sich nicht selten Würmer in den Wunden, was *Larrey* sehr oft in Egypten beobachtete und den Wunden nicht nur nicht schädlich, sondern dadurch nützlich

Entwickelt sich eine nicht entzündliche Anschwellung, oder droht der Brand, den verwundeten Theil zu ergreifen, so nehme man zu örtlichen Belebungs- und Reizmitteln, zu Spirituosis seine Zuflucht, wie z. B. zum Decoctum Chinae durch Spir. vin. camphorat. geschärft, zu Aufgüssen verschiedener aromatischer Pflanzen u. s. w.

Unter dem Einflufs dieser verschiedenen örtlichen Heilmittel fallen die Schörfe ab, entwickelt sich die Eiterung, erhält sich die Entzündung in ihren passenden Grenzen, verschliefst sich und verheilt die Wunde an allen den durch die Kugel erzeugten Oeffnungen zu einer mehr oder weniger vertieften Narbe, und zwar ist deren Vertiefung vorzüglich an der Eintrittsöffnung bemerkbar (s. Narben).

Die allgemeine Behandlung bei Schufswunden mufs sich nach dem Zustande des Kranken und nach den möglicher Weise eintretenden Complicationen richten. Sind die örtliche Entzündung und die allgemeine Reaction sehr lebhaft, so verordne man in den ersten Tagen eingeschränkte Diät, Ruhe, kühlende erfrischende Getränke, Aderlässe, und beim Eintritt nervöser Zufälle antispasmodische Mittel. Vorzüglich mufs man den Zustand der ersten Wege berücksichtigen und, je nach Verschiedenheit des Falles, örtliche Blutentziehungen auf dem Unterleib oder am Anus, nebst Abführungs- und Brechmitteln anwenden, um den Inhalt des Magens und der Därme auszuleeren, da diese bei den Soldaten im Felde durch Ueberfüllung mit schlechtbeschaffenen Nahrungsmitteln so oft gereizt und geschwächt werden, wovon die traurigsten Uebel, und besonders bösartige Fieber die Folgen sind, die man nur durch die oben angegebene Behandlung zu verhüten vermag. Sind die Kranken durch Elend und Leiden sehr geschwächt, so mufs man selbst zu tonischen und stärkenden Mitteln seine Zuflucht nehmen. Geht dann Alles regelmäfsig von Statten, treten keine gefährliche Complicationen ein, erhält die Entzündung sich auf dem gehörigen Grade, und ist eine gute Eiterung zu Stande gekommen, so läfst man von der Diätbeschränkung nach und vermehrt allmälig die Nahrungsmittel des Kranken, vorzüglich wenn er sie gut verdauet.

---

fand, dafs dieselben durch Benagung der Schörfe deren Abfall beschleunigten. Sie scheinen vorzüglich die in Fäulnifs begriffenen Stoffe zu lieben, die lebenden Theile aber nicht zu beruhren. Uebrigens reichen, wenn jene Würmer belästigen sollten, in Kamphorauflösung getauchte Compressen hin, um sie zu todten und ihre abermalige Erzeugung zu verhüten. (*Relation chirurgicale de Hipp. Larrey l. c.*)]

Die **Diätbeschränkung** ist allerdings in unserm gemäfsigten Klima in der Regel nothwendig und besteht darin, dafs man dem Kranken in den ersten Tagen alles Nahrhafte entzieht, nach einiger Zeit aber Bouillon und leichte Suppen reicht. Keineswegs aber darf sie so streng sein, wie sie einige Aerzte systematisch anordnen, da die Kranken dadurch zu sehr geschwächt und der nöthigen Kraft beraubt werden, um gegen die vielen sie umgebenden schwächenden Einflüsse zu reagiren, und sie dann auch nur mit vieler Mühe und nach langer Zeit wieder zu einer passenden Ernährung gelangen können, indem ihr Magen dabei sein Verdauungsvermögen fast ganz verliert.

Uebrigens mufs sich aber die Diät nach der Constitution, Gewohnheit und Localität richten; eine solche, die in einem kalten Lande tödtlich sein würde, ist in einem heifsen oder gemäfsigten durchaus nothwendig. So reichte man im Jahre 1814 den Russen in Paris während der schlimmsten Perioden ihrer Krankheit, während der entzündlichen Stadien ihrer Verwundungen, ohne Nachtheil, schwer verdauliche Nahrungsmittel, Wein und Brantwein; wogegen sie durch eine französische Diät schnell von Kräften kamen und bald unterlagen.

Das **Getränk** mufs in den verschiedenen Stadien der Wunden von verschiedener Beschaffenheit sein, während des Stupors aus tonischen und spirituösen, in der entzündlichen Periode aus verdünnten und erweichenden Flüssigkeiten, im Stadium der Eiterung, der Schwäche und Atonie endlich aus Wein, aus China- und andern stärkenden Abkochungen bestehen.

Auf die **Ausleerungen** hat der Wundarzt besondre Aufmerksamkeit zu richten; die bei vielen Kranken hartnäckigen Verstopfungen müssen durch von Zeit zu Zeit gegebene Laxanzen gehoben werden, da die Anstrengungen des Kranken bei Ausleerung vieler angehäufter Massen zuweilen consecutive Blutungen veranlassen. Eben so mufs man auch nicht dulden, dafs der Urin zu lange in der Blase verweile, da er bei der ununterbrochenen horizontalen Rückenlage des Kranken schwer ausgeleert wird, was ich bei mehr als fünf und zwanzig Verwundeten im Juli 1830 beobachtet habe. Die Blase wird in diesem Zustande nie vollkommen entleert, immer weniger Urin excernirt als secernirt, und zuletzt lassen die Kranken den Harn nur, wenn die Blase gleichsam überläuft. Unter diesen Umständen mufs man daher täglich mehrmals catheterisiren.

Auch die **Bedeckung** dieser Kranken erfordert unsre Aufsicht; dieselbe darf nicht zu dick, zu schwer, zu heifs, aber auch umgekehrt nicht zu leicht sein. Der Kranke werde mäfsig bedeckt, damit er weder stark schwitze, noch der Erkältung ausgesetzt sei, durch welche mehr oder minder gefährliche Eingeweide-Entzündungen entstehen würden.

Vorzüglich berücksichtige der Wundarzt aber auch die, die Kranken umgebende Luft, die so rein als möglich sein mufs; und selbst die beste Luft kann durch die Anhäufung von Verwundeten in demselben Raume, durch den Eiter- oder Brandgeruch ihrer Wunden u. s. w. verdorben werden. Daher mufs man dieselbe, wenn man sich nicht der Gefahr der Entstehung von Hospitalfiebern, Hospitalbrand u. s. w. aussetzen will, oft erneuern, dabei aber bestimmte Vorsichtsmaafsregeln ergreifen, deren Unterlassung gefährlich werden könnte, wie wir dies beim Tetanus bereits erwähnt haben.

Die körperliche Ruhe, vorzüglich die des verletzten Theiles, ist eine Hauptbedingung bei der Behandlung der Schufswunden, deren Erfüllung im Felde aber sehr grofse Schwierigkeiten verursacht. Im Jahre 1830 verschaffte der dauernde Aufenthalt der Verwundeten im Hôtel-Dieu und in den übrigen Hospitälern von Paris ihnen diesen Vortheil, durch den viele Zufälle, die man im Felde so oft beobachtet, vermieden wurden.

Durch solche lang fortgesetzte Ruhe entstehen freilich auch mancherlei Beschwerden, als Schmerzen, Röthe und Excoriationen an den Theilen, auf welchen der Körper liegt, so dafs man an der Ferse, am Heiligbein, grofsen Trochanter, an den Gräten der Schulterblätter u. s. w. sehr gewöhnlich Schörfe findet. Diese beseitigt oder vermindert man dadurch, dafs man die Kranken von Zeit zu Zeit umbettet, auf die Stellen, wo Schörfe zu entstehen drohen, zertheilende und gelind reizende Flüssigkeiten, wie Aq. saturn. mit Spiritus vini, anwendet und feine, weiche, mit Cerat bestrichene Charpie legt, die man auf Leinwand festnäht, damit sie sich nicht zusammen rolle und dadurch wie ein drückender Körper wirke. Bei manchen Menschen ist zwar die Disposition für solche Schörfe zuweilen so grofs, dafs sie, was man auch thue, sehr schnell entstehen, nichts desto weniger mufs man aber keine Vorsichtsmaafsregel zu ihrer Verhütung vernachläfsigen.

Die geistige Ruhe ist für das Befinden und die baldige Genesung der Kranken von grofser Wichtigkeit, daher mufs man jede moralische, traurige oder frohe Aufregung von ihnen, so viel als möglich, fern halten.

Die Besuche, welche im Jahre 1830 im Hôtel-Dieu vom provisorischen Präfekt der Seine, *Alexander Delaborde*, der Herzogin von Orléans, der jetzigen Königin der Franzosen, von dem General *Lafayette* u. A. ohne Zweifel in der sehr löblichen Absicht gemacht wurden, die Leidenden zu trösten und ihnen Hoffnung für eine bessere Zukunft zu machen, übten gewöhnlich einen nachtheiligen Einflufs auf die Kranken, indem diese dadurch in einen exaltirten Zustand geriethen, der Entzündungen, Delirien, Blutungen und bei manchen sogar den Tod zur Folge hatte. Auch die Privatbesuche von Verwandten, Freunden und Fremden hatten durch unangenehme und angenehme Aufregungen ähnliche Folgen, waren aufserdem aber noch dadurch schädlich, dafs den Kranken bei dieser Gelegenheit gewöhnlich Nahrungsmittel gebracht wurden, deren unvorsichtiger Genufs Indigestionen und dadurch gefährliche Zufälle erzeugte.

Nach dieser Erfahrung sollte man in den Hospitälern den Grundsatz feststellen, den Besuch der Verwandten erst nach Beseitigung der ersten Zufälle der Verletzung, d. h. nach vierzehn Tagen bis drei Wochen, zu gestatten.

Einen nicht weniger schädlichen Einflufs auf die Entwickelung von Zufällen hatte endlich im Jahre 1830 das beständige Geräusch der Schwärmer und Flintenschüsse, als Freudenzeichen über die Ereignisse, und das mehrere Tage fast ununterbrochen fortgesetzte kleine Gewehrfeuer, wodurch bei mehreren Kranken Schlaflosigkeit, Fieber, Blutungen, Delirien, Krämpfe und selbst Tetanus veranlafst wurden. Im Felde hat das Geräusch von Kanonen- und Flintenschüssen ähnliche Wirkungen auf den Soldaten. *)

---

*) [Die Sterblichkeit war im Juni 1832 unter den Verwundeten weit grofser, als im Juli 1830, wie man nicht allein im Hôtel-Dieu, sondern in allen Hospitälern von Paris beobachtet hat. Worin bestand die Ursache dieser Verschiedenheit? Die Jahreszeit war fast dieselbe, die Behandlung geschah in derselben Art und mit derselben Sorgfalt, und wenn auch der Cholera ein schädlicher Einflufs nicht abzusprechen war, so hatte dieselbe doch im Juni schon sehr nachgelassen, und nicht sie war es, der unter den Verwundeten die meisten Opfer fielen. Der Hauptgrund der gröfsern Sterblichkeit lag unstreitig in moralischen Einflussen. Denn wenn schon in Völkerkriegen die Militair-Wundärzte oft einen grofsen Unterschied zwischen der Sterblichkeit der Sieger und der der Besiegten beobachtet haben, den man nicht

Die, schon zur Verhütung der durch die Einschnürung bedingten Entzündungen indicirten, Dilatationen sind auch zur nothwendigen Ausleerung des in dem Kanal einer Schufswunde enthaltenen Eiters wichtig, genügen indefs sehr oft nicht, um allen in Folge der Ausstofsungsentzündung nicht nur im Wundkanal, sondern auch in dessen Nachbarschaft erzeugten Ansammlungen desselben einen vollkommenen Ausflufs zu verschaffen. Auf diesen aber hat der Wundarzt seine beständige Aufmerksamkeit zu richten; denn ungeachtet der gröfsten Sorgfalt, häufiger methodischer Verbände, Druckapparate u. s. w. kann der Eiter an verschiedenen Stellen, und vorzüglich in der Umgebung der Wunde, verweilen und, durch seine Ansammlungen, Zersetzung und Resorption, die gefährlichsten Zufälle veranlassen, wie hectisches Fieber, innere Entzündungen, Eiter-Ablagerungen u. s. w. Wenn gleich man schon vor fast hundert Jahren über diese Rückwirkungen der Eiterung gesprochen hat, so wurden die Folgen und Gefahren derselben doch erst durch *J. L. Petit* deutlich erkannt. Nach ihm aber ist noch Vieles über diesen Gegenstand gesagt und geschrieben worden, worauf wir weiter unten bei der Betrachtung der Eingeweideabscesse, als Complication der Schufswunden, noch zurückkommen werden.

Diese gefährlichen Folgen der Eiter-Resorption sind wichtige Gründe, um den Wundarzt zu bestimmen, den in den bei Schufswunden so häufigen Gängen angesammelten Eiter sorgfältig auszuleeren, und kann er dies durch Anwendung der im Allgemeinen dazu empfohlenen Mittel, wie durch die Lage, Compression u. s. w., nicht bewirken, so mufs er seine Zuflucht zur Gegenöffnung nehmen, die am zweckmäfsigsten an der Stelle verrichtet wird, wo wir an dem Schmerz, der Geschwulst, Röthe, erhöhten Temperatur, Fluctuation und an dem durch einen Druck auf die-

von der den einen geleisteten und den andern entgangenen Sorgfalt ableiten kann, da in denselben Hospitälern und bei derselben Behandlung dennoch die Soldaten des siegenden Heeres grofsere Aussicht zur Genesung hatten: so wirkt die Traurigkeit, die Entmuthigung und die Verzweiflung auf das moralische Gefühl der Besiegten in Bürgerkriegen mit einer noch viel grofseren Macht, und eben so hält hier die Siegesfreude den Sieger weniger aufrecht, da der Schmerz, Mitbürger besiegt zu haben, dieselbe wieder zerstört. Dies zeigte sich im Juni ganz auffallend, wo die Verwundeten, in welchen Reihen sie auch fielen, alle mehr oder weniger an dieser moralischen Niedergeschlagenheit litten, gröfsere Gefahren zu bestehen und mehr Hindernisse zu überwinden hatten, ehe sie zur Genesung gelangten.]

dieselbe bewirkten Ausfliefsen von einer gröfsern oder geringern Quantität Eiters aus der ersten Oeffnung so wie aus andern Erscheinungen erkennen, dafs hier die Natur schon selbst dem Eiter einen neuen Ausweg zu bereiten strebte. Denn übersieht man dies, und macht an einem andern als an dem von der Natur bezeichneten Punkt eine, wenn auch grofse Gegenöffnung, so wird der Eiter aus dieser sich oft nur schwer entleeren, und die Natur ihren zur Erzeugung der Gegenöffnung eingeleiteten Prozefs bis zu seiner Beendigung fortsetzen.

Erscheint es schon überhaupt unnöthig, bei der Errichtung solcher Gegenöffnungen Vorsicht zu empfehlen, wenn in deren Nähe wichtige Theile, wie grofse Nerven und bedeutende arterielle und venöse Gefäfse verschont werden müssen: so will ich doch besonders noch darauf aufmerksam machen, dafs durch grofse Eiteransammlungen die arteriellen Gefäfse oft ihre Lage verändern und nach vorn, hinten oder seitlich verschoben werden, so dafs man, bei nicht gehöriger Aufmerksamkeit, gleichzeitig mit dem Abscefs eine grofse Arterie eröffnen könnte. *)

---

*) Mir sind viele Beispiele solcher Lagenveränderungen grofser Arterien durch Eiteransammlungen vorgekommen und zwar der erste merkwürdige Fall der Art vor funfzehn Jahren: Ein Mensch hatte durch Eitersenkung aus der Fossa iliaca in der Leiste einen grofsen Congestionsabscefs, den ich an einer Stelle eröffnen wollte, wo der gewöhnliche Verlauf der Arterie diese nicht erwarten liefs, als ich beim Zufühlen mit der Hand daselbst sehr starke Pulsationen der aus ihrer Lage gedrängten Arteria cruralis wahrnahm, weshalb ich die Oeffnung an einer andern Stelle verrichtete. Späterhin beobachtete ich bei einem jungen Mann, der am äufsern und untern Theil des Oberschenkels eine Schufswunde erhalten hatte, dafs sich ein grofser Abscefs bildete, der sich nach der hintern und innern Seite des Schenkels erstreckte und die Arteria cruralis nach aufsen drängte.

Auch folgende interessante Beobachtung gehört hierher: Eine junge Frau wurde einen Monat nach ihrer Entbindung von sehr heftigen Schmerzen in der rechten Fossa iliaca interna ergriffen, die sich bald bis in den Schenkel erstreckten und der Kranken das Vermögen zum Gehen raubten, ja ihr kaum gestatteten, den Fufs auf den Boden zu setzen. Nach einiger Zeit entstand eine Geschwulst in der rechten Fossa iliaca, die sich unter den Schenkelbogen bis in die Leiste fortsetzte, und die Kranke bewog, den 7. April 1829 in dem Hôtel-Dieu Hülfe zu suchen. Bei der Untersuchung der deutlich fluctuirenden Geschwulst bemerkte ich in ihr, von ihrem untern Theil bis zum Schenkelbogen, sehr starke Pulsationen, die zunächst in ihrem vordern und mittlern Theil, dann aber auch oben und rechts, doch hier mehr in der Quere und weniger stark, wahrnehmbar waren. Es ergab sich, dafs die wahrscheinlich durch den Eiter aus ihrer Lage gedrängte Arteria cru-

Diese Gegenöffnungen müssen nun nach den Umständen eine kürzere oder längere Zeit offen erhalten werden, und wenn man den Militairwundärzten den Vorwurf macht, dafs sie die Vorsicht in diesem Falle bis zum Mifsbrauch übertreiben, wenn sie die Ein-, Austritts- und Gegenöffnung sehr lange offen halten, so ist es doch immer besser, ihnen zu folgen, und eher durch Uebermafs als durch Mangel an Vorsicht zu fehlen, um so allen in die Wunde eingeführten oder darin erzeugten fremden Körpern die zu ihrem Austritt immer erforderliche Zeit zu gewähren. Schliefst man die Oeffnungen zu früh, so entstehen zuweilen sehr heftige Entzündungen und abermalige Eiteransammlungen, wodurch die Wunde sich wiederum öffnet, oder neue Gegenöffnungen nothwendig werden.

Um die Oeffnungen der Wunden so wie die Gegenöffnungen frei zu erhalten, mufs man fremde Körper einführen, deren Auswahl jedoch nicht gleichgültig ist. Der präparirte Schwamm, die Radix Gentianae praepar. u. s. w., erfüllen ohne Zweifel wohl diese Indicationen; allein im Allgemeinen reizen sie zu sehr und können zuweilen lebhafte Schmerzen, Krämpfe, Convulsionen u. s. w. veranlassen. Auch die Charpiewieken, welche einige Wundärzte noch jetzt anzuwenden pflegen, können üble Zufälle zur Folge haben. Zuweilen lösen sich nämlich einige Fäden davon ab, bleiben in den Geweben liegen und unterhalten bis nach ihrem Austritt Fisteln; andre Male sah man sogar diese Wicken in die Brust- oder Bauchhöhle fallen, wo ihre Anwesenheit natürlich die gefährlichsten Zufälle bedingt. Am besten bedient man sich zu dem oben bezeichneten Zweck Leinwandstreifen mit ausgefaserten Rändern, welcher wenig reizende Stoff hinreicht, um die Schliefsung

---

ralis sich in der Mitte der Geschwulst befand, und dafs von ihr die stärkern Pulsationen herrührten, während ich die transversalen schwächern von der Arteria circumflexa herleitete. Am folgenden Tage aber waren die Pulsationen verschwunden, was wohl daher rührte, dafs mehrere Zöglinge durch fortgesetzte schonungslose Untersuchung der Geschwulst die Gefäfse nochmals verrückt hatten, und die Arteria cruralis dadurch wieder in ihre normale Lage getreten war.

Man mufs also in der chirurgischen Praxis diese mögliche Lagenveränderung der Gefäfse durch eiterige Geschwülste vor Augen haben, und es ist gewifs, dafs sehr geschickte Wundärzte, welche diesen Umstand übersahen, bei der Oncotomie grofse Arterien offneten, und so aus einer unbedeutenden Krankheit eine sehr gefährliche und selbst tödtliche machten.

der Oeffnung zu verhüten und einen leichten Ausflufs des Eiters zu unterhalten.

§. 11.

Behandlung der mit Knochenverletzung complicirten Schufswunden.

Die mit Beschädigung der Knochen complicirten Wunden erfordern je nach der Art derselben eine verschiedene Behandlung. Ward ein Knochen, ohne zu zerbrechen, vollständig durchbohrt, so ist die Wunde beinahe als eine einfache Fleischwunde anzusehen und heilt auch wie eine solche; nur wird ein etwas längerer Zeitraum dazu erfordert, indem fast jedes Mal einzelne, vom Knochen losgelöste Fragmente vorhanden sind, und aufserdem die Wände des von der Kugel durchlaufenen Kanals meistens necrotisch werden und, ehe die Heilung der Wunde erfolgen kann, sich abstofsen müssen. Die locale und allgemeine Behandlung dieser Wunden ist mithin fast dieselbe als die der einfachen Fleischwunden, was selbst von den Fällen gilt, wo der hervorragende Theil eines Knochens, wie die Crista der Tibia, fortgerissen worden ist.

Wird die Kugel von einem Knochen kapselförmig umgeben, so mufs man, um den Eintritt übler Zufälle zu verhindern, dieselbe auf die bei der Behandlung der durch fremde Körper complicirten Wunden angegebene Weise zu extrahiren suchen.

Ist der Körper eines langen Knochens zerbrochen worden, und glücklicher Weise keine Fractura comminutiva entstanden, so behandelt man einen solchen Bruch wie einen, mit einer äufseren Verletzung complicirten gewöhnlichen Knochenbruch, und sucht sorgfältig den Zutritt der äufseren Luft abzuhalten. Entstand aber ein Splitterbruch, so ist die Wunde sehr gefährlich und nicht selten tödtlich; was vorzüglich von Verletzungen dieser Art an den unteren Extremitäten gilt, während bei den obern Fälle von Heilung durch die gewöhnlichen Mittel häufiger vorkommen. Bei solchen Verletzungen mufs der Wundarzt vor Allem nach der Lage, der Beschaffenheit und Ausdehnung der in den Knochen und den Weichtheilen vorhandenen Zerstörungen entscheiden, ob das Glied erhalten werden kann, oder ob die Amputation nothwendig ist. Es giebt zwar Wundärzte, welche die Amputation immer für indicirt halten, sobald der Hauptknochen eines Gliedes zersplittert ist, doch gehen diese zu weit, obwohl ihr Verfahren gewifs bei weitem besser ist, als das derjenigen, welche die

Amputation unter solchen Umständen niemals vornehmen wollen. *) Kann man mit Wahrscheinlichkeit annehmen,

*) [Man hat den Militairärzten oftmals den Vorwurf gemacht, dafs sie zu häufig die Absetzung von Gliedmafsen vornehmen; indefs ohne allen Grund, ja vielleicht könnte man sie gerade des Gegentheils beschuldigen, denn seitdem die Verheerungen des Krieges bis in die gröfseren Städte gedrungen sind, haben die Civilärzte ihre Ansichten über diesen Punkt modificirt, ja man kann wohl sagen, vollkommen geändert. *Gauthier de Claubry* (*Journal universel et hebdomadaire tom V*) sagt darüber Folgendes: „Als ich zuerst den Schauplatz der Militairchirurgie betrat, fing ich damit an, das Verfahren meiner Vorgesetzten zu tadeln, und brachte es bei Einigen durch mein Zureden und meine Versicherungen über die selbstständige Heilkraft der Natur wirklich dahin, dafs sie in mehreren Fällen das Messer zu gebrauchen anstanden. Die Erfahrensten indefs waren überzeugt, dafs ich meinen Irrthum bald einsehn würde, und dies geschah in der That, denn jene von mir überredeten Aerzte bereuten es, mir nachgegeben zu haben, und mir that es leid, dafs ich, ohne gehörige Erwägung aller Umstände, eine durch lange Erfahrung bestätigte Wahrheit anzugreifen, unternommen hatte. Mir ist noch die grofse Zahl der im Italienischen Feldzuge von 1805 Verwundeten gegenwärtig, bei denen ich mich viele Tage lang bemühte, Splitterbrüche der Rohrenknochen an den Extremitäten zu verbinden und welche alle, theils in den ersten Tagen, in Folge der primitiven Zufalle, der Schmerzen, Convulsionen, des Fiebers und der Resorption des Eiters, theils nach einem grofsern, oft sehr langen Zeitraume, wenn die Wunden sich schon merklich gebessert hatten, am Lazarethfieber, an der epidemischen Ruhr u s w, starben.

Auch als *Paillard* vor Antwerpen versuchen wollte, ob er nicht die Amputation bei Splitterbrüchen umgehen könnte, sagte *Zink*, erster Wundarzt der Armee, zu ihm: Glauben Sie meiner alten Erfahrung in der Militairchirurgie. Man sollte es sich durchaus zum Gesetz machen, jedes Mal den Schenkel zu amputiren, wenn der Knochen in Folge einer Schufswunde zerschmettert worden ist, und würde alsdann viel weniger Kranke verlieren Bei funfzig auf diese Weise behandelten Individuen wurden wir vielleicht, zwei Schenkel unnützer Weise amputiren, allein wenigstens vierzigen das Leben retten, während wenn wir den Versuch machten, alle diese Schenkel zu erhalten, wir leicht sechs oder acht und vierzig Verwundete verlieren könnten" Uebrigens beweisen auch die Schriften über diesen Gegenstand, dafs die meisten Aerzte hierüber ungefähr gleicher Meinung sind. (*Relation chirurgicale du siege de la citadelle d'Anvers.*)

Ravaton sagt, dafs wenn man bei, durch Geschosse veranlafsten, Schenkelbrüchen nicht amputirt, die Krankheit fast jedesmal todtlich sei. *Schmucker* behauptet, dafs man von sieben solchen Kranken nur einen rettet. *Lombard* spricht sich auf gleiche Weise darüber aus *Ribes*, der Vater, (*Mémoire sur la fracture du tiers moyen du femur, compliquée de plaie et produite par armes à feu* 1831) hat in keinem einzigen Falle, wo der mittlere Theil des Knochens gebrochen war, eine vollständige Heilung zu Stande kommen gesehn *Gauthier de Claubry* theilt hierin

dafs der Kranke die sich lange hinziehende Kur und die etwa eintretenden heftigen entzündlichen Zufälle, eine reichliche Eiterung u. s. w. zu ertragen im Stande sein wird, so mache man grofse und tiefe Einschnitte, um die lockern Knochensplitter leicht ausziehen zu können, um den Eintritt entzündlicher Einschnürung zu verhüten und dem sich bildenden Eiter einen gehörigen Ausweg zu verschaffen. Gleich bei der ersten Untersuchung sehe man zu, nach welchen Stellen hin der Eiter wahrscheinlich seinen Weg nehmen wird, bringe, wenn es nöthig ist, daselbst Gegenöffnungen an, um Eitersenkungen zu verhüten und die Ausstofsung derjenigen Knochensplitter zu befördern, deren Extraction bei den ersten Verbänden nicht möglich war. Sind diese Erweiterungen und Einschnitte gemacht, und die Splitter entfernt worden, so schreite man zum Verbande, lege das Glied auf einen Apparat für complicirte Fracturen und mache die Reduction so vollständig als möglich. Auf die Wunden lege man gefensterte und mit Cerat bestrichene Compressen, weiche trockne, oder mit resolvirenden oder tonischen Flüssigkeiten getränkte Charpie, und das Ganze bedecke man mit erweichenden und narcotischen Cataplasmen. Die Erneuerung des Verbandes geschehe alle vier und zwanzig Stunden, oder, wenn die Eiterung sehr reichlich ist, noch öfter; die übrige Behandlung ist ganz dieselbe, wie bei den complicirten Fracturen überhaupt. Da jedoch die entzündlichen Erscheinungen bei diesen Splitterungen der Knochen meistens sehr heftig sind, so mufs man in der Regel die kräftigsten Antiphlogistica anwenden,

---

Ribes's Meinung und fügt sogar noch hinzu, dafs er bei der spanischen Armee fast alle Soldaten sterben sah, welche Schenkelbrüche hatten und nicht auf der Stelle amputirt wurden. Die Kämpfe in den Julitagen von 1830 und 1832 haben die Aerzte in den Hospitalern von Paris in den Stand gesetzt, sich von der Wahrheit dieses traurigen Umstandes zu überzeugen Einige als Ausnahmen von den Schriftstellern angefuhrte Fälle dienen übrigens nur zur Bestätigung dieser Regel. Dasselbe gilt nun auch ungefähr von den anderen grofseren Gliedmafsen, obwohl bei den Oberextremitäten viel mehr Aussicht, sie zu erhalten, vorhanden ist, besonders wenn die Verwundeten noch jung sind; doch ist auch hier die Gefahr immer noch sehr grofs Ich habe es oft wiederholt, sagte *Dupuytren*, in einer seiner Vorlesungen nach den Julitagen von 1832, und ich wiederhole es hier zum letzten Male, denn nach den von mir 1814, 1815 und 1830 gemachten Erfahrungen steht meine Meinung unerschutterlich fest: dafs man bei den complicirten Fracturen, besonders den von Schufswaffen erzeugten, durch Unterlassung der Amputation, mehr Individuen verliert, als man Glieder rettet.]

aufserdem aber auch, je nach den verschiedenen im Laufe der Krankheit vorkommenden Complicationen, zu den erweichenden, narcotischen oder tonischen Mitteln greifen*) Allein trotz aller dieser methodisch angewendeten Mittel entstehen doch in den zerschmetterten Gliedern oft so heftige Anschwellungen, dafs Gangrän sich ausbildet, welche nicht selten schnell bis zum Stamme sich verbreitet und den Kranken in wenigen Tagen tödtet. Häufiger noch haben diese Anschwellungen eine ergiebige Eiterung zur Folge, welche oft sich weit hin verbreitet und zu Senkungen zwischen die Interstitien der Muskeln Veranlassung giebt. In glücklichen Fällen nun vermindert sich die Menge des Eiters allmälig, das Fleisch bleibt fest und roth, das Fieber läfst nach, der Appetit kehrt wieder, und die Consolidation des Knochens so wie die Vernarbung der Wunde erfolgt binnen drei oder vier Monaten, oder auch

---

*) [Es handelt sich hier auch um die wichtige Frage, ob man die Glieder in einem permanenten Verbande erhalten, oder denselben von Zeit zu Zeit lösen soll, um die Wunden von allen Unreinigkeiten zu befreien.

Die Vortheile des permanenten Verbandes sind zwar durchaus nicht in Zweifel zu ziehn, doch mufs man sich hierbei auch nicht selbst täuschen, denn häufig ist auch der Erfolg dabei ungünstig. Wir besitzen zwar schon mehrere Arbeiten über diesen Gegenstand, (von *Larrey* dem Sohne, *Rauch*, *Muttray*, *Eugene*, *Legallois*, *Malaigne* u. s. w.), doch reichen dieselben zur Entscheidung dieses Punktes noch nicht aus, und man ist noch keinesweges zu bestimmen im Stande, ob man bei einfachen oder complicirten Fracturen, vorzüglich bei den durch Schufswaffen erzeugten, die wiederholten Verbände, oder die permanenten ausschliefslich empfehlen, oder verwerfen soll.

Zu Antwerpen hat man bei den Splitterbrüchen der gröfseren Knochen Wundenerweiterungen, Ausziehung der Splitter, allgemeine, je nach der Heftigkeit der Zufälle, wiederholentlich angestellte Blutentziehungen, vollkommene Ruhe des verwundeten Gliedes und den Apparat für complicirte Fracturen angewendet. Den permanenten Apparat für Knochenbrüche hat man nicht benutzt, sondern nur die Wunden so selten als möglich verbunden, Anfangs nämlich nur alle fünf bis sechs Tage, dann bei zunehmender Eiterung täglich, später endlich, mit der Abnahme derselben, wieder seltner. *Seutin* hat für das Zusammenhalten der Verbandstücke bei Fracturen eine recht passende Modification angegeben. Statt der auf den Schienen zusammengeknüpften Schnüre wendet er nämlich eine an einem Bande befindliche Schnalle an, in welche das andere Ende des Bandes gesteckt wird, wodurch die für den Kranken so unangenehmen Erschütterungen des verwundeten Gliedes beim Auflösen des Knotens, so wie das Lockerwerden des Verbandes, das bei der Anwendung der zusammengeknüpften Schnüre so häufig vorkommt, vermieden wird.]

später. Dieser günstige Ausgang, den man übrigens durch Tonica, guten Wein, China, passend gewählte Nahrungsmittel befördert, wird aber oft erst nach einem viel längeren Zeitraume beobachtet, und in den Hospitälern von Paris habe ich sogar in den Julitagen verwundete Individuen gesehn, welche seit zehn oder zwölf Monaten an solchen Fracturen siechten. Zuweilen vernarben die Wunden auch schon lange vor der Consolidation des Knochens, und diese kommt erst nach einem unbestimmten Zeitraume, zuweilen sogar niemals zu Stande. Häufig werden auch durch Knochensplitter und nekrotisirende Knochenpartien unheilbare Fisteln unterhalten, mitunter bilden sich widernatürliche Gelenke aus, andere Male folgt auf den akuten Zustand eine gewissermaafsen chronische Anschwellung, die Eiterung bleibt fortdauernd sehr reichlich, die Eitersenkungen vermehren sich, und es bilden sich sehr grofse purulente Heerde, so dafs das ganze Glied zu zerfliefsen scheint; die fortdauernd von diesen Flüssigkeiten bespülten Knochenenden können sich nicht vereinigen, und es bildet sich kein Callus; unter solchen Umständen treten dann Symptome von Resorption des Eiters, Fieber, Schweifse und Diarrhöen ein und, trotz der vollkommensten Ruhe des kranken Gliedes, trotz der regelmässigen und wiederholten Verbände, der Anwendung der Tonica u. s. w., sterben die Kranken an Marasmus. Das einzige Mittel ist noch die Amputation, und obwohl auch sie häufig ohne Erfolg bleibt, so mufs sie, da allein durch sie der Kranke möglicher Weise noch zu retten ist, wo sie angewendet werden kann, niemals unterlassen werden.

Ist die Continuität des Körpers eines langen Knochens durch die Verletzung mittelst einer Kugel nicht vollständig aufgehoben, sondern der dritte, vierte Theil u. s. w. seiner Masse noch übrig, so ist die Krankheit viel weniger gefährlich, als wenn eine vollständige Fractur vorhanden wäre, und die Consolidation tritt viel schneller ein. Die Behandlung ist indefs ganz dieselbe. Man macht Incisionen und Wundenerweiterungen, um Knochensplitter auszuziehn und den entzündlichen Erscheinungen vorzubeugen, man bringt das Glied in den Apparat für complicirte Fracturen und legt den dafür passenden Verband an.

§. III.

Behandlung der mit Gefäfsverletzungen complicirten Schufswunden.

Sind gröfsere arterielle oder venöse Gefäfse durch

die Kugeln verletzt worden, so entstehen arterielle oder arteriel-venöse Aneurysmen oder Blutungen.

Die primitiven, sowohl arteriellen als venösen Blutungen können, wenn sie keinen hohen Grad erreichen, nützlich sein und der Entwicklung entzündlicher Zufälle vorbeugen, dagegen aber den Kranken aufserordentlich schwächen oder selbst tödten, wenn sie bedeutend sind, unter welchen Umständen man daher, ihnen sogleich Einhalt zu thun, suchen mufs. Für's erste geschehe diefs durch Compression des arteriellen Gefäfses zwischen der Wunde und dem Herzen mittelst der Finger, des Tourniquets oder irgend eines andern Compressoriums, um nur momentan die Circulation zu hemmen. Später schreite man dann zur Ligatur des Gefäfses, welche auf gewöhnliche Weise entweder auf den Flächen der Wundlippen angelegt wird, wenn die Oeffnung dec Gefäfses sichtbar, die zu unterbindende Stelle gesund ist, und die Ligatur dort gehörig befestigt werden kann, oder, zwar ebenfalls in der Wunde, aber erst nach vorgängiger Incision der Wundlippen, wenn man die Arterie vorher nicht gehörig erkennen konnte, oder endlich an einem beliebigen Punkte des verwundeten Gliedes, wenn sich die Unterbindung in der Wunde nicht vornehmen liefs. Die Ligatur ist in solchen Fällen immer das beste und sicherste Mittel, nur mufs die Arterie ober- und unterhalb der Wunde, d. h. zwischen dem Herzen und der Wunde und zwischen dieser und den Capillargefäfsen unterbunden werden, weil sonst das Blut durch die Collateraläste wieder in den Stamm gelangt und durch den zwischen den Capillargefäfsen und der Wunde gelegenen Theil sich durch die nicht verschlossene Oeffnung von Neuem einen Weg nach Aufsen bahnt. Besondere Umstände aber, wie der Mangel passender Instrumente, die eigenthümliche Structur des Theiles, die zu hohe und dem Stamme zu nahe Lage der Gefäfsverletzung u. s. w. zwingen den Arzt öfters, zu anderen hämostatischen Mitteln, wie der Compression mit Feuerschwamm, mit Charpie, graduirten Compressen u. s. w. seine Zuflucht zu nehmen. Namentlich finden diese letztern bei den venösen Blutungen ihre Anwendung; eine selbst nur mäfsige Compression reicht meistens hin, diesen Einhalt zu thun, und nur in sehr schlimmen Fällen und nach erfolgloser Anwendung der eben genannten Mittel darf man hier zur Ligatur schreiten, weil diese häufig Phlebitis veranlafst, die sich weit verbreitet und zu den schlimmsten Zufällen Veranlassung geben kann, (S. weiter unten Hämorrhagien.)

Was die consecutiven Blutungen betrifft, so treten diese nach dem Abfallen der Brandschörfe ein, welche momentan die Oeffnung des Gefäfses verschliefsen. Sie sind sehr gefährlich, da sie zu einer Zeit eintreten, wo man sie am wenigsten erwartet, und wo die Eiterung schon zu einer grofsen Schwäche Veranlassung gegeben hat. Deshalb thut der Wundarzt, sobald er bei einer Schufswunde die Verletzung eines grofsen Gefäfses vermuthet, aus welchem beim Abfallen der Brandschörfe, wegen noch nicht eingetretener Obliteration, ein Bluterguſs stattfinden könnte, immer gut, sehr auf seiner Hut zu sein, den Verwundeten sorgfältig bewachen zu lassen, und alles in der Nähe zu haben, was zur schleunigen Stillung einer Hämorrhagie erforderlich ist. Er lege, wenn es angeht, ein Tourniquet oder irgend einen anderen Compressivverband an und lasse bei dem Kranken einen geübten Gehülfen, der bis zu seiner Ankunft, der Blutung Einhalt zu thun, im Stande ist. Er selbst nehme dann die Unterbindung des Gefäfses, doch nicht in den kranken Theilen selbst vor, da die entzündeten Gefäfswände viel zu leicht durchschnitten werden würden, sondern an einer anderen Stelle, wo man diesen Uebelstand nicht zu fürchten hat.

Aufserdem kommt noch eine dritte, ebenfalls sehr gefährliche Art von Blutung bei Schufswunden, welche sehr stark eitern, vor. Bei diesen, durch Exhalation erzeugten Blutungen, die meistens sehr schwer zu stillen sind und die Kräfte der schon durch die Eiterung geschwächten Kranken vollends erschöpfen, dringt nämlich das Blut nicht aus einem einzelnen grofsen Gefäfse, sondern aus der ganzen Wundoberfläche, wie aus einem Schwamme, hervor. Am wirksamsten erweisen sich hier innerlich Tonica und Roborantia und äufserlich Adstringentia und Tonica. (Man vergleiche weiter unten das Kapitel: Hämorrhagien als Complication der Wunden.)

§. IV.

Behandlung der mit Nervenverletzungen complicirten Schufswunden.

Wird ein Nerv von einer Kugel vollkommen getrennt, so ist die dadurch entstehende Paralyse meist unheilbar; ist dagegen jene Trennung nur partiel, so werden Sensibilität und Mobilität auch noch theilweise aufgehoben, obgleich auch hierbei, wie bereits oben gesagt, sehr ernste Symptome eintreten können. Ist letzteres nicht der Fall, so hat man die Zerstörung des unverletzt gebliebenen Nerventheils aufs sorgfältigste zu verhüten, wogegen bei eintretenden mifslichen Erscheinungen, die den localen und allgemeinen Beruhigungsmitteln nicht weichen, oder wohl gar bis zu Convulsionen sich steigern und mit Tetanus drohen, der Nerv sofort vollends durchschnitten werden mufs, wenn man dem Kranken nicht statt des Gliedes das Leben rauben will.

Andrerseits darf man aber auch die Hoffnung, die Sensibilität und Mobilität der Theile, deren Hauptnerven vollkommen getrennt worden, wieder hergestellt zu sehn, nicht vollständig aufgeben, denn die Cicatrisation der Nerven mit Wiedereintritt ihrer Functionen ist jetzt eine zu wohl bestätigte Thatsache, als dafs man nicht zuweilen wenigstens diesen glücklichen Ausgang erwarten dürfte, und der Wundarzt mufs deshalb seinerseits durch eine passende Lagerung, bei welcher die Wundlippen und die Enden des zerrissenen Nerven gänzlich oder beinahe in Berührung gebracht werden, diese Verwachsung zu befördern suchen. *)

§. V.

Behandlung der mit Gelenkverletzungen complicirten Schufswunden.

Ist eine Kugel durch ein kleines Gelenk, wie das der Finger oder der Zehen, vollständig hindurchgegangen, so ist die Zerstörung und Lostrennung dieser Glieder in der Regel schon so weit gediehen, dafs dem Wundarzt nichts weiter übrig bleibt, als den Lappen eine gehörige Form zu geben, die Knochen zu reseciren, oder eine neue Amputation in der Continuität oder Contiguität der Knochen vorzunehmen. Hat die Kugel das Gelenk blofs geöffnet, oder ist sie nur zum Theil durch dasselbe hindurchgegangen, so kann man das verwundete Glied zu erhalten versuchen, und zu dem Ende verbinde man den Patienten,

---

*) [*Larrey* will häufig Paralysen der Glieder, in Folge von Verwundungen durch Schufswaffen, mittelst wiederholentlich um die verletzte Stelle applicirter Moxen geheilt haben. *Hipp Larrey* berichtet, dafs ein Individuum, bei welchem in Folge eines in den Julitagen durch die Brust gegangenen Schusses eine vollkommene Paralyse des linken Armes eingetreten war, durch mehrere auf einander folgende Applicationen von Moxen unter dem Schlüsselbeine, unter der Brustwarze und an anderen in der Nähe der Wunde gelegenen Stellen vollständig geheilt ward. Bei einem anderen Subjecte, wo in Folge einer Verletzung der Schulter und des Plexus brachialis Paralyse des Armes eingetreten war, erhielt er dieselben Resultate. (*Relation chirurgicale de* 1830.)]

wie bei, mit Wunden complicirten, Fracturen. (Vergleiche Behandlung der Wunden mit Knochenverletzungen.)

Doch darf man unter solchen Umständen niemals hoffen, die Beweglichkeit des Theiles wieder vollkommen herzustellen, denn die Heilung kommt meistens durch eine Ankylose zu Stande.

Ist ein grofses Gelenk durch eine Kugel nur eröffnet worden, und findet keine Verletzung der Knochen statt, so darf man durch lokale und allgemeine Anwendung kräftiger Antiphlogistica, durch Abhaltung der Luft mittelst gehöriger Annäherung der Wundränder und der Anlegung eines passenden Verbandes Wiederherstellung des Kranken hoffen; denn man kann auf diese Weise der Entzündung, der Eiterung und den hieraus hervorgehenden unheilbaren Zerstörungen der Synovialhäute, welche so oft diesen traurigen Ausgang begleiten, vorbeugen, und so dergleichen Gelenkverletzungen mit mehr oder weniger vollständiger Erhaltung der Beweglichkeit heilen. Bleiben diese Mittel indefs ohne Wirkung, bildet sich eine mehr oder weniger ergiebige Eiterung in der Synovialkapsel aus, und will man dessen ungeachtet die Erhaltung des Gliedes versuchen, oder verweigert der Kranke die Amputation, so mufs man dem Eiter durch Wundenerweiterungen und Gegenöffnungen einen Ausweg verschaffen und dem verwundeten Theile eine Lage geben, bei welcher dieses Fluidum, dessen Gegenwart so schädlich wirkt, am leichtesten ausfliefsen kann. Auf diese Weise werden dann die Kranken zuweilen, obwohl mit Ankylosen der verwundeten Gelenke, wie ich diefs in mehreren Fällen beobachtet habe, geheilt; indefs ist dieser Ausgang selten, denn meistens unterliegen die Patienten den consecutiven Zufällen. Was bei dem Ausgange dieser Krankheit vorzüglich in Betracht kommt, ist die Stelle der Verwundung. Ist nämlich das Gelenk an einem Punkte eröffnet worden, der so gelegen ist, dafs die ergossenen Fluida mit Leichtigkeit ausfliefsen können, so ist immer viel gröfsere Hoffnung für die Erhaltung des Kranken vorhanden. Wird z. B. das Ellenbogengelenk durch eine Kugel an der inneren Seite geöffnet, so gestattet die natürliche Lage des Theiles den Wundfeuchtigkeiten schon einen genügenden Ausflufs, und mithin läfst sich auch eher eine Wiederherstellung erwarten; anders hingegen verhält es sich, wenn die Eröffnung auf der äufseren Seite stattgefunden hat, da es dort sehr viel schwerer hält, dem Verwundeten eine solche Lage zu geben, bei welcher der Eiter leicht einen

Ausweg finden kann, und geschieht diefs, so wird diese Stellung immer gezwungen, angreifend und zuweilen nur auf kurze Zeit erträglich für den Patienten sein. Dasselbe gilt von allen anderen Gelenken.

Ist eine Kugel durch ein grofses Gelenk vollständig hindurch gegangen und hat sie durch die knöchernen und spongiösen Enden einen glatten, wie ausgeschnitten erscheinenden, Kanal gebohrt, so kann man durch Verhütung der Synovial-Entzündung und Eiterung mittelst kräftiger Antiphlogistica noch das Glied zu erhalten hoffen. Solche Wunden heilen nach einer mehr oder weniger ergiebigen Eiterung, mit mehr oder weniger behinderter Beweglichkeit und oft mit Bildung einer vollständigen Ankylose.

Hat hingegen eine Kugel beim Eindringen in ein Gelenk die Ligamente in weitem Umfange zerrissen, ihren Weg zwischen die Oberflächen der Knochen hindurch genommen und sie in mehrere Stücke zerbrochen, so treten bald nachher die heftigsten entzündlichen Erscheinungen ein, welche in der Regel den Kranken tödten; und nur durch die schleunig angestellte Amputation des Gliedes oder, wo es sich thun läfst, durch die Resection der Gelenkenden gelingt es zuweilen, den Patienten zu retten. Verweigert der Kranke, sich einer solchen Operation zu unterwerfen, so ist man auf die Anwendung der kräftigsten Antiphlogistica zur Bekämpfung der aufserordentlich heftigen entzündlichen Erscheinungen, auf Wundenerweiterungen zur Extraction der Splitter, auf Gegenöffnungen für den gehörigen Abflufs des Eiters und auf einen häufig zu wechselnden und methodisch angelegten Verband beschränkt. Der glücklichste, allein nur sehr selten eintretende Ausgang ist dann allmäliges Aufhören der Eiterung und Bildung einer vollständigen Ankylose. *)

---

*) [Diese Resection ist fast bei allen so beschädigten Gelenken empfohlen und angewendet worden; nur an dem Schenkelgelenke hatte man sie noch nicht versucht und erst bei der Belagerung von Antwerpen geschah diefs zum ersten Male.

Paillard sagt in seiner *Relation chirurgicale du siège d'Anvers* p. 105 u. s. w. darüber Folgendes:

Lisieux empfing einen Wallflintenschufs in dem oberen und äufseren Theil des Schenkels oberhalb des Trochanters. Die Kugel ging durch den linken Schenkel hindurch und trat am Damme wieder hervor. *L.* stürzte zusammen und wurde in einem Zustande starker Commotion in's Feldlazareth gebracht. Nach der Erweiterung der Wunde erkannte man einen Splitterbruch des Schenkelhalses und des grofsen Trochanters, welcher letztere von dem übrigen Knochen vollständig losgetrennt war. Die Zerstörung der Weichtheile war nicht sehr bedeutend, allein das All-

§. VI.

Behandlung der, mit Eindringen von Geschossen in die Eingeweidehöhlen complicirten, Schufswunden.

Haben Geschosse solche Höhlen getroffen, welche nur aus Weichtheilen gebildet sind, so gehören diese Ver-

---

gemeinbefinden des Verwundeten ziemlich schlecht, seine Farbe blafs, seine Kräfte erschöpft. Mehrere französische Wundärzte riethen zur Exstirpation des Schenkels, die sie für unvermeidlich hielten, indefs zog *Seutin* die Resection des oberen Theiles dieses Knochens vor, da er sie für weniger gefährlich hielt. Er machte nun, sechs und dreifsig Stunden nach der Verwundung, eine Incision von der Crista iliaca bis drei Zoll unterhalb des grofsen Trochanters, brachte das Glied in die Adduction und ging in die Tiefe der Wunde ein, aus der er alle losgelösten Fragmente entfernte. Nachdem er fünfzehn solche von verschiedener Gröfse und Form hervorgezogen hatte, liefs er das obere Fragment des Schenkels aus der Wunde hervorragen und resecirte es dicht unter dem letzten Fragmente. Der Schenkelkopf, der das sechszehnte Fragment bildete, war in gleicher Höhe mit den Rändern der Pfanne abgebrochen und konnte an keiner Stelle gehörig gefafst werden, so dafs dessen Ausziehung schwer und langwierig war. Eine Blutung trat während dieser schwierigen Operation, bei welcher sechs Zoll vom oberen Ende des Schenkelknochens, den Kopf und Hals mit eingerechnet, entfernt wurden, nicht ein. Nach der Beendigung derselben wurde ein einfacher Verband angelegt, und der halbgebogene Schenkel auf ein doppeltes, aus Kopfkissen bereitetes, Planum inclinatum, dessen Gipfel sich in der Kniekehle befand, gelegt.

Während der ersten Tage hatte man Ursache, einige Hoffnung für die Wiederherstellung des Patienten zu hegen, die Symptome der Erschütterung liefsen nach, die Kräfte erholten sich ein wenig, und die Gesichtsfarbe besserte sich; bald aber schwoll das ganze Glied bis zu den Zehen hinab heftig an, wurde kalt, unempfindlich, emphysematös und vollkommen brandig. Am neunten Tage nach der Operation starb *L.*

Wenn nun auch diese Operation, welche von vielen französischen Wundärzten getadelt worden ist, allerdings wenig Hoffnung zu einem glücklichen Ausgange darbot, so war ein solcher doch gewifs möglich, wenn man die von *S.* dabei beabsichtigten Zwecke gehörig würdigt.

Er war nämlich der, in der That nicht ganz richtigen, Ansicht, dafs die Exstirpation des Schenkels eine fast immer tödtliche Operation sei, und zog deshalb die Resection vor, in der Hoffnung, dafs sich vielleicht ein künstliches Gelenk bilden und der Verwundete, mit Hülfe eines, das Bein unterstützenden Apparates wieder zu gehen im Stande sein würde. Es ist diefs ein Verfahren, welches von *White* in der Mitte des vorigen Jahrhunderts zuerst vorgeschlagen und bisher nur einmal am Lebenden verrichtet worden, und selbst dieser eine in den amerikanischen Zeitschriften erzählte Fall erscheint etwas zweifelhaft. Der Umstand aber, dafs *S.* ein Individuum gekannt hatte, welches trotz eines falschen Gelenkes am Schenkel, mit Hülfe eines, dasselbe

letzungen in die Kategorie der einfachen Wunden und erfordern auch dieselbe Behandlung. Nur mufs man bei gewissen Wandungen, besonders denen der Bauchhöhle, mit Wundenerweiterungen vorsichtig sein, um nicht durch zu grofse Schwächung derselben zu Hernien Veranlassung zu geben. Die antiphlogistische Behandlung mufs aufserdem sehr energisch sein, damit die Entzündung sich nicht auf die, die Höhlen auskleidenden serösen Häute und von da auf die darin enthaltenen Eingeweide, fortsetze.

Sind solche Wunden der Wandungen mit Verletzungen der Gefäfse, der Nerven oder der Knochen complicirt, welche sich in ihrem Gewebe befinden, so pafst dafür die

---

unterstützenden Apparates sehr gut gehen konnte, bestimmte ihn noch besonders zur Operation: und ähnliche Fälle, wo Leute mit solchen künstlichen Gelenken ohne Krücken gehen konnten, findet man auch von anderen Schriftstellern erwähnt, wie von *Carrow*, *Yvan*, *Troschel*, der drei solcher Personen gesehn hat, und *Velpeau* (*Nouveaux Elements de médecine opératoire*).

Indefs war es in unserm Falle, wo 6 Zoll resecirt wurden, wohl kaum zu erwarten, dafs sich ein künstliches Gelenk bilden würde, oder auch nur, dafs der Kranke am Leben erhalten werden würde, und deshalb wäre wohl die gänzliche Exstirpation des Schenkels vorzuziehn gewesen: eine Operation, welche allerdings schrecklich erscheint, die man aber, wenigstens bei solchen Verwundeten, die man bisher fast immer ihrem Schicksale überlassen hat, häufiger vornehmen sollte.

Aufserdem sind zu Antwerpen noch einige andere interessante Resectionen vorgenommen worden. So hat z. B *Forget*, bei zwei Soldaten, die der Rippen gemacht. Beide Individuen waren von einer geplatzten Bombe getroffen worden, und der Eine hatte am mittleren vorderen Theile der rechten Brusthälfte etwas nach aufsen eine gequetschte und gerissene Wunde von der Gröfse einer halben Hand empfangen, bei welcher zugleich die fünfte, sechste und siebente Rippe in viele Splitter zertrümmert worden waren, die Lunge war verletzt und trat abwechselnd aus der Wunde hervor und wieder zurück. *F.* machte die Resection der zackigen Rippen-Fragmente, zog die Splitter aus, näherte die Wundränder und legte einige Hefte an. Eine Blutung aus den Intercostalarterien trat nicht ein. Der Kranke mufste strenges Regimen beobachten, wurde stark zur Ader gelassen und berechtigte schon zu den besten Hoffnungen, als er einen groben Diätfehler beging, der ihm eine sehr acute Peritonitis zuzog, an der er nach vier und zwanzig Stunden starb

Der zweite Soldat, ein Holländer Namens *Heimann*, war etwas leichter verwundet worden; es waren nämlich nur zwei Rippen zersplittert, allein die Brusthöhle ebenfalls geöffnet, so dafs die Lunge hervortrat. Die Operation wurde auf dieselbe Weise und auch ohne Eintritt einer starken Blutung vollendet, und der Patient ebenfalls einer strengen antiphlogistischen Behandlung unterworfen. Als ich Antwerpen verliefs, befand er sich bereits ziemlich wohl.]

oben für solche Complicationen angegebene Behandlungsweise. Das Geschäft des Arztes ist es deshalb in solchen Fällen, die Wunden zu erweitern, die Blutungen durch die verschiedenen hämostatischen Mittel zu stillen, halb getrennte Nerven, wenn sie ernste Zufälle veranlassen, gänzlich zu durchschneiden, losgetrennte Knochensplitter zu extrahiren, eingedrückte Knochenstücke wieder zu erheben, und vor Allem der Entzündung durch die ganze Reihe der Antiphlogistica vorzubeugen, oder Einhalt zu thun. Die Beschreibung der besonderen Verfahrungsarten, welche etwa die Structur, Lage und Wichtigkeit einzelner Organe, deren Wände verletzt sind, nöthig macht, findet sich bei der Schilderung der Wunden der einzelnen Körperregionen.

Wenn eine Kugel eine gröfsere Höhle auf so glückliche Art vollständig durchbohrt hat, dafs kein wichtiges darin liegendes Organ verletzt worden ist, so hat man nur den entzündlichen Erscheinungen kräftig vorzubeugen, oder sie zu bekämpfen.

Ist ein, in einer Höhle gelegenes Eingeweide durch ein Geschofs verletzt worden, so giebt sich diefs durch eigenthümliche Symptome zu erkennen, welche durch besondere Mittel, von denen ebenfalls bei der Beschreibung der Wunden der einzelnen Regionen die Rede sein soll, gehoben werden müssen.

§. VII.

Behandlung der durch die Gegenwart fremder Körper complicirten Schufswunden.

Hat man sich über das Vorhandensein einer Kugel innerhalb des Körpers Gewifsheit verschafft, und ist ihre Ausziehung nothwendig, so mufs man dazu schreiten, sobald man nur vorläufig die dringendsten Indicationen, wie Stillung von Blutungen, Erweiterung der Wunden u. dgl. erfüllt hat. Was die Lage dieser Kugeln betrifft, so können sie in den Weichtheilen, in den Knochen, den Eingeweidehöhlen, oder den in diesen Höhlen gelegenen Organen ihren Sitz haben, und erfordern auch demgemäfs zu ihrer Extraction verschiedene Methoden. Liegt die Kugel in den Weichtheilen, so ist es am besten, sie sogleich auszuziehn, besonders wenn man sie mit Instrumenten oder dem Finger zu fühlen vermag. Ist indefs die sofortige Ausziehung unterblieben, und hat sich bereits entzündliche Anschwellung eingestellt, so darf man sie nicht mehr versuchen, da man dadurch zu heftigen Schmerzen, und mitunter sogar zu sehr schlimmen Zufällen Veranlassung geben könnte. Nur in dem Falle erleidet diese Regel eine Ausnahme, wo wegen der Wichtigkeit des verwundeten Organs die Zurücklassung des fremden Körpers üblere Folgen haben würde, als dessen Ausziehung; wo solche Umstände nicht obwalten, warte man den Eintritt der Eiterung und das Sinken der Entzündungsgeschwulst ab.

Die Ausziehung geschieht nun mit oder ohne vorherige Wundenerweiterung, oder durch Gegenöffnungen. Letztere sind dann nothwendig, wenn das Geschoſs das Centrum eines Theiles überschritten hat und der entgegengesetzten Seite näher liegt; wenn man bei den Wundenerweiterungen Verletzung wichtiger Theile befürchten muſs; wenn die Wunde sinuös und gewunden ist; wenn das gegenseitige Lagenverhältniſs der einzelnen Theile durch die Kugel verändert worden; wenn die Anschwellung die gehörige Einführung der Instrumente durch die Wunde verhindert; und endlich, wenn man den fremden Körper an irgend einer Stelle dicht unter der Haut fühlt.

Sind diese Wundenerweiterungen, Incisionen und Gegenöffnungen gemacht worden, so bringt man den Theil in die günstigste Lage und, in so weit es sich thun läſst, in diejenige, welche im Augenblicke der Verwundung vorhanden war, und läſst ihn, je nach den Umständen, bald erschlafft, bald contrahirt erhalten, so daſs man die Instrumente einführen und die nöthigen Untersuchungen gehörig vornehmen kann.

Liegt eine Kugel nicht tief, so reichen schon die Finger oder eine einfache Ringpincette zu ihrer Ausziehung, so wie zu der des etwa mit hineingetriebenen Pfropfes, oder der Fragmente von Kleidungsstücken hin, ist sie indeſs tiefer eingedrungen, so muſs man, je nach der Beschaffenheit der Theile, je nach der Entfernung der Kugel von der Oberfläche und je nach der Art, auf welche sie in den Geweben fest sitzt, zu verschiedenen Instrumenten seine Zuflucht nehmen.

Sitzt die Kugel locker in den Weichtheilen und flottirt sie gleichsam darin, so kann man den groſsen Steinlöffel, welcher sich am Ende der groſsen Sonde (bouton) befindet, und dessen man sich beim Steinschnitte zur Entfernung der Fragmente eines zertrümmerten Steines bedient, anwenden. Mit diesem Instrumente schöpft man die Kugel, so zu sagen, aus den Gebilden, in denen sie liegt, heraus, was nur selten miſslingt, besonders, wenn man zugleich den Finger in die Wunde bringt, um den fremden Körper, wäh-

während man ihn fafst, zu fixiren. Ist derselbe dann einmal in die Höhlung des Löffels gelangt, so läfst er sich mit um so gröfserer Sicherheit und Leichtigkeit herausschaffen, da das Instrument denselben vollkommen umhüllt, und die auf dessen Stiele befindliche Hervorragung die einzelnen Theile der Wunde, gegen welche die Kugel stofsen könnte, von einander entfernt. Weniger passend ist indefs dieses Instrument für grofse, abgeplattete oder sonst in ihrer Form veränderte Kugeln, so wie, wenn diese in der Nähe irgend einer Höhle liegen, in die sie durch den geringsten Stofs gelangen könnten. Was die Einführung dieses Löffels betrifft, so fafst man ihn wie eine Schreibfeder, drückt ihn sanft, der Richtung der Wunde folgend, in dieselbe hinein, schlägt damit an die Kugel an, um sich nochmals über ihre Gegenwart zu vergewissern, neigt ihn mehr oder weniger, um die Kugel darein aufzunehmen, und zieht ihn nachher in derselben Richtung zurück, um das Herausgleiten derselben zu verhüten.

Thomassin *) hat an dem gewöhnlichen Löffel eine Verbesserung angebracht, die dessen Gebrauch leichter und sicherer macht, so dafs dies Instrument, welches er Cerrette tire-balle nennt, zu den besten gehört, deren man sich zur Extraction von Kugeln bedienen kann. Wo man dasselbe indefs nicht anwenden zu können glaubt, mufs man zur Zange, und vorzugsweise zu der von *Percy*, greifen, welche besser als alle übrige ist.

Beim Gebrauch derselben führe man den Finger in die Wunde und schiebe die geschlossene Zange längs desselben bis zu dem fremden Körper fort, öffne dieselbe dann so weit es nöthig ist, ergreife jenen, ohne jedoch irgend eine Membran, einen Nerven, oder ein Gefäfs mit zu fassen und ziehe das Instrument unter gelinden Seitenbewegungen, die seine Extraction erleichtern, hervor. Kann man die Kugel mit den Fingern nicht vollständig erreichen, so mufs man von einem Gehülfen die der Wunde gegenüberliegende Seite des Gliedes zusammendrücken lassen, wodurch der fremde Körper nicht allein der Oberfläche etwas mehr genähert wird, sondern auch dem Instrumente nicht gut ausweichen kann. Läfst sich die Kugel nur mittelst der Sonde fühlen, so mufs man bei dem Fassen derselben noch vorsichtiger zu Werke gehn, die Zange geschlossen einführen, sich von der Gegenwart und der Lage der Kugel, ehe man sie ergreift, nochmals vergewissern,

*) *Dissertation sur l'extraction des corps étrangers des plaies.*

und sie bei dem geringsten Widerstande, den man während der Extraction antrifft, loslassen, um sie in einer anderen Richtung zu fassen, oder um etwa gleichzeitig zwischen den Branchen der Zange befindliche Theile von Geweben daraus zu entfernen. Ist die Wunde sehr tief, hat man keine gehörige Erweiterung derselben vornehmen können, und liegt die Kugel nahe an einer Höhle oder an einem Gelenke, wohin sie durch den geringsten Druck gelangen kann, so mufs man jede Branche der Zange besonders einführen, wofür eben die *Percy*sche vortrefflich eingerichtet ist. Man bringt in diesem Falle die eine Branche auf derjenigen Seite der Kugel ein, nach welcher hin deren tieferes Eindringen gefährlich werden könnte, und hält diese Branche mit einer Hand selber, oder übergiebt sie einem Gehülfen, während man die correspondirende einführt, vereinigt dann beide und zieht sie gemeinschaftlich aus, nachdem man sich vorher noch von der Lage des Geschosses überzeugt und selbiges wohl gefafst hat. Wird die Kugel von einer Lage Zellgewebe bedeckt, so befreit man sie zuvor davon durch die am Ende beider Zangenarme befindliche nagelförmige Schärfe.

Sind die Kugeln durch das Anschlagen an Knochen, Knorpel und andere Organe zersprungen, so befinden sie sich oft an, vom Eintrittspunkte sehr entfernt gelegenen Stellen, und die sorgfältigsten Nachsuchungen bleiben fruchtlos; unter solchen Umständen stehe man von den allzu langen schädlichen Nachforschungen ab und erwarte lieber einen geeigneteren Zeitpunkt, da jene Kugelstücke lange Zeit, ohne Zufälle zu veranlassen, im Körper zurückbleiben können. (Siehe fremde Körper.) Schädlicher als die Kugeln wirken in der Regel Theile von Kleidungsstücken, vom Pfropfe u. s. w., weshalb man sich auch bemühen mufs, diese so früh als möglich mit der gewöhnlichen Pincette, der Ringpincette, der *Percy*schen Zange, welche der Erfinder Tribulcon genannt hat, auszuziehn.

Sind die Kugeln in ihrer Form verändert, so wirken sie nicht allein als fremde Körper, sondern irritiren zugleich noch die Gewebe durch ihre Unebenheiten, und die Wunden, welche sie veranlassen, heilen in der Regel erst nach ihrer Ausziehung; darum suche der Wundarzt, diese sogleich vorzunehmen, wenn er glaubt, dafs die Kugel in ihrer Form verändert ist.

Wenn eine Kugel, die durch Instrumente nicht wohl zu erreichen ist, gar keine Zufälle herbeiführt, so würde es höchst fehlerhaft sein, sie dessen ungeachtet ausziehn zu wollen, und häufig sind Wunden in Brand übergegangen, und Kranke von Tetanus befallen worden, weil der Wundarzt von der Extraction nicht abstehen wollte, ein Verfahren, das gewifs eben so schädlich ist, als zu grofse Nachlässigkeit im Aufsuchen der fremden Körper. So viel als möglich mufs man freilich immer dieselben zu entfernen bemüht sein, denn man glaube ja nicht, dafs sie in allen Fällen unschädlich sind; und wenn auch viele Personen in der Substanz der Gliedmafsen, in den Knochen, in den grofsen Höhlen liegende Kugeln, ohne die geringste Unbequemlichkeit zu empfinden, lange Zeit mit sich herum getragen haben, so sind doch auch bei Vielen Funktionsstörungen, langwierige Fisteln und mannigfache Leiden dadurch unterhalten worden. Kurz, man achte weder die durch die Gegenwart der Kugeln möglichen Nachtheile für zu gering, noch überschätze man andrerseits die mit ihrer Aufsuchung verbundenen Gefahren, wolle indefs diese weder gewaltsam durchsetzen, noch lasse man sich durch fruchtlose Bemühungen zu früh davon abschrecken.

Die in Knochen stecken gebliebenen Kugeln erfordern bei ihrer Ausziehung andere Verfahrungsarten. Selten bleiben sie, wie wir gesehn haben, im compacten Gewebe derselben liegen, sondern meistens trifft man sie in den spongiösen Theilen an. Hat man sich mit dem Finger, oder mit der Sonde von der Gegenwart einer Kugel überzeugt, und ist dieselbe durch Theile von Kleidungsstücken, welche, wie schon oben bemerkt worden, eine Art Sack ohne Oeffnung um dieselbe bilden, umgeben, so läfst sie sich durch vorsichtiges Ziehen an den Enden des Sackes extrahiren. Ist sie nicht tief in einen Knochen eingedrungen, und sind die Ränder der durch sie erzeugten Oeffnung zerbrochen, so läfst sie sich leicht locker machen und heraus heben, wozu in der Regel ein Elevatorium oder ein gewöhnlicher Pflasterspatel hinreichen. Liegt die Kugel tief, oder ragt nur noch ein kleiner Theil von ihr hervor, so steht, wenn sie in einem langen Knochen sitzt, zu befürchten, dafs man sie in die Markröhre, oder wenn sie in einen breiten Knochen gedrungen ist, in die von demselben gebildete Höhle hineindrückt; in solchen Fällen bediene man sich, wenn die Kugel mit einer Ringpincette, deren Branchen an den Enden schneidend und etwas nach innen gebogen sind, wie bei dem *Thomassin*schen Instrumente, sich nicht fassen läfst, eines Tirefond.

Bei Kugeln von Eisen, Kupfer, Glas, Stein u. s. w. ist der Tirefond indefs nicht anwendbar und selbst bei

Bleikugeln läfst er sich nicht gebrauchen, wenn dieselben zu fest eingekeilt sind, oder eine sehr unregelmäfsige Gestalt angenommen haben. In solchen Fällen mufs man sich dann des Trepans bedienen. Ehedem bohrte man eine Oeffnung neben der Stelle, in die der fremde Körper eindrungen war, nahm mit dem Meifsel das dazwischen liegende Knochenstück heraus, wodurch der Körper frei wurde. Auch kann man den Knochen rings um die Kugel ausmeifseln bis diese vollkommen isolirt ist. Ueberall aber, wo es sich thun läfst, mufs man den Trepan über der Kugel selbst ansetzen, nachdem man vorher den Knochen durch V-, T- oder kreuzförmige Schnitte blosgelegt hat; nur sei die Krone immer grofs genug, um die Kugel vollständig zu umgeben und, ohne dieselbe zu berühren, in den Knochen einzudringen; man entfernt dieselbe alsdann sammt dem Knochenstücke, von welchem sie, wie von einem Ringe, umgeben ist. Ist die Kugel sehr grofs, oder hat man keine hinreichend grofse Trepankrone, so kann man auch neben der Eintrittsstelle mit dem Tirefond eine, die Kugel treffende schräge Oeffnung bohren, in diese ein Elevatorium bringen, den fremden Körper damit hervorstofsen und ihn alsdann extrahiren. Hat eine Kugel einen Knochen nicht vollständig durchbohrt, sondern ist sie an der, der Eintrittsstelle gegenüber liegenden Fläche sitzen geblieben, und hat sie eine Geschwulst an diesem Punkte gebildet, so mufs man mit dem Trepane eine Gegenöffnung bohren, nachdem man vorher diese Anschwellung auf passende Art eingeschnitten hat. Doch würde man hierzu immer nur dann den Trepan gebrauchen, wenn die in die Höhe gehobene Knochenplatte so dick ist, dafs dieselbe mit einer starken Zange, mit einem Meifsel oder einer Säge nicht entfernt werden könnte.

Die in Knochen sitzenden Kugeln müssen immer ausgezogen werden, weil sie selten darin bleiben können, ohne schlimme Zufälle zu veranlassen. *) Denn man führt eine Menge von Beispielen an, wo eine im Knochengewebe vorhandene Kugel Caries und Necrose veranlafste, weshalb

*) [*Guthrie* (*on gunshot wounds* p. 91. *und* 93. stellt den Grundsatz auf, dafs man, mit wenigen Ausnahmen, niemals Kugeln in den Knochen zurücklassen müfste; denn, sagt er, bleibt eine Kugel in dem Ende eines langen Knochens liegen, so veranlafst sie in der Regel eine Krankheit des Knochens, eine Caries des Gelenkes; sitzt sie im Körper desselben, so führt sie meistens Necrose, und in einem flachen Knochen in der Regel auch Caries und sinuöse Abscesse u. s. w. herbei]

man die Extraction, wo es sich irgend thun läſst, niemals unterlassen muſs.

Knochensplitter sind fremde Körper, deren Extraction von groſser Wichtigkeit ist. Man untersuche demnach, sobald die Wunde erweitert ist, genau mit dem Finger oder der Sonde, von welcher Art, und in wie weit sie beweglich sind. Sind sie ganz frei, sitzen sie nirgend fest, mit einem Worte, sind es primitive Splitter, so ziehe man sie sofort aus, denn Splitter dieser Art wirken durchaus als fremde Körper und können niemals wieder Leben erlangen. Hängen sie noch an irgend einem Punkte durch ein Stück eines Muskels, einer Sehne oder einer Aponeurose mit dem Körper zusammen, so muſs man sie, wenn sie oberflächlich sitzen und ohne Mühe und Gefahr für den Kranken fortgenommen werden können, mit der Schere oder dem Bistouri abschneiden, weil man so den Patienten auf einmal davon befreit. Liegen sie indeſs tief, zwischen Theilen, deren Verletzung gefährlich ist, und kann man nur mit Mühe zu ihnen gelangen, so überlasse man sie lieber der Eiterung, durch welche sie mit der Zeit vollständig gelöst werden. Dasselbe gilt von den tertiären Splittern, welche die Natur erst sehr spät lostrennt und gegen die man, wenigstens in der ersten Zeit, durchaus nichts unternehmen muſs. Erst mehrere Wochen, Monate und selbst Jahre, wenn die Natur sie vom übrigen Knochen gelöst hat, darf der Wundarzt zur Hülfe kommen.

Auſserdem giebt es noch eine andere Art fremder, durch die Geschosse erzeugter, Körper, welche der Vernarbung der Wunden ein Hinderniſs in den Weg setzen, ich meine, Theile von zerrissenen und abgelösten Sehnen und Aponeurosen, Stücke von Muskeln, von Haut, Zellgewebe u. dgl., welche abgestorben und in Brand übergegangen sind. In der Regel werden sie durch die Eiterung entfernt, wäre dieſs aber nicht der Fall, so müſste man nothwendig ihre Extraction auf die schon besprochene Weise durch Ringpincetten, gewöhnliche Sectionspincetten, verschiedene Kugelzieher u. s. w. vornehmen.

Sind Kugeln und andere fremde Körper, welche sie mit sich fortgerissen haben, in die Eingeweidehöhlen eingedrungen, liegen sie darin frei, oder befinden sie sich oberflächlicher oder tiefer in den darin enthaltenen Organen, so entscheidet man sich für ihre Extraction oder ihre Zurücklassung ganz nach den oben entwickelten Grundsätzen, und berücksichtigt nur die Modificationen, welche durch ihren Sitz und die Natur und Wichtigkeit der verwundeten Organe bedingt werden, und von denen bei den Wunden der einzelnen Regionen des Körpers noch besonders die Rede sein soll.

Selten liegen die in solche Höhlen gerathenen Kugeln frei, sondern dringen meistens in die darin enthaltenen Organe, obwohl auch Fälle vorkommen, wo Geschosse in der Hirnschale, in der Brust- und in der Bauchhöhle frei zwischen den Wänden und Eingeweiden liegen bleiben, wovon ich später mehrere merkwürdige Beispiele anführen werde.

§. VIII.

Behandlung der durch Schrotkörner veranlaſsten Schuſswunden.

Die Behandlung der durch isolirte Schrotkörner veranlaſsten Schuſswunden ist sehr einfach, denn die dadurch erzeugte Krankheit ist meistens unbedeutend, und in vielen Fällen hat man sogar nichts dagegen zu thun nöthig, sondern läſst selbst die Schrotkörner im Körper zurück. Andere Male können revulsorische, erweichende und, wenn leicht entzündliche Erscheinungen vorhanden sind, selbst antiphlogistische Mittel nothwendig werden. Auch ist die Extraction, bei etwa dadurch erzeugten Difformitäten oder Schmerzen sehr leicht durch kleine Incisionen mit dem Bistouri oder der Lancette auszuführen. Ist irgend ein wichtiges Organ, wie das Auge, das Ohr u. s. w. verletzt, so ist natürlich die Behandlung verschieden und richtet sich nach der Natur des verwundeten Theiles.

Ist der Körper von Schrotkörnern getroffen worden, ehe sich dieselben von einander entfernt haben, so entstehen, wie wir gesehn, daraus sehr schwere Verletzungen, welche wie die durch Kugeln veranlaſsten behandelt werden.

§. IX.

Behandlung der durch die Geschosse der Feuerschlünde veranlaſsten Wunden.

Die Behandlung der durch kleine Kanonenkugeln (Granaten) erzeugten Wunden ist dieselbe wie die der von Flintenkugeln herrührenden, sie mögen nun bloſs einfache Rinnen auf der Oberfläche unseres Körpers, oder vollständige oder unvollständige Perforationen herbeigeführt haben. Nur erfordern diese Wunden, da sie meistens viel schlimmer und tiefer als die durch Flintenkugeln hervorgebrachten sind, bedeutende Operationen und viel häufiger die Amputation des verwundeten Gliedes. Die Extraction der im

Körper etwa zurückgebliebenen Granaten wird übrigens nach denselben Grundsätzen als die der Flintenkugeln ausgeführt

Die Contusionen, zu welchen die Kanonenkugeln aller Kaliber und die geplatzten Stücke derselben Veranlassung geben, werden so behandelt, wie wir in dem von der Contusion handelnden Abschnitte bereits angegeben haben.

Meistens sind die Wunden, welche Kanonenkugeln, Bomben, Haubitzen, Granaten u. dgl. veranlassen, sie mögen nun die Form von Rinnen oder Perforationen haben, unheilbar und erfordern als alleiniges Rettungsmittel die sofortige Amputation des verwundeten Gliedes. Haben diese Geschosse einen mehr oder weniger bedeutenden Theil des Körpers, wie ein Stück des Gesäfses, der Substanz der Brustwandungen, des Unterleibs mit fortgenommen, so entstehen dadurch sehr bedeutende Verletzungen, welche wie gequetschte Wunden und solche mit Substanzverlust behandelt und durch die gewöhnlichen Mittel zur Vernarbung gebracht werden müssen. Hat eine Kugel ein mehr oder weniger grofses Stück der Weichtheile eines Gliedes, wie des Schenkels, des Beines, des Armes, einen Theil der Wade u. s. w. ohne den Knochen und die Haupt-Gefäfse und Nerven zu verletzen, fortgerissen, so mufs man untersuchen, ob die Kräfte des Kranken ausreichen werden, um die Vernarbung der Wunde zu vollbringen, und wenn diefs möglich ist, die Wunde methodisch verbinden. So sieht man Individuen, bei denen so bedeutende Wunden mit mehr oder weniger grofser Behinderung der Beweglichkeit, so wie mit vertieften und mifsgestalteten Narben verheilt sind. Andere Male verheilen diese Wunden niemals vollständig, sondern gehen in permanente Geschwüre von verschiedenem Umfange über, wenn der Substanzverlust zu bedeutend war. *)

---

*) [Dem General *Ch.* nahm vor Courtray, im Anfange des Revolutionskrieges, eine Kanonenkugel einen Theil der Wade und die Fibula fort Der Substanzverlust war furchtbar, und man hätte vielleicht besser gethan, die Amputation vorzunehmen, welche man jedoch unterliefs. Als die Wunde sich bis zur Grofse eines Fünffrankenstuckes verkleinert hatte, liefs der Kranke sich nach Paris bringen und von *Boyer* behandeln; indefs trotzte diese an einem abgemagerten, mit Narben bedeckten, Beine befindliche Wunde allen, von den geschicktesten Aerzten angewandten Mitteln, hatte nach dreiviertel Jahren die Grofse eines Thalers und blieb in diesem Zustande, ohne jemals gänzlich zu verheilen. (*Boyer, Traité des maladies chirurgicales, tom I. pag.* 240.]

Kann der Arzt annehmen, daſs die Wunde nicht zur Verheilung kommen, oder daſs die Kräfte des Kranken für diesen Prozeſs nicht ausreichen werden, so muſs er so bald als möglich die Amputation vornehmen, und vollends ist dieselbe das einzige Rettungsmittel, wenn die Haupt-Nerven und Gefäſse eines Gliedes nebst bedeutender Fleischmasse fortgerissen worden sind. Noch dringender ist dieselbe bei gleichzeitiger Zerschmetterung der Knochen indicirt.

Ist wegen der Stelle, welche von einer Kanonenkugel getroffen worden ist, die Amputation nicht ausführbar, wie z. B. im Gesichte, an der Brust und am Becken, so beschränkt man sich darauf, die Splitter auszuziehn, die Wunden zu erweitern, die Blutungen zu stillen, die spitzen, die Weichtheile reizenden, Knochenvorsprünge zu reseciren, legt hierauf einen passenden Verband an, um eine möglichst feste und wenig entstellende Narbenbildung zu erzielen.

Wenn ein ganzes Glied durch ein Geschoſs fortgerissen worden ist, so könnte man glauben, daſs man nur nöthig hat, die zerrissenen Gefäſse zu unterbinden, die Lappen, an denen das Glied noch mit dem übrigen Körper zusammenhängt, fortzuschneiden, einen Verband anzulegen und die Eiterung und Vernarbung, wie bei einer gewöhnlichen gequetschten Wunde, abzuwarten. Die Erfahrung hat indeſs gelehrt, daſs dieſs Verfahren in den meisten Fällen einen unglücklichen Ausgang zur Folge hat, daſs sich meistens ein heftiges Fieber und auſserordentlich starke entzündliche Anschwellungen durch die heftige Contusion des verwundeten Gliedes, durch die vielfachen Splitter, durch die bis zu den nächsten Gelenken sich ausdehnenden Knochensplitterungen ausbüden, denen weder Wundenerweiterungen, noch Emollientia und Antiphlogistica Schranken zu setzen vermögen. Andere Male bilden sich Entzündungen und Abscesse in den zunächst gelegenen Gelenken aus, oder jene Anschwellungen geben zur Gangrän oder zu profusen Eiterungen Veranlassung, und der Kranke stirbt an Marasmus. Auſserdem laufen die Verwundeten Gefahr, den Convulsionen, dem Tetanus und mannigfachen anderen nervösen Zufällen zu unterliegen; und wenn sie selbst das Glück haben, allen diesen Uebeln zu entgehn, so gewinnen sie dadurch doch nichts weiter, als einen miſsgestalteten, mit Unebenheiten und oft auch mit unheilbaren Geschwüren bedeckten Stumpf, der ihnen meistens ganz unnütz und nur eine Quelle vieler Schmerzen und Unbequemlichkeiten ist. Nimmt man hingegen die

Amputation vor, so setzt man an die Stelle einer gequetschten, ungleichen, mit zerrissenen Weichtheilen besetzten Wunde, welche eine grofse Menge schlechten Eiter absondert und oft gar nicht zur Verheilung gebracht werden kann, eine einfache, regelmäfsige, welche einen guten Eiter liefert und schnell zur Vernarbung gebracht werden kann.

Die Amputation mufs dann an der dazu passenden Stelle, und wo möglich in gesunden Theilen vorgenommen werden. Liegt die Wunde nahe an einem Gelenke, so setze man das Glied über demselben ab, denn zuweilen sind die zwischen der Wunde und dem Gelenke liegenden Gebilde gelähmt, oder es erstrecken sich Knochenfissuren bis ins Gelenk, oder die Oberflächen des letzteren sind zerschmettert und gequetscht, oder es können sich Entzündungen und Abscesse darin ausbilden, so dafs man dieser Umstände halber wohl gar später leicht genöthigt werden kann, eine zweite Amputation vorzunehmen, um das Leben des Patienten zu retten.

Die Ausziehung der gröfseren Kugeln, der Stücke von Kugeln u. s. w., mufs natürlich möglichst bald vorgenommen werden und geschieht ganz auf dieselbe Weise, als die der anderen, schon besprochenen, fremden Körper.

Im Allgemeinen ist die Behandlung der durch die Kugeln der Feuerschlünde veranlafsten Wunden ganz dieselbe, als die der von Flintenkugeln herrührenden und die der gröfseren Operationswunden überhaupt. Nur ist man häufig genöthigt, gegen den bei diesen Wunden meistens vorhandenen bedeutenden, lokalen und allgemeinen Stupor die in den von der Commotion und dem Stupor handelnden §§. empfohlene Behandlungsweise in Anwendung zu bringen.

§. X.

Von den Fällen, in denen die Amputation erforderlich ist.

Wird der Wundarzt zu einem durch ein Geschofs verwundeten Individuum gerufen, so mufs er vor Allem nach der Lage und der Natur der Wunde, so wie nach den Zerstörungen, welche das afficirte Glied erlitten hat, entscheiden, ob die Amputation des verletzten Theiles zur Lebenserhaltung des Patienten nothwendig ist, und dabei zwischen den Aerzten, welche einen Mifsbrauch mit diesem äufsersten Mittel, und denen, welche dasselbe in den meisten Fällen verwerfen, die Mitte halten. Ich will zu dem Zwecke in der Kürze noch einmal das in den verschiedenen

Kapiteln über den Ausgang der allein der Natur überlassenen Wunden Gesagte wiederholen.

A. — Eine einfache Wunde, wo nur eine Perforation des Fleisches stattgefunden hat, erfordert niemals die Amputation, und dieselbe würde in einem solchen Falle nur dann nothwendig werden können, wenn in Folge einer schlecht geleiteten Behandlung, durch den Mangel aller ärztlichen Hülfe, oder durch eine besondere Disposition des Verwundeten, gegen welche die wirksamsten Mittel nichts auszurichten vermögen, schlimme Zufälle, wie Brand, Entzündung mit Einschnürung, übermäfsige Eiterung, die schnell die Kräfte des Kranken erschöpft und seinem Leben Gefahr droht, sich einstellen. In der Regel aber gelingt bei methodischer örtlicher und allgemeiner Behandlung die glückliche Verheilung dieser Wunden.

B. — Die Zerschmetterung von Knochen der Gliedmafsen durch eine Kugel erfordert meistens die Amputation, selbst in den Fallen, wo keine andere Complication vorhanden ist.

Schwer bleibt es indefs doch immer, wenn der Hauptknochen eines Gliedes durch eine Kugel zersplittert ist, zu entscheiden, in welchen Fällen die Amputation nothwendig ist, und ein Irrthum ist manchmal kaum zu vermeiden. Ist die Zerstörung nur mäfsig, sind nicht sehr viele Splitter vorhanden, ein Umstand, von dem man sich nach gemachten Wundenerweiterungen durch die Untersuchung mit dem Finger überzeugen kann, sind die Weichtheile nicht zu sehr beschädigt, so kann man nach dem Vornehmen der gehörigen Wundenerweiterung zur Vorbeugung von entzündlichen Einschnürungen, nach der Extraction der Splitter u. s. w. die Erhaltung des Gliedes versuchen. Man legt dann das Glied in einen Apparat für complicirte Fracturen, verbindet die Wunden ein bis zwei Mal täglich, beobachtet die gröfste Reinlichkeit, und heilt so nicht selten die Kranken, namentlich, wenn die Verletzung an den Oberextremitäten stattfindet, und die Individuen gut constituirt und noch jung sind, wovon ich mich auch in der letzten Zeit im Hôtel-Dieu überzeugt habe, wo mehrere junge Leute, von vierzehn, funfzehn und sechszehn Jahren, welche schwer verletzt worden waren und Fracturen eines und selbst zweier Gliedmafsen erlitten hatten, leicht geheilt wurden, während viele Erwachsene mit viel weniger complicirten Verletzungen denselben unterlagen.

Ist hingegen die Zerstörung der Weichtheile grofs,

sind dieselben mehr oder weniger zerrissen, und sind viele Splitter in ihnen zerstreut, so mufs man ohne Anstand amputiren, besonders, wenn gleichzeitig die Hauptarterie oder die Hauptnerven des Gliedes verletzt sind.

Trotz dieser schrecklichen Verletzungen, trotz dieser grofsen Beschädigung der Weichtheile und der Zerschmetterung der Knochen genesen indefs dennoch einzelne Kranke, wiewohl sie die ihnen als einziges Rettungsmittel vorgeschlagene Amputation verweigern, und es giebt wohl wenige erfahrene Wundärzte, denen nicht Fälle dieser Art in ihrer Praxis vorgekommen wären; doch sind dieselben immer nur als Ausnahmen anzusehn, die der menschliche Verstand niemals vorherzusehn vermag, und welche mithin auch die eben aufgestellten Grundsätze nicht umwerfen können. Da auch Heilungen dieser Art zuweilen in Fällen eintreten, wo man es durchaus nicht hätte erwarten dürfen, so kann es nicht fehlen, dafs bei Befolgung der ausgesprochenen Principien zuweilen allerdings ein Glied unnützer Weise amputirt wird; wollte man sich hierdurch aber verleiten lassen, die Amputation unter solchen Umständen niemals vorzunehmen, so würde man von hundert auf diese Art Verwundeten kaum einen oder zwei retten und die anderen sämmtlich verlieren. Wenn man aber schon in der Civilpraxis diese Resultate erhält, so mufs sich beim Heere das Verhältnifs natürlich noch viel schlimmer stellen, da es hier meistens an stehenden und gehörig eingerichteten Hospitälern fehlt und man den Verwundeten nicht alle erforderliche Hülfsleistungen gewähren kann. Die Amputation ist deshalb hier noch viel dringender indicirt und erspart dem Verwundeten viele Gefahren, denen er sonst ausgesetzt wäre. *)

C. — Eine ähnliche Verletzung an einem grofsen Gelenke, wo Zerschmetterung der Knochenenden, Eröffnung der Gelenkkapsel, Zerreifsung der Ligamente u. s. w. stattgefunden haben, erfordert fast noch dringender die Amputation, da ohne sie bei einer noch so methodischen Anwendung der rationellsten Mittel die Kranken fast immer unterliegen.

D. — Die Verletzung des Hauptgefäfses eines Glie-

---

*) Diese Erfahrungen wurden sowohl im Juli 1830, als nach den Unruhen im Juni 1832 gemacht; bei vielen Individuen, welche, mit Knochenzerzchmetterungen complicirte Wunden erhalten hatten, deren Heilung ganz leicht zu sein schien, bereute man, die Amputation nicht in einer früheren Periode vorgenommen zu haben.

des erheischt nicht, wie man früher fast allgemein behauptete, die Amputation des Gliedes, sondern man hat alsdann, wie schon angegeben worden, die Unterbindung der beiden Enden der verwundeten Arterie vorzunehmen; ist hingegen mit dieser an sich schon sehr gefährlichen Complication noch eine Fractura comminutiva der Knochen verbunden, so ist noch weniger Aussicht zur Heilung vorhanden und die Amputation fast unvermeidlich, eine Wahrheit, deren Richtigkeit die tägliche Erfahrung immer mehr bestätigt. Nur in dem Falle, wo die Fractur sehr einfach ist, könnte man den Versuch zur Erhaltung des Gliedes rechtfertigen, ein Umstand, der sich indeſs, wie schon bemerkt, sehr selten ereignet.

Dennoch muſs ich bei dieser Gelegenheit bemerken, daſs ich selbst einmal in einem Falle, wo eine, durch eine Kugel erzeugte Fractur der Tibia mit einer Verletzung der Arteria tibialis antica complicirt war, durch Unterbindung der Schenkelarterie eine Heilung bewerkstelligte.

E. — Die Trennung der Hauptnerven eines Gliedes macht an sich niemals die Amputation nothwendig, denn die aus einer mehr oder weniger vollständigen Paralyse eines gröſseren Gliedes erwachsenden Unbequemlichkeiten können niemals den unvermeidlichen Gefahren, mit denen dessen Absetzung verbunden ist, das Gleichgewicht halten. Nur der Eintritt sehr schlimmer, und den gewöhnlichen Mitteln nicht weichender, Zufälle, wie des Tetanus, könnte bei dieser Verletzung den Arzt zur Amputation, als zum letzten, dann aber oft auch unwirksamen Mittel, seine Zuflucht zu nehmen, veranlassen.

Sind auſser den Hauptnerven des Gliedes zugleich auch die vorzüglichsten Gefäſse desselben verletzt, so ist doch die Amputation nicht durchaus nothwendig, obwohl man sich nicht verhehlen darf, daſs immer nur geringe Aussicht zur Wiederherstellung vorhanden ist, da der verwundete Theil für den Augenblick wenigstens seiner Ernährung und für immer seiner Sensibilität und Beweglichkeit beraubt ist. Kommt aber zu einer solchen Verletzung noch eine Knochenzerschmetterung oder eine bedeutende Beschädigung der Weichtheile hinzu, so wird die Amputation unentbehrlich.

F. — Die durch Feuerschlünde in Bewegung gesetzten Geschosse erzeugen häufig so bedeutende Verletzungen der Gliedmaſsen, daſs man zur Amputation schreiten muſs; und selbst auch in dem Falle, wo ein Glied vollständig vom Körper losgerissen worden ist, muſs man oft noch, wie schon angegeben worden, die Absetzung an einer höheren Stelle vornehmen; indefs kann dies unter Umständen unmöglich werden, wie z. B. wenn eine Kugel den Arm sammt der Scapula aus dem Schultergelenke, oder den Schenkel aus dem Hüftgelenke gerissen hat. Hier ist der Arzt darauf beschränkt, der Wunde eine möglichst regelmäfsige Form zu geben, die losgetrennten Knochenstücke, die Brandschörfe und fremden Körper zu entfernen, Blutungen zu stillen, und die Wunde überhaupt in einen Zustand zu versetzen, bei welchem der Eintritt primitiver oder consecutiver Zufälle am besten verhindert wird. Wegen der heftigen, allgemeinen Erschütterung, der sehr bedeutenden Entzündung und Eiterung, der Blutungen, welche so leicht hier zu Stande kommen, wegen der Menge von Stoffen, welche der Körper zur Bildung einer so grofsen Narbe hergeben mufs, so wie wegen der so häufig eintretenden Erkrankung innerer Organe, führen Wunden dieser Art indefs immer eine grofse Gefahr mit sich. Hat eine durch einen Feuerschlund in Bewegung gesetzte Kugel ein Glied an seinem mittleren Theile oder an den Enden zerschmettert, und sind bei unversehrt gebliebener oder auch zerrissener Haut die unter dieser gelegenen Theile zermalmt, gequetscht und in Brei verwandelt, so mufs man, da sich heftige Entzündung und sehr ergiebige Eiterung, oder wohl gar der Brand nicht verhüten lassen, hier ebenfalls die Amputation machen. Sind zugleich die Weichtheile sehr stark beschädigt, die sie bildenden Stoffe auseinander getrennt und zerstreut, die Hauptnerven und Gefäfse zerrissen u. s. w., so würde man den Regeln einer vernünftigen Chirurgie und den Gesetzen der Menschlichkeit zuwider handeln, wenn man den Verwundeten den unsäglichen Schmerzen und dem fast gewissen Tode preis geben wollte, welche der Versuch zur Erhaltung eines solchen Gliedes nach sich ziehen würde.

Dessen ungeachtet mufs man gestehen, dafs es in mehreren der angegebenen Fälle zuweilen schwierig ist, zu entscheiden, ob die Amputation durchaus vorgenommen werden mufs, oder nicht, denn es gelingt in einzelnen Fällen die Heilung zuweilen wunderbar, obwohl man auch oft das zu lange Aufschieben der Amputation bereuen wird, da die Zufälle sich häufig so schnell steigern, dafs man später dies Mittel gar nicht mehr in Anwendung bringen kann. Bei der Armee mufs man in zweifelhaften Fällen sich überhaupt immer eher für als wider die Amputation erklären, denn man setzt dadurch an die Stelle einer mit

Knochenzerschmetterungen, Gelenk- und Gefäfsverletzungen u. s. w. complicirten Wunde eine einfache, bei welcher der Patient den oft nothwendigen, langwierigen und unbequemen Transport u. s. w. viel eher zu ertragen vermag, als im entgegengesetzten Falle.

Auch ist es während der Verwirrung und des Tumultes eines Kampfes, unter den vielfachen Schwierigkeiten, mit denen man in den Feldlazarethen zu kämpfen hat, unmöglich, solche Operationen zu machen, wie sie zur Erhaltung der Gliedmafsen nothwendig, auf die Verwundeten jene kleinliche Sorgfalt zu verwenden, wie sie für so complicirte Verletzungen erforderlich werden; und überhaupt kann man dort nicht wie in einem Civil-Hospitale verfahren, wo Ordnung und Ruhe herrschen, und wo man sich alles, dessen man bedarf, mit Leichtigkeit und in Menge verschaffen kann. Deshalb sind auch, meiner Meinung nach, diejenigen Militairärzte, welche wegen Verletzungen der Hauptarterien und wegen, durch Kugeln veranlafster, Fracturen der Knochen die Amputation vornehmen, nicht zu tadeln, denn aufser dem Mangel an Zeit und gehöriger Sorgfalt für die Verwundeten, fehlt es auch häufig an gehörigen Transportmitteln; oft müssen die Verwundeten auf Karren oder schlechten Wagen fortgeschafft werden, die durch ihr Stofsen die Knochensplitter in das Fleisch bohren und dadurch zu heftigen Schmerzen, zur Vermehrung der Reizung, zu den stärksten entzündlichen Anschwellungen, zu dem beinahe unvermeidlichen Eintritte des Brandes und einem fast gewissen Tode Veranlassung geben.

In weniger dringenden Fällen, in denen man zu entscheiden hat, ob die Amputation sogleich vorzunehmen, oder aufzuschieben sei, mufs man aufser der Beschaffenheit der Wunde auch auf die Constitution des Kranken achten. Ein anderer, ebenfalls nicht unwichtiger Umstand ist der, dafs Kranke mit so complicirten Verletzungen sehr lange in den Hospitälern bleiben müssen, wo sie nicht selten dem Lazarethfieber und dem Hospitalbrande ausgesetzt sind. Durch die Amputation aber, durch welche diese Verletzungen in Wunden verwandelt werden, welche einer viel schnelleren Heilung fähig sind, wird dieser Zeitraum um vieles abgekürzt. Ferner ist man häufig genöthigt, Kranke dieser Art sich selbst zu überlassen, so dafs lange Zeit hindurch der Verband nicht gewechselt wird, ein Umstand, der nach verrichteter Amputation von keinem so grofsen Nachtheile ist.

G. — Endlich mufs man zuweilen auch noch Amputationen bei solchen Wunden machen, welche man zu Anfang für heilbar hielt und demgemäfs behandelte, welche sich aber im weiteren Verlaufe des Uebels mit Zufällen complicirt haben, die man in der ersten Zeit unmöglich vorhersehen konnte. Solche Complicationen sind: Necrosen, Caries, Fisteln, durch fremde Körper erzeugt, welche man nicht auszuziehen im Stande war, und welche hartnäckige, den Kranken erschöpfende Eiterungen unterhalten, durch einen schlecht geformten Callus entstandene Difformitäten, falsche Gelenke, Atrophie, Unempfindlichkeit und Bewegungslosigkeit der Gliedmafsen, welche mit Geschwüren und Fisteln bedeckt sind, Tumor albus der Gelenke, Wunden, welche sich wegen ihrer zu grofsen Ausdehnung nicht schliefsen konnten u. s. w. Der Wundarzt mufs nun entscheiden, ob diese und viele andere Complicationen, auf die wir hier nicht eingehn können, von der Art sind, dafs sie bei ihrer längeren Dauer das Leben des Kranken in Gefahr bringen, oder ihm dasselbe unerträglich machen, und somit eine so bedeutende Operation, als die Absetzung eines Gliedes, der allein oft der Verwundete unterliegt, rechtfertigen.

§. XI.

Von der Zeit, zu welcher die Amputation vorgenommen werden mufs.

Es handelt sich hier um die Frage, ob man in Fällen, wo man die Amputation nicht umgehen kann, mit dieser Operation warten soll, bis neue Zufälle nur noch dringender die Nothwendigkeit derselben anzeigen, oder ob man durch eine sofortige Amputation diesen Zufällen zuvorkommen soll. Mit einem Worte, soll man der frühen, oder der späten Amputation den Vorzug geben, ein Punkt, mit dem sich seit langer Zeit die bedeutendsten Männer beschäftigt haben, und welcher zu Gunsten der Frühamputation entschieden worden ist. Denn zahlreiche, während der Kriege der Revolution und des Kaiserreiches gesammelte Thatsachen haben diese Wahrheit aufser allem Zweifel gesetzt, und schon seit langer Zeit haben auch die geschicktesten und erfahrensten Wundärzte sie allgemein einzuführen gesucht, indefs viele Hindernisse dabei angetroffen. *) 1745 setzte auch die Académie royale de chi-

*) *Joseph Duschene* (*Traité de la cure générale et particulière des arquebusades. Paris* 1625) scheint der erste Schriftsteller über

rurgie, die Wichtigkeit dieses Gegenstandes fühlend, einen Preis für die beste Beantwortung folgender Frage aus:

„In welchen Fällen mufs man, wenn bei Wunden mit Knochenzerschmetterung, besonders bei Schufswunden, die Amputation durchaus nothwendig ist, dieselbe sofort vornehmen, und in welchen kann man sie aufschieben, und aus welchen Gründen verfährt man auf diese oder jene Weise"

Faure, der sich gegen die auf der Stelle vorgenommene Amputation erklärte, gewann den Preis. Die Behauptung desselben, dafs, wenn man von der Amputation einen glücklichen Erfolg sehen wolle, man dieselbe nicht eher, als nach Beseitigung aller primitiven Zufälle vornehmen dürfe, fand sowohl Anhänger als Gegner, und unter letzteren ist besonders *Boucher* zu nennen, welcher eine Abhandlung zur Widerlegung *Faure's* in die Memoiren der Academie einrücken liefs. Er hält es für viel vortheilhafter, die Amputation auf der Stelle vorzunehmen, als sie aufzuschieben und den Eintritt der allgemeinen Reaction abzuwarten, *Faure* und seine Anhänger hatten dagegen behauptet, dafs, wenn man die Amputation auf der Stelle vornähme, ehe der Kranke noch Zeit gehabt hat, sich von seiner Verwirrung und Erschütterung zu erholen, man die Zufälle nur noch vermehren und deshalb fast beständig einen unglücklichen Ausgang herbeiführen würde. Die Erfahrung aber hat bewiesen, dafs, da in diesem Augenblicke die Schmerzen der Amputation weniger empfunden werden, diefs der günstigste Zeitpunkt für dieselbe ist. Natürlich mufs man dem Kranken eine kurze Ruhe gönnen, und ihn durch die schon empfohlenen Mittel aus dem Zustande von

Stun

Militairchirurgie gewesen zu sein, welcher die sofortige Amputation bei schweren Verletzungen der Extremitäten empfahl. *Wiesemann (Chirurgical treatise)* entschied sich in jenem Jahrhundert unter ähnlichen Umständen für dieselbe. Auch *Ledran (Petit manuel de chirurgie militaire, Traité ou réflexions tirées de la pratique sur les plaies d'armes à feu)* erklärte sich dafür. *Ranly*, (*Method of treating gun shot wounds London* 1781) Wundarzt *Georg's II* von England, rühmte ebenfalls sehr die Vortheile der unmittelbar nach der Verwundung vorgenommenen Amputution. Er schlug deshalb auch vor, dafs die Chirurgen, um den Verwundeten sogleich Hülfe leisten zn können, sich während der Schlacht zu kleinen Corps vereinigen und sich dem Nachtrapp anschliefsen sollten Andererseits weren aber viele, nicht minder berühmte Wundärzte auch der entgegengesetzten Meinung und riethen, bei schweren Verletzungen, erst nach Beseitigung aller primitiven Zufälle zu amputiren.]

Stupor, in dem er sich befindet, reifsen, weil sonst der Blutverlust und der bei der Operation unvermeidliche Schmerz ihn vollends erschöpfen würden. Ist aber dieser Zustand von Stupor vorüber, und nimmt man die Amputation unmittelbar oder beinahe unmittelbar darauf vor, so verhütet man die Entwickelung einer sehr starken allgemeinen Reaction, den Eintritt eines sehr heftigen Fiebers, so wie den von Krämpfen, Phlebitis, Eiterresorption, von Abscessen in den Eingeweiden u. s. w., und erspart dem Kranken veschiedene sonst nothwendige Operationen, wie grofse und tiefe Wundenerweiterungen, zur Verhütung aller derjenigen Zufälle, welche die Knochenzerschmetterung, die Gegenwart fremder Körper u. s. w. sonst nach sich ziehen würde, Operationen, welche zuweilen eben so schmerzhaft und gefährlich sind, als die Amputation selbst. Und bei allen diesen unvermeidlichen Zufällen und Leiden, welche der Spätamputation vorausgehen, hat der Kranke immer noch die Aussicht, sich jener sehr schmerzhaften Operation endlich doch unterwerfen zu müssen, deren Ausgang unsicher ist, und welche ihrerseits auch wieder andere Zufälle herbeiführt, die nicht selten das Leben kosten.

Allerdings läuft man bei der Frühamputation in manchen Fällen Gefahr, den Verwundeten eines Gliedes zu berauben, welches man, beim längeren Aufschieben der Operation, hätte erhalten können, nachdem man sich im Verlaufe der Krankheit überzeugt hat, dafs der Verwundete die mit der Erhaltung des Gliedes verbundenen Zufälle zu überstehen im Stande ist; indefs darf man sich durch diese Rücksicht nicht abschrecken lassen; denn statt einiger Glieder, welche man höchstens auf diese Weise zu erhalten vermöchte, würde man eine grofse Zahl von Verwundeten an primitiven und consecutiven Zufällen verlieren, denen man durch die Frühamputation das Leben gerettet hätte.

Diese wichtige Frage ist mithin jetzt nicht mehr unentschieden, und fast alle Wundärzte sind auch darüber nunmehr gleicher Meinung. *) Allgemein ist man jetzt der

*) [Die Wahrheit dieses Grundsatzes wird täglich durch neue Thatsachen bestätigt; denn während *Faure*, nach seiner eigenen Angabe, von ungefähr dreihundert nach der Schlacht von Fontenoy amputirten Individuen nur dreifsig rettete, erhält man jetzt mehr als Dreiviertel der Operirten am Leben, worunter sogar auch einige mitgezählt sind, denen zwei Glieder amputirt worden; und diesen glücklichen Erfolg verdankt man vorzügiich dem

Ansicht, dafs man, sobald einmal die Amputation für nothwendig erachtet worden, dieselbe auf der Stelle vornehmen

---

Umstande, dafs man in allen Fällen, wo man die Amputation für nöthig erachtet, dieselbe auf der Stelle vornimmt.

Bei dem in Italien stehenden Heere sah *Larrey* 1796 eine Menge Verwundeter in den Hospitälern ein Opfer des zu festen Vertrauens auf *Faure's* Grundsätze werden. *Napoleon* sah ein, dafs beim Eintritte neuer Feindseligkeiten ein fliegendes Feldlazareth diesen Uebelständen abhelfen könnte, und auf seinen Befehl bildete *Larrey* solche Ambulancen, in denen man an den Schlachttagen sogleich die nöthig erachteten Amputationen vornahm, und von diesem Augenblicke an rettete man eine viel gröfsere Zahl von Verwundeten.

Nach der schrecklichen Seeschlacht am 1. Juni 1794 schrieb *Fercoc*, erster Wundarzt auf dem Schiffe „le Jemmape," an *Larrey*, dafs er von sechszig unmittelbar nach der empfangenen Verletzung amputirten und ins Seelazareth von Brest transportirten Individuen nur zwei am Tetanus verloren habe, während die später amputirten alle starben. Der Wundarzt des Schiffes „le Téméraire," welches von den Engländern genommen wurde, wollte die bei mehreren Verwundeten indicirte Operation bis zur Ankunft im Hafen aufschieben, indefs starben alle schon auf der Ueberfahrt.

Nach dem Treffen von Neuburg machte *Percy* die Amputation bei zwei und neunzig Individuen, von denen sechs und achtzig genasen; *Larrey* stellte von vierzehn zwölf wieder her. *Maclet* sagt, dafs elf in der Schlacht von Abukir verwundete und innerhalb der ersten vier und zwanzig Stunden amputirte Soldaten hergestellt wurden, während drei andere nach acht Tagen amputirte starben.

Während des Freiheitskrieges der vereinigten Staaten im Jahre 1780 machten die französischen Wundärzte eine Menge Amputationen nach der damals in Frankreich angenommenen Ansicht, erst nach dem Aufhören der primitiven Zufälle zu operiren, und verloren fast alle Verwundete an den Folgen der Operation. Den Amerikanern hingegen, welche bei ihren Landsleuten die Amputation auf der Stelle, oder doch in den ersten vier und zwanzig Stunden vornahmen, starben sehr wenige, obwohl die Franzosen hinsichtlich der Einrichtung der Hospitäler sich unter viel günstigeren Umständen befanden.

Der Vortheil der gleich auf dem Schlachtfelde angestellten Amputationen gab sich recht deutlich nach der Schlacht von Toulouse im Jahre 1814 zu erkennen. *Guthrie* (*Op cit.*) berichtet, dafs von sieben und vierzig Frühamputationen acht und dreifsig einen glücklichen Erfolg hatten, während von ein und funfzig später Amputirten ein und zwanzig unterlagen. Nach dem Angriffe auf Neu-Orleans durch die Engländer im Jahre 1814 wurden von fünf und vierzig früh Amputirten acht und dreifsig gerettet, während von sieben spät Amputirten nur zwei wieder hergestellt wurden (*Op. cit.*). Auch *Del Signore*, Wundarzt der ägyptischen Armee, sagt in seiner Schrift, dafs er nach der Schlacht von Navarin von ein und dreifsig unmittelbar nach der Verwundung Amputirten nur einen sterben sah, wogegen er von acht und

müsse, d. h. gleich nachdem die erste Bestürzung, Erschöpfung und Erschütterung vorüber sind. Dieser Zeitraum variirt von einer bis zu sechs oder acht Stunden, je nach der Individualität und der Art der Verwundung. Meistens reichen schon eine bis drei Stunden hin. Kann man indefs dem Verwundeten die nöthige Hülfe nicht leisten und die Amputation nicht auf der Stelle vornehmen, oder hat man die Erhaltung der sehr beschädigten Glieder versuchen wollen, so fragt es sich, wann es Zeit ist, die Spätamputation vorzunehmen. Dieser Moment ist dann eingetreten, wenn man sich überzeugt hat, dafs die angewendete Behandlungsweise durchaus erfolglos bleibt, wenn die Schwäche des Kranken sichtlich zunimmt, wenn Fieber, Schweifse, Durchfall, Schlaflosigkeit u. s. w. eintreten. Nur mufs man nicht so lange warten, bis die Kräfte des Patienten so sehr gesunken sind, dafs er die Schmerzen der Amputation nicht mehr zu ertragen vermag. Wie wichtig aber auch der körperliche Zustand ist, so darf man doch auch die moralische Stimmung nicht aufser Acht lassen; denn die meisten Kranken werden sich gewifs in einem Zustande höchster Traurigkeit und Niedergeschlagenheit befinden, wenn sie jetzt, nachdem sie lange Zeit sich mit der Hoffnung der Wiedergenesung geschmeichelt haben und vom Arzte auch wohl darin bestärkt worden sind, vernehmen, dafs die Amputation das allein noch übrige Mittel zu ihrer Ret-

---

dreifsig an den folgenden Tagen Operirten nur fünf und zwanzig rettete.

Bei den Fracturen des Schenkels durch Schufswaffen ist die Amputation dringender indicirt, als in irgend einem anderen Falle. *Ravaton* sagt, dafs, wenn man bei dieser Fractur nicht amputirt, dieselbe fast beständig todtlich ablaufe. *Schmucker* behauptet, dafs man von sieben auf diese Weise Verletzten nur einen rette. Derselben Meinung ist *Lombard. Ribes*, welcher keinen einzigen genesen sah, theilt die Geschichte von zehn Individuen mit, welche er durch die gröfste Sorgfalt nicht zu erhalten vermochte, und sagt, dafs er im Hôtel des Invalides unter vier tausend Personen nicht einen einzigen finden konnte, der von dieser Art von Verletzung hergestellt worden wäre; *Yvan* habe ihm 1815 zwar zwei solche gezeigt, indefs litten dieselben an Fisteln und starben auch später an den Folgen ihrer Fracturen. *Gaultier de Claubry* theilt auch *Ribes*'s Meinung und berichtet, dafs in der spanischen Armee fast alle diejenigen starben, welche nach erhaltenen Schenkelbrüchen nicht auf der Stelle amputirt wurden. Die Ereignisse in den Jahren 1830 und 1831 haben nun auch die pariser Wundärzte in den Stand gesetzt, diese Erfahrungen von Neuem bestätigt zu finden, und einige als Ausnahmen dastehende Fälle können die allgemeine Regel nicht umwerfen.]

tung ist, dafs alle Schmerzen, welche sie ertragen, alle Gefahren, denen sie sich ausgesetzt, ihnen nichts gefruchtet haben.

Einige Umstände indefs können noch besonders den Wundarzt bestimmen, die Amputation zu beschleunigen, oder sie aufzuschieben. So thut z. B. die, bei einer Verletzung der Hauptarterie eines Gliedes sofort vorgenommene Amputation den hämorrhagischen sowohl, als den übrigen Zufällen Einhalt; ist hingegen ein Glied brandig geworden, so mufs man zuvor die Begränzung der Gangrän abwarten, obwohl einige Wundärzte, und wie ich glaube mit Recht, der Meinung sind, dafs die Amputation oft gerade ein Mittel sei, die Fortschritte des Brandes zu hemmen. *)

§. XII.

Von der Amputation und ihrer Nachbehandlung

Es ist hier nicht der Ort, über den Werth und Vorzug der verschiedenen Amputationsmethoden zu sprechen, und eben so wenig wollen und dürfen wir die einzelnen Akte derselben dem Wundarzte vorschreiben, da er dabei durchaus nicht nach allgemeinen Regeln verfahren kann, sondern sich meist nach der Form der Verletzung und nach den besondern Umständen richten mufs. Mein Verfahren in den gewöhnlichen Fällen ist folgendes. Ich lasse die Haut von einem Gehülfen so stark als möglich zurückziehen und durchschneide dieselbe nebst den oberflächlichen und tieferen Muskeln durch einen bis auf den Knochen gehenden Schnitt, lasse alsdann alle diese durchschnittenen Theile abermals zurückziehen, um das am Knochen sitzende Fleisch in gleicher Linie mit den zurückge-

---

*) [*Pott* und vor ihm *Scharp* haben behauptet, dafs man mit der Amputation beim Brande immer warten müsse, bis derselbe zum Stillstande gekommen ist, weil sonst der Stumpf von Neuem in Gangrän übergehen würde. Viele Wundärzte indefs, und unter ihnen *Larrey*, *Yvan*, *Dupuytren* und Andere, haben gezeigt, dafs man häufig die Amputation vor der Begränzung des Brandes vornehmen könne. Besonders kann dies beim traumatischen Brande geschehen; die Gangrän wird hier nämlich immer wieder ihre eigne Ursache, und man mufs sich beeilen, den Patienten so schnell als möglich von den abgestorbenen Theilen zu befreien. Wo hingegen der Brand spontan oder aus innerer Ursache, wie z. B. nach der spontanen Obliteration der Haupt-Arterie oder Vene des Gliedes, entstand, darf man nur amputiren, nachdem die Natur schon eine Demarkationslinie gebildet hat.]

zogenen Theilen zu durchschneiden, und durchsäge dann den Knochen an der Spitze des auf diese Weise gebildeten Hohlkegels. Dieses Verfahren kürzt den Schmerz ab und giebt dem Stumpf die zweckmäfsigste Form zur Erzielung der schnellen Vereinigung, welcher jetzt wohl fast alle Aerzte bei durch Schufswunden veranlafsten Amputationen vor der durch Eiterung den Vorzug geben, und die durch die bereits oben empfohlenen Mittel herbeigeführt wird. *) Tadeln mufs ich indefs das kurze Abschneiden der Ligaturfäden, von welcher Art dieselben auch sein mögen, und ihr Zurücklassen in der Wunde, da sie diese als fremde Körper reizen und oft Entzündungen und Abscesse veranlassen. Ich ziehe es daher mit den meisten anderen Wundärzten vor, das eine Ende der Ligaturfäden abzuschneiden und die übrigen mit einander vereinigt in den einen Wundwinkel zu legen. Es bildet sich zwar dann an diesem Punkte eine Eiterung aus, und die schnelle Vereinigung kommt hier nicht zu Stande, indefs ist dies immer nur eine sehr kleine Stelle, und überdies gelingt wohl ohnehin die schnelle Wundenheilung nach Amputationen selten vollkommen. Ich wenigstens mufs bekennen, dafs ich sie durchaus vollständig niemals habe zu Stande kommen gesehn, und dafs, wenn auch der gröfste Theil der Wunde per primam intentionem heilte, an einzelnen Stellen doch immer Eiterung eintrat. Schliefslich will ich nur noch bemerken, dafs viele Individuen, denen man ein gröfseres Glied, wie einen Arm, ein Bein, einen Schenkel u. s. w., selbst unter den günstigsten Umständen, abgenommen hat, sterben, und man von sechs Amputirten immer einen zu verlieren rechnen kann; denn zu zahlreich sind die Gefahren, welche denselben drohen: häufig bilden sich innere Entzündungen oder Phlebitis aus, oder die Eiterung wird unterdrückt, oder es entstehen Eiterablagerungen in wichtigen Organen, oder die Eiterung wird zu ergiebig u. s. w. Die Amputation ist also immer eine höchst bedenkliche Operation.

---

*) [Dieser Ausspruch gilt indefs nur von den bald nach der Verletzung vorgenommenen Amputationen, bei den consecutiven dagegen verwerfen viele Wundärzte die schnelle Vereinigung und wollen dann, gleich wie bei der wegen chronischer, mit starker und langwieriger Eiterung verbundener, Krankheiten der Gliedmafsen unternommenen Absetzung, durch Eiterung heilen.]

Dreizehntes Kapitel.

Von den Haemorrhagieen als Complication bei den Verletzungen durch Kriegswaffen

Aufser den bisher abgehandelten Complicationen der Wunden, giebt es nun noch einige andre nicht minder häufige und wichtige, nämlich Hämorrhagieen, Eingeweideabscesse, Hospitalbrand u. s. w., welche wir nicht übergehen dürfen, und unter denen wir am passendsten mit den Haemorrhagieen, als den am gewöhnlichsten vorkommenden, den Anfang machen. Von diesen ist zwar schon oben die Rede gewesen, allein nur ganz im Allgemeinen und beiläufig, um ihr Eintreten bei Schufswunden gegen die herrschende Meinung zu beweisen.

§. I.

Allgemeine Betrachtung über die traumatische Haemorrhagie

Haemorrhagie nennt man jeden Blutflufs, der durch seine Stärke das Leben zu gefährden vermag.

Da nun ein solcher nicht nur bei Stich-, Schnitt- und gequetschten Wunden, nicht nur nach Abreifsungen, Zerreifsungen und Zermalmungen, sondern auch bei Schufswunden, wenn gleich mit verschiedenen Ausgängen, stattfinden kann, so möchte es wohl zweckmäfsiger sein, diesen, allen jenen Wunden gemeinschaftlichen Zufall in eine allgemeine Betrachtung zusammen zu fassen, als ihn in so viel besondre Abschnitte zu trennen, wie es Verletzungen giebt, die ihn hervorbringen können.

Die Blutmenge, welche ein Mensch ohne Gefahr verlieren kann, ist unendlich verschieden, und wenn Einige behauptet haben, dafs der Verlust von einigen Pfunden tödten, Andre dagegen, dafs ein Mensch funfzehn bis zwanzig Pfund ohne Lebensgefahr verlieren könne, so sind beide, wenn auch scheinbar entgegengesetzte, Ansichten gleich wahr, und jene Verschiedenheiten finden in dem Alter, der Constitution, dem Gesundheits- oder Krankheitszustand der Individuen, in der Langsamkeit oder Schnelligkeit, mit der das Blut ausfliefst, in der Menge der Getränke und Nahrungsmittel, die während der Dauer der Haemorrhagieen genossen werden, so wie in den Zwischenräumen der letztern ihre vollkommene Erklärung. So z. B. kann ohne

Nachtheil durch schwache, aber wiederholte Haemorrhagieen in einem Monat zwei- bis dreimal mehr Blut ausfliefsen, als sich in der Circulation eines gesunden menschlichen Körpers befindet, da dasselbe in dieser Zeit wieder ersetzt wird.

Die Gröfse des Blutverlustes bei einer Haemorrhagie zu bestimmen, ist zwar immer nützlich, oft aber nicht ganz leicht; denn der Schreck überschätzt sie gewöhnlich, das Wasser und die andern Flüssigkeiten, mit denen das Blut vermischt worden ist, vermehren dessen scheinbare Menge, und die damit getränkte Wäsche kann, je nach der Art, wie man die Sachen beurtheilt, zu von der Wahrheit ganz abweichenden Annahmen verleiten. Zwei Momente dienen uns indefs hierbei zur Richtschnur: 1) Die sichtbare Menge des verlorenen Blutes, nach Abzug der mit demselben vermengten andern Flüssigkeiten, und 2) der Zustand, in welchem der Kranke sich befindet. Die Mittheilungen der Umgebung, und vollends die der Verletzten selbst, sind durchaus unzuverläfsig und fast immer übertrieben, müssen daher stets einer strengen Prüfung unterworfen werden. Durch die genaue Besichtigung der Kleidungsstücke, des Bettes u. s. w. können wir zwar schon etwas sicherer zur Wahrheit gelangen; allein auch hier mufs man dem Schein nicht zu sehr trauen, denn einerseits kann wenig Blut grofse Flecke machen, und andrerseits läfst sich auch auf diese Weise nicht richtig bestimmen, wie viel Serum das Blut beim Eindringen in jene Gegenstände verloren hat. Noch schwerer wird dies aber, wenn bereits Waschungen stattgefunden haben. Die Farbe des Blutes ist purpurroth, die des arteriellen heller, die des venösen in das Violette spielend. Die Mischung von gleichen Theilen Wasser und Blut verändert weder die Farbe, noch die Gerinnbarkeit des letztern; die von zwei bis drei Theilen Wasser und einem Theile Blut vermindert dessen Gerinnbarkeit und erzeugt eine hellrothe Farbe; die mit fünf bis sechs Theilen Wasser endlich hebt die Gerinnbarkeit ganz auf und veranlafst eine dunkle Rosenröthe, welche mit der Vermehrung des das Blut verdünnenden Wassers immer heller wird.

Nie aber entsteht bei diesen Schattirungen der künstlichen Entfärbung jene Amaranthen-Farbe, welche das in den Gefäfsen enthaltene Blut nach sehr starken oder wiederholten Haemorrhagieen annimmt, und welche nur ein Produkt des Lebens ist.

Unter den zur Blutstillung angewandten Flüssigkeiten,

die durch ihre Beimischung die wirkliche Menge des verlorenen Blutes scheinbar vermehren, täuschen einige, wie die durch Wasser bis zum angenehmen Geschmack verdünnten Säuren, auch dadurch, dafs sie die Farbe desselben lebhafter, glänzender und intensiver machen, während andre die Purpurfarbe des Blutes bei dessen Gerinnung in eine graue, braune und selbst kohlschwarze verändern; zu diesen letztern gehören die concentrirten Säuren, und namentlich erzeugt die Schwefelsäure die dunkelste Farbe.

Hieraus ergiebt sich, welche Schwierigkeiten uns entgegen treten, wenn wir uns bei der Bestimmung der Gröfse des Blutverlustes nach der Farbe richten wollten. Weit zweckmäfsiger ist es daher, den Zustand des Kranken zu erforschen und zu berücksichtigen, zumal wir hierauf auch unsre Heilindicationen gründen müssen.

Blasse Haut, allgemeine Kälte des Körpers, Verschwinden der Kräfte, abwechselnde Verminderung und Beschleunigung der Respirationsbewegungen, mehr oder minder häufige und langdauernde Ohnmachten, starkes Herzklopfen, schwacher und unregelmäfsiger Puls, Erbrechen, Unfähigkeit die leichtesten Nahrungsmittel und selbst Getränke zu vertragen, convulsivische Bewegungen u. s. w. sind die wichtigsten, einen bedeutenden Blutverlust anzeigenden Symptome, die, mögen Arterien oder Venen die Quelle desselben sein, die schleunigste Stillung der Haemorrhagie, wegen drohender sehr gefährlicher und, nach der Menge des verlorenen Blutes, selbst tödtlicher Zufälle, indiciren.

Reichliche und wiederholte Haemorrhagieen haben weit langwierigere Folgen, als man gewöhnlich denkt; Menschen, welche dieselben erlitten, fallen in einen Zustand der Blässe, Schlaffheit und Schwäche, der, je nach der Gröfse des Blutverlustes und nach dem Alter und der Constitution der Individuen, Monate, Jahre und selbst das ganze Leben hindurch dauern kann, wobei das Blut rosen-, zuweilen amaranthen-farbig bleibt, wenig gerinnbar ist und erst nach langer Zeit seine frühern Eigenschaften wieder erlangt. Man sollte glauben, solche Menschen litten an Anaemie oder Chlorose, so schwer ist der Wiederersatz gewisser Bestandtheile des Blutes, besonders des Faser- und des färbenden Stoffes. Dessen ungeachtet aber entstehen — was merkwürdig ist — bei diesen fast blutleeren Menschen Zufälle von Plethora und Congestion, wie Unruhe, Schlaflosigkeit, Krämpfe, Oppression, Betäubung,

Pulsationen in verschiedenen Theilen des Körpers, am Hals, am Kopf, Herzklopfen u. s. w., welche Symptome verschwinden, wenn kleine, von Zeit zu Zeit wiederholte Blutausleerungen den Körper von dem Zuwachs des Blutes, dessen die Natur sich zu entledigen bestrebt, befreien.

Sehr oft haben aber auch traumatische Haemorrhagieen den Tod zur Folge, und bei der Section findet man dann alle Höhlen des Herzens und die aus ihm entspringenden und in dasselbe mündenden grofsen Gefäfse vollkommen leer, die verschiedenen Gewebe des Körpers, selbst die gefäfsreichsten, blass, entfärbt und ganz blutlos.

Erliegen die Menschen den Haemorrhagieen nicht, so mufs das verlorene Blut wieder ersetzt werden, wozu eine verschieden lange, von dem Alter, der Constitution der Verletzten und von der Gröfse des Blutverlustes abhängende, Zeit erforderlich ist.

Der Verlust von zwölf, funfzehn bis achtzehn Unzen Blut bewirkt beim Erwachsenen nur eine momentane Schwäche und wird durch die Natur bald wieder ersetzt. Der von einigen Pfunden hat schon deutlichere Folgen, die sich durch Blässe, äufserste Schwäche und allgemeine Abmagerung des Körpers charakterisiren. Verliert der Mensch in wiederholten Haemorrhagieen eine noch gröfsere Menge von zwölf, funfzehn oder zwanzig Pfunden, so entsteht ein Zustand von Anaemie, der sich durch allgemeine Entfärbung der äufsern Haut und der Schleimhäute und durch eine, wie bereits gesagt, Monate, Jahre und selbst das ganze Leben hindurch dauernde Schwäche in den Functionen äufsert. Das Blut nimmt dann eine mehr oder minder deutliche Amaranthen-Farbe an, und nur allmälig können die Kranken durch körperliche Ruhe, durch gute, vorzüglich animalische Nahrungsmittel, Bouillon, Kraftbrühen, durch tonische, eisenhaltige Mittel, Landwohnung u. s. w. wieder zu ihren frühern Kräften gelangen. Mit Hülfe dieser Mittel und deren passender Combination verhütet man die in frühern Zeiten sogenannten nervösen oder fauligen Fieber, welche so oft die durch reichliche oder wiederholte Haemorrhagieen erschöpften Menschen befallen.

Im Allgemeinen glaubt man, dafs sich das Blut bei Kindern schneller wieder erzeugt; wenn wir dies aber auch zugeben, so müssen wir doch bei Vergleichung der Verhältnisse ihres Alters und ihrer Entwickelung mit denen der Erwachsenen bemerken, dafs dieselben keinen so grossen Blutverlust, wie letztre ertragen können, denn selbst

Blutungen nach Egelapplication veranlassen bei ihnen oft eine sehr grofse Schwäche und tödtliche Convulsionen.

Der Erfahrung gemäfs ertragen Frauen einen gröfsern Blutverlust als Männer, gerade als hätte die Natur, indem sie dieselben einer periodischen und einer stärkern blutigen Ausleerung beim Gebären unterwarf, in sie eine gröfsere Reproductionskraft gelegt.

Einige Menschen können unglaublich viel Blut verlieren. Manche haben in wenigen Tagen funfzehn, zwanzig bis fünf und zwanzig Pfund verloren, eine Quantität, die gewifs nicht in dem Körper eines Menschen circulirt, sondern durch die von dem Kranken von Zeit zu Zeit genossenen Getränke erreicht wird. Man weifs nämlich, dafs starke Haemorrhagieen einen brennenden Durst erzeugen; die Getränke aber werden, so wie sie in den Magen gelangen, absorbirt, gehen unmittelbar in die Circulation über, verdoppeln und verdreifachen selbst die Blutmasse und unterhalten so die Circulation; daher sieht man in diesen Fällen das Blut sich entfärben, flüssiger, gewissermafsen wässrig werden und mit dem Faserstoff auch seine Gerinnbarkeit völlig verlieren. Unter diesen Umständen wird das Blut, wenn es überhaupt möglich ist, nur sehr langsam und schwer wieder ersetzt.

Die erste Sorge des, zu einem an Haemorrhagie leidenden Kranken gerufenen Wundarztes mufs nun darin bestehen, zu ermitteln, welche Quelle und Beschaffenheit das ausfliefsende Blut habe: ob es nämlich aus den Arterien oder Venen komme — ein Unterschied, der für die Behandlung von grofser Wichtigkeit ist.

§. II.

Arterielle Haemorrhagieen.

Die Hauptkennzeichen derselben bestehen darin, dafs das Blut eine hellrothe Farbe hat und in wechselsweise stärkeren und schwächeren Strahlen fliefst, von denen erstre der Contraction, letztre der Relaxation der Ventrikel entsprechen. Diese Charaktere sind jedoch manchen Modificationen unterworfen, und namentlich kann die Farbe des arteriellen Blutes durch Störungen der freien Respiration sich der des venösen nähern, der Strahl des ersten sich jedoch nur rücksichtlich seiner Sprungkraft ändern; denn man beobachtet ihn so lange, als die Pulsationen des Herzens dauern, und bei Versuchen an Thieren sieht man ihn, wenn auch in abwechselnder, mit den Kräften der Contractionen des Herzens übereinstimmender Stärke und Schwäche, stets bis zum Tode fortdauern.

Die venösen Haemorrhagieen geben ein in das Violette spielendes dunkelrothes Blut, welches in einem schwachen, gleichförmigen, oft selbst in gar keinem Strahle fliefst, sondern nur herabrinnt. Zuweilen jedoch nimmt es auch eine der des arteriellen Blutes ähnliche rothe Farbe an und zwar dann, wenn es aus einer starken Vene reichlich und schnell ausfliefst, wodurch das arterielle Blut zu schnell durch die Capillargefäfse strömt, um die Theile, mit denen es geschwängert ist, in die Organe abzusetzen. Andrerseits kann sich auch der Blutstrahl in seiner Beschaffenheit dem arteriellen nähern, wenn nämlich die venöse Circulation durch eine, ein Glied umschliefsende Ligatur gestört, und eine vor einer Arterie liegende Vene verletzt ist, wo dann das aus letzterer fliefsende Blut ähnliche Sprünge als das arterielle macht; und durch diesen Schein getäuscht, glauben gar oft Wundärzte, bei einem Aderlafs an der mediana oder basilica, die Arteria brachialis verletzt zu haben. Bilden indefs oberflächlich liegende Gefäfse die Quelle des Blutflusses, so läfst sich jeder Zweifel leicht heben; denn da in den Arterien die Circulation vom Herzen zu den Körpertheilen und in den Venen von diesen zu jenem geschieht, so reicht ein, auf den Arterienstamm zwischen der Wunde und dem Herzen ausgeübter Druck hin, um augenblicklich die arterielle Blutung zu hemmen, während die venöse umgekehrt, durch Compression der Vene zwischen deren Wurzeln und der Wunde, sistirt wird. Kommt aber das Blut aus der Tiefe des Körpers her, so läfst sich die Natur desselben nur aus seiner Farbe erkennen, die jedoch ebenfalls, wie schon gesagt, durch vielfache Umstände verändert werden kann.

Die anatomischen und physiologischen Eigenschaften der Arterien machen übrigens die mit den Verletzungen und Blutungen derselben verbundene Gefahr leicht erklärlich.

Die Arterien bestehen bekanntlich aus drei Häuten, aus der äufsern zellig-fibrösen, sehr zähen und ausdehnbaren, der mittlern dickern, sehr elastischen und von einem Gewebe, das, wie ich schon längst bemerkt habe, grofse Aehnlichkeit mit den gelben Fasern gewisser Körpertheile hat, und aus der dritten, innern Haut. Durch die anatomischen Eigenthümlichkeiten jeder dieser Häute lassen sich nun viele, auf die Arterien-Wunden, auf die spontane Cessation der Blutungen und auf ihre Behandlung bezügliche Erscheinungen erklären. Während nämlich die mittlere und innere Haut unter dem Druck einer Ligatur oder Pincette leicht zerreifsen,*) wird die äufsere sehr schwer durch sie umfassende Unterbindungsfäden durchschnitten, widersteht auch viel kräftiger den von innen nach aufsen erweiternd und zerreifsend wirkenden Einflüssen, — wie man dies bei den Dilatations-Aneurysmen beobachtet, — und läfst sich in einem hohen Grade ausdehnen, ehe sie zerreifst. Daher wird eine Arterie durch eine um sie gelegte Ligatur erst nach einer gewissen Zeit vollkommen durchschnitten, wodurch so viel Zeit gewonnen wird, dafs ein Coagulum sich bilden und mit den innern Theilen des Gefäfses verwachsen kann. Diese Ausdehnbarkeit der Zellhaut erklärt auch, wie dieselbe, bei Abreifsungen von Theilen, unter allen Arterienhäuten zuletzt zerrissen, sich in die Länge zieht und eine lange,

---

*) [Die Brüchigkeit der innern Arterienhaut ist so grofs, dafs diese unter dem Druck eines Fadens wie Glas springt, dafs ein etwas starker Zug, einige rohe Bewegungen der Gliedmafsen, ja der Druck eines Daumens auf eine starke Arterie (die Carotis z. B.) dieselbe Wirkung hervorzubringen vermögen. Sie ist übrigens bald dicker, bald dünner und verhält sich sowohl gegen das Messer, als gegen Reizmittel, wie eine unorganische Schicht, wie ein Firnifs, wie ein Ueberzug von Hausenblase, wie eine horn- oder oberhautartige Masse, die keine Spur, weder von Gefäfsen, noch Nerven zeigt. Hieraus ergiebt sich, dafs die Zerreifsung oder Zerstörung derselben zur Obliteration der Gefäfse fast unumgänglich nothwendig ist; denn kaum ist sie erfolgt, so bewirken die äufsern Häute einen beträchtlichen Zuflufs von Flüssigkeiten, ergiefsen gerinnbare Stoffe in das Innere, entzünden sich zuweilen selbst, wodurch sie sich zusammenziehen und der Art verengen, dafs das Gefäfs verschlossen wird. Auf diese Einzelheiten gründeten auch *Jones* und die meisten englischen Wundärzte ihre Lehre über die Unterbindung der Arterien.

Je mehr man indefs die Verzweigungen verfolgt, desto mehr findet man, dafs die innere Haut alle Charaktere einer serösen Membran annimmt, weicher, widerstrebender, weniger brüchig, endlich organisch wird, und zwar dadurch, dafs sie bei der immer zunehmenden Verdünnung der mittlern Haut unmerklich mit der äufsern Cellulosa verschmilzt, welche ihr einen grofsen Theil ihrer Vitalität und Textur überträgt.

Jene mittlere Haut besitzt eine so geringe Cohäsion, dafs sie unter den Fingern, unter dem Druck einer Pincette springt, weshalb eine platte, nur etwas zusammen gezogene Ligatur sie eben so leicht zerreifst, wie eine runde, und bei einer grofsen Arterie hierzu, so wie zur nachfolgenden Obliteration, zuweilen ein blofser Druck hinreicht. Auch ist sie fast unorganisch, weshalb Verwundungen derselben, sowohl durch Rifse als Schnitte, sowohl in der Länge als Quere, nie vernarben.]

mit der Basis dem Herzen und mit der Spitze der Wunde zugewandte Röhre bildet, in welcher ein Coagulum noch leichter als nach einer Unterbindung zu Stande kommt, deren letztern Erfolg jedoch, eben so wie der der Torsion, auch nur durch die Zellhaut bedingt wird, wie wir dies bei der Exposition der blutstillenden Mittel sehen werden.

Die sehr deutlich ausgesprochene Elasticität der mittlern Arterienhaut giebt nun zu Erscheinungen Veranlassung, die bei Haemorrhagieen von grofser Wichtigkeit sind. Durch sie besitzen die Arterien eine beträchtliche Retractionskraft sowohl nach ihrer Länge, als nach ihrem Umfang, die zur spontanen Cessation der Blutungen viel beiträgt, wie Versuche an lebenden Thieren beweisen; denn Hunde, denen man die Hauptarterien eines Gliedes durchschneidet, und die man dann sich selbst überläfst, verbluten sich nicht immer. Indessen hat diese Retractionskraft auch ihre Gränzen, die man kennen mufs, wenn man genau bestimmen will, bis wie weit man sich auf sie verlassen kann. Am stärksten ist sie bei den wilden fleischfressenden Thieren, schwächer bei den wilden, noch schwächer bei den gezähmten Herbivoren, besonders wenn diese fett sind. Beim Menschen ist sie gröfser in der Kindheit und Jugend als beim Erwachsenen, nimmt im Alter noch mehr ab und verschwindet endlich ganz bei Individuen, deren Arterien verknöchert sind. Ist das Gefäfs nicht vollkommen durchschnitten, so bewirkt jene Retractionskraft, dafs die Wunde desselben offen und klaffend bleibt, wodurch die mit der Blutung verbundene Gefahr gesteigert wird, wozu aufserdem noch die Impulsionskraft, durch die das Blut in den Arterien circulirt, und die die Wundränder derselben beständig von einander zu trennen strebt, beiträgt.

In dieser, das Blut forttreibenden Impulsionskraft des Herzens ist auch hauptsächlich die Gefahr arterieller Blutungen begründet, welche daher durch alle Veranlassungen, die jene unterhalten und steigern, erhöhet; dagegen durch alle dieselbe schwächende oder aufhebende Einflüsse vermindert und gänzlich aufgehoben wird, wie man dies letztere bei der Ohnmacht beobachtet. Aus diesem Grunde nimmt man auch zuweilen zu Aderlässen seine Zuflucht, um gewisse Blutungen zu sistiren. Jener Einflufs der Herzthätigkeit spricht sich bei den consecutiven Blutungen, wo möglich, noch deutlicher aus. So sieht man Blutungen, die durch die Wirkung einer Ohnmacht während einer Operation aufgehört hatten, wiedereintreten, sobald das Herz wieder mit einiger Energie zu schlagen beginnt; daher beobachtet man so viele Blutungen auf der Höhe traumatischer Fieber, oder auch in Folge jedes zufälligen Fiebers, welches vor vollkommener Obliteration der verwundeten Gefäfse eintrit; und in allen diesen Fällen ist das Aderlafs, welches die Heftigkeit des Fiebers vermindert und die Kraft des Herzens schwächt, eines der mächtigsten Mittel, um diese consecutiven Blutungen zu verhüten oder zu stillen.

Die arteriellen Blutungen gehören nun zu den häufigsten und gefährlichsten Zufällen bei Verwundungen und Operationen, und daher müssen die Mittel, durch die wir ihrer Herr werden, die Aufmerksamkeit des Wundarztes ganz besonders in Anspruch nehmen. *) Zuweilen allerdings hören die Haemorrhagieen, deren Quelle die Oeffnungen grofser Arterien bilden, von selbst auf, und wenngleich dieses beim Menschen nur selten geschieht, und kein Wundarzt einen Kranken einem solchen günstigen Zufall überlassen würde, so ist es doch zweckmäfsig, zu untersuchen, wie diese spontane Cessation von Haemorrhagieen zu Stande kommt, da aus solchen Beobachtungen sowohl die Wissenschaft, als die Menschheit Nutzen ziehen kann.

Die Gerinnbarkeit des Blutes ist die erste und wichtigste Veranlassung vom Aufhören der sowohl arteriellen, als venösen Blutungen, und alle Mittel der Kunst, selbst die Ligatur nicht ausgenommen, haben nur die Realisirung derselben zum Zweck, da deren Wirkung ohne jene von keiner Dauer sein würde. Diese Fähigkeit des Blutes, aus dem flüssigen in den festen Zustand überzugehen, welche im arteriellen gröfser ist als im venösen, verdankt dasselbe seinem Faserstoff, einer Art fliefsenden Fleisches, welches, mit den übrigen Bestandtheilen des Blutes vereint, in den Gefäfsen circulirt und weder still stehen, noch unterhalb eines gewissen Temperaturgrades gebracht werden kann, ohne zu gerinnen.

Die Coagulabilität des Blutes ist bei den verschiedenen Thieren und bei dem Menschen unendlich mannigfach: am stärksten bei den Vögeln, sehr stark auch bei den Fleischfressern, weit schwächer bei den Herbivoren, beim

---

*) [Wenn man, sagt *Morand* (*Mémoires de l'academie de chir. vol.* 5 *in* 8), eine Berechnung anstellte uber diejenigen, welche in einer Schlacht ihr Leben verlieren, so würde man finden, dafs bei drei Viertheilen irgend eine Blutung die Ursache war; und auch bei grofsen chirurgischen Operationen wird dieser Zufall immer am meisten gefürchtet.]

Menschen aber wiederum viel gröfser als bei letztern — Differenzen, welche man nicht aus dem Auge verlieren darf, wenn man die aus den Versuchen bei Thieren gezogenen Schlüsse auf den Menschen übertragen will.

Dieselbe ist auch gröfser beim Neger als beim Weifsen, beim erwachsenen Manne als beim Kinde, Greise und Weibe, beim gesunden als beim schwächlichen Individuum, beim sanguinisch und biliös als beim lymphatisch constitutionirten, beim entzündlich afficirten als beim lymphatisch kranken Menschen.

Uebrigens wird sie durch viele andre Einflüsse beschleunigt, oder auch verzögert, zu denen vorzüglich die aufgehobene Bewegung gehört. Hiervon überzeugt man sich durch die Ohnmachten, welche mittelst Aufhebung oder Verlangsamung der Circulation die Bildung des Coagulums begünstigen und den Blutungen so oft Gränzen setzen. Einmal aus seinen Gefäfsen getreten, befindet sich das Blut aufserhalb der Circulationsbewegung, und durch diese Ursache allein gerinnt es früh oder spät. Hierzu trägt aber auch die niedrigere Temperatur des neuen Mediums bei, in welchem jene Flüssigkeit dann verweilt, und das um so deutlicher, je gröfser die Verschiedenheit beider Temperaturgrade ist. *)

Die Combination dieser beiden Ursachen bedingt im Innern unseres Körpers und ohne Contact mit der äufsern Luft verschiedene Wirkungen. Bleibt die Temperatur des Körpers dieselbe, so reicht die Stagnation des Blutes nicht hin, um dessen Gerinnung zu bewirken, was man bei gewissen Blutergüssen und aneurysmatischen Geschwülsten beobachtet. Aber auch die verringerte Temperatur allein genügt dazu nicht, wenn der Andrang des Blutes seine ganze Kraft behält, wovon man sich bei Aneurysmen überzeugt, deren Temperatur vergeblich durch die Application von Eis und anderen mehr oder minder activen Kühlungsmitteln herabgesetzt wird.

Auch ist die Gerinnbarkeit des Blutes gröfser bei

---

*) [Im Innern des Korpers hat das Blut eine Temperatur von 30 bis 32° R, bei seinem Austritt an die Luft kommt es in eine gewohnlich weit geringere Temperatur und gerinnt um so schneller oder langsamer, als letztre niedriger oder hoher ist, weshalb auch Blutungen in heifsen Ländern schwerer als in kalten von selbst aufhören So war nach der Schlacht bei Eylau während einer strengen Kälte die Zahl der Amputationen so beträchtlich, dafs die Wundärzte kaum Zeit hatten, die Hauptgefäfse zu unterbinden, und doch erfolgte keine Blutung]

Menschen, die noch keins verloren haben, als bei denen, die durch reichliche wiederholte Haemorrhagieen erschöpft sind, wodurch das Blut an Plasticität verliert, allmälig eine dunklere, eine Amaranthen-Farbe annimmt und so flüssig wird, dafs seine Gerinnbarkeit zuweilen gänzlich verschwindet. Daher kommt es, dafs die Haemorrhagieen, apoplectischen Anfällen hierin ähnlich, so oft sich immerfort wieder einander hervorrufen und erneuern. Zu den auffallendsten Folgen starker Haemorrhagieen gehört der durch sie veranlafste brennende Durst, der einen viel höhern Grad erreicht, als der durch Schweifs und Hitze entstehende. Diesen durch reichliches Trinken zu löschen, scheint zwar natürlich, ist aber darum nicht rathsam, weil das Blut dadurch leicht einen solchen Grad von Dünnflüssigkeit erhält, dafs es zuweilen seines Faser- und färbenden Stoffes und dadurch des Vermögens beraubt wird, ein Coagulum zu bilden.

Wie in heifsen Ländern die erhöhte Temperatur der Luft die Gerinnung des Blutes erschwert und dadurch die Hemorrhagieen begünstigt, so werden diese auch durch das das Blut flüssig erhaltende warme Wasser befördert, während dagegen kaltes dieselben durch Erleichterung der Coagulirung oft sistirt.

Auch gewisse specielle Krankheiten, wie besonders der Scorbut, erschweren durch Decomposition des Blutes und durch Verminderung seiner Plasticität dessen Gerinnung, weshalb bei Scorbutischen die Sistirung von Haemorrhagieen zuweilen grofse Schwierigkeiten verursacht. *)

Die

*) [Den Eiweifsstoff finden wir reichlicher beim Foetus und Kinde als in dem spätern Lebensalter, wogegen der Faserstoff bei jenem weniger consistent, weicher und gelatinoser ist und mit der Entwickelung des Organismus an Quantität zu- und im hohern Alter wiederum abnimmt Diese Beobachtung verdanken wir *Fourcroy*; *Davy* wiederholte dieselbe und fand bei der Vergleichung des Lammblutes mit dem eines ausgewachsenen Schafes, dafs in ersterm der Faserstoff weniger reichlich und weniger gerinnbar ist als im letztern. Auch versichert *Davy*, dafs das Blut des Weibes eine geringere Dichtheit besitzt und sich in dieser Hinsicht zu dem des Mannes wie das eines jugendlichen Menschen zu dem eines Erwachsenen verhält.

Die Nahrung veranlafst unstreitig merkliche Verschiedenheiten in den Verhältnissen des Eiweifs und Faserstoffes, und eine rein vegetabilische giebt gewifs andere Resultate als eine rein animalische, und eine fortgesetzt eingeschränkte Diät verringert den Faserstoff und bewirkt, dafs der Eiweifsstoff vorwaltet Hieraus ergiebt sich, dafs das Blut beim Kinde, Greise und Weibe

weniger

Die Gerinnung des Blutes ist aber nicht die einzige, oder auch nur die Hauptursache der Obliteration durchschnittener Gefäfse; zunächst trägt auch die bereits erwähnte, durch die Elasticität der Längenfasern der mittlern Haut bewirkte, Retraction derselben in die Weichtheile zu dieser Erscheinung bei, wie man dies an der Schwierigkeit erkennt, mit der Haemorrhagieen aus unvollkommen durchschnittenen Arterien sistirt werden, da diese sich dann nicht in die Weichtheile zurückziehen können. *) Gleich-

---

weniger gerinnbar ist als beim erwachsenen Manne und eben so auch bei den Menschen, die lange eine eingeschränkte Diät und ein vegetabilisches Regimen führen mufsten.

Bei den Säugethieren ist das Verhaltnifs des Faserstoffes um so grofser, je hoher das Thier steht, während das des Eiweifsstoffes nach entgegengesetzter Richtung hin zunimmt.

Das Blut der Vogel ist gerinnbarer als das der lebendig gebärenden Wirbelthiere und coagulirt fast in dem Augenblick, wo es aus den Gefäfsen tritt. Auch besitzt dasselbe eine sehr ausgesprochene Plasticität, wodurch nach *Blainville* die Wunden bei Vogeln viel schneller vernarben als bei Säugethieren. Letzterer beobachtete, dafs bei jenen Hautstucke abgerissen wurden, und es drei oder vier Tage nachher unmöglich war, die Spuren dieser Verletzung zu bemerken, so wirksam bewies sich die Cicatrisation zur Vereinigung der getrennten Theile.

Bei den Reptilien ist der wässerige Bestandtheil in grofser Menge im Blut enthalten. Auch das der Fische enthält sehr viel seröse Theile und gerinnt nur langsam.

Da im Blute ein Alkali vorhanden ist, so gerinnt dasselbe durch eine verdünnte Säure augenblicklich. Auf dieses Alkali, das Natron und besonders das Ammoniak, nehmen die Schriftsteller keine Rucksicht, wenn gleich man unter dem Microscop dessen verschiedene Salze deutlich erkennt. Nehmen wir nun aber diesen Bestandtheil an, so verursacht, wie *Raspail* sagt (*Nouveau systeme de chimie organique*), die Erklärung der spontanen Gerinnung des Blutes keine Schwierigkeit mehr. Die Kohlensäure der Atmosphäre, so wie die, welche sich im Blute bildet, sättigt durch ihre grofse Verwandtschaft zum Sauerstoff das Menstruum des Eiweifsstoffes des Blutes, wodurch dieses sich als Coagulum präcipitirt.]

*) [*Dupuytren* nimmt bei den Arterien Längenfasern an, und auch *Morand* ist der Ansicht, dafs die arteriellen Blutungen zum Theil durch die Retraction der Arterie mittelst der Längenfasern ihrer mittlern Haut und durch ihre Contraction mittelst ihrer Cirkelfasern aufhoren.

J. L. Petit hat als einer der ersten sorgfältig sowohl dasjenige Coagulum untersucht, welches sich am Ende einer vollkommen durchschnittenen, als das, welches sich an einer nur seitlich eröffneten Arterie bildet. Zur Heilung einer seitlichen Arterienwunde schlagt die Natur, nach ihm, folgenden Weg ein.

Das in die Umgebung der Wunde ergossene Blut stellt die Form eines Nagels dar, dessen Spitze nur eine, der Dicke der Arterienwandungen gleiche, Länge hat, dessen sehr breiter Kopf

zeitig ziehen sich die Arterienwandungen in der Richtung ihres Umfanges durch die Elasticität ihrer Querfasern zusammen.

---

aber auf der äufsern Seite der Arterie liegt und mit ihr, so wie mit dem benachbarten Zellgewebe fest verwachsen ist. Zur Unterstützung dieser seiner Ansicht zeigte er der *Académie des sciences* das Stuck einer Arterie von einem Menschen vor, dem bei einem Armaderlafs die Arteria brachialis verletzt worden war. Dieses Mittel genügt jedoch nicht, um eine dauerhafte Heilung zu bewirken.

Jones dagegen stellte über den Mechanismus, durch den die Natur den Ausflufs des Blutes nach einer Arterienverletzung sistirt, folgende Theorie auf.

I. Nach vollkommener Durchschneidung einer Arterie:

Im Moment, wo eine solche erfolgt, retrahirt sich das Gefäfs plötzlich und stark in seine zellige Umhüllung; aufserdem contrahirt es sich, wodurch sein Lumen verkleinert wird Durch die Retraction der Arterien in ihre Zellscheide wird diese an ihrer innern Oberfläche uneben, wodurch der Ausflufs des Blutes aufgehalten, und dessen Gerinnung befördert wird. Dieses Coagulum, welches *Jones* das äufsere nannte, erstreckt sich bis zu der Stelle, wo die Arterie durchschnitten worden ist, und von wo sie sich zurückgezogen hat.

Befinden sich in der Nähe dieses Punktes keine Collateral-Gefäfse, so bildet sich im Innern der Arterie ein anderes Coagulum, welches dunn, conisch gestaltet ist, das Lumen derselben nicht vollkommen ausfüllt und nur am Umfang seiner Basis und an dem durchschnittenen Gefäfsende mit der Arterienwandung zusammenhängt. Dieses nennt *Jones* inneres Coagulum

Zwischen beide, das innere und äufsere Coagulum, ergiefst sich endlich aus den durchschnittenen Arterienenden gerinnbare Lymphe, welche dieselben vereinigt, innig mit der innern Haut verbindet und sich auch zwischen die Arterienhäute und in das umgebende Zellgewebe ausbreitet. Dieses Coagulum nennt *Jones* lymphatisches Coagulum, dagegen die beiden andern, das innere und äufsere namlich, blutige Coagula

Diese beschriebenen Vorgänge erfolgen auf vollkommen gleiche Weise in dem obern und untern Ende der durchschnittnen Arterie

Befindet sich aber in der Nähe der durchschnittenen Arterienstelle ein Collateralzweig, so bildet sich kein inneres blutiges Coagulum, sondern nur das lymphatische und das äufsere blutige.

Dieses letztere, das äufsere blutige Coagulum, ist immer vorhanden, wenn die Haemorrhagie von selbst aufhort, keineswegs aber eben so beständig, wenn die Kunst zu Hülfe kommt. So z B. entsteht es nie nach Application einer Ligatur und nicht immer, wenn man auf die Wunde einen starken Druck angewandt, Schwamm in dieselbe eingeführt hat u s w., doch hängt hier viel von dem Grade des angewandten Druckes ab.

Was das innere Coagulum betrifft, so entwickelt sich dasselbe. mag die Kunst oder die Natur die Sistirung der Haemorrhagie bewirkt haben, nur unter einer Bedingung nicht, wenn sich

So gewiſs aber auch beide, sowohl die Retraction, als die Verengerung der Arterien, der Haemorrhagie ein

---

nämlich in der Nähe des Durchschnittspunktes ein Collateralgefäſs befindet.

II. Nach bloſser Anstechung oder unvollkommner Durchschneidung einer Arterie:

In diesem Falle bieten sich der Natur zuweilen mehr Schwierigkeiten zur Blutstillung dar, als nach vollkommener Durchschneidung der Arterie, und die Alten, welche dieselben sehr gut kannten, suchten sie dadurch zu heben, daſs sie das nur angeschnittene Gefäſs völlig durchschnitten. Ist eine Arterie angestochen, so ergieſst sich das Blut zwischen sie und ihre Hülle, eine Schicht desselben wird aber vor der Oeffnung zurückgehalten und gerinnt daselbst. Hierdurch wird aber die Haemorrhagie nur temporär sistirt; und soll diese nicht wieder eintreten, so muſs die Wunde vernarben, oder die Arterie verwachsen. Nach einer kleinen Stichwunde kann jedoch die Vereinigung so vollkommen geschehen, daſs man gar keine Spur einer Narbe findet; und eben so verhält es sich bei einer Längenwunde.

Schiefe oder transverselle Wunden, die den vierten Theil von dem Umfang der Arterie nicht überschreiten, können durch den bloſsen Erguſs gerinnbarer Lymphe zwischen die Wundlippen verheilen, und das Gefäſs verwächst dann nicht; eine gröſsere Wunde aber kann ohne Obliteration des letztern nicht heilen. (*On the proceſs employed by nature, in suppressing the hemorragy from divided and punctured arteries*, 1810.)

Béclard, der diese Versuche von *Jones* wiederholt und deren Richtigkeit bestätigt hat, fügte zu den Resultaten dieses Schriftstellers einige neue hinzu. So bemerkte er, daſs die Blutung bei gleichzeitiger Zerstörung der Zellscheide weit gefährlicher ist, und daſs in diesem Fall alle Querwunden tödtlich sind; Stich- und kleine Längenwunden dagegen können von selbst heilen. Wenn die Zellscheide erhalten worden ist, so verheilen die nur einen vierten Theil vom Umfang der Arterie einnehmenden Wunden auf die von *Jones* angegebene Weise, während die die Hälfte derselben einnehmenden immer tödtlich sind, indem bis zum Tode unaufhörlich von Neuem Blutungen eintreten. Andererseits beobachtete er, daſs unter denselben Umständen, d. h. bei Entbloſsung der Arterie von ihrer Zellscheide, die, drei Viertheile vom Umfang des Gefäſses einnehmenden, Wunden heilten, weil dann eine so starke Retraction erfolgte, das die Obliteration zu Stande kommen konnte. Uebrigens riſs hier die Arterie zuletzt von selbst durch, und der Fall war dann ganz derselbe wie bei einer ursprünglich vollkommen durchschnittenen Arterie. (*Beclard sur les blessures des artères, Mémoires de la société médicale d'émulation*, t. 8. *année* 1817.)

Nach einigen, besonders neuern Schriftstellern, genügen indeſs weder die circulaire Contraction und die Retraction, noch die Bildung des äuſsern Coagulums von *Pouteau*, noch die von *J. Bell* angenommene Blutinfiltration in das umgebende Zellgewebe, noch auch das innere Coagulum von *J. L. Petit* u. s. w., um zu erklären, wie eine Blutung nach vollkommener Durchschneidung einer Arterie gewissermaſsen von selbst aufhöre. Jene ver-

Hindernifs setzen, so ist letzteres doch oft nur momentan und ungenügend, und wenn einige Minuten oder Stunden nachher der Krampf, der jene Wirkung hervorgebracht hatte, nachgelassen, so erweitert sich die Gefäfsöffnung wieder, und die Blutung tritt neuerdings ein. Dieser so gewöhnliche Hergang hat mich veranlafst, grofse Operationswunden erst nach Verlauf von einer oder zwei Stunden, und zuweilen noch später, zu verbinden, wo dann oft aus Gefäfsen Blut flofs, die unmittelbar nach der Operation keins mehr von sich gaben. Hierdurch war man meist im Stande, sich vor jenen Blutungen zu schützen, die den Kranken so sehr bestürzen und den Wundarzt so sehr beunruhigen; und täglich freue ich mich, dieses Verfahren im Hôtel-Dieu eingeführt zu haben.

Hört eine Haemorrhagie von selbst auf, so beobachtet man in den Arterien und um dieselben folgende Vorgänge. Im Innern des Gefäfses entsteht beständig ein verschieden langes, conisch gestaltetes Coagulum, welches mit dessen Umfang zusammenhängt und aufgewulstet vor der Oeffnung, die es wie ein Stöpsel verschliefst, hervorragt, an welchem Theile desselben man im Nothfall die Gefäfse auf der Oberfläche der Wunde erkennen kann. Dieses Coagulum adhärirt um so stärker, und leistet folglich einen um so gröfsern Widerstand, je mehr das Blut Plasticität besitzt, und eben so umgekehrt. Auch beobachtet man, dafs dasselbe bei einigen Thieren kräftig resistirt, bei andern dagegen leicht weicht. Andererseits sieht man es dem, durch das traumatische Fieber oder durch, die Circulation beschleunigende, Gemüthsbewegungen gesteigerten Andrang des Blutes weichen, weshalb man auch jenes mäfsigen und diese verhüten mufs. Aber auch die Gefäfswandungen selbst erfahren einige Veränderungen in ihrer gegenseitigen Beziehung. Die mittlere und innere Haut geben der besonders in jener ihren Sitz habenden Elasticität nach und ziehen sich in sich selbst in das Innere des Gefäfses zurück, während die Zellhaut ihre gewöhnliche Länge behält, sich an ihrer Oeffnung verengt und das Coagulum einschnürend umschliefst. In andern Fällen ver-

---

muthen vielmehr noch eine andre wichtige und wirksame Ursache, und mehrere Gelehrte unserer Zeit suchen, eine solche aufzufinden. — Näheres hierüber findet man in den lehrreichen Aufsätzen von *Velpeau* (*Journal universel et hebdomadaire de medecine* 1830 *t* I), in den Schriften von *Amussat*, *Thierry* (*de la torsion des arteres. Paris* 1829) und bei andern ausgezeichneten Wundärzten und Physiologen.]

anlassen Gefäſsverletzungen eine innere Blutung, die nicht auf die Oberfläche der Wunde, sondern in das Zellgewebe erfolgt, so daſs mehr oder minder schnelle und ausgebreitete Infiltrationen und selbst Ergieſsungen entstehen. Es bilden sich dann mehr oder weniger groſse Geschwülste, die incidirt werden müssen, um das Gefäſs unterbinden zu können, welches dieselben erzeugte.

Dieses an dem Ende durchschnittener Arterien entstehenden Coagulums bedient sich die Natur aber nur zur provisorischen Blutstillung, um durch dasselbe diejenigen Mittel vorzubereiten, welche den Wiedereintrit der Haemorrhagie unmöglich machen. Diese bestehen in der Resorption jenes Coagulums, in der Verwachsung der Gefäſswandungen unter sich, in der Aufhebung ihrer Höhle und in der Umbildung des ganzen Gefäſses in eine ligamentöse Schnur.

Das Coagulum würde aber nichts bewirken und gleich nach seiner Bildung ausgetrieben werden, wenn es nicht mit der innern Oberfläche der Gefäſswandung innige Verbindungen einginge, welche noch vor der Entzündung bloſs durch die plastische Kraft des Blutes erfolgen, täglich zunehmen und nach Verlauf einiger Tage so fest werden, daſs man das Coagulum nur mit Mühe von der innern Oberfläche des dasselbe umschlieſsenden Gefäſses lösen kann. Zu dieser Zeit hat jenes nun schon an Volumen abgenommen und durch Resorption oder Druck seinen serösen Theil verloren; die in der Arterienöffnung befindliche Masse scheint aus schwach gefärbtem Faserstoff zu bestehen, während die übrige in ihrer Farbe und Consistenz mit Johannisbeeren-Gelée Aehnlichkeit hat. Später nimmt das Coagulum an Volumen noch mehr ab, dagegen an Consistenz und an Stärke seiner Adhäsionen in demselben Verhältnisse zu. Die Gefäſswandungen retrahiren sich und verkleinern zugleich ihr Lumen, das Coagulum verschwindet, jene berühren sich gegenseitig und verwachsen dann zusammen mit völliger Aufhebung ihres Lumens und nach Verschwindung der innern Haut, während die mittlere und äuſsere in ein zelliges, fibröses und conisch gestaltetes Band umgewandelt werden, dessen Volumen zunimmt, bis es das nächste Gefäſs erreicht. Hier endigt die Obliteration bald in einen kleinen Blindsack, bald in eine regelmäſsige Fortsetzung des Lumens der Hauptarterie in das der mehr oder minder erweiterten Collateralgefäſse. — Letzteres beobachtet man namentlich im Innern des obern Endes der obliterirten Arterie.

Die Verwachsung einer Arterie würde dadurch, dafs sie die von derselben versorgten Theile ihrer Nahrungsstoffe beraubt, deren Absterbung zur Folge haben, wenn das Blut nicht zu denselben auf anderen Wegen gelangen könnte. Umfafst daher eine Ligatur nur die Arterie, so tritt jene Mortification aus Mangel an Ernährung selten ein, gewöhnlicher aber und fast unvermeidlich, wenn sie auch die Hauptnerven und alle jene Arterien umgebende Gefäfse umschliefst; denn im erstern Falle ist nur eine, im letztern dagegen weit mehrere Bedingungen dazu vorhanden, und diese nehmen, wenn durch die Ligatur jede Verbindung zwischen dem Gliede und dem Körper abgeschnitten worden, in einem so grofsen Verhältnisse zu, dafs die Unterbindung dann einer Amputation gleich zu halten ist, ja noch traurigere Folgen als letztre nach sich zieht.

Diese Wahrheiten sollten Jedem im Geiste gegenwärtig sein, der eine Arterie unterbindet; denn trägt man Sorge, dieselbe vorher vollkommen zu isoliren, so wird das Glied, in welches sie sich verzweigt, selten die eben erwähnte Mortification erleiden; Nahrung und Leben strömen ihm dann nämlich durch unzählbare Verbindungs - Gefäfse zwischen den oberhalb und den unterhalb der obliterirten Stelle gelegenen Theilen der Arterien ununterbrochen zu.

Diese Verbindungen, welche man Anastomosen nennt, entwickeln sich nach dem Verhältnifs der Stärke der verwachsenen Gefäfse und führen auf einem mehr oder weniger langen Umweg das Blut aus dem obern in das untere Ende der Arterie. In den Aesten, die aus dem untern Theile des Arterienstammes abgehen, fliefst das Blut also auf die gewöhnliche Weise, d. h. vom Stamm in die Verzweigungen; auf entgegengesetzte Art aber, d. h. aus den Zweigen in den Stamm, in den aus dem obern Ende abgehenden Arterienzweigen, da diese in den untern Stamm münden.

In diesem letztern bemerkt man auch im Allgemeinen die, durch den Einflufs der Systole und Diastole des Herzens in den übrigen Arterien und selbst in den anastomosirenden Collateralgefäfsen hervorgebrachten, Wechselbewegungen nicht, so dafs der Finger jenen Stamm, so wie die von ihm ausgehenden Gefäfse zwar blutvoll, aber pulslos findet. *)

---

*) Wenn eine aus dem untern Ende abgehende Arterie verletzt wird, so fliefst ohne Zweifel arterielles Blut aus, aber in

Erst wenn das Caliber der Gefäfse sich einigermafsen regulirt hat, äufsert sich der Einflufs der Herzthätigkeit auch wieder auf die aus dem untern Ende abgehenden Arterien. Jedenfalls aber geschieht dies nur langsam und stufenweise; denn nur allmälig entwickeln und vergrössern sich die Gefäfse, wobei man anfangs ein leichtes Rieseln, später hin und wieder unregelmäfsig eintretende schwache Pulsationen in denselben wahrnimmt. Bei Manchen erhält sich die Circulation auf diese Weise das ganze Leben hindurch, bei Andern jedoch erlangt das Herz wieder vollkommen seine Herrschaft und giebt diese durch gleichmäfsige Pulsationen in der ganzen Ausdehnung des untern, wie des obern Arterienendes, zu erkennen.

Natürlich mufste diese Wiederherstellungsweise der Circulation die Aufmerksamkeit der Praktiker und Anatomen anregen und sie zu sorgfältiger Untersuchung der dieselbe vermittelnden Arterien veranlassen, um daraus für die Ausübung der Operationen Nutzen zu ziehen. Lange glaubte man, dafs jene durch die der obliterirten Arterienstelle zunächst befindlichen Gefäfse bewirkt werde, und suchte daher, diese durch Anlegung der Ligaturen in ihren Zwischenräumen zu schonen, aus welchem Grunde man auch bei der Operation der Aneurysmen die Geschwulst selbst incidirte, um nämlich so viel Gefäfse als möglich thätig zu erhalten.

Sorgfältige anatomische Untersuchungen zeigten aber bald, dafs die entfernten Gefäfse eben so viel und vielleicht noch mehr, als die den Wunden oder den aneurysmatischen Geschwülsten zunächst liegenden, zu jener Wiederherstellung beitragen, und hatten die Folge, dafs die *Anel*sche Operationsmethode, durch *Hunter* praktisch bewährt, jetzt allgemein der alten, in der Incision des aneurysmatischen Sackes selbst bestehenden, vorgezogen wird.

Hunter und *Scarpa* verdanken wir die richtigere Würdigung des von den entfernten Gefäfsen zur Wiederherstellung der Circulation geleisteten Beitrags, und ohne Furcht, an letzterm Mangel zu haben, unterbinden wir ge-

---

einem gleichmäfsigen Strahl, als wenn es aus einer Vene käme, und nicht in Sprungen, wie das aus einer in directer Verbindung mit dem Herzen stehenden Arterie fliefsende Blut. Folgender Fall gab mir Gelegenheit, dies zu beobachten:

Einem Menschen, dem die Arteria cruralis unterbunden worden war, starb in Folge dieser Operation die grofse Zehe ab, die ich deshalb amputirte, worauf das Blut aus den durchschnittenen Arterien wie aus einer Vene herabrieselte.

genwärtig die gröſsten Gefäſsstämme in sehr bedeutender Entfernung von der krankhaften Stelle, wie z. B. die Arteria cruralis bei Verwundung oder Aneurysma der Arteria poplitea, Tibialis postica u. s. w. *)

Keinesweges aber hören alle Haemorrhagieen von selbst auf; vielmehr muſs gewöhnlich die Kunst dem Unvermögen der Natur zu Hülfe kommen. Daher die groſse Menge der gegen jenen Zufall vorgeschlagenen Mittel, deren wir vielleicht in keiner Krankheit zahlreichere, mannigfaltigere und im Allgemeinen auch wirksamere empfohlen finden. Uud weil es keines unter ihnen giebt, das nicht in speciellen Fällen und unter gegebenen Umständen nützlich sein könnte, so wollen wir keines verwerfen, sondern sie einzeln mit ihren Wirkungsarten angeben, ohne jedoch zu vergessen daſs die Ligatur, in den Fällen, wo sie anwendbar ist, vor allen übrigen den Vorzug verdient.

Es treten uns hier nun zunächst diejenigen von der Natur oder von der Kunst angewandten Mittel entgegen, die alle zum Zweck haben, die Bildung jenes Coagulums zu befördern, ohne welches keine Haemorrhagie dauernd sistirt werden kann.

Unstreitig übt die Einwirkung der Luft schon an und für sich allein auf das spontane Aufhören von Haemorrhagieen einen groſsen Einfluſs, denn, ihrem Contact entzogen, gerinnt das Blut nur sehr langsam, wie man dies bei Blutergüssen in seröse Höhlungen, in aneurysmatische Säcke u. s. w. wahrnimmt [auch bleibt das in einer Glasröhre hermetisch eingeschlossene Blut flüssig]; wogegen dasselbe, der Luft ausgesetzt, weit schneller und zuweilen so schleunig coagulirt, daſs es fast gleich nach seinem Austritt aus den Gefäſsen schon fest wird. Deshalb hören Wunden an der Luft oft vollkommen auf zu bluten, kaum aber hat man sie dieser durch den Verband entzogen, so treten wieder Haemorrhagieen ein.

Von nicht geringerm Einfluſs ist aber auch die Temperatur der umgebenden Luft, da bei einer hohen Blutungen lange anhalten, bei einer niedrigen dagegen früher und vollständiger aufhören, weshalb dieselben sich unter übrigens gleichen Umständen in den heiſsen Ländern viel schwerer als in kalten sistiren lassen. Deshalb kam man auch

*) [Daſs sich neue Gefäſse bilden und, indem sie sich vom obern zum untern Ende der Arterie erstrecken, zur Wiederherstellung der Circulation beitragen, ist zwar möglich, doch zur Erklärung der letztern nicht durchaus nothwendig.]

die oben erwähnte, oft später wieder eintretende Haemorrhagie eben so gut der feuchten Wärme des Körpers, als der Entziehung der Luft zuschreiben.

Wie die Luft, wirkt auch das Wasser auf eine kräftige und doppelte Weise bei Haemorrhagieen, indem dasselbe zunächst durch seine Berührung eine, die Gefäfsöffnung verschliefsende und die Gerinnung des Blutes bewirkende Constriction veranlafst, vorzüglich aber dies mittelst seiner Temperatur bewirkt. Denn durch Erhöhung derselben unterhält es, sowohl im tropfbar flüssigen, als im dampfförmigen Zustand, die Haemorrhagieen, während es bei einer niedrigen Temperatur diese sistirt, wie die Erfolge der Kurmethoden einiger Praktiker beweisen, welche zur Stillung der nach grofsen Operationen eintretenden Blutungen sich damit begnügen, die Wunden beständig mit kaltem Wasser anzufeuchten.

Die Anwendung der Erkältungsmittel hat indessen auch ihre Unannehmlichkeiten. So veranlassen sie durch ihre reizende Wirkung zuweilen an ihrer Applications- oder einer entfernten Stelle Entzündungen: wie Cystitis und Metritis bei Injectionen in die Blase oder Gebärmutter, Peritonitis, Pleuritis und Arachnitis bei ihrer innerlichen oder äufserlichen Anwendung. Ihr gröfster Nachtheil besteht jedoch ohne Zweifel in den durch sie erzeugten rheumatischen Affectionen aller Art. Denn die meisten Kranken, die sich der Zugluft, kalten Waschungen und kalten Uebergiefsungen unterziehen, leiden in deren Folge an rheumatischen Schmerzen und Entzündungen, und wir haben durch letztre und durch deren Uebergang in Eiterung, besonders wenn starke Muskelportionen, oder gar grofse Gelenke ergriffen wurden, den Tod erfolgen sehen, nachdem die durch die Haemorrhagie bedingte Gefahr gehoben war; und diese Affectionen sind um so mehr zu fürchten, wenn die Kranken in dem Augenblick, wo man die genannten Kühlungsmittel anwandte, sehr geschwächt waren und sich in Transpiration befanden. Daher darf man zu den erwähnten Mitteln nur dann seine Zuflucht nehmen, wenn sie nicht durch andre ersetzt werden können, und sie nie länger, als nothwendig ist, anwenden; weshalb man sich ihrer auch mehr bei innern Blutungen als bei äufsern bedient, weil diese fast immer durch andre Mittel mit Erfolg bekämpft werden können.

Durch die Verbindung mit Substanzen, welche die Bildung des Coagnlums zu befördern vermögen, erhält das kalte Wasser natürlich eine noch gröfsere Wirksamkeit.

Wir besitzen ihrer eine grofse Menge, und wenn dieselben auch die Ligatur da, wo diese anwendbar ist, nicht zu ersetzen im Stande sind, so können sie doch in vielen Fällen grofse Dienste leisten. Es gehören hieher die styptischen und adstringirenden. Flüssigkeiten (wie die Aqua Rabelia, aluminosa, Auflösungen von schwefelsaurem Zink, Kupfer, Eisen u. s. w.), mit denen man die Wunden befeuchtet, wäscht oder mittelst Charpie, Schwamm u. dgl. bedeckt.

Diese Adstringentia werden aber nicht allein äufserlich, sondern auch, durch einer mehr oder minder beträchtliche Quantität Wasser verdünnt, innerlich angewandt; und dafs das Blut dadurch die die spontane Cessation der Haemorrhagieen fördernden Eigenschaften erhält, beweisen die innern Blutflüsse, gegen welche man kein äufserliches örtliches Mittel anwenden kann.

Zuvörderst wirken auch die Adstringentia und Styptica, wie das ihnen zum Vehikel dienende Wasser, durch ihre Temperatur, weshalb sie kalt angewandt werden müssen, dann dadurch, dafs sie die Contractilität derjenigen Theile, mit welchen sie in Berührung kommen, anregen, und endlich, indem sie durch ihre chemischen Eigenschaften die Gerinnung der auf deren Oberfläche befindlichen, Eiweifs und Faserstoff enthaltenden, Flüssigkeiten bewirken, wobei das Coagulum des Eiweifses eine weifsliche, das der mit dem Farbestoff des Blutes vermischten Flüssigkeiten, je nach dessen Menge, eine graue oder schwärzliche Farbe zeigt.

Die adstringirenden Substanzen wirken zwar in allen Anwendungsarten fast auf eine gleiche Weise; allein die Waschungen, so wie die Injectionen stillen, da sie unaufhörlich die niedrige Temperatur und die die Coagulation bewirkenden Flüssigkeiten erneuern, die Haemorrhagieen weit sicherer als diejenigen Applicationsarten, wo die Temperatur zuletzt erhöht, und die die Gerinnung bewirkende Kraft bald erschöpft wird.

Sollen die reizenden Eigenschaften dieser Mittel ihre Wirksamkeit entfalten, so müssen sie vorzugsweise die Contractilität der Gewebe afficiren; influiren sie aber mehr auf deren Sensibilität, so veranlassen sie umgekehrt noch heftigere Blutergüsse, oder eine Art active Haemorrhagie durch Exhalation.

Die chemischen Eigenschaften jener Flüssigkeiten endlich zeigen sich um so wirksamer, je schneller dieselben die Gerinnung des Blutes in den Gefäfsenden verursachen.

Aus diesen drei Quellen (der Temperatur, der Reizung, der chemischen Qualität) schöpfen also die sauern, adstringirenden und ähnliche Flüssigkeiten ihre blutstillende Kraft, und einer oder mehreren derselben haben alle angerühmte blutstillende Mittel ihre Wirksamkeit zu verdanken.

Unter absorbirenden blutstillenden Mitteln versteht man solche Substanzen, die, auf eine blutende Fläche gebracht, das Blut einsaugen und mit demselben eine feste adhärirende Masse bilden, welche dessen ferneres Ausfliessen verhindert: wie z. B. Charpie, Schwamm, Spinnweb, Colophonienpulver u. s. w. Alle diese Mittel können indefs nur bei unbedeutenden, keinesweges aber bei grofsen, aus einer beträchtlichen Arterie entspringenden Blutungen etwas leisten; ja sie schaden oft sogar durch ihr festes Ankleben an die blutenden Theile.

Hierauf folgen die Escharotica, welche als ein ziemlich starkes hämostatisches Mittel anzusehen sind, doch läfst sich zwischen ihnen und den Stypticis keine strenge Gränzlinie ziehen. So beschränken sich z. B. manche Metalloxyde, der Alaun, das schwefelsaure Eisen, Kupfer und Zink, die verdünnten Säuren u. s. w., anfangs darauf, die organischen Gewebe zu runzeln, bevor sie sie desorganisiren, weshalb sie auch von einigen als Styptica, von andern als Caustica angesehn werden: ein Unterschied, welcher vorzüglich von der Quantität der Mittel abhängt, indem sie in kleiner Menge als Styptica, in gröfserer als Caustica wirken. Viele Substanzen dieser Art äufsern indefs eine so starke Wirkung, dafs ihre caustische Kraft nicht in Zweifel zu ziehn ist; hierher gehören: das salpetersaure Silber und Quecksilber, das salzsaure Antimon oder die Spiefsglanzbutter, im festen und flüssigen Zustande, das rothe Quecksilberoxyd, das reine Kali und Natron, die concentrirten Mineralsäuren u. s. w. Von allen diesen eben genannten Substanzen, deren blutstillende Kraft dem Grade nach verschieden ist, wendet man das salpetersaure Silber noch am häufigsten, doch meistens auch dieses nur zur Hemmung von Blutungen aus Blutegelstichen an, während man die anderen fast gar nicht benutzt, da sie im festen Zustande ihre Wirkungen zu langsam äufsern und dabei noch durch einen Druckverband befestigt werden müssen, wie er gewöhnlich allein schon zur Stillung der Haemorrhagie hinreicht, im flüssigen aber sich über die ganze Wunde verbreiten und ihre

Wirkung auch auf andere Theile äufsern, welche man gar nicht zu cauterisiren beabsichtigt.

Das Cauterium actuale dagegen ist ein sehr häufig gegen Haemorrhagieen aus zufällig entstandenen oder mittelst Operationen erzeugten Wunden angewendetes Mittel. Bekanntlich cauterisirte man ehemals bei Operationen die Theile, während man sie durchschnittt, und amputirte zu dem Ende auch Gliedmafsen mit glühenden Messern, um die entstehende Wunde sogleich in einen Brandschorf zu verwandeln und das Ausfliefsen des Blutes zu verhindern; indefs ist es zweifelhaft, ob man hierdurch jemals seinen Zweck erreicht hat, und die weit gewöhnlichere Cauterisation nach schon vollendeter Operation ist unstreitig vorzuziehn.

Das weifsglühende Eisen ist nun in der That ein sehr wirksames Mittel, um blutende Gefäfse mit einem Brandschorfe zu bedecken. Nachdem der Theil gehörig mit einem Schwamme betupft und getrocknet worden ist, setzt man dasselbe auf die blutende Stelle auf und wiederholt dessen Application, wenn es nöthig ist, ein, zwei oder drei Mal; und hat die blutende Arterie einigen Umfang, so mufs man den Brandschorf noch durch einen Compressivverband unterstützen, damit er von dem andringenden Blute nicht losgestofsen werde.

Der Schmerz, welchen die Application dieses Cauteriums verursacht, ist zwar sehr heftig, indefs nur momentan und auf die blutende Stelle beschränkt. Bei Haemorrhagieen aus gröfseren Arterien leistet aber auch das Glüheisen nichts und darf deshalb da, wo man die Compression oder Ligatur benutzen kann, nicht in Anwendung gebracht werden. Dagegen pafst es vollkommen, wo das Blut aus der ganzen Wundfläche sehr reichlich mit Capillargefäfsen versehener Theile hervorströmt, wie das bei dem erectilen Gewebe der Ruthe, der grofsen Lefzen, der Zunge u. s. w. der Fall ist.

Eine Regel, die man bei der Anwendung der Cauterisation immer vor Augen haben mufs, ist, dafs man dadurch die Theile lieber etwas zu weit, als in zu geringem Umfange desorganisire, denn wurde die Blutung durch dieses Mittel nicht gleich anfangs so gestillt, dafs sie nicht wiederkehrt, so hat dann ihre Hemmung immer viel gröfsere Schwierigkeiten, da die zerstörten Enden der Gefäfse viel tiefer in den entzündeten Theilen verborgen sind.

Auch die Compression ist ein sehr wirksames Mittel zur Stillung arterieller Blutungen, und zwar kann sie unmittelbar auf die blutende Gefäſsmündung, oder seitlich in mehr oder weniger groſser Entfernung von der Wunde angewendet werden.

Will man sie auf die offene Gefäſsmündung selbst wirken lassen, so legt man auf diese, nachdem das Blut abgewischt worden, eine kleine, möglichst feste Charpiekugel, unterstützt sie mit dem Finger und bedeckt sie nach und nach mit mehreren anderen Kugeln, so daſs eine Pyramide entsteht, deren Spitze auf dem Gefäſse liegt, und deren Basis von den Compressen oder Bandagen unterstützt wird, welche die Wirkung der Hand ersetzen sollen. Diese directe Compression leistet jedoch meistens nicht viel und veranlaſst heftige Schmerzen, auch werden die Bandagen und Compressen in der Regel nach einigen Stunden locker, so daſs sie zu wirken aufhören.

Später hat man die unmittelbare Compression mittelst eines zwischen den Fingern zusammengerollten Stückes Wachs, oder mittelst eines Endes von einer Sonde aus Gummi elasticum, welches man wie einen Pfropf in die Mündung des Gefäſses einführte, empfohlen und angewendet, ein Verfahren, das besonders bei Stichwunden der Bauchwandungen paſst.

Auch bei Wunden nach dem Steinschnitte, in den Nasenhöhlen, der Orbita, dem Sinus maxillaris, der Scheide, dem Rectum tamponirt man unmittelbar durch in die Wunde gebrachte Leinwand, Charpie oder andere Körper.

Die seitliche Compression kann bei Arterien gebraucht werden, welche in der Nähe von Knochen liegen, die ihnen als feste Unterlage dienen, so z. B. am Kopfe, im Verlaufe der Arteria temporalis und occipitalis. An den Gliedmaſsen bedient man sich dazu der Tourniquets, wie z. B. des von *J. L. Petit,* oder der Compressorien, am besten wohl derjenigen, welche mit dem meinigen Aehnlichkeit haben, doch kann man damit Blutungen selten definitiv hemmen, da eine schwache Compression nicht genügt, eine stärkere aber heftige und meist unerträgliche Schmerzen verursacht. Auſserdem entschlüpfen auch die Arterien oft der Wirkung dieser Instrumente, treten in das Innere der Theile zurück und werden an Stellen geschoben, wo der Druck sie nicht gehörig trifft, so daſs es eigentlich nur wenige Punkte des Körpers, wie z. B. in der Achsel, den Weichen, am oberen Theile des Armes u. s. w., giebt, wo die Compression etwas zu leisten pflegt, obwohl sie auch hier meistens nur als provisorisch benutzt werden sollte.

Das einfachste und sicherste Mittel, welches man den

arteriellen Blutungen entgegensetzen kann, bleibt daher immer die **Ligatur**, und nur wenn diese unausführbar ist, darf man zur Cauterisation oder Compression seine Zuflucht nehmen.

Die Ligatur zur Hemmung von Blutungen ist schon von den ältesten Schriftstellern empfohlen worden, und man findet Spuren davon bei *Hippocrates*, *Rufus*, *Archigenes*, *Galen*, *Celsus* *) und Anderen; wiewohl freilich sich alle diese sehr unbestimmt darüber aussprechen, und man deshalb in der Regel dem *Paré* **) den Ruhm dieser schönen Entdeckung zuschreibt. Er ist nämlich der erste, welcher davon nach Amputationen methodisch Gebrauch machte.

Diese Ligatur kann nun **unmittelbar** oder **mittelbar** angelegt werden.

Unter der ersteren versteht man diejenige, bei welcher nur die Gefäfshäute und das sie umgebende Zellgewebe gefafst werden, bei der andern wird aufser dem Gefäfse noch ein Theil der anderen Gewebe mit unterbunden.

Zur Anlegung der **unmittelbaren** Ligatur bedarf man zweier Arten von Instrumenten, von denen die ersteren dazu dienen, das Gefäfs zu fassen und über die Oberfläche der Wunde hervor zu ziehn, die anderen zur Umschlingung und Compression seiner Wände bestimmt sind.

---

*) *Celsus* spricht sich hierüber bei dieser Gelegenheit folgendermafsen aus: *Quod si illa quoque profluvio vincuntur, venae, quae sanguinem fundunt, comprehendendae, circaque id, quod ictum est, duobus locis deligandae intercidendaeque sunt, ut et in se ipsae coeant, et nihilominus ora praeclusa habeant. Lib. 5 Gap. 26.*

Albucasis im XII. Jahrhundert hat sich als Gegner derselben erklärt Im XIII sah sie *Lanfranc* zu Mailand an der Arteria brachialis vornehmen.]

**) Als die von *Paré* empfohlene Methode angegriffen wurde, vertheidigte er sie auf seine gewohnliche naive Weise in einem Theile seiner Werke, welchen er „Apologie" genannt hat. Er selbst schreibt die Erfindung dieser Operation den Alten zu und citirt, aufser *Hippocrates*, *Galen* und *Celsus*, Mehrere, die sie empfohlen haben, wie *Avicenna*, *Guy de Chauliac*, *Calmethée*, *Holier*, *Vesal*, *Jean de Vigo*, *Tayault*, *Pierre de Argillata de Boulogne*, *Andreas a Cruce*, *Dalechamp* und Andere Er schliefst damit, dafs er seinem Gegner seine ungeziemenden Angriffe gegen ihn und sein ausschliefsliches Vertrauen auf das Gluheisen folgendermaafsen vorwirft: Dies sind Autoritäten, mein Freund, welche Euch rathen, bei der Armee die verletzten Gefäfse zu unterbinden, und wenn Ihr Euch dazu des gluhenden Eisens bedienen wollt, so mufst Ihr für eine Schmiede und gehörigen Vorrath von Kohlen sorgen; aber die Soldaten werden einen solchen Abscheu vor dieser Grausamkeit bekommen, dafs sie Euch wie ein Vieh todtschlagen werden, wie dies einst einem der ersten Wundärzte zu Rom (*Arcabuto*) erging.]

Zum Ergreifen des Gefäfses dienen die sogenannten Sectionspincetten, welche man besser Ligaturpincetten nennt. Man mufs deren grofse, kleine und mittlere, für die voluminösen, mittleren und feinen Gefäfse haben. Die Engländer wenden auch häufig eine Art von sehr spitzen und polirten Haken an, die sie Tenacula nennen, und mit welchen sie die Gefäfse fassen und hervorziehn: ein in der That für kleine Arterien sehr bequemes Instrument. Von der Beschaffenheit, Form, dem Volumen u. s. w. der verschiedenen Fäden, welcher man sich zur Ligatur und zu den Suturen bedient, habe ich bereits bei letztern gesprochen, weshalb ich darauf nicht wieder zurückkomme.*)

Nach gehöriger Reinigung der Wunde sucht der Wundarzt, durch seine anatomischen Kenntnisse geleitet, die Arterien an denjenigen Stellen auf, an denen sie liegen, haben sie sich indefs in die umgebenden Gewebe zurückgezogen, und sind sie nicht sichtbar, so läfst er auf einen Augenblick die Compression aufheben, um an dem Ausfliefsen oder besser an dem Strahle von rothem Blute das verwundete Gefäfs zu erkennen. Hierauf fafst er das Ende des Gefäfses auf die Art, dafs er eine der Branchen der Pincette in die offne Mündung des Gefäfses einführt, oder beide Wände desselben auf einmal ergreift, und zieht es über die Wundfläche hervor. Ein Gehülfe fafst dann, je nach den Umständen, einen einfachen, doppelten oder dreifachen Faden an seinem mittleren Theile und führt dessen Enden um das Gefäfs wieder nach sich zurück, indem er um die Hand des Operateurs und um die Pincette herumgeht, ohne beide zu berühren. Den Faden knüpft er in einen einfachen Knoten zusammen, fafst die Enden desselben mit der ganzen Hand und zieht die Schlinge so stark zusammen, dafs sie ungefähr nur noch einen Centimeter Durchmesser behält. Dieser Schlinge nähert er seine, mit den Dorsalflächen gegeneinander gerichteten, Finger, drückt sie damit in die Tiefe und zieht sie vollends zusammen, ohne das Gefäfs auf irgend eine Art zu zerren. Man bedient sich hierzu besser der Zeigefinger als der sonst in der Regel benutzten Daumen, da jene, vermöge ihrer gröfseren Länge und spitzeren Form, zum Hinabdrük-

*) [Alle bisher empfohlenen Substanzen haben vor den Fäden von Hanf und Seide, welche man in der Regel anwendet, keinen Vorzug, da die genannten allen Indicationen entsprechen, und die Vortheile, welche die anderen gewähren sollten, sich nicht bestätigt haben.]

ken der Ligatur in den Grund der Wunde geeigneter sind. Auch läfst sich die Ligatur durch sie fester anziehn, das Auge ist ihr besser zu folgen im Stande, und der Knoten kommt somit gewifs an der rechten Stelle zu liegen. Ueber diesen ersten Knoten, der um so fester angezogen werden mufs, je voluminöser die Arterie ist, wird ein zweiter gemacht, den man zur gehörigen Befestigung der Ligatur noch stärker, als den ersten anziehn mufs. Der einfache Knoten wird mit Recht dem früher angewendeten doppelten vorgezogen, weil letzterer das Gefäfs nicht so genau umgiebt und nicht so fest angezogen werden kann.

Liegen die Arterien im Grunde tiefer und enger Höhlen, oder mitten in einem dichten cellulös-fibrösen Gewebe, so dafs man sie nicht leicht nach aufsen ziehen kann, wie dies an der Hirnschale, der Kopfschwarte u. s. w. der Fall ist, so mufs man von der unmittelbaren Ligatur abstehen und die mittelbare, oder auch die Compression anwenden. In anderen Fällen kann man, wenn eine neben einer Arterie hingespannte Aponeurose das tiefe Hineinschieben der Fadenschlinge hindert, jene durchschneiden, das Gefäfs auf diese Art frei machen und sich die Anlegung der Ligatur hierdurch erleichtern. So habe ich mehrere Mal das Ligamentum interosseum des Beines und des Vorderarmes gespalten, um die Arteria tibialis antic. und post., so wie die Arteria interossea bloszulegen.

Die mittelbare Ligatur nimmt man auf folgende Art vor: Hat man die Stelle, an welcher sich die Gefäfsmündung befindet, erkannt, so sticht man oberhalb derselben und in einer gewissen Entfernung von ihren Wänden die Spitze einer Nadel ein, auf deren Concavität man den Zeigefinger zur Stütze auflegt. Alsdann führt man dieselbe, einige Millimeter vom Gefäfse entfernt, durch die Gewebe und leitet deren Spitze so, dafs sie, einen Halbkreis beschreibend und immer in derselben Entfernung bleibend, am entgegengesetzten Punkte seiner Circumferenz heraustritt; man zieht sie nun hervor, sticht sie abermals ein und vollendet auf dieselbe Weise den Kreis, welchen sie beschreiben soll; und je nach der Gröfse der Arterie fafst man eine gröfsere oder geringere Masse der Gewebe in die Schlinge. Hierauf nähert der Operateur die beiden Enden des Fadens einander und zieht die Arterie mit den umgebenden Gebilden hervor, während ein Gehülfe die Zusammenschnürung auf die oben angegebene Weise vornimmt.

Die mittelbare Ligatur ist zuweilen auf die Art gemacht

macht worden, dafs man, mit einer krummen Nadel unter der Arterie fortgehend, in geringer Entfernung von der Wunde eine Fadenschlinge einzog, welche man nachher auf einem Pergament-Cylinder zusammenknüpfte, um die Verletzung der Haut zu vermeiden: ein Verfahren, welches man zuerst bei *A. Paré* angegeben findet, dessen man sich indefs heutigen Tages nicht mehr bedient.

Die erste Wirkung der Ligatur eines Gefäfses besteht darin, dafs die Wände desselben einander genähert und kräftig gegen einander gedrückt werden. Dabei entsteht nun im Augenblicke, wo die Schlinge festgezogen wird, ein Schmerz, der um so heftiger ist, je kleiner das Gefäfs ist, und der von der Zusammenschnürung der alle kleine Arterien begleitenden Nervenfäden herrührt, gleich nach dem Augenblicke der Zusammenschnürung aber wieder verschwindet. Vor dem Faden bildet sich eine Anschwellung, welche verhindert, dafs derselbe durch den Impuls des Blutes fortgestofsen wird, ein Umstand, welcher leicht eintrit, wenn die Ligatur dem Ende der Arterie zu nahe gelegt wird, in welchem Falle diese Anschwellung nicht zu Stande kommen kann, und der Faden bei der Retraction des Gefäfses abgleitet. Hinter dem Faden bildet das Innere des Gefäfses eine conische Höhle, deren Spitze nach der Ligatur, und deren Basis nach dem Herzen sieht. Dabei reissen die innere und mittlere Arterienhaut, während die zellige allein unverletzt bleibt und so mit sich selbst in Berührung gesetzt wird.

Ist das Gefäfs allein von der Ligatur umfafst worden, und hat man dieselbe gehörig fest angezogen, so hört das Blut oberhalb der comprimirten Stelle zu fliefsen auf, gerinnt, und bildet ein Coagulum, welches sich so verhält, wie wir schon oben beschrieben haben. Ist die Arterie aber durch den Faden zu fest zusammengeschnürt worden, oder hat man das sie umgebende elastische Zellgewebe zu genau davon abgetrennt, so wird die cellulöse Haut zu schnell durchschnitten, das noch flüssige Coagulum wird ausgestofsen, und die Blutung tritt von Neuem ein. Ward die Arterie, umgekehrt, nicht fest genug zusammen geschnürt, so schrumpfen die cellulöse Haut und das mit in den Faden gefafste umgebende Zellgewebe zusammen, verdichten sich, und das Blut bildet sich durch die Gefäfsmündung und die Ligatur hindurch einen Kanal, durch welchen es sich in gröfserer oder geringerer Menge nach aufsen ergiefst, ein Umstand, der auch häufig nach Anlegung der mittelbaren Ligatur eintrit, weshalb man eben so wohl das zu feste Zusammenschnüren der Arterien, als das Mitfassen einer zu großen Menge der umgebenden Theile vermeiden muß.

Wie wir schon bemerkt haben, reicht das Coagulum bis zu dem nächsten großen Collateralaste und hängt fest mit den Wänden der Arterie, welche der Verkleinerung des Coagulums entsprechend an Volumen abnehmen, zusammen. Endlich verschwindet jenes ganz, und das Gefäß wird von dem letzten Zweige an, den es abgiebt, bis zu der Ligaturstelle in einen fibrösen Strang verwandelt, der nach und nach zu Zellgewebe wird, welches mit dem benachbarten verschmilzt. Bevor aber die letztgenannten Veränderungen eintreten, sterben die vor der Ligatur gelegenen Theile ab, werden durch die Eiterung losgestoßen und mit dem sie einschnürenden Faden ausgeschieden *)

Zuweilen ist es nicht möglich, die Enden einer durchschnittenen Arterie in der Wunde zu unterbinden, weil sie ungleichmäßig zertrennt worden, im Fleisch verborgen, oder entzündet ist u. s. w. In diesem Falle muß man Incisionen zur Bloßlegung der Arterie machen, oder sie drei, vier bis sechs Zoll und weiter oberhalb der Wunde aufsuchen, um die unmittelbare Ligatur im Gesunden vornehmen zu können.

Seitdem die Ligatur von *Paré* mit so vielem Glücke gegen arterielle Blutungen angewendet worden ist, hatte man nur an ihre Vervollkommnung, nicht aber daran gedacht, sie durch neue andere Mittel zu ersetzen, bis man die Torsion als ein eben so wirksames, weniger schmerz-

*) [Das hier Gesagte bezieht sich nur auf die permanenten Ligaturen, gilt aber nicht von den temporären, welche man kurze Zeit zurückgelassen und dann wieder entfernt hat, um die mit der permanenten verknüpften Uebelstände und Gefahren zu vermeiden. Man hat nämlich geglaubt, daß, wenn man die Ligaturen nur zwei, drei, vier Stunden oder selbst nur wenige Augenblicke zurückließe und sie dann wieder löste (siehe die Werke von *Travers*, *Jones*, *Johnson* u. s. w), die Arterie dadurch schon in so weit verändert würde, daß die Obliteration derselben zu Stande kommen könnte Man hoffte dadurch den doppelten Vortheil zu erreichen, bei Obliteration der Arterie keinen fremden Körper in der Wunde zu lassen und sichrer die schnelle Vereinigung zu erzielen Versuche bei Thieren und Menschen haben zwar einige interessante Thatsachen geliefert, indeß fehlt es noch an genügenden Erfahrungen, und außerdem kann man sich, den *a priori* gemachten Schlüssen und einigen ungünstigen Resultaten zu Folge, auf die zu diesem Zwecke angegebenen Verfahrungsarten und Methoden noch nicht sicher verlassen.]

haftes und zur Erzielung der schnellen Vereinigung von Wunden viel passenderes vorschlug.

Wir lassen es durchaus unentschieden, ob *Galen* *) oder spätere Schriftsteller einen Anstofs zur Erfindung dieses Mittels gegeben haben, denn Untersuchungen der Art, durch welche man meistens zu Gunsten der Todten einem Lebenden den ihm gebührenden Ruhm entreifsen will, wären hier, wo es sich um rein practische Gegenstände handelt, durchaus nicht an ihrem Platze; und nur beiläufig bemerken wir, dafs, obwohl uns die wichtigen Arbeiten von *Velpeau* **) und *Thierry* über die Torsion der Arterien bekannt sind, wir doch *Amussat*, der dieselbe besonders empfahl und zugleich anwendete, für den eigentlichen Erfinder derselben halten.

Um die Torsion nach der Idee *Amussat's* auszuführen, bedarf man eigenthümlich geformter Pincetten, was freilich ein Nachtheil wäre, wenn man dieselben nicht auch gleichzeitig zur Ligatur benutzen könnte.

Die zu torquirenden Arterien können nun entweder durchschnitten, oder unverletzt sein. Im erstern Falle ergreift man mit der einen Pincette das Ende des zu torquirenden Gefäfses, so dafs die Wände von den beiden gegenüberstehenden Branchen der Pincette gefafst, einander genähert und gegeneinander gedrückt werden. Hierauf zieht man das Gefäfs etwas hervor, isolirt es, indem man mittelst einer zweiten Pincette in entgegengesetzter Richtung alle umgebende Gefäfs- und Nerventheilchen loslöst, fafst den isolirten Theil der Arterie mit dem Daumen und Zeigefinger der linken Hand, nimmt die Pincette in die rechte und macht damit fünf bis sechs halbe, also drei ganze Touren, öffnet die Pincette und überläfst das Gefäfs, welches man mit dem Finger leicht in den Grund der Wunde hineindrückt, sich selbst. Es ist durchaus nothwendig, die Arterien, besonders wenn sie voluminös sind, mit einer zweiten Pincette, oder mit dem Finger zu fixiren; denn vernachlässigt man diese Vorsicht, so dehnen sich die Drehungen weiter aus, die die Arterien umgebenden Nerven- und Zellgewebenetze werden gezerrt oder zerrissen,

*) [Der auf die Torsion bezogene Passus im *Galen* lautet: *Praeterea venane sit an arteria; post haec injecto unco attollat et modice intorqueat*]

**) *Velpeau* will vor seinen Schülern schon 1827 von der Torsion gesprochen haben. Schriftliche Beweise zu Gunsten *Velpeau's* fehlen indefs.

und dadurch verschiedenartige Nachtheile, besonders Entzündungen im Verlaufe der torquirten Arterie, herbeigeführt. In den Versuchen an lebenden Thieren, welchen ich beigewohnt habe, hatte die Torsion immer einen günstigen Erfolg, und selbst Drehungen in entgegengesetzter Richtung, so wie das Kratzen am zusammengedreheten Ende des Gefäſses, führten keine neue Blutung herbei.

Alle getrennte Gefäſse, aus deren oberem oder unterem Ende ein Bluterguſs stattfinden könnte, müssen auf diese Art torquirt werden. *Thierry* ist der Meinuug, daſs die Torsion der Gefäſse mit jeder Pincette, welche so gearbeitet ist, daſs ihre Branchen fest schlieſsen, vorgenommen werden könne, so wie, daſs man die Arterien nicht zu genau von den Nachbargebilden trennen müsse, weil die Drehungen sich sonst zu weit fortsetzen. Auch fixirt er das Gefäſs während der Torsion nicht mit den Fingern, oder einer zweiten Pincette, was andere Wundärzte thun.

Will man die Torsion bei nicht zertrennten Gefäſsen machen, so muſs man sie zuvor durchschneiden. Diese vorläufige Operation, auf welche wir später nochmals zurückkommen werden, macht man auf folgende Art: Ist das Gefäſs bloſsgelegt und von den Nachbartheilen gehörig isolirt worden, so faſst man es an einer Stelle mit einer Pincette und in einiger Entfernung davon mit einer anderen, und nimmt die Durchschneidung mittelst eines Bistouris oder einer Pincette in dem Zwischenraume beider Pincetten vor. Die durch die Pincette, oder von einem Gehülfen geübte Compression reicht hin, um das Ausflieſsen des Blutes zu verhindern, so daſs man dann die Torsion auf die angegebene Weise vornehmen kann. Ob aber jene vorläufige Operation ohne allen Nachtheil ist, möchte ich bezweifeln, denn wenn sie auch bei Thieren ohne Schaden ausgeführt werden kann, so dürfte dies doch beim Menschen nicht der Fall sein. Auſserdem ist dies Verfahren auch wohl nicht in allen Fällen anwendbar, wie z. B. bei der Arteria subclavia, welche man wegen eines Aneurysma's oder einer Verletzung der Arteria axillaris, oder bei der Iliaca interna, welche man wegen eines groſsen Aneurysma's der Arteria cruralis torquiren wollte. Es sind dies einige Einwürfe, welche die Geschicklichkeit *Amussat's* vielleicht noch zu beseitigen wissen wird, welche man indeſs nicht übersehen darf. *)

---

*) [*Amussat* hat eine besondere Art der Torsion für diejenigen Fälle vorgeschlagen, wo es an einer Pincette und jedem an-

Nach gemachter Torsion beobachtet man nun folgende Phänomene: Das Blut dringt bis zum Ende der Arterie und bringt daselbst Bewegungen und Pulsationen hervor, wodurch indefs die Wirksamkeit der Torsion nicht aufgehoben wird; bald darauf bildet sich dann ein Coagulum von einigen Linien Dicke. Durchschneidet man nach einigen Tagen das Gefäfs der Länge nach, so findet man: 1) ein sehr fest sitzendes Coagulum von conischer Form und einige Linien lang im Ende des Gefäfses; 2) die innern Häute nach dem Herzen zu gefaltet, etwa so, wie eine Börse, deren Schnüre angezogen worden; 3) eine Art von Cylinder in Form eines Korkziehers, der nur von der Zellgewebehaut gebildet wird, woraus offenbar hervorgeht, dafs diese allein an der Torsion Theil genommen hat, während die andern Häute sich von ihr getrennt und nach dem Herzen zu zurückgezogen haben.

Obliteration der Arterien durch Zerschneidung und Wegschiebung ihrer inneren Häute.

Amussat hat wahrscheinlich selbst die von uns oben gemachten Einwürfe gefühlt und deshalb eine Methode erdacht, bei welcher die Obliteration der Arterien ohne vorläufige Durchschneidung derselben zu Stande gebracht wird. Diese vielleicht noch sinnreichere Methode besteht darin, die innern Häute der Arterie auf die Art zu durchschneiden, dafs man sie zwischen die beiden Schenkel der Pincette bringt, deren Enden man alsdann mit dem darauf gelegten Daumen und Zeigefinger stark gegeneinander drückt, durch welches Verfahren die Zellgewebehaut gar nicht verändert wird, die innern Häute der Arterien aber so gut, als durch ein schneidendes Instrument getrennt werden. Nach erfolgter Durchschneidung der inneren Häute, fafst man das Gefäfs mit einer zweiten Pincette, und während man es mit der erstern fixirt, rückt man die letztere von dem Herzen nach den Gefäfsenden zu weiter und schiebt so die innern Häute in einer Ausdehnung von acht bis zehn Linien nach den Gefäfsenden fort. Hierauf entfernt man die

---

dern Instrumente gebricht, die Blutung aber eine schleunige Hülfe nothwendig macht, Er räth nämlich, die Arterie mit dem Nagel des Fingers, einem gewohnlichen Nagel, oder jedem anderen Werkzeug zu entblofsen, sie mit einer Stecknadel zu durchstechen und sich derselben gleichsam als Spannstock zu bedienen. Hat man eine gehörige Anzahl von Drehungen gemacht, so wird die Nadel an der Mundung der Wunde befestigt, damit das torquirte Gefäfs sich nicht wieder öffne.]

beiden Pincetten und überläſst die Arterie sich selbst. In den Fällen, welche ich beobachtet habe, ſand man die Arterie nach einigen Tagen obliterirt.

Bei dieser Durchschneidung und Zurückschiebung der inneren Arterienhäute zeigt sich eine Reihe von Erscheinungen, welche von dem höchsten Interesse sind.

Die Trennung der inneren Arterienhäute durch einen Druck, ohne daſs dabei die Zellgewebehaut irgendwie beeinträchtigt wird, ist ein Umstand, den man allerdings schon bei der Ligatur der Arterien beobachtet hat, doch ist es eine Vervollkommnung unserer Wissenschaft, daſs man diese Trennung durch einen einſachen Druck erzeugen kann, den man mit der gröſsten Leichtigkeit anzuwenden und sogleich wieder auſzuheben vermag. Auch ist es eine nicht minder merkwürdige Erscheinung, daſs die Zellgewebehaut den bei der Zurückschiebung der innern Häute nothwendigen Zerrungen wiedersteht. Ja, wie ich durch Versuche habe ausmitteln lassen, ist die Zellgewebehaut der Arteria cruralis eines Hundes ohne zu zerreiſsen fünf-und-zwanzig bis dreiſsig Pfund zu tragen im Stande. Das Auffallendste aber ist, daſs die inneren und mittleren Arterienhäute, nachdem sie durch Druck zertrennt worden sind, durch einen anderen in der Längenaxe der Arterie wirkenden sich von der Zellgewebehaut trennen und einen Zoll weit und darüber von der Durchschneidungsstelle fortschieben lassen. Dort bildet sich dann eine Art von Pfropf, um den bald ein sehr fest sitzendes Coagulum entsteht, welches die Circulation vollständig aufhebt.

Untersucht man die Arterie nach einigen Tagen, so findet man an der Stelle, wo die Durchschneidung der inneren Häute stattgeſunden hat, eine Art von Vorsprung, welcher durch diese etwas verdickten Häute gebildet wird, und da, wo durch die Zurückschiebung nur die Zellgewebehaut übrig geblieben war, ist diese letztere etwas verdickt, der ganze Umfang der Arterie aber vermindert, statt daſs man vielleicht umgekehrt ein Aneurysma hätte erwarten sollen. Endlich trifft man an dem Punkte, wo die Loslösung aufhört, ein Coagulum und die zurückgeschobenen Häute, welche Vorsprünge in dem peripherischen Ende des Gefäſses bilden.

Es ist nun aber keinesweges gleichgültig, nach welcher Seite hin man die Häute zurückschiebt; denn geschähe dies, anstatt nach den Wurzeln, d. h. in gleicher Richtung mit dem Strome der Circulation, nach dem Herzen zu, d. h. in einer der Circulation entgegengesetzten Richtung, so würde das vom Herzen stets nach den Arterien sich bewegende Blut die zurückgeschobenen Häute immer wieder in ihre ursprüngliche Lage bringen, während das Blut die Häute zurückgeschoben erhält und somit zur Obliteration beiträgt, wenn die Zurückschiebung in gleicher Richtung mit seiner Strömung vorgenommen worden.

So sinnreich aber auch diese die Torsion ergänzende Methode ist, so scheint sie mir doch beim Menschen nicht recht anwendbar, denn sie erfordert ein Aufheben der Arterie, welches nicht in allen Fällen möglich ist. Ferner mufs das Gefäfs mit zwei Pincetten gefafst werden können, was in der Tiefe von Wunden oft nicht ausführbar ist. Endlich gewährt sie, wie *Amussat* selbst zugesteht, noch nicht denjenigen Grad von Sicherheit, der für die Anwendung beim Menschen nothwendig ist. Abgesehn aber von allen Vortheilen dieser Methode für die Therapie, bleibt sie immer eine der merkwürdigsten Erscheinungen, mit denen die Physiologie in der letzten Zeit bereichert worden ist.

Torsion der Arterien ohne vorläufige Durchschneidung, nach der Methode von *Thierry*.

Thierry hat zur Torsion der nicht durchschnittenen Arterien ein Verfahren angegeben, welches hinsichtlich der Ausführung grofse Vortheile darböte, wenn es nicht mit Gefahren verknüpft wäre.

Es besteht darin, die Arterie blofs zu legen, eine gefurchte Stahlsonde, oder noch besser einen wenige Linien dicken Stahlcylinder darunter zu führen und die Arterie — durch kreisförmige Bewegungen dieses Cylinders, gerade wie mit einem Knebel — zu torquiren. Hat man einige Drehungen gemacht, so zieht man den Hebel heraus, überläfst die Arterie sich selbst und heilt die Wunde durch die schnelle Vereinigung.

Aus den Versuchen von *Thierry* scheint hervorzugehn, dafs eine so torquirte Arterie niemals wieder zum Normalzustande zurückkehrt, sondern beständig obliterirt, so dafs also diese Idee sehr glücklich zu nennen wäre, wenn nicht die Ausführung mannigfache Gefahren mit sich brächte; denn ganz nothwendige Bedingungen für den glücklichen Erfolg derselben sind eine gewisse Länge und Beweglichkeit der Arterie, so wie eine vollkommene Integrität ihrer Häute, da das Fehlen der beiden ersten Eigenschaften die Torsion nicht zuläfst, und Krankheiten der Arterienhäute, so wie Mangel an Biegsamkeit derselben leicht eine

Ruptur zur Folge haben. Selten aber werden sich alle diese Bedingungen beim Menschen in einem Falle vorfinden, der die Obliteration einer Arterie nothwendig macht. *)

Fassen wir nun Alles über die Torsion Gesagte in der Kürze zusammen, so kann man zu Gunsten der nach Verletzungen und Operationswunden an den getrennten Arterienenden vorgenommenen viele gelungene Versuche bei Thieren und auch mehrere glückliche Resultate bei Menschen anführen. Aufserdem kann man, wenn ihre weitere Anwendung den früheren Erfahrungen entspricht, auch bei ihr eher als bei der Ligatur auf das Gelingen der schnellen Vereinigung rechnen, denn letztere läfst immer einen fremden Körper im Grunde der Wunde zurück, der oftmals die schnelle Vereinigung vereitelt.

In Fällen aber, wo man vor der Anwendung der Torsion zuerst die noch ungetrennten Arterien durchschneiden mufs, zieht diese Methode mannigfache Uebelstände nach sich und ist aufserdem oft ganz unausführbar.

Die von *Thierry* angegebene Methode endlich, nach der man die nicht zertrennten Arterien um ihre Axe dreht, erfordert das Zusammentreffen vieler nur selten vereinigter Umstände und giebt leicht zu Rupturen des Gefäfses und zu Blutungen Veranlassung; ferner pafst sie auch nicht für alle Fälle, verlangt immer eine mehr als gewöhnliche Uebung und Geschicklichkeit und ist mit viel gröfseren Schwierigkeiten, als die Ligatur, verknüpft. Welches Schicksal diese Methoden aber auch haben mögen, so nehmen doch die Versuche, auf die sie sich stützen, unsere ganze Aufmerksamkeit in Anspruch, und es steht zu hoffen, dafs daraus vielleicht einmal eine nützliche Methode hervorgehn werde. Für jetzt ist es gerathen, diese Verfahrungsarten nur unter besondern Verhältnissen und immer nur da anzuwenden, wo man, im Falle ihres Mifslingens, andere Hülfsmittel zur Hand hat.

§. III.

Venöse Blutungen.

Die venösen Blutungen sind im Allgemeinen, sowohl

---

*) Die Zerrungen, welchen die Arterien bei diesem Verfahren von *Thierry* ausgesetzt sind, können heftige und gefährliche Entzündungen des Gefäfses zur Folge haben So sah *Lieber* bei einem Pferde nach der Torsion der Carotis in ihrer Continuität eine sich bis zum Herzen fortsetzende Entzündung entstehen. (*Dieffenbach, Rust's* Wörterbuch der Chirurg)

wegen der Gefäfse, aus denen sie kommen, als auch wegen der Beschaffenheit des ergossenen Blutes und der Kräfte, vermöge deren dasselbe circulirt, weniger gefährlich als die arteriellen. *)

Das venöse System besteht von den Venenanhängen bis zu dem rechten Herzen aus zwei dünnen, wenig resistirenden Membranen, von denen die äufsere cellulös und die innere vasculös ist. Letztere bildet an vielen Stellen Falten oder Klappen, welche zwar die Circulation des Blutes von den Venenanhängen nach den Stämmen, oder von der Circumferenz nach dem Centrum, zulassen, dagegen jede Bewegung nach der Peripherie hin hemmen.

Das in den Venen circulirende Blut ist violettroth, und da es der erregenden und ernährenden Bestandtheile, welche es bei seinem Laufe durch die Arterien in den Geweben abgesetzt hat, ermangelt, so zieht auch sein Verlust nicht so schlimme Folgen, als der des arteriellen, nach sich.

Die Circulation des venösen Blutes wird, nach der Meinung der meisten Physiologen, nur durch die Contractionen des linken Ventrikels vermittelt und geht träger von Statten, da der Impuls durch den Uebergang des Blutes aus den Arterien in die Venen schon geschwächt ist; mithin geschieht die Fortbewegung desselben auch nur allmälig, schwach und langsam. **)

---

*) [Einige Physiologen glauben indefs, dafs die venösen Blutungen eben so gefährlich sind als die arteriellen und gründen diese Ansicht namentlich darauf, dafs das venose Blut ja dazu bestimmt sei, das arterielle zu bilden. *Piorry* hat hierüber interessante Versuche angestellt und will gefunden haben, dafs arterielle Blutungen den Tod nicht schneller herbeiführen, als venose.]

**) [*Harvey* leitete die Bewegung des Blutes in den Venen nur von dem Impulse des Herzens her, welcher sich durch die Arterien und das Capillargefäfssystem bis zu den Venen fortsetzt. *Richard* dagegen sieht die Thätigkeit der Capillargefäfse als die einzige Ursache des Kreislaufes in den Venen an

Jetzt betrachtet man als die gemeinschaftlichen Ursachen der venösen Circulation die Action des Herzens, der Arterien, des Capillargefäfssystems und der Venen selbst, und aufserdem noch als accessorische Momente die Pulsation der in der Nähe gelegenen Arterien, des Druckes benachbarter Organe, vorzüglich der Muskeln u s w. *Barry* hegt die, auch der *Académie royale de medecine* und dem Institute im Jahre 1825 in mehreren Memoiren von ihm vorgelegte, Ansicht, dafs der atmosphärische Druck gleichzeitig die Ursache der Venencirculation und der Absorption ist. Während der Inspiration nämlich, sagt er, entsteht ein grosses Vacuum im Thorax, welches ein kräftiges Hinströmen alles Venenblutes nach dieser Höhle zur Folge hat, und da das Venensystem einen überall zusammenhängenden Kanal bildet, so setzt

Im gewöhnlichen Zustande findet man die Venen nur halb gefüllt und abgeplattet, so daſs Verletzungen derselben nur eine schwache Blutung zur Folge haben, welche beinahe von selbst nachlassen würde, wenn nicht mechanische Hindernisse den freien Kreislauf hemmten, wie z. B. die durch den Schmerz herbeigeführten Verengerungen der Brusthöhle in Folge der Contraction der Exspirationsmuskeln. Findet vollends eine Compression zwischen dem Herzen und der Venenöffnung statt, so daſs der Kreislauf völlig unterbrochen wird, so strömt das Blut, selbst aus kleinen Venen mit groſser Kraft hervor, und eine solche Haemorrhagie kann dann bei längerer Dauer selbst das Leben in Gefahr bringen. *)

Die Venen geben nun häufig bei Verwundungen, Operationen und Krankheiten zu Blutungen Veranlassung, welche zuweilen so stark werden können, daſs das Leben der Patienten dadurch in Gefahr gesetzt wird; weshalb es in der That auffallen muſs, daſs man fast in allen Werken über Chirurgie diesen Gegenstand gänzlich übergangen, oder doch nur leicht berührt findet.

Die Symptome der venösen Blutungen lassen sich physiologisch leicht aus dem anatomischen Baue herleiten. Das vorzüglichste Erkennungszeichen ist die dunkle Farbe des Blutes, welches langsam ausrinnt oder in einem durchaus nicht absetzenden Strahle herausflieſst. Dieser Ausfluſs läſst sich auſserdem durch eine unterhalb der Wunde, d. h. zwischen dieser und den Venenanfängen, angebrachten Compression zurückhalten, wird hingegen durch eine oberhalb der Wunde, d. h. zwischen dieser und dem Herzen, oder selbst durch eine ziemlich schwache auf die Wunde selbst ausgeübte verstärkt.

---

sich diese Aspirationsthätigkeit nicht nur auf die dem Herzen zunächst liegenden Venenstämme, sondern auch bis auf die Anfangspunkte dieses Systems fort. Wenn mithin, fügt *Barry* hinzu, bei jeder Inspiration und durch das dadurch erzeugte Vacuum, das venöse Blut ins Herz eingezogen wird, so kann man diese Wirkung wohl keinem andern Umstande als dem atmosphärischen Drucke auf die Körperoberfläche, welcher kein Gegengewicht findet, zuschreiben.]

*) [In dem Werke von *Roche* und *Sanson* wird ein Fall erzählt, in welchem eine hartnäckige Blutung nach dem Ausziehen eines Zahnes dadurch unterhalten ward, daſs die Venencirculation durch eine fungöse Geschwulst in der Vena cava superior, so wie durch eine ähnliche in einer Vena jugularis unterbrochen ward. (*Nouveaux Elémens de pathologie médico-chirurgicale. Paris* 1833. *t.* 2.)]

Das sogenannte schwarze aus den Venen strömende Blut ist, genau genommen, nur dunkler, als das arterielle, d. h. violett-roth, während letzteres mehr purpur-roth erscheint. Aufserdem ändert sich die Intensität jener dunklen Färbung, je nach der Art, auf welche die Respiration von Statten geht; so sticht sie in's Schwarze, wenn das Athmen langsam geschieht und beinahe aufgehört hat, nähert sich hingegen dem Roth des arteriellen Blutes, wenn die Oeffnung in der Vene sehr grofs ist, und dadurch der Uebergang des Blutes aus den Arterien in die Venen so schnell geschieht, dafs es seine ernährenden und färbenden Bestandtheile nicht gehörig absetzen kann, wie man dies zuweilen bei Aderlässen und manchen Verwundungen der Venen beobachtet.

Auch das langsame Ausrinnen oder das Ausfliefsen in einem anhaltenden Strahle erleidet einige Modificationen: ersteres geschieht nämlich, wenn sich dem Ausflusse gar kein Hindernifs in den Weg stellt, und der verwundete Theil sich in einem Zustande vollkommener Ruhe befindet; letzteres hingegen, wenn irgend ein Hindernifs für die freie Blutbewegung — z. B. das Hemmungsband bei Aderlässen — vorhanden ist; ja dieser Strahl kann sogar unter Umständen sprungförmig absetzen, wie z. B. wenn in der Nähe der verwundeten Vene gröfsere Arterien liegen, welche dem venösen Blute eine Bewegung mittheilen, die, in Verbindung mit der schon besprochenen heller rothen Farbe, oft genug die Wundärzte getäuscht hat und sie, besonders bei Aderlässen am Arme, fälschlich eine Verletzung der Arteria brachialis hat befürchten lassen.

Das einfachste Mittel nun, durch welches man solche venöse Blutungen von den wirklich arteriellen zu unterscheiden vermag, ist dies, dafs die ersteren vollständig durch eine, zwischen der Wunde und den Venenanfängen angebrachte, Compression aufhören, während letztere bei einer solchen Compression der verwundeten Arterie gerade umgekehrt zunehmen, dagegen zum Stehen gebracht werden, wenn man im Laufe der Arterie, zwischen der Wunde und dem Herzen, die Compression vornimmt. Ferner steht auch der Strahl des venösen Blutes häufig in geradem Verhältnisse zu der Kraft und Frequenz der Contraction der ihn erzeugenden Muskeln; daher hört sein Springen mit der Contraction der Muskeln auf und beginnt mit dieser von Neuem, wovon man sich bei Aderlässen überzeugen kann. Dieser Umstand allein reicht oft hin, das Springen des venösen Blutes von dem des arteriellen zu unterscheiden, welches letztere regelmäfsig, von der Wirkung der willkührlichen Muskeln unabhängig ist und allein von dem Einflusse des Herzens herrührt.

Dauern venöse Blutungen längere Zeit fort, so erzeugen sie Blässe, Schwäche und Ohnmacht, welche letztere diesen Haemorrhagieen zuweilen für immer ein Ziel setzt. Wiederholen sie sich öfters, so geben sie, wie man dies bei den varicösen Geschwüren sieht, eben so wie die arteriellen Blutungen, zu einer Art von Anämie Veranlassung, von der die Kranken sich oft binnen Monaten und Jahren nicht erholen können.

Häufig hören sie aber auch von selbst auf, besonders wenn die verletzten Venen von geringem oder mittlerem Umfange sind, die Kranken sich ruhig verhalten, und die von ihnen angenommene Stellung die Wundränder einander nähert und die Blutcirculation erleichtert. Der aufserhalb der Wunde, oder zwischen den Lippen derselben sich bildende Blutpfropf bewirkt dann nicht allein das Aufhören der Blutung, sondern zugleich auch die Vernarbung der Venenwunde mit vollkommener Wiederherstellung der Circulation. Nicht immer aber stehen die venösen Hämorrhagieen von selbst und erheischen deshalb auch häufig die Kunsthülfe des Wundarztes.

Stechende Waffen können durch Venen vollständig hindurchgehn, ohne eine Blutung herbeizuführen, während die stechend und schneidend zugleich wirkenden Instrumente schon öfter dazu Veranlassung geben. Am häufigsten jedoch werden dieselben durch schneidende Waffen erzeugt, wenn die Incision perpendikulär auf die Längenaxe der Vene fällt, gleichviel ob die ganze Vene, oder nur ein Theil ihres Umfanges durchschnitten worden ist. Ebenso können Rupturen, Zerreifsungen und Zerschmetterungen der Venen die Ursachen dazu werden.

Die Stiche sehr scharfer und polirter Instrumente schliefsen sich fast unmittelbar, nachdem letztere aus der Wunde hervorgezogen worden, und es entsteht nur eine leichte Infiltration. Höchstens können solche Verletzungen eine Phlebitis erzeugen, welche sich durch den Schmerz, die Röthe, die Anschwellung rund um den Stich und im Verlaufe der Vene leicht erkennen läfst, und welche man durch strenge Diät, Aderlässe, Blutegel, erweichende Ueberschläge u. s. w. beseitigt.

Die stechend und schneidend zugleich wirkenden Instrumente, wie die Lancette, der Dolch, der Degen, das Bajonnet u. s. w., können zu starken Blutungen Veranlassung geben, und alle Hindernisse für die Venen-Circulation, wie: eine abhängige Lage des verwundeten Theiles, eine im Laufe der Vene befindliche Geschwulst, eine zwischen dem Herzen und der Wunde auf die Vene ausgeübte Compression, Anstrengungen von Seiten des Kranken, durch die entweder die Muskeln desjenigen Theiles, an welchem die verwundeten Venen entspringen, oder die der Brust contrahirt werden, und wodurch der Uebergang des Venenblutes in diese letztgenannte Höhle und das freie Hindurchströmen desselben durch das Herz und die Lungen behindert wird, werden, besonders beim längeren Bestehen jener Ursachen, diese Blutungen verstärken. Auch bei gewissen Operationen, namentlich bei der Exstirpation voluminöser Geschwülste am Halse, oder auch an anderen Theilen, wird der Wundarzt zuweilen durch das anhaltende und reichliche Ausfliefsen von schwarzem Blute in seinem Geschäfte gehindert, welchen Uebelstand man jedoch oft dadurch beseitigen kann, dafs man dem Kranken zu schreien verbietet und ihn bei weit geöffnetem Munde tief einathmen läfst.

Haben indefs diese schneidend und stechend wirkenden Instrumente Venen von sehr grofsem Umfange, wie die Cruralis, die Axillaris, die Subclavia, die Jugularis interna, die Vena cava super. und infer., vezletzt, so können dadurch schnell tödtliche Blutungen entstehen. Aufserdem kann nun aber die Richtung der Venenwunden parallel mit dem Laufe der Venen, schräg oder perpendikulär sein.

Die parallel mit der Axe der Venen laufenden Wunden kommen wegen der cylindrischen Form und der Beweglichkeit dieser Gefäfse, wodurch sie leicht unter dem Instrumente fortschlüpfen, nur selten vor und sind zugleich auch die am wenigsten gefährlichen, da die Wundränder dabei durch keine contractile Kraft von einander entfernt, vielmehr leicht dadurch, dafs man dem verletzten Theil bis zu ihrer erfolgenden Agglutination eine extendirte Lage giebt, mit einander in gegenseitiger Berührung erhalten werden. Häufiger als diese werden die schrägen Wunden beobachtet, welche sich ihrer Wirkung nach den transversellen nähern, die ohne Zweifel am häufigsten vorkommen und entweder nur einen kleinern Theil, die Hälfte, oder den ganzen Umfang des Gefäfses betreffen. Solche, welche nur eine kleine Stelle der Vene verletzt haben, führen meistens nur geringe Gefahr mit sich, doch machen diejenigen Fälle hiervon eine Ausnahme, wo die Wunde in unmittelbarer Berührung mit der Höhle einer serösen Haut steht, in welche sich das Blut ergiefst, ein Umstand, der dann wieder seinerseits eine neue Krankheit zur Folge hat.

In der Regel aber schliefsen solche Wunden sich, entweder durch die Reaction in den benachbarten Theilen, oder mittelst eines kleinen Ergusses um die Wunde. Diejenigen Verletzungen dagegen, bei welchen die Hälfte oder zwei Drittel vom Umfange des Gefäfses getrennt worden, sind die gefährlichsten, besonders wenn gleichzeitig die Lage des verwundeten Gliedes von der Art ist, dafs die Wundlippen von einander entfernt werden. Hier kann dann leicht, bei Verletzung grofser Gefäfse und unter begünstigenden Umständen, eine gefährliche und selbst tödtliche Haemorrhagie zu Stande kommen, da das Blut einen geräumigen und stets offnen Ausweg findet. Auch in diesem Falle ist indefs eine Lage, bei welcher die Wundlippen möglichst genau in Berührung kommen, meistens das wirksamste Mittel, welches allenfalls noch durch eine leichte Compression, die den Wänden des Gefäfses eine Stütze giebt, ohne sie platt zu drücken, unterstützt werden kann.

Ist endlich bei queren Verletzungen die Vene in ihrem Umfange fast ganz getrennt, und hängt das obere Ende mit dem untern nur noch durch einen schmalen Streifen zusammen, so ist die Blutung sehr ergiebig und hört nur erst dann auf, wenn man die Venenenden mittelst der Durchschneidung jenes Streifens vollkommen von einander gelöst hat.

Behandlung. Die Compression wird sehr allgemein gegen venöse Blutungen benutzt, viel seltener bedient man sich der Ligatur, beide Mittel müssen indefs hier anders als bei Verletzungen der Arterien angewendet werden. Während nämlich die Ligatur und die Compression bei den Arterien vorzugsweise zwischen dem Herzen und der Wunde anzulegen sind, müssen diese Mittel bei den Venen zwischen den Anfängen derselben und der Wunde angewendet werden: eine Regel, die sich zwar ganz einfach aus der Circulation des venösen Blutes ergiebt, gegen welche aber nichts desto weniger oft verstofsen wird. So habe ich selbst ein Kind, in Folge einer Verblutung aus der Vena cruralis, sterben sehen, bei welchem der Wundarzt die Haemorrhagie durch hartnäckig verstärkten Druck zwischen der Venenwunde und dem Herzen immer mehr gesteigert hatte.

Allein nicht nur auf diese, sondern auch noch auf andere Weise kann eine schlecht angebrachte Compression schädlich werden. So mufs dieselbe bei den Venen nicht, wie bei den Arterien, die Wände des Gefäfses plattdrücken, das Lumen aufheben und dasselbe für das vom Herzen kommende Blut undurchgängig machen, sondern nur den Wänden der Venen eine leichte Stütze geben, welche in den meisten Fällen zur Hemmung der Hämorrhagie und zur Fortleitung des Blutstromes in das jenseits der Wunde gelegene Venenende hinreicht. Comprimirt man dagegen die Venen bis zur Obliteration ihres Lumens, so bildet sich immer unterhalb der comprimirten Stelle eine Blutanhäufung, die bald durch die Anschwellung des verwundeten Gliedes, so wie durch die violette Farbe der Haut, sich zu erkennen giebt und einen neuen, nicht zu hemmenden Bluterguſs durch die verwundete Vene, oder durch die in der Nähe gelegenen, zur Folge hat. Wie klein übrigens auch das Caliber der verwundeten Vene sein mag, so mufs man die Compression niemals, weder ober- noch unterhalb der verwundeten Stelle, sondern, wo es irgend thunlich ist, auf die Wunde selbst anbringen und dabei immer nur eine Unterstützung, nicht aber eine Plattdrückung des Gefäfses zu bezwecken suchen. Aufserdem haben, wie schon bemerkt worden, alle Anstrengungen beim Athemholen einen so bedeutenden Einflufs auf die venösen Blutungen, dafs man erstere zn verhindern und letzteres vollkommen frei zu machen, auf jede Weise bemüht sein mufs.

Ist ein grofser, im Bauche oder in der Brust gelegener Venenstamm verwundet, so kann man, besonders auf chirurgischem Wege, auf die entstehende Blutung kaum einwirken, weshalb die Kranken meistens in kürzerer oder längerer Zeit unter allen Symptomen einer innern Verblutung sterben. *)

---

*) [Folgenden Fall von Verletzung einer gröfsern innern Vene hat *Breschet* in dem *Répertoire général d'anatomie et de physiologie pathologique et clinique chirurgicale* beschrieben.

Ein junger Mann empfing 1827 in einem Duell einen Pistolenschufs in dem vordern, obern und rechten Theil des Thorax, unmittelbar vor und unter dem äufsern Drittheile des Schlüsselbeines, und starb einige Tage nachher. Bei der Leichenöffnung fand *B.* eine grofse Menge flüssigen Blutes in der Brusthöhle, welche davon dergestalt erfullt war, dafs man die rechte Lunge Anfangs gar nicht wahrnehmen konnte, sondern dieselbe zusammengedrückt, um Vieles verkleinert, nicht mehr von Luft ausgedehnt und nicht mehr crepitirend, jedoch ohne alle Zeichen von Entzündung, auf dem vordern und obern Theile der Rückenwirbelsäule antraf. Als man in der Gegend der Wunde die Gewebe schichtenweise fortnahm, zeigte es sich, dafs die Kugel eine Linie

Selten hat man bei Venenwunden zur Ligatur seine Zuflucht zu nehmen nöthig, man müfste denn etwa einen, eine Operation störenden und erschwerenden venösen Blutsturz dadurch stillen wollen. Wo sie aber angewendet wird, mufs man sie stets zuerst an dem untern Venenende vornehmen, und nur dann auch an dem obern, wenn dieses durch das Zuströmen aus einer communicirenden Vene zu bluten anfinge. Die Ligatur am untern Ende hat nämlich dieselben Nachtheile, als die Compression, und veranlafst durch Zurückhaltung von Blut unterhalb der unterbundenen Stelle eine Ausdehnung der Vene, welche erst dann nachläfst, wenn das Blut durch die Collateralgefäfse wieder abzufliefsen angefangen hat, in welchem Falle es dann nur zu oft aus unzähligen nicht unterbindbaren kleinen Oeffnungen an der Wunde wieder ausströmt. *)

Ist demnach irgend ein nicht zu erkennendes, oder nicht zu entfernendes Hindernifs in der Venencirculation, wie die Abplattung der Hauptvenen durch eine Geschwulst, vorhanden, so kehrt die Blutung, ungeachtet aller dagegen angewendeten Mittel, hartnäckig wieder. Selbst die Ligatur beider Enden genügt nicht, sondern die Haemorrhagie beginnt immer von Neuem, und diese sich immer wiederholenden Blutverluste ziehen nicht selten den Erschöpfungstod nach sich.

Die Möglichkeit der Vereinigung von Lateralwunden, welche bei den Arterien allerdings noch manchen Zweifel zuläfst, ist bei den Venen unbestreitbar, deren Wunden, sie

---

durchlaufen hatte, welche sich vom vordern Rande des äufsern Drittheils, durch den grofsen und kleinen Brustmuskel hindurch, über die Spitze der Lunge fort, nach der rechten Seite des Körpers des fünften Rückenwirbels hinerstreckte, durch diesen völlig hindurchging und an der linken Seite dieses Wirbels endete. Das Schlüsselbein war gestreift worden, die Vena subclavia an der vorderen Fläche aufgeschlitzt, die musculi pectorales, die intercostales, so wie die Pleura durchbohrt, die Spitze der rechten Lunge gequetscht, und die Vena azygos etwas unterhalb der Biegung, welche sie vor ihrem Eintritte in die Vena cava auf der rechten Seite des fünften Wirbelkörpers macht, geöffnet

Bei dieser Gelegenheit macht *Breschet* treffliche Bemerkungen über die Wichtigkeit der Venenwunden und bedauert, dafs man sich mit diesem so interessanten Punkte der chirurgischen Pathologie bisher so wenig beschäftigt habe]

*) [Die Naht als Mittel zur Heilung von Venenwunden wird hier übergangen, denn dieselbe ist bisher nur an der Vena jugularis angewendet worden, und wir bedürfen über ihre Unschädlichkeit noch weiterer Erfahrungen.]

sie mögen in Beziehung zur Gefäfsaxe parallel, schräg oder perpendikulär laufen, durch eine adhäsive Entzündung heilen, welche zuweilen nur zwischen den Wundlippen, andere Male zwischen diesen und dem umgebenden Zellgewebe zu Stande kommt und eine so vollständige Vernarbung zur Folge hat, dafs man weder an der äufsern, noch an der innern Fläche des Gefäfses die geringste Veränderung wahrnimmt. Die perpendikulär auf die Axe der Venen fallenden Wunden können jedoch, wenn sie beinahe eine vollständige Trennung zu Wege gebracht haben, mit, oder ohne Erhaltung des Kanals sich schliefsen. Im erstern Falle geht der Heilungsprozefs auf die eben angegebene Art vor sich, und im zweiten bildet sich in beiden Enden der Vene ein Coagulum und eine doppelte Entzündung, durch welche einerseits die Vene mit den benachbarten Weichtheilen verwächst, andrerseits das Coagulum verändert und später absorbirt wird. Die Vene selbst aber verwandelt sich, so weit sie obliterirt worden, in einen cellulös-fibrösen Strang; und die Circulation geht während und nach diesem Zeitraume durch die Collateralvenen und durch die bei diesen noch in gröfserer Menge als bei den Arterien vorhandenen communicirenden Zweige von Statten.

Aber auch die beiden Enden einer vollkommen durchschnittenen Vene können sich entweder vollständig vereinigen und für das darin circulirende Blut durchgängig bleiben, oder sie werden obliterirt, und die Circulation geht durch die Collateralgefäfse vor sich.

Vom Eindringen der Luft in die Venen.

Bei Verletzungen von Venen kann Luft in sie eindringen, welche bis zu den rechten Herzhöhlen gelangt, diese ausdehnt, dem Blute sich beimischt und meistens mit Blitzesschnelle den Tod veranlafst.

Diese, den Alten unbekannnte und erst seit einigen Jahren beobachtete, Absorption ist eine Thatsache, gegen die nur Unwissenheit, Trägheit und ungebührliche Leidenschaften Zweifel erheben können. Sie ist von *Beauchêne* im Hospital St. Antoine, *v. Gräfe*, *Clémot* zu Rochefort, *Mott* zu New-York und von mir im Hôtel-Dieu beobachtet, und wenn sie bisher nicht von einer gröfsern Zahl von Aerzten beschrieben worden, so liegt dies wahrscheinlich daran, dafs dieselben sich von den vorhandenen Zufällen keine gehörige Rechenschaft gegeben, oder dafs es ihnen an Muth gefehlt hat, die Umstände bekannt zu machen, unter denen der Tod ihrer Patienten erfolgte.

Uebrigens ist diese Absorption immer unter analogen Umständen eingetreten und hat dieselben Zufälle nach sich gezogen; so wie man auch bei der Section stets Luft in den rechten Höhlen des Herzens vorgefunden.

Die Ursachen, welche dazu Gelegenheit geben, sind die normale oder krankhafte Adhaerenz gewisser Venen an die Nachbartheile und unvollkommenes Durchschneiden der Venen bei Operationen, wodurch dieselben, anstatt zusammen zu fallen, offen erhalten werden.

In allen Fällen nun, wo Luft eindrang, geschah dies immer während der Exstirpation von Geschwülsten am Halse, am obern Theil des Rückens, oder der Brust, und zwar dann, wenn jene Geschwülste Behufs ihrer Entfernung abwechselnd in die Höhe gehoben und gesenkt wurden, so dafs die Luft in die Oeffnung der durchschnittenen Vene gerade so, wie in einen Blasebalg eindringt, dessen Handhaben abwechselnd unter einander entfernt oder genähert werden, oder vielleicht auch, wie *Barry's* Versuche zu beweisen scheinen, durch eine vom Herzen ausgehende und während der Dilatation des rechten Vorhofes stattfindende Aspiration. Die Absorption selbst erkennt man an einem Geräusche, demjenigen ähnlich, welches entsteht, wenn man in eine luftleer gepumpte Glocke wieder Luft einströmen läfst, und die schädlichen Wirkungen auf das Herz, wohin die Luft mit dem Blute sehr schnell gelangt, drückt der Kranke durch einen hellen Schrei aus, auf welchen bald eine Ohnmacht folgt, aus der er nicht wieder erwacht. Bei der Section findet man alsdann beständig Luftblasen in irgend einer von der Wunde nach dem Herzen sich erstreckenden Vene, wie z. B. in der Vena cava superior. — Die gröfste Menge aber trifft man gewöhnlich in der rechten Herzkammer und Vorkammer an. Die Luft ist unter solchen Umständen dem in diesen Höhlen enthaltenen Blute in gröfserer oder geringerer Menge beigemischt und dehnt oft die Herzwände dergestalt aus, dafs man die Frage aufwerfen möchte, ob nicht das dadurch für die Contraction erzeugte mechanische Hindernifs den Tod zu Wege bringe. In der Lungenarterie findet man niemals Luft, wahrscheinlich weil nicht Zeit genug zu dem Uebergange derselben in die Lungen und in die linke Herzhälfte vorhanden war. Uebrigens stimmen die beschriebenen Symptome genau mit denen überein, welche verschiedene Physiologen, wie *Goodwin, Hallé, Bichat, Magendie* und Andere, beim Einblasen von Luft in die Venen beobachtet haben, und welche auch eintreten, wenn

Thierärzte Luft in die eine oder andere Jugularvene eines Thieres blasen, um dasselbe auf eine seinen Körper nicht beschädigende Weise zu tödten.

Die Schnelligkeit, mit der die Absorption von Luft durch die Venen ihre schädlichen Folgen äufsert, ist so bedeutend, dafs man fast niemals Zeit genug hat, dieselben zu bekämpfen, weshalb man, jenen schlimmen Zufall um so mehr zu verhüten, bemüht sein mufs. Während der Verrichtung von Operationen, oder bei der Behandlung von Wunden in der Nähe des Herzens, bei denen grofse Venenstämme verletzt sein können, sei man daher immer auf seiner Hut und vermeide sorgfältig das abwechselnde Erheben und Senken der Theile, wodurch man die erwähnten blasebalgartigen Bewegungen hervorbringt, welche das Eindringen von Luft in die Venen begünstigen. *)

---

*) [*Bérard* der Aeltere hat (*Archives de medecine, annee* 1830, und *Journal hebdomadaire*, 1830) eine Schrift, unter dem Titel: *Memoire sur un point d'anatomie et de physiologie du systeme veineux*, herausgegeben, worin er sehr interessante Untersuchungen uber die anatomische Ursache des Offenbleibens der Venen an gewissen Theilen des Körpers mittheilt und diesen Umstand nicht der Textur der Venen selbst, sondern ihrer Verbindung mit den Nachbargebilden zuschreibt

Die Venen der Dura mater hatten in dieser Beziehung schon längst die Aufmerksamkeit der Anatomen auf sich gezogen, waren aber als eine Ausnahme angesehen worden, obgleich die Lebergefäfse, welche ebenfalls mit dem Gewebe der Leber genau zusammenhängen, wohl auf die Vermuthung hätten führen konnen, dafs die Natur die Absicht hat, das schwarze Blut in Kanälen circuliren zu lassen, welche durch eine andere Kraft, als den Andrang der hindurchfliefsenden Blutwelle, ausgedehnt erhalten werden.

Oeffnet man nun aber die Vena cava superior oberhalb der Stelle, wo die seröse Platte des Herzbeutels sich über dieselbe hinüberschlägt, so findet man, dafs auch dies Gefäfs nicht zusammenfällt, und die Wände ungeachtet des Blutausflusses ausgespannt bleiben, was in der Anheftung dieser Vene und in einer fibrösen Fortsetzung des Pericardiums längs derselben seinen Grund hat, wie daraus hervorgeht, dafs, wenn sie abgetrennt und isolirt wird, sie sogleich wie eine Hautvene zusammenfällt. Auf ähnliche Art hängen auch die beiden Venae subclaviae, und die Verbindungstheile dieser und der Jugulares, mit den sie umgebenden Gebilden zusammen, und ebenso haben die aponeurotischen Platten des Halses die noch nicht berücksichtigte Function, mehrere Venen dieser Gegend ausgespannt zu erhalten. So bildet die Vena axillaris, wenn man sie von dem Musculus scalenus bis zur Achselgrube untersucht, einen Kanal, dessen Wände äufserlich an eine Aponeurose befestigt sind, welche von der Clavicula herabsteigt und den Musculus subclavius bedeckt. Dieselbe Anordnung findet man bei den grofsen Venen, welche an den Querfortsätzen der ersten Halswirbel liegen, bei denen, welche aus der Gegend der Schulter kommen und in den untern Theil der Jugularis in-

Auch liefse sich diesem Zufalle wohl dadurch vorbeugen, dafs man die offenstehende Mündung der Venen, wie die der Arterien comprimirt, oder durch vorherige Compression desjenigen Stammes, von welchem die in der Nachbarschaft der Geschwulst liegenden Venen entspringen, und sichrer vielleicht noch durch vollständiges Durchschneiden der nur theilweise getrennten Venen, so dafs selbige zusammenfallen können.

Nicht in allen Fällen aber münden die verletzten Venen nach Aufsen, sondern in manchen in seröse oder mucöse Höhlen, wie Wunden des rechten Vorhofes ins Pericardium, die der Vena cava superior und inferior, die der Venae meseraicae ins Peritoneum, und unter solchen Umständen complicirt sich die Haemorrhagie mit einem Ergusse und mehr oder weniger starken, dadurch veranlafsten Beschwerden, so wie oft auch mit Entzündungen und Abscessen.

Ein anderer wichtiger Umstand bei der Verletzung

---

terna münden, so wie endlich bei denen, welche zwischen den Platten der Aponeurosis temporalis verlaufen. Fügt man zu diesen Gefäfsen noch die Sinus der harten Hirnhaut, die von *Chaussier*, *Fleury de Clermont* und *Dupuytren* beschriebenen venösen Kanäle der Diploë, so wie die der Wirbel, welche *Breschet* abgebildet hat, hinzu, so hat man schon bei einer Menge von Zweigen der Vena cava superior eine Anordnung, welche einen grossen Einflufs auf die Circulation des venösen Blutes äufsern mufs. Und ein Gleiches findet sich nun auch bei mehreren Zweigen der Vena cava inferior. So ist diese Vene selbst bei ihrem Eintritte ins Zwerchfell von einem fibrosen Ueberzuge umgeben, der an die Ränder der aponeurotischen Oeffnung angeheftet ist, welche ihr den Durchgang durch jenen Muskel gestattet. Die Lebervenen sind bekanntlich ans Lebergewebe angeheftet und bleiben mithin offen, wenn man sie durchschneidet; die Venen des Ruckgraths verhalten sich wie die am Halse. Die grofsen Stämme der Vena hypogastrica sind an die Ränder der fibrösen Oeffnungen, durch welche sie hindurchtreten, befestigt und werden mithin von der obern Beckenaponeurose ausgespannt erhalten. Und bei genauerer Untersuchung anderer Theile des Venensystems würde man wahrscheinlich eine ähnliche Beschaffenheit finden

Die Versuche von *Poiseuille* scheinen zu beweisen, dafs das Eindringen von Luft in die Venen und von da in die Herzvorkammer nur bei den klappenlosen Venen, also von der Wurzel der Gliedmaafsen bis zum Herzen, moglich ist. Gleichwie dies Fehlen der Klappen zuweilen die Ursache von Blutungen aus dem nach dem Herzen zu gelegenen Theile einer verletzten Vene wird.]

von Venen ist die, allerdings nicht häufig vorkommende, gleichzeitige Verwundung einer Arterie, welche mit ihrer einen Fläche an die Vene anliegt, wodurch zuweilen zwischen den beiden verwundeten Gefäſsen, an den correspondirenden Punkten, eine Communication und jener krankhafte Zustand bedingt wird, den man unpassender Weise Varicöses Aneurysma nennt.

Vom Aneurysma varicosum oder arterioso-venosum.

Mannigfache Verwundungen, namentlich die durch stechende und schneidende Waffen, geben dazu Veranlassung. Am häufigsten kommt es jedoch nach Aderlässen am Arme vor, seitdem die Aerzte die Selbstausführung dieser gefährlichen und wichtigen Operation als unter ihrer Würde betrachten. Ferner nach Degen-Hieben oder Stichen in die Achsel- oder Kniekehle, endlich aber auch zuweilen nach Schuſswunden.

Die Bildung dieser varicösen Aneurysmen kann nun auf verschiedene Weise zu Stande kommen, entweder nämlich durch Verwundung beider Gefäſse, wodurch eine unmittelbare Communication zwischen denselben erzeugt, oder nach Contusionen und Desorganisationen, wodurch Loslösung eines Theiles der Gefäſswände, und hierdurch gegenseitige Communication bewirkt wird.

Im ersten Falle findet dann gewissermaaſsen ein Ringen zwischen der arteriellen und venösen Blutsäule statt, bei welchem die erstere, vom Herzen in Bewegung gesetzt, bald die andere, aller Widerstandskraft ermangelnde, überwindet. So geht das arterielle Blut in die Venen über, rundet die zwischen beiden Gefäſsen bestehende Oeffnung ab und bewirkt eine Entzündung und Adhäsion zwischen ihnen, so daſs, nach Vernarbung der Ränder der Oeffnung, das einfache Aneurysma varicosum gebildet ist. Im zweiten Falle tritt Blut zwischen die Arterie und Vene aus, letztere wird aus ihrer Stelle gedrängt, es kommt, wie *Scarpa* sehr richtig angegeben hat, zuletzt ein falsches Aneurysma consecutivum zu Stande, und die Circulation zwischen der Arterie und Vene geht durch den aneurysmatischen Sack vor sich.

Eine solche Communication muſs nun bedeutende Veränderungen im arteriellen und venösen Systeme, so wie auch in dem, im Aneurysma enthaltenen Blute zu Wege bringen, von denen die auffallendsten Vermehrung des Calibers der Arterie oberhalb des Communicationspunktes und Verminderung desselben unterhalb dieser Stelle, Abmagerung, Steifheit und Schwerbeweglichkeit des leidenden Gliedes sind. Bei den Venen sieht man umgekehrt deren Caliber oberhalb des Communicationspunktes zunehmen und hierdurch eine Varicosität derselben veranlafst, was eben zu der Benennung „varicöses Aneurysma" Gelegenheit gegeben hat. Ferner geht auch in den Wänden der Venen selbst eine Veränderung vor sich; diese werden nämlich dick, hart und widerstrebend, ganz wie die Arterienhäute, von denen sie eine Fortsetzung zu sein, und deren Functionen sie zum Theil vorzustehen scheinen. Diese letzteren Veränderungen, welche ich mehrmals bei Sectionen vorgefunden habe, hängen vorzüglich von der Verdickung ab, welche die cellulösen und vasculösen Häute der Venen erfahren, ohne dafs das umgebende Zellgewebe im Geringsten Theil daran nimmt.

Nicht aber wird diese Veränderung der Venen, wie Einige glauben, durch den Eindruck des arteriellen Blutes erzeugt: — eine Ansicht, die schon dadurch widerlegt wird, dafs in der Lungenarterie venöses Blut, und in den Lungenvenen arterielles circulirt, ohne dafs die Lungenarterien zum venösen Systeme, und die Lungenvenen zum arteriellen gerechnet werden können. — Vielmehr wird dieselbe durch den Impuls hervorgebracht, welchen das arterielle Blut vom Herzen erhält und durch die Resistenz, welche die Gefäfse demselben leisten müssen.

Bei manchen, durch Geschosse zu Wege gebrachten Aneurysmen verhält sich nun Alles ungefähr ebenso, wie bei den durch stechende oder schneidende Waffen veranlafsten; besonders gilt dies von den Verletzungen durch Schrotkörner, von denen eins recht wohl eine Arterie und eine Vene gleichzeitig verwunden uud zwischen beiden eine communicirende Oeffnung erzeugen kann, durch die das arterielle Blut in die Vene übergeht. Einen solchen Fall habe ich z. B. bei einem Individuum beobachtet, welches einen Schrotschufs gegen den vordern und innern Theil des Schenkels bekommen hatte, und bei welchem durch die gleichzeitige Verletzung der Arteria und Vena cruralis ein varicöses Aneurysma entstand, das durch Compression geheilt wurde. Zwar konnte hier wegen der erfolgten Heilung des Kranken die Art der Verwundung nicht genau festgestellt werden, indefs machten die vorhanden gewesenen Symptome es höchst wahrscheinlich, dafs ein zwischen die Arterie und die Vene hindurchgegangenes Bleikorn nach Art eines stechenden oder schneidenden Instruments gewirkt hatte.

Anders verhält sich aber die Verwundung bei der Einwirkung gröſserer Geschosse, der Rehposten, der Kugeln und anderer durch Schieſspulver in Bewegung gesetzter Körper. Diese können nämlich bei ihrem Durchgange durch die Theile die Wände nebeneinander liegender groſser Venen und Arterien streifen und selbst desorganisiren, ohne im Augenblicke der Verletzung einen Substanzverlust zu bewirken; allein die sich später um die gequetschten und unmittelbar oder consecutiv ertödteten Theile bildende Entzündung kann die noch belebten in eine Art Sack verwandeln, in welchem das arterielle und venöse Blut sich mit einander mischen, und aus welchem es alsdann in die Venen übergeht, so daſs auf diese Art ein Aneurysma arterioso-venosum zu Stande kommt.

Das in einem solchen Aneurysma enthaltene Blut besteht also aus arteriellem und venösem, in verschiedenen Mengenverhältnissen, welche sich bei ihrer weitern Circulation in den Gefäſsen innig mit einander mischen.

Das varicöse Aneurysma ist fast immer leicht zu erkennen. In Folge einer mehr oder weniger groſsen oder tiefen Wunde zeigt nämlich eine längs einer Arterie verlaufende Vene, welche von der verwundenden Ursache erreicht werden konnte, deutliche Pulsationen und ein für's Gefühl sowohl, als für's Gehör wahrnehmbares Brausen, welches, mit dem Pulse isochronisch, jedesmal zunimmt und dem Geräusche eines Blasebalges ähnlich wird, wenn die Contractionen der Ventrikel das Blut in die Gefäſse treiben. Comprimirt man die verwundete Arterie zwischen dem Herzen und dem Punkte, an welchem das Geräusch vernommen wird, so hört letzteres plötzlich auf, comprimirt man sie hingegen unterhalb, so nimmt es deutlich an Intensität zu. Hemmt man dagegen den Blutlauf in der pulsirend gewordenen Vene unterhalb der Verletzung, so dauert das Brausen und das Erheben ihrer Wände im obern Theile fort; drückt man aber auf diesen letzteren, so hört alle Bewegung in dem noch höher gelegenen Ende der Vene auf, vermehrt sich indeſs nach unten zu und setzt sich so weit abwärts fort, als die Klappen der Venen es gestatten.

Zu diesen pathognomonischen Zeichen der Krankheit gesellen sich nun noch andere weniger beständige und von der besondern Beschaffenheit der verwundeten Theile abhängige Erscheinungen hinzu. Liegt die geöffnete Vene nämlich tief. ist sie grofs und von starken Aponeurosen umgeben, so ist die durch das Einströmen des arteriellen Blutes veranlafste Volumenvermehrung kaum wahrnehmbar. Man bemerkt dann meistens weder eine deutliche Geschwulst, noch eine starke Ausdehnung der Vene, und ebenso zeigt auch, da die oberflächlichen Venen leicht die durch die Ueberfüllung des Hauptstammes veranlafsten Störungen ausgleichen, das afficirte Glied in der Regel weder Anschwellungen, noch Varicositäten. Oeffnet sich hingegen eine gröfsere Arterie in eine oberflächliche, kleine, aller äufsern Unterstützung ermangelnde Vene, so wirkt die gewaltsam fortgetriebene rothe Blutsäule auf die schwachen Wände der letzteren heftig ein und bringt darin allmälig eine sehr beträchtliche Ausdehnung hervor. Dies ist z. B. der Fall, wenn nach einem Aderlafs eine Communication zwischen der Arteria brachialis und der Vena mediana basilica entsteht, wo die verwundete Stelle gewöhnlich eine ovale, pulsirende und zischende Geschwulst zeigt, und der obere mehr oder weniger ausgedehnte Theil der Vene auch zuweilen eine geschlängelte Form annimmt und die in ihr stattfindende Blutanhäufung nur mit Mühe zu ertragen scheint.

Unterhalb der afficirten Stelle können die Ursprungsäste der Vene sich nicht alles ihnen von den Capillargefäfsen zugeführten Blutes entledigen, werden dadurch voluminöser und bilden varicöse Stränge, deren Dicke und Spannung zunimmt, wenn der Arm, sich selbst überlassen, am Stamme herabhangt, wogegen längere Zeit fortgesetzte Erhebung desselben Verminderung der Venenpulsationen und Verkleinerung der unterhalb der Verletzung gelegenen Varices zur Folge hat.

Das varicöse Aneurysma ist indefs im Allgemeinen ein weder sehr schlimmes, noch sehr lästiges Leiden und führt auch sehr selten im weitern Verlaufe wirkliche Gefahr mit sich, denn es hört in der Regel zu wachsen auf, sobald sich die verwundete Vene so weit ausgedehnt hat, dafs ihr Lumen der Blutmasse entspricht, welche sie von nun an aufzunehmen und nach dem Herzen zurückzuführen bestimmt ist. Sogar vermindern sich bei manchen Individuen, nach der Beseitigung der oberhalb der Wunde vorhandenen Hindernisse für die Circulation, die am unteren Theile des Gliedes bestehenden Varices und die damit verbundene Taubheit des Gliedes, worauf dann die Krankheit viele Jahre, und selbst das ganze Leben hindurch, ohne üble Zufälle zu veranlassen, fortdauern kann. Denn die

Mischung vom arteriellen Blute mit dem venösen, selbst wenn dieselbe ziemlich bedeutend ist und nahe dem Herzen stattfindet, zieht niemals auch nur die geringste Störung der Gesundheit nach sich. Zuweilen jedoch vergröfsert sich allerdings das varicöse Aneurysma allmälig, die oberflächlichen Venen schwellen immer mehr an, die Taubheit und Schwerbeweglichkeit nehmen zu, und man sieht sich dieser Beschwerden halber zu einer Operation genöthigt, welche man unter anderen Umständen hätte entbehren können.

Ich will bei dieser Gelegenheit ein Gutachten mittheilen, welches ich einmal an *Husson* über einen Kranken der Art gerichtet habe.

Werther Husson!

„Wie Sie richtig bestimmt haben, hat sich bei dem Verwandten des Deputirten *T.* durch einen, vor anderthalb Jahren erhaltenen Schufs aus einem mit Rehposten geladenem Gewehre, welcher in gleicher Höhe mit dem Collum humeri durch die Schulter ging, ein Aneurysma varicosum gebildet."

»Die schon von *Hunter* genau beschriebenen Zeichen dieses Aneurysma's, finden sich bei Ihrem Patienten so deutlich, dafs über das wirkliche Vorhandensein dieses Krankheitszustandes im vorliegenden Falle wohl kein Zweifel weiter obwalten kann, indefs ist hier, ausfer dem durch die zufällig zwischen der Arterie und der Vene zu Stande gekommene Communication bedingten Aneurysma, noch ein zweites vorhanden, das aus einer pulsirenden Geschwulst, zwischen der Arterie und der Vene besteht — ein sogenanntes falsches consecutives Aneurysma."

„Diese Complication hat uns *Scarpa* sehr gut kennen gelehrt und alle dabei vorhandenen Symptome, welche sich auch vollständig bei Ihrem Kranken vorfinden, durchaus richtig gedeutet. Sie giebt sich nämlich durch eine kleine runde, sich abwechselnd ausdehnende und zusammenziehende Geschwulst zwischen der Arterie und der Vene, und zugleich durch eine Erweiterung der letztern, in Folge des aus dem falschen primitiven Aneurysma in sie einströmenden Blutes, zu erkennen. Ihr Fall ist mithin dem Ihnen bekannten von *C.* in mancher Hinsicht ähnlich, obwohl er sich in anderer auch davon unterscheidet. Die Analogie besteht nämlich darin, dafs bei beiden Kranken ein Aneurysma varicosum, oder eine zufällige Communication zwischen einer Arterie und einer Vene, vorhanden ist, der Unterschied aber darin, daſs bei *C.* bloſs dieses Uebel, bei *T.* aber auſserdem noch ein falsches consecutives Aneurysma zwischen der verletzten Arterie und Vene sich befindet."

„Daſs indeſs die Rehposten zu gleicher Zeit die Arteria und Vena axillaris verwunden und eine sie in Communication setzende Verletzung erzeugen konnten, und daſs eine solche Verwundung ohne den Eintritt anderer Zufälle als die Bildung des vorhandenen Aneurysma's heilen konnte, läſst sich freilich nur durch ein Zusammentreffen glücklicher Umstände erklären, wovon man bei Schuſswunden häufig so merkwürdige Beispiele antrifft."

„Was den Sitz des Leidens anlangt, so hätte man nach der Höhe der Wunde und dem Laufe, den das Geschoſs durch die Gebilde genommen zu haben schien, glauben sollen, daſs die Verletzung der Arterie und der Vene ziemlich hoch nach oben stattgefunden habe, indeſs bin ich durch ein aufmerksames Examen und wiederholte an verschiedenen Theilen der Arterie angebrachte Compressionsversuche zu der Ueberzeugung gelangt, daſs die Gefäſsverletzung unterhalb des mittlern Theiles und ganz nahe an ihrer Endigung ihren Sitz hat, so daſs, wenn eine Operation nothwendig werden sollte, man dieselbe in der Achselgrube würde vornehmen können, während man im entgegengesetzten Falle vor oder hinter dem Schlüsselbeine operiren und die Arteria subclavia, mit oder ohne Einschneidung des Scalenus anticus, bloſslegen müſste."

„Dieser Unterschied, welchen ich so eben zwischen der Oeffnung, durch die das Geschoſs eindrang, seinem scheinbaren Lauf und der Stelle angebe, an welcher die Gefäſse wirklich verletzt worden, hat ohne Zweifel in der Stellung seinen Grund, in welcher sich das getroffene Glied im Augenblicke der Verwundung befand."

„Sie legen mir nun folgende Fragen vor: Welche Behandlung erfordert dieses Aneurysma? Kann der Kranke es ohne Nachtheil sich selbst überlassen? Könnte man es durch Compression heilen? Oder ist endlich eine Operation nothwendig, und worin würde dieselbe bestehn? Alle diese Fragen lassen sich aber meiner Meinung nach auf folgende zurückführen: Ist das zusammengesetzte Aneurysma, welches *T.* in der Achselhöhle hat, für ihn sehr lästig oder gefährlich."

„In diesem Augenblicke verursacht dies Aneurysma nur geringe Beschwerden, welche in einem mäſsigen Grade von Schwäche und Taubheit des afficirten Gliedes bestehen; es ist weder Oedem desselben, noch starke Ausdehnung der Venen vorhanden, und aufserdem leidet er weder an Herzklopfen, noch an beschleunigter Respiration, wie man dies zuweilen bei andern Kranken der Art wahrnimmt. Es ist zwar möglich, dafs diese Symptome sich später noch einstellen, nicht aber wahrscheinlich, wenn der Kranke sich von jetzt an sein ganzes Leben hindurch einem sehr strengen Regimen unterwirft und alle Ursachen vermeidet, welche eine Störung in der Blutcirculation, oder auch nur eine Beschleunigung derselben zu erzeugen vermögen. Vermehrte sich trotz dieser Vorsichtsmaafsregeln das Uebel, so würde man es natürlich auf kräftigere Art, als nur durch Regimen, Mäfsigkeit und Ruhe des Gemüthes bekämpfen müssen. Und welche Mittel wären dies dann? Was zuerst die Compression betrifft, so ist dieselbe schwer anzubringen, äufserst lästig, und würde auch in dem in Frage stehenden Falle sicher unerträgliche Schmerzen und eine gefährliche Anschwellung des afficirten Gliedes nach sich ziehn, denn sie wirkte zu gleicher Zeit auf die Arterie, die Venen und beinahe alle Armnerven an der Stelle, wo das Aneurysma sich befindet. Aufserdem aber würde die Compression gegen das vorhandene Uebel ohne Nutzen sein; denn wie will man dadurch auf eine alte, abgerundete und auf ähnliche Art wie die innere Membran der Arterien und Venen organisirte Communicationsöffnung wirken, da selbst die Ligatur nach der *Hunter*schen Methode, auch wenn sie vollkommen gut angelegt worden, und obwohl der Blutstrom von oben nach unten bei weitem besser durch sie gehemmt wird, als durch die noch so genau ausgeübte Compression, gegen alte varicöse Aneurysmen erfolglos bleibt."

„Und diese Ansicht über die Compression, so wie über die zwischen dem Aneurysma und dem Herzen angelegte Ligatur bei einer schon veralteten Communication zwischen einer Arterie und einer Vene, ist nicht etwa aus der Theorie entnommen, sondern das Resultat einer Vergleichung beider Methoden in der Praxis."

„Da also die Compression als unzureichend anzusehen ist, so kann Ihr Kranker nur durch die Ligatur geheilt werden."

„Dieselbe kann alsdann auf zweierlei Art ausgeführt werden. Man legt sie nämlich entweder nur am obern Ende der Arterie, nach der *Hunter*schen, oder am obern und untern zugleich, nach der alten Methode, oder lieber mit den gleich anzugebenden Modificationen an."

„Die erstere Methode, welche häufig bei noch frischen varicösen Aneurysmen mit Erfolg angewendet wird, bleibt fast beständig bei alten unwirksam, und zwar aus folgenden, wie mir scheint, noch von Niemand angegebenen, Gründen."

„Bei so eben entstandenen varicösen Aneurysmen, welche durch eine frische Wunde erzeugt worden sind, haben die Ränder der zufällig gebildeten Oeffnung, durch welche die Krankheit bedingt wird, noch keine Veränderung erlitten, sondern eine Neigung zur Entzündung und Vereinigung, so dafs sie dem Blutstrome ein genügendes Hindernifs in den Weg setzen und auf diese Weise die Obliteration bewirken. Aus diesen Gründen ist auch die Compression und die Ligatur in solchen Fällen öfters erfolgreich gewesen."

»Anders verhält es sich hingegen, wenn die Entzündung bereits vorüber, und die Wundlippen vernarbt sind; die Ränder der Communicationsöffnung sind alsdann glatt, abgerundet und in eine Membran verwandelt, welche der innern Arterienhaut vollkommen ähnlich und, wie diese, zu einer adhäsiven Entzündung, durch welche eine Arterie oder eine Wunde derselben zur Obliteration oder Cicatrisation gelangen kann, wenig geneigt ist. Da demnach die Communication auch nach der Unterbindung des obern Endes der Arterie fortdauert, so treten auch, sobald das Blut, welches die Anastomosen dem untern Ende zuführen, von unten nach oben bis zu jener Oeffnung heraufdringt, das Pulsiren, die Ausdehnung und das Brausen, welche einige Zeit aufgehört hatten, nach zwei, drei oder vier Tagen wieder ein, und man mufs nun, nachdem man den Kranken vergebens den Gefahren der ersten Unterbindung ausgesetzt hat, meistens noch eine zweite am untern Ende vornehmen."

„Es ist aufserdem bei den varicösen Aneurysmen ein besonderer Umstand vorhanden, der diese Methode bei ihnen weniger brauchbar als bei den andern Aneurysmen macht, und zwar der, dafs die Circulation durch sie viel leichter fortdauert, oder doch bald sich wieder herstellt. Legt man nämlich bei einem gewöhnlichen Aneurysma am obern Arterienende eine Ligatur an, so ist dieselbe eben so wohl ein Hindernifs für den retrograden, als für den directen Blutlauf, und gleichzeitig wird auch dadurch die Fortdauer der Pulsationen so wohl im untern, als im obern Ende verhindert; denn die aneurysmatische Geschwulst und das untere Ende der Arterie werden dadurch in einen blinden Sack verwandelt, in welchem das dem Strome der Circulation entzogene Blut nothwendig gerinnen mufs. Anders verhält sich dies aber bei den varicösen Aneurysmen, wo die Ligatur sich zwar dem directen, nicht aber dem rückgängigen Strömen des Blutes entgegenstellt; denn wenn dasselbe durch die Anastomosen bis zu der am obern Ende angelegten Ligatur zurückgeführt wird, so stockt es nicht, wie bei den gewöhnlichen Aneurysmen, sondern findet in der hier vorhandenen Communicationsöffnung zwischen der Arterie und Vene ein Diverticulum, vermöge dessen die Circulation ohne Hindernifs und fast eben so gut, als vor Anlegung der Ligatur, fortdauern kann."

„Um demnach für das in einem varicösen Aneurysma circulirende Blut dieselben Verhältnisse, als für dasjenige zu schaffen, welches durch die Anastomosen nach einem falschen, primitiven oder consecutiven zurückgeführt wird, müfste man, nach der Unterbindung des obern Endes der Arterie, auch die des obern und untern derjenigen Vene vornehmen, in welche das arterielle Blut ergossen wird. Dann nur würde das Blut aufser Circulation gesetzt und zum Gerinnen gebracht werden. Es fragt sich indefs, ob bei dem gleichzeitigen Vorhandensein eines falschen Aneurysma consecutivum und eines Aneurysma varicosum mehr Aussicht zur Heilung nach Anlegung einer einzigen Ligatur am obern Ende der Arterie vorhanden sei? und mir scheint dies wirklich so. Denn da das Blut dabei nicht unmittelbar aus der Arterie in die Vene, sondern vorher durch den aneurysmatischen Sack, in welchem es zum Theil gerinnt, hindurchgehn mufs, so möchte sich auch wohl unter solchen Umständen die nach der *Anel*schen oder *Hunter*schen Methode angelegte Ligatur wirksamer erweisen. Nichts desto weniger bin ich der Meinung, dafs es auch hier sichrer ist, zwei Ligaturen, also am obern und untern Arterienende, anzulegen."

„Vollends aber dürfte dies, wenn das Uebel schon lange besteht, gerathen sein, sei es nun dafs man die doppelte aneurysmatische Geschwulst einschneidet, oder unberührt läfst."

„Im erstern Falle müfste man den Blutstrom in den Venen und den Arterien durch eine auf jene unterhalb und auf diese oberhalb der Geschwulst angebrachte Compression hemmen, und hierauf die der Communicationsöffnung gegenüber liegenden Theile zwischen der Arterie und der Vene einschneiden, was indefs meistentheils starke Blutergüsse, Verlängerung der Operation, zuweilen fast unübersteigbare Schwierigkeiten und auch wohl wirkliche Gefahren mit sich führt, denn das Ausfliefsen des Blutes aus den Venen ist bei der Operation nicht weniger hinderlich, als das aus den Arterien, denn da es fortdauernd hervordringt, ohne dafs man seine Quelle entdecken, oder sein Ausströmen hemmen kann, das Operationsobject aber dadurch beständig dem Blicke entzogen wird, so hat man selbst sehr geschickte Wundärzte an diesen Schwierigkeiten scheitern sehn. Nach gemachter Incision mufs man dann zuerst am untern Ende der Arterie, nicht aber, wie man früher lehrte, zuerst am obern, eine Ligatur anlegen, damit man sich nicht eines wichtigen Hülfsmittels zur Auffindung der Arterie, nämlich der Pulsation derselben, beraube. Hierauf schreitet man mit derselben Vorsicht zur Unterbindung des obern Endes."

„Will man das zweite Verfahren anwenden, so mufs man die aneurysmatische Geschwulst schonen, im Verlaufe des untern Endes der Arterie eine Incision machen, an demselben eine Ligatur anbringen, hierauf das obere Ende blofslegen und dasselbe ebenfalls unterbinden. Auf diese Art wird der Blutzuflufs durch das obere, wie durch das untere Ende unterbrochen, und sowohl die directe, als die rückgängige Circulation gehemmt, ohne dafs man die dadurch zwischen zwei Ligaturen gebrachte Geschwulst berührt hat. Wollte man das Verfahren versuchen, von dem ich oben gesprochen habe, so müfste man zuerst das obere Ende der Arterie unterbinden, hierauf die beiden Enden der erkrankten Vene blofslegen und sie ebenfalls, der Communicationsöffnung so nahe als möglich, unterbinden."

„Ich bin überzeugt, dafs der Widerstand der Venenwände hinreichen würde, den Andrang des durch die Collateralgefäfse zugeführten arteriellen Blutes zu hemmen, und dafs diese Methode die Operation abkürzen und weniger Gefahren mit sich führen würde, als die Unterbindung beider Enden der Arterie."

„In dem Falle, dafs bei Ihrem Kranken eine Operation nöthig werden sollte, so müfste dieselbe nach einer von den beiden letzten Methoden ausgeführt werden; vorläufig aber glaube ich, dafs jeder operative Eingriff unnöthig ist."

Ihr

Dupuytren.

§. IV.

Vom Wundfieber.

Das traumatische oder Wundfieber ist dasjenige, welches sich zu mehr oder weniger schweren Verletzungen hinzugesellt, und durch welches die Natur die Heilung derselben vorbereitet.

Ist die Wunde nur oberflächlich, so bleibt die Fieberbewegung auf den verwundeten Theil beschränkt, ist sie hingegen bedeutender, so treten auch stets allgemeine Zufälle ein. Im erstern Falle bemerkt man an dem verletzten Theile eine stärkere Entwickelung der Sensibilität, der Hitze und der Röthe, kurz die Symptome einer leichten Entzündung, welche mit der Vernarbung der Wunde aufhört. Ueberschreitet indefs die Entzündung, aus irgend einer Ursache, ihren Normalgrad, so sieht man oft Wunden, welche eigentlich durch die schnelle Vereinigung hätten heilen sollen, in Eiterung übergehn; häufig wird aber auch in Folge verschiedenartiger Einflüsse, besonders nach grofsen Verwundungen und Operationen, dies locale Fieber allgemein. Der Beginn dieses allgemeinen Fiebers giebt sich durch verstärkten Blutandrang, den man nach einigen Stunden in der Wunde wahrnimmt, zu erkennen, und steht immer mit der vorhandenen Entzündung in geradem Verhältnifs, entwickelt, steigert, vermindert, entscheidet sich mit derselben, und zeigt beständig denselben dynamischen Charakter, wenn es sich nicht etwa mit einem gastrischen oder Intestinalfieber, oder mit einem Erysipelas oder andern Affectionen verbindet.

Die Charaktere des allgemeinen traumatischen Fiebers sind, ein frequenter, harter, entwickelter Puls, Hitze und Trockenheit der Haut, Durst, Unruhe, Appetitmangel, Schlaflosigkeit, Verminderung und zuweilen Mangel der Darm- und Urinexcretion. Dabei ist es anhaltend, mit geringeren oder stärkeren Exacerbationen, und dazwischen liegenden mehr oder weniger deutlichen Remissionen. Frostanfälle gehen ihm nur dann vorher oder begleiten es, wenn die locale Entzündung sich mit einer entfernten Entzündung oder Eiterung complicirt.

Meistens entscheidet es sich nach zwei bis drei Tagen durch eine allgemeine Abgeschlagenheit, auf welche reichlichere und leichtere Ausleerungen durch die Haut, den Darmkanal und die Nieren folgen, durch die Wiederkehr des Schlafes, des Appetits u. s. w.

Von Seiten des Wundarztes verlangt dasselbe die

gröfste Aufmerksamkeit, denn während seiner Dauer entwickeln sich oftmals jene inneren Entzündungen und Eiterungen, welche bei grofsen Verletzungen und Operationswunden, besonders nach Amputationen, so häufig Gefahr bringen, ja ich bin sogar geneigt, dasselbe als eine Hauptursache dieser schlimmen, später noch zu erörternden Complication anzusehn,

Da nun das traumatische Fieber hauptsächlich durch die nach Verwundungen eintretende Entzündung bedingt wird, so mufs man vor Allem diese letztere in den gehörigen Grenzen zu erhalten suchen, damit das Fieber nicht, wie dies so oft geschicht, bis zu einer gefährlichen Höhe sich steigere. Deshalb sind auch örtliche und allgemeine Blutentziehungen, strenge Diät, kühlende Getränke u. s. w., so wie Vermeidung aller Aufregungen, Reizungen und Erhitzungen während desselben von Nutzen, ja sogar unentbehrlich.

§. V.

Von den entfernten Eiterungen und Visceralabscessen als Complication der durch Kriegswaffen enzeugten Wunden

Während des Bestehens von Wunden bilden sich oft in deren Nachbarschaft, oder in entfernten Theilen heftige Entzündungen, Abscesse oder Eiterungen aus, welche einen so bedeutenden Einflufs auf den Ausgang zufällig entstandener Verletzungen sowohl, als auf den von Operationswunden äufsern, und oftmals alle Hoffnung auf Heilung so rasch vernichten, dafs ich mich darüber etwas weitläufiger aussprechen mufs.

Diese, während des Bestehens von Wunden sich entwickelnden, Entzündungen und Eiterungen zerfallen in zwei Klassen, nämlich in solche, welche sich in der Nachbarschaft der Verletzungen, und in solche, welche sich an mehr oder weniger davon entfernten Theilen ausbilden. Von den ersteren ist bereits oben (*pag.* 56. bei den mit entzündlichen Zufällen complicirten Stichwunden) die Rede gewesen, weshalb ich hier nur von den entfernten Entzündungen und Eiterungen handeln werde.

Aufser den vielfachen, so häufig die Gefahr von Wunden steigernden localen Zufällen, können also auch noch ähnliche in entfernten und selbst in den wichtigsten Organen sich ausbilden, so dafs es eigentlich zu verwundern ist, dafs grofse Verletzungen und Operationswunden nicht noch öfter einen unglücklichen Ausgang nehmen.

Es

Es hat übrigens diese Erscheinung nicht erst in unsern Tagen die Aufmerksamkeit der Wundärzte auf sich gezogen, sondern schon die besseren älteren Beobachter klagen über die Häufigkeit und Gefahr derselben, wie die Schriften von *A. Paré*, *Dionis*, *Valsalva*, *J. L. Petit*, *Hunter*, *Quesnay**), *Morgagni***), *Ledran****), und die neueren von *Ribes*, *Velpeau*, *Maréchal*, *Blandin*, *Dance*, *E. Legallois*****), *Cruveilhier*, *Hodgson*, *Arnott*, *Rose*, *Louis* u. s. w. beweisen; und dessen ungeachtet sind doch noch in jetziger Zeit manche Aerzte der Meinung, dafs die Lehre von jenen inneren und entfernten Eiterungen nur eine Ausgeburt der Eigenliebe solcher Chirurgen sei, welche dadurch den so häufig eintretenden unglücklichen Ausgang grofser Operationen erklären und entschuldigen wollen: Behauptungen — die indefs nur von der Unkunde derjenigen zeugen, welche sie aufstellen.

Alle bessere Schriftsteller stimmen daher, wenn auch über die Ursachen und die Theorie dieser inneren Eiterungen nicht ganz einig, in Beziehung auf deren Häufigkeit und Gefahr überein; und in der That macht man selten die Section eines in Folge einer bedeutenden Operation gestorbenen Individuums, ohne dafs man in einer der grossen Eingeweidehöhlen, innerhalb der sie auskleidenden serösen Häute, oder in den darin enthaltenen Organen, Spuren von ergossenem oder infiltrirtem Eiter fände, der dann offenbar als die Todesursache anzusehn ist.

Was nun die Ursachen, Symptome, Wirkungen und Heilung dieses fast immer tödtlichen Leidens betrifft, so ist es zuerst wohl keinem Zweifel unterworfen, dafs mitunter organische Veränderungen demselben vorausgehn und

---

*) *Mémoire sur les vices des humeurs, et Traité de la suppuration.*

**) *De sedibus et causis morborum per anatomen indagatis.*

***) [*Plaies d'armes à feu.* Dieser Schriftsteller sagt Folgendes: Oft sieht man durch ein schnelles Zurücktreten des Eiters, sich Abscesse an von der Wunde entfernten Stellen bilden. Die in die Blutgefäfse eingesogene Eitermasse geht nämlich in den Strom der Circulation über und sammelt sich meistens in der Lunge oder der Leber an. Dieser Uebergang wird durch unregelmäfsige Frostanfälle, mit darauf folgenden heftigen Fieberparoxysmen angedeutet, die sich in kurzen Zwischenräumen bis zum Tode wiederholen.]

****) *Des maladies causées par la résorption du pus.* (*Journal hebdomad. de méd.* 1829. *t.* 3 *p.* 166.)

sie einigermaafsen vorbereiten; denn ohne ganz in die Augen springende Thatsachen zu leugnen, kann man kaum anderer Ansicht sein, da man nach grofsen, durch scrofulöse oder cancröse Affectionen nöthig gewordenen, Operationen, bei der Section cancröse, öfter aber noch scrofulöse und offenbar vereiterte Tuberkeln vorfindet, die ich zwar keinesweges mit jenen Eiter-Anhäufungen und Infiltrationen verwechseln, wohl aber als eine für die Theorie und mehr noch für die Therapie dieses Leidens wichtige und von vielen ganz unberücksicht gelassene Thatsache anführen will.

Ebenso veranlassen chronische Entzündungen, deren Gegenwart sich durch Stiche, ein geringes hectisches Fieber, durch Beschwerden und Functionsstörungen in dem afficirten Theile, so wie besonders durch Spuren älterer organischer Veränderungen schon vor dem Entstehen grosser Verletzungen und Operationswunden zu erkennen gab, nachher oft ausgebreitete innere Eiterungen, was von dem Uebergange der bis dahin chronischen und latenten Entzündung in den acuten Zustand abhängig zu sein scheint. Ferner können Schmerzen verschiedener Art, besonders rheumatische, welche durch irgend eine Unvorsichtigkeit der Kranken, oder durch Temperaturwechsel herbeigeführt worden sind, dazu Gelegenheit geben, und, selbst abgesehn von aller organischen materiellen Prädisposition, reichen oft plötzliche Erkältungen, der Genufs kalter Substanzen, kalte Luftzüge, welche den geschwächten oder transpirirenden Körper treffen, Diätfehler, Gemüthsbewegungen u. s. w. allein schon hin, jene schlimme Complication zu Wege zu bringen. Hierbei will ich jedoch bemerken, dafs die Indigestionen, welche viele Praktiker als eine Ursache dieser Entzündungen ansehen, oft nur eine Folge oder ein Symptom derselben sind.

Mehrere der angegebenen Umstände waren in den vielen Fällen von innerer Entzündung und Eiterung, welche ich zu beobachten Gelegenheit gehabt habe, jedesmal vorhanden, weshalb ich überzeugt bin, dafs sie als nothwendige Ursachen derselben angesehn werden müssen, und dafs ohne sie jene inneren Eiterungen nicht zu Stande kommen können. Zu den genannten Ursachen sind nun noch zu rechnen: Plötzliche Unterdrückung ergiebiger, schon lange vorhandener äufserer Eiterungen, wie dies nach Amputationen bei scrofulöser Caries, bei Splitterbrüchen, grofsen und alten Geschwüren und anderen Uebeln der Fall ist, welche mit einer bedeutenden Eitersecretion verbunden sind. Auch ist wohl die plötzliche Veränderung in der Circulation in Anschlag zu bringen, welche durch Entfernung eines gröfseren Gliedes entsteht, indem das Blut den noch vorhandenen Theilen dann in gröfserer Menge zugeführt wird und, besonders bei plethorischen und sanguinischen Individuen, jene inneren Störungen verursacht.

Keineswegs will ich indefs durch das Gesagte ganz in Abrede stellen, dafs in manchen Fällen eine Aufsaugung des auf der Wundfläche vorhandenen Eiters durch die lymphatischen Gefäfse und Venen stattfinde, und dafs derselbe mit den in diesen Gefäfsen enthaltenen Flüssigkeiten circuliren und, fast ohne alle vorausgegangene Entzündung, auf verschiedenen Oberflächen oder in das Parenchym eines Organs abgesetzt werden könne. Ich selbst habe vor mehr als zwanzig Jahren einen Fall von Eiterabsorption durch die lymphatischen Gefäfse bei einem am phlegmonösen Erysipelas verstorbenen Individuum beobachtet, bei welchem die lymphatischen Gefäfse von dem Sitze des Uebels bis zu den nächsten Drüsen, in welche sie mündeten, mit Eiter gefüllt waren. Dasselbe kann nun auch bei den Venen eintreten, besonders, wenn sie durchschnitten worden, und ihre Mündungen auf der eiternden Fläche offen geblieben sind. So findet man aufserordentlich häufig in denselben, nach grofsen Wunden und Operationen, Eiter und graue, sowohl von aufsen, als innerlich dem Eiter ähnliche Coagula; obgleich auch diese Erscheinung gewifs nicht immer einer Eiterabsorption, sondern viel häufiger einer Entzündung der innern Venenhaut, einer Phlebitis, zuzuschreiben sein dürfte.

Später, wenn alle Erscheinungen der in Rede stehenden Krankheit abgehandelt worden, und alle Elemente des Problems, welches dieselbe uns aufgiebt, werden zusammengetragen sein, will ich auf die Eiterabsorption nochmals zurückkommen und hier nur noch hinzufügen, dafs bei der Theorie derselben Alles dem Zufalle Preis gegeben wird; denn wir wissen nicht, was diese Aufsaugung befördert, oder verhindert; der Arzt steht dabei als blofser Beobachter da und ist höchstens im Stande, die traurigen Folgen einer Krankheit zu würdigen, die er weder zu verhüten, noch zu heilen, oder selbst nur zu mäfsigen vermochte.

Was nun die Symptome der innern Entzündungen und Eiterungen nach grofsen Wunden und Operationen betrifft, so sind dieselben, trotz alles darauf gewandten Studiums, aufserordentlich dunkel, und die Patienten sterben zuweilen, ehe man noch die Art ihrer Krankheit zu bestimmen im Stande gewesen ist. Sind meine Beobachtungen in ähnlichen Fällen richtig gewesen, so geht solchen Abscessen immer ein im Verhältnifs zur Ausdehnung der Wunde zu starkes traumatisches Fieber vorher. Dies Fieber ist anhaltend, mit Paroxysmen, denen jedes Mal heftige Frostanfälle vorangehn, welche sich zwischen dem fünften und zehnten Tage einzustellen pflegen und vielleicht mehr als die Zeichen der Eiterablagerung in die afficirten Organe, denn als Symptome ihrer Entzündung anzusehn sind. Wie dem aber uch sein möge, so fehlen diese Frostschauer niemals, awiederholen sich mehrere Tage hintereinander ein bis zwei Mal und beobachten zuweilen bei ihrer Wiederkehr eine solche Regelmäfsigkeit des Typus, dafs man sie oft als Zeichen eines intermittirenden oder wenigstens remittirenden Fiebers angesehen und eine für eine solche Krankheit passende Behandlung eingeschlagen hat.

Häufig beginnt das Leiden mit einer Indigestion, doch meistens sieht auch die Wunde gleich vom Anfang an schmutzig und eingefallen aus, die Eiterung vermindert sich und nimmt einen üblen Geruch, so wie eine seröse Beschaffenheit an. Dessen ungeachtet klagen die Kranken nicht über örtlichen Schmerz, sondern scheinen nur in Folge des Fiebers und der dadurch verursachten allgemeinen Aufregung zu leiden, und bei der sorgfältigsten Untersuchung aller Organe und deren Functionen entdeckt man häufig weder Empfindlichkeit derselben, noch irgend ein anderes Zeichen, aus welchem man auf den Sitz des Leidens einen Schlufs ziehen könnte; dabei dauert das Fieber fort, die Eiterung der Wunde hört auf, die Haut nimmt eine icterische Färbung an, die Zunge wird trocken und schwarz, es treten stille Delirien ein, das Athmen wird schwierig, und dann erst bemerkt man zuweilen, dafs im Innern ein Ergufs stattgefunden haben mufs; die Kranken sterben, und bei der Section findet man Veränderungen, welche man im Leben gar nicht vermuthet hatte.

Dieser im Allgemeinen angegebene Verlauf der Krankheit erleidet indefs manche Modificationen, je nach dem Organe, in dem sich der Eiter ansammelt. So verbindet sich, wenn die Krankheit sich auf's Gehirn geworfen hat, mit den meisten der angegebenen Symptome ein anhaltendes Delirium mit Paroxysmen, welche den Exacerbationen des Fiebers entsprechen, während man Empfindlichkeit des rechten Hypochondriums und Erbrechen beobachtet, wenn die Leber ergriffen worden ist u. s. w.

Doch nicht nur in den, in den Eingeweidehöhlen liegenden, Organen bilden sich diese Eiterablagerungen, sondern oft auch aufserhalb derselben, oder in den Gliedmaassen. So habe ich sie im Zellgewebe, in den Waden, in den Kniekehlen, den Schenkeln, den Achselgruben, am Halse, ja im Gewebe der Muskeln selbst, wie im Psoas, dem Iliacus, den Glutäen u. s. w. nach dem Steinschnitte, der Bruchoperation, nach Amputationen und anderen grossen Operationen gesehn.

Bei der Section findet man Blutstreifen, starke Gefäfsinjection, einen blofsen Fleck, eine einfache Ecchymose, eine Ausschwitzung von Serum, Ergufs von Eiter in die mit serösen Häuten ausgekleideten Höhlen, Infiltrationen und endlich circumscripte Eiterheerde im Parenchym der Organe.

Und alle diese verschiedenen Veränderungen scheinen nur einzelne Grade einer und derselben Krankheit zu sein. Den ersten Grad bildet der Blutandrang und die seröse Infiltration. Häufiger als diese kommen jedoch purulente Ergüsse bald in den serösen, bald in den Synovialhäuten vor; und zwar bilden unter den serösen Häuten die Pleurasäcke, und unter den Gelenkhöhlen die des Knies am gewöhnlichsten den Sitz dieses Uebels. Doch ist keine Synovialhöhle davon ausgenommen, und oftmals werden viele derselben, ja zuweilen sogar alle, gleichzeitig ergriffen.

Bei den serösen Häuten bemerkt man fast gar keine Röthe oder Verdickung, von der man auf eine vorhanden gewesene Entzündung schliefsen könnte; dagegen trifft man bei den Synovialhäuten immer deutliche Spuren eines phlogistischen Zustandes an.

Sehr häufig kommen im Parenchym gewisser Eingeweide, namentlich in der Lunge, der Leber, der Milz, den Nieren, so wie auch im Gehirne, dem Herzen u. s. w., Infiltrationen und Anhäufungen von Eiter vor, die zwar an allen Stellen der genannten Organe ihren Sitz haben können, vorzugsweise aber an deren Peripherie beobachtet werden; ihre Zahl variirt sehr und beläuft sich zuweilen bis auf zehn, zwölf, funfzehn, zwanzig, dreifsig und noch mehr in einem und demselben Individuum, und eben so schwankt ihre Gröfse bis zu der einer grofsen Nufs und darüber. In manchen Fällen ist der Eiter dick, in anderen serös. Zuweilen ist er mit den Elementarbestandtheilen der Organe gemischt, so dafs er eine compacte, käseartige Masse bildet, welche den scrofulösen Tuberkeln einigermaafsen ähnlich ist. Bald liegt der Eiter in einer, durch die Destruction des eigenthümlichen Gewebes des erkrankten Organs gebildeten Höhle, die inwendig zuweilen von einer Pseudomembran ausgekleidet ist, bald, und besonders in der Leber, enthält er kleine, vom afficirten Organe losgelöste Stücke, welche man auf den ersten Anblick für unvollständig erweichte Tuberkelmasse halten möchte.

Das benachbarte Gewebe ist stark injicirt, oder sehr deutlich braun gefärbt, und oft findet man auch gleichzeitig grofse Ecchymosen. Diese Veränderungen sind nun in der Regel nicht auf eine Stelle beschränkt, sondern meistens findet man sie gleichzeitig an mehreren, und zwar in verschiedenem Grade; so sieht man den Eiter an einer Stelle flüssig, mit Fragmenten des zerstörten Gewebes gemischt und in einer Höhle eingeschlossen, an einer andern hingegen bildet er eine weifse compacte Masse; bald wieder, z. B. in der Lunge, findet man an einem Punkte eine graue Stelle, wie sie bei weit vorgeschrittenen Pneumonieen vorzukommen pflegt, andere Male erscheint ein Lappen nur roth, mit Ecchymosen bedeckt und mit rothem Blute infiltrirt; in anderen Fällen endlich trifft man nur kleine, den Petechien ähnliche, Flecke an*). Schneidet man die Masse ein, so kann man Eiter herausdrücken, der oft zum Theil aus den Venenzweigen zu kommen scheint **).

---

*) [Diese Veränderung ist sehr gut von *Dance* beschrieben worden.]

**) [Bei einer genauen, unter Wasser angestellten Section bemerkt man sehr gut mittelst des Mikroskops, oder auch schon bei hellem Sonnenlichte, besonders in den Lungen, dafs die benachbarten Venenzweige mit einem sehr reinen Eiter gefüllt, und ihre Wände äufserlich stark injicirt sind.

Fragt man, warum die Lungen häufiger als andere Organe der Sitz dieser purulenten Anhäufungen sind, so kommt dies, nach *Blandin (Dictionnaire de medecine et de chirurgie pratiques t.* 2), daher, dafs durch sie das mit Eiter geschwängerte Blut zuerst hindurch geht, dafs sie an allen Stellen davon benetzt werden und mithin auch schneller, stärker und allgemeiner davon gereizt werden müssen; aus demselben Grunde, sagt er, ist es auch sehr einleuchtend, dafs die Leber, welche ein so gefäfsreiches Organ ist, und deren Venen zum Theil mit sehr dunnen Wänden versehen sind, die nur aus der innern Venenhaut bestehn, durch das veränderte Blut leicht gereizt wird, und dafs sich mithin auch hier Eiterablagerungen besonders häufig bilden müssen. Ebenso erklärt sich endlich die Vorliebe dieser Abscesse fur die Peripherie der parenchymatösen Organe aus dem Erscheinen von Ecchymosen, indem das Blut bei der Bildung dieser letzteren die Tendenz hat, nach denjenigen Stellen hin zu strömen, wo es am

Nach einer schon von älteren Schriftstellern, wie *Quesnay* und besonders *Ledran*, aufgestellten Theorie, welche durch die Versuche der Neueren über die Venenresorption und durch die geistreiche Behandlung des *Ribes*, *Velpeau* und *Maréchal* allerdings viel gewonnen hat, sind diese Visceralabscesse das Produkt einer wahrhaften Absorption des Wundeiters und einer Absetzung desselben in die Organe. Nach anderen Wundärzten aber ist die Entzündung der Venen im verwundeten Theile als die Hauptursache dieser Anhäufungen anzusehn, so dafs, nach ihnen, der von der innern Venenhaut kommende Eiter sich dem Blute beimischt, mit diesem circulirt und dann in den Organen abgesetzt wird: eine Ansicht, die *Dance* aufgestellt hat, und der *Blandin* und *Cruveilhier* gefolgt sind. *)

---

wenigsten Druck zu überwinden hat, was eben an der äufsern Fläche der Organe der Fall ist Auch hat wohl das häufige Vorkommen dieser Abscesse am untern und hintern Theile der Lungen hauptsächlich darin seinen Grund, dafs alle Flüssigkeiten, selbst während des Lebens, dem Gesetze der Schwere folgen]

*) [*Cruveilhier* sieht die Visceralabscesse, welche sich in Folge grofser Verletzungen und Operationswunden, so wie nach Entbindungen bilden, als eine Folge des in die Venen gelangten, und besonders in den Lungen und der Leber abgelagerten, Eiters an und spricht sich folgendermaafsen darüber aus, (*Anatomie pathogique du corps humain, II. livraison*): „Die Lungen sind für die in die allgemeine Circulation, und die Leber für die in das Venensystem des Unterleibes gelangten fremden Stoffe ein unvermeidlicher Durchgangspunkt, zugleich aber auch eine Schranke, welche dieselben nur in gewissen Fällen zu überschreiten vermögen, so dafs auch das Wortspiel der Alten: *Vena portarum, Vena malorum*, ein Ausspruch von der höchsten practischen Wichtigkeit ist. Alle Krankheitsstoffe, welche mit den Speisen in den Darmkanal kommen, gelangen in die Leber, welche sie zurückhält, zuweilen durch eine verstärkte Gallensecretion wieder ausscheidet, oder auch in die allgemeine Venencirculation übergehn läfst. Krankheitsursachen, welche auf anderem Wege, als durch den Darmkanal in den Organismus dringen, oder diejenigen, welche durch die Leber hindurchgegangen sind, kommen zur Lunge, welche sie zurückhält, sie durch die im Innern dieses Organs so reichliche Exhalation ausstöfst, oder zuweilen auch in die Lungenvenen, und von da in die arteriellen Gefäfse übergehen läfst, wodurch sie allen Organen zugeführt und in dem allgemeinen Capillargefäfssysteme abgesetzt werden. Mithin müssen auch in manchen Fällen von Blutinfection Entzündungen der Pleura, des Peritoneums, der Synovialhäute, des Gehirns, des Zellgewebes, der Muskeln und der Gastro- intestinal- und Bronchial-Schleimhaut zu Stande kommen. Und ebenso ergiebt sich hieraus, dafs Krankheitsursachen zu sehr verschiedenen Malen durch das Capillargefäfssystem hindurchgehn und sich wiederholentlich in dem der verschiedenen Organe, und selbst an verschiedenen Stellen

Diejenigen, welche der Meinung sind, dafs der Eiter von der Oberfläche der Wunden aufgesogen werde, stützen sich dabei auf die stattgefundene Durchschneidung der Venen, das Offenbleiben ihrer Mündungen, ihre durch *Magendie* und später noch durch *Barry* bestätigte Absorptionskraft, auf das Vorhandensein von Eiter in den Venen, die graue Färbung des Venenblutes in der Nähe der Wunden u. s. w.

Die Anderen hingegen, welche die Phlebitis als die Ursache ansehn, berufen sich vorzüglich auf die Gegenwart von Eiter in den entzündeten Venen und von grauen Coagulis in den, den Wunden zunächst liegenden, Blutadern, und besonders in denen des Uterus nach der Peritonitis puerperalis, auf die Ausdehnung dieser Entzündung, und die Höhe, bis zu welcher sie im Venensysteme fortschreitet. Allein *Bordeu* würde gewifs diese Eiterversetzungen von den suppurirenden Flächen nach den innern Organen der Communication, welche zwischen allen Theilen des Zellgewebes besteht, und *Mascagni* sie eben so sicher den lymphatischen Gefäfsen zugeschrieben haben; und auf dieselbe Weise steht man nicht an, zu behaupten, dafs der Eiter von den Venen aufgenommen werde, seitdem man für diese die Theilnahme am Resorptionsgeschäfte vindicirt hat.

Ich aber theile keine dieser Ansichten; denn wenn ich auch nicht leugne, dafs der Eiter von den lymphatischen Gefäfsen aufgesogen werden kann, so habe ich ihn doch niemals sich jenseits der lymphatischen Drüsen verbreiten gesehn, und bin überzeugt, dafs er in diesen stets eine, seine Natur verändernde, Decomposition erleidet.

---

des Capillargefäfssystems eines und desselben Organs, absetzen können

Die Venen, fügt *Cruveilhier (loc cit.)* hinzu, bilden ein grosses Reservoir, in welchem alle die wichtigen Erscheinungen der Nutrition, der Secretionen und der Entzündung vor sich gehn, und in welchem sich gleichzeitig mit den Produkten der Absorption auch alle krankhafte Ursachen absetzen, welche in den Organismus eindringen, oder in demselben erzeugt werden. Die eliminatorische Kraft des Organismus aber, welche sich so mächtig zeigt, wenn schädliche Stoffe auf dem Wege der Resorption in ihn eingedrungen sind, ist in den meisten Fällen unwirksam, wenn jene direct in die Wege der Circulation eingedrungen sind, oder sich darin erzeugt haben. „Die Phlebitis," schliefst *Cruveilhier*, „spielt die Hauptrolle in der ganzen Pathologie, und der Wundarzt mufs sie bei der Verrichtung seiner Operationen stets vor Augen haben."]

Eben so wenig will ich andererseits die Absorption des Eiters durch die Venen geradezu in Abrede stellen, habe dieselbe indefs nirgends ganz sicher bestätigt gefunden. Ja ich glaube sogar, dafs man in vielen Fällen etwas für Eiter oder für eine eiterartige, während des Lebens in den Gefäfsen gebildete, Masse gehalten hat, was in der That nichts als eine, in Folge des Todes eingetretene, Veränderung war. Viele graue und anscheinend eiterartige Coagula sind vielleicht nur Erzeugnisse der Blutstasis, der während des Lebens vorhandenen Fieberbewegungen und der noch einige Zeit nach dem Tode fortdauerndern Wärme. Ich habe sogar, trotz des Mifstrauens, welches ich stets gegen alle Experimente dieser Art hege, nachdem ich auf jene, dem Eiter ähnliche Beschaffenheit des Blutes in den den Wunden zunächst liegenden Venen, so wie zuweilen selbst im Innern des Körpers, da, wo gar keine äufsere Wunden vorhanden waren, aufmerksam geworden, Venenblut in Glasröhren füllen und diese in die Achselhöhle an traumatischem Fieber leidender Personen legen lassen, und dies Blut nahm dann ebenfalls jenes eiterähnliche Aussehen an. Aber selbst zugegeben, dafs die problematische Eiterabsorption stattfinde, woher kommt es denn, dafs der Eiter, — anstatt sich im ganzen Organismus zu verbreiten, darin verändert und nachher durch die so zahlreich vorhandenen Ausscheidungsorgane entfernt zu werden, — sich vorzugsweise in einzelnen Organen ablagert? worin liegt die besondere Eigenschaft dieser Organe? Diese Fragen sind schon an sich aufserordentlich schwierig zu beantworten, um so mehr aber, wenn man bedenkt, dafs ziemlich beträchtliche Eitereinspritzungen in die Venen von Hunden, bei allen von mir schon vor vielen Jahren angestellten Versuchen, niemals Eiterablagerungen in inneren Organen zur Folge gehabt haben.

Indefs stöfst man bei allen diesen Ungewifsheiten doch auf einige unbestreitbare Thatsachen, und an diese wollen wir uns halten. Zuerst nämlich kommen solche purulente Ablagerungen und Infiltrationen vor, ohne dafs Wunden vorhanden sind, wie dies von Mehreren, und besonders von *Quesnay* *), beobachtet worden ist, so dafs also eine

*) [*Quesnay* hat nämlich nicht die nach Operationen entstehenden Eiterablagerungen, sondern die denselben ähnelnden beschrieben, welche zu Ende gewisser Fieber eintreten; und er ist der Meinung, dafs der von den Arterien schon fertig gebildete Eiter von denselben an gewissen Stellen abgesetzt werde.]

Wunde zur Bildung solcher Abscesse gar nicht nothwendig erscheint, und das traumatische Fieber als eine der vorzüglichsten occasionellen Ursachen, dagegen die oben angegebenen nur als ergänzende, angesehn werden müssen.

Auf welche Art, fragt es sich nun, kann dieses Fieber die purulenten Ablagerungen und Infiltrationen begünstigen? Dadurch, antworte ich, dafs dasselbe zur Zeit, wo die Wunden sich entzünden, entsteht, die Bildung einer gröfsern oder geringern Menge von Eiter zum Zweck und meistens auch zur Folge hat, also gewissermaafsen ein pyogenetisches Fieber ist und den nach den kranken Theilen hinströmenden Säften diejenige Beschaffenheit giebt, welche sie zur Bildung von Eiter haben müssen. Wäre es daher etwas so Besonderes, dafs diese Disposition zuweilen nicht auf die nach dem entzündeten Theile strömenden Flüssigkeiten beschränkt bleibt, sondern allgemeiner wird, und durch Ursachen, welche im Zustande der Gesundheit nicht wirksam sind, Eiterungen im Innern des Körpers sich ausbilden? Warum sollen nicht Eiterungen an irgend einer Stelle des Körpers denselben Prozefs auch an anderen hervorrufen; kurz, warum soll Eiterung nicht Eiterung veranlassen oder in unserm Körper eine besondere Disposition erzeugen, durch welche sich auch an anderen Stellen, wo eine Reizung stattfindet, Eiterungen bilden? Eiter erzeugt Eiter, sagten die Alten; ich nehme diesen Grundsatz ebenfalls an und erkläre ihn durch die allgemeine Disposition, welche durch eine locale Eiterung zu Wege gebracht wird,

Ist es nun wahr, dafs die Eiterbildung an von Wunden entfernten Punkten oft ihren Grund in, vor den Verletzungen vorhandenen, concomitirenden, zufälligen Umständen hat, so mufs man gegen diese letzteren vorzugsweise einschreiten und auf diese Art ein prophylactisches Verfahren einleiten, welches immer viel wirksamer als die Kur gegen die schon gebildeten Abscesse ist. Vor der Ausübung einer grofsen Operation mufs man sich mithin überzeugen, ob das Individuum an scrofulösen, scirrhösen oder anderen Tuberkeln irgend eines wichtigen Eingeweides leidet, oder ob irgend eine chronische Entzündung vorhanden ist, welche letztere man alsdann durch Diät, Aderlässe, Blutegel, kühlende Getränke u. s. w. zu zertheilen, oder wenigstens auf der frühern Intensitätsstufe zu erhalten, bemüht sein mufs; während man die ersteren auf gleiche Weise vor dem Uebergange in Entzündung und Erweichung zu schützen sucht. Hat die Operation den Zweck, eine reichliche und schon lange bestehende Eiterung zu entfernen, so erzeuge man ein grofses künstliches Geschwür und vermeide die schnelle Vereinigung u. s. w. Leidet der Kranke an rheumatischen Affectionen, so mufs man die Rückkehr derselben zu verhüten suchen, ihn deshalb in ein gegen Mittag gelegenes Zimmer bringen, ihn mit Flanell bedecken, alle Zugluft entfernt halten, den Verband nicht bei schwitzendem Körper vornehmen, den Patienten in einer stets gleichmäfsigen Temperatur erhalten u. s. w. Ist das betreffende Individuum vollblütig und von sanguinischer Constitution, so mufs man zur Verhütung des in Rede stehenden Leidens wiederholte und starke Blutentziehungen anstellen; leidet es an periodischen und regelmässigen Blutflüssen, so setze man vor oder nach der Operation Blutegel an diejenigen Stellen, durch welche die Blutausleerung in der Regel zu Stande zu kommen pflegte. Ist der Patient mit Hautaffectionen behaftet, so mufs man dieselben zu unterhalten und, wenn sie verschwunden sind, mit Hülfe von Reizmitteln, wie Vesicatorien und Sinapismen, zurück zu rufen suchen.

Treten ungeachtet dieser Präservativmittel oder in Fällen, wo ihre Anwendung vernachlässigt worden war, Schüttelfröste und Fieber ein: Symptome, welche den inneren Eiterungen voraus zu gehn und sie zu begleiten pflegen, so mufs man sich zuerst überzeugen, ob dieselben nicht von einem, in der Nähe der Wunde, oder auch entfernt von dieser gelegenen, Erysipelas abhängig sind, im entgegengesetzten Falle aber Frost und Fieber als Symptome der beginnenden innern Eiterung ansehn und demgemäfs kräftig dagegen einschreiten. ohne auf etwa vorhandene Zeichen von Indigestion Rücksicht zu nehmen, welche meistens nur die Folge, nicht aber die Ursache des in Rede stehenden Uebels sind. Was nun die gegen dasselbe empfohlenen Mittel betrifft, so kann man sich leider von keinem viel versprechen, denn, wie ich theils aus meinen eignen, theils aus den unter meinen Augen von Anderen angestellten Versuchen weifs, leistet hier fast unser ganzer Arzneischatz nichts. So bleiben die stärksten Antispasmodica, Tonica, Stimulantia und Revulsoria wirkungslos. Die beiden ersten Klassen von Mitteln, in der Idee benutzt, dafs die Frostanfälle nervösen Ursprunges seien, beschwigtigten nur die Symptome, und nach der Anwendung der China z. B. in allen verschiedenen Formen und Gaben wurde jedes Mal die Zunge trocken, Durst und Fieber vermehrten sich sehr, und die Krankheit ging schnell ihrem unglücklichen Ausgang entgegen. *) Wendete ich, von der Ansicht ausgehend, dafs die inneren Suppurationen das Produkt einer Eitercongestion ohne vorausgegangene Entzündung wären, als *Derivans* grofse und in Menge applicirte spanische Fliegen an, so entstand nur eine grössere und für den Kranken höchst lästige allgemeine Aufregung. **). Auch bei der antiphlogistischen Methode, bei der Anwendung der Aderlässe und Blutegel nämlich, unterlagen die Kranken, obwohl sie dadurch mehr Erleichterung als durch die anderen Behandlungsweisen erfuhren. Nichts desto weniger bleibt dies letzte Verfahren das rationellste, so wie dasjenige, von dem man noch am meisten erwarten kann, und ich benutze es jetzt einzig und allein in der Ueberzeugung, dafs wenn es auch nicht immer heilt, es doch am wenigsten Nachtheil mit sich führt. Allenfalls könnte man, wenn der Zustand des Patienten sich unter dieser Behandlung nicht verbesserte, noch den Tartarus stibiatus in grofsen Dosen, nach der *Rasori*'schen Methode, versuchen. ***)

Vierzehntes Kapitel.

Vom Hospitalbrande.

Der Hospitalbrand ist ein eigenthümliches, schwer und nur durch die Aufzählung seiner Hauptsymptome zu definirendes, Leiden, eine Art von feuchtem Brande, wel-

---

*) [*Marjolin* und *Blandin* haben auch das schwefelsaure Chinin zur Beseitigung der periodischen Frostanfälle ohne Erfolg benutzt. Die Periodicität verschwand zwar, doch war die Krankheit nicht gehoben. (*Journal hebdomadaire T* 2 *p* 699.)

**) [*Blandin* will einen Kranken durch die successive Application mehrerer spanischen Fliegen auf den Stamm und die Gliedmaafsen, neben der innerlichen Darreichung von Diaphoreticis und Diureticis, gerettet haben. (*Dict. de médecine et de chirurgie pratiques, T.* 2. *p.* 228.)]

***) [*Breschet* hat schon lange auf dieses Mittel für den vorliegenden Fall aufmerksam gemacht, und von *Sanson* dem ältern ist es in der letzten Zeit mit gutem Erfolge mehrmals gegen Eiterresorption nach grofsen Wunden und bedeutenden Operationen angewendet worden, so dafs dasselbe wohl der Beachtung werth ist

Sanson hat es in folgender Form gegeben:

℞. *Tart. stib. gr. xjj.*; *Infus. Fol. Aurant. unc. vjjj.*;. *Syrup. Diacod unc j.* Zweistündlich einen Efslöffel.

Man fährt damit einen, zwei und mehrere Tage, je nach der Heftigkeit und der Dauer der Erscheinungen, fort. (*Bulletin thérapeutique I. livraison*)]

cher Wunden überhaupt, besonders aber die durch Geschosse veranlafsten, befällt, meistens epidemisch herrscht und Personen afficirt, welche an einem ungesunden Orte, namentlich in Hospitälern, woher auch der Name Hospitalbrand, zusammen leben. Er entwickelt sich an allen Körperstellen und ergreift Wunden jeglicher Art. So kann er sich zu jeder Verletzung der Continuität, zu den leichtesten Excoriationen, zu einfachen und specifischen Geschwüren, wie den scrofulösen, venerischen, scorbutischen, cancrösen u. s. w., hinzu gesellen.

Die Ursachen, unter deren Einflufs er auftritt, sind: Mangel an Körperreinigung, Ueberfüllung der Säle mit Verwundeten, die Nähe von Infectionsheerden, Feuchtigkeit, verdorbene Luft. Besonders herrscht er während der Sonnenhitze, obwohl er auch zu jeder andern Jahreszeit sich erzeugen kann. Individuelle Umstände, welche seine Entwickelung befördern, sind: Das biliöse und melancholische Temperament, deprimirende Gemüthsbewegungen, schlechte Nahrung, zu grofse Anstrengungen u. s. w.

Er ist contagiöser Natur und kann, wie zahlreiche Beobachtungen von *Pouteau* und Anderen*) beweisen, durch den Eiter der damit behafteten Individuen, wie durch die damit beschmutzte Leinwand und Charpie, auf Wunden und einfache Geschwüre von vollkommen gut constituirten Personen übertragen werden und sich mithin durch eine wirkliche Inoculation reproduciren. Es kann selbst ein Individuum in einem Hospitale den Keim zu der Krankheit aufgenommen haben, und diese sich erst später aufserhalb des-

*) [Die contagiöse Natur des Hospitalbrandes, sagt *Thomson* in seiner Abhandlung über Entzündung, wird durch folgende Umstände bewiesen: 1) Er kann durch die Schwämme, die Charpie, die Bandagen und die Kleidungsstücke der daran Leidenden auf entfernte Personen übertragen werden. 2) Ganz leichte Verletzungen der mit dem Verbinden solcher Patienten beschäftigten Wundärzte wurden davon ergriffen, selbst wenn letztere auch nicht in dem Krankenzimmer wohnten. 3) Häufig kann man den Uebergang des Uebels von einem Individuum auf eine grofse Menge anderer genau verfolgen. 4) Er befällt frische Wunden, so wie alte Geschwüre, einige Zeit nachdem dieselben den an diesem Brande Leidenden genähert worden waren. 5) Man kann unter Umständen die Ausbreitung der Krankheit dadurch verhüten, dafs man die davon ergriffenen Personen entfernt, ehe das in ihren Wunden entwickelte Contagium weiter um sich greifen konnte. 6) Er bleibt lange auf einen Saal eines Hospitals oder auf ein Schiff beschränkt, ohne sich auf die anderen zu verbreiten, sobald man die Communication zwischen den inficirten und nichtinficirten Orten verhindert.]

selben entwickeln. So habe ich Verwundete gesehn, welche, um dieser Epidemie zu entgehen, ein inficirtes Hospital verliefsen und sich an einen hoch gelegenen, gesunden Ort begaben und nichts desto weniger von der Krankheit befallen wurden.

Die Symptome derselben sind nun folgende: *)

Die Wunde wird sehr schmerzhaft und bedeckt sich mit einem viscösen, weifslichen Ueberzuge, der sich aus grauen oder schmutzig weifsen, den Aphthen, oder den venerischen Geschwüren ähnlichen Flecken bildet, welche sich allmälig vermehren, ausbreiten, einander nähern und endlich vereinigen, so dafs die Verletzung der Continuität bald ein gleichförmig aschgraues Ansehn erhält. Dabei erscheinen die afficirten Stellen oft blutig, hart, mitunter auch geschwollen und stets von einem rothen, ödematösen Hofe umgeben. Zuweilen beschränken sich diese Veränderungen nur auf einen Theil der Wunde, während der andre vernarbt; andre Male aber machen sie, wenn sich die Krankheit nicht von selbst begrenzt, oder durch die angewendeten Heilmittel in Schranken gehalten werden kann, furchtbare Fortschritte. In solchen Fällen werden dann die Ränder der Wunde härter, stülpen sich nach aufsen um, die Umgegend schwillt in Folge der Entwickelung einer Menge von Gas, womit die Gebilde infiltrirt zu sein scheinen, an, das Fleisch löst sich in Form von weichen, graurothen, einem verfaulten Fötusgehirn ähnlichen Brandschörfen ab; eine reichliche, jauchige und stinkende Absonderung stellt sich ein, und so dehnen sich diese Zerstörungen weithin in die Breite und Tiefe aus, gehen auf alle Organe ohne Ausnahme, auf die Haut, die Aponeurosen, die Sehnen, die

*) [*Blackadder*, der dies Uebel in den spanischen Militairlazarethen beobachtet hat, sagt, dafs, wenn die diesen Brand erzeugende krankhafte Materie auf eine von der Epidermis entblofste Stelle des Körpers, wie z. B. die Wunde einer spanischen Fliege, gebracht wird, zuerst ein oder mehrere kleine Bläschen entständen, welche mit einer wässrigen oder einer blutigen Feuchtigkeit von livider oder braunrother Farbe gefüllt sind. Meistens sitze dies Bläschen am Rande der Wunde, habe in der Regel die Grofse einer halben Erbse und öffne sich wegen seiner Dunne sehr leicht. Ist das Bläschen mit einer wässrigen Feuchtigkeit gefüllt und nicht geoffnet worden, so werde es einem grauweissen, aschfarbenen Brandschorfe ähnlich, enthält es aber eine deutlich gefärbte Flüssigkeit, oder ist es geöffnet worden, so gleiche es einem kleinen Blutcoagulum von schmutziger, bräunlicher oder schwärzlicher Farbe. (*Observations on phagedena gangrenosa, Edinburgh* 1818.)]

Muskeln, die Gefäfse, die Nerven, das Periosteum, und selbst auf die Knochen und die Eingeweide über, so dafs oft die schrecklichsten localen Verheerungen auf diese Weise angerichtet werden. *) Unter solchen Umständen wird auch das Allgemeinbefinden des Patienten in hohem Grade gestört, es bildet sich Fieber aus, die Zunge wird trocken, es stellt sich Angst, Schlaflosigkeit, so wie Störungen aller Functionen ein, und wenn dem Uebel nicht Einhalt gethan wird, erfolgt der Tod, welcher vorzüglich durch die Resorption der putriden Stoffe bedingt zu sein scheint.

Die Dauer des Hospitalbrandes variirt sehr; zuweilen hält er über dreifsig Tage lang an, in der Regel aber hört er am neunten oder zehnten auf, nachdem oft schon am vierten oder fünften eine auffallende Besserung eingetreten ist, die sich durch das Schwinden der Schmerzen, die Absonderung eines mehr weifsen, consistenten und nicht mehr übelriechenden Eiters, durch das Zusammenfallen und Wiederrothwerden der Wundränder, das Verschwinden des rothen, ödematösen Hofes, indem dieser ein entzündliches Ansehn gewinnt, zu erkennen giebt; worauf dann allmälig die Vernarbung der Wunde zu Stande kommt. Zuweilen aber treten auch, ja mitunter selbst zu wiederholten Malen, Rückfälle ein, welche sich durch einzelne gangränöse, an einem oder mehreren Punkten der Wunde erscheinende, Flecke ankündigen.

Der Hospitalbrand ist eine schlimme Complication der Wunden, denn immer hält er deren Heilung auf, führt, wenn er sich weit ausdehnt, mehrere Male wiederkehrt,

---

*) [*Blackadder* hat unter mehreren schlimmen Fällen ein Individuum beobachtet, bei welchem die Hälfte der Schädelknochen necrotisch geworden war, und der Brand sich nach hinten bis zum zweiten Halswirbel, und nach vorn bis zur Mitte des Joch bogens am Schläfenbeine erstreckte, obwohl die Wunde Anfangs nur in einer kleinen Continuitatsverletzung des Pericraniums bestanden hatte. In einem andren Falle waren die Muskeln, Arterien und Nerven der beiden Schenkel entblofst, und die Integumente, so wie das Zellgewebe, mit Ausnahme eines kleinen Hautstreifens an der innern Seite der Schenkel, vollkommen zerstort, obgleich auch hier Anfangs nur eine leichte Verletzung zugegen gewesen war. Bei anderen Kranken der Art wurden die Gelenkhohlen des Knies, des Ellenbogens, der Schulter und der Hand blofsgelegt, und bei einem, wo der Brand den Tod nach sich zog, wurden die Integumente und das Zellgewebe der vordern Fläche des Halses zerstort, so dafs die Arteria aspera völlig frei lag. (*Op. cit. pag* 3)]

oder sehr hartnäckig ist, zuweilen grofse Gefahren mit sich, richtet, wie wir gesehn haben, mitunter schreckliche, alle Weichtheile eines Gliedes ergreifende, Zerstörungen an, setzt sich auf die Eingeweide fort, erzeugt durch Erosion grofser Gefäfse heftige Blutungen und verursacht auf diese Weise, besonders wenn er sehr grofse und mit Knochensplitterungen complicirte Wunden befällt, nicht selten den Tod, der indefs wohl am häufigsten die Folge der allgemeinen Infection durch die resorbirte Brandjauche ist, welche bösartige Fieber, Eiterablagerungen in den Eingeweiden u. dgl. nach sich zieht.

Bei der Behandlung des Hospitalbrandes hat man erstens die Verhütung und zweitens die Beseitigung des Uebels zum Zweck.

Zur Verhütung desselben ist die Entfernung aller derjenigen Ursachen nothwendig, welche seine Entwickelung befördern. Zu dem Ende vermeide man die Ueberfüllung der Krankensäle, lüfte und isolire diese gehörig, gebe den Verwundeten gute Nahrung, tonische Getränke, kleine Quantitäten kräftigen Weines, beachte zugleich sorgfältig den Zustand der Digestionsorgane, reiche, je nach den Umständen, Brechmittel, Purganzen, kühlende Getränke, nehme locale Blutentziehungen vor, oder wende Tonica, Amara und Aromatica an.

Der Verband mufs, in Fällen wo die Eiterung reichlich ist, oft gewechselt, so wie sorgfältig und mit grosser Reinlichkeit besorgt werden. Innerlich gebe man bei nicht gereizten Wunden, zur Unterstützung des Tonus derselben, stärkende und aromatische Mittel und befeuchte zugleich die Plumasseaux mit gleichen Flüssigkeiten. Auch kann man beim Verbande nicht sorgfältig genug die Inoculation der Krankheit vermeiden, weshalb man an Orten, wo an Hospitalbrand Leidende sich befinden, die bei diesen benutzten Instrumente gehörig reinigen, die Wäsche auslaugen, so wie durch Räucherungen mit Chlorkalk oder Salpetersäure desinficiren, und überhaupt auch die geringsten Vorsichtsmaafsregeln nicht aufser Acht lassen mufs.

Was nun die Kur des Hospitalbrandes selbst betrifft, so setze man im Allgemeinen das angegebene Verfahren fort, wende aber aufserdem noch andere äufsere und innere Mittel an. Zuerst nämlich mufs man die Kranken in der Regel, je nach der Ausdehnung des Uebels, auf eine mehr oder weniger strenge Diät setzen und ihnen verdünnende, säuerliche Getränke reichen, welche zugleich kühlender Art sein müssen, wenn viel Durst vorhanden ist,

oder

oder man mufs, je nach der Beschaffenheit der Digestionsorgane und dem allgemeinen Kräftezustande, tonische und abführende Getränke, Purganzen, Emetica und allgemeine und örtliche Blutentziehungen anwenden. Aeufserlich wird die ganze Klasse der Antiseptica empfohlen, aus der man kaum ein einziges Mittel unversucht gelassen hat.

Nach *Dussaussoy* soll das beste Mittel Chinapulver mit Terpenthingeist sein, dessen Application man alle 24 Stunden wiederholt. „Man sieht nach der Anwendung desselben," sagt er, "eine gehörige Entzündung sich entwickeln, die Brandschörfe sich lösen und die Wunde vernarben". Indefs erreicht man seinen Zweck durch dieses Mittel sowohl, als durch viele andere empfohlene, wie den Liquor des *Labarraque*, die Application von Citronensaft, Citronenscheiben *) u. s. w. keinesweges immer, und man sieht sich genöthigt, zur Cauterisation mittelst des Cauterium actuale, oder mittelst des Höllensteins, der Säuren, der Alkalien, wie des Kali caustici oder des sauren salpetersauren Quecksilbers überzugehn, von denen mir das letzte in neuerer Zeit die besten Dienste geleistet hat. **) Ist dies Mittel auf die ganze Oberfläche der Wunde, so wie in der Tiefe derselben kräftig angewendet worden, so verbindet man sie mit irgend einer der vorher genannten Substanzen und wiederholt nach vier und zwanzig oder sechs und dreifsig Stunden die Application desselben, wenn das

---

*) [In ganz leichten Fällen ist der Hospitalbrand zuweilen schon der äufsern Anwendung der verdünnten vegetabilischen und mineralischen Säuren, dem Safte der Citronen und dem concentrirten Weinessig gewichen.]

**) [*Blackadder* will am meisten Nutzen von der Application der *Fowler*schen Arseniksolution oder von der Arseniklösung der Londoner Pharmakopoe, als topischem Mittel, und niemals schädliche Wirkungen von der Absorption dieser Substanz gesehen haben. „Die Solution," sagt *Blackadder*, „ist stark genug, wenn sie mit einer gleichen, und in den leichteren Fällen selbst mit der doppelten, Quantität Wasser verdünnt wird. In den schlimmeren Fällen kann man sie rein benutzen. Man taucht bei der Anwendung ein Stück Leinwand in diese Solution und legt es auf die vorher gehörig gereinigte Wunde, in deren Grund man auch, mit jener Flussigkeit befeuchtete, Charpie bringen kann. Die Anwendung wiederholt man, sobald die Charpie oder Leinwand trokken geworden ist, bis ein schwarzer, unempfindlicher, trockner Brandschorf sich über die ganze Wunde gebildet hat, und bis der Kranke in derselben keine schiefsende, brennende Schmerzen mehr empfindet."]

Ansehn des Fleisches und die Beschaffenheit des Eiters anzeigen, dafs die Wirkung des Cauteriums noch nicht genügend war. Eine gehörige Entzündung im Umkreise der Wunde ist hingegen als ein Zeichen des glücklichen Erfolges anzusehn; worauf auch nach einiger Zeit eine gutartige Eiterung den durch das Aetzmittel erzeugten Brandschorf losstöfst. Je nach den Umständen fährt man alsdann mit der Application tonischer und erweichender Medicamente fort, und wenn die Wunde gar keine Spuren von Hospitalbrand mehr zeigt, geht man zu einem einfachen Verbande über. Die mit Hospitalbrand behaftet gewesenen Verletzungen vernarben übrigens, merkwürdig genug, im Allgemeinen bei weitem schneller als andere. Bis zu diesem Zeitpunkt aber mufs man sorgfältig auf das Allgemeinbefinden des Kranken sowohl, als auf die Wunde achten, kräftig die leisesten Rückfälle des Uebels bekämpfen und die geheilten Kranken unter möglichst günstige hygienische Verhältnisse bringen.

Funfzehntes Kapitel.

Von den Narben der durch Kriegeswaffen erzeugten Wunden und deren Krankheiten.

Die Narbe, dasjenige Mittel, durch welches Trennungen oder mehr oder weniger grofse Lücken in den Weichtheilen verbunden oder ausgefüllt werden, hat von je her die Aufmerksamkeit der Aerzte auf sich gezogen und, in Folge schlecht angestellter Beobachtungen, oft zu verschiedenen Ansichten und Hypothesen Veranlassung gegeben, welche indefs durch richtigere Deutung der Thatsachen verdrängt worden sind. *)

Die Natur heilt Wunden auf zweierlei Art: 1) durch die schnelle oder unmittelbare Vereinigung, ohne Bildung eines intermediären Gewebes und 2) durch Eiterung und Bildung eines neuen Gewebes, Narbengewebe genannt **), welches, das normale Gewebe oder den Verlust desselben zu ersetzen und dessen Functionen zu übernehmen, bestimmt ist. Die Phänomene, unter denen die Hei-

*) *Hippocrates, Galen, Boerhaave, Van-Swieten, Garengeot, Fabre, Louis, Quesnay, Bichat, Cruveilhier, Delpech und Andere.*

**) *Delpech* nennt es Tissu inodulaire.

lung vor sich geht, sind schon oben bei der Heilung der Schnittwunden beschrieben worden, weshalb ich hier nur von der Form der Narben, ihren allgemeinen Eigenschaften und den Hauptkrankheiten, von denen sie in den verschiedenen Perioden ihres Vorhandenseins befallen werden, reden will *).

Die Beachtung der äufsern Beschaffenheit der Narben von Wunden und grofsen Verletzungen ist nicht nur in wissenschaftlicher, sondern auch in administrativer und medicinisch gerichtlicher Hinsicht, u. dgl., wie bei Recrutirungen und Revisionen, von Wichtigkeit. Denn oft werden Narben varicöser, venerischer und scrofulöser Geschwüre für die von Schufswunden ausgegeben; und nicht selten soll der Wundarzt aus dem blofsen Ansehn der Narbe über die Waffengattung ein Urtheil fällen, durch welche die Verletzung geschah.

Eine frische Narbe ist roth oder röthlich und unter übrigens gleichen Umständen geschwollener und hervorragender, als später, wo sie weifser und abgeflachter wird. Diese, vielen Kranken sehr erwünschte Veränderung kann man übrigens durch blofse Compression oder durch Auflegen von, mit *Goulard*schem Wasser befeuchteten Compressen befördern.

Sehr alte Narben unterscheiden sich von dem umgebenden Gewebe durch ihre Weifse und dadurch, dafs sie nicht mit Haaren bedeckt sind, wenn auch die Umgegend deren in Menge besitzt, denn die Natur reproducirt zwar beim Menschen die Haut, nicht aber deren weit complicirtere Secretionsorgane und Haarwurzeln.

Unmöglich kann man ferner die Narbe einer Schufswunde mit der einer Schnittwunde verwechseln; denn die runde und rinnenförmige Gestalt der erstern ist ganz verschieden von der beinahe linienförmigen Form der durch schneidende Waffen verursachten, weshalb auch diejenigen Individuen, welche alte linienförmige Narben aufwiesen, von denen sie in der Hoffnung, eine Belohnung zu erhalten, fälschlich vorgaben, dafs sie die Folgen von, in den Julitagen erhaltenen, Wunden wären, leicht ihrer Betrügerei

---

*) [Eine genaue Beschreibung des Narbengewebes befindet sich in dem Aufsatze von *Paillard sur les cicatrices de chaque degres de la brulure* (*Journal hebdomad. de méd. T.* 8., 1830 *Nr.* 96 *et* 97.)]

überwiesen werden konnten. Ebenso haben die Narben der Amputationswunden ihre eigenthümlichen Charaktere. Diejenigen, welche durch Feuergewehre verursacht worden, sind durchaus unregelmäfsig, und ihre Oberfläche ist fast immer mit Hervorragungen, welche den Knochen, so wie mit Vertiefungen, welche den Muskeln entsprechen, bedeckt. Die künstlich vollzogenen Amputationen unterscheiden sich durch die Regelmäfsigkeit ihrer Linien und Oberfläche; und eben deshalb ist es auch nicht schwer, bei Recrutirungen diejenigen Individuen, welche, um den Dienst ganz zu vermeiden oder ihn zu verlassen, sich die Spitze des Zeigefingers absichtlich fortgeschnitten, von denjenigen zu unterscheiden, welche diesen Theil durch eine Schufswunde verloren haben.

Von der Verschiedenheit der Narbe, je nach den verschiedenen, zur Heilung der Wunde angewendeten, Methoden, will ich nicht sprechen und nur bemerken, dafs man bei genauer Untersuchung zu erkennen vermag, ob die Vereinigung mit oder ohne Eiterung erfolgt ist. Im ersten Falle nämlich findet man immer zwischen den frühern, mehr oder weniger von einander entfernten, Wundrändern ein neu gebildetes Hautgewebe, welches man an seiner weifsen Farbe und seiner glatten Oberfläche gar leicht erkennt. War dagegen die Wunde durch die schnelle Vereinigung geheilt worden, so findet man durchaus kein neues Hautgewebe, und die beiden Wundlippen sind nur durch einen linienförmigen Streifen von einander entfernt; ja man ist sogar nach dem Umfange des neuen Hautgewebes zu beurtheilen im Stande, wie viel Zeit zur Heilung der Wunde erforderlich war.

Ein andrer Unterschied der Narben besteht darin, ob sie frei, oder adhärent sind. Frei nennt man diejenigen, welche mit den benachbarten Gebilden gar nicht zusammen hängen, sich verschieben und dislociren lassen und der freien Action der Theile kein Hindernifs in den Weg legen. Adhärent heifsen sie hingegen, wenn sich eine innige, anomale Verbindung zwischen den verwundet gewesenen Geweben und den ihnen zunächst liegenden gebildet hat, wie dies z. B. bei den Narben der Fall ist, welche die Haut mit den Sehnen, Knochen u. s. w. vereinigen.

Die adhärirenden Narben sind fast immer an irgend einer Stelle ihrer Oberfläche vertieft, und von hier aus geht ein mehr oder weniger dicker fibröser Streifen ab, welcher an seinem entgegengesetzten Ende mit denjenigen Organen zusammenhängt, an welchen die Narbe adhärirt. Diese Art von Narben kann eben so wohl auf der Oberfläche des Körpers, als in der Tiefe desselben vorkommen und hat immer dieselben Folgen. Befinden sie sich zwischen Theilen, welche auch im Normalzustande gegen einander nur wenig beweglich sind, so verursachen sie freilich fast gar keine Unbequemlichkeit, sitzen sie aber an solchen, welche ihre gegenseitige Lage oft ändern, so führen sie immer mehr oder weniger Uebelstände herbei. Die Haut z. B. vermag dann nicht mehr auf den Knochen und Sehnen hin- und her zu gleiten, wodurch letztere ihre Verschiebbarkeit, die Muskeln ihre Contractionskraft, und die Gliedmaafsen ihre Beweglichkeit verlieren. Diese Hindernisse sind übrigens immer gleich nach der Bildung der Narbe am gröfsten und vermindern oder verlieren sich zuweilen mit der Zeit, bei gehöriger Uebung, so wie bei der Anwendung erweichender Umschläge und Douchen, welche das Gewebe der Narben relaxiren.

Obwohl nun die Narben in ihrer Organisation einige Aehnlichkeit mit denjenigen Geweben haben, welche sie zu ersetzen bestimmt sind, so erlangen sie doch niemals die Vollkommenheit dieser letztern, was auch von den Narben der Haut gilt, die zwar eine Epidermis, ein Corium und ein Schleimgewebe besitzen, allein viel unvollkommner und zerstörbarer als die wirkliche Haut sind, der Haare und der Talgdrüsen ermangeln, eine sich schwerer wieder erzeugende Epidermis, ein dünneres Corium und überhaupt eine geringere Resistenz zeiegn. Und durch diese Unvollkommenheiten in der Organisation der Narben entstehen viele Zufälle und Krankheiten derselben.

Häufig findet man bei ihnen einen Mangel an Biegsamkeit, eine gewisse Trockenheit und Starrheit, die zu mannigfachen Unbequemlichkeiten Veranlassung geben und in dem Fehlen aller Talgdrüsen ihren Grund haben, welche die Oberfläche der normalen Haut durch Abscheidung von öliger Materie stets schlüpfrig erhalten *). Tägliche Ein-

---

*) [*Delpech* hat eine eigene Theorie der Narbenbildung von der Pseudomembran entnommen, welche sich auf eiternden Wunden entwickelt, und welche er Membrane pyogénique nennt. Diese Membran nimmt, nach ihm, zur Zeit der Vernarbung eine grossere Dichtigkeit an und geht zuletzt in ein fibröses Gewebe über, welches er Tissu inodulaire nennt, und welches, seiner Meinung

reibungen mit öligen und gelatinösen Substanzen ersetzen diese Feuchtigkeit der Haut am besten und helfen demnach den genannten Uebelständen ab.

Auf den Narben entwickeln sich nun auch, in Folge von Anstrengungen und Fehlern im Regimen, Röthe, Phlyctänen, Knötchen, Pusteln, Excoriationen u. s. w., welche unbedeutende Zufälle aber mit der Entfernung der sie erzeugenden Ursachen wieder aufhören.

Selten werden die Narben von Varices befallen, was auch ganz natürlich sich aus der geringen Entwickelung ihres, nur von den Nachbartheilen entlehnten, Gefäfs- und namentlich Nervensystems erklärt. Indefs trifft man sie doch zuweilen an, und so habe ich sie z. B. auf einer sehr grofsen Brandnarbe in beträchtlicher Anzahl gesehn. Desto häufiger dagegen kommen sie unter den Narben vor, wie man dies bei denen grofser Geschwüre und Brandwunden beobachtet. Oft auch sind sie nicht auf die Stelle der Verletzung beschränkt, sondern erstrecken sich über ein ganzes Glied. Ihre Behandlung weicht unter solchen Umständen von der gewöhnlichen nicht ab.

Sehr häufig geben die Narben zu Schmerzen Veranlassung, welche oftmals von den Adhäsionen zwischen dem Gewebe der Narbe und den Nachbartheilen herrühren und sich dann nur bei Bewegungen der gegenseitig adhärirenden Theile bemerklich machen. Diese Schmerzen erfordern demnach zuweilen die Lösung der sie verursachenden Adhäsionen und Stränge, während man aufserdem durch Bewegen der Theile die Wiedererzeugung dieser Adhäsionen verhüten und durch Bildung einer breitern Narbe die Beweglichkeit zu vermehren suchen mufs, wie dies besonders bei Narben nach Brandwunden nothwendig ist.

Häufiger indefs sind die Schmerzen von solchen Adhäsionen ganz unabhängig, stehen mit keiner bemerklichen Veränderung in der Dicke, Wärme und Farbe der Narbe in Verbindung, werden bei feuchter und kalter Witterung, und besonders im späteren Alter, um Vieles lebhafter, ver-

---

nach, mit einer eigenthümlichen Zusammenziehungskraft begabt ist, die fortdauernd auf eine stärkere Contraction der Wundlippen hinwirkt und, auch nach vollendeter Narbe fortdauernd, der Ausdehnung derselben ein unüberwindliches Hindernifs entgegen setzt. Wenn diese Ansicht indefs ,auch in manchen Punkten wahr ist, so ist sie doch im Ganzen sehr übertrieben Denn jener Mangel an Elasticität der Narbe ist zum grofsen Theil nur ihrer Trokkenheit zuzuschreiben.]

binden sich gern mit rheumatischen Beschwerden und sind oftmals für alte Militairs eine fortdauernde Plage. Ihre Ursache liegt in der unvollkommenen Organisation des Narbengewebes, weshalb sie wohl beschwichtigt, allein nur schwer geheilt werden können. Man empfiehlt hiergegen das Tragen von flanellenen Kleidern, den Aufenthalt in warmen Ländern, gelatinöse Bäder, Einreibungen mit beruhigenden Linimenten, Dampfbäder, Dampfdouchen, und besonders verschiedene Mineralquellen, von denen viele seit den ältesten Zeiten zur Heilung veralteter Wunden benutzt worden sind. Wegen dieser unvollkommenen Organisation des Narbengewebes entstehen auch oft Zerreifsungen, Ulcerationen und Excoriationen desselben. Letztre werden zuweilen durch blofse Reibung zu Wege gebracht, und wiewohl sie im Allgemeinen keine üble Folgen haben, so ziehen sie doch mitunter heftige Entzündungen nach sich, weshalb man sie nicht vernachlässigen, und vielmehr die Narbe durch verschiedene Mittel, wie Lederplatten u. dgl., schützen mufs.

Werden solche Excoriationen nicht gehörig beachtet, und kehren sie oft wieder, so bilden sich rosenartige, oder mehr oder weniger ausgebreitete und hartnäckige Entzündungen, welche zu Ulcerationen eigener Art, mit unregelmäfsig abgerundeten, dicken und umgestülpten Rändern Veranlassung geben, die sich mit immer wiederkehrenden Krusten bedecken, und deren Heilung nur durch Ruhe, Emollientia u. s. w., so wie in Fällen, wo eine herpetische oder syphilitische Dyscrasie vorhanden ist, durch die für letztere passenden Mittel gelingt. Zuweilen werden diese Ulcerationen mit der Zeit auch in eine Art von Ausscheidungsorgan umgewandelt, welches man nicht ohne Nachtheil entfernen, sondern entweder gar nicht, oder erst nach Herstellung eines andern, weniger unbequemen heilen darf. Ebenso kann eine Narbe, ehe sie sich für immer schliefst, noch mehrere Male wieder aufbrechen, indem eine oberflächliche Ulceration sich schnell über die ganze erkrankte Fläche ausbreitet und die Wunde fast wieder in den beim Beginne des Heilungsprozesses vorhanden gewesenen Zustand versetzt, ein Ereignifs, das zwar den Kranken und den hiermit nicht bekannten Wundarzt in Schrecken setzen kann, an sich aber von keiner grofsen Bedeutung ist, da meistens nur die, schnell sich wiedererzeugende, Oberfläche der Narbe zerstört wird, während die fibröse, dem Corium analoge und schwerer zu restituirende Basis unversehrt bleibt.

Die zu Narben sich hinzugesellenden erysipelatösen Entzündungen können kurz vor deren Vollendung, so wie bald oder längere Zeit nach derselben eintreten. Die während der Bildung der Narbe entstehenden ziehen fast immer die Zerstörung derselben, und zwar mitunter so schnell, daſs man innerhalb weniger Tage, und zuweilen selbst einiger Stunden, die Wunde wieder sich öffnen und ihre frühere Ausdehnung gewinnen sieht. Dieser Destructionsprozeſs ist nun entweder ebenfalls nur oberflächlich und auf die Epidermis und das Schleimgewebe beschränkt, so daſs die Narbe sich in wenigen Tagen wiedererzeugt, oder greiſt tiefer und afficirt die Narbe in ihrer ganzen Dicke, welche letztere Zerstörung bald langsam und durch eine ulcerative Entzündung, bald schneller durch eine Art von Gangrän zu Stande kommen kann. Im erstern Falle schreitet die Krankheit allmälig immer weiter fort und zerstört in einem kürzern oder längern Zeitraume die übrige Narbe, im zweiten ergreift die Gangrän die ganze Narbe auf einmal.

Auch beobachtet man hier eine Zerstörung durch Ulcerationen, welche sich einander immer mehr nähern, zuletzt mit einander vereinigen, mit dem Hospitalbrande einige Aehnlichkeit haben, und auch durch die gegen diesen gebräuchlichen Mittel gehoben werden können, Immer geht diesen brandigen Zerstörungen eine mehr oder weniger heftige Entzündung vorher, auf welche die Bildung eines, an die Stelle des Narbengewebes tretenden, Brandschorfes folgt. Befällt die den Brand erzeugende Entzündung die Narbe einer, mit zwei Oeffnungen versehenen, und mithin einen Kanal bildenden, Schuſswunde, so besteht der Brandschorf nicht aus einer breiten Platte oder einem Streifen, sondern aus einem conischen, mehr oder weniger langen grauen oder schwarzen Pfropf, nach dessen Losstoſsung der Grund der Wunde, deren Wiedervereinigung in solchen Fällen immer viel Zeit erfordert, von Neuem sichtbar wird. Die Behandlung dieses Brandes erfordert, wie in allen Fällen, wo er durch zu heftige Entzündung bedingt wird, die Anwendung der Antiphlogistica. Die Folgen aller dieser genannten Destructionen sind übrigens verschieden und richten sich nach der Ausdehnung und besonders nach der Tiefe derselben.

Alle diese Zufälle nun können auch nach Vollendung der Narbe eintreten, doch geschieht dies um so seltener, je fester und älter sie bereits ist.

Rupturen und Zerreifsungen der Narben sind von den Ulcerationen und der Gangrän derselben durchaus verschieden und fast beständig die Folge irgend einer äufsern Gewalt, eines Stofses, einer Quetschung, oder irgend einer heftigen Anstrengung, oder einer über Gebühr ausgedehnten Bewegung, bei gleichzeitig vorhandener Dünne und Zartheit des Narbengewebes, welches jenen Einwirkungen nicht denselben Widerstand zu leisten vermag, als die normale Haut, die man daher auch fast niemals in der Nähe solcher, durch äufsere Gewalten zerrissenen Narben zerstört findet. Diese ohne Mitwirkung innerer Ursachen entstehende Rupturen erfordern meistens zu ihrer Heilung nur Ruhe, eine passende Lage, einen guten Verband und Anwendung beschwichtigender Topica.

Viel schlimmere Leiden aber führen oft wiederholte Zerrungen des Narbengewebes herbei, denn sie verursachen schmerzhafte Anschwellungen, so wie scrofulöse, scirrhöse und carcinomatöse Entartungen desselben. Diese schmerzhafte Anschwellung der Narben ist von der durch äufsere Ursachen, Diätfehler u. s. w. veranlafsten durchaus verschieden und immer ein mehr oder weniger langwieriges Uebel; ist sie einfach und blofs durch Zerrungen des Narbengewebes herbeigeführt, so kann sie durch Vermeidung derselben gehoben werden, gründet sie sich aber auf eine scrofulöse Dyscrasie, so müssen die für diese passenden Mittel in Gebrauch gezogen werden. Nimmt das Narbengewebe aber vollends eine krebsige Beschaffenheit an, wie dies besonders in höherm Alter vorkommt, so mufs man, wenn es sich thun läfst, dasselbe entfernen, oder in Fällen, wo die Entartung weit ausgedehnt ist, und zu befürchten steht, dafs die Bildung einer neuen Narbe zu grofse Schwierigkeiten hätte, oder das Krebsleiden sich von Neuem entwickeln würde, selbst zur Amputation der afficirten Gliedmaafsen schreiten. So habe ich vor mehreren Jahren bei einem Belgier, wegen eines ausgedehnten Cancers einer grofsen, nach einer bedeutenden, in der Jugend durch Schwefelsäure stattgehabten, Verbrennung entstandenen Narbe am Fufsgelenke, die Absetzung des Fufses und des untern Theiles vom Beine vornehmen müssen, obwohl dies Individuum weder in seiner Jugend, noch im Mannesalter durch diese fortdauernd gezerrte Narbe die geringsten Beschwerden erfahren hatte.

Dasselbe war bei einer Frau der Fall, welche wegen eines Krebses an einer Narbe der Hand 1830 ins Hôtel-

Dieu kam. Sie hatte sich im fünften Lebensjahre eine Verbrennung der Hand zugezogen, welche vernachlässigt und, mit Zurücklassung einer bedeutenden Difformität, geheilt worden war, so dafs viele rauhe und gespannte Narben die Hand mit dem Vorderarme und die Finger unter sich verbanden, wodurch die Bewegungen der Hand schwer und schmerzhaft wurden. Diese Narben blieben, obwohl fortdauernd gezerrt, bis zum sechszigsten Jahre in demselben Zustande, zu welcher Zeit aber lanzinirende Schmerzen und Röthe sich einstellten, und ein schrecklicher Krebs sich bildete, der die Amputation nothwendig machte, welche die Kranke aber nur einige Tage überlebte.

Zweite Abtheilung.

Die

Verletzungen durch Krieges-waffen an den einzelnen Körperregionen.

Von den Verletzungen durch Krieges-waffen an den einzelnen Körperregionen.

Erstes Kapitel.
Die Wunden des Kopfes.

Stechende, schneidende. quetschende, zerreifsende, zerschmetternde Waffen u. s. w. können dem Kopfe viele und mannigfache Verletzungen beibringen, und zwar entweder nur die Weichtheile, oder diese und die Knochen zugleich treffen, oder selbst auch, nach Durchbohrung der weichen und knochigen Gebilde, in die Höhlen eindringen und die darin befindlichen Organe verletzen.

Die Wunden des Kopfes zerfallen nun am natürlichsten in die des Schädels und in die des Gesichtes.

§. I.

Von den Wunden der Schädeldecken durch stechende Waffen. Von dem Erysipelas und der diffusen Phlegmone der Kopfschwarte.

Die Stichwunden der Bedeckungen der Hirnschale sind wegen der vielen darin sich verzweigenden Gefäfse und Nerven, wegen der aponeurotischen und cellulösen Structur dieser Gebilde, so wie wegen der Nähe der Hirnschale, des Gehirnes und seiner Häute von grofser Bedeutung. Da nämlich die Schädelbedeckungen sehr reichlich mit Nerven versehen sind, so sind auch ihre Stichwunden aufserordentlich schmerzhaft und oftmals von Zufällen begleitet, welche man nach der Verletzung der Nervennetze und der grofsen Nervenstämme eintreten sicht. Andrerseits macht das Vorhandensein von Aponeurosen und vielem lockerem Zellgewebe die die Stichwunden begleitende Entzündung sehr geneigt, sich weit auszubreiten und sich, unter der Form eines phlegmonösen Erysipelas, mit Einschnürung zu compliciren. Selten dagegen sind die Blutungen aus diesen Stichwunden bedeutend, und selbst wenn dies der Fall ist, kann man ihrer doch immer leicht Herr werden.

Diese Stichwunden der Weichtheile der Schädelbedeckungen wären mithin an sich von gar keiner Bedeutung, wenn sie nicht oft zu nervösen und entzündlichen Zufällen Veranlassung gäben. So habe ich beobachtet, dafs nach der Verletzung des Nervus frontalis durch ein stechendes Instrument heftige Schmerzen und Verlust des Sehvermögens auf dieser Seite entstanden. Die Incision der Wunde, und also wahrscheinlich die vollständige Durchschneidung des Nerven, machte den Schmerzen ein Ende, doch ward das Sehvermögen nicht wieder hergestellt. Diese sehr eigenthümliche Erscheinung kann nur durch die Anastomosen zwischen dem Nervus frontalis und dem Ganglion ophthalmicum erklärt werden. Die Durchschneidung der Nerven durch Erweiterung der Stichwunden ist demnach immer das sicherste Mittel zur Hebung der bedeutenden Nervenzufälle, welche sich mitunter zu Verletzungen dieser Art hinzu gesellen.

Häufiger als an andern Körperstellen treten also nach Stichwunden der Schädelintegumente erysipelatöse Entzündungen und diffuse Phlegmone ein.

Die einfachen erysipelatösen Entzündungen geben sich durch Frostschauer, Fieber, und oft durch Delirien zu erkennen. Die Haut des Schädels nimmt eine hell rosenrothe Farbe an und wird alsdann ödematös u. s. w. Die übrigen Symptome des Erysipelas oder der Entzündung der Kopfschwarte übergehe ich, da deren Beschreibung sich in jedem medicinischen und chirurgischen Handbuche findet, und wende mich zur diffusen Phlegmone.

Die diffuse Phlegmone, welche sich so oft nach Kopfwunden, besonders Stichen, einstellt, ist eine der gefährlichsten Krankheiten. Sie besteht in der Entzündung des, unter der Aponeurosis occipito-frontalis und dem Muskel gleiches Namens gelegenen, Zellgewebes und kündigt sich durch sehr heftige Kopfschmerzen, Frostanfälle, Uebelkeit und Erbrechen an; die Kopfschwarte wird äufserst empfindlich, und schon das blofse Berühren der Haare verursacht dem Patienten sehr heftige Schmerzen. Die Schädelintegumente schwellen an, werden ödematös und behalten den Eindruck des Fingers; es bildet sich ein anhaltendes Fieber mit Verdoppelungen aus, und fast immer stellen sich Delirien ein; die Stirn und die Ohren werden oft mit ergriffen, und dies geschieht meistens zwischen dem fünften und sechsten Tage. Bald darauf fühlt man hie und da fluctuirende Stellen, die Weichtheile trennen sich vom Pericranium, es bilden sich voluminöse Abscesse, welche sich bis zu den Schläfen und dem Processus mastoideus fortsetzen und, wenn sie von selbst aufgehen oder künstlich geöffnet werden, eine grofse Menge Eiter hergeben. Aus diesen Oeffnungen dringen zugleich mit dem Eiter graue Lappen hervor, welche aus dem abgestorbenen Zellgewebe des Epicraniums und der Aponeurosis occipitofrontalis bestehn. Sehr selten nur bleibt das Pericranium von der Krankheit verschont, und meistens bildet sich auch bald darauf Necrose an einer kleinern oder gröfsern Stelle der Schädelknochen aus.

Ist der Eiter auf diese Weise aus jenen Oeffnungen der Schädelbedeckungen ausgeflossen, so nimmt der Umfang des Kopfes ab, und man könnte dadurch zu glauben veranlafst werden, dafs der Kranke sich besser befinde; allein bald sieht man diese Hoffnung getäuscht, da die Ausstofsung des gangränösen Zellgewebes fortdauert, die Eiterung stets sehr ergiebig bleibt, die Kräfte immer mehr sinken, so das der Patient auf diese Art zuletzt dem Uebel unterliegt. Oft aber erfolgt der Tod auch schon vor dem Eintritte dieser Erschöpfung, und zwar durch den Uebergang der Entzündung auf die Gehirnhäute, oder das Gehirn selbst, der sich alsdann durch die diesen Affectionen eignen Symptome, wie Frostschauer mit Zunahme des Fiebers, Coma, Delirien u. s. w., zu erkennen giebt.

Bei der Leichenöffnung findet man die harte Hirnhaut von der innern Fläche des Schädels losgetrennt und dazwischen eine gröfsere oder geringere Menge von Eiter angesammelt, die Arachnoidea selbst entzündet und auf ihrer Oberfläche mehr oder weniger Eiter ausgebreitet. Von Wichtigkeit ist es hierbei, ob der auf der Oberfläche der Dura mater, Arachnoidea, oder des Gehirns vorhandene Eiter an einzelnen Stellen und Heerden angehäuft, oder über eine gröfsere Fläche verbreitet ist, da man im ersten Falle die Ausleerungen desselben durch die Trepanation bewerkstelligen, im zweiten aber weder ein solches Verfahren in Anwendung zu bringen, noch überhaupt den Kranken zu retten vermag.

Eine allerdings' selten eintretende, allein sehr schlimme Complication des in Rede stehenden Uebels ist die aus den in so großer Menge im Gewebe der Kopfschwarte, so wie zwischen dieser und der Schädelaponeurose befindlichen, Arterien kommende Blutung, zu welcher die an der Entzündung Theil nehmenden und erodirten oder ulcerirten Gefäße Veranlassung geben; ich selbst habe 1829 ein Beispiel davon beobachtet.

Beobachtung.

Im Februar 1829 kam eine alte Frau ins Hôtel-Dieu, welche sich durch einen Fall eine Kopfwunde zugezogen hatte. Es entstand eine heftige Entzündung des unter der Schädelaponeurose gelegenen Zellgewebes, welche in Eiterung überging und in einer großen Ausdehnung die Loslösung der Weichtheile vom Knochen zur Folge hatte. Die Kranke ertrug mehrere Tage die Folgen dieser Entzündung ganz gut, dann aber trat spontan eine arterielle Blutung aus der innern Fläche der Kopfschwarte ein, die in kurzer Zeit zwei einfache Verbände, welche nach einander angelegt worden waren, durchdrang und endlich nur durch einen ziemlich fest angelegten Contentivverband gestillt werden konnte. Die Kräfte der schon durch die Eiterung erschöpften Kranken wurden durch diese Haemorrhagie völlig aufgerieben, so daß der Tod bald darauf erfolgte.

Niemals tritt indeß, nach der Zerstörung des unter der Aponeurose gelegenen Zellgewebes, Gangrän der Kopfschwarte ein, wie man dies nach der sub-cutanen Phlegmone an den Gliedmaaßen beobachtet, und zwar hat dies darin seinen Grund, daß die ernährenden Arterien in der Kopfschwarte selbst enthalten sind, während an anderen Körperstellen den Integumenten die zu ihrem Leben nöthigen Stoffe durch die kleinen, im subcutanen Zellgewebe gelegenen Arterien zugeführt werden, so daß nach Zerstörung des letztern die nicht mehr ernährte Haut in Gangrän übergeht.

Die Behandlung von Stichwunden der Schädelintegumente weicht im Allgemeinen von der der andern Stichwunden nicht ab. Man hat nämlich vor Allem die Haare fortzuschaffen, um den ganzen Umfang der Wunde gehörig übersehen zu können, etwa vorhandene fremde Körper auszuzuziehn und einen einfachen Verband anzulegen, den man mit erweichenden oder resolvirenden Stoffen bestreichen kann. Aufserdem aber liegt hier dem Wundarzte noch besonders die Verhütung entzündlicher und nervöser Zufälle ob, wozu man am besten die Erweiterung der Wunde mittelst eines, durch alle von der Stichwaffe durchbohrte Gewebe sich hindurch erstreckenden, Kreuzschnittes, so wie allgemeine Blutentleerungen in Gebrauch zieht. Hat sich bereits ein einfaches Erysipelas ausgebildet, so mufs man ebenfalls zur Wundenerweiterung seine Zuflucht nehmen, dabei aber auch, nach den verschiedenen Indicationen, die gleichzeitige Anwendung der Emetica und der Purganzen, so wie der andern, schon oben (bei den Stichwunden) besprochenen Mittel, nicht aufser Acht lassen.

Noch energischer mufs man diese Mittel bei der diffusen Phlegmone anwenden, um, wenn es irgend möglich ist, die Ausbildung dieses fast immer tödtlichen Uebels zu verhüten, und wenn dasselbe dessen ungeachtet in Eiterung übergeht, jeden einzelnen Abscefs öffnen, um die Verhaltung des Eiters, die Zerstörung des Zellgewebes und des Pericraniums, so wie die Ausbildung von Necrose zu verhindern.

Sehr häufig trit in Folge der in Eiterung übergegangenen diffusen Phlegmone eine Necrose der Schädelknochen ein, die man immer als ein äufserst gefährliches Leiden anzusehen hat. Ist sie nur oberflächlich, so kann zwar nach kürzerer oder längerer Zeit, nach vierzig, funfzig bis sechszig Tagen und noch später die Exfoliation der afficirten Knochenlamellen erfolgen, eine adhärente vertiefte Narbe sich bilden, und der Kranke genesen; erstreckt sie sich hingegen tiefer, leiden beide Lamellen des Knochens, und zwar in gröfserem Umfange, so überstehen die Patienten selten die dadurch veranlafste reichliche Eiterung, so wie die sich meistens auf die Dura mater und die Arachnoidea fortsetzende und sich in diesen Membranen mehr oder weniger weit verbreitende Entzündung. Obwohl also, wie gesagt, eine nur ziemlich ausgedehnte Necrose der Schädelknochen in der Regel den Tod herbeiführt, so habe ich doch vor Kurzem im Hôtel-Dieu eine merkwürdige Heilung der Art bei einem Individuum gesehn, wo die in Folge einer diffusen Phlegmone entstandene Necrose fast das ganze Schädelgewölbe einnahm. Ist nun auf diese Weise das äufsere Periosteum zerstört, so scheint die im Innern die Stelle des Periosteums vertretende Dura mater nicht derjenigen Veränderungen fähig zu sein, welche zur Reproduction des Knochens nothwendig sind, sondern verdickt und verhärtet sich nur etwas, obwohl man keinesweges die Möglichkeit einer Knochen-Regeneration vermittelst dieser Membran gerade zu leugnen kann. Denn so hat *Cullerier* in dem *Annuaire médico-chirurgical des hôpitaux* einen Fall erzählt, in welchem die Dura mater in Folge einer ausgebreiteten Necrose des Schädels sich an einzelnen Stellen verknöcherte.

§. II.

Verwundungen der Schädelintegumente durch schneidende Waffen.

Die durch stechend und schneidend zugleich oder durch blofs schneidend wirkende Waffen erzeugten Wunden der Schädelintegumente bieten alle diejenigen Verschiedenheiten dar, welche wir bei der allgemeinen Betrachtung dieser Verletzungen angegeben haben, und auch die Behandlung erleidet durch den Sitz nur wenige Modificationen. Eben so habe ich nicht nöthig, wieder auf die schon oben erörterte Complication mit nervösen und entzündlichen Zufällen zurückzukommen, welche bei Schnittwunden ebenso gut, obgleich seltner, als bei den Stichwunden vorkommen, nur sind die ersteren viel häufiger mit Blutungen verbunden. Die Richtung dieser Verletzungen ist in der Regel longitudinal, schräg oder transversal, doch können sie auch die Form der Lappenwunden annehmen.

In diesem Falle legt der Lappen, wenn er von unten nach oben abgelöst, und mithin der obere Theil der adhärirende ist, sich von selbst an und bedarf keiner weitern Unterstützung; sieht aber seine Basis oder sein adhärirender Theil nach unten, und die Spitze nach oben, so fällt er meistens durch sein eigenes Gewicht zurück, so dafs die Knochen entblöfst bleiben und, wenn man sie dem Contacte der Luft zu lange ausgesetzt läfst, necrotisch werden und sich exfoliiren; weshalb man nach gehöriger Reinigung der Wunde den losgetrennten Lappen wieder anlegen und mittelst eines Heftpflasters, so wie einer methodisch angewendeten Compression in seiner Lage erhalten, und wo dies nicht ausreicht, und der Lappen mit seiner Spitze wieder gegen seine Basis herabsinkt, erstere mit einigen Stichen befestigen mufs. Gleichzeitig trage man Sorge, dafs sich zwischen der innern Fläche des Lappens und den Nachbartheilen kein Zwischenraum bilde, in welchem sich Blut oder Eiter anhäufen kann, ein Uebelstand, zu dessen Vermeidung *J. L. Petit*, neben Beobachtung der schon genannten Maafsregeln, noch die Durchstechung des Lappens an seiner Basis mittelst des Bistouris empfohlen hat; und in der That ist eine solche Gegenöffnung recht nützlich und sollte bei sehr grofsen Lappen niemals unterlassen werden.

Die Verletzung der in den Weichtheilen des Schädels enthaltenen Gefäfse giebt bei Schnittwunden häufig zu Blutungen Anlafs, welche die Aufmerksamkeit des Wundarztes in Anspruch nehmen. Oft reicht zwar eine gelinde Compression schon hin, ihnen Einhalt zu thun, andre Male aber ist dies nicht der Fall, und man mufs zur Ligatur seine Zuflucht nehmen, die übrigens, da die Arterien hier in einem sehr dichten Zellgewebe liegen und nicht leicht zu fassen und hervorzuziehn sind, mit manchen Schwierigkeiten verknüpft ist, welche durch die Wundentzündung noch gesteigert werden.

Gelingt unter solchen Umständen die Anlegung der Ligatur nicht, so mufs man die Cauterisation mit einem weifsglühenden Eisen vornehmen, doch überall, wo es sich thun läfst, der erstern vor diesem Mittel den Vorzug geben. Auch die, vermöge des unter dem Namen *noeud de l'amballeur* bekannten Apparats gemachte, Compression der Arterien in der Kopfschwarte ist zwar in vielen Fällen ein sehr wirksames Verfahren, giebt indefs häufig zu den heftigsten Schmerzen, zu Entzündungen und selbst zum Brande Veranlassung, welcher letztere Zufall meistens dann eintritt, wenn man dem Wunsche des Kranken, von diesem höchst schmerzhaften Verbande befreit zu sein, nicht schnell genug nachgiebt.

Endlich hat man auch noch bei den Wunden der Schädelintegumente, wegen der zum Theil grofsen darin enthaltenen Gefäfse, häufig mit Nachblutungen zu kämpfen.

Hat man bei Schnittwunden diese ersten Indicationen erfüllt, die genannten Complicationen, wie Blutungen, fremde Körper u. s. w., beseitigt und einen passenden Verband angelegt, so mufs man während der Dauer der Krankheit den so gefährlichen, schon oben besprochenen entzündlichen Zufällen vorbeugen und wegen der besondern Textur der verletzten Theile und der Nähe des Gehirns zu allgemeinen und örtlichen Blutentziehungen seine Zuflucht nehmen, Derivantia auf die Unterextremitäten legen, kühlende Getränke reichen, auf ein strenges Regimen wachen u. s. w.

Die durch zerreifsende, abreifsende u. dgl. Waffen

veranlafsten Wunden der Schädelintegumente führen am Kopfe keine andere Erscheinungen herbei, als die, welche wir bei der allgemeinen Betrachtung der Wunden und bei der Aufführung der bei den Schnittwunden zu erfüllenden Indicationen *) angegeben haben, und deshalb gehe ich sogleich zu den Verletzungen der Schädelbedeckungen durch quetschende Waffen, und besonders durch Feuergewehre, über.

§. III.

Wunden der Schädelintegumente durch quetschende Waffen und durch Feuergewehre.

A. — Contusion der Integumente des Schädels.

Die Contusion der Integumente des Schädels durch quetschende Waffen oder Instrumente, durch einen Fall, Schlag u. s. w., zieht im Allgemeinen die verschiedenen Phänomene und diese in den respectiven Graden nach sich, welche wir in der ersten Abtheilung beschrieben haben, macht jedoch an dieser Stelle des Körpers eine besondere Erörterung und von Seiten des Arztes eine grofse Aufmerksamkeit nothwendig. In der Regel findet man, wenn der quetschende Körper sich mit mäfsiger Schnelligkeit bewegte, an dem getroffenen Theile einen bedeutend harten und an allen Stellen gleichmäfsigen Vorsprung, der unter dem Namen Blutbeule (bosse sanguine) bekannt ist. Zuweilen ist diese Beule, welche sich von ihrer Basis nach dem Centrum zu allmälig erhebt, an der ganzen Circumferenz hart und in der Mitte weich, zuweilen aber findet man, wenn die verwundende Ursache in sehr schräger Richtung traf, nur eine Ablösung der Schädelintegumente an einer gröfsern oder kleinern Stelle, welche durch die darunter stattfindende geringere oder stärkere Blutanhäufung

---

*) [Die Form der Kopfwunden giebt uns keinen Aufschlufs über die Natur der Symptome, welche eintreten konnen, gleichviel ob sie eine gerade, quere oder schräge Richtung haben, ob sie dreieckig oder rund sind. *Lombard* hat daher Recht, wenn er behauptet, dafs die leichteste Contusion des Schädels dieselben Folgen haben konne, wie eine einfache Wunde So wurde, fügt er hinzu, das Herabfallen eines, ungefähr eine Unze schweren, Wachslichtes aus einer Höhe von vier Fufs auf den Kopf des Kanonikus *Boudret* zu Besançon die Ursache seines, durch Gehirnentzundung veranlafsten, Todes, weshalb man bei Kopfwunden im Allgemeinen, sie seien grofs oder klein, tief oder oberflächlich, vorsichtig in der Vorhersage sein mufs.]

überall weich erscheint. Die in der Mitte weichen und im Umfange harten Beulen sind im Allgemeinen leicht von anderen Affectionen zu unterscheiden. Untersucht man sie freilich nicht mit gehöriger Aufmerksamkeit, so kann man, da sie sich nur wenig erheben, und die Härte im Umkreise scharf an das weiche Centrum grenzt, so wie da man in letzterem nicht selten eine durch den Ausflufs des Blutes aus den zerrissenen Arterien bedingte Pulsation wahrnimmt, sie wohl mit einer Schädelfractur mit Eindruck der Fragmente verwechseln. *) Abgesehn indefs von dem Um-

*) [*J. L. Petit* theilt eine Menge interressanter Beobachtungen von Individuen mit, welche nach Contusionen des Schadels Symptome darboten, die man mit Eindruckung der Kopfknochen und Hervortreten des Gehirns aus der anscheinend vorhandenen Oeffnung hätte verwechseln konnen. Diese Täuschung wurde besonders durch Pulsationen hervorgebracht, welche man in der Blutbeule fühlte, und die von einer voluminosen, ihr Blut reichlich in die Geschwulst ergiefsenden Arterie herruhrten. Eines dieser Beispiele verdient besonders die Beachtung der Aerzte.

Bei einem Kinde von 8 bis 9 Jahren, welches in einen Keller gefallen war, bildete sich eine birngrofse Beule, welche einen ansehnlichen Theil der Schläfe, vom Augenwinkel bis zum Ohre, einnahm. Sie war weich, ihre Ränder leisteten denselben Widerstand, wie die eines Knocheneindruckes, und zugleich fuhlte man starke Pulsationen darin, die, nach der Behauptung zweier Aerzte, von den pulsirenden Bewegungen der Dura mater herruhrten. *Petit* beruhigte diese indefs durch die Versicherung, dafs jene Pulsationen von der Arteria temporalis abhängig wären, welche durch den Fall zerrissen worden sei und ein Aneurysma mit Ergufs bildete. Die Geschwulst wurde geoffnet, es kam nur Blut aus derselben hervor, und der Patient genas innerhalb acht Tage.

Wenn nun *Petit* aber auch richtig jenes täuschende Gefuhl von Knocheneindruck, welches durch diese Blutbeulen entsteht, bezeichnet hat, so findet sich doch bei ihm keine Erklarung dieser Erscheinung, die indefs nicht schwer sein dürfte.

Betastet man die oberflachlichen in der die Hirnschale bedeckenden Haut gelegenen Venen, so scheint es, als fuhle man im Knochen eingegrabene Kanäle, in denen diese Venen liegen. Und bei der Dichtigkeit der Kopfschwarte, an deren innern Flache sich eine für die Venen bestimmte Rinne findet, so wie bei der Nähe des Knochens, ist es auch gar nicht befremdend, dafs man eine in letzterem vorhandene Vertiefung zu fuhlen glaubt. *Bérard* wurde bei der Betrachtung der Buste *Beclard's* auf diese Erklärungsweise gefuhrt. Es war ihm nämlich auffallend, auf derselben die oberflächlichen Schädelvenen durch Furchen, anstatt durch Erhabenheiten, angedeutet zu sehn. Nun war *Beclard* während seiner Krankheit stark zur Ader gelassen worden, und daher die unter der Haut gelegenen Venen der Schlafen nach dem Tode, und zur Zeit, als man den Abdruck nahm, leer, was wiederum die Folge hatte, dafs diejenigen Stellen, wo sich an der innern Fläche der Eindruck für die Venen befindet, dem Drucke

stande, dafs diese Geschwülste stets über die Oberfläche des Gehirns hervorragen, so fühlt man auch deutlich, wenn man ihre Spitze mit dem Finger eindrückt, dafs letztrer nicht bis auf den Schädel dringt, oder dann wenigstens von diesem aufgehalten wird.

Aufserdem fehlen, wenn die verwundende Ursache ihre Wirkung nur auf die äufseren Weichtheile beschränkt hat, auch alle Zeichen von Gehirncompression. Sind diese aber vorhanden, so nehmen sie allein die ganze Aufmerksamkeit des Arztes in Anspruch. *)

Die Contusionen der Schädelintegumente erfordern eine sehr energische Behandlung, besonders wenn sie etwas ausgedehnt sind, und die verwundende Ursache mit einer gewissen Heftigkeit eingewirkt hat, da man stets, Entzündung des Gehirns und seiner Häute, so wie die Ausbildung einer diffusen Phlegmone zu verhüten, bemüht sein mufs. Zu dem Ende wende man allgemeine und örtliche Blutentziehungen, erweichende uud zertheilende Fomente, so wie senfhaltige Fufsbäder an und fahre damit so lange fort, bis die vollständige Zertheilung der Blutbeule gelingt, und keine Entzündung der innern Organe, oder des unter der Schädelaponeurose gelegenen Zellgewebes mehr zu be-

---

des Gipses weniger Widerstand zu leisten im Stande war. Diese Erklärung gab *Bérard* an *Paillard*, welcher sie im *Journal hebdomadaire* (*Nov* 1829. *No.* 60.) mitgetheilt hat.

Und auf ähnliche Weise läfst sich nun auch der scheinbare Eindruck erklären, den man oft bei Untersuchung von solchen Blutbeulen zu fuhlen glaubt. Die Haut, so wie die darunter gelegenen Gebilde, sind nämlich durch die Contusion verdünnt, und die letzteren an der getroffenen Stelle zermalmt, während sie in der Umgegend ihre Integrität und ihre normale Consistenz beibehalten haben. Das ergossene Blut verhält sich demnach in diesem Falle an der gequetschten Stelle, wie die in der Haut gelegene Vene, und wie letzt.re in einer Furche des Knochens zu verlaufen scheint, so erregen die durch jenes hervorgebrachten Beulen das Gefuhl eines Knocheneindrucks.

*) [*J. L. Petit* (*oeuvres completes tom I. pag.* 46. und 47.) hat beobachtet, dafs die die Schädelintegumente quetschenden Korper, bei gleicher Kraft, eine viel grofsere und schneller sich bildende Beule erzeugen, wenn sie in schräger, als wenn sie in perpendikulärer Richtung treffen. Und zwar, wie er sagt, deshalb, weil im letztern Falle die Contusion stärker ist, die Gefäfse gleichsam zermalmt werden, und das die Beule bildende Blut noch lange in ihnen verweilt, ehe es sich ergiefst, während im erstern vielmehr eine Zerreifsung, als eine Zermalmung der Gefäfse stattfindet, das Blut also geschwinder und in bedeutenderer Menge hervordringt, so dafs eine gröfsere und schneller sich bildende Beule entstehen mufs]

fürchten steht. Zuweilen erfordert diese Zertheilung einen langen Zeitraum, doch darf man sich dadurch nicht abschrecken lassen, sondern mufs dieselbe durch den anhaltenden Gebrauch der erweichenden und zertheilenden Mittel wo möglich zu bewerkstelligen suchen. Gelingt sie indefs nicht, sondern entsteht vielmehr eine Entzündung, und in Folge dieser ein Abscefs, so mufs letzterer, und zwar nach der Ansicht Einiger, vermittelst grofser, nach der Andrer, vermittelst kleiner Incisionen geöffnet, und nach dem Ausfliefsen des ergossenen Blutes ein mäfsiger Druck auf die Schädelintegumente zur Wiedervereinigung der getrennten Theile ausgeübt werden. *)

B. — Durch Schufswaffen erzeugte Wunden der Schädelintegumente. Verbrennungen derselben durch Schiefspulver.

Die durch Geschosse veranlafsten Wunden der Schädelintegumente sind besonders wegen der Nähe des Gehirns und seiner Häute, so wie der eigenthümlichen Structur der verletzten Gewebe, durch welche dieselben zu Entzündungen mit Einschnürung sehr geneigt gemacht werden, gefährlich. Diese Wunden mögen daher einfach, rinnen- oder lappenförmig u. s. w. sein, so hat man nach Erfüllung der allen Schufswunden gemeinschaftlichen Indicationen, d. h. nach der Erweiterung, der etwa nothwendigen Extraction fremder Körper u. dgl., besonders jenen eben genannten Zufällen vorzubeugen.

Alle Schufswunden, durch welche die Weichtheile des Schädels auf die Art verletzt worden sind, dafs das Geschofs eine kürzere oder längere Strecke an ihnen hingelaufen ist und eine wirkliche, durch die Ertödtung der Gewebe gebildete, Rinne erzeugt hat, erfordern zu ihrer Heilung einen langen Zeitraum; denn nach dem Abfallen der Brandschörfe bleibt eine Wunde mit bedeutendem Substanzverlust zurück, welche nur durch Bildung eines neuen Hautgewebes zur Vernarbung gebracht werden kann, da die Schädelknochen eine Annäherung der Wundränder nicht zulassen.

Lief das Geschofs zwischen den Weichtheilen und den Knochen fort, ohne auf letzteren eine Rinne zu machen, und

---

*) [Die grofsen Incisionen hält *Dupuytren* nur in den Fällen nothwendig, wo die Entzündung in diffuse Phlegmone überzugehen droht; wo dies indefs nicht der Fall ist, sind die kleinen Einschnitte vorzuziehn.]

hat sich auf diese Art ein mehr oder weniger langer, oft nur mit einer Oeffnung versehener Kanal gebildet (Siehe physicalische Wirkungen der Geschosse), so mufs man ebenfalls die Wundenerweiterung vornehmen und den Kanal, wenn er nur kurz ist, ganz spalten, wenn er aber mehrere Zoll hält, mittelst mehrerer, durch kleine Zwischenräume von einander getrennter, Einschnitte öffnen. *)

Hat man es mit Lappenwunden zu thun, welche nicht selten durch Kartätschen, Kanonen- und selbst Flintenkugeln entstehn, so behandelt man sie, wie bei den Schnittwunden angegeben worden ist. Nachdem man nämlich die etwa nöthige Wundenerweiterung vorgenommen hat, legt man den Lappen an und erhält ihn durch passende Mittel in seiner Lage. Vollständige Heilung durch die schnelle Vereinigung kann man hier natürlich, wegen der heftigen Quetschung und theilweisen Mortification des Lappens, nicht erwarten, doch erhält man meistens ein mehr oder weniger grofses Stück desselben und beschleunigt auf diese Weise die durch eine sparsamere oder ergiebigere Eiterung zu Stande kommende Vernarbung.

Selten indefs sind solche Wunden einfach, vielmehr findet meistens gleichzeitig eine mehr oder weniger bedeutende Quetschung, Spaltung oder Impression der Knochen statt; und dann sind besondere, später anzugebende, Indicationen zu erfüllen.

Sehr häufig kommen Verbrennungen der Schädelintegumente durch in freier Luft entzündetes, oder durch comprimirtes Schiefspulver vor, doch haben wir im Allgemeinen hinsichtlich derselben nichts zu dem schon in der ersten Abtheilung Gesagten hinzuzufügen. (Siehe Verbrennungen durch Schiefspulver. Abthl. I.) Nur müssen natürlich diese Brandwunden wegen ihres Sitzes, besonders wenn sie ausgedehnt sind, genau beobachtet, und der Uebergang der sie begleitenden Entzündung auf das unter der Aponeurose gelegene Zellgewebe, die Gehirnhäute und das Gehirn selbst verhütet werden.

---

*) [*Larrey* rasirt bei Kopfwunden die Umgegend, erweitert die Ränder, vereinigt sie unmittelbar durch Heftpflaster, legt ein gefenstertes, mit Unguentum de Styrace bestrichenes Leinwandläppchen, Charpie, so wie in kaltem camphorirtem Essig getränkte Compressen darüber und befestigt das Ganze durch die Binde des *Galen*. Diesen Verband läfst er sechs bis acht Tage liegen und entfernt ihn erst zur Zeit der beginnenden Vernarbung. (*Hippolyte Larrey, Relation chirurgicale des évènemens de juillet* 1830.)]

§. IV.

Verletzungen der Knochen der Hirnschale.

Vor der Betrachtung dieser Verletzungen will ich daran erinnern, dafs auch bei Erwachsenen einzelne Theile der Hirnschale sehr dünn sind und deshalb sehr leicht vollständig durchdrungen oder zerbrochen werden können, während andre, wegen ihrer gröfsern Dicke, einen kräftigen Widerstand zu leisten und selbst ziemlich voluminöse Körper, wie Kugeln u. dgl., in ihre Substanz aufzunehmen vermögen; welches letztere besonders von dem Sinus frontalis und dem Processus mastoideus gilt.

Eben so mufs man ferner berücksichtigen, dafs am Schädel in verschiedenen Lebensperioden, wie z. B. in der Kindheit, normale Oeffnungen vorhanden sind, durch welche leicht spitze Körper in das Innere der Schädelhöhle dringen und das Gehirn verletzen können; endlich dafs im Schädel zu allen Zeiten normale Oeffnungen — z. B. die Keilbeinspalte — zugegen sind, welche spitzen Körpern den Zugang zum Gehirn gestatten, wie hin und wieder beobachtete Verwundungen dieser Art beweisen.

A. — Verletzungen der Knochen der Hirnschale durch stechende Waffen.

Stechende Waffen, wie Degen, Bajonette, Säbelspitzen und eine Menge andrer spitziger Instrumente und Körper, können nach Durchbohrung der Weichtheile die Knochen der Hirnschale verletzen. Zuweilen gelangen sie nicht weiter als bis zur Oberfläche der Knochen und veranlassen dann, gerade so als wären die Weichtheile nur allein getroffen worden, erysipelatöse Entzündungen und diffuse Phlegmonen; andre Male aber dringen sie vollständig durch die Knochen hindurch und gerathen mitunter, ohne das Gehirn zu verletzen, in die Schädelhöhle, wovon wir in der ersten Abthl. Pag. 26. ein Beispiel angeführt haben.

Diese in die Schädelhöhle gelangten, das Gehirn aber nicht verwundenden, fremden Körper zerbrechen zuweilen und bleiben im Knochen, an dessen innerer Fläche sie einen mehr oder weniger bedeutenden Vorsprung bilden, sitzen, oft ohne gleich Anfangs schlimme Zufäll herbei zu führen, die indefs fast beständig, früher oder später, mitunter selbst erst einige Jahre nach der Verwundung, sich einstellen.

Beobachtung.

Vor acht bis zehn Jahren bekam ein junger Mann bei einem Streite, in der Gegend des Scheitels, einen Stich mit einem Messer, welches die Hirnschale durchbohrte und dabei zerbrach. Der den Verwundeten behandelnde Arzt untersuchte die Verletzung nicht mit der gehörigen Genauigkeit, näherte die Wundränder einander, und der Kranke genas. So vergingen mehrere Jahre, ohne daſs der Geheilte andere Beschwerden, als von Zeit zu Zeit eintretende Schmerzen in der Wunde empfand. Nachher aber stellten sich bei demselben, ohne bekannte Ursache, Betäubung und Fieber ein, weshalb er ins Hôtel Dieu gebracht wurde. Bei der Untersuchung der Narbe fand ich dieselbe in die Höhe gehoben und darunter einen fremden Körper, so daſs ich jene sogleich einschnitt und darauf mit Hülfe des Trepans den zugespitzten Theil einer Messerklinge herauszog. Dessen ungeachtet dauerten die Zufälle fort, und es gesellte sich auch noch Paralyse der der verletzten Seite entgegengesetzten Körperhälfte hinzu. Ich schnitt deshalb die Dura mater ein und senkte, da hierbei keine Flüssigkeit hervordrang, das Bistouri vorsichtig ins Gehirn, worauf sogleich eine Menge Eiter ausfloſs. Schon am ersten Abend nach dieser Operation waren alle schlimme Zufälle, wie Fieber, Somnolenz und Delirium verschwunden, und der Kranke genas.

Zuweilen zerbricht oder zersplittert, bei Verletzungen des Schädels durch stechende Instrumente, die innere Knochenlamelle in gröſserem Umfange, als die äuſsere, und dies giebt zu schlimmen consecutiven Zufällen Veranlassung, weshalb man bei der Anwendung des Trepans in solchen Fällen sorgfältig alle Knochen-Stücke und Splitter, die sich etwa an der innern Lamelle des Schädels befinden können, aufsuchen muſs.

Sind die Schädelknochen durch Stichwaffen nur gestreift worden, so hat man, wie bei Stichwunden der Integumente, nur der Ausbildung einer Entzündung vorzubeugen und einen einfachen Verband anzulegen nöthig. Eben so verfährt man, wenn die verwundende Waffe zwar in den Schädel eingedrungen ist, sonst aber keine Complicationen veranlaſst hat. Im entgegengesetzten Falle hat der Wundarzt, je nach den Umständen, bald eingedrückte Knochenstücke zu erheben, bald losgetrennte auszuziehn, bald zur Ausleerung von Eiter, Blut und andren Flüssigkeiten den Trepan anzuwenden, bald eine Gehirncompression zu beseitigen, u. s. w.

B. — Verletzungen der Knochen der Hirnschale durch schneidende Waffen.

Schneidende Waffen, welche nach Durchdringung der Weichtheile den Schädel treffen, äufsern verschiedene Wirkungen auf denselben. Sie können nämlich oberflächlicher oder tiefer in den Knochen, oder vollständig in die Schädelhöhle, und zwar wiederum in schräger oder perpendikulärer Richtung eindringen und so den Knochenwunden sehr mannigfache Formen geben, welche man früher mit sonderbaren Namen belegte. *)

Sind die schneidenden Instrumente in perpendikulärer Richtung in den Knochen, nicht aber bis in die Schädelhöhle gedrungen, so findet kein Klaffen der Ränder der Knochenwunde statt, sondern dieselbe ist einfach und nur selten mit einer arteriellen oder venösen, aus dem cellulösen Gewebe des Knochens kommenden, Blutung complicirt, die indefs sich immer leicht durch eine gelinde Compression stillen läfst. Die Behandlung ist übrigens dieselbe, wie die der einfachen Wunden, und besteht in der Annäherung der Ränder und in der Verhütung entzündlicher Zufälle durch Regimen und andere passende Mittel. Die gequetschten und necrotisirten Ränder der Knochenwunde exfoliiren sich nämlich, und erst nach der Vollendung dieses Prozesses kommt die Circatrisation zu Stande. Mithin ist es auch ganz unnütz, die Wunde vorher vollständig zu vereinigen, denn dieselbe öffnet sich doch von Neuem, eine Menge kleiner Abscesse bilden sich nach und nach, Knochentheilchen von der Gröfse und Form feinen Sandes werden fortdauernd ausgeschieden, und die vollständige Schliefsung erfolgt niemals vor beendeter Exfoliation. Deshalb mufs man in solchen Fällen die Vereinigung nicht eher versuchen, als bis man von der gänzlichen Abwesenheit fremder Körper sich völlig überzeugt hat.

Auch wenn der Schnitt durch den Knochen vollständig hindurchging, er mag nun eine perpendikuläre oder schräge Richtung haben, beobachtet man ganz dieselben Erscheinungen und hat dieselben Indicationen zu erfüllen.

Wirkte ein schneidendes Instrument in sehr schräger Richtung auf die Hirnschale ein, so kann ein Theil des

---

*) *Ecopé, acopé, dicopé, aposkeparnismus.*

Knochens vollständig losgelöst werden, ohne daſs dabei eine Verletzung des Gehirns oder seiner Häute stattfindet, wie dies viele, von den Schriftstellern berichtete, und eine in den Julitagen gemachte merkwürdige Beobachtung beweisen, welche letztre wir hier, ganz so wie sie *Dr. Magistel*, der den Kranken im Hörsaale des Hôtel-Dieu vorstellte, uns gegeben hat, mittheilen.

Beobachtung.

»Am 29. Juli stürzte sich *Mondidier*, in der Meinung, daſs funfzig Mann, welche als Tirailleurs in den Elyseischen Feldern kämpften, ihm folgten, unter eine Escadron Grenadiere zu Pferde und erhielt in demselben Augenblicke acht bis zehn Säbelhiebe in den Kopf. Kurze Zeit darauf ward er von mir aufgehoben und, da er noch zu gehen im Stande war, mit Hülfe meiner Unterstützung, in ein benachbartes Haus gebracht. Er hatte schon zwei Tage lang gefochten, war mit Blut bedeckt und hatte auch an dem Platze, wo er verwundet worden war, eine groſse Menge verloren. Ich reinigte ihm sogleich den Kopf mit frischem Wasser, rasirte ihm das Haar vollständig ab und nahm nun mehrere Lappen wahr, von denen der gröſste, an welchem ein bedeutendes, vollständig losgelöstes Stück des rechten Scheitelbeines haftete, über das rechte Ohr hinabhing. Durch diesen Substanzverlust war die an sich unverletzte Dura mater zwei Zoll in der Länge und einen in die Breite bloſsgelegt, so daſs man die Bewegungen des Gehirns deutlich erkennen konnte. Ein andrer, mehr nach oben gelegener und nur wenig mit den übrigen Integumenten zusammenhängender, Lappen sah mit seiner Basis nach unten und mit seiner Spitze nach oben. Ein dritter endlich, mehr am hintern Theile des Kopfes befindlich, fiel auf das linke Ohr, dessen Muschel zum Theil losgetrennt war, herab und zeigte eine transverselle Furche etwa zwei Zoll lang und ungefähr eine Linie tief. Der Verwundete war aufgeregt, redete unzusammenhängend, hatte einen schwachen Puls, trank mehrere Male Zuckerwasser und ging einmal zu Stuhl. Eine stark blutende Arterie im obern Lappen ward unterbunden, und mehrere kleine, an der Dura mater und der innern Seite der Integumente haftende Knochenstücke entfernt. Das Bluten lieſs bald darauf nach, so daſs man zur Anlegung der Lappen schreiten konnte, von denen der die Oeffnung im Schädel bedeckende durch drei Nadelstiche an den obern befestigt wurde, worauf man zur genauern Fixirung noch einen

Streifen Heftpflaster um den Kopf führte, hierüber etwas Charpie, einige Compressen und eine nicht fest angezogene Binde und über das Ganze ein Tuch legte.

Die Umstände nöthigten uns, den Kranken, der inzwischen die Besinnung vollkommen verloren hatte, auf einem Hofe, mit erhöhtem Kopfe, im Schatten verweilen zu lassen, bis wir innerhalb einer Stunde ihn auf einer Bahre nach dem Hospital Beaujon bringen lassen konnten.

Während seines dortigen Aufenthaltes habe ich den Verwundeten nur zwei Mal gesehn, weshalb die hier folgenden Angaben nicht ganz vollständig sind.

30. Juli. Strenge Diät, Limonade, Aderlafs am Arme, Senfteige an die Füfse.

1. August. Der Kranke spricht etwas, der Puls ist voll und hart. Es geben sich Symptome von Encephalitis mit Paralyse der Ober- und Unterextremitäten der linken Seite zu erkennen. — Strenge Diät, Limonade, Aderlafs am Arme, Senfteige, erweichendes Klystier.

2. August. Derselbe Zustand, doch beklagt sich der Kranke über Verlust des Sehvermögens. Zwei kleine Aderlässe am Arme im Laufe des Tages, Waschungen mit kaltem Wasser, Application von Eis auf den Kopf.

3. August. Die Gehirnsymptome lassen nach. Die Application des Eises wird fortgesetzt. Ein dem Kranken gemachtes Fufsbad ward ihm lästig, weshalb man es vorzieht, im fernern Verlaufe der Krankheit statt dessen Senfteige zu gebrauchen.

5. August. Die Heftpflaster werden abgenommen. Die Lappen haben sich beinahe vereinigt, und der auf der Dura mater vorhandene Eiter fliefst durch eine kleine Oeffnung ab, welche man nun erweitert und wieder verbindet.

6. August. Blutung, die man durch Unterbindung einer kleinen Arterie in einem Lappen stillt.

8. August. Man öffnet einen Abscefs oberhalb des verwundeten Ohres. Die beiden Theile haben sich vereinigt.

10. August. Regelmäfsiger Puls, kein Kopfschmerz. Die Pulsationen des Gehirns erheben die Integumente, und an der deprimirten Stelle fliefst etwas Eiter aus. Der Kranke fängt an, den linken Arm und das linke Bein zu bewegen.

Am 10. August bekam der Kranke ein Laxans und einige Tage darauf statt der bisher ausschliefslich genossenen Brühe auch feste Speisen.

Der Zustand besserte sich von dieser Zeit an immer mehr, und der Patient kam in den ersten Tagen des Septembers in das Genesungshaus zu St. Cloud. Die Lappen vereinigten sich dort vollständig, doch wurden beim Essen und bei Bewegungen des Kopfes noch längere Zeit nachher die Integumente von den Pulsationen des Gehirns stark in die Höhe gehoben. Seine Kräfte kehrten ebenfalls zurück, und er ging weite Wege zu Fufs, obwohl das geringste Geräusch und die kleinste Erschütterung ihn ermüdeten, und es zweifelhaft schien, ob er jemals seine Profession als Schlosser würde fortsetzen können."

Im Juli 1831 sah ich den Kranken, der wegen eines Krätzausschlages ins Hôtel-Dieu kam, wieder. Der Substanzverlust unterhalb der Kopfschwarte war weder durch knochige, noch knorplige Materie ersetzt worden, weshalb er diesen Theil des Kopfes durch eine Lederkappe schützte. Sein Allgemeinbefinden war sehr gut.

Die Behandlung erfordert also in solchen Fällen die Entfernung ganz losgetrennter Knochenstücke, die Annäherung der Lappen und die Beförderung der Cicatrisation durch die geeigneten Mittel. Besonders aber mufs man zur Verhütung entzündlicher Zufälle die antiphlogistische Methode, verschiedene Revulsoria und ein strenges Regimen in Anwendung bringen. Von den übrigen Knochen ganz losgelöste, allein noch an den Weichtheilen haftende Stücke in der Idee zurück zu lassen, dafs ihre Wiedervereinigung gelingen werde, ist im Allgemeinen nicht rathsam; denn abgesehen davon, dafs diese Hoffnung, wie die Erfahrung es lehrt, in den meisten Fällen getäuscht wird, so können auch leicht schlimme Zufälle dadurch veranlafst werden.

Nach erfolgter Heilung mufs das, an den afficirten Stellen leicht zu verletzende, Gehirn durch Silberplatten oder Lederkappen geschützt werden *)

---

*) [*Lombard* führt mehrere interessante Fälle von vollständiger Lostrennung von Knochenstücken durch schneidende Instrumente an, in denen die Heilung glücklich zu Stande kam. Folgender möge hier Platz finden:

Ein Oestreicher empfing am letzten 3. *Floréal* beim Uebergange über den Rhein einen Säbelhieb über den rechten Seitentheil des Kopfes, wodurch ein mehr als vier Zoll grofses Stuck des einen Scheitelbeines losgetrennt, und das Gehirn blosgelegt, aber nicht verletzt wurde Dies Knochenfragment hing noch lokker mit den Weichtheilen zusammen, als der Kranke ins Hospital gebracht wurde, wo man es loslöste. Die ganze chirurgische Behandlung beschränkte sich auf einen einfachen Verband, bei

Ich habe bereits oben bemerkt, dafs die Wunden der Schädelintegumente, bei denen die Knochen gleichzeitig mitgelitten haben, erst nachdem alle necrotische Theile derselben ausgestofsen worden sind, und die Knochen sich mit cellulösen und vasculösen Knötchen von normaler Beschaffenheit bedeckt haben, heilen. Ganz dasselbe geschieht auch, wenn andere fremde Körper im Grunde der Wunde oder zwischen den Rändern derselben zurückgeblieben sind. So können z. B. die Haare Fisteln veranlassen und unterhalten, wie folgender Fall lehrt:

Beobachtung.

F., 39 Jahr alt, von hoher und kräftiger Natur und von sanguinischem Temperamente, empfing in der Schlacht von Laon einen so heftigen Säbelhieb auf den Scheitel, dafs er niederstürzte und mehrere Stunden lang ohne Besinnung blieb. Er ward in ein Feldlazareth gebracht, woselbst man die Wunde blofs mit Charpie verband. Sechs Wochen nach der Verletzung flofs noch immer viel Eiter aus der Oeffnung hervor, aus welcher zu dieser Zeit ein Wundarzt einen Splitter von der Dicke einer Schreibfeder und von der Länge eines halben Zolles auszog. Später wurden noch zu verschiedenen, ziemlich weit von einander entfernten, aus dem Gedächtnisse des Patienten geschwundenen, Perioden mehrere kleinere Knochentheilchen entfernt. Im Januar 1816 kam der Kranke ins Hôtel-Dieu, und ich zog nach Sondirung der Wunde zwei runde Knochenstücke hervor, von denen das eine die Gröfse eines zwanzig Sousstückes, das andre ungefähr die eines Centimes hatte. Als ich kurze Zeit darauf die Untersuchung wiederholte, äufserte ich, dafs nun wahrscheinlich keine abgestorbene Knochenstücke mehr vorhanden wären, was den Kranken bewog, seine sofortige Entlassung aus dem Hospitale zu fordern. Da indefs die Eiterung der Wunde nach zehn Monaten noch fortdauerte, so kehrte er am 29. October 1816 abermals ins Krankenhaus zurück. Nun wurde der Kopf vollständig rasirt, worauf man in den Knochen eine Spalte von zwei und einem halben Zoll Länge

---

welchem Verfahren die Wunde schon fast vollkommen vernarbt war, als der Patient ins grofse Hospital geschafft ward, das er auch schon nach Ende eines Monats verliefs, um ausgewechselt zu werden. Im ganzen Verlaufe der Krankheit beklagte sich der Kranke fast nur über die zu schmale Kost. (*Lombard, Clinique chirurgicale relative aux plaies pag.* 230.)]

bemerkte, welche neben und in der Richtung der Pfeilnaht verlief, aufsen breiter war als inwendig und von der dick mit Haaren besetzten Kopfschwarte so genau bedeckt ward, dafs der Eiter kaum aus der Wunde hervordringen konnte. Eine in den mittlern Theil eingeführte Sonde drang nach der rechten Seite zu 9 bis 10 Linien tief ein. Am ersten November wurde eine, mit der ursprünglichen Wunde einen Kreuzschnitt bildende, Längenincision gemacht, und die vier Lappen theils mit dem Bistouri, theils mit dem Ende eines Spatels von den Schädelknochen losgelöst, wobei es nöthig ward, die innern Ränder der vier Lappen abzutragen, da sie sich nach innen umgeschlagen hatten, so dafs ihre äufsere Fläche zur innern geworden war. Eine hierbei eingetretene geringe Blutung aus der Arteria occipitalis stillte man leicht durch, zwischen die Lappen gelegte, Charpiebourdonnets, bedeckte diese dann mit zwei Longuetten und befestigte das Ganze mittelst des Capistrum simplex. Der Kranke wurde auf eine strenge Diät gesetzt, hatte am Abend einen frequenten Puls, heifse Haut, etwas Durst und empfand zwar starke Schmerzen in der Wunde, doch keine in der Tiefe des Kopfes. Da am folgenden Tage dieselben Symptome fortdauerten, verordnete ich, eine stärkere Congestion fürchtend, Brechweinsteinmolken, am Morgen erweichende Lavements und am Abend Fufsbäder. Am Morgen des dritten Tages befand sich der Patient ziemlich gut, doch Abends stellte sich mäfsiges Fieber ein, welches auch noch an den folgenden Tagen fortdauerte. Am fünften Tage löste man den Verband, wobei die Charpie sich ziemlich leicht lostrennen liefs, obgleich die Eiterung noch nicht gehörig zu Stande gekommen war. Die blofsgelegten Knochentheile erschienen gesund und waren durch einen drei Linien breiten und einen und einen halben Zoll langen Zwischenraum von einander getrennt, der mit Fleischwärzchen und einigen Ueberresten der nach innen umgeschlagenen Schädelintegumente bedeckt war. Am siebenten Tage konnte ich die Sonde innerhalb der Wunde nach rechts 8 bis 9 Linien weit und ebenso tief fortschieben, wobei ich einen fremden Körper oder etwas dem Aehnliches fühlte. Deshalb entschlofs ich mich, eine Trepankrone anzuwenden, welche auf der rechten Seite der Pfeilnaht und an dem hintern Theile des Scheitelbeines so angesetzt ward, dafs vier Fünftel ihres Kreises auf den Knochen kamen, und das übrige Fünftel auf die Fleischwärzchen fiel, die man durch einen Spatel niederdrückte, um sie der Wirkung

kung des Trepans zu entziehn. Als nun das Knochenstück durchschnitten und mit Hülfe eines Hebels entfernt worden war, fand man im Grunde der Wunde Theile von Integumenten, welche zwischen der Dura mater und dem Schädel lagen und, gleich Pinseln, mit dicken, dicht stehenden, rauhen, vier bis fünf Linien langen Haaren bedeckt waren. Dabei drang, selbst wenn der Kranke hustete, nur sehr wenig Eiter aus der Wunde hervor. Bei der Untersuchung mit der Sonde zeigte es sich, dafs derjenige Theil des Knochens, unter welchen man vorher die Sonde hatte schieben können, durch den Trepan entfernt worden war. Es hatte die Form und Dicke eines kleinen Zweisousstükkes, von welchem man den fünften Theil abgeschnitten hat. Mehrere der Haarpinsel wurden hierauf mittelst der Pincette und der Scheere zugleich mit den Hautstücken, an denen sie safsen, fortgenommen, feine Charpiebourdonnets, von denen man auch mehrere zwischen die Hautlappen brachte, um sie entfernt von einander zu erhalten, auf die Wunde gelegt, und aufserdem mit dem Gebrauche der Fufsbäder, der Lavements und der Brechweinsteinmolken fortgefahren. Am neunten und zehnten Tage schnitt ich noch mehrere Stücke von, mit Haaren besetzten Integumenten heraus, rasirte, um sie mit Sicherheit alle zu entfernen, die Winkel der Wunde, machte rund um einige noch vorhandene behaarte und nach innen geschlagene Hautstücke zwei elliptische Schnitte mit dem Bistouri, nahm diese mit einer nach der Fläche gebogenen Scheere fort und legte mit Cerat bestrichene Leinwandstreifen und feine Charpie über die Wunde. An den folgenden Tagen bekam der Kranke schon Appetit, und man reichte ihm flüssige Nahrung. Am zwanzigsten Tage sah die Wunde hochroth aus, sonderte ziemlich viel und gutartigen Eiter ab, welcher sich beim Husten durchaus nicht vermehrte, und die durch den Trepan entblöfsten Knochenstellen fingen an sich mit Fleischwärzchen zu bedecken. Die Wundwinkel wurden fortdauernd von einander entfernt gehalten. Am acht und zwanzigsten Tage fafste ich einen der Winkel desjenigen Knochenstückes, auf welches der Trepan angesetzt worden war, mit der Ringpincette und löste, bei den Versuchen es zu erschüttern, ein Fragment, welches die Form von vier Fünfteln eines Kreises hatte und dem früher entfernten Knochenstücke vollkommen ähnlich war; seine Höhe betrug zwei und eine halbe bis drei Linien, seine Dicke in der Mitte eine und eine halbe, an den Rändern zwei bis drei Linien. Das an dem vollständigen

Kreise fehlende Stück entsprach dem von den Fleischwärzchen ausgefüllten Raume, und welchem die oben erwähnten Splitter ausgezogen worden waren. Von nun an ging die Heilung gehörig von Statten. Die Höhle, welche nach der Anwendung des Trepans die Gröfse einer Nufs gehabt hatte, füllte sich in den folgenden Tagen vollkommen mit Fleischwärzchen aus, und da der Kranke sich wohl befand, und weder ein necrotisches Knochenstück, noch eine andre Ursache zu Reizungen vorhanden war, so erlaubte ich dem Kranken am 7. December, am acht und dreifsigsten Tage nach der Operation, das Hospital zu verlassen. Er besuchte dasselbe indefs nach dieser Zeit noch öfter, und ich überzeugte mich, dafs seine Wunde immer mehr sich verkleinerte, die Eiterung allmälig abnahm, und die Vernarbung endlich glücklich erfolgte.

C. — Verletzung der Schädelknochen durch quetschende Waffen.

Verletzungen der Schädelknochen durch quetschende Waffen, und besonders durch Geschosse, können mit oder ohne Beschädigung der Integumente zu Stande kommen. Andrerseits wirken diese Waffen aber auch äufserst selten auf die Schädelbedeckungen nur einigermaafsen gewaltsam ein, ohne gleichzeitig eine mehr oder weniger heftige Contusion der Knochen zu veranlassen, die, wenn sie stark ist, leicht die Zerreifsung von Gefäfsen, einen Ergufs in die Schädelhöhle und Ablösung der Dura mater in mehr oder weniger grofsem Umfange, so wie auch Entzündung, Caries und Necrose des Knochengewebes nach sich zieht. Aus diesem Grunde müssen auch die Contusionen der Schädelintegumente, wenn sie ausgedehnt sind, oder wenn man weifs, dafs die verletzende Waffe kräftig eingewirkt hat, energisch behandelt werden; denn wegen der Nähe des Gehirns ist man niemals sicher, dafs dies Organ oder seine Häute nicht durch den Stofs mit afficirt worden sind und nachträglich in Entzündung übergehn. Auch mufs der Wundarzt berücksichtigen, dafs Kugeln, welche die Schädelknochen treffen, ohne sie zu zerbrechen, oft Erschütterung des Gehirns erregen, ein Umstand, der ihn zum kräftigen Handeln auffordert, und auf den wir später noch zurückkommen werden.

Von dem Erysipelas und der diffusen Phlegmone, welche so oft die Wunden der Kopfschwarte begleiten, haben wir schon gesprochen; hier soll deshalb von der tiefer dringenden Entzündung, nämlich des Periosteums und der Knochen selbst, die Rede sein.

D. — Von der Periostitis der Hirnschale.

Die Frage, ob das Pericranium sich entzünden könne, haben zwar schon die alten Wundärzte durch Beschreibungen dieses Leidens bejaht, augenscheinlich aber dabei die Wirkung mit der Ursache verwechselt, indem sie eigentlich das Erysipelas und die diffuse Phlegmone der Kopfschwarte vor sich hatten. In späterer Zeit dagegen hat man der Periostitis der Hirnschale nur selten Erwähnung gethan, und jetzt glaubt man sogar ziemlich allgemein, dafs es eine solche nicht gebe. Nichtsdestoweniger aber kommt sie vor, was man, selbst in Ermangelung directer Beweise, schon aus der Analogie als sicher annehmen könnte; denn man sieht ja, dafs das Periosteum der langen Knochen unter dem Einflusse der Syphilis und andrer äufsern Ursachen sich entzündet und in Eiterung übergeht. So bin ich noch ganz kürzlich zu Bourg-la-Reine bei einer jungen Person wegen einer ausgedehnten, in Folge von traumatischer Periostitis entstandenen, Necrose der Tibia ein grofses Stück dieses Knochens fortzunehmen genöthigt gewesen.

Wenn sich das Periosteum entzündet, so kommt die Eiterung zwischen der innern Fläche der fibrösen Membran und dem Knochen zu Stande; ganz dasselbe geschieht, und zwar gar nicht selten, am Schädel, und unter der nicht kleinen Zahl von den im Hôtel-Dieu gemachten Beobachtungen wählen wir folgende, als eine der merkwürdigsten, aus:

Beobachtung.

Ein Arbeiter bekam in einem Streit von seinen Kameraden einen Stich mit einem Grabstichel in den Scheitel, wodurch hier eine kleine Wunde entstand, die dem Kranken nur geringe Beschwerden verursachte. Vier oder fünf Tage nachher empfand er indefs einen dumpfen, tiefsitzenden Schmerz an der verwundeten Stelle, mit Fieber und Mangel an Appetit, und begab sich deshalb ins Hôtel-Dieu, wo man bei seiner Ankunft rund um die Oeffnung eine tief liegende, ausgedehnte und etwas ödematöse Anschwellung bemerkte, die trotz der angewendeten Aderlässe und Blutegel u. s. w. fortdauerte. Nach Verlauf von vierzehn Tagen fühlte man in der Tiefe derselben Fluctuation, weshalb ich Anfangs glaubte, dafs eine diffuse Phlegmone sich gebildet haben möchte; bald ward auch die Gegenwart des Eiters unverkennbar, und ich machte daher eine bis zum Knochen gehende Incision, aus der indeſs nur höchstens zwei Unzen Eiter ausflossen, obwohl der Heerd mindestens die Gröſse eines Handtellers hatte. Die Wundränder wurden nun von einander entfernt, und man überzeugte sich hierauf noch deutlicher, daſs die Knochen der Hirnschale wirklich entblöſst waren. Der Kranke starb unter den Zeichen der Compression, denen Fieber, Schüttelfröste und verschiedene andre Symptome vorhergegangen waren, welche die Entzündung und Eiterung der Dura mater zu begleiten pflegen. Bei der Section fand man, daſs das Pericranium sich an der leidenden Stelle, von der Circumferenz des Krankheitsheerdes an, losgetrennt, nach auſsen umgeschlagen und an die innere Fläche der Schädelintegumente angelegt hatte. Der Knochen war in seiner ganzen Dicke necrotisch und auf der Dura mater ziemlich viel Eiter vorhanden, welcher eben die Symptome von Compression veranlaſst hatte.

E. — Von der Ostitis der Hirnschale.

Auch die Knochen der Hirnschale selber können sich entzünden, wenn sie durch Geschosse gequetscht werden, woraus dann in der Regel Necrose, bald nur der äuſsern Tafel, bald des Knochens in seiner ganzen Dicke und mitunter auch Caries entsteht.

Ist die äuſsere Tafel allein ergriffen und necrotisch geworden, so wird sie durch Entzündung in der Diploë des Knochens, die wahre Ostitis, losgestoſsen, die sich zuweilen auch bis auf die Dura mater fortsetzt und dann eigenthümliche Erscheinungen herbeiführt.

Die Necrose des Knochens in seiner ganzen Dicke in Folge einer starken Contusion hat immer eine Entzündung und Eiterung zwischen den abgestorbenen Knochen und der Dura mater zur Folge. Von den Resultaten dieser Eiterung ist indeſs schon die Rede gewesen. Ist dieselbe nur sparsam, so kommen die Phänomene des Druckes zuweilen nicht zu Stande, das Knochenstück stöſst sich los, und der Kranke wird, wie mehrere Beispiele beweisen, wieder hergestellt. Da man indeſs niemals im Voraus wissen kann, ob zwischen den necrotisirten Schädelknochen und der Dura mater viel oder wenig Eiter angehäuft ist, so muſs man den Zufällen, die durch eine solche Ansammlung herbeigeführt werden können, vorbeugen. Bemerkt man daher, daſs ein Theil der Schädelknochen grau aussieht, sehr hell klingt und unempfindlich ist, so kann man annehmen, dafs derselbe bis zu der innern Fläche necrotisirt ist, und gesellen sich hierzu dann noch Zeichen von Gehirncompression, so ist die Trepanation durchaus nothwendig und allein im Stande, das Leben des Kranken zu retten. Denn man verschafft dem sich bildenden Eiter auf diese Art einen Ausweg und kommt seiner Ansammlung und den dadurch veranlafsten Zufällen zuvor. Die zahlreichen Fälle, in denen dies Verfahren einen glücklichen Erfolg hatte, sind die besten Beweise seiner Nützlichkeit. *)

F. — Von den Fracturen des Schädelgewölbes und deren Complicationen.

Häufig veranlassen Geschosse und andre quetschende Körper, mit oder ohne gleichzeitige Trennung der Weichtheile, Fracturen der Hirnschale, zu deren Erzeugung indefs immer ziemlich voluminöse Körper nothwendig sind. So dringen z. B. Schrotkörner aus einer gröfsern Entfernung, etwa dreifsig bis vierzig Schritt, nicht in die Hirnschale ein, wirken aber, in der Nähe abgefeuert, wie ein gröfseres Geschofs und richten meistens schreckliche Zerstörungen an.

Wollten wir hier die Fractur eines jeden einzelnen Schädelknochens besonders beschreiben, so würde dies zu vielfachen Wiederholungen Veranlassung geben, weshalb wir, da übrigens auch die consecutiven Symptome bei allen dieselben sind, diesen Gegenstand hier im Allgemeinen abhandeln werden.

Die Fracturen können nun in blofsen Spalten bestehen, wobei die Knochen in ihrer Lage bleiben; oder mit mehr oder weniger bedeutender Splitterung und mit Dislocirung der Fragmente complicirt sein. Letztere können auch gänzlich losgetrennt und ins Gehirn hineingedrückt

*) [Ueber die innern Eiterablagerungen, welche man in Folge von Kopfwunden, namentlich in den Lungen, der Leber u. s. w., beobachtet, wollen wir hier bemerken, dafs man dieselben durch verschiedene Theorieen (*Bertrandi*, *Pouteau*, *Desault* und Andre) zu erklären gesucht hat. In neuerer Zeit ist indefs nachgewiesen worden, dafs Eiterablagerungen in Folge von Kopfwunden nicht häufiger entstehen, als nach Verletzungen andrer Körpertheile. Diese scheinbar neue Bemerkung findet sich schon bei einigen ältern Schriftstellern, und besonders bei *Briot*. (*Histoire de l'Etat et des progrès de la chirurgie militaire en France, pendant les guerres de la Révolution.*)]

werden (*enfonçure*), oder unter die gesunden Knochen herunter geschoben werden (*embarrure*). In einigen sehr seltenen Fällen endlich stehen alle Fragmente nach aufsen und bilden eine Wölbung, deren Convexität nach aufsen und deren Concavität nach innen sieht.

Die Fractur mit Dislocation ist immer eine directe, d. h. sie befindet sich stets an der von der Waffe getroffenen Stelle; eine Spalte hingegen kann eine indirecte sein und liegt dann mehr oder weniger entfernt von dem getroffenen Punkte. Diese letztre Art von Fracturen nennt man Fracturen durch Contrecoup, deren es wiederum mehrere Arten giebt. 1) Die, wo die äufsere Knochenlamelle ganz bleibt, und nur die innere an dem entsprechenden Punkte zerbricht.*) 2) Die, wo der Knochen in seiner ganzen Dicke an dem getroffenen Punkte der verletzenden Gewalt widersteht, aber dafür an einer andern Stelle zerbricht. So sieht man zuweilen Spaltungen des Augenhöhlentheiles des Stirnbeins durch Stöfse gegen die Stirn entstehn. 3) Die, wo der getroffene Knochen ganz bleibt, allein der benachbarte bricht. 4) Die, wo die Fractur an einer der getroffenen Stelle gerade gegenüberliegenden sich bildet. 5) Endlich die, wo alle Knochen ganz bleiben, al-

---

*) [Die Fractur der innern Knochenlamelle des Schädels, welche man früher ohne Beweis annahm, nachher für unmöglich hielt, später am Cadaver nachwies, ist jetzt als wirklich vorkommend anerkannt. *S. Cooper* entdeckte einst in einem Falle, in welchem er einen Ergufs zu finden glaubte, einen auf dem Gehirne ruhenden Splitter, von ungefähr einem Zoll Länge. Vielleicht kommt diese Fractur auch viel häufiger vor, als man gewöhnlich glaubt; denn da die innre Platte dünner, kleiner an Umfang und spröder als die äufsere ist, so spaltet sie sich auch leichter als die äufsere und unter Einwirkungen, bei denen diese letztre ganz bleibt. *Bilguer* hat mehrere Beobachtungen der Art mitgetheilt, und auch dem *A. Paré* war diese Art der Fractur nicht unbekannt, wie aus Folgendem erhellt:

Vor dem Chateau de Hedin, erzählt er nämlich, wurde ein Soldat durch eine Flintenkugel verletzt, welche die Kopfbedekkung, ohne sie zu zerreifsen, eindruckte und in der Gegend des Scheitelbeines gegen den Schädel schlug, doch äufserlich keine Verletzung desselben verursachte. Da der Verwundete am sechsten Tage apoplectisch starb, so war ich begierig, die Ursache des Todes zu wissen, öffnete deshalb den Schädel und fand die innere Tafel zerbrochen und Splitter in die Substanz des Gehirns eingedrungen, während die äufsere unverletzt war. Dasselbe habe ich den Herren *Chapelain*, erstem Arzte des Königs und *Chastelan*, Leibarzt der Königin, an einem bei dem Sturme von Rouen Verwundeten gezeigt. (*Oeuvres d'A. Paré. 10 livre chap. 7. pag.* 225 *édit. de* 1652.)]

lein eine der Nähte sich löst, und die sie bildenden Knochen mehr oder weniger weit auseinander weichen. In diesem Falle kann sich eben so, wie da, wo mehrere Knochenfragmente vorhanden sind, einer der gelösten Knochen viel tiefer, als der, mit welchem er articulirt, herabsenken.

Ist eine Wunde der Schädelbedeckungen zugegen, so kann man eine Fractur, wenn sie direct ist, durchs Gesicht und durchs Gefühl erkennen. Bedeutendere Eindrücke lassen sich auch ohne das Vorhandensein äufserer Wunden allein durchs Gefühl deutlich unterscheiden. Ist die Fractur hingegen durch Contrecoup entstanden, oder fehlt sowohl eine Wunde in den Integumenten, als ein Eindruck der Knochen, so mangeln uns zur Feststellung der Diagnose alle directen Zeichen, und wir können nur durch die rationellen zur Erkenntnifs des Uebels gelangen. Diese rationellen Zeichen nun, an denen man eine nicht mit einer Wunde der correspondirenden Integumente, so wie nicht mit einem Eindrucke complicirte Schädelfractur zu erkennen, im Stande sein soll, sind: die Kraft des Stosses, verglichen mit der Dicke des Knochens; ein Ton, wie von einem zerbrochenen Topfe, den der Verwundete im Augenblicke der Verletzung hört; das fast automatische Hinbewegen der Hand nach einem Theile des Kopfes und das dortige Verweilen derselben; ein Schmerz, welchen der Patient dort empfindet, wenn er mit den Zähnen auf ein Tuch beifst, während an demselben Tractionen gemacht werden; *) in Fällen endlich, wo eine durch die ganze Dicke des Knochens gehende und durch Contrecoup entstandene Fractur vorhanden ist, eine schmerzhafte teigige Anschwellung in den entsprechenden Weichtheilen, welche zunimmt, wenn man nach dem Abscheeren der Haare den Kopf mit einem Breiumschlage bedeckt.

Alle diese Zeichen sind indefs oft täuschend, und nur das Gefühl und das Gesicht können uns über das Vorhandensein einer Schädelfractur sichern Aufschlufs geben.

Was nun die Gefahr dieser Fracturen betrifft, so sind dieselben an sich von keiner Bedeutung und heilen eben

---

*) [*A. Paré* hat kein Vertrauen zu diesem von *Guidon* angegebenen Verfahren und sagt daruber Folgendes:

„Ich konnte mich davon nicht durch die Erfahrung überzeugen, obwohl ich das Mittel bei mehreren Patienten anwendete, wo ich die Fractur mit den Augen erkennen konnte. Ich liefs sie nach *Guidon's* Vorschrift auf eine Schnur oder ein Tuch beifsen, allein sie beklagten sich nicht über Schmerz.]

so gut und durch denselben Mechanismus, als die der andern Knochen, wenn nicht das Gehirn und dessen Häute mehr oder weniger dabei betheiligt sind. In viel höherem Grade als die Fractur selbst nehmen mithin diese Complicationen, nämlich die Commotion, die Compression und die Entzündung des Gehirns, die Aufmerksamkeit des Wundarztes in Anspruch. Von der Commotion habe ich bereits in der ersten Abtheilung ausführlich gehandelt, weshalb hier nur von der Compression uud Contusion die Rede sein soll.

G. — **Die Compression des Gehirns**, welche durch einen Ergufs von Blut, zwischen die Hirnschale und die Dura mater hervorgebracht wird, begleitet fast jede Fractur der Schädelknochen, weil mit dieser stets eine Zerreifsung einiger Gefäfse und eine Lostrennung der Dura mater verbunden ist. Zuweilen giebt sich indefs ein solcher Ergufs, besonders wenn er gering ist, durch gar kein Zeichen zu erkennen, und wird oft auch schnell wieder resorbirt. Ist er jedoch gleich Anfangs nur einigermaafsen bedeutend, vermehrt er sich nach und nach, oder bildet sich an den afficirten Stellen eine Eiterung aus, so treten sogleich sehr augenfällige Symptome, wie Coma, Paralyse, laute, stretoröse Respiration, ein langsamer Puls u. s. w. ein. Diese, durch Flüssigkeiten veranlafste, Compression des Gehirns ist mithin primitiv oder consecutiv, und entsteht plötzlich oder allmälig. Wird sie hingegen durch eingedrückte Knochenstücke erzeugt, so verräth sie sich im Augenblicke der Verletzung, und zwar schon in ihrer ganzen Heftigkeit, während man, wenn sie die Folge eines selbst schnell sich bildenden Extravasats ist, ihre allmäligen Fortschritte, von den geringsten Störungen in den Bewegungen bis zur absoluten Unbeweglichkeit, zu verfolgen vermag. In einzelnen glücklichen Fällen verschwinden alle diese Zufälle von selbst, das Bewufstsein stellt sich nach und nach wieder ein, und die gelähmte Seite wird allmälig wieder brauchbar; in der Regel aber steigern sich, wenn die Ursache der Compression nicht durch Ausleerung der ergossenen Flüssigkeiten oder durch Elevation der deprimirten Knochenstücke fortgeschafft wird, die Zufälle, und der Tod erfolgt binnen kurzer Zeit.

Zuweilen indefs beobachtet man auch eine deutliche Depression der Knochen der Hirnschale, ohne dafs Zeichen von Gehirncompression damit verbunden sind; doch mufs man hier die besondern Umstände wohl von einander unterscheiden, denn nur mitunter ist die äufsere Knochenlamelle eingedrückt, die Diploë verschwunden und somit diese äufsere Tafel mit der innern in unmittelbare Berührung gesetzt, während das Gehirn gar keine Compression erleidet, eine Form, die *Astley Cooper* häufig beobachtet haben will. Andere Male sind wirklich beide Tafeln eingedrückt, und das Gehirn erfährt einen Druck, doch leidet dasselbe wenig dadurch oder gewöhnt sich, wenn auch kurze Zeit in seinen Functionen beeinträchtigt, schnell an diesen Grad von Compression und kehrt bald wieder vollständig zu seiner Thätigkeit zurück. In diesem Falle sowohl, als in dem vorher genannten, wäre es mithin ein grofser Fehler, die Trepanation vorzunehmen, da die vorhandene Krankheit gewissermaafsen von selbst heilt. Und selbst in den Fällen, wo das Gehirn stärker comprimirt ist, und mehr oder weniger vollständiges Erlöschen des Empfindungs- und Bewegungsvermögens, Geistesstörungen u. s. w. eingetreten sind, verschwinden diese mifslichen Symptome allmälig nach ein- oder mehrtägiger Dauer unter einem passenden Heilverfahren (Aderlafs, Blutegel, Getränke mit Tartarus stibiatus u. s. w.), ein Beweis, dafs man auch unter diesen anscheinend sehr gefährlichen Umständen die Trepanation oft vermeiden und, Kranke ohne dieselbe herzustellen, hoffen kann. Zu den Fällen von ausgedehnten und tiefen Schädeldepressionen, welche ohne alle Nachtheile für die Geisteskräfte der Patienten glücklich geheilt wurden, gehört folgender:

Beobachtung.

Der Banquier R. zu Paris fiel vor längerer Zeit bei einem Sturze aus seinem Wagen mit dem Kopf aufs Steinpflaster und zog sich dadurch eine tiefe Depression der ganzen rechten Hälfte des Stirnbeines zu. Acht Tage lang war er ohne Bewufstsein, allein mit Hülfe von Aderlässen und mannigfachen auf die Haut angewendeten revulsorischen Mitteln wurde er völlig wieder hergestellt, ohne dafs irgend eine Operation zur Elevation der eingedrückten Hirnschale wäre vorgenommen worden. Der Patient befindet sich jetzt vollkommen wohl, und obgleich das Gehirn comprimirt ist, da eine Seite des Schädels um mehrere Linien weiter hervorspringt als die andre, so haben doch seine Geisteskräfte nicht im Geringsten dadurch gelitten. *)

---

*) [Uns sind noch einige andre Fälle dieser Art bekannt, die theils in der chirurgischen Clinik, theils in der Civilpraxis *Dupuytren's* vorgekommen sind.

Und was hier mit dem Stirnbeine der Fall war, habe ich andre Male vom Scheitel-, Hinterhaupts- oder Schläfenbeine gesehn.

J. L. Petit hat ganz ähnliche Beobachtungen gemacht. Ein Dachdecker fiel von einem Dache und lag eine Viertelstunde für todt da. Er ward nach Hause gebracht, zur Ader gelassen und erholte sich von seiner Betäubung. An seinem Körper fand man durchaus keine andre Verletzung, als eine ziemlich leichte Beule auf dem Musculus temporalis. Das Aderlaſs sollte am Abend der Verletzung wiederholt werden, doch widersetzte sich die Frau des Patienten, der sich am folgenden Tage schon ziemlich wohl befand, und am dritten seine Geschäfte wieder anfing. Am Abend dieses Tages empfand er geringe Kopfschmerzen, die ihn indeſs von seiner Arbeit nicht abhielten und nach Verlauf einer Woche vollständig verschwunden waren. Dieser Mensch genoſs hierauf mehrere Jahre lang einer guten Gesundheit und starb an einem bösartigen Fieber. Ich hatte Gelegenheit ihn zu seciren und fand bei der Untersuchung der Gegend, auf welche er gefallen war, die Spuren einer bedeutenden Fractur. Die durch den Sturz eingedrückten und an einer Stelle in mehrere Stücke zerbrochenen Knochen waren nicht wieder in die normale Lage zurückgekehrt, doch hatte sich das Gehirn an diesen Druck gewöhnt!! (*J. L. Petit tom. I pag.* 71.)

Bei einem andern Menschen, welchem ein Stück einer Granate gegen den Kopf geflogen war, und der zehn Jahre darauf starb, fand *J. L. Petit* den mittlern Theil des rechten Scheitelbeines zerbrochen und drei oder vier Linien an der innern Schädelfläche hervorspringend, so daſs es einen Druck auf die Dura mater ausübte, und doch hatte sich dies im Leben durch keine Zufälle verrathen. Wäre dieser Mensch nach seiner Kopfverletzung trepanirt worden, fügt *Petit* hinzu, so hätte er wahrscheinlich zehn Jahre weniger gelebt. In einem beinahe ähnlichen Falle, wo eine Frau zu einem mit Depression verbundenen Schädelbruche, den sich ihr Kind zugezogen hatte, gar nichts that, und das Kind doch genas, sagte *Petit* zu jener: „Die Natur hat hier Alles allein gethan, und Ihre Unwissenheit hat vielleicht mehr genützt, als mein Wissen vermocht hätte."

Abernethy sagt, daſs mehrere Patienten mit Schädelfracturen und Depression der Knochenstücke, die nicht trepanirt worden sind, niemals schlimme Zufälle bekommen und lange Zeit nach diesen Verletzungen sich einer eben so guten Gesundheit erfreut haben, als wenn ihnen nichts widerfahren wäre. *Hill* berichtet zwei ähnliche Fälle in seinen chirurgischen Beobachtungen.

Abernethy ist in Folge seiner Erfahrungen zu der Ansicht gekommen, daſs in allen den Fällen, wo der Kranke den vollständigen Gebrauch seiner Sinne behält, die Trepanation, bis zu dem Eintritt schlimmerer Zufälle, unnütz sei. Wir gehen indeſs noch weiter und glauben, daſs diese Symptome, um die Trepanation zu rechtfertigen, bedeutend, anhaltend und an Intensität zunehmend sein müssen.

So auffallend es aber auch erscheint, so muſs man doch gestehn, daſs es unmöglich ist, nach dem Grade der Depression ei-

Dessen ungeachtet ist die Gehirncompression, sowohl die plötzliche, als die langsam zu Stande kommende, besonders aber erstere, ein sehr gefährlicher, und die Aufmerk-

---

nes Knochenstückes, die Intensität der Zufälle im Voraus zu ermessen. So erzählt *Thomson* in seinen 1815 in den Belgischen Hospitälern gemachten Beobachtungen mehrere Fälle, wo bei vorhandener starker Gehirncompression durch den Eindruck der innern oder beider Knochentafeln weder Paralyse, noch Verlust des Gedächtnisses eintrat. Bei einem Individuum war der mittlere Theil des Scheitelbeines durch eine Kugel, deren Extraction erst am zwanzigsten Tage vorgenommen ward, zerbrochen und tief eingedruckt, und dessenungeachtet war weder Paralyse, noch Störung der Geisteskräfte vorhanden. Bei einem andern hatte eine Kugel das rechte Scheitelbein zerbrochen und deprimirt, sich abgeplattet, zwischen die beiden Knochentafeln festgesetzt und die innere nach einwärts getrieben; und auch hier fehlten die Zeichen der Gehirncompression. Noch merkwürdiger erscheint folgender Fall: Eine Kugel war hinter der rechten Schläfe nach innen und unten gedrungen, hatte auf ihrem Wege die Knochen zerbrochen und war an der Oberfläche des Gehirns auf dem Tentorium cerebelli liegen geblieben, von wo sie am siebzehnten Tage extrahirt ward. Trotz dem war vor der Operation kein schlimmer Zufall eingetreten, und der Patient genas unter einer streng antiphlogistischen Behandlung fast ohne die geringste Störung seines Allgemeinbefindens. *Hennen* führt in seiner Militairchirurgie einen Fall an, in welchem der obere und hintere Winkel des Scheitelbeins von einer Kugel funfzehn Linien tief eingedrückt wurde, ohne daſs schlimme Zufälle eintraten Aderlässe und andre Antiphlogistica genügten zur Wiederherstellung dieses Menschen binnen weniger Wochen Ein andrer Soldat überlebte eine solche Verletzung dreizehn Jahre und empfand keine andre Beschwerde, als Blutandrang nach dem Kopfe, sobald er im Trinken etwas ausgeschweift hatte, obwohl auf dem Scheitel ein, einen und einen halben Zoll tiefer trichterförmiger Eindruck vorhanden war

Fichet de Fleury (*Observ. méd. chir.* 1761 *pag.* 219.) sagt, daſs er einen Eindruck des Stirnbeins gesehn habe, der so groſs war, daſs man den Daumen hätte hineinlegen können, und der doch sehr gut ohne Trepanation heilte. Bei einem andern Verwundeten hatte die Depression vier Unzen Flüssigkeit fassen können, und die Facultät zu Montpellier, fugt derselbe Schriftsteller (*pag.* 286) hinzu, bot dem Verwundeten für die Einwilligung zur Trepanation vergebens eine Pension von 3000 Franken.

Paillard hat bei der Belagerung von Antwerpen eine Menge Beobachtungen dieser Art gesammelt und in seinem Berichte über diesen Feldzug bekannt gemacht. Auch ist vor mehreren Jahren ein Kranker im Hôtel-Dieu gewesen, dem das Schläfenbein und ein Theil des Scheitelbeins durch einen Schlag von einem Pferde eingedrückt worden war, und welcher ohne Trepanation und ohne Versuche, das deprimirte Knochenstück zu erheben, unter der bloſsen Anwendung von Aderlässen und Ableitungen auf den Darmkanal genas]

samkeit des Arztes in höherm Grade in Anspruch nehmender Zufall.

Nicht minder gilt dies aber von einem andern Leiden, welches nach der Einwirkung quetschender Waffen, selbst wenn diese die Knochen nicht zerbrechen, eintritt, nämlich der Contusion des Gehirns, einem von den Schriftstellern bisher nicht gehörig beschriebenen und in der Regel falsch erklärten Uebel.

H. — Von der Contusion des Gehirns.

Die Contusion des Gehirns ist häufig mit der Commotion, oder der Compression desselben verwechselt worden, obwohl sie mit diesen nichts gemein hat und weder dieselben Symptome, noch denselben Grad von Gefahr mit sich führt.

Die Contusion ist eine wahrhafte Verletzung der Organisation an den afficirten Hirnstellen, welche in einer durch Zerschmetterung erzeugten Desorganisation der gequetschten Theile besteht, und deren Grad von der Heftigkeit des Eingriffs abhängt. Vermöge seiner Weichheit und leichten Zerfliefsbarkeit kann indefs das Gehirn schon eine Contusion erleiden, ohne direct getroffen, oder ohne durch die den Schädel treffenden Körper blofsgelegt worden zu sein, ja selbst ohne in seinen weicheren oder härteren Theilen irgend eine deutliche Veränderung zu zeigen. Dafs aber solch ein desorganisirender Stofs sich durch die Hüllen, und sogar durch den Schädel bis zum Gehirne selbst, fortsetzen könne, erklärt sich dadurch, dafs die Hirnschale, wenn sie von einem fremden Körper getroffen wird, vermöge ihrer Elasticität, ihre Form plötzlich ändert, und das weiche, leicht zerstörbare Gehirn, welches den ganzen Raum der Schädelhöhle genau ausfüllt, diesem plötzlich eintretenden Drucke oder dieser Veränderung nicht zu widerstehen vermag.

Die Contusionen des Gehirns können nun an dem, der getroffenen Schädelstelle entsprechenden, Punkte des Gehirns stattfinden und sind dann directe, oder auch an einer mehr oder weniger entfernten, getroffenen oft gerade gegenüberliegenden Stelle, was man nach Analogie der Fracturen, Contusionen durh Contrecoup nennen kann.

Ebenso sind auch die Grade dieser Contusion verschieden, und jeder derselben führt besondere Symptome mit sich.

Ist die Contusion gering und hat sie nur einen Ergufs weniger Tropfen Blut veranlafst, so kann die Heilung erfolgen; findet hingegen eine bedeutende und ausgedehnte Desorganisation statt, so tritt meistens der Tod ein.

Ist, nach erlittener Contusion, die mehr oder weniger starke, gleichzeitig entstehende Commotion vorüber, so fehlen meistens während zwei, drei oder vier Tage alle Gehirnsymptome, und in der Regel treten erst am fünften schlimmere Zufälle ein. So habe ich beinahe die Hälfte einer Hemisphäre bei einem Individuum in Brei verwandelt gesehn, bei welchem vier oder fünf Tage nach stattgehabter Contusion gar keine Gehirnsymptome vorhanden gewesen waren. Erst zu dieser Zeit traten sie ein und zogen dann schnell den Tod des Kranken nach sich.

Die Ursachen der Contusion und Commotion sind ganz dieselben und erzeugen, je nach den Individuen und je nach andern, schwer zu ermittelnden, Umständen, bald jene, bald diese, weshalb beide auch oft miteinander verwechselt worden sind. Und im ersten Augenblicke ist es in der That schwer zu unterscheiden, ob eine dieser Ursachen blofs eine leichte Commotion oder eine Contusion erzeugt hat; indefs vermindert sich bei ersterer die Heftigkeit der Zufälle immer mehr, während sie bei letzterer meistens erst am dritten, vierten oder fünften Tage, und zwar mit entzündlichen Symptomen eintritt. Der Patient klagt Anfangs nur über Schmerz an einem bestimmten Punkte des Kopfes, wozu Appetitlosigkeit, ein exacerbirendes Fieber und eine, mit jedem Paroxysmus sich steigernde und zuletzt in Coma übergehende Betäubung sich hinzugesellen. Allgemeine und örtliche Blutentziehungen, Revulsoria u. s. w. können diesen Zustand indefs verändern, die Aufsaugung des ergossenen Blutes und Eiters, wenn deren Menge nur gering ist, befördern und die Heilung, häufig allerdings mit bleibender stärkerer oder geringerer Beeinträchtigung irgend einer Geisteskraft, zu Wege bringen. Ist die Desorganisation hingegen bedeutend, so nimmt das Uebel keinen so glücklichen Ausgang; die Entzündung ist viel heftiger, das Fieber und das Coma viel stärker, und der Tod erfolgt unter Symptomen von Druck aufs Gehirn.

Oft setzt sich auch die Entzündung des Gehirns unter solchen Umständen auf die Arachnoidea fort, und dann sind die Frostanfälle zu Anfang ziemlich stark, es ist Contraction der Pupille, Delirium, kurz alle Symptome der Entzündung der serösen Haut des Gehirns zugegen, so dafs es schwer ist, die Hauptkrankheit von der accessorischen zu unterscheiden.

Eine sehr ausgedehnte Contusion des Gehirns endlich kann auf der Stelle den Tod nach sich ziehn.

Bei der Section von Individuen, welche einige Zeit nach der Entwicklung der Gehirnsymptome starben, findet man die afficirte Stelle des Gehirns in einen unorganisirten Brei, in wirkliche, mit Eiter und Blut gemischte Jauche verwandelt. In der Umgegend zeigt sich eine Entzündung, welche ganz das Ansehn der, unter Namen *ramollissement du cerveau* (Gehirnerweichung) bekannten Veränderung hat, denn die Gehirnsubstanz erscheint gelb, körnig, röthlich und ungefähr so, wie die Umgegend von Blutanhäufungen im Gehirne. Sicher ist diese Desorganisation nicht gleich Anfangs auf diese Art beschaffen, sondern gewinnt erst durch die Entzündung dieses Ansehn.

Die gegen die Gehirncontusion einzuschlagende Behandlungsweise besteht besonders in der Anwendung starker allgemeiner Blutentziehungen, der wiederholten Application einer grofsen Menge von Blutegeln hinter den Ohren, am Halse u. s. w. In allen Fällen, wo Jemand einen heftigen Schlag gegen den Kopf bekommen hat, der eine Gehirncontusion befürchten läfst, mufs man diese Mittel mit gehöriger Energie gebrauchen und damit die Anwendung der Emetico-cathartica verbinden, welche unter solchen Umständen am dienlichsten zu sein pflegen. Treten dessen ungeachtet die Zeichen der Compression ein, so halte ich auch dann die Trepanation nicht nur für nicht genügend, sondern glaube sogar, dafs sie durch Hervorrufung einer Entzündung der Arachnoidea neue Gefahren zu Wege bringen kann.

Auf die Beschreibung der hier vorkommenden Entzündung des Gehirns und seiner Häute gehe ich hier nicht ein, da dieselbe mehr der Pathologie der innern Krankheiten angehört.

Es wäre übrigens leicht, die Commotion, Compression und Contusion von einander zu unterscheiden, wenn diese verschiedenen Zustände gesondert vorkämen, indem die Symptome der Compression, wenn diese die unmittelbare Folge eines Stofses ist, immer mehr zunehmen und hauptsächlich in Lähmung der dem Sitze des Ergusses oder Eindruckes entgegengesetzten Körperseite, so wie in stertoröser Respiration u. s. w. bestehn, während die Wirkungen der Commotion von dem Augenblicke ihres Eintritts an sich allmälig vermindern und als Hauptsymptom Betäubung mit sich führen, die Contusion endlich sich erst einige Tage nach dem Zufalle zu erkennen giebt, und ihre Symptome keine andere als die der Gehirnentzündung sind.

In der That aber treten diese drei Zustände, die Commotion, Compression und Contusion nicht immer gesondert auf, sondern sind vielmehr meistens zu je zwei oder alle drei miteinander verbunden. Ist gleichzeitig eine starke Commotion und eine Impression der Knochen zugegen, so bemerkt man an dem Kranken den die Commotion characterisirenden Verlust des Bewufstseins und die der Compression eigene, von stertoröser Respiration begleitete, Hemiplegie. Ist Compression und Zerreifsung der Dura mater oder Ergufs in die Höhle der Arachnoidea da, und kommt man gleich nach der Verletzung hinzu, so kann man die Entwickelung und die Fortschritte der Paralyse verfolgen, welche immer sehr bald nach dem Zufalle beginnt. Ist Commotion und Contusion da, so gesellen sich erst am vierten oder fünften Tage zu der Betäubung, welche den ersteren Zustand bezeichnet, die localen und sympathischen entzündlichen Erscheinungen hinzu, welche dem zweiten angehören, und erst am zehnten oder zwölften tritt Hemiplegie ein, welche anzeigt, dafs die Entzündung den Ausgang in Eiterung genommen hat. Ist Ergufs und Contusion vorhanden, so kann man, da die Hemiplegie hier ausschliefslich durch den Blutergufs bedingt wird, die Contusion nur an dem gehobenen Pulse, der Röthung des Gesichtes u. s. w. erkennen, welche am vierten oder fünften Tage, gleichzeitig mit der Entzündung des Gehirns beginnen; den consecutiven Ergufs aber von dem primitiven zu unterscheiden, ist kaum anderswie möglich, als durch die Steigerung der Symptome, denen der Kranke dann auch bald unterliegt. Ist endlich gleichzeitig eine starke Commotion, Ergufs von Blut ober- und unterhalb der Dura mater und eine auf einen Punkt beschränkte Contusion des Gehirns da, und wird man zeitig genug hinzugerufen, um den Verlauf der Zufälle verfolgen zu können, so findet man zu Anfang allein die Symptome des ersten dieser Zustände, zu denen sich dann bald die, durch die ergossene Flüssigkeit bedingte, Paralyse und nach Ablauf der angegebenen Zeit auch noch die entzündlichen Erscheinungen der Contusion hinzugesellen.

I. — Behandlung der Fracturen des Schädelgewölbes.

Sind die Fracturen des Schädels mit keiner der eben angegebenen Complicationen verbunden, so hat man dabei keine andere Indicationen zu erfüllen, als diejenigen, welche die Wunden der Kopfschwarte erfordern. Noch vor nicht langer Zeit indefs war man über diese Indicationen keinesweges einig. Die meisten Schriftsteller glaubten nämlich mit *Quesnay*, dafs jede Verletzung der Continuität des Schädels, dieselbe möchte mit Zeichen von Gehirncompression verbunden sein, oder nicht, die Anwendung des Trepans erheische, und auch *Pott* war derselben Ansicht. Im erstern Falle trepanirte man, um den ergossenen Flüssigkeiten einen Ausweg zu verschaffen, oder um die eingedrückten Knochenstücke zu erheben, und im zweiten, um dem Ergusse, der fast jede Schädelfractur begleitet, zuvor zu kommen. Dies Verfahren ward allgemein gelehrt und befolgt, bis *Desault*, weil er beobachtet hatte, dafs alle Trepanirte im Hôtel starben, diese Operation nicht mehr bei Fracturen ohne Depression und ohne Bluterguſs vornahm: eine Regel, die jetzt fast Alle angenommen haben.

Ist demnach kein Zeichen von Commotion, Contusion, oder Compression des Gehirns und keine Wunde der Integumente zugegen, so muſs man, wenn die Hirnschale einen heftigen Stofs erlitten hat, den Kranken, wie bei einer starken Contusion der Schädelintegumente, d. h. mit mehr Energie, als bei gewöhnlichen Contusionen behandeln, und mithin zahlreiche, starke und schnell wiederholte Aderlässe, Blutegel in grofser Menge an den Hals und hinter die Ohren, deren Blutung man lange unterhält, Kälte auf die Schädelintegumente, Senffufsbäder, abführende Klystiere, Ableitungen auf den Darmkanal, Getränke mit Brechweinstein, u. s. w. Emollientia und Revulsoria auf die afficirte Stelle anwenden. *)

Ent-

---

*) [*Desault* sah von der Anwendung des Tartarus stibiatus bei Kopfwunden und Schädelfracturen einen so guten Erfolg, dafs er sich bei Behandlung derselben fast ausschliefslich darauf beschränkte Und viele Aerzte folgten seinen Vorschriften mit nicht minder glücklichem Erfolge.

Dieses wahrhaft heroische Mittel ist in den letzten Zeiten auch bei andern Verletzungen gebraucht worden, und besonders haben *Delpech* und *Lallemand* zu Montpellier Beobachtungen über dessen Anwendung in grofsen Dosen bei verschiedenen Verwun-

Entwickeln sich, nachdem diese Mittel einige Tage gebraucht worden sind, die Symptome der Compression, dann mufs man sogleich den Trepan ansetzen, um dem Eiter, in den die Gehirnmasse umgewandelt worden ist, einen Ausweg zu verschaffen.

Sind dagegen die Zeichen der Compression unmittelbar nach der Verletzung entstanden, so können sie nicht dem Uebergange der Gehirnentzündung in Eiterung zugeschrieben werden, weshalb man in solchen Fällen der Entzündung des Gehirns und seiner Häute durch die kräftige Anwendung der genannten Mittel zuvorzukommen sich beeifern und beharrlich damit fortfahren mufs, wenn die Drucksymptome dabei nicht zunehmen, oder sich gar vermindern. So sieht man, wie bereits gesagt, Individuen mit tiefen Impressionen eines grofsen Theils des Schädels, die offenbar aufs Gehirn einen Druck ausübten, trotz des Bestehens dieser Eindrücke genesen; und bei andern werden blutige oder seröse Flüssigkeiten vollkommen resorbirt, und die Herstellung gelingt vollkommen. Nehmen hingegen die primitiven Drucksymptome, ungeachtet der zu ihrer Bekämpfung benutzten Mittel, zu, ist die Impression bedeutend, und ragen die Knochenstücke gar in das Gehirn

---

dungen angestellt, ein Verfahren, welches die italiänische Schule des Contrastimulus auch auf innere Entzündungen übertragen hat.

Auch *Franc*, Assistent *Lallemand's*, am Hôtel-Dieu Saint Éloi zu Montpellier, theilt eine Menge interessanter Fälle von Verwundungen mit, bei denen die gewöhnliche antiphlogistische Methode nichts vermochte und selbst das Leben des Patienten zu gefährden schien, während der Contrastimulus aufserordentliche und augenblickliche vortheilhafte Wirkungen äufserte.

Nach *Franc* verhindert der in grofsen Dosen gegen Verletzungen angewendete Tartarus stibiatus die Ausbildung der sonst zu diesen hinzutretenden Zufälle und beseitigt sie, wenn sie sich schon ausgebildet haben. Er setzt die Temperatur der Haut herab und vermindert die Zahl der Pulsschläge vermöge der durch Verlangsamung aller organischen Functionen gehemmten Blutbereitung, wovon dann wieder die Abspannung und Abgeschlagenheit des Kranken die Folge sind. Diese mächtigen Wirkungen des Tartarus stibiatus geben ihm, nach der Meinung seiner Lobredner, einen unendlichen Vorzug vor den andern gewöhnlichen Antiphlogisticis, und besonders vor den allgemeinen und örtlichen Blutentziehungen.

Lallemand verschrieb gewöhnlich während vier und zwanzig Stunden acht Gran, in Verbindung mit Syrupus Diacodii, während *Delpech* jenen Zusatz von Opium, als zu erregend und leicht Delirien erzeugend, ganz verwirft und statt dessen reines Wasser nimmt.]

hinein und reizen dieses oder seine Häute, so mufs man sogleich den ergossenen Flüssigkeiten einen Ausweg verschaffen, die eingedrückten Knochenstücke erheben, sie mittelst Zangen, Elevatorien u. s. w. ausziehn, oder den Trepan ansetzen, wenn die durch Extraction der losgetrennten Knochenstücke entstandene Oeffnung zum freien Ausfliefsen der ergossenen Fluida, oder zur Extraction eines etwa vorhandenen fremden Körpers nicht hinreicht. Immer aber bleibt die Trepanation nur bei deutlich ausgesprochener Compression des Gehirns indicirt, denn man darf niemals vergessen, dafs der Zutritt der Luft zu einer gequetschten Stelle mehr als alles Andre die Entzündung begünstigt, und daher die Eröffnung nur dann vornehmen, wenn jede Hoffnung auf Zertheilung geschwunden ist. Deshalb mufs man auch bei Schädelbrüchen mit Trennung in den Integumenten, doch ohne bedeutende Impression und ohne Splitterung, die Wunde vereinigen und wie eine einfache Kopfverletzung behandeln, indem man freilich gleichzeitig alle bekannte Mittel zur Verhütung einer consecutiven Gehirnentzündung in Anwendung bringt. *)

---

*) [Man sieht, wie sehr das Verfahren der Wundärzte unserer Zeit von dem des *Pott* und *Quesnay*, so wie von dem der Mitglieder der alten *Académie de Chirurgie* abweicht. Seitdem *Desault* seine Lehren über die Kopfwunden bekannt gemacht hat, setzen sowohl die Militair- als Civilärzte dieselben in Anwendung und erfreuen sich dadurch fast beständig eines guten Erfolges. „Es giebt, wie *Briot* (*Histoire de l'état et des progrès de la chirurgie militaire en France pendant les guerres de la révolution* sagt, wohl kaum einen erfahrnen Militairarzt, der sich nicht durch viele Fälle überzeugt hat, dafs die Fracturen des Schädels an sich nicht die Trepanation erfordern, wie man dies noch vor vierzig Jahren lehrte, ja dafs sie sogar ohne dieselbe seltner durch schlimme Zufälle complicirt werden Jeder hat wohl durch vielfache Beobachtungen sich überzeugt, dafs ein leichter, durch eine Knochenimpression ausgeübter Druck aufs Gehirn, nicht nothwendig die Functionen desselben beeinträchtigt, und dafs die Natur, ganz allein oder bei einer nur leichten Unterstützung, solche Störungen am besten beseitigt." Folgender Fall diene zum Belege dieses Satzes: Ein Soldat empfing einen heftigen Schlag gegen das Scheitelbein und stürzte nieder, erholte sich indefs, noch ehe er ärztliche Hülfe bekam. Als *Ribes* ihn bald darauf sah, fand er eine ziemlich breite, einen halben Zoll tief gehende Impression, bei der er jedoch die Anwendung des Trepans, wegen der leichten und allmälig sich immer mehr vermindernden Symptome, für unnütz hielt Und der Kranke genas auch wirklich mit Beibehaltung der Impression (*Velpeau, de l'opération du trépan dans les plaies de tête. — Paris* 1834)

Velpeau hat in neuerer Zeit das in Rede stehende Thema mit

Wird nun aber die Trepanation durch einen zu entfernenden Ergufs von Flüssigkeiten durchaus nöthig, so

---

grofser Beredtsamkeit behandelt. „Ich bin der Meinung, sagt er in seiner *These sur le trepan*, *pag* 58, dafs man bisher die Trepanation nicht aus dem richtigen Gesichtspunkte betrachtet hat. Die Oeffnung in den Schädelwänden schafft nämlich nicht nur den ganz flüssigen, unterhalb derselben ergossenen Massen, sondern auch den halbflüssigen und selbst den festen, sowohl in ihrer Nähe, als auch in einiger Entfernung von ihr gelegenen, einen Ausweg, indem das Gehirn die dasselbe reizenden fremden Körper nach dieser Stelle hintreibt, gleichwie auch bei Abscessen der Eiter in der Regel aus der künstlich gemachten Oeffnung hervordringt, wenn diese sich auch nicht an der rechten Stelle befindet. Diese Expulsion kommt durch die Zurückziehung der Abscefswände zu Stande, und Aehnliches beobachtet man nicht selten bei Ansammlungen von Flüssigkeiten in der Bauchhöhle und zuweilen auch bei denen in den Pleurasäcken."

Hieraus geht hervor, dafs selbst bei Ergüssen unterhalb der Arachnoidea und in die Substanz des Gehirns die Trepanation mit Erfolg angewendet werden kann. Ja *Velpeau* verwirft auch die von Manchen, wie von *Piorry* und *Amussat*, ausgesprochene Idee nicht ganz, zur Heilung der Apoplexie bis in die Gehirnhemisphären einzudringen, doch will er nach der Eröffnung des Schädels und der Dura mater bei nicht sehr urgirenden Zufällen einige Zeit warten, ehe er das Bistouri in das Gehirn einsenkt. Denn es geschieht hier, sagt er, was man bei den Cysten am Bauche beobachtet, wenn sie nach der Methode von *Graves* oder *Bégin* behandelt werden. Der durch den Eiter ausgedehnte und auf einer Stelle von aller Compression freie Sack wird in der Regel durch die Expansivkraft des Gehirns nach der Schädelapertur hingetrieben, und die Eröffnung ist dann, wenn sie nicht von selbst zu Stande kommt, sehr leicht auszuführen."

Velpeau geht sogar in seinem lebhaften Enthusiasmus so weit, die Trepanation als ein Mittel zur Verhütung der Gehirnentzündung in Folge von Contusionen und Commotionen des Gehirns anzusehn und sich zu *Foville's* Ansichten hinzuneigen, der geradezu die Frage aufwirft, ob es nicht passend wäre, bei der Encephalitis den Trepan zu gebrauchen.

Die grofse Meinungsverschiedenheit, welche über diesen Punkt unter den bedeutendsten Wundärzten herrscht, ist ein Beweis für seine Schwierigkeiten. Denn während in England *Pott* sich entschieden für die Trepanation erklärt, sprechen sich *Dease*, *Abernethy*, *Astley Cooper*, *J. Bell* gegen dieselbe aus, in Deutschland treten *Schmucker*, *Klein*, *Richter*, *Zang*, *Kern* und Andre entweder als enthusiastische Vertheidiger, oder als eifrige Gegner derselben auf, und ebenso reihen sich bis auf den heutigen Tag auch in Frankreich die talentvollsten Wundärzte entweder auf *Quesnay's* Seite, der den Trepan fast in allen Fällen anwendete, oder auf die von *Desault*, der dessen Gebrauch beinahe gänzlich verwarf.

Es sind daher wohl noch sorgfältige und vorurtheilsfreie Beobachtungen zur Lösung dieser wichtigen Frage nothwendig, die

mufs man zuerst den Ort aufsuchen, an welchem sich derselbe befindet. Ist eine Wunde und eine directe Fractur vorhanden, so kann man über die Stelle der Verletzung und des anzusetzenden Trepans nicht in Verlegenheit sein, und ebenso läfst beides sich noch mit ziemlicher, wenn auch nicht vollständiger, Sicherheit bestimmen, wenn sich die Drucksymptome zu denen der Gehirncontusion hinzugesellen, indem letztre gewöhnlich an demjenigen Punkte der Gehirnoberfläche stattfindet, welche der vom Stofse getroffenen Schädelstelle zunächst liegt. Ist hingegen unterhalb einer indirecten, d. h. durch Contrecoup entstandenen, Fractur ein Ergufs zu Stande gekommen, ist keine Fractur und aufserhalb gar keine Spur einer Verwundung vorhanden, hat der quetschende Körper, ohne eine Continuitätsverletzung der Integumente zu veranlassen, in sehr schräger Richtung eingewirkt und einen starken Ergufs unterhalb der Kopfschwarte u. s. w. veranlafst, so ist es sehr schwierig, den richtigen Punkt für die Ansetzung des Trepans zu finden, weshalb man sich unter solchen Umständen durch die angegebenen rationellen Zeichen zu helfen suchen und, bei einigem Grunde zur Vermuthung des Extravasats an einer bestimmten Stelle, selbst auf die Gefahr hin sich zu irren, die Operation anstellen mufs, da dieselbe die gefährliche Lage des Patienten nicht zu verschlimmern, wohl aber denselben im günstigen Falle zu retten vermag *) Zuweilen ist man bei tief liegenden Er-

---

Velpeau mit so grofser Beredtsamkeit zu Gunsten der Trepanation behandelt hat, dafs unser Zutrauen zu der *Desault*schen Lehre einigermaafsen dadurch erschüttert worden ist]

*) [Immer reicht es indefs auch nicht hin, den Ort zu entdecken, an welchem der Ergufs stattgefunden hat, um demselben einen sichern Ausweg zu verschaffen, denn selten bleiben die ergossenen Massen flüssig; das Blut, es mag frei liegen oder in das unter der Arachnoidea befindliche Zellgewebe infiltrirt sein, coagulirt, so dafs man es nicht vollständig fortzuschaffen vermag, und ebenso bildet auch der Eiter, wenn er durch Entzündung der Gehirnhäute erzeugt worden ist, meistens eine grofse festsitzende Schicht, oder infiltrirt sich ins Zellgewebe Nur wenn die Entzündung die Substanz des Gehirns selbst ergreift, die Folge einer Contusion, oder eines ins Gehirn eingedrungenen Splitters oder andern fremden Korpers ist, bildet sich ein wirklicher Abscefs, den man mit Leichtigkeit ausleeren kann. Mithin ist auch die Trepanation, obwohl unter solchen Umständen die einzige Zuflucht, ein weniger sicheres Mittel als man gewohnlich glaubt. Vollends aber kann man den Ergüssen an der Basis cranii dadurch nicht beikommen Diese Grunde waren es besonders, die *Desault* bewogen, von der Anwendung des Trepans fast gänzlich abzustehn.]

güssen selbst genöthigt, die harte Hirnhaut, die Arachnoidea und das Gehirn einzuschneiden, wenn der Eiterheerd sich bis zur Oberfläche des letztern erstreckt: *Lapeyronie* behandelte ein Individuum an einer mit einem Schädelbruche complicirten Kopfwunde, zu der sich nach Verlauf eines Monats Drucksymptome hinzugesellten, die, obgleich man mittelst des Trepans mehrere Splitter entfernt hatte, fortdauerten. Man entschlofs sich deshalb zur Incision der Dura mater und stiefs dabei auf einen Eiterheerd, der so grofs war, dafs man ein Hühnerei hätte hineinschieben können, und der sich bis zum Corpus callosum herab erstreckte. Auch *Boyer* theilt, auf die glücklichen Erfahrungen von *J. L. Petit* gestützt, die Ansichten *Quesnay's* und steht nicht an, mit dem Bistouri tief in die Gehirnsubstanz einzugehn, um traumatische Ergüsse auszuleeren, was ich ebenfalls mehrere Male mit gutem Erfolge gethan habe.

K. — Von den fremden Körpern in den Knochen und der Höhle der Hirnschale.

Verschiedenartige fremde Körper, Waffenstücke und besonders durch Schiefspulver in Bewegung gesetzte Geschosse, wie Schrotkörner, u. dgl., können in der Substanz der Kopfknochen sitzen bleiben. So hat man Kugeln in den Processus mastoideus, das Felsenbein, die Sinus frontales u. s. w. gelangen und darin bleiben gesehn. Andre Male durchbohren dieselben nur die Kopfknochen und dringen mit einem gröfsern oder geringern Theile ihrer Oberfläche ein, verlieren sich mitunter beinahe gänzlich darin, oder fallen endlich in die Schädelhöhle. Zuweilen laufen diese Geschosse dann an der innern Fläche der Knochen eine grofse Strecke weit hin, wie wir dies schon in der ersten Abthl. bei Gelegenheit des sinnreichen Verfahrens erwähnt haben, dessen sich *Larrey* in einem solchen Falle zur Extraction bediente, und von dem man unter solchen Umständen ebenfalls Gebrauch machen müfste.

Dringen Kugeln von Blei, Eisen oder dgl. *) in die

*) [Ein russischer Soldat ward in der Schlacht bei Witepsk von einer sieben Unzen schweren Kugel getroffen, welche über der rechten Augenbraue, nach Durchbohrung und Zerbrechung des Stirnbeins, in die Schädelhöhle eindrang und auf dem vorderen rechten Lappen des Gehirns liegen blieb. Von der Kugel war äufserlich nur noch ein kleiner Theil durch eine sehr enge Eintrittsöffnung sichtbar, welche die Extraction des Geschosses nicht zuliefs, weshalb *Larrey*, da Drucksymptome sich einstellten

Schädelknochen ein und bleiben bis zu ihrer Hälfte eingekeilt darin stecken, so lassen sie sich leicht mit der Spitze eines Elevatoriums oder mit einem Tirefond, den man schräg einbohrt, um ihn nachher wie einen Hebel zu benutzen, herausnehmen. Sind die Geschosse indefs tiefer als bis zur Hälfte eingedrungen, und lassen sie sich nicht hin und her bewegen, so mufs man diese Instrumente entweder gar nicht anwenden, oder den Tirefond wenigstens nicht vertikal aufsetzen, da man den fremden Körper auf diese Weise leicht ins Gehirn hineindrückt; wie denn überhaupt der Tirefond nur für Bleikugeln zu benutzen ist. In den Fällen nun, wo die Anwendung der genannten Instrumente nicht zulässig ist, mufs man sich einer Trepankrone bedienen, mit welcher man den fremden Körper und das ihn umgebende Knochenstück heraushebt. Auch darf hier der Trepan nicht mit einer Pyramide versehen sein, indem dieselbe, auf den fremden Körper angesetzt, diesen leicht ins Gehirn hineindrücken, neben demselben aber angebracht, der Krone eine falsche Stellung geben würde, weshalb man sich zur Fixirung der letztern hier besser eines dicken, mit einem Loche versehenen Stückes Pappe bedient, durch welches man das Instrument von einem Gehülfen in seiner gehörigen Stellung erhalten läfst. *)

L. — Von den Verletzungen des Processus mastoideus.

Wie wir erwähnt haben, können Kugeln und andre fremde Körper in den Processus mastoideus eindringen und darin liegen bleiben. Folgender Fall liefert einen Beleg dazu.

---

drei kleine Trepankronen ansetzte und eben so viele unter einander und mit der Eintrittsoffnung communicirende Locher bohrte, durch welche er die Kugel extrahirte Es drang bei dieser Operation viel Blut hervor, und man erkannte deutlich das, drei bis vier Linien weit zurückgedrückte, Gehirn. Der Patient wurde hergestellt]

*) [Die so in der Hirnschale sitzenden Kugeln lösen sich spontan nur durch eine Eiterung, welche schon an sich nicht frei von Gefahren ist Zuweilen aber bleiben sie lange Zeit oder beständig an derselben Stelle liegen, ohne schlimme Zufälle zu veranlassen. So kannten wir einen Invaliden, welcher eine in den Schädelwänden etwas aufser- und oberhalb der linken Orbita sitzende Kugel trug, deren Extraction er immer verweigert hatte. Auch war die Kugel hier so tief eingedrungen, dafs nur mit Hülfe des Trepans die Extraction möglich gewesen wäre.]

Beobachtung.

J. Moreau, 23 Jahr alt, wurde am 17. Juni 1815 in der Schlacht bei Fleurus von einer in seiner Nähe abgeschossenen Kugel getroffen, welche gegen die Concavität der Ohrmuschel schlug und bis in den Processus mastoideus eindrang, wobei nur wenig Blut ausflofs. In den ersten fünf Tagen wurde der Kranke kaum verbunden, ging dann nach Paris und kam am 24. Juni ins Hôtel-Dieu.

Der Bericht des Kranken und die Untersuchung ergaben, dafs die Wunde durch eine Kugel erzeugt worden, die, da man nur eine Oeffnung fand, wahrscheinlich in jener zurückgeblieben war. Am mittleren Theile der Concavität der Ohrmuschel eingedrungen, hatte sie eine schräge, nach dem Processus mastoideus sich hinerstreckende Oeffnung gebohrt, in dessen Substanz man sie durch die hinter dem Ohre fortgeführte Sonde entdeckte, allein so fest eingekeilt fand, dafs ich die Extraction auf folgende Weise bewerkstelligen mufste:

Eine Erweiterung der Eintrittsöffnung war nicht nothwendig, doch legte ich hinter der Ohrmuschel eine Gegenöffnung an, brachte den Stiel eines Spatels in die erstere, schob denselben zwischen dem Knochen und der Kugel hindurch, steckte gleichzeitig eine Zange in die Gegenöffnung, hob die Kugel, während ich sie mit jener fafste, zugleich von innen nach aufsen mit dem Spatel, wie durch einen Hebel, in die Höhe und zog sie in der eben angegebenen Richtung heraus

Die Kugel erschien uneben und sehr abgeplattet, was wahrscheinlich durch den Widerstand des Processus mastoideus veranlafst worden war.

Der Kranke empfand trotz dieser Verletzung keine Kopfschmerzen, da die Kugel nur schräg den untern und äufsern Theil des Schädels getroffen hatte und somit keine starke Erschütterung veranlassen konnte. Die Wunde ward mit Charpie verbunden, und für das Offenbleiben der beiden Mündungen möglichst Sorge getragen.

Zwei Tage nach der Extraction der Kugel verliefs der Patient schon das Krankenhaus, ohne später von seinem Befinden wieder Nachricht zu geben; doch steht zu hoffen, dafs die Heilung glücklich zu Stande gekommen ist, obwohl wahrscheinlich Caries des getroffenen Schädeltheils eingetreten sein wird. Denn Knochentheile, die, wie der Processus mastoideus, aus zelliger, mit einer dünnen Schicht compacter Masse bedeckter Substanz bestehn, sind sehr geneigt, nach Zerstörung dieser letztern, in Caries überzugehn.

Zuweilen wird aber auch der in Rede stehende Fortsatz durch Kugeln zerschmettert oder völlig von der Basis Cranii abgelöst, wie dies 1814 mehrere Male von uns beobachtet worden ist, und zwar geschieht diese Loslösung ganz auf dieselbe Art, wie die andrer Körpertheile. So befand sich im September 1830 im Genesungshause zu St. Cloud ein Mensch, dem ein Geschofs den Tuber ischii von dem Hüftknochen losgerissen hatte, und bei welchem dies Knochenstück durch die daran befestigten Muskeln, bei den Versuchen das Bein gegen den Schenkel zu biegen, jedes Mal stark nach unten gezogen ward. Die Trennung des grofsen Trochanters vom Körper des Schenkelbeines würde dieselbe Erscheinungen darbieten. — Die Behandlung der Verletzungen des Processus mastoideus besteht in Wundenerweiterungen, Ausziehung der losgetrennten Knochenstücke, Ruhe, einer die Consolidation des Knochens befördernden Lage, besonders aber in der kräftigen Anwendung des antiphlogistischen Apparats zur Verhütung von Entzündungen des Gehirns und seiner Häute.

Auf ähnliche Weise können nun auch andre Theile des Schädels fortgerissen werden, ohne dafs fremde Körper in die Schädelhöhle eindringen. So ist dies z. B. mit dem Augenhöhlenrande, besonders mit dessen äufserem Theile der Fall. Und auch hier müfste man dann Wundenerweiterungen vornehmen, die losgetrennten Splitter ausziehen und locale und allgemeine Antiphlogistica anwenden, um der Eiterung des Zell- und Fettgewebes der Orbita, so wie der Entzündung des Auges und des Gehirns vorzubeugen.

M. — Von der Fractur der Stirnhöhlen.

Die Wunden der Stirnhöhlen durch Kriegswaffen, besonders durch Geschosse, bieten manches Eigenthümliche dar, weshalb wir etwas länger bei denselben verweilen wollen. Eindrücke der äufsern Wand der Stirnhöhlen durch quetschende Waffen kommen bei Individuen, wo dieser Theil des Stirnbeins stark entwickelt ist, ziemlich häufig vor. Auch haben diese Höhlen oft Raum genug zur Aufnahme ziemlich voluminöser Körper, wie der Kugeln und andrer Geschosse, welche sich zuweilen ganz darin verlieren, längere Zeit daselbst liegen bleiben und zuletzt in die Nasenhöhle fallen. Ein solcher Eindruck der äufsern Wand der Stirnhöhlen kann auf kurze Zeit für eine Schädelfractur mit Vorsprung der Knochen nach innen gehalten werden, doch bedarf es nur geringer Aufmerksamkeit, um von einem solchen Irrthum zurückzukommen. Dasselbe gilt von den durch die Luft erzeugten Bewegungen der Schleimhaut, welche auf den ersten Blick der Pulsation des Gehirns einigermaafsen ähnlich sind und selbst schon berühmte Aerzte zu einem Mifsgriff verleitet haben, die auch wohl Eiterungen dieser Membran fälschlich für Eiterung des Gehirns ansahen.

Eine sehr häufig die Verletzungen der Stirnhöhlen begleitende Erscheinung ist die Zerreifsung der Schleimhaut, und in Folge deren das Eindringen von Luft aus den Nasenhöhlen in das umgebende Zellgewebe, ein ausgedehntes Emphysem der Stirn, der Augenbrauen u. s. w., dessen in den Werken über Chirurgie selten Erwähnung gethan wird, von dem ich indefs, so wie auch *Menière* (*Archives générales de Médecine. Mars* 1829.) mehrere interessante Beispiele beobachtet haben. So bildete sich bei einer Frau, welche einen heftigen Faustschlag gegen den innern Winkel des linken Auges bekommen hatte, durch Versuche sich zu schneuzen, plötzlich eine Anschwellung der beiden Augenlider, welche zwar bei der Anwendung mit kaltem Wasser befeuchteter Compressen verschwand, allein bei jedem neuen Schneuzen wieder erschien. Das Vermeiden des letztern, so wie die Anwendung der mit kaltem Wasser befeuchteten Compressen, reichten zur Heilung der Kranken hin. Ein zweites von *Menière* beobachtetes Individuum ward 1826 ohne Bewufstsein, mit zusammengekniffenen Kinnladen, zurückgeworfenem Kopfe und schnarchender Respiration ins Hôtel-Dieu gebracht. Als man bei demselben die Nase zusammendrückte, um ein Oeffnen des Mundes zu veranlassen, erfolgte eine starke Exspiration und, fast gleichzeitig mit dieser, eine Anschwellung des linken Augenlides, welche bei der Wiederholung dieses Versuches zunahm. Der Kranke, bei welchem man nur eine kleine Quetschwunde am linken Augenlide auffand, starb am folgenden Tage, und bei der Section entdeckte man eine Fractur des Augenhöhlengewölbes, welche sich bis in die noch flüssiges Blut enthaltenden Siebbeinzellen erstreckte.

Im December 1829 behandelte ich einen beinahe ähnlichen Fall bei einem jungen Manne, welcher einen heftigen Stofs mit einem Brette gegen die Nase bekommen hatte*)

*) Siehe den Bericht über die chirurgische Clinik von *Dupuytren* (*Journal hebdomadaire. Fevr.* 1830 *Nr.* 71. *pag* 241.)

Zuweilen giebt ein solches Emphysem zu eigenthümlichen und schwer zu erklärenden Erscheinungen Veranlassung, wie unter anderen folgendes Beispiel lehrt.

Ein Mann fiel auf den vordern Theil der Stirn und bekam bald darauf eine ziemlich bedeutende Geschwulst in der Schläfengegend, deren Beschaffenheit schwer zu ermitteln schien; doch als ich sie leicht zusammendrückte und nach dem vordern Theile der Stirn schob, verschwand sie gänzlich. Sie war nämlich die Folge der in das dort liegende Zellgewebe eingedrungenen Luft, welche aus den zerbrochenen nnd unter der Haut geöffneten Stirnhöhlen kam.

Die Behandlung ist einfach: man erhebt die eingedrückten Knochenstücke der Stirnhöhlen, zieht die ganz losgetrennten, so wie die etwa eingedrungenen Geschosse aus, bringt eine leichte Compression an, um den Durchgang der Luft zu verhindern, und zieht Revulsoria und Antiphlogistica in Gebrauch. Uebrigens sind diese Verletzungen an sich nicht von grofser Bedeutung, sondern können es nur durch die Nachbarschaft des Gehirns oder durch die Ausbildung einer Luftfistel, in Folge des Substanzverlustes in der vordern Wand, werden, wiewohl auch dieses Uebel mehr unbequem als gefährlich ist.

N. — Von den Eindrücken des Schädels ohne Fractur.

Quetschende Körper können allerdings so auf die Hirnschale einwirken, dafs sie in derselben, gerade wie in einem bleiernen oder zinnernen Gefäfse, ohne Verletzung der Continuität oder ohne Fractur, Vertiefungen erzeugen; doch kommt dies, wie einige Schriftsteller mit Recht angeben, überhaupt wohl nur selten und ausschliefslich bei Kindern und jungen Subjecten vor, wo der Schädel noch eine gröfsere Biegsamkeit besitzt.*) Oft glaubten auch wohl die Aerzte, mit solchen Eindrücken zu thun zu haben, wo nur eine, im Centrum weiche und an der Circumferenz harte, Blutbeule, oder eine natürliche Depression vorhan-

*) [Bei einer bestimmten anatomischen Structur indefs, bei einem Vorwalten nämlich des stark mit Blut infiltrirten zelligen Gewebes, kommen solche Eindrucke auch im spätern Alter vor Unter solchen Umständen, sagt *Foville* in seinem vortrefflichen Artikel: *Aliénation mentale* (im *Dictionnaire de médecine et de chirurgie pratique T. I. pag* 551) werden die Knochen durch einen Hammerschlag, anstatt zu zerbrechen, nur eingedrückt.]

den war, und sicher waren diejenigen Vertiefungen, welche sich nach einiger Zeit von selbst wieder erhoben haben sollen, nur Blutbeulen, die bei ihrer Zertheilung durch Resorption der ergossenen oder infiltrirten Flüssigkeiten mit solchen Eindrücken verwechselt worden sind.

Wie dem aber auch sein möge, so gilt von diesen Eindrücken, was wir oben schon bei den Fracturen bemerkt haben, dafs nämlich der Wundarzt sie aufmerksam beobachten und, sobald sich Symptome von Druck aufs Gehirn äufsern, auf die bekannte Art einschreiten mufs.

O. — Von dem Auseinanderweichen der Suturen.

Durch die heftige Einwirkung quetschender Körper, Instrumente oder Waffen kann ein Auseinanderweichen der Nähte zu Wege gebracht werden, was indefs überhaupt selten, bei jüngeren Personen häufiger als bei älteren und bei Greisen beinahe gar nicht vorkommt. Auch hier darf übrigens der Wundarzt nur bei dem Eintritte von Gehirncompression auf operativem Wege verfahren.

P. — Fracturen der Basis cranii.

Die hinter dicken Weichtheilen und den Knochen des Antlitzes verborgene Basis cranii kann nur von Körpern verwundet werden, die bis zu ihr selber dringen. Auch kommt es nur selten vor, dafs das Schädelgewölbe und die Basis gleichzeitig von demselben Geschosse getroffen werden, wovon man indefs in den Julitagen einige Fälle beobachtet hat, da hier bekanntlich aus den obersten Stockwerken hinabgeschossen wurde. Solche Wunden, welche gleichzeitig das Gewölbe und die Basis der Hirnschale, so wie das Gehirn selbst verletzten, tödten entweder auf der Stelle, oder doch sehr schnell. Gelangten die Kugeln aber, nach der Durchbohrung des Antlitzes, zur Basis cranii, so werden sie oft daselbst, besonders an der Pars basilaris des Hinterhauptsbeins, matt, bleiben darin stecken und fallen, nach Verlauf einer kürzern oder längern Zeit, in den Pharynx oder die Nasenhöhlen hinab. Besonders kommt diese Erscheinung, auf welche wir noch einmal bei Gelegenheit der Wunden des Antlitzes und der seiner Höhlen zurückkommen werden, bei Individuen vor, welche sich durch Pistolenschüsse in den Mund oder die Nase zu tödten beabsichtigten.

Der Wundarzt kann bei diesen Verletzungen nur wenig thun und mufs sich darauf beschränken, durch ein kräftiges antiphlogistisches Verfahren die das Gehirn betreffenden entzündlichen Zufälle zu beseitigen. Stellen sich Symptome von Gehirncompression in Folge eines an der Basis stattgehabten Ergusses ein, so ist der Patient fast immer verloren *)

Q. — Von der Zerschmetterung des Schädelgewölbes.

Die Zerschmetterung des Schädelgewölbes ist eine Verletzung, welche durch voluminöse Körper, wie Steine, Bomben, das Herüberfahren eines Wagens u. s. w. entsteht und fast beständig den Tod, die Folge der heftigen und plötzlichen Desorganisation des Gehirns, nach sich zieht. Die Hülfsmittel der Diagnose sind die in der ersten Abthl. bereits angegebenen Zeichen der Zerschmetterung, wozu hier noch die Störung der Geisteskräfte und des Bewegungsvermögens kommt.

Die Behandlung beschränkt sich darauf, die vorhandenen Splitter auszuziehen, die eingedrückten Knochenstücke zu erheben, die Wunden zu erweitern, den Kranken, wo möglich, aus seiner Betäubung zu wecken, die Wunden methodisch zu verbinden und der fast immer eintretenden Entzündung des Gehirns vorzubeugen. **)

---

*) [Nicht immer jedoch sind Verletzungen durch Geschosse, welche in die Nase eindringen und durch die Basis cranii und das Gehirn hindurchgehn, todtlich. So berichtet *J. L Petit* (*pag* 74. *tom. I*) dafs *Bagieu* ein Individuum geheilt habe, bei welchem eine, durch die Nase eingedrungene, Kugel die Basis cranii und das Gehirn durchbohrt hatte und, zwei Finger breit vom Scheitelbeine entfernt, durch das Stirnbein wieder herausgetreten war]

**) [Folgenden hierhergehörigen Fall haben wir bei der Belagerung von Antwerpen beobachtet:

Ein französischer Soldat ward von einer kleinen Bombe am Scheitel getroffen, welche das Schädelgewölbe tief und in dem Umfange eines Handtellers eindrückte. Man erweiterte die Wunde durch einen grofsen Kreuzschnitt, zog eine Menge Splitter aus, stillte eine starke, aus dem verwundeten Sinus longitudinalis kommende Blutung durch eine leichte Compression mittelst eingebrachter Schwammstücke und bedeckte die bedeutende darauf im Schädel wahrnehmbare Oeffnung mit Charpie, Compressen und Binden, bei welcher Behandlung sich der Patient in den ersten Tagen sehr wohl befand und weder an Beeinträchtigung seiner Verstandeskräfte, noch an Coma oder Fieber litt. Am fünften Tage ward der Verband gelöst, wobei abermals eine noch heftigere Blutung eintrat, deren man indefs auch Herr ward. Acht oder neun Tage nach der Verwundung aber stürzte der Kranke aus dem Bette, fiel gerade auf die Wunde und gab sogleich seinen Geist auf.]

§. V.

Von den Wunden des Gehirns.

Die im Allgemeinen schon an sich sehr gefährlichen Wunden des Gehirns werden es noch in höherem Grade durch die in ihm und seinen Häuten sich entwickelnden entzündlichen Erscheinungen. In die Oberfläche des Gehirns indefs können stechende Instrumente ohne üble Folgen eindringen, wie dies oftmals bei der Eröffnung mehr oder weniger tiefer Abscesse in der Gehirnsubstanz beobachtet worden ist, bei der die Kranken niemals irgend ein Zeichen des Schmerzes zu erkennen geben. Man mufs mithin auch wohl die schlimmen consecutiven Zufälle, welche man zuweilen nach dem Eindringen spitzer Instrumente ins Gehirn, wenn dieselben vorher die Schädelknochen durchbohrten und nicht durch eine Fontanelle oder eine andere normale Oeffnung, wie das Foramen opticum oder die Keilbeinsspalte, dahin gelangten, zum gröfsten Theil der mit solchen Verletzungen verbundenen Erschütterungen zuschreiben. Dasselbe gilt von den schneidenden Instrumenten und in noch viel höherem Grade von den quetschenden und den durch Pulver in Bewegung gesetzten Geschossen.

Gelangen hingegen die verwundenden Instrumente bis in die Centraltheile des in Rede stehenden Organs, so verursachen sie meistens auf der Stelle den Tod.

A. — Stichwunden.

Stichwaffen können den obern gewölbten Theil des Gehirns, seine Basis, das grofse und das kleine Gehirn, so wie das verlängerte Mark treffen. Am gefährlichsten sind die Wunden dieses letztern Theiles und der Basis, denn sie verursachen meist plötzlich den Tod, der indefs auch zuweilen erst nach kürzerer oder längerer Zeit, in Folge von Bluterguſs oder von Entzündung und Eiterung, zu Stande kommt. Die bis zu den an der Basis gelegenen Centraltheilen dringenden Stiche tödten augenblicklich und sicher, während die in die Oberfläche der Hemisphären häufig einen glücklicheren Ausgang nehmen, wie zahlreiche Beobachtungen von Verwundungen dieses Theiles des Gehirns durch Ladestöcke, Messerklingen, Pfeile, Lanzenspitzen u. s. w. beweisen, welche vollkommen und nicht einmal unter sehr schlimmen Symptomen heilten. Die ganze Gefahr solcher Stichwunden rührt von der Entzündung und Eiterung her, welche jene Körper im Gehirne selbst und in dessen Häuten erregen, so wie von der Compression, welche dieses Organ durch Bluterguſs, abgebrochene und steckengebliebene fremde Körper oder durch hineingedrückte Knochensplitter erfährt. Wie alle diese Zufälle bekämpft werden müssen, haben wir schon zur Genüge erörtert, weshalb wir hier nicht wieder darauf zurückkommen. Was aber die verwundenden, gänzlich oder zum Theil im Gehirne zurückgebliebenen Waffen betrifft, so ist es wichtig zu unterscheiden, ob dieselben ganz geblieben und mit einem mehr oder weniger groſsen Theil ihrer Spitze ins Gehirn eingedrungen, oder ob sie in geringerer oder bedeutenderer Entfernung vom Schädel zerbrochen sind und mit den Extractionsinstrumenten noch gefaſst werden können, oder nicht, oder ob sie sich endlich nach ihrem Zerbrechen in der Gehirnsubstanz gänzlich verloren haben. Kann man sie mit der Hand fassen, so hat ihre Extraction meistens keine Schwierigkeit, und ebenso ist dieselbe in der Regel leicht, wenn man jene Körper noch mit Instrumenten ergreifen kann. Man bedient sich hierzu der Pincette oder der Zange und vermeidet so viel als möglich jede Erschütterung. Ist die Waffe ganz nahe am Knochen abgebrochen, und läſst sie sich auf keine Weise fassen, so muſs man zum Trepan seine Zuflucht nehmen und diesen so ansetzen, daſs man den fremden Körper gleichzeitig mit dem darum sitzenden Knochenstücke heraushebt.

Dies Verfahren gewährt den doppelten Vortheil, daſs erstens Zerrungen und Erschütterungen vermieden werden, und zweitens, daſs den in die Schädelhöhle ergossenen Flüssigkeiten ein freier Ausgang verschafft wird.

Zwei hierher gehörige Beobachtungen, welche von *Beausoleil*, Wundarzte am Hospitale zu Angoulême und *Percy* dem Vater herrühren, sind schon in der ersten Abtheilung erwähnt worden.

Ist die Waffe aber innerhalb der Schädelhöhle abgebrochen, kein Theil derselben mehr auſserhalb sichtbar, und fühlt man sie nur mit der vorsichtig eingeführten Sonde, so versuche man, sie mit Hülfe des Trepans auszuziehn. Die Schriftsteller erwähnen allerdings mehrere Beispiele von spitzigen fremden Körpern, welche lange Zeit, ohne schlimme Zufälle zu verursachen, im Gehirn gesessen haben, doch sind dies nur Ausnahmen, welche uns nicht bestimmen können, fremde Substanzen, die in der Regel den Tod nach sich ziehn, darin zurückzulassen, sobald wir dieselben, ohne grofse Zerstörungen anzurichten, extrahiren können.

B. — Wunden durch schneidende Waffen.

Schneidende Waffen erzeugen nur einfache Wunden des Gehirns, oder verursachen einen mehr oder weniger bedeutenden Substanzverlust, meistens mit gleichzeitiger Verletzung voluminöser und daher stark blutender Gefäfse.

Ist der obere Theil des Gehirns beschädigt worden, und können die ergossenen Flüssigkeiten leicht einen Ausweg finden, so erfolgt die Heilung meistens eben so gut, als an andern Theilen und ohne den Eintritt schlimmer Zufälle. Haben die Seitentheile des Gehirns gelitten, so ist die Verletzung um Vieles schlimmer und sogar nicht selten tödtlich, und sicher ist sie es, wenn die schneidende Waffe, wie z. B. eine Axt, bis zu den Centraltheilen oder bis zur Basis des in Rede stehenden Organs eingedrungen. Welche Stelle eine Schnittwunde aber auch getroffen haben mag, so hängt ihre Gefährlichkeit, wie die aller Gehirnwunden überhaupt, immer von der später eintretenden Compression, Entzündung und Eiterung des Gehirns oder seiner Häute ab, und hieraus ergeben sich nun als Hauptindicationen für die Behandlung: die Beförderung des Blutausflusses aus den innerhalb des Gehirns zerschnittenen Gefäfsen und die Verhütung einer Entzündung. Zu dem Ende erweitere man die Wunden, ziehe etwa vorhandene Splitter aus, setze, wenn die Oeffnungen für den Ausflufs der Wundfeuchtigkeiten nicht hinreichen, Trepankronen an, wechsle den Verband häufig und ziehe hierauf Antiphlogistica, Aderlässe, Blutegel, verschiedene Revulsoria auf die Haut und den Darmkanal u. s. w. in Gebrauch.

C. — Wunden durch Schufswaffen.

Häufig dringen Geschosse, nach Zerbrechung der Knochen, bis zur Oberfläche des Gehirns, nehmen einen gröfsern oder geringern Theil desselben mit fort, gehen durch dasselbe vollständig hindurch, oder bleiben endlich in diesem Organe liegen. Was die Gefahr solcher Wunden betrifft, so sollte man glauben, dafs dieselben schlimmer sind als diejenigen, wo das Gehirn selbst von der Kugel nicht berührt worden ist; indefs hat die Erfahrung das Gegentheil gelehrt, denn es wird eine grofse Menge von Individuen geheilt, bei denen Kugeln mehr oder weniger hoch durchs Gehirn hindurchgegangen sind; denn finden nur die ergossenen Flüssigkeiten einen freien Ausweg, lösen sich die gequetschten, gangränösen und sphacelirten Theile des Gehirns leicht los, so erfolgt häufig die Heilung sehr bedeutender Schädelwunden mit großem Substanzverluste des Gehirns erstaunlich leicht und fast ohne alle üble Zufälle. So sieht man zuweilen Individuen mit einer großen Oeffnung im Schädel, aus der ein erweichter, sphacelirter, eiternder, mit zellgewebigen oder vasculösen Knötchen bedeckter Theil des Gehirns hervorragt, ohne daſs Störungen der Eſslust, der Bewegungsfähigkeit, der Geisteskräfte u. s. w. vorhanden sind.

Mitunter tritt aus solchen Oeffnungen das Gehirn auſserordentlich weit hervor, und man kann den Zufällen, welche eine derartige Hernie veranlaſst, nur durch die Anwendung einer leichten Compression mit einer Bleiplatte oder einem andern gleichmäſsig und permanent drückenden Körper begegnen. Unterläſst man dieselbe, so tritt nach jedem Verbande die an den Pulsationen leicht kenntliche Gehirnmasse aus der Schädelwunde weiter hervor und gewinnt in kurzer Zeit eine sehr ansehnliche Höhe.

Sind dagegen die gequetschten und desorganisirten Theile des Gehirns durch die Eiterung losgestoſsen worden, so bedeckt sich, bei der Anwendung leichter und methodischer Verbände, dies Organ mit cellulösen und vasculösen, die Grundlage der nach und nach sich consolidirenden Narbe bildenden, Knötchen, und der Patient wird vollkommen hergestellt.

Die Behandlung dieser Wunden besteht daher in der Beförderung der Eiterung, in der Ausziehung fremder Körper und der Verhütung der Entzündung des Gehirns und seiner Häute durch den Gebrauch der Antiphlogistica auf die schon mehrfach erörterte Art und durch die Erweiterung der Schädelöffnungen, nöthigenfalls mittelst des Trepans.

Liegen die Geschosse zwischen der Dura mater und dem Schädel oder selbst zwischen dieser Haut und dem Gehirn, so ist die Extraction durch die schon vorhandenen Oeffnungen oder allenfalls durch neue, mittelst des Trepans gebohrte, leicht auszuführen; ist das Geschoſs hingegen tiefer ins Gehirn eingedrungen und gänzlich in demselben versteckt, so hat man meistens mit gröſseren Schwierigkeiten zu kämpfen. Kann man den fremden Körper noch sehen oder fühlen, so ergreife man ihn mit einer Zange und ziehe ihn hervor; hat er sich aber in der Gehirnmasse vollständig verloren, so muſs man sich hüten,

zu

zu zahlreiche Extractionsversuche vorzunehmen, da dieselben den Zustand des Verwundeten leicht verschlimmern könnten, während auf der andern Seite viele Fälle bekannt sind, wo Individuen fremde Körper ohne grofse Beschwerden lange Zeit im Gehirn getragen haben, weshalb es unter solchen Umständen gerathener ist, jene Körper der Natur zu überlassen, als durch zu eifrige Nachsuchungen den Verwundeten der Gefahr einer Verletzung wichtiger Gehirntheile auszusetzen. *)

Die Verbände solcher mit Verletzung des Gehirns complicirten Wunden müssen weich und leicht comprimirend sein. Man hat nämlich den Produkten der Entzündung einen Ausweg zu verschaffen und gleichzeitig auf das etwa vorgefallene Gehirn, ohne dasselbe zu quetschen, eine so starke Compression auszuüben, dafs es in den Schädel zurücktritt. Hierzu legt man am passendsten auf das gefensterte und mit Cerat bestrichene Leinwandstück und auf die die Wunde bedeckende Charpie eine Platte von Pappe oder Blei und befestigt dieselbe mittelst Compressen oder mäfsig stark angezogener Binden **)

Sind aber auch die Patienten allen Zufällen, welche eine Verletzung des Schädels und des Gehirns mit sich

---

*) [Wie beklagenswerth auch die Lage eines Verwundeten ist, bei dem man einen fremden Körper im Gehirn zurücklassen mufs, so ist dieselbe doch nicht ganz hoffnungslos. So erzählt *Sandifort*, dafs der Wundarzt *Hooch*, einen Mann, der einen Schufs in den Kopf bekommen hatte, vollkommen herstellte, obgleich er, da bei jedem Extractionsversuche Convulsionen eintraten, die Kugel im Gehirn zurückzulassen genöthigt war. Aehnliche Fälle erzählen *Pallas*, *Fielding*, *Morand*, *Hoog*, *Ferdinand Martine*, *Gooch* und Andere. *Horstius* berichtet die Wiederherstellung eines Soldaten, bei welchem ein langes Eisenstück im Keilbeine stecken geblieben war. *Thomas Bartholinus* hat einen Mann gesehen, welcher eine mehrere Zoll lange Säbelspitze ohne Störung seines Wohlbefindens im Gehirn getragen hatte. *Zacutus Lusitanus* fand bei der Section eines an einem bösartigen Fieber verstorbenen Mädchens zwischen dem Schädel und den Hirnhäuten eine, acht Jahre zuvor eingedrungene, Messerklinge. Die Werke von *Dominique Sala*, *Preussius*, *Veslingius*, *Anel*, *Manget* und Andern enthalten ebenfalls eine Menge ähnlicher Beobachtungen, deren auch die Alten schon sehr viele gemacht haben müssen, da *Guillaume de Salicet* den Rath giebt, Pfeilspitzen nicht aus dem Gehirne zu ziehn, indem dies Organ sich daran gewöhne, wenn es sie nicht auszustofsen im Stande sei.]

**) [Vor Antwerpen wendete *Seutin* diese Bleiplatten mit gutem Erfolge an. Doch wechselte er den Verband bei solchen Gehirnbrüchen nur selten und war dabei in der Behandlung derselben recht glücklich.]

führt, glücklich entgangen, und hat sich die Narbe vollständig gebildet, so mufs dieselbe dennoch mit Kappen oder Platten von Leder oder Metall bedeckt werden, damit das Gehirn vor Stöfsen und Quetschungen gesichert und zugleich verhindert ist, durch die Schädelöffnung heraus zu treten, welche sich niemals durch eine knochige oder auch nur durch eine knorplige Narbe schliefst, besonders wenn der Substanzverlust bedeutend war.

§. VI.

Von den Blutungen bei Kopfwunden.

Die arteriellen und venösen Blutungen bei Kopfwunden können aus den Schädelintegumenten, aus dem Knochengewebe und aus dem Innern des Schädels kommen.

Von den ersten ist schon die Rede gewesen. Die aus dem Knochengewebe entstehen durch die Verletzung der kleinen Arterien der Diploë, besonders aber aus den eigenthümlichen venösen Kanälen, welche erst in neuerer Zeit (von *Chaussier*, *Fleury*, *Breschet* und Anderen) entdeckt worden sind, und lassen sich durch Compression leicht stillen.

Die Blutungen im Innern des Schädels endlich können aus den ziemlich voluminösen Arterien der Dura mater, aus dem Stamme oder den Zweigen der Meningea media, die bekanntlich auch zum Theil in den Furchen der innern Schädelfläche verlaufen u. s. w., kommen.

Hier ist man nun in der Anwendung der hämostatischen Mittel ziemlich beschränkt, denn die Torsion und Ligatur lassen sich nur höchst selten ausführen, und die Cauterisation ist wegen der Nähe des Gehirns nicht passend; weshalb man meistens seine Zuflucht zur Compression mittelst eines Wachs- oder Korkpfropfes nehmen mufs, den man in die Schädelöffnung einschiebt und auf diese Weise zur Schliefsung der Gefäfsmündung benutzt, wie dies schon öfter mit gutem Erfolge geschehen ist. *)

Aber auch die venösen Sinus der Dura mater können zu Haemorrhagieen Veranlassung geben, welche man je-

---

*) [Um einer Blutung aus dem Stamme der Arteria meningea Einhalt zu thun, gleichzeitig aber auch dem schon ergossenen Blute einen Ausweg zu verschaffen, hat man einen, in der Mitte mit einem Loche versehenen Korkpfropf in die Schädelöffnung gebracht und auf diese Art die Gefäfsöffnung verschlossen, ohne das schon ergossene Blut im Schädel zurückzuhalten.]

doch aus der Lage der Wunde und der Farbe des hervorströmenden Blutes leicht von andern zu unterscheiden vermag, und hier vollends ist die Compression, welche übrigens nicht einmal stark zu sein braucht, das einzig anwendbare, zugleich aber fast immer erfolgreiche Mittel.

Auf die aus den Arterien und Venen der Gehirnsubstanz selbst kommenden Blutungen gehe ich nicht ein, da jene Gefäfse für die Kunst, besonders aber für chirurgische Hülfsleistungen, durchaus unzugänglich sind.

Zweites Kapitel.

Wunden des Antlitzes.

Die durch Kriegswaffen veranlafsten Wunden des Antlitzes zerfallen in die der Augenhöhle, der Nase, der Kinnladen, des Ohrs u. s. w.

§. I.

Wunden der Augenhöhle.

Die Wunden der Orbita treffen entweder nur die sie umgebenden Weichtheile, oder auch die sie bildenden Knochen, oder endlich die in ihr enthaltenen Organe.

A. — Stichwunden der in der Orbitalgegend befindlichen Weichtheile.

Die einfachen Stichwunden der Augenbrauen haben das Eigenthümliche, dafs die die Nerven dieser Gegend verletzenden zuweilen das Sehvermögen beeinträchtigen, wie die Fälle von Amaurose nach Verwundung des Nervus frontalis bei seinem Austritte aus der Orbita beweisen. Die Heilindicationen sind hier dieselben, wie bei denen der Schädelintegumente, und ein Gleiches gilt auch von den Verletzungen der Augenlider durch stechende Instrumente, welche, wenn nur die membranösen Ueberzüge afficirt sind, meistens schnell zur Heilung gelangen, obwohl allerdings immer das Sehorgan, so wie selbst das Gehirn leicht dadurch in Entzündung gesetzt werden können. So fand *Petit de Namur* bei der Section der Leiche eines an halbseitiger Lähmung verstorbenen Officiers, der drei Monate zuvor einen Säbelhieb in den äufsern Theil des obern Augenlides bekommen hatte, einen Abscefs im untern

Theil des vordern Gehirnlappens, obgleich an dem Knochen keine Spur einer Verletzung vorhanden war. Bei einem andern Individuum, wo das untere Augenlid beschädigt worden war, sah er die Entzündung sich auf den Augapfel, und von da auf das Gehirn fortsetzen. Fälle, die dem ersten von *Petit* mitgetheilten analog sind, kommen sehr selten vor und sind schwer zu erklären; weniger gilt dies von denjenigen, wo die Entzündung sich nach und nach bis zum Gehirn fortpflanzte. Wenn demnach auch die Behandlung der Stichwunden der Augenbrauen und Augenlider von der andrer Theile im Allgemeinen nicht abweicht, so mufs man doch hier den Verlauf der Entzündung aufs Sorgfältigste beobachten und den Phlegmonen vorbeugen, welche sich zuweilen in der Orbita entwickeln, und deren Ausgang wegen der Eiterung des Zell- und Fettgewebes, so wie wegen der Fortsetzung der Entzündung auf den Augapfel, die Thränendrüse und das Gehirn, gefährlich werden kann.

B. — Wunden der äufsern Weichtheile der Orbita durch schneidende Waffen.

Die einfachen, longitudinellen, transversellen und schrägen Schnittwunden der Augenbrauen bieten nichts Besonderes dar, und man hat nur nöthig, sie nach gehöriger Entfernung der Haare genau durch die gewöhnlichen Mittel zu vereinigen. In Fällen, wo diese Vereinigung nicht in der ersten Zeit nach der Verwundung erfolgt, mufs man, sobald die Anschwellung vorüber und die Eiterung eingetreten ist, die Wundlippen einander nähern, um eine schlechte Narbenbildung zu verhüten.

Wunden der Augenlider von einigem Umfange haben verschiedene Folgen, je nachdem sie transversell oder perpendikulär sind und völlig oder nur zum Theil durch die Substanz des Lides dringen. Die transversellen bewirken, selbst wenn sie vollständig hindurchgehn, nur ein geringes Klaffen und brauchen daher nur auf die gewöhnliche Art vereinigt zu werden; bei den verticalen Trennungen hingegen entfernen sich die Wundlippen jedes Mal, besonders wenn die Ränder und der Tarsalknorpel mit durchschnitten sind, sehr bedeutend von einander; die Vereinigung unterliegt hier auch deshalb grofsen Schwierigkeiten, und wenn sie nicht gelingt, verheilt jede Wundlippe für sich, wodurch dann immer eine mehr oder weniger in die Augen fallende Difformität — die sogenannte Lagophthalmie — entsteht. Die transversellen Wunden vereinigt man durch Heftpflaster, dessen man sich auch bei den verticalen bedienen kann, wenn diese durch den freien Rand des Lides nicht vollkommen hindurchgehn; ist hingegen der Tarsalknorpel vollständig gespalten, so mufs man kräftigere Vereinigungsmittel anwenden. Man hat zu dem Ende die Naht empfohlen, welche indefs, abgesehen davon, dafs sie schmerzhaft und schwer auszuführen ist, auch noch in der Regel die Spuren der, mit der Nadel gemachten und durch den Faden noch vergröfserten, Stiche zurückläfst, ja ganz in der Nähe des freien Randes der Augenlider gar nicht angebracht werden kann, so dafs die Wunde an dieser Stelle leicht unvereinigt bleibt. Um diesem letztern Uebelstande abzuhelfen, welcher meistens eine mehr oder weniger bedeutende Unebenheit am Rande des Lides zurückläfst, habe ich mich der Cilien zur Bewirkung einer Vereinigung bedient und fasse deshalb die sich zunächst stehenden der entgegengesetzten Wundränder in ein Bündel zusammen und lege um dieses, der Basis so nahe als möglich, eine Ligatur, oder ich bilde aus den Cilien auf jeder Wundlippe ein solches Bündel und nähere diese einander, indem ich die Fäden kreuze, in entgegengesetzter Richtung anziehe und so die Wundränder, welche ich noch durch Heftpflaster an die Nachbartheile befestige, mit einander in Berührung bringe. Auf diese Weise ist es mir häufig gelungen, Wunden des obern Augenlides, welche von dem obern befestigten Rande bis zu dem untern freien vollständig durch die Substanz dieses Theils hindurchgingen, ohne alle Difformität zu heilen. Doch lasse man die Sutur sowohl, als die Ligatur der Cilien niemals länger als vier bis fünf Tage liegen, weil im erstern Falle der Faden ausreifst, und im zweiten die Cilien von ihrem durch die Zerrung entzündeten Bulbus losgetrennt werden würden. Es versteht sich übrigens von selbst, dafs die genannten Mittel nur bei frischen, durch die schnelle Vereinigung heilbaren Wunden ihre Anwendung finden.

Wäre in Folge einer falschen Behandlung, oder durch Nachlässigkeit des Patienten, jede einzelne Lippe einer Schnittwunde des Augenlides besonders verheilt, so müfste man, wie bei der Operation der Hasenscharte, die vernarbten Wundränder abtragen und sie hierauf durch die Naht oder die Ligatur der Cilien vereinigen.

C. — Die durch Zerreifsungen, Rupturen und Abreifsungen der Augenlider und Augenbrauen veranlafsten Wunden werden auf die schon oben erörterte Art behandelt.

D. — Von den Contusionen der um die Orbita gelegenen Weichtheile.

Nach Contusionen der Augenbrauen treten zuweilen Schwächung oder Verlust des Sehvermögens, convulsivische Bewegungen der Augen und der Lippen, Paralyse der Augenlider, Delirien, Betäubung u. s. w. ein, welche Zufälle man einer Verletzung der Zweige des Nervus frontalis zugeschrieben hat. Wenn indefs auch allerdings convulsivische Bewegungen, Delirien u. s. w. zuweilen durch eine Reizung dieses oder andrer am Kopfe gelegenen Nerven entstehen können, so sind doch in den meisten Fällen diese Symptome von einer Affection des Gehirns oder seiner Häute abhängig, wie die Sectionen der an solchen Zufällen Verstorbenen beweisen, bei denen man sehr oft einen Bluterguſs, andere Male eine Eiteranhäufung auf der Dura mater und wiederum in andern Fällen eine Contusion des Gehirns vorfand. Wie dem aber auch sein möge, so erzeugen Contusionen der Augenbrauen mit Verletzung des Stirnnerven, ohne das Hinzutreten jener genannten Zufälle, mitunter eine bedeutende Beeinträchtigung des Sehvermögens und selbst vollkommene Blindheit, wie folgendes Beispiel beweist.

Beobachtung.

Ein, bei einem Chasseurregiment dienender, junger Mann fiel vor einiger Zeit mit dem Kopfe voran vom Pferde und zog sich dadurch eine halbkreisförmige Lappenwunde gerade über der linken Augenbraue im Verlaufe des Nervus frontalis zu. Da dieselbe nicht vernarben wollte, untersuchte man sie genauer und zog einen in der Substanz der Augenbrauen gelegenen Glasscherben hervor, worauf sich die Wunde zwar schlofs, doch eine Amaurose zurückblieb, wegen welcher er nach Verlauf von fünf Monaten meine Hülfe in Anspruch nahm. Höchst wahrscheinlich war hier der Nervus frontalis zerrissen worden.

Nach Contusionen der Augenlider bilden sich sehr schnell Blutinfiltrationen und bedeutende Ecchymosen, wozu das lockere seröse Zellgewebe, aus dem sie zum Theil bestehen, Veranlassung giebt. Auch sieht man nach Stössen gegen die Basis der Orbita, wobei die in Rede stehenden Organe meistens ebenfalls heftig gequetscht werden, eine sehr starke Anschwellung und eine dunkel-violette

Färbung sich bilden. Zuweilen setzt sich die Ecchymose sogar bis auf die Conjunctiva fort, auf der sie einen lebhaft rothen Fleck bildet, welcher sich vom Augenlide bis zur Cornea erstreckt, woselbst er plötzlich aufhört. Solche Anschwellungen und Ecchymosen der Augenlider können zuweilen aber auch durch eine allmälige Blutinfiltration entstehen, zu der Quetschungen oder Fracturen der in der Nähe der Augenlider gelegenen Theile Veranlassung geben. So gesellen sich z. B. zu Fracturen des Orbitalgewölbes oder des Astes des Unterkiefers in der Regel Anschwellungen des obern Augenlides von schwärzlicher Farbe.

Die Behandlung der Contusionen der Augenbrauen und Lider unterscheidet sich eben nicht von der ähnlicher Verletzungen an andern Theilen; nur hat man mit Sorgfalt eine Fortsetzung der Entzündung auf den Augapfel, auf den Grund der Orbita, so wie auf das Gehirn und seine Häute zu verhüten.

E. — Schufswunden der um die Orbita gelegenen Weichtheile.

Auch für die Schufswunden der Augenlider und Augenbrauen gelten dieselben Regeln, die wir schon bei der Betrachtung der an andern Theilen vorkommenden erörtert haben, nur erfordert auch hier die Nähe des Auges und des Gehirns eine ganz besondere Aufmerksamkeit und ein sehr kräftiges Einschreiten gegen entzündliche Zufälle, welche an dieser Stelle höchst gefährlich werden können.

Einen Substanzverlust, der sowohl an diesem, als an allen andren Theilen des Gesichts, eine grofse Difformität veranlafst, mufs man auf alle mögliche Weise zu verhüten suchen und deshalb die kleinsten Lappen benutzen, ihre Ränder, sobald die entzündliche Anschwellung der Wunde vorüber ist, und die Eiterung begonnen hat, sorgfältig einander nähern, da man hierdurch die Zeit der Heilung abkürzt und die Bildung grofser unförmlicher Narben, so wie die Ein- und Auswärtsstülpung der Augenlider verhütet. Auch kann man bei sehr bedeutendem Substanzverluste, zur Verhütung oder gänzlichen Entfernung der dadurch herbeigeführten Entstellung, zu den von den Wundärzten neuerer Zeit, namentlich in Deutschland, angegebenen Methoden zum Wiederersatz von Jugend auf fehlender oder später verloren gegangener Körpertheile seine Zuflucht nehmen.

F. — Von den Verletzungen der die Orbita bildenden Knochen.

Stechende Instrumente veranlassen oft nur sehr oberflächliche Verletzungen der Knochen der Orbita, die dann auch sehr schnell heilen, können aber auch bei einiger Gewalt vollständig durchdringen und in die Nebenhöhlen gelangen, wie nach innen in die Choanen, nach unten in den Sinus maxillaris, woselbst sie häufig die obern Maxillargefäfse und Nerven verletzen, nach aufsen in die Fossa temporalis, obwohl sie in diese häufiger durch die Fissura sphenomaxillaris gerathen, oder endlich, was das Gefährlichste ist, in die Gehirnhöhle, nachdem sie den obern Theil der Orbita durchbrochen haben, ein Umstand, der auch manche Wunden des obern Augenlides so höchst gefährlich und zuweilen selbst tödtlich macht, indem das Gehirn an seiner Basis verletzt wird. Sind die so veranlafsten Gehirnwunden tief, so erfolgt der Tod mitunter auf der Stelle, sind sie hingegen nur oberflächlich, so heilt die äufsere, nur einfach erscheinende Verletzung oft schon nach Verlauf weniger Tage, doch plötzlich brechen dann Gehirnsymptome aus, unter denen der Patient, bei dessen Section man später das Orbitalgewölbe meistens fracturirt und das Gehirn und dessen Häute entzündet und vereitert findet, seinen Geist aufgiebt. Sind die eine Verwundung des Gehirns andeutenden Symptome nur gering, mufs man aber dabei wegen der Heftigkeit und der Richtung des Stofses eine baldige Steigerung derselben befürchten, so suche man dieser durch wiederholte Aderlässe, strenge Diät und die ganze Reihe der Antiphlogistica zuvorzukommen: Mittel, die man auch zur Bekämpfung des schon ausgebildeten Gehirnleidens in Anwendung zu ziehen hat. Eine Menge hierher gehöriger Beobachtungen, deren auch ich mehrere gemacht habe, finden sich bei den Schriftstellern.

Beobachtung.

L. Saint-Jean, acht und dreifsig Jahr alt, focht am 1. October 1818 mit einem Freunde und bekam dabei von diesem gegen die Drahtmaske, welche er zum Schutze des Gesichts angelegt hatte, einen so starken Stofs mit dem Rapiere, dafs dasselbe zerbrach, und das Bruchstück durch eine Masche der Maske und durch die Mitte des obern Augenhöhlenrandes in die Gehirnhöhle eindrang. Er stürzte sogleich nieder und ward in folgendem Zustande ins Hôtel-Dieu gebracht: an der Augenbraue bemerkte man eine kleine Wunde, durch welche das Rapier eingedrungen war; das Sehvermögen, so wie das Gehör waren erloschen, und die Störung der Geisteskräfte von der Art, dafs man sie allenfalls der Trunkenheit hätte zuschreiben können, wenn nicht die Dauer der Symptome gezeigt hätte, dafs sie von einer andern Ursache herrührten. In der Nacht waren heftige unwillkührliche Bewegungen der Gliedmaafsen zugegen, und der Kranke fiel aus seinem Bette. Am Morgen des nächsten Tages verordnete ich ein Aderlafs und zwei Gran Tartarus stibiatus im Getränk; dessen ungeachtet steigerten sich die Symptome, weshalb am folgenden Tage wieder ein Aderlafs gemacht, und Tartarus stibiatus, doch wieder ohne allen Erfolg, gegeben wurde. Am dritten Tage ward die Respiration schnarchend, und Gefühls- und Bewegungsvermögen der Ober- und Unterextremitäten erloschen; am vierten Tage erschienen die Gefäfse des Gesichts, in Folge des gestörten Athmungsprozesses, mit schwarzem Blute injicirt, wodurch das Antlitz eine violette Farbe bekam, und bald darauf starb der Kranke. Es war klar, dafs die kleine Wunde an der Augenbraue, die man auch bereits am zweiten Tage vernarbt fand, nicht die Ursache dieser Zufälle gewesen sein konnte, und ich vermuthete deshalb eine Verletzung des Gehirns mit einem mehr oder weniger starken Blutergusse an der Basis des Schädels, welche Ansicht durch die Section auch vollkommen bestätigt ward. Denn man fand unter den Gehirnhäuten eine grofse Menge Blut ergossen, welches nach dem Einschneiden derselben ausflofs. Der die obere Wand der linken Augenhöhle bildende Theil des Stirnbeins war dicht an der Stelle, wo er sich mit dem kleinen Flügel des Keilbeins und mit dem Siebbeine verbindet, von einer Oeffnung durchbohrt, durch die man den kleinen Finger zu bringen im Stande war, und am mittlern Theile der untern Fläche des vordern Gehirnlappens derselben Seite befand sich eine ähnliche Oeffnung, die in eine Art von Fistelgang führte, der sich nach hinten und innen bis zum hintern Theile dieses Lappens und bis zur Arteria communicans anterior erstreckte. Dies Gefäfs war ebenfalls verletzt und hatte zu dem schon erwähnten Blutergusse Veranlassung gegeben. In der Substanz des vordern Theils des linken mittlern Gehirnlappens war eine Menge schwarzes, theils flüssiges, theils sehr feste Coagula bildendes, Blut vorhanden, welches sich einen Weg bis in die unmittelbar darüber gelegene mittlere Gehirnhöhle gebahnt hatte. Die Gehirnhöhlen waren mit einem blutigen Serum gefüllt. Bei so bedeutenden Entartungen wird man sich natürlich weniger über die Unwirksamkeit der angewendeten Mittel, als vielmehr darüber wundern, dafs das Leben des Kranken dabei noch mehrere Tage bestand. *)

Das Eindringen von Stichwaffen in die andern Nebenhöhlen der Orbita führt weniger Gefahren, als das in die eben genannten mit sich, und man hat hier nur die etwa sich ausbildenden Entzündungen kräftig zu bekämpfen, während die Blutungen sich leicht durch die gewöhnlichen Mittel hemmen lassen.

Ueber die Verletzungen der Knochen der Orbita durch schneidende Instrumente ist nichts Besonderes zu bemerken, und dasselbe gilt von den quetschenden Waffen, namentlich auch von den Geschossen. Diese Waffen nehmen zuweilen grofse Stücke des Augenhöhlenrandes oder die Winkel, besonders den äufsern, fort, oder dringen in die Gehirnhöhle ein und verletzten das darin enthaltene Organ, an welcher letztern Verwundung die Patienten meistens auf der Stelle oder einige Zeit nachher sterben.

Auch bei der Behandlung dieser Verletzungen ist das Wesentlichste immer, die Fortsetzung der Entzündung auf das Gehirn und dessen Häute oder auf die wichtigen, in der Orbita enthaltenen, Organe zu verhüten. Deshalb wendet man reichliche allgemeine und lokale Blutentziehungen u. dgl. an, erweitert aufserdem die Wunden zur Hebung von Einschnürungen, zieht völlig losgetrennte Knochenstücke aus und sucht durch Anlegung passender Verbände und durch Erhaltung des kleinsten Hautstückes Difformitäten möglichst zu verhüten.

Bei den Verwundungen der durch die Orbitalwände in die Gehirnhöhle eingedrungenen Geschosse mufs der Wundarzt seine ganze Aufmerksamkeit der Verletzung des Gehirns zuwenden. (Siehe Gehirnwunden.)

Am 29. Juli ward ein Mann bei dem Angriff auf die Tuilerieen an der äufsern Commissur des Augenlids von

*) [In *Dupuytren's* Privatpraxis ist ein ähnlicher Fall vorgekommen. Der Sohn des General E. bekam bei einer Fechtübung einen Stich in das obere Augenlid, wobei das Rapier zerbrach und durch das Orbitalgewölbe in das Gehirn eindrang. Er stürzte sogleich, von einer Lähmung der, der verletzten Seite entgegengesetzten Körperhälfte befallen, nieder und ward auch nach Beseitigung der entzündlichen Zufälle nicht wieder davon befreit. Zu bemerken ist, dafs das Auge der verwundeten Seite vollkommen gesund blieb, und das Sehvermögen desselben auch späterhin nicht verloren ging.]

einer Kugel verletzt, welche durch den Musculus temporalis hindurchging, den äufsern Winkel der Orbita zerbrach, den Knochen bis zu der Tiefe eines halben Zolls fortrifs und das Gehirn entblöfste, ohne jedoch das Auge zu beschädigen. Der Patient ward völlig hergestellt, nur bildete sich eine eingezogene entstellende Narbe und Retraction der Augenlider.

Bei einem andern, auf dieselbe Weise verwundeten Manne, welcher sich zu derselben Zeit im Genesungshause zu St. Cloud befand, nahm die Verletzung einen weniger glücklichen Ausgang, denn der Augapfel entzündete sich, ging in Eiterung über und platzte, so dafs die leere Orbita von einer vertieften Narbe ausgefüllt wurde.

G. — Wunden der in der Orbita enthaltenen Theile.

Die nur das Fett der Orbita treffenden Stichwunden sind von keiner grofsen Bedeutung, und selbst die die Gefäfse verletzenden können zwar zu einem Blutergusse Veranlassung geben, doch läfst auch dieser sich durch eine leichte Compression hemmen; und ebenso unterscheiden sich die Verletzungen der Thränendrüse, *) so wie die der übrigen in der Orbita enthaltenen Theile durch stechende, schneidende, quetschende und zerreifsende Waffen, so wie durch Geschosse, nicht von den an anderen Körpertheilen vorkommenden. Man mufs der Entzündung vorbeugen, fremde Körper extrahiren und durch allgemein und lokal wirkende Antispasmodica den Zufällen zuvorkommen, welche durch die Verletzung der sich so zahlreich in der Orbita verzweigenden Nerven entstehen können. Ganz vorzüglich

*) [Verletzungen der Thränendrüse durch Kugeln kommen ziemlich selten vor, und *Larrey* sagt, dafs er sie nur ein einziges Mal gesehn habe. In Spanien ward ein Soldat am Rande des Winkels der linken Orbita von einer Kugel getroffen, deren eine Hälfte durch die Thränendrüse in die Orbita eindrang, und deren andere längs der Schlafe hinlief. Um die erste Hälfte der Kugel zu entfernen, erweiterte *Larrey* die Wunde nach der Augenbraue zu und nahm die losgelösten Theile der Thränendrüse mitsammt der Kugel heraus. Die Heilung ging glücklich von Statten, das Auge blieb gesund und fortwährend so hinreichend befeuchtet, dafs seine Bewegungen nicht die geringste Irritation veranlafsten. *Larrey* fragt bei dieser Gelegenheit, ob man nicht bei Thränenfisteln, die wenig Aussicht zur Heilung darbieten, das Thränenträufeln und die Fistel selbst durch Exstirpation der in Rede stehenden Drüse zu entfernen vermöchte. (*Clinique des camps et des hôpitaux militaires. tom. I.*)]

mufs man aber seine Sorgfalt auf das wichtigste in der Orbita vorhandene Organ, den Augapfel, richten, dessen Wunden wir jetzt besonders betrachten wollen.

H. — Stichwunden des Auges.

Sehr kleine Stichwunden des Auges führen wenig Gefahr mit sich und stören das Sehvermögen nur dann, wenn sie die Mitte der Cornea getroffen haben, oder mit einer Verletzung der Iris vergesellschaftet sind. Die Anschwellung der Ränder der kleinen Wunde verhindert den Ausflufs der Feuchtigkeiten, der übrigens bei den Stichwunden der Cornea weniger als bei denen der Sclerotica zu fürchten ist. Dringt freilich ein stechendes Instrument in die Tiefe des Auges ein, so zerstört es, besonders wenn es etwas dick ist, fast die ganze Organisation desselben und führt Amaurose oder, bei Verletzungen der Linse, einen traumatischen Staar u. s. w., oder eine heftige Entzündung, welche Trübung der andern Feuchtigkeiten und Membranen des Auges zur Folge hat, oder Eiterung dieses Organs herbei.

Nach Verletzungen dieser Art mufs man das Auge bedecken, vor dem Zutritte des Lichtes schützen und alle Bewegungen desselben verbieten, aufserdem eine der Heftigkeit der Verletzuug entsprechende Menge Blut entziehen, mehrere Tage eine strenge Diät beobachten lassen und überhaupt so verfahren, wie nach der Staaroperation. *)

I. — Schnittwunden des Augapfels.

Schneidende Instrumente können so grofse Wunden des Augapfels erzeugen, dafs die Feuchtigkeiten auf der Stelle ausfliefsen, und das Ange für immer verloren ist, so dafs die Kur nur die Erhaltung des Stumpfes zur spätern Einsetzung eines künstlichen Auges zum Zweck haben kann.

Weniger gefährlich sind diese Wunden, wenn sie nur einen kleinen Umfang haben und einen geringen Theil der Cornea oder Sclerotica einnehmen. Es erfolgt dabei zwar ebenfalls ein theilweises Ausfliefsen des Humor aqueus und Humor vitreus, doch läfst dieses nach, sobald die Wund-

---

*) [*Larrey* will in mehreren Fällen den traumatischen Staar zertheilt haben und ist aus diesem Grunde der Meinung, dafs die Linse durch sehr feine, für unsere Sinne schwer wahrnehmbare Gefäfse ernährt werde.]

ränder anschwellen und sich mit einander vereinigen, worauf denn das Auge allmälig seine frühere Form wieder annimmt und zu seinen Functionen zurückkehrt. Die Behandlung ist dieselbe, wie die der Stichwunden. Man bedeckt nämlich den Augapfel, läfst das obere Augenlid senken, erhält es durch eine wenig drückende Compresse oder Binde in dieser Lage und wendet zur Verhütung einer heftigen Entzündung kräftige Antiphlogistica an. Drang die schneidende Waffe bis zur Linse ein, und ist letztere zwischen die Wundlippen getreten, so mufs man sie, wie bei der Staaroperation, ausziehen. Kommt aber auch nach dem theilweisen Ausfliefsen der Augenfeuchtigkeiten die Heilung ohne Störung des Sehvermögens zu Stande, so wird doch, abgesehn von den stärkeren oder geringeren, nach Wunden der Cornea eintretenden Trübungen dieser Membran, das Volumen des Augapfels häufig bedeutend vermindert.

Die mit Zerreifsungen, Abreifsungen u. dgl. verbundenen Wunden bieten für die Therapie keine besonderen Indicationen dar.

K. — Verletzungen des Auges durch quetschende Waffen.

Die Gefahr der Contusionen des Auges richtet sich nach ihrem Grade. Sind sie leicht, so erzeugen sie nur eine mehr oder weniger bedeutende, bis zum Rande der Cornea sich erstreckende Blutinfiltration unter die Conjunctiva mit Anschwellung und starker Röthung dieser letzteren, ein Uebel, welches bei der Anwendung leichter Resolventia oder Fufsbäder u. s. w. bald verschwindet und selten den Gebrauch von Aderlässen nothwendig macht.

Ist die Contusion stärker, und erstreckt sie sich auch auf die tieferen Theile des Augapfels, so bersten die im Innern desselben gelegenen Gefäfse und geben zu einem Ergusse von Blut Veranlassung, welches sich dem Humor aqueus und vitreus beimischt und deren Durchsichtigkeit trübt; das Auge erlangt dann zwar nach der Resorption dieses Blutes zuweilen seine frühere Durchsichtigkeit und sein Sehvermögen wieder, oft bleibt aber auch Cataracte oder Amaurose zurück, welche auch, wie mich meine eigene Erfahrung gelehrt hat, ohne vorhergegangenen Blutergufs, nach mäfsig starken Contusionen entstehen kann. *)

---

*) [Folgenden Fall hat *Paillard* 1832 bei der Belagerung von Antwerpen beobachtet:

F, 26 Jahr alt, ward am 7. December durch eine platzende

Andere Male entzündet sich der ganze Augapfel, es entsteht eine tief gehende Ophthalmitis, durch die nicht selten das Sehvermögen verloren geht. Die Behandlung mufs in solchen Fällen streng antiphlogistisch und derivatorisch sein, man macht wiederholentlich Aderlässe am Fufse, setzt Blutegel in Menge an die Basis der Orbita und in die Schläfe, läfst Senffufsbäder, laxirende Tränke, und auf das Auge selbst Emollientia und Resolventia anwenden.

Die Cataracte und die Amaurose behandelt man auf die gewöhnliche Weise.

Ist die Contusion noch stärker, so fliefsen die einzelnen Bestandtheile des Auges zusammen, die Membranen zerreifsen, die Linse weicht aus ihrer Stelle u. s. w. Die Cornea erscheint dann nur noch als ein rother hervorragender Fleck, die Sclerotica gewinnt ein livides, bleifarbenes Ansehn, und das Sehvermögen ist ohne Rettung verloren, ja häufig wird sogar nicht einmal das Auge erhalten; denn oft entzündet es sich heftig, berstet, oder mufs wohl gar vom Wundarzte zur Hebung der Einschnürung und der gewaltigen Schmerzen durch eine grofse Incision geöffnet werden.

Die Behandlung dieses Grades von Contusion ist übrigens dieselbe, wie bei dem vorigen; nur mufs man wo

---

Bombe am Beine, am linken Auge und an vielen anderen Körperstellen verletzt. Es wurde sogleich die Amputation des Beins vorgenommen, die Contusion der Augenlider aber unberücksichtigt gelassen. Als nun nach zehn Tagen die hier befindliche Ecchymose und Anschwellung verschwunden waren, bemerkte der Kranke, dafs er das Sehvermögen auf diesem Auge vollkommen eingebüfst hatte. Am 26. December, wo *Paillard* diese Beobachtung niederschrieb, war die Wunde am Beine beinahe geheilt, und das Allgemeinbefinden des Patienten sehr gut; allein das Auge unempfindlich gegen Lichtreiz, die Pupille desselben erweitert, unbeweglich und tief schwarz, kurz eine vollständige Amaurose vorhanden.

Und so haben wir auch im Hôtel-Dieu Kranke gesehn, bei denen sich nach Faustschlägen, Stofsen mit Ladestocken u. dgl. ohne gleichzeitige Trübungen der Feuchtigkeiten des Auges, Amaurosen gebildet hatten, welche fast immer unheilbar waren.

Nicht selten sieht man dies Leiden auch bei Jägern entstehn, deren Augen beim Durchlaufen der Gebüsche von dünnen Baumzweigen heftig getroffen werden, so wie bei Leuten, denen beim Oeffnen von mit kohlensäurehaltigen Flüssigkeiten gefüllten Gefäfsen Korkpfröpfe mit Heftigkeit gegen den Augapfel geschleudert werden. So sah *Dupuytren* bei dem Professor *Moreau de Sarthe* dadurch eine unheilbare Amaurose entstehn, dafs der geloste Kork einer Flasche Selterswasser mit Heftigkeit gegen sein Auge sprang.]

möglich noch energischer verfahren und aufserdem, wie schon bemerkt, zuweilen zur Incision des Augapfels seine Zuflucht nehmen, wenn die lokale Entzündung zu heftig ist und besonders, wenn sie aufs Gehirn überzugehen droht.

L. — Wunden des Augapfels durch Schufswaffen.

Der Augapfel kann durch die auf die Pfanne der Gewehre gestreuten Pulverkörner, durch die Metallkapseln der Percussionsgewehre und durch die, mittelst Schiefspulver in Bewegung gesetzten Geschosse verletzt werden. Von den Verwundungen durch Pulverkörner ist schon in der ersten Abthl. die Rede gewesen, weshalb wir nicht wieder darauf zurückkommen, sondern nur bemerken wollen, dafs man unter solchen Umständen die durch die Verbrennung erzeugte Entzündung mäfsigen und die in den äufseren Häuten des Auges sitzenden Pulverkörner, so wie die Metallkapselstücke u. s. w. ausziehn mufs. Sind letztere tiefer ins Auge eingedrungen, wie ich dies mehrere Mal gesehn habe, so verfährt man, wie bei den Schrotkörnern, auf die ich sogleich kommen werde.

Was die durch Pulver in Bewegung gesetzten Kugeln betrifft, so erzeugen dieselben häufig nicht blofs eine einfache Contusion des Auges, sondern auch eine Ruptur der Cornea und Sclerotica und ein vollkommenes Ausströmen der Augenfeuchtigkeiten, eine Verletzung, welche übrigens eine weniger heftige Entzündung nach sich zieht, als eine das Zusammenfliefsen der Feuchtigkeiten veranlassende Contusion. Der Augapfel wird nach solchen Verwundungen allmälig in einen, aus dessen Membranen und dem etwa nicht ausgeflossenen Ueberreste der Flüssigkeiten gebildeten, Stumpf verwandelt, der sehr wohl das Einsetzen eines künstlichen Auges gestattet und diesem auch aufserdem noch Bewegungen mittheilt, welche denen eines natürlichen Auges einigermafsen ähnlich sind.

Treffen Schrotkörner das Auge, so variiren die dadurch veranlafsten Zufälle, je nach der Art, auf welche jene eingewirkt haben. Gelangen sie nämlich in schräger Richtung auf die Cornea, so erzeugen sie eine rinnenförmige Continuitätsverletzung, welche nach wenigen Tagen mit Zurücklassung einer Rinne heilt. Andre Male bleiben sie hingegen in der Substanz der Cornea oder der Sclerotica sitzen und lassen sich dann leicht mittelst eines spitzen Instrumentes extrahiren. In noch anderen Fällen durchdringen sie die Cornea vollständig und verlieren sich im Augapfel. Sind sie dann noch in der vordern Augenkammer sichtbar, so kann man sie durch eine der Staaroperation ähnliche Encheirese entfernen; befinden sie sich aber tiefer im Auge, und sind sie durchs Gesicht nicht mehr wahrzunehmen, so unterläfst man alle Extractionsversuche, und die Folgen wie die Behandlungsweise sind die nämlichen, wenn der Schrot durch die Sclerotica eingedrungen ist.

Die Folgen der Gegenwart von Schrotkörnern im Auge sind verschieden, indefs tritt in den meisten Fällen Verlust des Sehvermögens, Verzerrung und zuweilen Obliteration der Pupille, *) so wie heftiger, durch kein Mittel zu beseitigender, oft Jahre lang anhaltender Schmerz an. Meistens geht allerdings nur das Sehvermögen, nicht aber das Auge verloren; zuweilen aber tritt auch unmittelbar nach dem Eindringen des Schrotes eine sehr heftige Entzündung aller Theile des Auges ein, es entsteht Einschnürung und der heftigste Schmerz, der erst nach dem Bersten oder nach der Explosion des Auges, wie man es passender nennen könnte, aufhört, denn nicht selten ist dieses Platzen mit einem Geräusche verbunden, und die purulenten Flüssigkeiten werden einen halben bis ganzen Fufs weit fortgeschleudert, wie ich dies mehrere Male selber gesehen habe.

Dieser traurige Ausgang tritt immer, wie schon bemerkt, unter den heftigsten Schmerzen, so wie unter starkem Fieber und oft auch unter Delirien ein, weshalb man auch häufig zur Beendigung der Leiden des Kranken sich zur Incision des Auges, zur Abtragung des vordern Theiles und zur Entleerung desselben entschliefsen mufs, wodurch es in einen blofsen, für die Anwendung eines künstlichen Auges ganz geeigneten Stumpf verwandelt wird.

Endlich kommen nun auch noch Fälle vor, wo voluminöse Geschosse das ganze Sehorgan mitsammt einem mehr oder weniger bedeutenden Theil der Orbita fortreifsen. Solche Wunden müssen, wie Verletzungen der Knochen der Orbita, und mithin sehr streng antiphlogistich behandelt werden, damit der Uebergang der Entzündung aufs Gehirn ver-

*) [Im Hôtel-Dieu haben wir in *Breschet's* Abtheilung im Jahre 1834 einen jungen Mann gesehen, der auf der Jagd aus Unvorsichtigkeit von seinem Bruder einen Schufs ins Gesicht bekam, wobei ein Schrotkorn in jedes Auge drang, und wovon eine doppelte Cataract, eine vollständige Amaurose des einen und eine unvollständige des andern Auges, so wie eine Verzerrung beider Pupillen die Folgen waren.]

verhütet werde. Und auf diese Weise haben wir in den Julitagen mehrere Wunden dieser Art glücklich heilen sehen.

Einige Schriftsteller, wie z. B. *Covilard*, wollen beobachtet haben, dafs der durch Kugeln und andre Geschosse aus der Orbita hervorgetriebene und an dem Sehnerven und den Gefäfsen wie an einem Stiele hängende Augapfel, wiederum in seine Lage gebracht, das Vermögen zu sehen nicht eingebüfst habe. Es ist schwer, einen solchen Ausgang zu begreifen; doch würde man in vorkommenden Fällen der Art das noch am Nerven und den Gefäfsen hängende Auge reponiren und durch einen leichten Compressivverband in seiner Lage erhalten müfsen; nur, wenn wegen zu bedeutender Beschädigung dieses Organs, durchaus keine Hoffnung mehr zur Erhaltung desselben vorhanden wäre, müfste man es von seinem Stiele lostrennen.

§. II.

Wunden der Nase.

A. — Für die Stichwunden der äusferen Weichtheile der Nase gilt sowohl hinsichtlich der Diagnose, als der Behandlungsweise das schon bei den Wunden anderer Körpertheile Gesagte.

B. — Ebenso verhält es sich mit Schnittwunden, Abreifsungen und Zerreifsungen; denn wenn diese Verletzungen klein und nicht sehr tief sind, so haben ihre Ränder wenig Neigung zum Klaffen, und somit kann man die gewöhnlichen Mittel in Anwendung bringen. Sind diese Wunden hingegen von grofsem Umfange und gehen sie tief, ist z. B. ein Nasenflügel in verticaler Richtung völlig gespalten, oder gar die Spitze der Nase durch eine transversale Wunde mehr oder weniger vollständig losgetrennt, so findet stets ein bedeutendes Klaffen statt, und wenn die Vereinigung nicht sehr sorgfältig geschieht, so verheilt jeder Wundrand für sich, oder der nicht gehörig angelegte Lappen stirbt wegen mangelhafter Ernährung ab und trennt sich vom übrigen Körper, so dafs die Nase verstümmelt bleibt.

Das Wesentlichste bei der Behandlung dieser Verletzungen ist daher, die Wundlippen durch Heftpflaster und passende Binden, deren Wirkung man in manchen Fällen durch in die Nasenhöhle gebrachte Charpie-Bourdonnets oder elastische Gummisonden unterstützt, zu vereinigen, oder noch besser durch eine hinreichende Anzahl von Heften an einander zu halten. Als eine Hauptregel aber gilt es, die Nase, wenn sie auch nur noch durch eine ganz dünne Hautbrücke mit dem übrigen Körper zusammenhängt, nicht völlig zu trennen, sondern immer erst die Vereinigung auf die angegebene Weise zu versuchen; denn es finden sich vielfache Beobachtungen bei den Schriftstellern von fast vollkommenen Trennungen dieses Organs, die nicht minder vollständig verheilt sind.

Selbst bei gänzlich losgetrennten Nasen kann man die Wiederanheilung versuchen, da wichtige Autoritäten in mehreren Fällen einen guten Erfolg davon gesehen haben wollen, und ein solcher Versuch keine Nachtheile mit sich führt. Mifslingt derselbe, so behandelt man die Verletzung, wie jede andere Wunde mit Substanzverlust und hebt später die durch das Fehlen der Nase erzeugte Entstellung und Unbequemlichkeit durch das Ansetzen einer künstlichen, oder durch die Operation der Rhinoplastik *)

C. — Verletzungen der Knochen der Nase.

Für die Verletzungen der Nasenknochen durch stechende oder schneidende Waffen gelten die allgemeinen Regeln, nur hat man, da die Difformitäten der Nase das Gesicht auf eine widrige Weise entstellen, stets dafür zu sorgen, dafs diese Knochen nicht eingedrückt bleiben, weshalb man sie mit Ringpincetten zu erheben und in ihrer normalen Lage zu erhalten suchen mufs.

D. — Fast dasselbe gilt von den Contusionen der Nase; und wenn die Knochen dabei verletzt, oder die ganze Nase zerschmettert worden, so hat der Wundarzt ebenfalls Antiphlogistica anzuwenden und die drohende Difformität auf die eben angegebene Weise zu verhüten.

E. — Verletzungen durch Schufswaffen.

Besonders sind es die Schufswaffen, welche die Nase zum Theil oder gänzlich mit fortreifsen; bei diesen Ver-

---

*) [Kleinere Stücke der Nase lassen sich sehr gut durch Uebertragung von Hautstücken ersetzen; ist indefs dies Organ vollständig verloren gegangen, so unterläfst man wohl besser die Operation der Rhinoplastik und räth dem Kranken, eine künstliche Nase zu tragen, da die durch Ueberpflanzung eines Hautstückes gebildete in den meisten Fällen so unvollkommen wird, dafs sie die Beschwerden, Schmerzen und Gefahren, denen sich der Patient deshalb aussetzt, nicht aufwiegt.]

letzungen kann man indefs meistens erst nach dem Abfallen der Brandschörfe die Ausdehnung der Zerstörung beurtheilen, und auch dann erst kann man die zur möglichst vollständigen Wiederherstellung des verletzten Organs nothwendigen Verfahrungsarten in Anwendung bringen.

Häufig entstehen auch Verletzungen der Nase und der Nasenhöhlen durch Schufswaffen bei Individuen, welche, um sich zu tödten, sich mit Pistolen oder Flinten in dies Organ oder in den Mund schiefsen. Im letztern Falle können Verletzungen der Nase immer erst nach mehr oder weniger bedeutenden Zerstörungen der obern Wand des Mundes zu Stande kommen. Oftmals beschränken sich die auf diese Art erzeugten Verwundungen, vermöge einer leichten Abweichung in der Richtung des Geschosses, auf den vordern Theil dieses Organs, andre Male aber dringt die Kugel in die Nasenhöhle und gelangt nach Zerschmetterung des Schädelgrundes bis ins Gehirn, ein Umstand, der dann zu allen schon oben erörterten Gehirnzufällen Veranlassung geben kann.

Bleiben in die Nasenhöhlen eingedrungene Kugeln in denselben liegen, so mufs man, sobald ihr Sitz erkannt worden, zu ihrer Extraction schreiten, denn sie unterhalten bis zu ihrem Austritte eine fortdauernde Reizung, so wie eine lästige Eiterung. Die Extraction gelingt meistens auch leicht, denn die Kugeln sind in der Regel nicht eingekeilt und lassen sich mit den Fingern, der Pincette oder dem Tirefond erreichen. Kann man sie indefs nicht durch die Nase herausbefördern, so stöfst man sie in den Mund, welchen Weg sie auch meistens nehmen, wenn man ihnen Zeit läfst, spontan hervorzukommen. In der That sieht man zuweilen Personen solche Kugeln ausspucken, welche sie lange Zeit mit sich umher getragen hatten.

In die Nase gerathene Kugeln können auch in den Sinus maxillaris gelangen, woselbst man sie zurücklassen kann, sobald sie keine Zufälle veranlassen; *) während im

*) [*Ravaton* führt mehrere Fälle an, wo Kugeln, ohne Zufälle zu veranlassen, im Sinus maxillaris zurückblieben. Auch in den Jahrbüchern der Berliner Academie wird eine Beobachtung von einem Individuum mitgetheilt, welches fünf und zwanzig Jahre lang in der Kinnbackenhöhle eine Kugel mit sich umhertrug, die nach dieser Zeit spontan durch den Mund hervortrat. In der Regel indefs werden durch Kugeln, wie durch alle fremde Körper überhaupt, Fisteln unterhalten, welche erst nach deren Expulsion aufhören.]

entgegengesetzten Falle die Trepanation des Sinus das einzige Hülfsmittel ist. Drang eine Kugel durch die Wange in die Kinnbackenhöhle ein, so versuche man, sie mittelst des Tirefonds oder der Pincette durch die Eintrittsöffnung auszuziehen und erweitere dieselbe mit der Scheere oder einer Trepankrone, wenn sie zu klein ist.

§. III.

Wunden des Ohrs.

A. — Ueber die Stichwunden des Ohrs habe ich nichts Besonderes zu sagen, nur will ich dabei bemerken, dafs sich an der Ohrmuschel leicht erysipelatöse Entzündungen ausbilden, welche sich nicht selten auf die Kopfschwarte fortsetzen, weshalb man Verwundete der Art stets mit besonderer Sorgfalt beobachten und, beim ersten Erscheinen des Erysipelas, mit kräftigen Mitteln behandeln mufs.

B. — Die Schnittwunden des Ohrs werden ebenfalls, wie die anderer Körpertheile behandelt. Findet eine gänzliche Lostrennung der Ohrmuschel statt, so kann allerdings eine Wiederanheilung nicht vorgenommen werden, ist hingegen die Trennung nicht ganz vollständig, so mufs man, wie dünn auch der Lappen immer sein mag, die Wiedervereinigung durch die Anlegung eines oder mehrerer Hefte versuchen.

So sind im Hôtel-Dieu 1830 mehrere Fälle von Ohrwunden vorgekommen, wo die Muschel nur noch an einem ganz dünnen, allerdings aber noch mit Gefäfsen versehenen Lappen hing, und wo die Heilung meistens schnell und glücklich gelang.

C. — Schufswunden.

Die Schufswunden erfordern die Erfüllung derselben Indicationen, nämlich die Vereinigung der zum Theil losgetrennten Stücke, nach dem Abfallen der Brandschörfe, mittelst der Sutur, der Heftpflaster u. s. w.

Schrotkörner, welche in der Ohrmuschel sitzen bleiben, lassen sich eben so leicht, wie an andern Hautstellen, ausziehen.

Auch der mittlere Theil des Ohrs, obwohl mehr als der äufsere geschützt, ist den Verletzungen durch Geschosse ausgesetzt.

Die durch comprimirtes Schiefspulver ausgedehnte Luft,

die bekanntlich Erschütterungen aller Körpertheile zu Wege bringen kann, äufsert diese Wirkung vorzugsweise aufs Trommelfell und verursacht zuweilen sogar Rupturen, Blutergiefsungen aus dem innern und äufsern Gehörgange u. dgl., woraus in der Regel eine mehr oder weniger bedeutende Taubheit sich bildet, die man mithin auch bei Artilleristen der Landtruppen, besonders aber denen der Marine, sehr häufig antrifft.

Läfst man die Sonnenstrahlen in den Grund des Gehörganges solcher Individuen fallen, so findet man das Trommelfell entweder ganz zerstört, oder wenigstens an einer Stelle von einer ungleichen, mit zerrissenen Rändern versehenen Oeffnung durchbohrt. *)

Andere Male aber trifft man, auch ohne dafs Veränderungen der Art vorhanden wären, eine mehr oder weniger vollständige Taubheit an, welche auf einer, durch den häufigen Kanonendonner und die starken Erschütterungen des Trommelfells, abgestumpften und erschöpften Sensibilität des Ohrs beruht.

Von den in den mittlern Theil des Ohrs eindringenden Schrotkörnern ist schon im allgemeinen Theile die Rede gewesen, woselbst wir auch bemerkt haben, dafs dadurch eine unheilbare Taubheit zu Wege gebracht wird. Heftiger sind natürlich noch die Wirkungen der bis dahin gelangten Kugeln, welche indefs auch noch tiefer in die Substanz des Felsenbeins eindringen und dort liegen bleiben, oder, nach Zerschmetterung dieses Knochens, sich einen Weg ins Gehirn bahnen können.

Kugeln, welche in den äufsern Gehörgang oder bis in die Paukenhöhle dringen, befinden sich meistens daselbst eingekeilt und lassen sich nur mit Mühe ausziehen, weshalb man zur Anwendung des Tirefond, oder besser noch zur Application des Trepans auf den Zitzenfortsatz schreiten mufs. Die grofse Gefahr solcher Verletzungen leuchtet ein, obwohl man nicht glauben mufs, dafs das Eindringen von Kugeln bis in das Felsenbein stets tödtlich sei, denn mir selbst ist ein Fall bekannt, wo eine Kugel lange Jahre in diesem Knochen zurückblieb, ohne schlimme Zufälle zu veranlassen.

Schufswunden der knochigen Theile des Ohrs ziehen auch in der Regel Fisteln nach sich, die mit einer, durch

---

*) [Solche Leute konnen daher auch beim Rauchen den Tabaksdampf aus dem Munde durch die Eustachische Rohre zum Ohre heraustreiben.]

vorhandene abgestorbene Knochenstücke sehr übelriechend gewordenen, Eiterung verbunden sind, welche erst nach der Entfernung der fremden Körper aufhört.

§. IV.

Wunden der Wangen, der Lippen, des Kinns und der Kinnladen.

A. — Stichwunden der Wangen, der Lippen und des Kinns.

Weder der Verlauf, noch die Behandlung der Stichwunden der Wangen und der Lippen bieten etwas dar, was sie von analogen Verletzungen anderer Körpertheile unterschiede.

B. — Schnittwunden.

Die Schnittwunden dieser Theile zeigen, welche Richtung und Tiefe sie auch haben mögen, stets eine grofse Neigung zum Klaffen, die sich aber ganz besonders bei den hier vorkommenden Lappenwunden, so wie bei den durch die ganze Substanz der Ober- oder Unterlippe gehenden Verletzungen äufsert. Auch sind diese Wunden, wegen der grofsen Menge von Nerven und Gefäfsen, welche sich in den Wangen und Lippen verbreiten, sehr schmerzhaft und häufig von einem starken Blutergusse begleitet. Aufserdem können auch die der Wangen mit Verletzungen der Ohrspeicheldrüse und ihres Ausführungsganges complicirt sein, wovon wir noch besonders reden wollen.

Die Schnittwunden müssen sorgfältig vereinigt werden, damit eine gut gebildete und wo möglich linienförmige Narbe entstehe. Bei oberflächlichen Verletzungen dieser Art reichen Heftpflaster zum Aneinanderhalten der Ränder hin, bei solchen aber, welche durch die ganze Substanz der Wangen und Lippen gehn, oder die lappenförmig sind, mufs man die Naht, und zwar am passendsten die umwundene, anlegen. Die durch Zerreifsung, Abreifsung u. s. w. veranlafsten Wunden der Lippen und Wangen werden nach denselben Indicationen behandelt; nur über die Ohrspeicheldrüse wollen wir noch einige Worte hinzufügen.

Sobald eine Stich- oder Schnittwunde in die Substanz der Parotis eingedrungen ist, oder man dies mit einiger Wahrscheinlichkeit vermuthen kann, so mufs man zur Verhütung einer Speichelfistel dem Ausfliefsen des Speichels zuvorkommen, schnell und genau die Ränder mit einander vereinigen, auf die Wunde eine ziemlich starke Compression ausüben und den Kranken ein strenges Regimen, so wie ein absolutes Stillschweigen beobachten lassen. *)

Die Wunden des Ductus Stenonianus kommen wegen seines geringen Umfanges seltner vor, als die der Drüse, trennen aber denselben aus eben diesem Grunde fast immer vollständig. Ueber seine Verwundung können keine Zweifel obwalten, sobald die Wange in verticaler oder transversaler Richtung in ihrer ganzen Dicke durchschnitten worden, und ebenso ist man bei grofsen und breiten Wunden zuweilen, die beiden Orificien in der Mitte der getrennten Theile zu unterscheiden, im Stande, andre Male aber hat die Diagnose gröfsere Schwierigkeiten, und man erkennt erst nach einigen Tagen an dem Ausfliefsen des Speichels während des Essens die vorhandene Verletzung.

Die Meinung, dafs eine solche Trennung stets eine Speichelfistel nach sich ziehe, ist falsch, denn es giebt einzelne Beispiele, wo die beiden einander gehörig genäherten Orificien des durchschnittenen Kanals zu gleicher Zeit und durch denselben Mechanismus, als die umgebenden Weichtheile verheilten, obwohl diese Fälle spontaner Vernarbung allerdings selten sind, weshalb man auch, sobald man die in Rede stehende Verwundung entweder auf der Stelle, oder einige Tage nachher erkannt hat, sogleich die zur Verhütung einer Fistel nothwendigen Mittel in Anwendung bringen mufs.

Diese Mittel sind verschieden, je nachdem die Wunde durch die ganze Substanz der Wange hindurch bis in den Mund, oder nur bis zu einer gewissen Tiefe in jene eingedrungen ist. Im erstern Falle nämlich mufs man eine Charpiemeche in den innern Theil der Wunde bringen und diese bis zu der Trennungsstelle des Speichelganges schieben, damit eine innere Fistel entstehe, durch welche der Speichel in den Mund fliefsen kann. Die Meche be-

---

*) [Im *Journal de médecine tom. 25 p. 449* wird der Fall eines Individuums mitgetheilt, wo man bei einer drei Linien tief in die Substanz der Parotis eindringenden Schnittwunde, wegen der schlechten Beschaffenheit der Wundränder, diese theilweise mit der Scheere abtrug, sie hierauf vereinigte, mittelst eines stark drückenden Verbandes zusammenhielt und binnen siebzehn Tagen die Heilung ohne Bildung einer Fistel zu Stande brachte.

Auch *Paillard* schnitt vor einigen Monaten, bei der Exstirpation einer grofsen, in der Gegend der Parotis gelegenen Geschwulst, ein bedeutendes Stück dieser Drüse mit fort und heilte die Wunde unter Anwendung eines sehr mäfsigen Druckes, ohne Bildung einer Fistel, durch die schnelle Vereinigung.]

festigt man durch einen um ihren mittlern Theil gewundenen Faden, den man in den obern Wundwinkel führt und äufserlich mit einem Stück englischem Pflasters befestigt. Im zweiten Falle mufs man die Wange an der Stelle, wo der Speichelgang liegt, vollständig durchschneiden, damit die Wunde mit dem Munde communicire, und man auf die angegebene Art eine Charpiemeche einzubringen vermag. Immer aber setze man die Anwendung der Meche so lange fort, bis die innere Oeffnung gewissermaafsen callös geworden ist. Der äufsere Theil der Wunde vernarbt dann schnell, ausser an der kleinen Stelle, wo der Faden liegt, die sich indefs auch schliefst, sobald derselbe entfernt wird. *)

Zuweilen verhalten sich die Wunden dieses Speichelganges auf eine eigenthümliche Weise, indem die beiden Enden desselben unvereinigt bleiben, ohne dafs eine Fistel entsteht. Man bemerkt alsdann an der Trennungsstelle eine weiche, beim Fingerdrucke dünner werdende und einen Strahl von Speichel von sich gebende Geschwulst, welche aus einem intermediären, zwischen den beiden nicht unmittelbar vereinigten Orificien befindlichen Sack besteht, in welchen der hintere Theil des Ductus, wie in ein Reservoir, den Speichel ergiefst, der dann aus diesem von dem vordern Ende in den Mund gebracht wird. **)

C. — Contusionen der Wangen und Lippen.

Diese bieten nichts Besonderes dar, nur bilden sich in Folge des grofsen, namentlich an den Lippen vorhandenen, Gefäfsreichthums leicht Ecchymosen, so wie zuweilen sehr starke Blutergüsse.

D. — Schufswunden der Wangen und Lippen (Weichtheile).

Wie bei den Gesichtswunden überhaupt, mufs man bei diesen sorgfältig die Bildung von Difformitäten zu verhüten suchen, zu denen der durch die Geschosse veranlafste Substanzverlust so leicht Gelegenheit giebt, und deshalb nach

---

*) [Im *Journal de médecine* (*Oct.* 1807) wird eine Beobachtung mitgetheilt, wo diese Methode mit Erfolg angewendet worden war.]

**) [In diesem Falle befand sich z. B. der Capitain *Lasocki*, bei welchem eine solche Geschwulst in der Mitte einer grofsen, über die ganze Wange fortgehenden Narbe, in Folge mehrerer in Spanien empfangenen Wunden, entstanden war.]

der Beseitigung der Entzündung und dem Abfallen der Brandschörfe die kleinsten Lappen zur Ausfüllung vorhandener Lücken benutzen.

Aus demselben Grunde wird man auch bei etwa nöthigen Wundenerweiterungen aufmerksam und schonend zu Werke gehen und dieselben nur in dringenden Fällen, so wie da, wo die Einschnürung gefährlich zu werden droht, anwenden. *)

Ist aber nach der Vernarbung dieser Schufswunden, trotz aller Sorgfalt, oder auch in Folge einer schlecht geleiteten Behandlung, dennoch eine durch starken Substanzverlust zu Wege gebrachte Difformität entstanden, so mufs man zu irgend einer der, in neuerer Zeit zum Wiederersatz verstümmelter Theile, eingeführten Methoden seine Zuflucht nehmen.

Sind Kugeln bei Verletzung der Wange durch die Parotis vollständig hindurchgegangen, so sollte man die Bildung einer Speichelfistel erwarten; indefs entstehet diese nach Schufswunden im Ganzen selten, denn die eliminatorische Entzündung erzeugt eine starke Anschwellung aller bei der Verletzung interessirten Gewebe und macht sie gewissermaafsen alle gleichartig, so dafs die Wunde der Parotis, wie eine gewöhnliche, heilt.

Und eben dies giebt uns den Weg an, auf welchem wir die Schliefsung einer von der Parotis ausgehenden Speichelfistel, die von der Verletzung des Ductus Stenonianus wohl zu unterscheiden ist, bewirken können. Man müfste nämlich durch Cauterisation einen Brandschorf erzeugen, worauf eine eliminatorische Entzündung sich ausbildet, welche in den meisten Fällen zur Heilung führt. Folgende Beobachtung von einer Schufswnnde der Parotis mag zum Belege des Gesagten dienen.

Beobachtung.

R. bekam am 29. Juli 1830 einen Büchsenschufs in die rechte Wange. Die Kugel ging in schräger Richtung von hinten nach vorn durch die Backenhöhle hindurch, zerschmetterte mehrere Zähne, zerrifs die linke Commissur

---

*) [*Larrey* erweitert alle Schufswunden des Gesichts, frischt ihre Ränder an und vereinigt sie alsdann mittelst der Naht, um eine möglichst linienförmige Narbe zu erhalten. Er wendet, um allmälig auf die ganze Dicke der Wundränder zu wirken, in solchen Fällen besonders die Zapfen- und die unwundene Naht an. (*Relation chirurgicale de Juillet* 1830 *par Hipp. Larrey*)]

der Lippen und trat aus dem Munde wieder hervor. Da glücklicherweise letzterer im Augenblicke der Verwundung geöffnet, und die Zunge herabgedrückt war, so traten weder Verletzungen dieser, noch Fracturen der Kiefer, oder Erschütterungen des Gehirns ein, wie sie so häufig durch das Anschlagen von Kugeln an die Knochentheile entstehen. *R.* wurde, mit Blut bedeckt, ins Hôtel-Dieu gebracht, wo man bei der Untersuchung als die Hauptquelle der Haemorrhagie die verletzte Arteria labialis ansah und aufserdem in der Mitte der rechten Wange einen bedeutenden, die Mundhöhle in einem grofsen Theile entblöfsenden und auch den Ductus Stenonianus in sich begreifenden Substanzverlust wahrnahm.

Der Kranke war nicht im Stande, den Speichel im Munde zurückzuhalten, und konnte auch Töne nicht mehr deutlich articuliren, hatte indefs weder im Augenblicke der Verletzung, noch späterhin eine Störung seiner Geisteskräfte erlitten. Dabei war die Wunde nicht, wie man hätte erwarten sollen, mit zerrissenen, ungleichen, gequetschten, schwärzlichen, brandig erscheinenden Rändern versehn, sondern glatt und völlig rund. Da die Blutung von selbst aufgehört hatte, so brauchte man nur einen einfachen Verband anzulegen, welcher in einem gefensterten und mit Cerat bestrichenen Leinwandstreifen und einigen durch ein Kinntuch unterstützten Compressen bestand, durch welche die Wunde geschlossen, und das fortdauernde Eindringen von Luft in die Mundhöhle verhindert ward. Durch die Kinnbinde wurden zugleich die beiden Kiefer unbeweglich aneinander gehalten, und auf diese Weise Zerrungen der Wundlippen vermieden. Die zum Theil durch die Gewalt der Kugel aus ihren Wurzeln gehobenen Zähne wurden vollständig ausgezogen, wodurch eine Oeffnung entstand, in die man, ohne den Verband zu verrücken, mit Leichtigkeit das Mundstück einer Kanne einbringen konnte, mittelst welcher man dem Kranken Tisanen und flüssige Nahrungsmittel reichte.

Unter dieser Behandlung zog sich die Wunde, welche am ersten Tage wenigstens die Gröfse eines Dreifsigsousstückes hatte, nach und nach zusammen, und von den Rändern erhoben sich nach dem Centrum zu Fleischwärzchen, deren gegenseitige Annäherung man noch durch rund um die Oeffnung gelegte graduirte Compressen zu befördern suchte, so dafs das Uebel nach einem Monat und sechs Tagen bis auf eine geringe Fistel beseitigt war, deren Heilung der Patient im Krankenhause nicht abwarten wollte.

Die die Fistel umgebende Haut hatte sich in kleine, um die Mündung derselben convergirende Falten zusammengezogen, woraus beim weitern Oeffnen des Mundes eine dem Patienten lästige Spannung entstand. Ob sich an der Stelle des zerstörten Orificiums des Ductus Stenonianus ein neues gebildet hatte, oder ob dieser Gang völlig obliterirt worden war, konnten wir nicht ermitteln, wiewohl wir bei der Untersuchung in der Gegend der Parotis keine Anschwellung der Drüse wahrnehmen konnten, wie sie nach Oblilterationen ihres Ausführungsganges, in Folge der Speichelanhäufung, zu entstehen pflegt. Auch aus der Wunde flofs kein Speichel hervor.

Beobachtung

einer durch einen Schufs veranlafsten und durch leichte Cauterisation mit Höllenstein geheilten Speichelfistel.

Die fünf und sechszig Jahr alte *M.* ward am 28. Juli von einer Kugel getroffen, welche ihr die linke Gesichtshälfte zerschmetterte. Die Verwundete hatte viel Blut verloren und kam auch ganz erschöpft und mit einem kleinen und sehr frequenten Pulse ins Hôtel-Dieu. Die Wunde im Gesichte war eine gerissene, erstreckte sich von der linken Commissur der Lippen nach dem Processus mastoideus derselben Seite und betraf die Haut, die Wangenmuskeln, den Masseter, die Netze des Nervus facialis, die Arteria maxillaris interna und deren Aeste, die Parotis, das Ohrläppchen, so wie den untern Theil der Ohrmuschel.

Von der Commissur der Lippen bis zum Masseter war die Kugel zwischen der Haut und der Backenhöhle fortgegangen, von der Mitte des genannten Muskels an aber hatte sie nur die äufsere Hälfte seiner Substanz verletzt. Die Ränder der Wunde waren zerrissen, mit Ecchymosen bedeckt, und die Oberfläche derselben mit coagulirtem Blute beschmutzt.

Es wurde sogleich, um eine heftige Entzündung der in der Nähe der Verletzung gelegenen Theile, so wie der in der Schädelhöhle enthaltenen und vielleicht stark erschütterten Organe zu verhüten, ein Aderlafs von drei Tassen, so wie die Anwendung beschwichtigender Getränke und einer strengen Diät angeordnet, worauf nach Verlauf von vier Stunden der Puls sich hob, die Haut warm wurde, und die Besinnung einigermaafsen zurückkehrte. Die Wunde war indessen gereinigt und einfach verbunden worden.

Während der ersten sieben Tage befand sich die Kranke sehr gut und hatte sogar Appetit, erhielt indefs nichts, als

Suppe. Am Abend des siebenten Tages aber schwoll die Wunde an, ward schmerzhaft, ihre Ränder rötheten sich, und zugleich waren Fieber, Kopfschmerz, Durst und einige Aufregung zugegen, weshalb zwanzig Blutegel hinter das linke Ohr gesetzt wurden. Diese hatten zwar einige Verminderung der erysipelatösen Entzündung zur Folge, allein die Ränder und die Oberfläche der Wunde bedeckten sich mit einer rahmartigen, dem Hospitalbrande ähnlichen Exsudation, so dafs die Cauterisation mit dem salpetersauren Quecksilber nöthig erachtet ward, unter dessen Anwendung sich die Wunde, deren Ränder zugleich auch weicher und dünner wurden, nach Verlauf von drei Tagen reinigte, das Gesicht weniger erysipelatös entzündet erschien, und die Kranke überhaupt sich wohler fühlte, worauf man auch das linke, zum Theil losgetrennte und herabhängende Ohrläppchen durch zwei Hefte befestigte.

Von nun an ging die Wunde schnell der Heilung entgegen; es entwickelten sich eine Menge von Fleischwärzchen, welche man sogar durch Druck in Schranken halten mufste, so dafs in kurzer Zeit vier Fünftel der Wunde vernarbt waren. Vor dem Ohrläppchen indefs hatte sich eine leicht zu erkennende Speichelfistel gebildet, deren baldige Schliefsung aber auch durch die Cauterisation mit Höllenstein erfolgte, so dafs nichts, als eine leichte Verzerrung des Gesichtes nach der rechten Seite hin, in Folge einer beinahe vollständigen Lähmung der linken Wange, zurückblieb, welche durch die starke Verletzung der Nervennetze des Facialis bedingt war.

E. — Schufswunden der Unter- und Oberkieferknochen.

Die Schufswunden des Gesichts werden vorzüglich durch die Verletzung der dasselbe bildenden Knochen gefährlich.

Was nun den Oberkiefer betrifft, so kann derselbe in verschiedenen Richtungen von Kugeln durchdrungen werden, ohne dafs grofse Zerstörungen, Spaltungen oder Splitterungen dadurch veranlafst werden. Ebenso hat das Zurückbleiben darin eingekeilter Geschosse öfters keine schlimmen Folgen, und die Wunden heilen häufig schnell, wie wir dies in den Julitagen bei mehreren Individuen zu beobachten Gelegenheit hatten, welche in sehr kurzer Zeit hergestellt wurden. Auch gehört das schon früher (Abthl. I. *pag.* 230.) angeführte Beispiel von *C.* hierher, bei dem eine neben der Nase eingedrungene Kugel am Processus mastoideus wieder zum Vorschein kam, und der dessen ungeachtet, ohne den Eintritt irgend eines schlimmen Zufalles, vollständig genas.

Ein ähnlicher Fall kam 1830 in der Charité vor, doch unterschied derselbe sich von dem vorigen dadurch, dafs das betreffende Individuum, durch eine Verletzung des inneren Ohrs, das Gehör verlor, während letzteres bei *C.* durchaus nicht gelitten hatte.

Bei einer andern, ins Genesungshaus von St. Cloud aufgenommenen Person war eine Kugel in die rechte Wangengegend eingedrungen und in der Gegend der linken Ohrspeicheldrüse wieder hervorgetreten, und auch hier erfolgte völlige Wiederherstellung, ohne Verlust irgend eines Sinnes.

Andere Male hingegen werden die Kiefer in grofser Ausdehnung zerschmettert, und mehr oder weniger bedeutende Stücke davon losgetrennt. Ja grofse Geschosse, und selbst in der Nähe abgeschossene Pistolen und Flinten reifsen zuweilen sogar fast den ganzen Oberkiefer mit fort und veranlassen auf diese Weise höchst gefährliche Verletzungen, die auf der Stelle, oder doch in sehr kurzer Zeit den Tod nach sich ziehen können, oder, wenn dies nicht geschieht, zu bedeutenden Entzündungen, reichlichen Eiterungen und Fisteln Veranlassung geben, welche sich erst, nach Loslösung und Ausstossung aller necrotisirten Knochenstücke, schliefsen. Dessen ungeachtet sind aber doch, merkwürdig genug, die Zerschmetterungen des Oberkiefers bei weitem nicht so gefährlich, als die der Unterkinnlade, ein Umstand, der zwar schwer zu erklären, allein wohl zu beachten ist. *)

*) [In den Annalen der Militairchirurgie finden sich Fälle von sehr schweren, allein doch geheilten, Verletzungen des Oberkiefers. Einer der merkwürdigsten ist der von *V*, welchem 1801 bei der Belagerung von Alexandrien eine Kanonenkugel in etwas schräger Richtung von oben nach unten, von vorn nach hinten und von rechts nach links die Mitte des Gesichts traf und das rechte Wangenbein, die beiden Oberkieferknochen, die Nasenbeine, die Nasenknorpel, den Vomer, die mittlere Wand des Siebbeins, die knorplige Nasenscheidenwand, das linke Wangenbein, eine Hälfte des Jochbogens derselben Seite, so wie ein grofses Stück des Unterkiefers zum Theil zerschmetterte, zum Theil gänzlich mitfortnahm und die bedeckenden Weichtheile zerrifs. Der Verwundete ward mehrere Stunden lang zu den Todten gezählt, da *Larrey* indefs noch einige Lebenszeichen an ihm bemerkte, so verwendete er, in der Hoffnung, ihn wieder herzustellen, die grofste Sorgfalt auf ihn, schnitt die zu sehr beschädigten Theile fort,

Nicht selten wird auch bei diesen Zerschmetterungen des Oberkiefers der Sinus maxillaris geöffnet, in den dann zuweilen fremde Körper, besonders Kugeln eindringen, weshalb man denselben bei Verletzungen der Art sorgfältig untersuchen und sondiren mufs, damit nicht Stoffe darin zurückbleiben, zu deren Entfernung vielleicht später, wie z. B. in folgendem Falle, Operationen nöthig werden.

Beobachtung.

Im Jahre 1814 erhielt ein Militair in der Gegend des Oberkiefers einen Schufs, welcher eine heftige Anschwellung nach sich zog, die sich zwar nach dem Eintritte ei-

---

zog die Knochensplitter aus, verband ihn gehörig und stellte ihn wirklich binnen zwei Monaten wieder her. Der Verwundete kam später zu den Invaliden und befand sich 1818 (*Ribes, Dictionnaire des sciences medicales tom.* 29) in folgendem Zustande:

Die vollkommen vernarbte Wunde gewährt einen scheufslichen Anblick: die Nase, so wie die Scheidewand derselben, fehlt, man unterscheidet deutlich das Gewölbe der Nasenhöhlen, die Muscheln und die Nasengänge; die untere, linke Muschel ist zum Theil zerstört, und nur noch der hintere Rand des Gaumengewölbes übrig, an welchem das Gaumensegel sitzt; von dem rechten Oberkieferknochen ist nur noch ein kleines Stück des hintern Theiles vorhanden; der linke fehlt gänzlich, so wie auch der entsprechende Flügelfortsatz, das Wangenbein und die vordre Extremität des Jochbogens dieser Seite. Die untere Wand der Augenhöhle ist nicht beschädigt. Die rechte Seite des Unterkiefers ist nach vorn gerichtet und enthält nur vier Backenzähne, welche der die Stelle des Mundes vertretenden und an dem Vereinigungspunkte des rechten Astes mit dem Körper gelegenen Oeffnung gegenüberstehn. Durch das Fleisch fühlt man ein widernatürliches Gelenk. Auf der linken Seite ist von diesem Knochen nur noch der Rand und der Processus coronoideus übrig, die durch ein fibröses und fleischiges Gewebe verbunden sind und deshalb in jeder Richtung bewegt werden können. Die Zunge, welche ebenfalls mitgelitten hat, erscheint sehr klein, doch von normaler Form, und liegt den Nasenhöhlen, so wie dem Gaumensegel sehr nahe, so dafs der Larynx fast die Stelle des Kinnes eingenommen hat, dem er auch in der Form einigermaafsen ähnlich geworden ist. Die den Mund bildende Oeffnung ist rund, sehr ungleichförmig, nach links und oben gerichtet und steht zum Theil mit der vordern Oeffnung der Nasenhöhlen in Verbindung. Auf der rechten Seite ist das Sehvermögen erloschen, doch hat das Auge seine Form behalten, und nur die Cornea erscheint getrübt. Der Kranke, welcher sehr undeutlich spricht, trägt beständig, zur Verhüllung seiner Difformität und zur Erleichterung der Articulation, eine vergoldete Silbermaske, in deren unterm Theile er fortdauernd, zur Aufnahme des stets ausfliefsenden Speichels, einige Compressen befestigt, die er, wenn sie benetzt sind, mit andern vertauscht.]

ner reichlichen Eiternng verminderte, allein am Sinus maxillaris noch längere Zeit zurückblieb, weshalb ich die Wunde mit der Sonde untersuchte und einige necrotische Knochenstücke extrahirte. Bei wiederholter Untersuchung des Sinus stiefs ich auf einen voluminösen fremden Körper, zu dessen Entfernung ich die vordere Wand der Kieferhöhle zu durchbohren genöthigt war. Es war dies eine in ihrer Form veränderte Kugel, welche mehrere Knochenstücke enthielt, die sie beim Eindringen in den Sinus maxillaris losgerissen hatte. *)

Der Arzt mufs daher in solchen Fällen die Wunden erweitern, etwa vorhandene fremde Körper, wie Geschosse, von den Weichtheilen gänzlich losgelöste Knochensplitter u. dgl. sorgfältig ausziehen, die getrennten Theile nach dem Abfallen der Brandschörfe, dem Sinken der Geschwulst und dem Eintritte der Eiterung gehörig einander nähern, und vorzüglich auch auf den Verlauf der Wundentzündung achten und ihren Uebergang auf die benachbarten wichtigen Organe, besonders aufs Gehirn, zu verhindern, bemüht sein. Die dann nach erfolgter Vernarbung etwa zurückbleibenden Difformitäten sucht man durch Masken und andre Vorrichtungen zu verbergen, oder, wenn es angeht, durch die zum Ersatz verloren gegangener Theile angegebenen operativen Verfahrungsarten zu heben.

F. — Von den Schufswunden der Mundhöhle.

Schufswunden der Mundhöhle werden vorzüglich bei versuchtem Selbstmorde zu Wege gebracht, und hierbei kommen denn immer zweierlei Wirkungen der in den Mund abgefeuerten Schufsgewehre in Betracht, einmal die des

---

*) [*Fabricius Hildanus* erzählt ein ziemlich sonderbares Beispiel eines in die Kieferhöhle eingedrungenen fremden Körpers, welches ihm von *Georg Faber*, einem Augenzeugen, mitgetheilt worden ist.

Ein Mann, der mit einem Freunde scherzte, erhielt von diesem einen Stofs mit einer Säbelscheide gegen die Wange, wobei die an der Scheide befindliche Zwinge das Fleisch durchbohrte und im Sinus maxillaris stecken blieb. Die behandelnden Aerzte, welche diesen letztern Umstand übersehen hatten, glaubten, dafs das Offenbleiben der Wunde in der Bildung eines fistulösen Geschwurs seinen Grund hatte, und stopften deshalb das Innere der Degenzwinge, welches sie für die Höhle der Fistel ansahen, mit Bourdonnets und Arzneistoffen aus, bis sie endlich durch das spontane Hervordringen des noch mit Charpie u. dgl. angefüllten Kupferstückes aus ihrem Irrthume gezogen wurden.]

Geschosses selbst, und zweitens die der Ausdehnung, welche die im Munde enthaltene Luft erfährt.

Die Ausdehnung der Luft erzeugt nämlich Fissuren, Zerreifsungen der Mundspalte, des Gaumensegels u. dgl. und zuweilen sogar, wie ich dies mehrere Mal beobachtet habe, Fracturen des Unterkiefers. Diese Verletzungen kommen jedoch meistens nur in den Fällen zu Stande, wo das Individuum, fest entschlossen sich zu tödten, kräftig auf den Lauf des Schufsgewehres beifst, während sie ganz fehlen, oder doch nur gering sind, wenn der Mund im Augenblicke des Schusses offen gehalten wird.

Die innerhalb des Mundes durch das Geschofs selbst erzeugten Verletzungen sind sehr mannigfach; denn zuweilen dringt dasselbe durch die Basis cranii in das Rükkenmark ein und verursacht auf der Stelle den Tod, andre Male bleibt es in dem schwammigen Gewebe der Wirbel sitzen, wie dies bei einem Individuum der Fall war, dessen Skelet ich aufbewahre, und bei welchem eine Kugel viele Jahre lang in der Wirbelsäule, ohne schlimme Zufälle herbeizuführen, gesessen hatte. Und auf ähnliche Art bleiben Kugeln zuweilen auch in verschiedenen Theilen des Gesichts ohne Nachtheil liegen.

Mitunter gelangen die Kugeln zwischen die Querfortsätze der Wirbel, verletzen die Arteria vertebralis und geben, wie ich dies selbst drei oder vier Mal gesehen habe, zu primitiven und consecutiven Blutungen Veranlassung, deren Stillung immer grofsen Schwierigkeiten unterliegt, ja beinahe unmöglich ist.

Beobachtung.

Ein Mann, in Verzweiflung über einen verlornen Prozefs, schofs sich mit einem Pistol in den Mund und ward bald darauf ins Hôtel-Dieu geschafft, wo man ihm die nöthige Hülfe leistete. Die primitiven Zufälle schienen beseitigt, und Alles liefs einen guten Ausgang hoffen, als am zehnten oder zwölften Tage eine heftige Blutung aus dem Munde eintrat, welcher der Verwundete erlag. Bei der Leichenöffnung ergab es sich, dafs die Kugel zwischen die Querfortsätze des zweiten und dritten Halswirbels eingedrungen war und die Arteria vertebralis verletzt hatte.

Ebenso können nun auch in solchen Fällen die Carotis interna, die Gefäfse der Zunge und andere in der Nähe der Maxillaris interna gelegene Zweige verwundet werden. So sah ich z. B. durch einen Pistolenschufs in den Mund eine

eine bedeutende Hämorrhagie aus der Arteria ranina eintreten. Kann man unter solchen Umständen den blutenden Zweig nicht unterbinden, so mufs man zur Ligatur des Stammes der Carotis schreiten. *)

Nicht selten prallt auch die in den Mund abgeschossene Kugel an irgend einer Knochenfläche, besonders an dem Processus basilaris, ab, fällt in die Mundhöhle zurück, wird verschluckt und ohne grofse Beschwerden durch den After wieder ausgestofsen. Häufiger aber noch, als durch die Knochenflächen des Mundes, werden diese Deviationen der Kugeln durch die Zähne zu Wege gebracht.

Beobachtung.

L., 48 Jahr alt, fafste den Entschlufs, sich zu tödten. Da er sich indefs, um in seinem Vorsatze nicht wankend zu werden, vorher berauscht hatte, so setzte er das Pistol, anstatt es zwischen die Zähne zu bringen, gegen den linken Alveolarrand, unweit der Commissur der Lippen, in der Gegend des Augen- und des ersten Backenzahnes an, was die Folge hatte, dafs die Kugel nicht in das Innere des Mundes drang, sondern nach der Fossa temporalis emporstieg. Als der Verwundete gleich darauf, noch völlig trunken, ins Hôtel-Dieu gebracht ward, fand man die linke Commissur der Lippen einige Linien weit eingerissen, angeschwollen und durch das Pulver schwarz gefärbt, die beiden erwähnten Zähne, so wie einen Theil des Alveolarrandes der linken Seite zerschmettert und die linke Wange, die Fossa temporalis und das Auge derselben Seite stark mit Blut unterlaufen. Eine in der Fossa temporalis befindliche, runde, unter der Haut bewegliche Geschwulst, welche einen fremden Körper zu enthalten schien, ward mittelst eines durch die Haut, die Aponeurosis temporalis und einzelne Fibern dieses Muskels geführten Schnittes geöffnet, und die Kugel herausgezogen.

Die Geschwulst der Weichtheile der linken Gesichtshälfte, welche an den folgenden Tagen sich noch etwas

---

*) [*Boyer* erzählt in seinem *Traité des maladies chirurgicales Tom.* 6. *pag.* 300., dafs bei einem Manne, der sich mit einem Pistol in den Mund geschossen hatte, und bei welchem am zehnten Tage eine tödtliche Blutung eingetreten war, die Obduction eine, am obern Theile der Fossa zygomatica befindliche, Quetschung und Desorganisation der Arteria maxillaris interna ergab, aus welcher nach dem Abfallen der Brandschörfe jene erwähnte Hämorrhagie zu Stande gekommen war.]

vermehrt hatte, legte sich bald darauf, und am zwölften verliefs der Patient, völlig hergestellt, das Krankenhaus.

Dieser eigenthümliche Lauf der Kugel ist wohl sicherlich auf Rechnung der verschiedenen Deviationen zu setzen, welche dieselbe in diesem Falle erfuhr. Von den Zähnen abprallend, drang sie nämlich nicht in die Mundhöhle ein, sondern ging rückwärts und nach oben, so dafs sie durch die Backe ihren Weg nach aufsen genommen haben würde, wenn ihr nicht ein neues Hindernifs durch den Jochbogen wäre entgegengestellt worden, an dessen untern Rand anschlagend sie gezwungen ward, sich wieder von aufsen nach innen, in der Richtung der Knochentheile der Fossa zygomatica, zu bewegen, bis sie endlich nach Durchbohrung der Fibern des Schläfenmuskels, in ihrer Kraft erschöpft, zum obern Theil der Fossa temporalis gelangte und hier liegen blieb.

In folgendem Falle verursachten sogar zwei in den Mund geschossene Kugeln nur eine unbedeutende Zerreissung des Gaumensegels.

Beobachtung.

M., 27 Jahr alt, schofs sich am 20 August 1812 mit einem Pistol zwei Kugeln in den Mund, stürzte nieder, verlor jedoch das Bewufstsein nicht und war bald darauf im Stande, sich selbst Hülfe zu suchen. Er ward noch an demselben Tage ins Hôtel-Dieu geschafft, wo man das Innere der Wangen, die Zunge, das Gaumengewölbe und die vordere Fläche des Gaumensegels mit schwarzen, vom Schiefspulver herrührenden Krusten bedeckt fand. Die eine Kugel war nach dem Berichte des Verwundeten von ihm ausgespieen, und die andre, von der er nichts wufste, entweder auch durch den Mund entfernt worden, oder in den Darmkanal gelangt. Es ward ein Aderlafs, strenge Diät und ein Gurgelwasser verordnet. Das Schlingen ging Anfangs sehr schwierig von Statten, nach Verlauf von drei oder vier Tagen aber lösten sich die Krusten ab, so wie auch ein oberflächlicher Brandschorf auf der vordern Fläche des Gaumensegels, und man bemerkte nun eine halbkreisförmige, mit dem freien Rande dieses Theiles parallel laufende Wunde, welche bei der Anwendung von Gurgelwassern sich schnell zusammenzog, so dafs der Patient, beinahe völlig geheilt, am 4. September das Krankenhaus verliefs.

Dieser Fall ist besonders dadurch merkwürdig, dafs sich bei dem Verwundeten gar keine üblen Zufälle einstellten, und auch keine strahlenförmige Spaltung der Lippen zu Stande kam; denn meistens findet man letztere nach Schüssen in den Mund strahlenförmig eingerissen und ausserdem auch in der Regel die ganze Mundhöhle schwarz und mit einer dicken Salpeterschicht bedeckt, die verletzten Stellen mit Brandschörfen überzogen, die Zunge gefurcht oder vielfach zerrissen, das Gaumensegel auf ähnliche Art verletzt, völlig perforirt, oder in seiner ganzen Länge und Dicke gespalten. Alle diese Theile und deren Umgegend gehen dann in eine heftige, mit starker Anschwellung des Gesichts verbundene Entzündung über, welche sich indefs gewöhnlich am vierten oder fünften Tage vermindert.

Was die Wunde der Zunge und des Gaumensegels betrifft, so mufs man deren Heilung nach dem Abfallen der Brandschörfe auf die schon mehrfach erwähnte Weise zu bewerkstelligen suchen, und dasselbe gilt von den Fracturen des Unterkiefers, bei denen man die gebräuchlichen Mittel anwendet. Ferner hat man auch noch auf die Extraction fremder Körper, deren oft ziemlich voluminöse in den Wänden der Mundhöhle sitzen bleiben, sein Augenmerk zu richten.

Beobachtung.

1814 ward ein Soldat in der Schlacht bei Laon, während er den Mund geöffnet hielt, von einer Kugel getroffen, welche ihm einen kleinen Theil der Unterlippe in der Nähe der linken Commissur fortrifs, die Schneidezähne und den rechten Augenzahn zerschmetterte, den Unterkiefer in der Gegend der Symphyse zerbrach und hierauf, schräg nach hinten und rechts gehend, zwischen dem Larynx und der Zungenwurzel liegen blieb. Acht Tage nach der Verletzung, während welcher Zeit keine Blutung eingetreten war, kam der Verwundete nach Paris, und da der fremde Körper noch nicht ausgezogen worden, so that ich dies, nachdem ich die Integumente eingeschnitten hatte. Der zerbrochene Kiefer ward durch eine Binde in gehöriger Lage erhalten, und die die Weichtheile reizenden Zähne ausgezogen. Drei Wochen lang befand sich der Patient ganz wohl, verfiel aber dann in ein adynamisches Fieber, während dessen Dauer fast beständig flüssiges Blut aus dem Munde strömte, und an welchem er, trotz des innerlichen und äufsern Gebrauchs tonischer und reizender Mittel, starb.

G. — Schufswunden des Unterkieferknochens.

Sehr häufig werden Verletzungen des Unterkieferknochens durch Geschosse zu Wege gebracht und sind, wie schon bemerkt worden, bei weitem gefährlicher als die des Oberkiefers.

Wird der Unterkiefer, der bekanntlich einer der härtesten Knochen ist, von einer noch nicht matten Kugel in gerader Richtung getroffen, so zerbricht er in viele Stücke und giebt, vermöge seines Widerstandes, zu einer starken Erschütterung des Kopfes Veranlassung, weshalb auch Verwundungen dieser Art nicht selten mit Gehirncommotionen verbunden sind. Zuweilen bildet auch die Kugel beim Hingleiten über die harte und glatte Oberfläche dieses Knochens sehr mannigfach gewundene Kanäle, oder zerspringt endlich an dessen stark hervorragenden Winkeln in mehrere Stücke, welche dann meistens gefährliche und schwer heilende Verletzungen zu Wege bringen; wie wir dies mehrere Male in den Kämpfen des Juli, Juni und April zu beobachten Gelegenheit gehabt haben.

Hinsichtlich ihrer Ausdehnung bieten nun diese Verwundungen mannigfache Verschiedenheiten dar. Bald wird nur das Kinn zerbrochen, zerschmettert oder gänzlich fortgerissen, bald auch der ganze Körper dieses Knochens, oder ein gröfseres oder geringeres Stück der Aeste losgetrennt. *) Dabei sind diese Verletzungen meistens sehr

---

*) [Die nicht unbedeutende Zahl der bekannt gewordenen Fälle der Art beweist am besten die grofse Wirksamkeit der Heilkraft der Natur. Denn häufig ist man erst nach mehreren Tagen im Stande gewesen, Individuen mit den schrecklichsten Zerschmetterungen dieser Theile einige Hülfe zu leisten, und dessen ungeachtet erfolgte, trotz der heftigen Eiterungen und des fortdauernden Ausfliefsens von Speichel, die Heilung; nur blieben allerdings in den meisten Fällen unförmliche, unregelmäfsige, zusammengezogene Narben und ein fortdauerndes Ausfliefsen des Speichels zurück.

Ribes erzählt im *Dictionnaire des sciences médicales, Tom.* 29. *pag*. 424. einen Fall von einem Soldaten, der 1811 in Spanien von einer Kugel getroffen ward, die ihm den ganzen Körper und die Hälfte der Aeste der Kinnlade, die daran befestigten Weichtheile und alle sich an die untere Fläche der Zunge ansetzenden Muskeln fortrifs, und wo dessen ungeachtet in zwei Monaten die Heilung zu Stande kam. Jetzt (1818) bemerkt man, sagt *Ribes*, bei dem im Invalidenhause befindlichen Kranken keine Spur des Unterkiefers mehr und fühlt nur, wenn man mit dem Finger neben dem Pharynx hinaufgeht, den Processus coronoideus, und ungefähr nur noch sechs Linien vom Processus temporalis. Die

complicirt, die zahlreichen in den Weichtheilen haftenden Knochensplitter lassen sich kaum ausziehen; die Anschwellung aller Theile der Wunde wird bald sehr bedeutend, und der meistens in grofser Menge abgesonderte Eiter so stinkend, dafs er auf die Kranken, welche in der Regel einen Theil davon verschlucken, höchst nachtheilig zurückwirkt und das schon sehr gestörte Allgemeinbefinden noch mehr beeinträchtigt.

Unter solchen Umständen beschränkt man sich gewöhnlich darauf, einige Wundenerweiterungen vorzunehmen, die noch vorhandenen Weichtheile zu erhalten und die Splitter durch die vorgefundenen Oeffnungen auszuziehen, ein Verfahren, bei welchem die Kranken indefs häufig unterliegen, oder doch, nach dem Ueberstehen einer heftigen, schmerzhaften Entzündung und einer aufserordentlich reichlichen und übelriechenden Eiterung, nur sehr unvollkommen geheilt werden, weshalb ich in solchen Fällen eine ganz andere Methode einschlage. Ich spalte nämlich die Unterlippe von ihrem freien Rande bis zum Kinn, verlängere diese Incisionen bis zum Zungenbeine, trenne die Lappen zu beiden Seiten, wie bei der Amputation oder der Resection des Unterkiefers, vom Knochen ab, ziehe alle, in der so erweiterten Wunde leicht aufzufindenden, fremden Körper und Splitter aus, nehme selbst, wenn es nöthig ist, wie bei dem Cancer der Kinnlade, ein Stück derselben mit der Säge fort, vereinige alsdann die Lappen und suche sie, wo es angeht, durch die schnelle Vereinigung zu heilen, indem ich nur im untern Wundwinkel eine Oeffnung

---

Zunge ist um ein Drittel kürzer geworden, gegen das Zungenbein hin zurückgezogen und dicker als im Normalzustande; die Sublingualdrüsen sitzen am untern Theile der Zunge und sind rother und entwickelter als gewöhnlich. Der untere Theil der Wangen ist mit den oberen und Seitentheilen des Halses, mit der Basis der Zunge und dem Zungenbeine verwachsen, die Zunge selbst liegt über und vor dem Larynx frei und wird von dem Patienten mit einer Silberplatte bedeckt, welche zur Fixirung der Zunge, zur Erleichterung des Schlingens, indem Speisebrei und Speichel dadurch zurückgehalten werden, zur bessern Articulation der Töne und zur Verhüllung der Difformität dient

Im Invalidenhause zu Paris befinden sich aufserdem noch funfzehn Individuen, welche ein silbernes Kinn oder eine Maske tragen, weil ihnen ein mehr oder weniger bedeutender Theil des Körpers oder der Aeste des Unterkiefers fehlt. Fälle der Art erklären auch den glücklichen Erfolg der, öfters von *Dupuytren* wegen unheilbarer Uebel des Unterkiefers vorgenommenen, Amputation dieses Knochens]

für den Ausfluſs des Eiters und anderer Flüssigkeiten lasse. Gewiſs wird man durch diese Verwandlung einer sehr complicirten Wunde in eine ziemlich einfache eine viel grössere Zahl von Kranken dieser Art zu erhalten im Stande sein.

Verführe man in Fällen, wo man bei Zerschmetterungen des Oberarmbeinkopfes durch Kugeln das verletzte Glied zu erhalten suchen will, auf ähnliche Weise, so würde man gewiſs auch in der Kur dieser Verwundung glücklicher sein; und ebenso wäre man unter Umständen, wo man jetzt die Exarticulation des Armes im Schultergelenke vornimmt, wohl häufig diese Operation zu umgehen im Stande, wenn man, durch Aufhebung des Deltamuskels in Form eines Lappens, das Gelenk bloſslegte, alle Splitter entfernte und den Knochen, wie bei der Resection des Oberarmbeinkopfes, abglättete: ein Verfahren, welchem *Percy*, *Sabatier* und Andere die günstigen Erfolge ihrer Operationen verdankten, und welches man in neuester Zeit viel zu selten in Anwendung bringt.

Eine andere nicht selten vorkommende Complication der Fracturen des Unterkiefers ist eine in der Regel aus den Verzweigungen der Carotis interna kommende, primitive oder consecutive Haemorrhagie, die, wenn sich das blutende Gefäſs nicht leicht und sicher unterbinden läſst, die Ligatur der Carotis interna nöthig macht, welche bei einem Unterkieferbruche einmal von mir mit glücklichem Erfolge, so wie auch 1814 von *Marjolin* in der Salpetrière ausgeführt worden ist.

Was die Heilung dieser Fracturen betrifft, so wachsen die gebrochenen Knochen, bei nicht gehöriger Aufmerksamkeit von Seiten des Arztes, und zuweilen sogar auch bei der gröſsten Sorgfalt, nicht an der richtigen Stelle zusammen, und es entstehen dadurch mehr oder weniger bedeutende Difformitäten; andere Male consolidiren sie sich auch gar nicht, und man sieht sich deshalb genöthigt, zu verschiedenen Operationen seine Zuflucht zu nehmen.

Auch zur Verminderung oder gänzlichen Beseitigung der durch mehr oder weniger ansehnliche Zerstörung der harten und weichen Theile des Kiefers bedingten Difformitäten sind von verschiedenen Wundärzten operative Verfahrungsarten angegeben worden, statt deren man sich früher nur der Masken und ähnlicher Apparate bediente, was auch jetzt noch das letzte Mittel bleibt, wenn der Substanzverlust zu bedeutend ist, oder wenn man aus andern Gründen keinen akiurgischen Eingriff machen darf.

Folgendes Beispiel von Restauration eines durch einen Schufs schrecklich verstümmelten Antlitzes mag hier Platz finden:

M., 36 Jahr alt, schofs am 31. August 1830, in selbstmörderischer Absicht, ein mit zwei Kugeln geladenes Pistol unterhalb seines Kinnes ab und zerschmetterte sich dadurch den Unterkiefer, so wie die benachbarten Weichtheile. Ein hinzugerufener Wundarzt stillte die Blutung und legte einen einfachen Verband an, wobei die Wunde zwar schnell, allein mit Zurücklassung einer so grofsen Difformität vernarbte, dafs *M.* in den ersten Monaten des Jahres 1831 ins Hôtel-Dieu kam, um sich daselbst einer Operation zu unterwerfen. Er befand sich damals in folgendem Zustande. Der Unterkiefer war von der Gegend des rechten Augenzahnes an bis zum linken aufsteigenden Aste zerbrochen, und das dazwischen liegende Knochenstück durch die Kugeln fortgerissen worden, und ebenso fehlte die Unterlippe, von der rechten Commissur an bis beinahe zur linken, so wie auch die Integumente und die Muskeln vom Zungenbeine bis zum Kinn, wodurch zwischen dem Oberkiefer und dem Zungenbeine eine bedeutende, nicht schliefsbare Oeffnung zu Wege gebracht wurde, indem die Muskeln ihre Ansatzpunkte verloren hatten, und der untere Wundrand mit dem Halse und der Zunge verwachsen war. Dieser unregelmäfsig viereckige, offen stehende Mund ward daher von einem obern, aus der Oberlippe bestehenden Rande, einem rechten, von dem unter den Integumenten vorspringenden und die Oberlippe erhebenden Knochenstücke gebildeten, einem linken kürzern, von einem Theile der Unterlippe herrührenden, und einem untern, durch eine ungleiche, gezackte Narbe erzeugten begränzt, welcher letztere vermöge der Muskeltractionen bis zum Zungenbeine hinabging, an die nur noch der Bewegungen der Contraction fähige Zunge geheftet war und fortdauernd von dem tropfenweise ausfliefsenden Speichel benetzt wurde. Gewifs wäre in diesem Falle eine viel geringere Difformität entstanden, wenn gleich Anfangs auf die Heilung mehr Sorgfalt wäre verwendet worden, wenn man die Wundränder besser vereinigt, die gleichartigen Theile einander genau genähert und das unwillkührliche Ausfliefsen des Speichels, so wie die Zurückziehung jenes oben erwähnten Knochenstücks verhütet hätte, welches vermittelst der, nicht mehr durch die antagonistischen Muskeln gemäfsigten, Contractionen des Masseters und des Pterygoideus internus bis zur Höhe der Nasenflügel erhoben ward, die Wange nach oben und aufsen drängte und mit dem Augenzahne gleich einem Hauer hervorragte.

Am 16. April 1831 schritt ich zur Operation, welche die gänzliche Entfernung des, ohne vorherige Durchschneidung des Masseters und des Pterygoideus internus nicht in seine gehörige Lage zu bringenden, hervorragenden Knochenstückes, so wie die Bildung einer künstlichen Lippe zum Zweck hatte. Zu dem Ende machte ich an der Vereinigungsstelle des obern Randes des Hiatus mit dem rechten seitlichen, eine mit dem hervorragenden Knochenstücke parallel laufende und die rechte Wange spaltende Querincision, legte den Kieferknochen blofs, durchschnitt ihn mittelst der hinter dem zweiten grofsen Backenzahne eingeführten Kettensäge, frischte den rechten Seitenrand des Hiatus in seiner ganzen Länge und den linken bis zu der Stelle an, wo noch ein Stück der Unterlippe vorhanden war, vereinigte, da keine bedeutende Blutung eintrat, die Wunde in der Wange durch zwei Knopfnahtstiche, zog den untern Lappen, der einen Zoll länger als der obere war, nach innen, bildete auf diese Weise eine Unterlippe, näherte dann die angefrischten Seitenränder einander, verband sie durch fünf Stiche und unterstützte die Wirkung der Nähte durch einen passenden Verband und durch graduirte Compressen. Die Vereinigung gelang mit Ausnahme des untern Theiles der Wunde, wo das Gewebe contrahirt und fibrös war, vollkommen. Es traten weder primitive, noch consecutive Zufälle ein, die Nadeln wurden nach fünf Tagen entfernt, und nur an der Stelle, wo das Gewebe eine fibröse Beschaffenheit angenommen hatte, kam eine Eiterung zu Stande; indefs schlofs sich binnen vier Wochen, bei der Anwendung von Heftpflastern durch Cauterisation der Ränder unterstützt, auch dieser Theil der Wunde bis auf eine kleine Oeffnung, aus der noch einige Zeit nachher etwas Speichel ausflofs.

Der Verwundete, bei dem man den frühern Umfang der Verletzung nicht mehr zu erkennen im Stande ist, befindet sich jetzt ganz wohl.

H. — Von den Wunden der Zunge.

Einfache Wunden, wie Stiche, Schnitte, Risse u. dgl., welche den freien, im Munde gelegenen Theil der Zunge treffen, heilen mit einer grofsen Leichtigkeit, und selbst in den Fällen, wo ein mäfsiger Substanzverlust stattgefunden hat, dehnt sich dies Organ später wieder so vollkommen aus, dafs man den Ort der Verletzung nicht mehr zu unterscheiden vermag. Daher erfordern auch Wunden der Art im Allgemeinen keine örtliche Behandlung, und der einzige Zufall, der etwa zuweilen ein Einschreiten von Seiten des Wundarztes nöthig machen könnte, ist eine Blutung, welcher man indefs meistens durch Waschungen mit kalten oder styptischen Flüssigkeiten, oder durch eine, mit den Fingern ausgeübte Compression Einhalt zu thun im Stande ist, und die nur selten die Anwendung des Glüheisens nöthig macht.

Sind die in Rede stehenden Verletzungen hingegen grofs, gehen sie durch die ganze Dicke der Zunge hindurch, oder haben sie die Form von Lappenwunden, so lassen sich die Ränder mitunter nur schwer aneinanderhalten und erfordern deshalb die Anlegung einer Naht.

Auch auf die Verwundungen durch Schufswaffen, welche oftmals die Zunge zerreifsen, zerquetschen, spalten oder zum Theil mit fortreifsen, findet das Gesagte vollkommen Anwendung.

Von den Verletzungen des am Os hyoideum befestigten Theils der Zunge wird bei den Halswunden die Rede sein.

I. — Von den Wunden des Gaumensegels.

Stiche, nicht tief gehende Schnitte, Risse und Spaltungen des Gaumensegels, so wie auch nicht mit bedeutendem Substanzverlust verbundene Perforationen heilen von selbst, ohne alle Beihülfe der Kunst: sind diese Verletzungen aber ausgedehnt, oder erstrecken sie sich durch das ganze Gaumensegel, so vernarbt jeder Wundrand für sich, und man sieht sich deshalb später, Behufs der Beseitigung dieser die Stimme in hohem Grade verändernden und das Schlingen sehr erschwerenden Difformität, zur Staphyloraphie, oder zur Staphyloplastik zu schreiten genöthigt.

Von den Verletzungen der Glandula submaxillaris und der Glandula sublingualis gilt das bereits oben über die der Parotis Gesagte: Wunden, Durchbohrungen und Zerreifsungen dieser Drüsen heilen nämlich meistens sehr gut und geben nur selten zu Speichelfisteln Veranlassung, die dann auf die gewöhnliche Art behandelt werden müssen.

K. — Von der Zerschmetterung des Antlitzes.

Die Zerschmetterung des Antlitzes wird ziemlich häufig durch einen Sturz auf diesen Theil, durch einen Stofs mittelst eines sehr schweren Körpers, durch die heftige Einwirkung mannigfacher Geschosse, durch das Hinüberfahren von Wagen u. dgl. erzeugt und läfst sich an der veränderten Form und der Volumenvermehrung der beschädigten Theile, so wie an den vorhandenen Ecchymosen, der mehr oder weniger vollständigen Verschliefsung der Augenlider, der Crepitation und Beweglichkeit in der Nasen- und Wangengegend, der Verschiebbarkeit der Oberkieferknochen unter sich, so wie an der ihrer hintern Theile gegen die vordern erkennen.

Die Zerschmetterung des Unterkiefers ergiebt sich aus denselben Symptomen, nämlich aus der Difformität, der Beweglichkeit, der Crepitation, wozu man noch die Zerreissung der Zunge, das mehr oder weniger reichliche Hervordringen von Blut aus den Augen, dem Munde, der Nase, den Ohren u. s. w. fügen kann. Die Behandlung der Antlitzzerschmetterung übergehe ich hier, um Wiederholungen zu vermeiden, und verweise auf das in der ersten Abthl. über die Zerschmetterung im Allgemeinen Gesagte.

Drittes Kapitel.

Wunden des Halses.

Die Unterscheidung mehrerer Regionen des Halses, nämlich einer vordern, zweier seitlichen und einer hintern ist für die Verletzungen dieses Theiles nicht unwichtig, denn während an der vordern besonders die Trachea, der Larynx, der Pharynx, der Oesophagus u. s. w., und an den seitlichen die vom Kopfe nach der Brust und die von dieser nach jenem laufenden Gefäfse und Nerven, so wie die nach dem Arme hinabsteigenden und die sich in verschiedenen Theilen des Halses und des Antlitzes verzweigenden Nervenäste, namentlich der Plexus brachialis und der Plexus cervicalis superficialis, verwundet werden können: liegen an der hintern Fläche nur dicke Muskeln, deren Beschädigung wohl die Bewegungen beeinträchtigt, übrigens aber keine grofse Gefahr nach sich zieht. Aufserdem sind dann noch besonders die Verletzungen des, in der Mitte der bereits genannten Theile gelegenen, verlängerten und Rücken-Markes zu berücksichtigen.

Häufig werden Verwundungen des Halses durch schneidende Waffen und selbst auch durch Geschosse, vermöge der bei uns ziemlich allgemein verbreiteten Gewohnheit, diesen Körpertheil bedeckt zu tragen, gänzlich verhindert, oder doch minder gefährlich gemacht, und gewifs waren die verhältnifsmäfsig zahlreichen Verwundungen der Art in den Julitagen dadurch bedingt, dafs viele Individuen der Sommerhitze wegen ihre Halsbekleidung ablegten, so wie, dafs eine Menge von Arbeitern, die den Hals beständig entblöfst zu tragen pflegen, an den Gefechten Theil nahmen.

A. — Stichwunden.

Die Stichwunden der Weichtheile des Halses führen die schon mehrfach bei anderen Verletzungen beschriebenen Erscheinungen mit sich und erfordern, wenn sie einfach sind, auch keine besondre Behandlungsweise; werden sie indefs, was nicht selten geschieht, durch Blutungen, Entzündungen, Emphysem, das Vorhandensein von fremden Körpern u. s. w. complicirt, so machen sie ein verschiedenes und häufig sehr schwieriges Verfahren nothwendig.

Was die eindringenden fremden Körper betrifft, so gelangen dünne Degen oft bis zur Wirbelsäule und zerbrechen daselbst, so dafs die Spitze im Grunde der Wunde zurückbleibt, ein Ereignifs, das immer von grofser Bedeutung ist, indem Incisionen und Wundenerweiterungen Behufs der Extraction, so wie der Verhütung von Entzündung und deren Folgen, hier, wegen der mannigfachen Gefäfs- und Nervenramificationen, bei weitem weniger als an andern Theilen zulässig und nur mit der äufsersten Behutsamkeit ausführbar sind.

In Betreff der Blutungen ist zu bemerken, dafs diese bei Stichwunden der vordern Fläche und der Seitentheile des Halses niemals fehlen und je nach der Gröfse und Lage der Gefäfse, so wie der Ausdehnung der Verletzung stets mit mehr oder weniger Gefahr verbunden sind, während sie bei Stichen in dem hintern Theil des Halses nur selten vorkommen und dann auch wegen der, durch die Muskeln auf die Gefäfse ausgeübten Compression niemals bedeutend werden. Uebrigens findet im Allgemeinen Alles schon früher über die Haemorrhagieen Gesagte auch auf diese Anwendung, und nur der Umstand möchte hier noch Erwähnung verdienen, dafs bei ihnen die Compression, wegen der wichtigen am Halse gelegenen Organe, selten und zwar nur bei Verletzungen sehr kleiner, namentlich venöser Gefäfse in Gebrauch gezogen werden darf.

Endlich können sich, wie zu andern Wunden, auch zu denen des Halses Entzündungen hinzugesellen, die man auf gewöhnliche Art durch Aderlässe, strenge Diät, kühlende Getränke, erweichende Ueberschläge, Wundenerweiterungen u. s. w. bekämpft.

1. Stichwunden des Larynx.

Die durch stechende, oder stechend und schneidend zugleich wirkende Instrumente erzeugten Wunden des Larynx und der Trachea, welche sich bis in das Innere dieser Organe erstrecken, geben, wegen des sehr lockern, am Halse gelegenen Zellgewebes, so wie wegen der, durch die Bewegungen der Respirationsorgane häufig erzeugten Verschiebung der äufsern Hautwunde, nicht selten zu einem Emphysem Veranlassung, das sich allmälig auch auf andere Theile fortsetzen und sogar über den ganzen Körper verbreiten kann, wie dies mehrfach beobachtet worden ist. *) Mäfsige Luftinfiltrationen der Art heilen von selbst, sobald die Verletzung des Larynx oder der Trachea vernarbt ist, weiter fortschreitende hemmt man durch Dilatation der Wunde bis zur Trachea oder zum Larynx, und allgemeine durch tiefe Scarificationen an verschiedenen Körperstellen. Auch wenn bedeutendere Venen oder Arterien ihr Blut in den Kehlhopf oder die Luftröhre ergiefsen, so dafs der Kranke der Gefahr des Erstickens ausgesetzt ist, sind Wundenerweiterungen gar nicht zu entbehren, welche aufserdem auch noch die Ligatur der verwundeten Gefäfse um Vieles erleichtern. **)

2. Stichwunden der Nerven und des Rückenmarks.

Stechende Waffen, welche tief in den Hals eindringen, können irgend einen der hier gelegenen Nerven treffen, oder gar bis zum Rückenmarke dringen. Die Verletzung der Nerven, wie des Vagus, des Glossopharyngeus, des Plexus brachialis, des Sympathicus u. s. w., zieht häufig sehr schlimme Zufälle, wie Störungen oder Aufhebung der Fun-

*) *A Paré* sah bei einem Individuum, welches einen Stich in den Larynx und in die eine Vena jugularis bekommen hatte, ein allgemeines Emphysem entstehen, gegen welches er tiefe Scarificationen anwendete.

**) [*Morgagni* (*De sed. et caus. morb. epist.* 53. *Art.* 21.) fand bei einem Individuum, welches plötzlich in Folge einer Wunde des untern Theiles des Halses, deren Ein- und Austrittsöffnung nur einen Zoll von einander entfernt waren, den Erstickungstod gestorben war, die Trachea in dem Zwischenraume zweier Knorpel geöffnet, und diesen Kanal sowohl, als dessen Verzweigungen mit Blut angefüllt.]

ctionen der von diesen Nerven versorgten Theile *) (Siehe Verletzungen der Nerven 1. Abthl.), heftige Schmerzen, convulsivische Bewegungen und selbst Tetanus **) nach sich.

Was die Verletzungen des Rückenmarks betrifft, so sind deren Folgen, je nach der Stelle, an welcher sie stattfanden, so wie nach der Tiefe, bis zu der das verwundende Instrument eindrang, verschieden. Geht die Wunde nämlich tief, und ist sie nicht weit vom Ursprunge des Rükkenmarks gelegen, so tödtet sie auf der Stelle, oder doch binnen sehr kurzer Zeit; fand sie hingegen weiter unten statt, und erstreckte sie sich minder tief in die Substanz des Markes hinein, so kann der Patient dieselbe noch einige Zeit überleben, oder wohl auch genesen, nur werden stets einzelne Organe eine mehr oder weniger bedeutende Beeinträchtigung in ihrem Gefühls- oder Bewegungsvermögen, oder auch in beiden zugleich erfahren, je nachdem nämlich der eine oder der andere der diesen Functionen vorstehenden Theile des Rückenmarkes beschädigt worden ist. ***)

---

*) [So sah *A. Paré* bei einem jungen Manne nach einem Säbelhiebe in den Hals Stimmlosigkeit und Paralyse des Arms entstehen, die er sehr richtig einer Verletzung des Recurrens und des Plexus brachialis zuschreibt.]

**) [Es ist sehr einleuchtend, dafs man bei unvollständigen Trennungen der wichtigen am Halse gelegenen und zu den Organen der Brust und des Unterleibs hinabsteigenden Nerven, sobald sie zu schlimmen und anhaltenden Zufällen Anlafs geben, nicht, wie an den Gliedmaafsen, Behufs der Beschwichtigung dieser Symptome, die vollständige Durchschneidung derselben vornehmen darf, indem man dadurch eine Paralyse von zum Leben durchaus nothwendigen Organen zu Wege bringen würde.]

***) [Folgende Beobachtungen mögen zum Belege des Gesagten dienen:

Ein junger Mann bekam einen Dolchstich in den linken Seitentheil des Halses, stürzte, des Gefühls- und Bewegungsvermögens aller unterhalb des Kopfes gelegenen Theile beraubt, nieder und empfand nicht einmal eine starke, durch eine, unvorsichtiger Weise seinen Schenkeln genäherte, zu heifse Warmflasche entstandene Verbrennung. Fäces und Urin gingen Anfangs gar nicht, letzterer aber später unwillkührlich ab. Am siebzehnten Tage stellte sich in der linken Seite einiges Gefühl wieder ein, am sieben und zwanzigsten begannen auch die Zehen und Finger derselben Seite wieder etwas beweglich zu werden, und bis zum dreissigsten Tage nahmen diese beiden Functionen allmälig an Stärke immer zu. Auf der rechten, der Wunde entgegengesetzten, Seite hingegen erwachte das Gefühl erst am zwei und dreifsigsten Tage und das Bewegungsvermogen noch um einige Tage später. Obwohl indefs auf diese Weise die Besserung immer mehr fort-

B. — Wunden durch schneidende Waffen.

Die longitudinellen Schnittwunden des Halses bieten, an welcher Stelle sie auch vorkommen mögen, nichts Besonderes dar, aufser dafs man, da der Larynx und die Trachea durchaus keinen Druck vertragen, sich bei ihnen der Anwendung der vereinigenden Binden enthalten mufs.

Die transversellen Wunden des hintern Theils des Halses erfordern ebenfalls nur die schon im allgemeinen Theile angegebenen Mittel, aufser denen man bei blofsen Hautwunden nur noch für das Geradehalten des Kopfes, bei durchschnittenen Muskeln hingegen noch für die dauernde Relaxation derselben mittelst passender Apparate zu sorgen hat. Einer der einfachsten besteht darin, die Mütze des Kranken mittelst einiger Zirkeltouren und eines Kinntuchs zu befestigen, um die Brust eine durch ein Paar zwischen die Schenkel fortgeführte Touren befestigte Körperbinde zu legen, und an den beiden Seitentheilen der Kopfbinde zwei andere Binden zu befestigen, deren Enden man, längs dem hintern Theile des Halses fortgehend, unter die Körperbinde hindurchschiebt und wieder nach dem Scheitel zurückführt, woselbst man sie kreuzt und fest macht.

Die transversellen Wunden der Seitentheile des Halses erfordern die Seitwärtsneigung des Kopfes, welche man

---

schritt, so konnte doch der Kranke am vierzigsten Tage weder gehen, noch stehen und lernte erst nach mehreren Monaten seine fast atrophischen Beine wieder etwas gebrauchen, und an der rechten Seite blieben Gefühls- und Bewegungsvermögen für immer schwächer, als an der linken. Sicher handelte es sich in diesem Falle um eine oberflächliche Verletzung des Rückenmarks (*Morgagni, De sed. et caus. morb. epist.* 53. *Art.* 23)

Ein anderer, von *Boyer* (*Traité des maladies chirurgicales T. VII. pag.* 3.) mitgetheilter Fall hat mit dem so eben beschriebenen viel Aehnlichkeit

Ein Soldat bekam von einem Kameraden in den hintern Theil des Halses, nahe am Hinterhauptsbeine, einen Säbelstich und fiel sogleich nieder. Als er in die Charité gebracht wurde, fand man, dafs die rechte Oberextremität ihr Bewegungsvermögen, nicht aber ihre Sensibilität verloren hatte. Die rechte Unterextremität war etwas geschwächt, allein ihr Empfindungsvermögen normal. Auf der ganzen linken Seite hingegen war gerade bis zur Mittellinie die Sensibilität erloschen Unter der Anwendung von Aderlässen, strenger Diät u. s w. schlofs sich die Halswunde zwar am zwanzigsten Tage, doch blieb eine fast vollständige Bewegungslosigkeit des ganzen rechten Arms, so wie eine Unempfindlichkeit der ganzen, in ihrem Bewegungsvermögen gar nicht beeinträchtigten, linken Seite zurück.]

sehr gut durch denselben, nur etwas modificirten, Verband zu bewirken im Stande ist.

Mehr als die bisher genannten nehmen indefs die transversellen Wunden des vordern Theils des Halses die Aufmerksamkeit des Wundarztes in Anspruch, indem die Verletzungen der hier gelegenen grofsen Gefäfse, so wie die der Luftröhre und des Nahrungskanals leicht sehr gefährlich werden können. Im Felde kommen diese Verletzungen allerdings wegen der dichten Halsbekleidung unseres Militairs im Ganzen selten vor, doch hat man häufig Gelegenheit, sie, nach Versuchen zum Selbstmorde mittelst scharfer Instrumente, zu beobachten.

1. Wunden oberhalb des Zungenbeins.

Gehen diese Wunden tief, so können sie gleichzeitig die Haut, die Hautmuskeln, die Digastrici, die Mylo- und Genio-hyoidei, die Genio- und Hyo-glossi, den Nervus hypoglossus, die Gefäfse der Zunge, die Maxillardrüsen und deren Ausführungsgänge, die Lingualdrüsen, den Ramus lingualis des fünften Paars, die Epiglottis, die grofsen, an den Seiten des Halses gelegenen, Nerven- und Gefäfsstämme verletzen und in die Mundhöhle eindringen. Stets findet dann auch bei diesen triangulär erscheinenden Wunden, in deren Grunde man das Innere des Mundes wahrnimmt, ein bedeutendes, durch das Zurückbeugen des Kopfes noch vermehrtes Klaffen statt, indem die obere Lippe derselben von den am Unterkiefer befestigten Muskeln aufwärts, und die untere vom Sterno- und Omo-hyoideus, so wie den Constictoribus pharyngis abwärts gezogen wird. Selten jedoch bringen sich Personen, in der Absicht, sich zu tödten, so tiefe Verletzungen bei, sondern in der Regel durchschneiden sie, vom Schmerz zurückgehalten, nur die Haut und die oberflächlichen Muskeln, in welchem Falle die Wunde auch nur geringe Gefahr mit sich führt und, bei einer passenden Stellung des Kopfs und der Anwendung der Heftpflaster, leicht zur Vernarbung gebracht werden kann. Viel schlimmer ist hingegen die Prognose bei den tiefen, bis in die Mundhöhle dringenden Wunden. Denn stehen deren Lippen weit auseinander, so fliefsen Speichel und Getränk aus der widernatürlichen Oeffnung hervor, läfst man aber durch starkes Vorwärtsneigen des Kopfes die Ränder kräftig gegen einander drücken, so rollt die Haut sich nach Innen, die verschluckten Flüssigkeiten werden dadurch zurückgehalten, gelangen, da sie nur schwer in den Pharynx übergehen, in die Luftwege und erzeugen

Husten, Athmungsnoth, so wie zuweilen sogar Asphyxie, und in Folge dieser, den Tod. Nur in einer mittlern Stellung sind Deglutition und Respiration möglich, obwohl sie auch in dieser immer nur mit Schwierigkeit von Statten gehen.

Die Therapie der transversellen, oberhalb des Zungenbeins gelegenen und bis in die Mundhöhle dringenden Wunden erfordert nun die Erfüllung folgender Indicationen: 1) Man stille die Blutungen durch die gewöhnlichen Mittel, wie die Compression, Torsion, Ligatur u. s. w. 2) Man verhüte das Ausströmen der Flüssigkeiten aus der Mundhöhle durch die Wunde, so wie das Eindringen derselben in den Larynx. 3) Man suche die Ränder gehörig zu vereinigen. Der zweiten dieser Heilanzeigen genügt man durch die Einführung einer dicken Kautschukröhre durch den Mund oder die Nase in den Oesophagus, um auf diese Weise Getränke, Medicamente und später auch flüssige Speisen in den Magen zu bringen. Die Einschiebung des Rohres durch die Nase ist vorzuziehen, da man es dort eher, an die Mütze des Kranken durch eine Schnur befestigt, liegen lassen kann, während dies in der Regel im Munde, wegen des fortdauernden, dadurch erzeugten Würgens nicht angeht. Zur Erfüllung der dritten Indication, nämlich der Vereinigung der Ränder, bedient man sich, nach vorheriger Bedeckung der Wunde mit einem gefensterten Leinwandstreifen, mit Charpie, Compressen und einer locker angelegten Zirkelbinde, des oben angegebenen vereinigenden Verbandes, den man hier nur auf die Art zu modificiren hat, dafs man die zur Fixirung des Kopfes bestimmten Binden am hintern Theile der Mütze des Kranken befestigt und von da am vordern Theile des Halses hinab, unter die Körperbinde fort, nach dem Kopfe zurückführt, den man auf diese Weise nur mäfsig nach vorn beugt, damit die Wundränder nicht zu stark zusammengedrückt werden. Bei der gleichzeitigen Anwendung der für alle schweren Verletzungen erforderlichen localen und allgemeinen Mittel, bringt man durch dieses Verfahren solche Wunden, — obwohl niemals schnell, ohne grofse Mühe, und ohne Adhaerenz der Zungenwurzel an die Haut des Halses, — doch endlich zur Vernarbung.

2. Wunden zwischen dem Zungenbeine und dem Schildknorpel.

Auch diese Wunden sind entweder nur einfach, oder dringen bis zum Pharynx, in welchem letztern Falle die Haut

Haut, die Hautmuskeln, der Omo-hyoideus, der Thyreohyoideus, das Ligamentum thyreo-hyoideum und die Epiglottis verletzt werden. Selten finden bei diesen nicht sehr klaffenden Wunden, in deren Grunde man die bewegliche, ununterstützte Epiglottis wahrnimmt, starke Blutungen statt, und immer dringt aus denselben Luft, Speichel, Schleim und das zum Theil in den Larynx gelangte und zu starkem, mit Erstickungsanfällen verbundenem Husten reizende Getränk hervor. Gleichzeitig sind Respiration, Deglutition und Aussprache sehr erschwert, doch macht eine durch Vorwärtsneigen des Kopfes bewirkte Annäherung der Wundränder, welche den Austritt der Luft durch die widernatürliche Oeffnung verhindert, die letztere deutlicher. Endlich ist auch bei Verletzungen der Art stets ein sehr heftiger, durch das fortdauernde Ausfliefsen des Speichels, des Mundschleims und der Getränke zu Wege gebrachter Durst vorhanden, der zuweilen eine so starke Irritation nach sich zieht, dafs die Kranken, bei denen man dann gleichzeitig eine Hinneigung der ganz trocken erscheinenden Wunde zur Gangrän wahrnimmt, binnen wenigen Tagen sterben.

Solche Wunden vereinigt man durch Heftpflaster, passende Verbandstücke und den für transverselle Halswunden angegebenen Apparat; denn von der Naht kann man hier eben so wenig, als bei den schon beschriebenen Halswunden, Gebrauch machen, da dieselbe leicht zur Entzündung Anlafs giebt, den etwa sich bildenden Eiter zurückhält u. s. w. Flössen dessen ungeachtet die genossenen Getränke durch die Wunde aus und geriethen in den Larynx, so müfste man auf die schon angegebene Weise von der Schlundsonde Gebrauch machen, und wenn diese etwa nicht vertragen wird, zur Ernährung des Kranken Klystiere aus Fleischbrühe, Milch, Eigelb u. s. w. und zur Beschwichtigung des Durstes einfache Klystiere, Bäder u. s. w. in Anwendung ziehen.

3. Wunden des Larynx.

Der Larynx kann an einer oder mehreren Stellen und in sehr verschiedenen Richtungen und Graden verletzt werden. Zuweilen wird der Schildknorpel, andere Male die Membrana crico-thyreoidea in gröfserer oder geringerer Ausdehnung beschädigt. Auch findet man erstern mitunter in viele Stücke zerschmettert, von denen einzelne, zum Theil losgetrennt, im Larynx flottiren und die Respiration beeinträchtigen oder selbst ganz unterdrücken. Endlich kann auch der Larynx einen wirklichen Substanzverlust erleiden, der häufig nur mit Zurücklassung einer Fistel heilt.

Nicht selten sind diese Wunden mit Haemorrhagieen aus den zahlreichen und ziemlich voluminösen Arterien des Kehlkopfs complicirt, ein Umstand, der, wenn sich das Blut in den Kehlkopf ergiefst, häufig zu schnell tödtlichen Zufällen Veranlassung giebt. Ferner findet bei diesen Verletzungen zwar nur eine mäfsige Entfernung der Wundränder von einander statt, doch dringt immer Luft zwischen denselben hervor, und gleichzeitig ist in der Regel Stimmlosigkeit vorhanden. Diese beiden letztern Symptome sind allerdings den Wunden des Larynx und der Trachea gemein, doch ist bei jenen der Kranke zu sprechen im Stande, wenn er das Kinn dem Halse nähert, und auf diese Weise die Luft durch den Mund zu gehen zwingt.

Wird die Cartilago thyreoidea oberhalb der Stimmritze in transverseller Richtung von einem verwundenden Instrumente getroffen, so dringt dasselbe wegen der Resistenz und Gröfse dieses Knorpels selten vollständig bis in den Pharynx hindurch. Die diagnostischen Zeichen sind die schon genannten, nämlich eine nur mäfsige Entfernung der Wundränder, die um so geringer ist, je mehr die Verlezzung sich dem obern Theile des Schildknorpels nähert; Veränderung der Stimme und der Aussprache, auf die bereits beschriebene Weise, und häufig die Ausbildung einer Laryngitis, welche den Kranken durch Husten und andere, dieser Entzündung eigene, lästige Symptome quält. Hat die Querwunde des Larynx unterhalb der Glottis ihren Sitz, so dringt sie aus denselben Gründen selten bis zum Pharynx, ist häufig mit Blutungen, Laryngitis u. s. w., so wie stets mit Verlust der Sprache und Stimme verbunden, da die Luft, sobald die Wundränder von einander entfernt sind, aus dem Larynx heraustritt, ehe sie durch die Stimmritze gegangen ist.

Gröfsere Wunden des Larynx führen nun immer eine bedeutendere Gefahr mit sich, da sie häufig mit Blutungen verbunden sind, in der Regel eine heftige Entzündung, nicht nur des verletzten Organs, sondern der Luftwege überhaupt hervorrufen, da ferner die getrennten Knorpel schwerer als die Weichtheile verheilen, und die Haut bei transversellen Verletzungen sich meistens nach innen rollt und auf diese Weise der Vernarbung grofse Hindernisse in den Weg legt. Am schlimmsten ist die Prognose, wenn der Kehlkopf an mehreren Stellen zugleich verletzt ist oder einen wirklichen Substanzverlust erlitten hat.

Was die Behandlung der Schnittwunden des Larynx betrifft, so suche man dabei zuerst, die meistens vorhandenen Haemorrhagieen zu stillen und das in die Luftwege ergossene Blut zu entfernen, welches letztere man am leichtesten auf die Art bewirkt, dafs man die Ränder der Wunde während einiger Augenblicke von einander entfernt hält, worauf bald alles Blut mit der hervordringenden Luft, so wie mittelst des, durch die im Larynx angesammelte Flüssigkeit erzeugten, Hustens ausgetrieben wird. *) Hierauf schreitet man zur Vereinigung, welche bei einfachen Längenwunden allein durch Heftpflaster, bei Querwunden durch eine passende Lage und die oben beschriebene Bandage gelingt, während man bei complicirten-, Lappenwunden und Zerreifsungen, so wie da, wo ein Substanzverlust stattgefunden hat, einige Hefte anlegen und zugleich die kleinsten Theile des verwundeten Organs zu erhalten suchen mufs. Bei gleichzeitiger Verletzung des Pharynx würde man die Schlundsonde zur Beibringung von Speisen und Getränken in Anwendung bringen müssen. Aufserdem suche man, durch alle bekannte Antiphlogistica den heftigen entzündlichen Erscheinungen zu begegnen, welche sich fast immer nach Wunden der Art entwickeln.

4. Wunden der Schilddrüse.

Bei Verletzungen der Schilddrüse kommen besonders die fast stets vorhandenen heftigen Haemorrhagieen in Betracht, welche, wenn sie arteriell sind, nach Unterbindung des Arterienstammes oft noch aus den Nebenzweigen und den Capillargefäfsen fortdauern, und auch, wenn sie aus den Venen kommen, zuweilen schwer zu stillen sind, welcher letztere Umstand indefs, wie wir schon bei andern Blutungen bemerkt haben, nur beim Zurückhalten des Athems, bei heftigen Körperanstrengungen und bei starkem Schreien eintritt. Man mufs deshalb vor Allem der Blutung Herr zu werden suchen und alsdann die Wunde auf gewöhnliche Art behandeln.

*) [Zuweilen haben Wundärzte das in den Luftwegen vorhandene Blut sehr schnell durch Aussaugen entfernt, und gewifs würde man denselbeu Zweck noch sicherer durch einen Schröpfkopf erreichen.]

5. Wunden der Trachea.

Die Wunden der Trachea, welche selten eine longitudinelle, vielmehr meistens eine transverselle Richtung haben, gehen entweder nur durch einen Theil dieses Organs, oder gänzlich durch dasselbe hindurch, und erreichen entweder den Pharynx gar nicht, oder dringen bis zu einer gewissen Tiefe in denselben ein, oder trennen auch diesen vollständig. Meistens treffen diese tiefern Verletzungen auch gleichzeitig die gröfsern Halsgefäfse, wie die Carotis communis, die Vena jugularis interna u. s. w., und tödten mithin auch häufig auf der Stelle, zuweilen jedoch bleiben diese Gefäfse auch verschont, so dafs der Verwundete der Blutung nicht unterliegt. Ist hingegen die Trachea nur an einer kleinen Stelle geöffnet worden, so entfernen sich die Wundränder wenig von einander, lassen sich, bei mäfsiger Neigung des Kopfes, leicht durch die gewöhnlichen Mittel in Contact bringen und heilen in kurzer Zeit wieder zusammen. Anders verhält sich dies aber, wo die Trachea vollständig durchschnitten worden: hier entfernen sich nämlich die beiden Enden weiter von einander, das untere verbirgt sich hinter die Nachbartheile und wird undurchgängig für die Luft, so dafs der Verwundete sehr bald an Asphyxie stirbt.

Die Diagnose dieser Wunden ist leicht, es dringt nämlich beim Athmen Luft durch die widernatürliche Oeffnung, die, wenn sie grofs ist, und alle ausgeathmete Luft durch sie hervortritt, auch Verlust der Stimme nach sich zieht; dieselbe läfst sich jedoch durch genaue Annäherung der Wundränder wieder herstellen.

Bei der Behandlung solcher Verletzungen mufs man die eintretenden Haemorrhagieen stillen, das Einfliefsen des Bluts in die Trachea verhüten, das etwa bereits eingedrungene zu entfernen suchen und hierauf zur Vereinigung der Wundränder durch eine passende Stellung, Heftpflaster, den vereinigenden Verband und selbst durch einige Hefte schreiten, welche letztere zur Bewirkung eines genauen Contacts bei manchen Individuen, und besonders bei Greisen, wo die laxe und runzlige Haut sich leicht nach innen rollt, so wie bei complicirteren, gelappten Verwundungen, Zerreifsungen u. dgl., wo sich die Vereinigung durch Heftpflaster nicht gehörig bewirken läfst, gar nicht zu entbehren sind. Doch darf man bei diesen Nähten die Fäden nur durch die Wundränder der Integumente, nicht aber, wie dies früher geschah, durch die Trachea selbst ziehen, da dieselben hier stets eine heftige Entzündung, besonders der Schleimhaut, zu Wege bringen würden, welche leicht üble Folgen herbeiführen kann. Nach geschehener Vereinigung verbindet man auf gewöhnliche Weise und schlägt eine den Zufällen gemäfse Behandlung ein.

Ungeachtet aller dieser Vorkehrungen gelingt indefs die schnelle Vereinigung der Wunden des Larynx und der Trachea oftmals nicht, vielmehr gehen dieselben häufig in Eiterung über und vernarben dann erst nach vierzehn, zwanzig, dreifsig Tagen und darüber, in welchem Falle die Stimme lange Zeit, zuweilen sogar das ganze Leben hindurch, verändert, heiser und schwach bleibt. Andere Male entstehen hartnäckige Fisteln, welche durch die Anschwellung und Verhärtung der Integumente und des subcutanen Zellgewebes, durch die Ablösung der Haut in Folge von Abscessen, die Entblöfsung der Knorpel, oder deren Uebergang in Caries, in den allermeisten Fällen aber, durch einen Substanzverlust der in Rede stehenden Organe, wie er häufig durch Geschosse entsteht, bedingt werden. Zur Schliefsung dieser, durch letztern Umstand erzeugten, Fisteln wendet man die Ueberpflanzung von Hautstücken und, wo dies nicht angeht, oder der Kranke einen operativen Eingriff scheut, einen Obturator von Schwamm, Charpie u. s. w. an.

6. Wunden des Pharynx durch schneidende Waffen.

Wunden, welche den Pharynx allein treffen, sind äusserst selten, indem derselbe keine vordere Wand besitzt, von hinten durch die Wirbelsäule und an den Seiten durch grofse Gefäfse bedeckt wird; vielmehr sind dieselben in der Regel nur eine Complication der Verletzung der grossen Halsgefäfse und noch häufiger der der Basis der Zunge oder des Larynx. Aus diesem Grunde kommen auch die eine Eröffnung des Pharynx andeutenden Zeichen, nämlich erschwertes oder gänzlich behindertes Schlingen und Hervortreten der genossenen Speisen und Getränke aus der Mundöffnung, meistens mit den eine Verletzung der andern wichtigeren Theile andeutenden Symptomen verbunden vor. Für die Therapie dieser Wunden gelten beinahe alle bereits bei denen des Larynx angegebenen Indicationen. Kleine Verletzungen des Pharynx, bei denen nur ein geringer Theil der verschluckten Getränke ausfliefst, schliefsen sich übrigens unter einer blos antiphlogistischen Behandlung binnen einiger Zeit, bei gröfsern aber mufs man zur Einbringung von Medicamenten und Nahrungsmitteln die Schlundsonde in Anwendung bringen.

7. Wunden des Oesophagus durch schneidende Waffen.

Auch der Oesophagus kann, allein nicht füglich durch schneidende Waffen ohne gleichzeitige Trennung der grossen Halsgefäfse und Nerven, verletzt werden, weshalb also auch Schnittwunden, die durch die Trachea und den Oesophagus vollständig hindurchgehen, fast absolut tödtlich sind. *)

In folgendem Falle von vollständiger Durchschneidung des Oesophagus und der Trachea blieben indefs die Carotiden verschont.

Beobachtung.

B. brachte sich, um sich zu tödten, am vordern und untern Theil des Halses mit einem Rasirmesser eine vier bis fünf Zoll lange Querwunde bei, welche, nach vollständiger Durchschneidung des Larynx und des Pharynx, bis zur Wirbelsäule ging und seitlich durch die eingeschnittenen Musc. sterno-cleido-mastoidei und die unverletzt gebliebenen entblöfsten Carotiden begränzt war, welche letztere sich wahrscheinlich bei der Retraction der sie umgebenden Theile ebenfalls ins Zellgewebe zurückgezogen hatten und so der Wirkung des Instruments entgangen waren. Eine bedeutende Blutung hatte von selbst aufgehört, und der Kranke athmete, als er Hülfe erhielt, nur noch durch die Wunde, war sprachlos, drückte jedoch durch seine Bewegungen seinen leidenden und angstvollen Zustand aus. Bei der Untersuchung der Wunde bemerkte man den eigenthümlichen Umstand, dafs der Kranke, als man den Finger in den Larynx führte, von einem sympathischen Husten befallen ward, obwohl die Continuität der Luftröhrenschleimhaut vollständig aufgehoben war. Man entfernte hierauf eine Menge mit Blut gemischten Schleimes aus den Luftwegen und brachte eine elastische Sonde durch die Nase in den Pharynx, bei deren Einführung man grofse Mühe hatte, das untere Ende dieses Organs aufzufinden, welches sich wenigstens zwei Zoll weit nach unten zurückgezogen hatte. Man vereinigte nun die beiden Ränder des zerschnit-

*) [*Benjamin Bell* hat die Beobachtung gemacht, dafs nach vollständiger Durchschneidung des Oesophagus das untere Ende sich vom obern trennt und unter das Sternum herabsinkt, so dafs es sehr schwer hält, den Kranken gehörig zu ernähren.]

tenen Schildknorpels durch einige Hefte, legte, um das Athmen nicht zu behindern, auf die Wunde nur eine leichte Compresse, befestigte diese durch eine locker darüber gewickelte Binde und liefs den Kopf auf die Brust neigen. Die Sonde blieb zur Einflöfsung von Getränken liegen. So vergingen drei Tage ohne den Eintritt schlimmerer Zufälle, mit der Entwickelung der Entzündung aber ward das Athmen schwierig, der Kranke begann zu röcheln und gab bald darauf seinen Geist auf.

Bei der Leichenöffnung fand man die Wunde in dem bereits angegebenen Zustande, nur entdeckte man noch eine longitudinelle, anderthalb Zoll lange, Trennung der Trachea. Auch zeigte es sich, dafs die Sonde gehörig eingebracht worden war, denn sie reichte innerhalb des Oesophagus bis zum zweiten Rückenwirbel hinab. Die grofsen Arterien- und Venenstämme waren unverletzt, und beide Lungen entzündet.

Bei dieser Gelegenheit will ich noch bemerken, dafs, da die Carotiden bei ihrem Emporsteigen am Halse sich immer mehr nach den Seiten und nach hinten wenden, die Wunden des untern Theils des Halses gefährlicher sind, als die des obern, und dafs deshalb auch bei Versuchen zum Selbstmord, wo das schneidende Instrument fast immer am obern Ende des Halses angesetzt wird, die Carotiden selten verletzt werden.

Die Zeichen nun, an denen man die Wunden des Oesophagus, diese mögen mit den verschiedenartigsten andern Verletzungen verbunden sein, leicht erkennt, sind der Schmerz beim Schlingen und das Hervortreten der Speisen und Getränke aus der äufsern Wunde; und immer bilden sie, selbst wenn sie nur unbedeutend sind, eine schlimme Complication der Verletzung der benachbarten Theile und kommen nur langsam zur Heilung.

Diese erzielt man bei kleinen Wunden der Speiseröhre, wo nur wenig von den genossenen Nahrungsmitteln ausfliefst und sich nicht in die Nachbartheile infiltrirt, durch eine blofs antiphlogistische Behandlung, so wie dadurch, dafs man die äufsere Oeffnung nicht eher, als nach der, an dem Nichtmehrausfliefsen der Nahrungsmittel zu erkennenden Schliefsung der Oesophaguswunde, zuheilen läfst. Ist die Verletzung hingegen sehr grofs, so mufs man eine elastische Sonde einlegen, die oben beschriebene Bandage anwenden, die Infiltration der Nahrungsmittel möglichst zu verhüten suchen und der stets sich ausbildenden Entzündung kräftig begegnen.

Von den Rupturen, Zerreifsungen und Abreifsungen gilt nun alles bereits oben über die den Hals treffenden Stich- und Schnittwunden Gesagte, mit einigen Modificationen, welche sich aus dem über diese Art von Verletzungen in der allgemeinen Betrachtung der Wunden, Beigebrachten von selbst ergeben.

C. — Wunden des Halses durch quetschende Waffen.

1. Contusionen.

Die Contusionen des Halses sind nur, wenn sie tief gehen und die Respirations- und Digestionsorgane betreffen, von Wichtigkeit, und in diesem Falle mufs man zur Verhütung von Entzündungen, Einschnürungen und Abscessen eine streng antiphlogistische Behandlung in Gebrauch ziehen. Besonders ist die Bildung von Abscessen in dieser Gegend gefährlich, da der Eiter durch die vielen aponeurotischen Ausbreitungen zurückgehalten wird und nicht selten sich bis in die Brusthöhle senkt, wo er in der Regel grofse, meist tödtliche, Zerstörungen anrichtet, deshalb mufs man ihre Bildung möglichst zu verhüten suchen und sie, wenn sie dessen ungeachtet entstehen, frühzeitig öffnen.

2. Schufswunden.

Schufswunden, welche nur die Haut und die oberflächlichen Muskeln treffen, erheischen nur die Vorbeugung der Entzündung durch vorsichtige Incisionen, Emollientia und Aderlässe, so wie das bei anderen Fleischwunden erforderliche Verfahren; sind hingegen der Larynx, die Trachea, der Pharynx, der Oesophagus, die grofsen Gefäfse, die Wirbel u. s. w. verletzt worden, so werden diese Wunden von viel gröfserer Bedeutung und sind, je nach der Wichtigkeit des beschädigten Organs, mit mehr oder weniger Gefahr verbunden.

Was die Fractur der Wirbel betrifft, so macht die der Quer- und besonders der Dornfortsätze die Verletzung zwar gefährlicher, doch ist man durch gehörige Vergrösserung der Wunde, durch Ausziehung der gänzlich losgetrennten Splitter, durch Erleichterung des Ausfliefsens der abgesonderten Flüssigkeiten mittelst Wundenerweiterungen und Gegenöffnungen, so wie durch eine energische antiphlogistische Behandlung häufig, Kranke der Art zu retten, im Stande. Sind hingegen die Körper der Wirbel, ihre

Zwischenknorpel, ihre Gelenkfortsätze verletzt oder zerbrochen, so ist viel gröſsere Gefahr vorhanden, und es tritt sogar meistens der Tod ein, indem das Rückenmark durch die Geschosse, die eingedrückten Knochenstücke oder die ergossenen Flüssigkeiten comprimirt oder beschädigt wird, Zustände denen der Kranke meistens schnell unterliegt.

Beobachtung.

Am 5. Juni 1832 ward ein Mann mit einer Kugel in den Hals geschossen, welche in der Gegend des dritten oder vierten Nackenwirbels durch die Muskeln von einer Seite zur andern hindurchging. Das Allgemeinbefinden des Verwundeten war in viel höherm Grade beeinträchtigt, als man nach dem Umfange der Verletzung hätte erwarten sollen, die Geisteskräfte waren zwar nicht gestört und auch alle Sinne, mit Ausnahme der Haut, die unterhalb des Halses in ihrer ganzen Ausdehnung gegen die stärksten Reize unempfindlich war, in ihren Functionen nicht beeinträchtigt, die Muskelcontractilität war ebenfalls, eine geringe Beweglichkeit der Unterextremitäten abgerechnet, erloschen, die Sprache und das Schlingvermögen waren erhalten, der Urin muſste mit Hülfe des Catheters ausgeleert werden. Ob das Rectum an dieser fast allgemeinen Paralyse Theil nahm, war ungewiſs. Die Respiration ging nur mittelst des Zwerchfells vor sich. Die Behandlung bestand in einem Aderlaſs und einem einfachen Verbande der zuvor erweiterten Wunde. Der Kranke starb jedoch schon am nächsten Tage in Folge einer, durch die aufgehobenen Zwerchfellscontractionen erzeugten, Asphyxie.

Bei der Section fand man den Bauch und die Brust gesund, doch die Zwischenknorpel des vierten und fünften Halswirbels zerbrochen, das Rückenmark und die davon abgehenden Nerven unverletzt, und in den Wirbelkanal ungefähr ein Pfund Blut ergossen, welches sich von dem ersten Rückenwirbel bis zu der Basis des Gehirns und bis zu dem obern Theile der Convexität der Hemisphären verbreitet hatte. Die Substanz des groſsen und kleinen Gehirns war nicht verändert.

3. Verletzungen der Nerven und Gefäſse des Halses durch Geschosse.

Schuſswunden des Halses, welche die vom Rückenmarke entspringenden Nerven treffen, sind um so gefährlicher, je wichtigeren Functionen diese Nerven vorstehen, wie dies namentlich beim Vagus, beim Sympathicus u. s.

w. der Fall ist. Indeſs ist es nur selten, ja beinahe unmöglich, daſs Kugeln diese Nerven beschädigen, ohne gleichzeitig auch auf andere Theile zu wirken, deren Verletzung meist an sich schon tödtlich ist. Am häufigsten sind die Schuſswunden der Seitentheile des Halses mit Verletzungen des Plexus cervicalis superficialis, so wie des Plexus brachialis complicirt.

In den Julitagen habe ich mehrfach Gelegenheit gehabt, Schuſswunden des Halses zu beobachten, welche mit Verletzung der gröſseren hier gelegenen Nerven complicirt waren, wie sich aus dem mehr oder weniger vollständigen Erlöschen des Gefühls- oder Bewegungsvermögens der Oberextremitäten, oder auch aus der gleichzeitigen Beeinträchtigung dieser beiden Functionen, so wie besonders aus den sehr heftigen Schmerzen ergab, welche noch lange Zeit nach der Heilung der Wunde fortdauerten.

Ebenso ist die Verletzung der gröſseren Arterien des Halses, wie der Carotis communis, der Wirbelarterien u. s. w. ein höchst gefährliches Ereigniſs, das, wenn es nicht gelingt, den dadurch veranlaſsten primitiven oder consecutiven Blutungen Einhalt zu thun, stets den Tod nach sich zieht.

Verletzungen der Arteria vertebralis, von deren Gefahr wir schon bei der allgemeinen Betrachtung der Schuſswunden gesprochen haben, kommen besonders bei denen der Seitentheile des Halses vor, wovon ein Fall bereits oben beschrieben und ein diesem ähnlicher vor Kurzem im Hôtel-Dieu auf *Breschet's* Abtheilung beobachtet worden ist. Ein Mann, mit einer Wunde an der Seite des Halses, starb nämlich einige Tage nach seiner Aufnahme ins Krankenhaus an Verblutung, ehe man noch die Unterbindung der Carotis, zu der man, da die eigentliche Quelle der Hämorrhagie nicht ermittelt werden konnte, zu schreiten beabsichtigte, vorzunehmen im Stande war. Bei der Section fand man die Arteria vertebralis zwischen dem zweiten und dritten Halswirbel zerrissen.

Werden die voluminöseren, am obern Theile des Halses gelegenen, aus der Carotis communis kommenden Arterien durch Geschosse verletzt, und vermag man den blutenden Zweig in den gequetschten, desorganisirten, entzündeten oder eiternden Wunden nicht aufzufinden, so muſs man die Carotis unterbinden, doch darf man nicht glauben, daſs man dadurch gegen jede Wiederkehr der Haemorrhagie vollständig gesichert sei, denn häufig wird das Blut durch die vielfach anastomosirenden Zweige wieder zu dem verletzten Aste zurückgeführt, weshalb man auch, wo es sich thun läfst, die Ligatur beider Enden der verletzten Arterie verrichten mufs.

4. Schufswunden des Larynx und der Trachea.

Die gar nicht selten vorkommenden Schufswunden des Larynx und der Trachea bieten verschiedene Phänomene dar, je nachdem das eine oder das andere dieser Organe in seinem ganzen Umfange oder nur an einer einzelnen Stelle verwundet worden. Im erstern Falle ist der Kranke durch das in die Bronchien strömende Blut, durch die Retraction des untern Endes der Luftwege in die sie bedekkenden Theile, so wie durch die Anschwellung dieser letzteren der Gefahr des Erstickens ausgesetzt. Werden die Suffocationszufälle durch vorhandenes Blut erzeugt, so beseitigt die Natur dieselben in der Regel von selbst vermöge der Austreibung dieser Flüssigkeit durch die Wunde oder die Glottis *) mittelst heftigen Hustens, rühren sie indefs von der Anschwellung der umgebenden Theile her, so ist es nothwendig, zur Unterhaltung der Respiration, in die Trachea des Verwundeten eine Röhre einzubringen. **) Ueberleben die Kranken solche Verletzungen, so können sie, wenn gar kein oder nur ein unbedeutender Substanzverlust statt gefunden hat, einige Veränderung der Stimme abgerechnet, vollständig wieder hergestellt werden. War hingegen der Substanzverlust bedeutend, so kommt die Vernarbung nicht zu Stande, sondern es bleibt eine Fistel zurück, die nur durch Hautüberpflanzung beseitigt werden kann, ***) und wo dies nicht angeht, mit einem Obturator ****) bedeckt werden mufs. Die Behandlung dieser

---

*) [Ein Pariser Wundarzt sog unter solchen Umständen mit glücklichem Erfolge das in der Trachea vorhandene Blut aus.]

**) [*Habicot* bediente sich dieses Mittels bei einem Mädchen, welches durch eine Kugel verletzt war, die nach Zerbrechung des Larynx und besonders des Schildknorpels zur entgegengesetzten Seite gegangen und, nach der Zerschmetterung des untern Winkels des rechten Schulterblatts, unter der Haut des Rückens liegen geblieben war. Die eingeführte Röhre wurde wegen der die Respiration beeinträchtigenden entzündlichen Anschwellung drei Wochen lang in der Trachea der Kranken, welche vollständig hergestellt ward, zurückgelassen.]

***) [*Velpeau* stellte vor mehreren Jahren der Academie einen Kranken vor, bei dem er durch Hautüberpflanzung eine solche Fistel geheilt hatte.]

****) [*Van Swieten* erwähnt eines Kranken, der eine, durch eine mit bedeutendem Substanzverlust verbundene Schufswunde

Verletzungen besteht in vorsichtigen Wundenerweiterungen, der Extraction der etwa vorhandenen fremden Körper, der Einführung einer Röhre in die Trachea, wenn die Anschwellung der Nachbartheile die Respiration beeinträchtigt, und endlich in der kräftigen Anwendung des antiphlogistischen Apparats zur Verhütung von Entzündung der Luftwege.

5. Schufswunden des Pharynx und des Oesophagus.

Auch der Pharynx und der Oesophagus werden ziemlich häufig durch Geschosse, obwohl fast niemals ohne gleichzeitige Beschädigung anderer Theile, verletzt, deren Verwundung oftmals viel gefährlicher ist, als die der in Rede stehenden Organe, deren Verletzung man an dem Hervordringen der verschluckten Getränke aus der Wunde erkennt. Was die Gefahr derselben betrifft, so heilen kleine, nicht mit Substanzverlust verbundene Wunden des Oesophagus oftmals vollständig, während im entgegengesetzten Falle Fisteln zurückbleiben, die, wie die gemachten Beobachtungen beweisen, mitunter einen so ansehnlichen Umfang haben, dafs fast alle genossenen Speisen und Getränke aus derselben hervortreten, und der Kranke nur mittelst einer Schlundsonde ernährt werden kann, eines Mittels, dessen man sich auch bei den frischen Wunden des Pharynx oder des Oesophagus bedienen mufs, sobald dieselben nur einigermaafsen bedeutend sind.

Häufig bleiben auch die Kugeln oder andere von diesen fortgetriebene fremde Körper in solchen Wunden zurück und führen dann, je nachdem sie dieses oder jenes Organ in seinen Functionen beeinträchtigen, verschiedene Zufälle herbei.

Für die Behandlung dieser Schufswunden gelten, mit Ausnahme der durch die besondere Structur der in Rede stehenden Organe bedingten Modificationen, die im Allgemeinen für die des Halses aufgestellten Regeln. Die Incisionen nämlich müssen zur Vermeidung von Verletzungen wichtiger Gefäfse und Nerven mit der gröfsten Behutsamkeit vorgenommen und die Kugeln, wenn man sie nicht gut auffinden oder extrahiren kann, zurückgelassen werden, sobald sie nur die Respiration und Deglutition nicht zu sehr beeinträchtigen.

---

erzeugte, Fistel der Trachea durch ein Schwammstuck verschlofs und alsdann auch mit Leichtigkeit sprechen konnte, während er die Stimme verlor, sobald er den Obturator entfernte.]

Wäre eine Kugel zufällig im Larynx oder in der Trachea liegen geblieben und gäbe zu Suffocationszufällen Veranlassung, so würde man zur Laryngotomie oder Tracheotomie oder zur Laryngo-tracheotomie schreiten müssen.

Aufserdem mufs der Wundarzt vorzüglich seine Aufmerksamkeit auf die, alle Schufswunden begleitende entzündliche Anschwellung richten, die am Halse um so mehr zu fürchten ist, da sie bei einiger Heftigkeit einerseits Respiration und Deglutition beeinträchtigt und andrerseits nicht wie an den Gliedmaafsen durch grofse Incisionen behandelt werden darf. Deshalb sind allgemeine und örtliche Blutentziehungen, kühlende Tränke und überhaupt die ganze antiphlogistische Methode mit gehöriger Energie zu ihrer Verhütung oder Heilung in Anwendung zu bringen. Endlich ist auch noch ein, während längerer Zeit fortgesetztes, sorgfältiges Bewachen des Kranken wegen der so oft aus den so mannigfach sich am Halse verzweigenden Gefäfsen kommenden Nachblutungen unumgänglich nothwendig.

D. — Von der Zerschmetterung des Halses.

Die Zerschmetterung des hintern Theils des Halses durch quetschende Waffen giebt sich durch Contusionen und Splitterbrüche zu erkennen, deren Zeichen wir bereits oben bei der allgemeinen Betrachtung der Contusion erörtert haben. Findet sie am obern Theile statt, so beobachtet man meistens, in Folge der Verletzung des Rückenmarks, ein sofortiges Erlöschen aller Lebensäufserungen, so wie einen schleunigen Tod, Erscheinungen, welche besonders dann eintreten, wenn das Rückenmark nahe an seinem Ursprunge, oberhalb des Abganges der Rückenmarksnerven, gelitten hat. Langsamer erfolgt der Tod, ja zuweilen sogar auch die Heilung des Kranken, wenn die Zerschmetterung das untere Ende des Halstheils vom Rükkenmark getroffen hat.

Andere Erscheinungen bringt dieselbe aber zu Wege, wenn sie auf den vordern Theil des Halses einwirkte; man findet nämlich dann den Larynx in seiner Form verändert, dessen Knorpel trotz ihrer Elasticität zerbrochen, wodurch in der Folge eine Veränderung oder wohl gar ein gänzliches Erlöschen der Stimme bedingt wird, Blutspucken, Entzündungen, welche das Athmen erschweren, schmerzhaft machen und vermöge der bedeutenden Anschwellungen, die sie erzeugen, auch wohl ganz hemmen und auf diese Weise den Kranken durch Asphyxie tödten. Endlich tritt noch zuweilen, nachdem der Verwundete die primitiven Zufälle glücklich überstanden hat, späterhin Phthisis laryngea ein.

Leichter entgehen der Pharynx und der Oesophagus, wegen ihrer gröſsern Beweglichkeit und Biegsamkeit, den Wirkungen solcher Zerschmetterungen, obwohl auch sie häufig gequetscht, zerdrückt oder zerrissen werden.

Haben die Carotiden, der Vagus und der Sympathicus vorzugsweise gelitten, so entstehen mehr oder weniger in die Augen springende Störungen der Respiration und Circulation, wie dies namentlich ein von *Velpeau*, in dessen Abhandlung über die Acupunctur der Arterien bei Aneurysmen, mitgetheilter und aus dem Londoner *Medical and surgical journal* entlehnter Fall beweist, wo *Watson* nach einem starken, zur Verminderung einer Ophthalmie, mit dem Daumen einige Zeit auf die Carotis ausgeübten Drucke, die Arterienpulsationen auf dieser Seite verschwinden und nicht wiederkehren sah, eine Erscheinung, die *Velpeau* einer, durch Zerquetschung der Arterie und Ruptur der innern und mittlern Häute derselben veranlaſsten Obliteration des Gefäſskanals zuschreibt.

Viertes Kapitel.

Brustwunden.

Die Brustwunden zerfallen in solche, die nur die Höhlenwandungen treffen, und in solche, welche diese durchbohren, ohne oder mit Verletzung der von denselben umschlossenen Organe, also in penetrirende und nicht penetrirende Brustwunden.

§. I.

Nicht penetrirende Brustwunden.

A. — Nicht penetrirende Stichwunden der Brustwandungen.

Die Stichwunden der Brustwandungen sind entweder einfach, oder complicirt. Die einfachen werden nach den, bei den Stichwunden angegebenen, allgemeinen Regeln behandelt; nur ist es gut, im Fall die Richtung und Ausdehnung der Wunde irgend einen hinzutretenden Zufall befürchten lassen, bei einem entsprechenden Verband die Diät einzuschränken, Ruhe zu empfehlen, Aderlässe anzuwenden u. s. w.

Complicirt können dieselben zunächst sein durch lebhafte Schmerzen, die von der Verletzung irgend eines Nerven herrühren und gewöhnlich durch die innerliche und äufserliche Anwendung erweichender, schmerzstillender Mittel gehoben werden, im entgegengesetzten Falle aber, der jedoch wohl nur selten eintreten möchte, die Cauterisation und transverselle Durchschneidung des unvollkommen getrennten Nerven erheischen.

Werden die Stichwunden der Brustwandungen durch Blutungen complicirt, die von den in denselben verlaufenden ziemlich starken Arterien herrühren, so finden die bekannten und oben im allgemeinen Theil beschriebenen hämostatischen Mittel ihre Anwendung.

Die zu solchen Wunden oft hinzutretende Entzündung mufs mit einer grofsen Energie bekämpft werden, um die Bildung der in dieser Gegend so gefährlichen Abscesse zu verhüten, die, wenn sie entstanden sind, wegen ihres Strebens, sich nach allen Richtungen hin auszudehnen, früh geöffnet werden müssen. Wenn aber Manche auch fürchteten, dafs der in den Brustwanduugen angesammelte Eiter die von ihm berührte Pleura zerstöre, so halten Andere dies für unmöglich, oder wenigstens den Naturgesetzen durchaus zuwider. Bei diesem Widerspruch der Meinungen ist es indessen der Vorsicht entsprechend, sich in einem solchen Fall an die Erfahrung zu halten, und diese räth allerdings, Abscesse der Brustwandungen gleich nach ihrer Bildung zu eröffnen, da man immer zu befürchten hat, dafs der Eiter sich in die Brusthöhle ergiefse, was vorkommt, und namentlich beim Sohne *J. L. Petit's* der Fall war.

Fremde Körper, durch die Stichwaffe eingeführt, oder aus abgebrochenen Stücken derselben bestehend, wie z. B. die Spitze eines Degens, Säbels, Rapiers müssen bald und sorgfältig ausgezogen werden, um die durch deren Gegenwart leicht entstehende Entzündung und Eiterung zu verhüten. Kann man sich das verwundende Instrument verschaffen, so gelangt man durch die Untersuchung desselben am besten zur Erkennung jener Complication, die aufserdem noch durch den Bericht des Kranken, durch die Untersuchung der Wunde, durch den heftigen Schmerz beim Druck auf dieselbe und durch die Respirationsbeschwerden ermittelt, oder wenigstens doch vermuthet wird.

Wenn Stichwaffen zwischen zwei Rückenwirbeln in deren Kanal dringen, so können sie auch das Rückenmark verletzen, dessen Verwundung hier zwar nicht in so hohem Grade, als am Halse, aber doch sehr gefährlich und, wenn sie tief dringt, gewöhnlich tödtlich ist. Es entstehen danach Convulsionen, vollständige und unvollständige Lähmung, je nach der Tiefe und dem Sitze der Wunde. — Die Behandlung ist übrigens dieselbe, wie bei den Stichwunden des Cervicaltheils des Rückenmarks. —

B. — Nicht penetrirende Schnittwunden der Brustwandungen.

Auch diese sind, wie die Stichwunden entweder einfach, oder complicirt und erfordern rücksichtlich der Behandlung im erstern Falle nur die Vereinigung der Wunde durch Heftpflaster, Binde, passende Lage u. s, w. und im letztern, zur Bekämpfung der Complicationen, wie Blutung, heftiger Schmerz, Entzündung, Abscefsbildung, fremde Körper, das für dieselben Complicationen bei den nicht penetrirenden Stichwunden angegebene Heilverfahren.

C. — Gequetschte Wunden der Brustwandungen.

1. Quetschung.

Einfache Quetschungen der Brustwandungen, an ihrem vordern, hintern oder seitlichen Theil, veranlassen, selbst wenn sich deren Wirkung nicht bis auf die Brusteingeweide fortgepflanzt hat, und auch kein Bruch eines der, das Gerüst dieser Höhle bildenden, Knochen entstanden ist, einen sehr lebhaften Schmerz an der getroffenen Stelle, der während der In- und Exspirationsbewegungen, vorzüglich während ersterer, gesteigert wird und zuweilen funfzehn bis zwanzig Tage anhält, meistes aber nach dem siebenten oder achten verschwindet. Um ihn zu beschwichtigen, dient, neben den auch bei Quetschungen anderer Theile passenden Mitteln, die Anwendung eines den Körper fest umschliefsenden Verbandes, wodurch die Kranken genöthigt werden, nur mit dem Zwerchfell zu respiriren.

Uebrigens mufs sich die Behandlung, wie überall, so auch hier, nach den verschiedenen Graden der Quetschung richten, wobei man jedoch aufserdem noch die Wichtigkeit der von den Brustwandungen umschlossenen Organe zu berücksichtigen hat, da die äufsere Entzündung sich auf

auf letztere fortpflanzen kann. Vorzüglich sind hier auch die sich etwa bildenden Abscesse frühzeitig zu öffnen, um Ergiefsungen in die Brusthöhle zu verhüten.

Die quetschenden Waffen und andere solche Körper, welche die Brustwandungen treffen, können aber, selbst ohne Continuitätstrennung derselben, ohne Haut- und Muskelverletzung und ohne Rippenbruch zu veranlassen, ihre quetschende Wirkung auf die in der Höhle gelegenen Organe übertragen, und wir müssen bei dieser gefährlichen Complication der Brustcontusionen einige Augenblicke stehen bleiben.

2. Quetschung der Lungen.

Dieselbe hat, wie überall so auch hier, verschiedene Grade der Intensität. In dem schwächsten gesellt sich zu den, die einfache Contusion der Brustwandungen begleitenden, Symptomen noch Husten, die Oppression ist viel stärker, die Percussion giebt einen matten Ton und die Auscultation weist nach, dafs das Gewebe des Organs für die Luft, in der ganzen Ausdehnung der Verletzung, undurchgängig geworden ist. Erstreckt sich die Quetschung nicht sehr weit, so zertheilt sie sich gewöhnlich; zuweilen aber geht sie auch nach einigen Tagen in eine wahre acute Pneumonie über, während sie in andern Fällen eine chronische Entzündung veranlafst. Die Behandlung ist dieselbe wie die der Quetschung der Brustwandungen; nur sind allgemeine und örtliche Blutentziehungen noch dringender nothwendig. *)

Im zweiten Grade der Quetschung ist das Lungengewebe zerrissen, und dann verbindet sich mit einer weit stärkern Oppression und einem tiefern und lebhaftern Schmerz gewöhnlich ein mehr oder minder reichliches Blutspeien. Hier treten die Zufälle der Pneumonie noch viel eher ein als im vorhergehenden Fall, und bei übrigens gleicher Behandlung sind die Aderlässe nicht nur bis nach vollkommen beseitigter Haemoptysis, sondern bis zur merklichen Verminderung der Oppression und des Schmerzes während der Respirationsbewegungen dringend nothwendig.

*) [Bei der Belagerung von Antwerpen beobachtete *Paillard* zahlreiche Quetschungen der Brustwandungen durch Kanonenkugeln, Bombenstucke u. s. w., und bei Vielen dieser Verwundeten waren die Lungen oder das Herz gequetscht, zerrissen, oder zermalmt, ohne irgend eine Verletzung der äufsern Haut. Der Tod erfolgte augenblicklich, oder doch nach wenigen Tagen. (S. p. 197 in der Anmerkung.)]

In einem noch höhern Grade der Quetschung endlich ist das Lungengewebe nicht allein zerrissen, sondern in einer mehr oder minder grofsen Ausdehnung desorganisirt; es wird nicht allein durch den Mund Blut ausgeworfen, sondern auch in die Pleurahöhle eine bestimmte Quantität desselben ergossen, und zu den oben angegebenen Symptomen treten noch Blässe, Stupor und alle, eine innere Haemorrhagie und einen Ergufs in die Brusthöhle characterisirende Erscheinungen hinzu. In der Regel sterben solche Kranke nach einigen Stunden, andere Male erst an den Folgen der, nach einigen Tagen in den Lungen und der Pleura sich nothwendiger Weise entwickelnden heftigen Entzündung, zuweilen endlich noch später an den durch die Ergiefsung veranlafsten Zufällen. Auch hier ist die Behandlung verschieden, erfordert jedoch ein noch energischereres, bis nach Beseitigung der entzündlichen Symptome fortgesetztes antiphlogistisches Verfahren; später wird dieselbe, wie bei allen Ergiefsungen in die Brusthöhle, geleitet.

3. Quetschung des Herzens.

Wie die Lunge, so kann auch das Herz, ohne Verlezzung der Brustwandungen Quetschung erleiden, die jedoch, da dasselbe wegen seiner Beweglichkeit der Einwirkung quetschender Körper leicht ausweicht, nicht so oft vorkommt. Im höchsten Grade ist das Gewebe des Herzens zerrissen, und ein plötzlicher Tod die Folge. In einem niedrigern Grade bleibt das Herz in seiner Textur zwar verschont, allein durch die heftige Commotion desselben werden, wie im vorhergehenden Falle, dessen Contractionen unterbrochen, und es entsteht eine lang dauernde, oft tödtliche Ohnmacht. In einem noch schwächern Grade endlich, wo eine bald vorübergehende, oder gar keine Ohnmacht eintritt, bleibt der Kranke zwar am Leben, aber allen Zufällen der Carditis ausgesetzt, und diese erfordert dann ihre eigenthümliche Behandlung.

Durch dieselben quetschenden Einwirkungen auf die Brustwandungen können endlich auch die in dieser Höhle gelegenen grofsen Gsfäfse zerreifsen, bersten und dadurch Ergiefsungen veranlafst werden, gegen welche die Kunst durchaus ohnmächtig ist.

4. Nicht penetrirende Schufswunden der Brustwandungen.

Diese Wunden haben, je nachdem nur die Weichgebilde, oder gleichzeitig auch die knochigen Theile der

Brustwandungen verletzt sind, eine verschiedene Bedeutung.

Die Wunden der Weichtheile bieten hier alle Differenzen dar, welche wir an den übrigen Körpertheilen bemerkt haben; doch nehmen die Wundkanäle gewöhnlich einen gekrümmten Verlauf. Da nämlich die Brustwandungen im Allgemeinen eine geringe Dicke haben, so wird eine mit hinreichender Kraft und senkrecht treffende Kugel dieselben gewöhnlich durchbohren und also penetriren, vorausgesetzt, dafs sie nicht an ihrer Schnelligkeit bedeutend verloren hat, oder zwischen zwei Rippen oder im Brustbein stecken geblieben ist. In der Regel aber treffen Kugeln die Brust mehr oder minder schief und umkreisen dann diese Höhle in einer gröfsern oder geringern Ausdehnung, ohne zu penetriren, und so beobachten wir hier gar häufig jene sonderbaren Wirkungen der Kugeln, deren wir im Allgemeinen in der ersten Abtheilung, namentlich bei den Schädelwunden, bereits erwähnt haben. Der Grund hiervon ist ein doppelter: 1) die Form des Brustkastens, da dieser, wenngleich im Allgemeinen rund, doch von vorn nach hinten und seitlich zusammengedrückt ist, und so mehrere geneigte Flächen oder Ebenen darstellt, welche besonders zu jenen Richtungsveränderungen der Kugel beitragen; 2) die Elasticität der Brustwandungen, der Rippen und deren Knorpel. — Uebrigens durchläuft der Schufskanal selten eine grofse Strecke, beschränkt sich vielmehr gewöhnlich auf den vierten, fünften, sechsten Theil der Brustwandungen, dehnt sich jedoch allerdings mitunter viel weiter aus, so dafs in manchen Fällen die Ein- und Austrittsöffnung der Kugel am vordern und hintern Theile der Brust sich diametralisch entgegengesetzt sind, und man kaum begreifen kann, dafs die Brusthöhle nicht vollkommen durchbohrt ist.

Zuweilen sind diese Wirkungen der Geschosse im Umfang der Brust höchst auffallend. So sollte man, wenn mehr als zwei Oeffnungen bestehen, bei einer oberflächlichen Untersuchung glauben, dafs zwei Schüsse stattgefunden hatten, oder doch wenigstens die Waffe mit mehreren Kugeln geladen war; und dennoch ereignet es sich nicht selten, dafs z. B, eine den vordern rechten Theil der Brust schief treffende Kugel ihren Weg von rechts nach links nimmt, in der Mitte der Vorderbrust auf dem Sternum die Haut zum zweiten Male durchbohrt, dann eine dritte Hautöffnung erzeugt und ihren Lauf nach links fortsetzt. So finden wir drei und noch mehr Oeffnungen, die sämmtlich von einer, die Brust umkreisenden Kugel erzeugt wurden. In solchen Fällen wird man indefs durch Berücksichtigung der Natur der nach der Verletzung eintretenden Symptome und durch aufmerksame Untersuchung der Brustwandungen, in denen die Kugel zuweilen an einem Punkte eine dem Gesicht oder Gefühl bemerkbare Geschwulst erzeugt, Irrthümer leicht vermeiden.

Hat man die Gegenwart der Kugel erkannt, so mufs dieselbe nach vorheriger entsprechender Wundenerweiterung nöthigenfalls durch eine Gegenöffnung ausgezogen werden. Zu dem Ende fafst man sie, wenn sie in den Weichtheilen haftet, mit den Fingern oder der Pincette, und ihre Extraction gelingt in diesem Falle leicht. Steckt sie aber zwischen zwei Rippen, so führt man, nach hinreichender Incision, einen Spatel, ein Elevatorium oder einen kleinen stumpfen Haken unter dieselbe, um sie auszuziehen, was, wenngleich man es für leicht halten sollte, doch zuweilen grofse Kraftanstrengungen erfordert, vorzüglich in der Nähe der Wirbelsäule, wo die Rippen einander sehr genähert sind. Ist vollends die Kugel von der Substanz des Brustbeins so fest umschlossen, dafs man kein Instrument unter sie führen kann, so würde man, um sie zu lösen, mit der Spitze eines starken Scalpels in ihrem Umkreis einige Einschnitte machen, und, genügte dies nicht, zum Tirefond und selbst zum Trepan seine Zuflucht nehmen müssen, um mit der Kugel einen Theil des sie umschliefsenden Knochens zu entfernen, was besonders in dem Fall nothwendig wäre, wenn das Geschofs in die Brusthöhle zu fallen drohte, wo die Anwendung anderer Instrumente zu unsicher ist. — Nach Entfernung aller fremden Körper wird die Wunde wie jede Schufswunde, nur mit gröfserer Aufmerksamkeit, behandelt, um Entzündungen, welche sich nach innen fortsetzen können, Abscefsbildung u. s. w. zu verhüten. Zu dem Ende werden, um der durch Einschnürung entstehenden Entzündung und der Eiteransammlung zuvorzukommen, wiederholte Dilatationen und, nach den Umständen, partielle oder totale Spaltung der Wundkanäle oft unvermeidlich.

Verwundungen des seitlichen Theiles der Brust, die wir besonders in den Julikämpfen sehr oft, theils als Wundkanäle, theils als Wundspalten beobachteten, *) heilen,

---

*) [Meist kommen diese Wunden an der linken Seite vor, wie dies überhaupt bei den Kämpfen in Reihe und Glied in der Regel der Fall ist, während im Duell umgekehrt die rechte Seite,

selbst wenn nur die Weichtheile verletzt sind, sehr langsam und schwer, was wahrscheinlich von den beständigen Bewegungen des Thorax herrührt, die den regelmäfsigen Vernarbungsprozefs stören.

Schneller indessen heilten verhältnifsmäfsig noch die Wundkanäle als die selbst oberflächlichen Wundspalten; ja letztere blieben sogar auch nach ihrer Heilung eine lange Zeit schmerzhaft, was sicherlich in den beständigen Zerrungen der Narbe bei den Bewegungen der Brust seinen Grund hatte.

Wichtiger sind aber Schufswunden der Brustwandungen, wenn die knochigen Theile der letztern getroffen sind. Verletzungen des Sternums veranlassen sehr oft Caries dieses Knochens und ganz gewöhnlich Abscefsbildung hinter demselben, welche letztere oft gefährlich und schwer zu erkennen ist, so dafs sie zuweilen sehr lange im Mediastinum besteht, ohne ihre Gegenwart zu verrathen, bis der Eiter durch Senkung neben dem Schwertfortsatz sich in die Bauchhöhle ergiefst, wo grofse Verheerungen erfolgen, deren Heilung sehr schwer und zuweilen selbst unmöglich ist. —

Bleibt die Kugel in der Substanz des Sternums stekken, so extrahirt man sie mit Pincetten, Elevatorien, Spateln, Tirefond oder, noch besser, mittelst einer Trepankrone. Ja selbst wenn ein Geschofs, ohne sich im Brustbein einzukeilen, dieses nur bricht, oder in einer mehr oder minder grofsen Ausdehnung stark quetscht, ist es der Vorsicht entsprechend, eine oder mehrere Trepankronen zu appliciren, um Eiteransammlung im Mediastinum zu verhüten. Mindestens aber sind grofse Kreuzschnitte bei solchen Verletzungen unerläfslich.

Der Bruch der Rippenknorpel verursacht mehr eine schwierige und langwierige Heilung als Gefahr. So lebt jetzt (November 1830) in Saint-Cloud ein junger Mann, der an dem vordern und untern Theil der Brust eine Schufswunde erhalten hatte, durch welche die Rippenknorpel entblöfst und verletzt wurden, und ist, wenngleich schon über drei Monate seit der Verletzung verflossen sind, noch nicht geheilt. Es besteht vielmehr eine stark eiternde Fistel, welche die eingeführte Sonde zu den necrotisirten

als die blofsgestellte, gewöhnlich die verwundete ist. Man begreift aber leicht, dafs die penetrirenden Brustwunden der linken Seite, wegen der Herzlage, die gefährlichern sind.]

Theilen des Knorpels leitet und sich nicht eher schliefsen wird, bis diese ausgestofsen sein werden.

Was die hintere Seite des Thorax betrifft, so können Geschosse, wenngleich dieselbe durch die Wirbelsäule, die Schulterblätter und durch starke Muskeln geschützt ist, doch das Rückenmark treffen, und diese Verletzung ist höchst gefährlich, ja gewöhnlich tödtlich. Die Behandlung erfordert übrigens ganz dasselbe Verfahren, wie bei den Schufswunden der Nackengegend der Wirbelsäule.

Kugeln veranlassen aber auch Fracturen des knochigen Theils der Rippen, und diese Verletzung ist besonders wegen der gewöhnlich gleichzeitigen des Rippenfells und der Lungen, und wegen der nachfolgenden Entzündung dieser Organe von Wichtigkeit. Eine sehr energische antiphlogistische Behandlung ist daher dringend indicirt; das übrige Verfahren, wie die Ausziehung der Splitter, der fremden Körper und eingekeilten Kugeln mittelst Haken und Elevatorien, der methodische Verband u. s. w. mufs nach denselben Grundsätzen wie bei Schufswunden an andern Körpertheilen geleitet werden.

Vermuthet man, dafs eine Kugel die Brustwandungen eröffnet hat, die Wunde folglich eine penetrirende ist, so darf man sich davon durch kein Manoeuvre zu überzeugen streben, wie man es früher wohl that, mittelst Sonden, Einspritzungen u. s. w.; vielmehr behandele man eine solche genau so, wie die nicht penetrirenden Wunden, wende zur Verhütung der Entzündung die antiphlogistische Methode mit der gröfsten Energie an und ahme überhaupt hier mehr das Verfahren der Militairchirurgen nach als das der in solchen Fällen furchtsamern Civilwundärzte. Jene venäseciren nämlich bis zum Uebermaafs, lassen dem Kranken, so zu sagen, nur so viel Blut, als er dessen zum Leben bedarf, und verhüten dadurch Entzündungen der Pleura und der Lungen, durch welche so viele an penetrirenden oder nicht penetrirenden Brustwunden Leidende hingerafft werden.

Trifft eine Kanonenkugel den vordern Theil der Brust, so erzeugt sie gewöhnlich durch Verletzung der daselbst gelegenen Eingeweide, augenblicklich tödtliche Zerstörungen. Ist jene aber matt, oder trifft sie, selbst mit der ganzen Kraft ihrer Schnelligkeit versehen, schief, so ist, wenn auch das Brustbein und die dasselbe bedeckenden Weichtheile zerschmettert werden, augenblicklicher Tod die nicht nothwendige Folge; allein die Kranken erliegen gewöhnlich der sich entwickelnden heftigen Entzündung und ausgebreiteten Abscefsbildung.

Kleinere Kanonenkugeln pflegen wie Flintenkugeln zu wirken; sie können die Brust umkreisen und transverselle, mehr oder minder tiefe, und, nach der Ausdehnung, so wie dem Grade der sich später entwickelnden Entzündung, mehr oder minder gefährliche Wundspalten veranlassen. Auch ist die Behandlung dieser Verletzungen von der durch Flintenkugeln erzeugter Schufswunden nicht verschieden.

Die Verwundungen der Brustwandungen durch Schrot endlich übergehen wir; denn nur wenn dieser aus der Nähe geschossen wurde, sind dieselben von Wichtigkeit, dann aber den durch Flintenkugeln erzeugten ganz ähnlich. Aus der Ferne geschossen, veranlafst der Schrot nur sehr leichte Verletzungen, deren Behandlung aus dem im allgemeinen Theil über die Schufswunden durch Schrotkörner Gesagten entnommen werden kann.

Und auch die Verletzungen durch Rifs, Zerreifsung, Abreifsung u. s. w. erfordern weder eine besondere Beschreibung, noch eine eigenthümliche Behandlung.

§. II.

Penetrirende Brustwunden.

A. — Penetrirende Stichwunden der Brust.

Stechende Waffen, welche die Brustwandungen treffen, penetriren sehr oft in deren Höhle, und zwar entweder nur einfach ohne irgend eine andere Verletzung, oder mit gleichzeitiger Verwundung der darin enthaltenen Organe. Nicht selten ist die Entscheidung, ob eine enge Stichwunde penetrire, oder nicht, sehr schwer, und um zu dieser, in früherer Zeit für sehr wichtig gehaltenen, Diagnose zu gelangen, sondirte man die Wunde, machte Einspritzungen von warmen Wasser, oder liefs auch den Verwundeten tief inspiriren, schlofs ihm dann Mund und Nase und nöthigte ihn nun zu einer starken Exspirationsanstrengung. Drang die Sonde leicht bis zu einer gewissen Tiefe, indem sie dabei die Richtung nach der Höhle hin nahm, oder trat die ausgeathmete Luft durch die Continuitätstrennung nach aufsen, so erklärte man die Wunde für penetrirend, während im entgegengesetzten Falle angenommen ward, dafs nur die Substanz der Brustwandungen getroffen sei. Die neuern Wundärzte haben indefs diese Verfahrungsarten mit dem gröfsten Recht verworfen, indem sie dieselben für unnütz, ja selbst für gefährlich erklären. Sie sind unzuverläfsig, denn bei den verschiedenen Bewegungen des Rumpfes kann durch Veränderung des gegenseitigen Verhältnisses der Muskellagen, zumal wenn die Wunde eng ist, die Richtung derselben leicht verändert, ihre Oeffnung ganz verschlossen und der Einführung der Sonde oder Injection, so wie dem Austritt der Luft ein unübersteigliches Hindernifs entgegengesetzt werden, wodurch man veranlafst würde, eine wirklich penetrirende Wunde für nicht penetrirend zu erklären; sie sind unnütz, denn so lange keine Zufälle eintreten, ist es fast gleichgültig, ob eine Wunde penetrire, oder nicht, und erscheinen solche, so genügen diese gewöhnlich, um das etwanige Dunkel der Diagnose aufzuhellen. Endlich können jene Verfahrungsarten aber auch gefährlich werden, weil eine, selbst mit der gröfsten Vorsicht eingeführte, Sonde das eine Arterie verstopfende Coagulum abstofsen und zum Wiedereintritt einer Blutung Veranlassung geben, oder doch wenigstens eine gefährliche Reizung verursachen kann, und weil eben so auch die Einspritzung einer noch so milden Flüssigkeit die Pleura bis zur Entzündung zu irritiren vermag.

Uebrigens lehrt die Erfahrung, dafs, wenn die penetrirenden Brustwunden einfach sind, d. h. nur die Höhlenwandung durchbohren, ohne Verletzung der enthaltenen Organe, sie sich, sowohl rücksichtlich ihrer Gefährlichkeit, als der sich aus ihnen ergebenden Indicationen, gar nicht oder nur sehr wenig von den nicht penetrirenden unterscheiden. Nicht das Eindringen der Luft bedingt die Gefahr, sondern die Verletzung der innern Theile und die übrigen Complicationen, von denen wir weiter unten sprechen werden, wie die Haemorrhagie, Blutergiefsung, das Emphysem u. s. w.

Solche einfache penetrirende Stichwunden erfordern daher auch keine andere Behandlung als die schon bei den nicht penetrirenden Wunden angegebene; nur mufs man die Wunde sorgfältig schliefsen, um den Eintritt der äufsern Luft abzuhalten.

B. — Penetrirende Schnittwunden der Brust.

Wie die penetrirenden Stichwunden, so verursachen auch die penetrirenden Schnittwunden der Brust, wenn sie nämlich einfach, ohne Verletzung der in dieser Höhle gelegenen Organe, ohne Blutung, Emphysem oder

Lungenhernie u. s. w. sind, keine gröfsere Gefahr als die einfachen nicht penetrirenden. Die Behandlung beschränkt sich auf die gegenseitige Annäherung der Wundlippen mittelst Heftpflaster und selbst, wenn es, wie jedoch wohl selten, nothwendig ist, mittelst blutiger Naht, indem man den Rumpf des Kranken nach der verletzten Seite hinneigen läfst. Der übrige Verband besteht in Charpie, Compressen und Leibbinde. Demnächst läfst man, dem Alter und den Kräften des Individuums gemäfs, zur Ader, verbietet das Sprechen, verordnet ununterbrochene Ruhe, Mäfsigkeit, erweichende Getränke u. s. w.

Selten aber sind wohl die penetrirenden Brustwunden einfach, fast immer finden wir vielmehr eine gleichzeitige Verletzung der verschiedenen in der Höhle gelegenen Organe, und hierauf müssen wir nun zunächst unsere besondere Aufmerksamkeit richten.

1. Wunden der Lunge.

Die Oberfläche der Lungen berührt so nahe die Brustwandungen, dafs ein verwundendes Werkzeug schwerlich die Höhle penetriren und die Pleura durchbohren wird, ohne gleichzeitig das Lungengewebe zu treffen, obwohl zuweilen ein solcher einfacher und glücklicher Fall vorkommt. Die, eine Lungenverletzung anzeigenden Symptome sind: Auswurf eines hellrothen, schäumigen Blutes, Austritt eines solchen durch die Wunde und dessen Ergiefsung in die Brusthöhle, Emphysem, Pneumonie u. s, w. Nicht immer aber finden sich alle diese Symptome zusammen. Der Bluthusten tritt gewöhnlich unmittelbar nach dem Unfall ein, steht mit der Tiefe und Gröfse der Lungenwunde im Verhältnifs, kann aber auch, wenn diese sehr klein und oberflächlich ist, fehlen und hört, wenn er nicht beträchtlich ist, gewöhnlich in dem Momente der beginnenden Entzündung wieder auf.

Der Blutaustritt durch die Wundöffnung erfolgt nur, wenn diese eine gewisse Gröfse hat, während im entgegengesetzten Falle die Flüssigkeit, in ihrer Entleerung nach aufsen verhindert, sich in die Pleurahöhle ergiefst. Uebrigens giebt auch die äufsere Erscheinung von Blut an sich keinen Beweis, dafs die Lunge verwundet ist, denn jenes kann auch von der Verletzung der Arteria intercostalis, oder irgend eines andern blutreichen Theiles herrühren, wenn sich nämlich bereits schon so viel Flüssigkeit in die Brusthöhle ergossen hat, dafs diese von ihrer tiefsten Stelle bis zur Höhe der Wunde davon voll ist. Deshalb mufs man auf dieses Symptom kein zu grosses Gewicht legen und es nur dann als Zeichen einer Lungenverletzung betrachten, wenn die Kenntnifs der Richtung und Tiefe, bis zu welcher das verwundende Instrument eindrang, es vermuthen lassen.

Auch der Bluterguſs in die Brusthöhle ist weder ein den Lungenwunden ausschliefslich angehörendes Symptom, da er auch in Folge der Verletzung eines der grossen Gefäfse, des Herzens, oder der Arteria intercostalis eintreten kann, noch eine beständige Erscheinung bei denselben; denn adhärirt die Lunge an der, der äufsern Wunde entsprechenden Stelle, so ist eine tiefe Verletzung derselben und selbst eine sehr gefährliche Blutung möglich, ohne dafs eine solche Ergiefsung statt fand. Ist letztere indessen durch eine Lungenwunde bedingt, so wird sie von andern, diese charakterisirenden Symptomen begleitet, unter denen das wichtigste der Bluthusten ist. Ob eine Haemorrhagie durch Verletzung der Arteria intercostalis erzeugt wird, läfst sich bei einer grofsen Wunde der Brustwandungen bald erkennen, wie aber bei einem engen Wundkanal? In einem solchen zweifelhaften Fall ist nun das Verfahren des Wundarztes allerdings sehr schwierig; denn wegen gewisser Gründe, die wir unten näher auseinander setzen werden, mufs er bei einer Blutung aus der Arteria intercostalis die Brusthöhle eröffnen, um das blutende Gefäfs aufzusuchen, während im entgegengesetzten Falle, bei einer Lungenblutung, die vollkommene Schliefsung der Wunde indicirt ist. Durch gehörige Aufmerksamkeit wird man jedoch zu einigem Licht in dem Dunkel der Diagnose gelangen. Soll nämlich die Lunge die Quelle einer einigermaafsen gewichtigen Blutung bilden, so mufs das verwundende Instrument deren Wurzel treffen, wo alle grofse Gefäfse derselben und die Hauptvertheilung der Bronchien sich befinden. Bei diesen Verletzungen eines der Hauptgefäfsstämme erfolgt durch den Blutverlust, und weil der Verwundete vom Eindringen des Blutes in die Luftwege erstickt, oft ein fast augenblicklicher Tod. Hat das Gefäfs indefs ein geringeres Volumen, so kann das Leben zwar erhalten werden, aber immer steht die Stärke des Bluthustens mit der Gröfse des verletzten Gefäfses und mit der Schnelligkeit der innern Ergiefsung im Verhältnifs. In solchen Fällen wird nun die Vermuthung, dafs der in die Brusthöhle erfolgende Ergufs seine Quelle nicht in der Lungenwunde habe, durch nichts begründet, zumal wenn die mitgetheilten Umstände und die Untersuchung der äussern Wunde zu erkennen geben, dafs das verwundende Werkzeug bis in die Nähe der Wurzel jenes Organs hat dringen müssen. Wenn aber bei deutlich ausgesprochener Ergiefsung der Verletzte nur sehr wenig Blut auswirft, und dabei die Untersuchung der Wunde nachweist, dafs diese der Stelle des Verlaufs einer der Intercostalarterien entspricht, und endlich die mitgetheilten Umstände vermuthen lassen, dafs das verwundende Instrument die Lunge nur oberflächlich gestreift habe, so sind dies hinlängliche Gründe, eine Verletzung der Arteria intercostalis anzunehmen und die Blutergiefsung als deren Wirkung zu betrachten. Uebrigens werden wir von dieser Complication der penetrirenden Brustwunden unten besonders handeln und wollten derselben hier nur als eines, bei Lungenverletzungen häufigen, Symptoms erwähnen.

Das Emphysem ist eine der häufigsten Complicationen bei Lungenwunden und selbst ein characteristisches Symptom derselben, wiewohl man es zuweilen auch bei nicht penetrirenden oder bei penetrirenden Brustwunden ohne Lungenverletzung findet. *) Andrerseits trifft man es auch nicht in allen Fällen der Continuitätsverletzung der Lungen an. So ist es nicht vorhanden, wenn die Wunde der Brustwandungen so grofs ist, dafs die Luft frei aus deren Höhle treten und hinein dringen kann, ferner wenn sich eine bedeutende Blutergiefsung in die Brusthöhle gebildet hat, wodurch der Austritt und die Infiltration der Luft verhindert wird, endlich auch nicht, wenn die Lungenwunde sehr klein ist, weil die schnelle Anschwellung ihrer Lippen und die Bildung der Coagula in derselben sich dem Austritt der Luft widersetzen. In den übrigen Fällen aber, und vorzüglich wenn die Wunde der Brustwandungen sich krümmt und enge ist, die der Lungen aber ziemlich grofs, entsteht das Emphysem und kann sehr bedeutend werden. Zunächst ergiefst sich die Luft in die Brusthöhle, wo sie durch Comprimirung der Lungen Suffocationszufälle veranlafst, und infiltrirt sich dann nach und nach in das Zellgewebe der Brustwandungen. Hier bleibt

*) [Bei penetrirenden Brustwunden ohne Lungenverletzung beobachtet man das Emphysem besonders in dem Fall, wenn jene so schief verlaufen, dafs sie den Eintritt der äufsern Luft in die Brusthöhle gestatten, deren Austritte aber ein merkliches Hindernifs entgegensetzen, wo dann die eingetretene aber nicht mit derselben Leichtigkeit aus der Pleurahöhle austretende Luft sich mehr oder weniger in das benachbarte Zellgewebe infiltrirt.]

das Emphysem oft auf einen Punkt beschränkt, und man erkennt dieses an der unschmerzhaften und elastischen Geschwulst, die ihre normale Farbe hat und das Gefühl einer eigenthümlichen Crepitation erregt, wenn man durch Druck die darin enthaltene Luft aus ihrer Stelle drängt. Oft aber breitet sich das Emphysem auch weit aus, zuweilen über den ganzen Körper, wo dann die infiltrirte Luft alles Zellgewebe an der Oberfläche des Körpers, mit Ausnahme der Stellen, wo sich Sehnenbänder vorfinden, wie der Handfläche, Fufssohle, der behaarten Kopfhaut u. s. w., übermäfsig ausdehnt. *) In einem solchen Fall ist die Haut sehr ausgedehnt, bleich, glänzend, und der Kranke leidet an sehr heftigen Erstickungszufällen. **)

Eine der constantesten Erscheinungen bei Lungenwunden ist die Entzündung dieses Organs, die, wie schon bemerkt, gewöhnlich eintritt, wenn der Auswurf aufhört, oder sich merklich vermindert. Zuweilen beschränkt sich dieselbe auf den Wundkanal, übersteigt nicht den zum

---

*) [*Littre* theilt in den *Mémoires de l'Académie des sciences A.* 1713 die Geschichte eines Menschen mit, bei dem, in Folge eines Degenhiebes an der Brust, eine so beträchtliche Luftinfiltration entstand, dafs die Entfernung der Haut von der vordern Fläche des Brustbeins zwölf Zoll betrug, und das Emphysem am Bauch neun Zoll, am Nacken sechs und an den übrigen Theilen des Körpers vier Zoll stark war. Die Luft war selbst in das Innere des Ohrs gedrungen; die Augen so angeschwollen, dafs sie theilweise aus der Orbita heraustraten und nach dem Tode einen Durchmesser von sechs Linien zeigten, während ihr Umfang, nachdem die Luft herausgedrückt war, um die Hälfte verringert wurde. In demselben Jahre theilte *Mery* der *Académie des sciences* einen ähnlichen Fall allgemeinen Emphysems mit, an dem der Kranke am vierten Tage starb.]

**) [Mit Recht leitet *Hewson* alle beunruhigende und gefahrvolle Erscheinungen beim Emphysem von der Gegenwart der Luft in der verletzten Brusthöhle und von ihrer Wirkung, nicht allein auf die entsprechende Lunge, sondern auch auf das Mittel- und Zwerchfell, ab, welche durch dieselbe so zurückgedrängt werden, dafs die Dilatation der entgegengesetzten Lunge gestört wird — eine Ansicht, die durch viele Thatsachen bestätigt wird, aus denen sich ergiebt, dafs es nicht die stärksten äufsern Emphyseme sind, welche die gröfsten Angst- und Erstickungszufälle veranlassen. Diese Symptome scheinen im Gegentheil in vielen Fällen mit der Anfüllung der Brust und mit der Schwierigkeit in Verhältnifs zu stehen, welche der Luft bei ihrer Ausbreitung in das äufsere Zellgewebe entgegentritt. Nicht weniger steht aber auch fest, dafs, wenn die Unterhautinfiltration einen sehr hohen Grad erreicht hat, dieselbe wiederum auf die Brust und die grofsen Gefäfse reagirt und so die schon bestehenden Leiden und Zufälle des Kranken steigert.]

Prozefs der Wundenvereinigung nothwendigen Grad und endigt sich mit Zertheilung, nachdem die Lunge mit dem Umfang der Brustwandungen Adhaesionen eingegangen. Unter andern Umständen pflanzt sich die Entzündung auf die ganze Lunge fort, und dann treten die Symptome der Pneumonie ein. In einigen Fällen erfolgt Eiterung im Wundkanal, und sind nun die eben erwähnten Verwachsungen erfolgt, so wird der Eiter durch den so gebildeten Kanal sich nach aufsen ergiefsen, und es entsteht eine Fistel, aus welcher mit dem Eiter auch Luft entweicht, und welche zuweilen sehr lange besteht, besonders wenn zugleich ein, durch die verwundende Waffe eingeführter oder durch ihn selbst gebildeter fremder Körper sich in der Lungensubstanz befindet.

Den Lungenbruch beobachtet man bei penetrirenden Brustwunden, wenn diese eine nur etwas beträchtliche Gröfse haben. In einem derartigen, allerdings selten vorkommenden, Falle bildet die Lunge einen mehr oder minder bedeutenden Vorsprung zwischen den Rippen und kann an sich gesund oder verletzt sein. Bei den Schriftstellern finden wir Beobachtungen, wo ein solcher, die Hernie ausmachender Lungentheil gequetscht, zerrissen, brandig war, und doch nach Excision oder Cauterisation desselben vollkommene Heilung erfolgte. *)

Man glaube indessen nicht, dafs die aus der Brust

---

*) [*Fabricius Hildanus* erzählt, dafs ein Mensch zwischen der fünften und sechsten Rippe in der Nähe des Brustbeins einen Degenstich erhalten hatte, und aus der Wunde ein Lungentheil heraustrat, den man bei der Untersuchung livide fand und mit einem rothglühenden Eisen ausschnitt. Der übrige Theil der Geschwulst wurde nach Vergrofserung des Intercostalraumes mittelst eines keilformigen Holzes in die Brusthohle gestofsen, und selbst nach dieser so wenig methodischen Behandlung genas der Kranke. (*Cent.* II. *observ* 32 *pag.* 100)

Einen diesem ähnlichen Fall theilt *Tulpius* mit: Ein Mann hatte unter der linken Brustdruse eine grofse Wunde erhalten, die er in der Trunkenheit vernachläfsigte, und aus der am folgenden Tag ein drei Querfinger langer Lungentheil heraustrat, der, da man ihn nach zwei Tagen bereits desorganisirt fand, unterbunden und mit einer Scheere abgeschnitten wurde. Am vierzehnten Tage war die Wunde geheilt, und der Mensch lebte noch sechs Jahre. (*Obs. med lib. II cap.* 17.)

Auch *Ruysch* erzählt (*Observ. anat. chirurg. obs.* 53. *pag.* 50) einen ähnlichen Fall von Unterbindung der Lunge mit nachfolgender Heilung, und eben so finden wir bei *Roland* (*lib. III. cap.* 25) einen Fall von glücklicher Excision eines durch eine Brustwunde getretenen und entarteten Lungentheils.]

getretenen und dem Contact der äufsern Luft ausgesetzten Lungentheile, in Folge der Einschnürung von Seiten der Rippen und Wundlefzen, allzu rasch oder überhaupt sehr leicht gangränesciren, noch darf man dieselben immer, wenn man sie trocken und livide findet, für brandig halten und diesem Irrthum gemäfs, wie es oft geschehen ist, abschneiden. Denn häufig veranlafst die Berührung der äufsern Luft jenen welken Zustand, und wenn man die Theile in die Brust zurückbringt, so verrichten sie bald wieder ihre Funktionen. *)

Lungenwunden sind im Allgemeinen sehr gefährliche Verletzungen; die einfachen jedoch nur dann, wenn sie von einer lebhaften Entzündung begleitet werden, die man aber durch eine verständige Anwendung der Kunsthülfe verhüten oder heilen kann. Man darf sogar auf einen glücklichen Ausgang hoffen, wenn die Entzündung einer Lungenwunde in Eiterung übergegangen ist, denn diese vermindert sich nach und nach und hört zuletzt ganz auf. In manchen Fällen indefs bleibt die Wunde, wie wir gesagt haben, fistulös und die Stärke und Dauer der Eiterung hat Abzehrung und Tod zur Folge. Das Emphysem ist nur dann gefährlich, wenn es allgemein wird. Die Blutergiefsung aber gehört zu den gefahrvollsten Complicationen, abgesehen davon, dafs sie, wenn die Lunge ihre Quelle bildet, eine tiefe Verwundung derselben anzeigt, worauf so leicht eine sehr lebhafte Entzündung folgt. Was den einfachen Lungenbruch betrifft, so wird diese Complication, wenn man zeitig gerufen wird, leicht geheilt.

Die bei Stich- und Schnittwunden der Lunge nothwendige Behandlung unterscheidet sich von der der verwundeten Brustwandungen nur durch die grofse Energie, mit der man dabei der Lungenentzündung vorbeugen mufs.

---

*) [*G. Loyseau* (*obs. médic et chirurg. pag.* 25) bekennt selbst, sich in einem solchen Fall geirrt zu haben. „Ein Mensch hatte nämlich in der rechten Brustseite, zwischen der dritten und vierten Rippe, einen Degenstich erhalten, und aus der dadurch entstandenen grofsen Wunde war ein Lungentheil nach aufsen getreten, der anschwoll, drei bis vier Tage unreponirt liegen blieb, welk wurde und vertrocknete. Man hielt ihn für brandig und schnitt ihn dicht an der Haut ab. Als man nun aber denselben in Wasser tauchte, so nahm er seine natürliche Farbe wieder an, was ohne Zweifel auch geschehen wäre, wenn man ihn, statt abzuschneiden, zurückgebracht hätte. Der Kranke genas jedoch ohne irgend einen bedeutenden Zufall und ohne nachbleibende Beschwerde."]

Die Wunde der Brustwandungen wird also vereinigt, mittelst Heftpflaster hermetisch geschlossen und aufserdem durch Compressen, Leibbinde und passende Körperlage unterstützt. Man lasse so oft zur Ader, als es das Alter und die Kräfte des Verwundeten gestatten und die Gefahr der Symptome erfordert, man verbiete das Sprechen und verordne Ruhe und die strengste Diät. *) Der Verband werde, um den Eintritt der Luft in die Brusthöhle zu verhüten, so selten als möglich erneuert und nur bei

*) [Die Militairchirurgen vergiefsen das Blut mit einer Verschwendung, durch die sie jedoch zahlreiche, glückliche Erfolge erringen und Verwundete retten, die sie ohne dies sicherlich verloren haben würden. *John Bell* tadelt diesen Mifsbrauch der Aderlässe bei den französischen Wundärzten, räumt ihnen nichts desto weniger aber doch ein, dafs sie oft Kranke von einer sehr gefährlichen Verletzung der Eingeweidehohlen wiederherstellen. So erzählt er zum Gegenstand seines Tadels eine Beobachtung *Ravaton's*, die uns im Gegentheil Lobeserhebungen zu verdienen scheint, weshalb wir sie hier mittheilen, um unsere Leser selbst daruber urtheilen zu lassen:

„Ein junger Mann wurde in einem Duell schwer verwundet und fast leblos, in einem Zustand vollkommner Unempfindlichkeit, mit kaum bemerkbar n Pulsschlägen, von seinen Kameraden, die die Sache geheim halten wollten, zu *Ravaton* gebracht, damit dieser ihn bei sich aufnehme und behandele. Der Degen, welcher die Brust durchbohrt hatte, war vorn unter der Brustdrüse eingedrungen und hinten zwischen der vierten und fünften Rippe wieder herausgetreten. Der Kranke hustete stark, warf eine beträchtliche Menge schäumigen, hellrothen Blutes aus, hatte die Sprache völlig verloren und litt an den heftigsten Erstickungszufällen Beide Wundoffnungen, an welchen sich ein leichtes Emphysem befand, wurden dilatirt, und am Abend waren in drei Stunden bereits funf Aderlässe veranstaltet Etwas vor Mitternacht war die Sprache schon wiedergekehrt und das Befinden bereits viel besser Allein *Ravaton* begnügte sich damit nicht und liefs beim Kranken einen Assistenten mit dem Auftrag, jedesmal, sobald die Zufälle wieder einzutreten drohten, die Ader zu offnen, was auch im Laufe der Nacht wiederholentlich und bis am folgenden Tag neunmal geschah. Diese unmäfsigen Blutentleerungen versetzten den Verwundeten in einen Zustand von Stupor, worin er zwei Tage lang verblieb, nach deren Verlauf er, wie aus einem tiefen Schlaf erwachte, ohne sich etwas von der Verletzung noch von der Gefahr, in der er geschwebt hatte, zu erinnern. Er hatte keine Respirationsbeschwerden mehr, und mit Hülfe nahrhafter Fleischbruhen erlangte er nach und nach wieder seine Kräfte Husten, Fieber und copiose Schweifse verminderten sich allmälig, und am zwei und zwanzigsten Tag verliefs er *Ravaton's* Haus, ohne von seinem Unfall etwas Anderes als eine geringe Blässe und Schwäche zurückzubehalten" Wir fragen nun jeden unpartheiischen Leser, was in der Behandlung von *Ravaton* zu tadeln ist?]

reichlicher Eiterung häufiger gewechselt. Fremde Körper müssen, sobald man von ihrer Anwesenheit Gewifsheit erlangt hat, ausgezogen werden, und man ahme hierbei das Verfahren von *Gérard* nach, welches er im folgenden Falle auf eine geschickte Weise anwandte. Als er sich nämlich überzeugt hatte, dafs die Spitze des verwundenden Messers abgebrochen war, und, in der Brusthöhle hervorragend, die Lunge verletzte, so führte er seinen, mit einem eisernen Fingerhut bedeckten Finger in die Brusthöhle und stiefs den fremden Körper von innen nach aufsen heraus, worauf alle Zufälle schwanden.

Das Emphysem erfordert, wenn es mäfsig und umschrieben ist, keine besondere Behandlung; hat dasselbe aber einen so hohen Grad erreicht, dafs Erstickung zu befürchten ist, so mufs man der Luft durch Scarificationen, deren Tiefe, Zahl und Stelle durch den Verlauf, Sitz und Grad der Zufälle bedingt werden, einen Austritt zu verschaffen suchen.

Diese Incisionen verwandeln die schiefen oder sinuösen Wunden der Brustwandungen in grofse und gerade, wodurch die fernere Infiltration der Luft in deren Kanal verhütet wird. Die hierdurch entstehenden, künstlichen Oeffnungen kann man nun entweder offen erhalten und blofs mit gefensterter Leinwand, Plumasseau und Compressen bedecken, oder aber gleich vereinigen und an ihrer Oberfläche durch einen hinlänglich fest anliegenden Verband verschliefsen. Wird dann die Respiration wieder frei, so entzündet sich das zu seiner frühern Stelle zurückkehrende Lungengewebe und wird nach wenigen Tagen in der Umgebung der Wunde für die Luft undurchgängig.

Hatte letztere aber besonders ihren Sitz in der Brusthöhle und veranlafste auf diese Weise die Erscheinungen der Lungencompression und Erstickung, genügten ferner die Scarificationen der emphysematösen Geschwülste und die Dilatationen der Wunde nicht, so würde man, um der Luft einen freien Ausweg zu verschaffen, nach dem Rath von *Hewson* und *J. Bell,* die Brust selbst eröffnen müssen, wie bei der Operation des Empyems. Man beabsichtigt hierbei nicht, die Expansion der verletzten Lunge zu bewirken, welche im Gegentheil durch die Wirkung der atmosphärischen Luft zusammengedrückt bleibt, sondern nur die gesunde Lunge von dem Druck zu befreien, welchen das, durch die, in die eröffnete Höhle ergossene Luft hineingedrängte, Mittelfell auf jene ausübt, und den Bewegungen des Zwerchfells wieder ihre Freiheit zu geben.

Die

Die in gewisser Entfernung von einander in die durch das Emphysem angeschwollenen Theile bewirkten Incisionen verschaffen daher nicht allein der infiltrirten Luft einen freien Austritt, sondern vermindern auch die Erstikkungszufälle, und man braucht sich um so weniger zu fürchten, deren recht viele zu machen, als grofse Incisionen in die sehr angeschwollene und ausgedehnte Haut sich fast auf ein Nichts verkleinern, wenn die Theile wieder ihr gewöhnliches Volumen erlangt haben.

Was den Lungenbruch betrifft, so mufs man ihn, wenn der herausgetretene Theil gesund ist, in die Brusthöhle reponiren und nöthigenfalls zu dem Ende sogar die Wunde erweitern. Um einen abermaligen Vorfall zu verhüten, lege man auf die mit gefensterter Leinwand und Charpie bedeckte Wunde eine weiche, doch hinlänglich widerstrebende Pelotte, die man mittelst einer mäfsig fest anliegenden Leibbinde in ihrer Lage erhält. Zur Abschneidung oder Unterbindung der herniösen Lungentheile darf man sich nur entschliefsen, wenn man Gewifsheit erlangt hat, dafs dieselben brandig sind.

Von dem, in Folge der Verletzung der Lungengefäfse eintretenden Bluterguſs werden wir unten bei der Beschreibung der die penetrirenden Brustwunden complicirenden Blutungen handeln.

2. Stich- und Schnittwunden des Brusttheils der Speiseröhre.

Durch seinen geringen Umfang und seine tiefe Lage vor der Einwirkung verwundender Körper geschützt, wird der Brusttheil der Speiseröhre selten verletzt und schwerlich ohne gleichzeitige Affection der Lunge, ja fast immer nur durch Feuergeschosse, wenn gleich auch ein spitzes und sehr schmales Instrument, welches in den Rücken neben der Wirbelsäule eindringt, den Oesophagus treffen kann, ohne die Lungen zu berühren und selbst ohne die Pleurahöhle zu öffnen.

Nach einer Verletzung der Speiseröhre ergiefsen sich die Getränke, welche der Kranke geniefst, je nach der Gröfse der Wunde, zum Theil oder gänzlich in die Brusthöhle, wodurch die gefährlichsten und meistens auch bald tödtlichen Zufälle veranlafst werden. Sehr grofse Deglutitions- und Respirationsbeschwerden verbunden mit andern, eine entzündliche Reizung der in der Brusthöhle enthaltenen Organe anzeigenden Symptomen lassen eine Verletzung des Oesophagus zwar vermuthen, können uns aber darüber keine Gewifsheit geben. Das einzige charakteristische Zeichen dieser Verletzung besteht vielmehr in dem Austritt von Speisen und Getränken durch die Wunde.

Wiewohl jedoch der Tod fast immer die Folge ist, so kann, bei nur nicht gar zu grofser Wunde, und wenn nicht gleichzeitig eine tiefe Verletzung der Lunge Statt gefunden hat, doch Heilung zu Stande kommen, wie uns *Boyer* in seinem: *Traité des maladies chirurgicales* eine solche interessante Beobachtung mittheilt, die *Payen*, dirigirender Wundarzt des Hôtel-Dieu zu Orléans, gemacht hatte. *)

Wenn man eine Wunde in dem Brusttheil der Speiseröhre vermuthet oder mit Bestimmtheit ermittelt hat, so mufs man gleich, zur Einflöfsung der Getränke und nöthigen Arzneien, in den Oesophagus eine Röhre bringen und dieselbe erst nach Vernarbung der Wunde wieder ausziehen, während man gleichzeitig alle, zur Bekämpfung der Entzündung erforderlichen allgemeinen und örtlichen antiphlogistischen Mittel und das bei jeder wichtigen Wunde nothwendige Regimen anwendet.

Die Verletzungen des Brusttheils des Oesophagus sind indefs fast immer tödtlich, wenn nicht, wie in dem von *Payen* beobachteten Falle, die Brustwunde den genossenen und aus der Speiseröhre in die Brusthöhle getretenen Flüs-

---

*) [Ein 24jähriger Zollbeamter wurde nämlich in dem vordern und obern Theil der rechten Brustseite durch einen Bajonetstich verwundet, worauf *Payen* ihn eine Stunde nach der Verletzung auf der getroffenen Seite liegend und in einer unaussprechlichen Angst fand. Die Respiration war beschwerlich, und ein lebhafter, die ganze rechte Brustseite einnehmender Schmerz erstreckte sich bis in die entsprechende Hüfte; der Puls war irritirt und beschleunigt, und die geringste Bewegung verursachte Beschwerden und Schmerzen. Einen Zoll vom Brustbein entfernt, zwischen der dritten und vierten Rippe, befand sich eine vier Linien lange winklige Wunde, aus der zwar nur wenig Blut geflossen war, allein bei jeder Exspiration, und noch mehr beim Husten, Luft hervorgetrieben wurde, welche ein Licht in einer Entfernung von sieben bis acht Zoll auslöschte Der Kranke wurde einfach verbunden und in den beiden ersten Tagen mit grofser Erleichterung wiederholentlich zur Ader gelassen. Allein am dritten Tage flossen alle genossenen Getränke aus der Wunde, woraus *Payen* schlofs, dafs das Bajonet die Speiseröhre verletzt haben mufste.

Er verbot nun dem Kranken mehrere Tage lang alle Speisen und Getränke, gestattete ihm nur, sich durch Aussaugen einiger Pomeranzen zu erfrischen, und sorgte durch nahrhafte Klystiere für die Erhaltung der Kräfte, worauf Patient nach verschiedenen Zufällen, als Fieber, Blutauswurf, eitrigem Erbrechen u. s. w., genas, doch seine Kräfte erst nach mehreren Monaten wieder erlangte.]

sigkeiten einen freien Austritt gestattet, worauf man aber nur selten rechnen kann, wie der unglückliche Ausgang einer solchen Verwundung, die ich vor einigen Jahren selbst beobachtete, beweist. Eine Frau wurde nämlich wegen einer tiefen, durch ein Messer unterhalb des linken Schlüsselbeins versetzten Wunde in das Hôtel-Dieu gebracht und starb am siebenten oder achten Tage nach ihrer Ankunft. Bei der Section fand man die ganze linke Seite der Brusthöhle mit Getränken und selbst mit einigen Speisen angefüllt, welche die Kranke gegen das ärztliche Verbot genossen hatte. Im Brusttheil des Oesophagus zeigte sich eine grofse Wunde, die sich im Leben durch kein Zeichen zu erkennen gegeben hatte, da äufserlich weder Getränk, noch Nahrungsmittel zum Vorschein gekommen war.

3. Wunden der in der Brusthöhle eingeschlossenen grossen Gefäfse.

Diese Wunden, wie die der Aorta, der Azygos, der Venae cavae u. s. w., veranlassen, bei nur einiger Gröfse derselben, einen in wenigen Augenblicken tödtlichen Blutergufs, gegen welchen die Kunst durchaus ohnmächtig ist. Und was die durch Verletzung kleinerer Gefäfse erfolgenden Blutextravasate betrifft, so werden wir davon weiter unten nach der Beschreibung der Herzwunden handeln.

4. Wunden des Herzens.

Lange hielt man alle Herzwunden für unbedingt tödtlich; späterhin jedoch nahmen die Wundärzte an, dafs solche, bei denen nur ein Theil der Dicke der Wandungen dieses Organs verletzt war, heilbar seien — eine Ansicht, die durch mehrere Beobachtungen bestätigt wurde, welche theils an, auf der Jagd getödteten, Thieren, deren Herz in seiner Substanz Kugeln, oder andere fremde Körper eingeschlossen, oder sehr deutliche Narben enthielt, theils an Menschen gemacht wurden, die alle rationelle Symptome von Herzwunden darboten und doch wieder genasen, wozu auch der von *Latour* (*Histoire philosophique et médicale des causes essentielles et prochaines des hémorrhagies*, Tom. *I. pag.* 75.) angeführte merkwürdige Fall eines Soldaten gehört, in dessen rechtem Herzventrikel man an dem Septum ventriculorum und in der Nähe der Spitze des Herzens sechs Jahre nach der Genesung von der Verwundung eine, zum Theil vom Pericardium bedeckte, Kugel fand. Man ist aber noch weiter gegangen, und jetzt erklären fast alle Wundärzte, auf zahlreiche und authentische Beobachtungen gestützt, dafs, in welchem Theile des Herzens die Wunde auch ihren Sitz habe, sie weder augenblicklich, noch unbedingt tödtlich sei. Auch die kleinern, die Ventrikel und Arterien penetrirenden Wunden sind nicht nur nicht immer augenblicklich tödtlich, sondern können sogar geheilt werden, wie dies besonders bei Stichwunden des Herzens der Fall ist, was die von *Searle* zur Heilung der Cholera angewandte Acupunktur des Herzens auf eine überzeugende Art beweist. Das zu dieser kleinen Operation bestimmte Instrument verrückt, sondert und spannt nämlich mit seiner feinen Spitze die Fasern des Herzgewebes, tritt, ohne viel Schmerzen und ohne Continuitätstrennung zu verursachen, an deren Stelle, und wenn man dasselbe ausgezogen hat, so nehmen die Theile wieder ihren natürlichen Zustand und ihre frühere Lage an, wodurch sich die gebildete Oeffnung schliefst, und kein Blutausflufs erfolgt.

Wenn nun aber auch einfache Stichwunden des Herzens nicht immer tödtlich, sondern nicht selten sogar heilbar sind, so verhält es sich bei Schnittwunden, oder bei Schnitt- und gleichzeitigen Stichwunden jenes Organs, welche, bei ihrem Eindringen in die Höhlen des Herzens, in dessen Wandungen eine mehr oder minder grofse Oeffnung machen, durchaus nicht eben so; denn diese Wunden sind je nach ihrer Gröfse in einigen Minuten oder Tagen fast immer tödtlich. Und ist die Wunde, sowohl des Vorhofs, als Ventrikels, nur von einiger Ausdehnung, so tritt, in Folge des übermäfsigen Blutergusses in die Brusthöhle, der Tod fast im Augenblick der Verletzung ein, wiewohl einige Thatsachen vermuthen lassen, dafs dies nicht immer so plötzlich geschieht, als man gewöhnlich glaubt. So erzählt *Ambroise Paré*, dafs ein im Duell Verwundeter seinen Gegner noch ungefähr zweihundert Schritt weit verfolgte, obgleich er im Herzen eine so grofse Wunde erhalten hatte, dafs ein Finger eindringen konnte. (*Oeuvres d'Ambroise Paré, dixième livre, chap.* 32.) *Courtial* spricht von einem Menschen, der, obwohl in seinen linken Herzventrikel eine Degenspitze gedrungen war, noch fünfhundert Schritt ging und erst nach fünf Stunden starb, ohne an Oppression oder Störung der Sprache gelitten zu haben. *Saviard* theilt (*Recueil d'observations de chirurgie, obs.* 113.) eine Beobachtung mit, wo ein junger Mann in die Brust einen Degenstich erhalten hatte, der aus dem rechten Ventrikel durch die Scheidewand in den linken gedrungen war, und wo der Tod doch erst nach vier bis fünf Tagen eintrat. *Rodius* (*obs. med. cent. II. obs.* 39.)

sah einen Soldaten erst nach neun Tagen in Folge einer penetrirenden Stichwunde des Herzens sterben, und *Durand* spricht von einem andern, der noch vierzehn Tage lebte, nachdem durch einen Degenstich die rechte Lunge durchbohrt und der rechte Herzventrikel eröffnet worden war (*Mémoire sur l'abus de l'ensevelissement des morts. Strasbourg* 1829.). Nach *Tulpius* sah *Nicolas Müller* einen Verwundeten, der erst nach vierzehn Tagen einer Wunde des rechten Herzventrikels erlag (*obs. med. lib. c.* 118.), und *Lerouge* führt den Fall an, wo ein Mensch durch einen Degenstich in der Brust verwundet wurde und Anfangs alle Symptome einer Herzverletzung darbot, aber, durch eine passende Behandlung von den ersten Zufällen befreit, am siebenten Tage schon sein Zimmer zu verlassen und auszugehen begann, als er am eilften Tage einen groben Diätfehler beging, in dessen Folge er starb. Bei der Section fand man, dafs der Degen die Lunge, den Herzbeutel das rechte Atrium und die Aorta vollkommen durchbohrt hatte (*Recueil d'observations chirurgicales de Saviard, par Lerouge, éditeur et commentateur*). Viele Beobachtungen von penetrirenden Herzwunden, denen der Tod nicht unmittelbar folgte, finden wir auch in der trefflichen Dissertation von *Alphonse Sanson* über die Wunden des Herzens (1827), wie z, B. den Fall von *Lecomte*, der den 19. Februar 1821 im Hôtel-Dieu starb, vier und eine halbe Stunde nach einer Verwundung der Brust durch eine zugleich stechend und schneidend wirkende Waffe, welche auf der linken Seite im zweiten Intercostalraum eingedrungen war, die linke Lunge und den Herzbeutel durchbohrt und die vordere Wand des rechten Ventrikels eröffnet hatte. Zu den merkwürdigsten Beobachtungen dieser Art gehört der von *Ferrus* (*Répertoire d'anatomie, de physiologie pathologique et de clinique chirurgicale*) angeführte Fall, wo ein Juwelier sich, in einem Paroxysmus von Melancholie, auf der linken Seite der Brust zwischen der fünften und sechsten Rippe mit einem langen, dünnen und spitzen Werkzeug verwundete und erst nach zwanzig Tagen an den Zufällen einer Herzwunde starb, worauf man bei der Section nicht allein eine bedeutende Menge seröser Ergiefsungen, sowohl in beiden Brusthöhlen, als auch in dem stark ausgedehnten, verdickten und deutlich entzündeten Herzbeutel, sondern sogar in der Herzsubstanz selbst das verwundende Instrument fand, welches an der vordern Seite und in dem untern Drittheil des linken Ventrikels in dessen Höhle gedrungen war, dann das Septum ventriculorum durchbohrt hatte und noch einige Linien in die Höhle des rechten Ventrikels hineinragte, die entgegengesetzte Wand des letztern aber nicht berührte. Dieser Beobachtung ähnlich und vielleicht noch merkwürdiger ist eine andere, wo nach einer Stichwunde in der Gegend der sechsten Rippe die Erscheinungen mehrere Stunden lang so geringfügig blieben, dafs man jene nur für eine oberflächliche, nicht penetrirende Verletzung hielt, und erst gegen Abend gefährliche Symptome eintraten, an denen der Kranke am folgenden Morgen starb, worauf man bei der Section den rechten Vorhof des Herzens und zum Theil die linke Lunge von der noch darin haftenden fünf Zoll langen Degenspitze durchbohrt und in die Brustfellsäcke ungefähr eine Pinte Blut ergossen fand. Auch im Hôtel-Dieu kamen zwei hieher gehörige Fälle vor, bei deren einem der Tod nach einer Stich- und Schnittwunde zwischen der fünften und sechsten Rippe erst am dritten und beim andern nach einer Schnittwunde zwischen den Knorpeln derselben Rippen erst am fünften Tage eintrat, wenngleich die Section in beiden Fällen eine Verletzung der linken Lunge und eine Oeffnung in dem rechten Ventrikel des Herzens nachwies.

Alle diese Beobachtungen beweisen also, dafs Wunden des Herzens, welche in die Höhlen dieses Organs dringen, nicht augenblicklich und unbedingt tödtlich sind, und wenn sie durch ein dünnes und scharfes Instrument hervorgebracht wurden, also klein sind, sogar geheilt werden können. Auch ist es wahrscheinlich, dafs Menschen mit Brustwunden, welche die Symptome von Herzwunden darboten, diese Verletzung wirklich erlitten haben, die aber, weil jene wieder hergestellt wurden, nicht constatirt werden konnte, was durch folgende Beobachtung, die wir neulich im Hôtel-Dieu machten, bestätigt wird.

Beobachtung.

P. G. wurde den 5. November 1831 in das Hôtel-Dieu gebracht, nachdem er denselben Tag zwei Messerstiche, den einen im Epigastrium und den andern in der Herzgegend, erhalten hatte, in deren Folge Erbrechen eingetreten war, ohne dafs sich jedoch in den ausgeleerten Massen Spuren von Blut bemerken liefsen, wogegen aus der Brustwunde eine grofse Quantität desselben flofs. Bei seiner Aufnahme fanden wir ihn blafs, etwas verwirrt und in einem allgemeinen krampfhaften Zittern, den Puls regelmäfsig, aber im höchsten Grade schwach, die Herzschläge auch regelmäfsig, aber kaum fühlbar. Indessen schien der Schwächezustand des Menschen eher das Resultat einer nervösen Affection, als durch einen grofsen Blutverlust hervorgebracht zu sein. Die ungefähr sechs bis sieben Linien langen Wunden befanden sich, die eine zwischen der vierten und fünften linken Rippe, mit deren Richtung einen rechten Winkel bildend und den untern Rand der vierten Rippe berührend, die andere auf derselben Seite, drei bis vier Querfinger vom Nabel entfernt und transversell verlaufend. Beide hatten gleich spitze Winkel und schienen durch ein zugleich stechend und schneidend wirkendes Werkzeug hervorgebracht zu sein, was sich auch durch das spitze und zweischneidige Messer bestätigte. Aus der Brustwunde flofs nur noch wenig Blut, und kein Zeichen liefs vermuthen, dafs sie penetrire; die ganze linke Seite der Brust war helltönend, die Respiration regelmäfsig, und weder Husten, noch Blutauswurf vorhanden. Aus der Bauchwunde traten weder feste, noch flüssige, noch gasförmige Stoffe, und auch von einem etwaigen Ergufs in die Bauchfellhöhle war kein Zeichen vorhanden. Bei mangelndem Stuhlgang fühlte sich der Unterleib doch weich an. Die Wunden schmerzten nur sehr wenig, und der Kranke befand sich übrigens in einem sehr ruhigen Zustand. Brust und Unterleib boten auch in den folgenden beiden Tagen (den 6. und 7. November) dieselben Erscheinungen dar, und nur wegen fieberhaften Allgemeinleidens wurde der Kranke den 6. zur Ader gelassen und dies den 7. Vormittags um $9\frac{1}{2}$ Uhr wiederholt. Um 11 Uhr desselben Tages aber traten heftige Gehirncongestionen mit Verlust des Bewufstseins, grofse Unruhe, convulsivische Muskelbewegungen auf der ganzen linken Seite des Körpers ein. Dieser Anfall dauerte eine halbe Stunde und hinterliefs eine vollkommene Lähmung der linken Körperhälfte. Der Mund war nach rechts verzogen, und die aus demselben gestreckte Zunge neigte sich ebenfalls dahin. Die linken Augenlider konnten nicht vollkommen geschlossen werden; und wenngleich der Kranke alle Fragen genau beantwortete, so zeigte er doch eine Neigung zur Schläfrigkeit und klagte über etwas Kopfschmerzen. Am folgenden Tag war der Zustand derselbe. Den 9. klagte Patient nur dann über den Kopf, wenn seine Aufmerksamkeit auf diesen Punkt geleitet wurde. Das linke Auge schien träger zu sein, und langsamer als das rechte die ihm dargebotenen Gegenstände zu erfassen. Mit der Wunde ging es sehr gut. Die linke Brustseite war noch immer helltönend, indefs schien es bei der von

Filhos angestellten Auscultation, als wenn bei vollkommener Ausdehnung der Brust die Luft ein Hindernifs überschritte und sich schnell in eine Höhle stürzte. Die Herzschläge regelmäfsig, und das Allgemeinbefinden nicht verändert. Letzteres verschlimmerte sich aber den 10., und der Zustand des Gehirns zeigte keine Besserung; nur schienen in der linken untern Extremität Empfindung und Bewegung sich wieder regen zu wollen. Puls regelmäfsig, aber frequent, Respiration wie an den vorhergehenden Tagen. Kein Stuhlgang, aber auch kein Erbrechen war erfolgt. Alle Symptome exacerbirten gegen Abend mit Gehirncongestion, grofser Unruhe, sehr starken, aber regelmäfsigen Herzschlägen, beschleunigtem, nicht grofsem Pulse.

Den 11. Steifigkeit der Nacken- und Rückenmuskeln, Schlaffheit der gelähmten Theile, der Zustand des Gefäfssystems, wie am vorhergehenden Tage.

Den 12. Reichliche Stühle, Lähmung der Blase; periodische convulsivische Contractionen der Lippen; Patient erinnerte sich sehr gut des Tages und der Stunde seiner Verwundung, so wie seines Eintritts in das Hospital. Er beantwortete die an ihn gerichteten Fragen passend, nur etwas langsam, doch vergafs er zuweilen, seine Rede zu beendigen. Forderte man seinen linken Arm, so erwiederte er: warten Sie, ich will ihn Ihnen gleich geben, und einige Sekunden nachher fügte er hinzu: hier ist er. Er hatte also die Empfindung, als reichte er den Arm, und schien dazu sogar sich so viel Zeit zu nehmen, als er nothwendig brauchte, um denselben aufzuheben und der Person darzubieten, welche ihn ihm abforderte, und doch bewegte er den Arm nicht von seinem Bette. Die Brust fing an zu röcheln, das Gesicht entfärbte sich, wurde violet, der Puls verlor seine Regelmäfsigkeit, und seit zwei Tagen schon klagte der Kranke über Rücken- und Nackenschmerzen, wo eine tetanische Steifigkeit vorhanden war. Gegen Abend nahm das Röcheln zu, die Gesichtszüge veränderten sich noch mehr, der Puls wurde ganz unregelmäfsig, und den 13. Morgens acht Uhr erfolgte der Tod.

Section. — Unterleib: Eine sechs bis sieben Linien lange Wunde mit einander genäherten Rändern und spitzen Winkeln befand sich auf der linken Seite des Nabels, drei bis vier Querfinger weit von diesem entfernt, hatte eine transverselle, jedoch nach unten und aufsen etwas schiefe Richtung und war penetrirend. In dem das Peritoneum mit den Bauchwandungen verbindenden Zellgewebe bemerkten wir eine geringe Ecchymose. Der Magen lag unter den falschen Rippen und hatte in der Nähe seiner grofsen Curvatur eine zwei Linien lange, penetrirende Wunde, deren Ränder sich jedoch berührten, zum Theil sogar verklebt und durch die Schleimhaut verschlossen waren. Er selbst enthielt kein Blut und war nicht entzündet. Auch in das vollkommen gesunde Bauchfell hatte sich Nichts ergossen.

Brust: Eine der vorigen ähnliche und sechs bis sieben Linien lange Wunde befand sich zwischen der vierten und fünften linken Rippe, berührte den untern Rand des Knorpels der vierten Rippe und war penetrirend. Das sie umgebende, auf der Pleura befindliche, Zellgewebe enthielt, wie die linke Seite des Mittelfells, ausgedehnte Ecchymosen. In die linke Brusthöhle waren fast vier Unzen Blut ergossen, dessen Quelle die eröffnete, am untern Rande der vierten Rippe verlaufende, Intercostalarterie bildete. Im Herzbeutel fanden wir eine drei und eine halbe Linien lange, und im Herzen selbst, in seinem mittlern Theil und auf der rechten Seite des linken Ventrikels, eine penetrirende Wunde, die eine transverselle Richtung und in ihrer Form Aehnlichkeit mit einem liegenden D (⌓) hatte, drei und eine halbe Linien breit und wenigstens eine Linie hoch war. Die äufsern Fasern hatten sich am meisten von einander entfernt, die folgenden nach und nach weniger, der Art, dafs die innersten sich berührten und die Wunde schlossen. Das Pericardium enthielt ungefähr eine Unze Blut.

Gehirn. Die Arachnoidea war trocken. Auf dem mittlern und innern Theil der rechten Hemisphäre befand sich ein geringer, doch merklicher Eindruck, und an dieser Stelle schienen in der Umgegend der weifsen, so wie auch in der grauen Hirnsubstanz hier und da kleine Erweichungen und eine schwache Injection vorhanden zu seyn. Das verlängerte und das eigentliche Rückenmark zeigten gar keine Veränderung.

Aus dieser, in allen ihren Einzelheiten mitgetheilten, so wie aus den frühern, kurz angedeuteten Beobachtungen müssen wir schliefsen, dafs die Wunden des Herzens, wenn auch höchst bedenklich und gefährlich, doch zur Heilung Aussicht gewähren, wie tief auch das verwundende Werkzeug eingedrungen, und welcher Höhle Wandung auch verletzt sein mag. Dessen ungeachtet aber mufs man, um die Möglichkeit oder Unmöglichkeit dieser Heilung zu bestimmen, auf *die Verschiedenheit der Tiefe*, bis zu welcher das Instrument eingedrungen, *auf* die Richtung der Wunde im Verhältnifs zum Verlauf der verletzten Fasern und zur Dicke der verwundeten Wandungen, auf die Gröfse der Wunde, auf die Gestalt des verwundenden Werkzeuges, auf dessen An- oder Abwesenheit in der Wunde u. s. w. Rücksicht nehmen: lauter Umstände, welche auf die klaffende Beschaffenheit des Wundkanals, und folglich auf den mehr oder minder wahrscheinlichen Eintritt einer Ergiefsung, einen grofsen Einflufs ausüben.

Einige derselben müssen wir aber etwas näher betrachten, um so mehr, da in ihnen zum grofsen Theil die Abwesenheit der Herzzufälle bei jenem zuletzt angeführten Verwundeten begründet war, und sie ohne Zweifel auch die vollkommene Heilung herbeigeführt hätten, wenn nicht durch andere Ursachen der Tod veranlafst worden wäre. Bleiben wir zuerst bei der Richtung der Wunde im Verhältnifs zum Verlauf der verletzten Fasern stehen.

In der Mehrzahl der Fälle ist diese transversell, entfernt sich aber auch davon in verschiedenen Graden, daher das ungleiche Bestreben der Wunde zu klaffen. Sind nämlich viele Fasern transversell durchschnitten, so entsteht eine gröfsere Wundöffnung und daher auch leichter Blutergiefsung, als wenn die Verletzung mit jenen Fasern parallel verläuft. Da nun das Herz aus mehreren Schichten über einander liegender und nach verschiedenen Richtungen verlaufender Fasern besteht, so ergiebt sich hieraus, dafs wenn bei der Perforation der Höhlen durch die Wirkung einiger dieser Fasern die Wundränder auseinander gezogen werden, diese wiederum durch die der andern einander genähert werden, wodurch die Wunde gewissermafsen verschlossen und die Heilung begünstigt wird. Nehmen wir z. B. an, es entstehe eine Wunde im linken Ventrikel, und zwar an dessen vorderer Wand, und verlaufe schief von dem Septum ventriculorum zum linken Rande des Herzens, so werden drei diesen Ventrikel bildende Faserlagen verletzt (s. die vorherg. Beobacht.), von denen die oberflächliche und mittlere nach unten und links verlaufen, die innere aber, welche die beiden andern an Dicke übertrifft, sich mit deren Richtung kreuzt. Durch jene Wunde werden daher die Fasern der innern Lage transversell durchschnitten, die oberflächlichen aber gewissermafsen nur von einander geschoben, wodurch die Gröfse der Oeffnung vermindert, die Ergiefsung sehr erschwert, zunächst eine provisorische, darauf eine definitive Obliteration veranlafst, und auf diese Weise zuletzt Heilung herbeigeführt wird. Doch sprechen wir hier nur von Wunden, die eine mäfsige, z. B. einige Linien betragende, Gröfse haben; denn sind sie bedeutender, so führt die dadurch veranlafste reichliche, plötzliche und unvermeidliche Blutung den Tod bald herbei.

Es können aber auch die Gefäfse des Herzens allein, wie z. B. die Arteriae coronariae cordis, verletzt sein, in welchem Falle in das Pericardium eine Ergiefsung erfolgt, die rasch Entzündung und Tod nach sich zieht.

Ein solcher Bluterguſs in den Herzbeutel kann eine verschiedene Dicke zeigen von einer, zwei, drei Linien, ja noch mehr, und erscheint zuweilen sogar in Form und Farbe, wie eine Pseudomembran. Gewöhnlich erfolgt nach demselben auch eine grofse Störung in den Functionen des Herzens, dessen Schläge klein, unregelmäfsig und intermittirend werden, wobei die Kranken, von schrecklichen Angstzufällen gequält und durch einen baldigen Tod hingerafft werden.

Die Diagnose der Herzwunden ist nicht immer leicht, und die oben mitgetheilten Beobachtungen beweisen, dafs sich dieselben im Zustande der Verwundeten oft durch kein einziges sicheres Zeichen aussprechen. In den meisten Fällen finden wir jedoch, dafs aufser den Muthmafsungen, die wir aus der Lage, der Richtung der Wunde und aus der Tiefe, bis zu welcher das verwundende Werkzeug eindrang, schöpfen, der Verwundete gewisse Zufälle darbietet, die als Zeichen von Herzwunden angesehen werden können, wie: Dyspnoe, grofse Angst, häufige Ohnmachten, Kleinheit und Unregelmäfsigkeit des Pulses, Schmerz hinter dem Brustbein, Blässe, kalte Schweifse und die gewöhnlichen Symptome von Blutergiefsungen in den Herzbeutel oder die Brust.

Bei der Behandlung der Herzwunden besteht das erste Geschäft des Wundarztes in der sorgfältigsten Schliefsung der äufsern Wunde; dann mufs er den Verwundeten so oft zur Ader lassen, als die Vorsicht es gestattet, ihn kühl halten, für ununterbrochene Ruhe sorgen, das Sprechen gänzlich untersagen und die strengste Diät anordnen. Ist man mittelst dieser entsprechend geleiteten Behandlung dahin gelangt, dafs die innere Blutung sistirt worden, so hat man sich nun mit dem in die Brusthöhle erfolgten Bluterguſs zu beschäftigen, die zu dessen Entleerung erforderliche Operation aber so spät als möglich zu unternehmen. Erst nach sehr langer Zeit darf man dem Verwundeten eine reichlichere Diät und Bewegung gestatten, um den Andrang des Blutes zu mäfsigen und zu verhüten, dafs durch diesen die erst wenig consolidirte Narbe zerreifse, oder ein unvollkommen erhärtetes Coagulum sich löse.

C. — Von den Haemorrhagieen und Blutergüssen in die Pleurahöhle in Folge penetrirender Brustwunden.

Die Haemorrhagieen sind sehr gewöhnliche Erscheinungen bei penetrirenden Brustwunden, und das Blut, welches, sich in einer oder der andern, und zuweilen in beiden Pleurahöhlen ansammelnd, den s. g. Bluterguſs oder das blutige Empyem bildet, kommt aus mehreren Quellen, deren Erkenntnifs für die Behandlung dieser Complication von grofser Wichtigkeit ist. Es kann nämlich aus der Arteria intercostalis, aus den Gefäfsen der Lunge, aus den grofsen vom Herzen ausgehenden, oder endlich aus denen des Herzens selbst, hervorkommen.

Die Lage der Arteria intercostalis ist ohne Zweifel von der Art, dafs sie durch stechende und zugleich schneidende Waffen, welche in das Innere der Brusthöhle dringen, verletzt werden kann, indessen geschieht dies doch seltener, als man glaubt. *) Findet nun eine solche Verwundung statt, und hat dabei die äufsere Wunde eine geringe Ausdehnung oder schiefe Richtung, so ergiefst sich das Blut in das Innere der Brusthöhle. Ist jene aber grofs und gerade, so tritt dieses nach aufsen und seine hochrothe Farbe, wie seine Quelle unmittelbar unter dem untern Rande der Rippe lassen über die Art der Verletzung keinen Zweifel. Um sich davon zu überzeugen, hat man gerathen, unter die Rippe ein Stück Pappe, oder eine zu einer Rinne gekrümmte Spielkarte zu schieben, wo dann das Blut, wenn es längs dieser Rinne fliefst, aus der Arteria intercostalis, wenn es dagegen unterhalb derselben heraustritt, aus der Brusthöhle kommt; allein man hat nicht bedacht, dafs diese und andere zu demselben Zweck empfohlenen Vorrichtungen nur anwendbar sind, wenn die Wunde grofs ist, dann aber auch unnütz, weil man die Stelle, woher das Blut kommt, deutlich sieht.

Die durch die Arteria intercostalis veranlafste Ergies-

*) [*Boyer* behauptet, dafs die Zahl der gehörig begründeten Fälle dieser Verletzung vielleicht geringer ist, als die der Mittel, die man zur Stillung der durch sie bedingten Blutung erfunden hat. *T. 7. p.* 274.]

sung geschieht mit nur mäfsiger Schnelligkeit, und die Brust wird, wenn die Lunge frei von Adhaesionen ist, nur nach und nach mit Blut angefüllt, weshalb zur Anwendung der wirksamen chirurgischen Hülfsmitte lZeit genug bleibt. Eben so verhält es sich, wenn die Ergiefsung aus der Arteria mammaria interna erfolgt, oder wenn Lungengefäfse von einer nur mäfsigen Stärke verletzt sind. Fliefst das Blut aber aus sehr grofsen Gefäfsen, wie die Aorta, Arteria pulmonalis, Venae cavae, pulmonales, azygos u. s. w., und ist deren Wunde, oder die des Herzens grofs, so ergiefst sich jenes in so bedeutender Menge und füllt die Brust so schleunig an, dafs der Verletzte, durch den Blutverlust erschöpft, oder durch Compression der Lunge erstickt, augenblicklich stirbt, weshalb in diesem Fall die Kunst keine Hülfe zu bringen vermag.

Die Ergiefsung von Blut in die Brusthöhle äufsert sich durch eine, mit Seufzern und Erstickungszufällen verbundene, kurze Respiration, so wie durch Beängstigungen, die den Kranken jeden Augenblick seine Lage zu verändern nöthigen. Die bequemste ist ihm die, wobei der Rumpf flectirt und nach vorn gekrümmt ist; liegt er daher auf dem Rücken, so müssen die Schenkel flectirt und die Schultern erhöht sein, auf der gesunden Seite aber kann er gar nicht liegen. Er empfindet eine sehr lästige Schwere in der Gegend des Zwerchfells und zuweilen sehr lebhafte Schmerzen an den Insertionsstellen dieses Muskels. Wenn er seine Lage verändert, oder man ihn etwas heftig erschüttert, so hat er, wie der Wundarzt, nicht selten das Gefühl einer in der Brusthöhle sich bewegenden Flüssigkeit. Die von letzterer occupirten Stellen des Thorax geben bei der Percussion einen matten Ton, und die Auscultation läfst dann genau Höhe und Ausdehnung der Ergiefsung erkennen. Die Seite der Brusthöhle, in der dieselbe sich befindet, ist zugleich weiter und ausgedehnter, als die entgegengesetzte, die Rippen verlaufen weniger schief, die Rippenzwischenräume sind vergröfsert, und die regio hypochondriaca der entsprechenden Seite ist stärker und hervorragender, als die andere. Zuweilen bildet sich nach einigen Tagen um den Winkel der falschen Rippen ein Ecchymom von violetter Farbe, welches einige Schriftsteller, wie *Valentin, Larrey*, jedoch mit Unrecht, für ein beständiges Zeichen von Blutergiefsungen in die Brusthöhle ansehen. Der Puls endlich ist klein, zusammengezogen und frequent, die Haut blafs und kühl, und wenn die Ergiefsung beträchtlich ist, oder mit Schnelligkeit erfolgt, so gesellen sich noch klebrige Schweifse am Hals, Gesicht u. s. w. hinzu, und die Kräfte werden bald erschöpft. *) Dies sind die allgemeinen Zeichen von der Blutergiefsung; wie aber bereits gesagt, ist es eben so wichtig, dafs der Wundarzt sich bestrebe, die Quelle derselben genau zu erkennen. Denn kommt die Hämorrhagie aus einem erreichbaren Gefäfs, z. B. der Arteria intercostalis, Mammaria interna u. s. w., so mufs er ohne Zaudern die Wunde erweitern, um unmittelbar die Quelle der Ergiefsung zu stopfen, das Gefäfs fassen, unterbinden oder comprimiren, während im entgegengesetzten Falle ihm kein anderes Mittel übrig bleibt, als die Wunde genau zu verschliefsen, um die ergossene Flüssigkeit in der Brusthöhle zurückzuhalten, bis durch ihren hinreichend langen Aufenthalt daselbst ein neuer Blutaustritt aus der Gefäfswunde verhindert, und letztere obliterirt ist, damit, wie die Alten sagten, die Blutung durch die Blutung sistirt werde. Später erst beschäftigt man sich mit den Mitteln, welche das Ergossene beseitigen.

Dem vorzüglich von *Valentin* und *Larrey* gegebenen Rathe gemäfs läfst man nämlich diese tiefen und penetrirenden Brustwunden durch die prima intentio vollkommen verheilen und öffnet sie erst dann wieder, wenn man durch Verschwinden der die innern Blutungen begleitenden Zufälle und durch Fortdauer der die Compression der Lungen anzeigenden Symptome überzeugt zu sein glaubt, dafs die verletzten Gefäfse obliterirt sind. Früher darf dies nur hin und wieder geschehen, wenn die Ergiessung mit grofser Schnelligkeit erfolgt, und Erstickung einzutreten droht. Denn die Anhäufung des Blutes in der Brust und die dadurch bewirkte Compression der Lunge vermögen allein den Kranken vor unmittelbarer Gefahr und gewissem Tode zu schützen, oder diesen wenigstens zu verzögern, im Fall er durch das bedeutende Lumen der

*) [Aus diesen Symptomen läfst sich indessen nur dann ein Schlufs ziehen, wenn man sie vereint findet, denn die meisten derselben konnen, wie bei allen Verletzungen wichtiger Organe, auch die Folge eines krampfhaften Zustandes sein und von der Quetschung oder unvollkommenen Durchschneidung einiger Nervenfäden der Brustwandungen abhängen. So sah *Estor*, der Uebersetzer von *J. Bell's* Werk, in Folge eines Degenstichs, wodurch nur die Haut der Brust verletzt wurde, ernste, denen einer Ergiefsung ähnliche Zufälle entstehen und durch einen Kreuzschnitt auf die Stelle der Stichwunde alle Gefahr verschwinden. Analoge Beispiele theilt auch *Monteggia* mit]

Wunde des Herzens und der grofsen Gefäfse unvermeidlich ist. Wenn aber einige Wundärzte dasselbe Heilverfahren auch bei einer durch Verletzung der Arteria intercostalis entstehenden Blutung anwenden wollen, so bedenken sie nicht, dafs das Wichtigste in der Vehütung der durch den Bluterguſs bedingten Gefahren besteht, und dafs man dies bei einer Verletzung tief liegender Gefäfse der Brust nur deshalb nicht thut, weil man eine solche blofs dadurch heilen kann, dafs man ein Uebel entstehen läfst, welches an sich zwar sehr bedeutend, aber doch geringer ist als die Fortdauer einer unbedingt tödtlichen Blutung, und zu welchem man daher in minder gefährlichen Fällen seine Zuflucht nicht nehmen wird, da der Zustand dadurch verschlimmert würde. Der Bluterguſs oder das blutige Empyem mufs daher, wo nur immer möglich, verhütet werden, und nur dann darf man die Ausbildung desselben gestatten, wenn man kein anderes Mittel zur Lebensrettung anwenden kann, denn der Bluterguſs selbst ist sehr gefährlich, und die Mittel der Kunst gegen denselben sind in ihrer Wirkung sehr ungewifs.

Zur Stillung der aus der Arteria intercostalis kommenden Blutung hat man sehr viele Verfahrungsarten vorgeschlagen, wie die von *Gérard, Goulard, Lotteri, Quesnay, Bellocq, Desault, Boyer* u. s. w.

Gérard dilatirte die Wunde bis zum obern Rand der oberhalb der verletzten Arterie gelegenen Rippe *), führte durch die penetrirende Wunde eine, mit einem, in seiner Mitte um ein Bourdonnet geknüpften, Faden versehene krumme Nadel auf die Art in die Brust, dafs deren Spitze, die innere Fläche der Rippe von unten nach oben umgehend, in dem oberhalb derselben gelegenen spatium intercostale sich bemerklich machte, worauf er sie durch die Zwischenrippenmuskel durchstiefs und auszog. Der Faden wurde nun so weit angezogen, dafs das Bourdonnet der verletzten Arterie entsprach, und beide Enden dann über eine auf die äufsere Fläche der Rippe gelegte Compresse zusammen gebunden.

*) [Während dieser Dilatation hort zuweilen, in Folge der vollkommenen Durchschneidung des Gefäfses, die Blutung von selbst auf *Estor* zieht ubrigens das Verfahren, wobei man durch Incisionen das Gefäfs blofslegt und comprimirt, oder unterbindet, den von *Gérard, Goulard, Lotteri, Quesnay* u. A. angegebenen Methoden vor. (*Traite des plaies de John Bell, traduit pas Estor pag.* 310.)]

Goulard gab, um dieses Verfahren zu erleichtern, der Nadel eine $\frac{3}{4}$ eines Kreises betragende Krümmung und befestigte sie an ein Heft. Zur Aufnahme des Fadens war sie an ihrer Spitze mit einer Oeffnung und auf ihrer convexen Fläche mit einer Rinne versehen. Dieses Instrument führte er nun, wie die Nadel von *Gérard*, um die innere Fläche der Rippe nach aufsen, zog dann den an seiner Spitze befindlichen Faden aus und die Nadel zurück, worauf er die Operation, eben so wie *Gérard*, beendigte.

Lotteri erfand zu demselben Zweck ein Instrument, welches aus einer vier Zoll langen und an ihrem einen Ende funfzehn, am andern dagegen nur zehn Linien breiten stählernen Platte bestand. An dem schmälern Ende befinden sich in demselben vier Löcher, um mittelst eines Fadens ein Stück Schwamm, oder eine entsprechend geschnittene und geordnete Compresse daran zu befestigen. Nicht weit von diesem Ende krümmt sich die Platte in einen Winkel, verläuft eine kleine Strecke weit horizontal und nimmt dann wieder ihre ursprüngliche vertikale Richtung an. Der zwischen dem (gefutterten) schmalern Ende und der ersten Krümmung befindliche Theil ist mit einer grossen länglichen Oeffnung versehen, deren Bestimmung wir unten angeben werden, und in der Nähe des breiteren Endes sind in der Platte zwei Fenster, durch welche man ein Band zieht, dessen Länge hinreicht, um dasselbe um den Körper zu führen. Bei der Anwendung des Instruments führt man, nach nöthigenfalls gehöriger Vergröfserung der Wunde durch eine mit dem untern Rande der Rippe parallel laufende Incision, die schmalere Extremität so tief in die Wunde, dafs der gekrümmte Theil den untern Rand der Rippe umfafst, und der Schwamm, die Compresse oder Pelotte der Arterienöffnung entspricht. Hierauf drückt man das entgegengesetzte Ende gegen die Brust an und befestigt dieses auf untergelegter Compresse mittelst eines Bandes, das man um den Rumpf führt. Das Instrument wirkt hier wie ein Hebel, dessen oberes Ende von innen nach aufsen die eröffnete Arterie gegen den untern Rand der entsprechenden Rippe andrückt und die Fortdauer der Blutung verhindert, während die in der Nähe der Krümmung befindliche längliche Oeffnung das schon ergossene Blut nach aufsen fliefsen läfst.

Quesnay bediente sich statt *Lotteri's* Stahlplatte eines aus Elfenbein verfertigten schmälern und mit parallel verlaufenden Rändern versehenen Spatels. An das eine Ende desselben befestigte er eine aus Charpie und Leinwand gebildete Pelotte und führte es in die Wunde, drückte dann das andere Ende durch eine Hebelbewegung gegen die Brust und befestigte dies hier mittelst eines Bandes, das durch zwei Löcher des Spatels geführt wurde, und mit dem er den Körper des Kranken umgab.

Bellocq dachte sein Ziel sicherer mittelst einer Maschine zu erreichen, die aus zwei gepolsterten Platten besteht, deren eine in die Wunde geführt und die andere äufserlich applicirt wird, worauf beide mittelst einer Schraube einander genähert werden.

Desault glaubt, dafs es zur Stillung dieser Blutung hinreicht, in die Wunde den mittlern Theil einer Compresse zu führen, so dafs sie in der Brust eine fingerhutartige Höhle bildet, die, mit Charpie angefüllt, beim Anziehen gleichsam als Pelotte auf die Arterie drückt, durch die Wundöffnung aber nicht heraustreten kann.

Boyer ist der Meinung, dafs man dasselbe Ziel erreichen wird, wenn man ein Charpie-Bourdonnet durch die Wunde in die Brust führt, um dessen mittlern Theil ein starker doppelter Faden gebunden worden, dann die beiden Fadenenden des letztern von einander entfernt und zwischen dieselben eine, aus einer dicken Compresse verfertigte Rolle legt, über welche man denselben zusammen bindet. Dieses Mittel wirkt wie das Instrument von *Bellocq*, ohne die Construction einer besondern Maschine zu erfordern.

Unter allen diesen Verfahrungsarten ist unstreitig die von *Desault* die leichteste, zu der man daher auch seine Zuflucht nehmen kann, wenn die Unterbindung der Arteria intercostalis, welche einige Schriftsteller indefs für leicht ausführbar halten, *) unmöglich ist.

Wenn man die Quelle der, aus der Arteria intercostalis stammenden Blutung gestopft hat, so stellt sich uns oft späterhin die Aufgabe, das in die Brusthöhle ergossene Blut zu entleeren, denn nur bei einer geringen Quantität des letztern kann man auf die Resorption rechnen. Nicht selten ist, wie wir gesehen haben, jene Operation auch nothwendig, wenn das Blut aus einer andern Quelle fliefst

*) [*John Bell* verlangt ausdrücklich, dafs man mittelst grosser Incisionen das Gefäfs blofs lege und comprimire, oder unterbinde. Denselben Rath giebt auch *Sanson* (*Nouveaux elemens de pathologie medico-chirurgicale, tom. 4, pag 74. troisieme édition*) und behauptet, dafs diese Unterbindung nicht unmöglich sei.]

aber die Erstickungszufälle des Kranken in Folge der Lungencompression sehr grofs sind. Doch mufs man sich zu diesem immer gefährlichen operativen Eingriff nur dann entschliefsen, wenn gar keine Hoffnung vorhanden ist, dafs die Resorption erfolge, die nicht selten noch zu Stande kommt, wie folgende zwei Beobachtungen beweisen:

1) Am 25. Juni 1819 wurde ein Fechtmeister in das Hôtel-Dieu gebracht, der in einem Duell einen Degenstich zwischen der sechsten und siebenten Rippe linker Seite (er war nämlich links) erhalten hatte, worauf eine reichliche Blutung eingetreten war, welche die anwesenden Personen durch fest um die Brust geführte Tücher zu sistiren gesucht hatten. Bei seiner Ankunft in das Hospital war er blafs, hatte beschwerliche Respiration, einen sehr kleinen, zusammengezogenen Puls, ohne jedoch Blut auszuwerfen; die Wunde war mit einer deutlich ausgesprochenen, emphysematösen Geschwulst umgeben. Es wurde zur Ader gelassen, strènge Diät und Bettruhe verordnet, so wie auch dem Kranken empfohlen, nicht zu sprechen und die Anstrengung des Hustens, so wie alle Bewegungen der Brust zu vermeiden. Indessen befand sich derselbe am folgenden Tage im Zustand der äussersten Angst, respirirte schwer, warf kein Blut aus und konnte nur auf der linken Seite liegen. Das Emphysem war stärker geworden und hatte sich über die ganze linke Seite des Thorax ausgebreitet. Bei der Percussion bemerkte man am ganzen obern Theil der Brust, sowohl vorn als hinten, einen hellen, am ganzen untern Theil aber einen durchaus dumpfen Ton, als wenn man auf die Schenkel schlüge. Das Aderlafs wurde wiederholt, und mit allen übrigen Mitteln fortgefahren. Dessenungeachtet war am dritten Tage der Zustand der Angst derselbe geblieben, und die Gesichtsfarbe dunkler geworden, weshalb ein drittes Aderlafs angewandt, Senfteige an die Schenkel gelegt, mit der Diät fortgefahren, und erweichende Getränke gereicht wurden. Noch immer aber gab die Percussion auf der ganzen rechten Seite der Brust einen dumpfen Ton. Aus diesem Symptom, aus der Respirationsbeschwerde, aus der beständigen Lage des Kranken auf der linken Seite war leicht zu entnehmen, dafs in die linke Brustseite, wahrscheinlich aus einer Arteria intercostalis, eine Ergiefsung erfolgt war. Bei fortgesetzter strenger Diät war am achten Tage schon eine merkliche Besserung eingetreten, das Fieber gewichen, und die Respiration viel leichter geworden; der Kranke fing an, sich im Bette ohne Beschwerde

zu bewegen und befand sich auch wohl, wenn er sich aufsetzte. Von Tag zu Tag wurde der Ton der Brust heller, und den beständigen Husten, an welchem Patient litt, konnte man eher von einem chronischen Katarrh herleiten, den er schon seit mehreren Jahren hatte. Am zehnten Tag fing man an, ihm eine etwas nahrhaftere Diät zu gestatten, worauf am achtzehnten die Respiration ganz frei von Statten ging, und die Percussion überall einen hellen Ton wahrnehmen liefs, nachdem die kleine Wunde schon längst vernarbt war. Am fünf und zwanzigsten Tage ging der Kranke wieder zu seiner gewöhnlichen Lebensweise über, konnte gleich gut auf beiden Seiten liegen und ohne Schmerzen tief inspiriren und stark husten.

2. *F. M.* wurde in der Nacht vom 9. auf den 10. October 1814 auf der Strafse von Räubern überfallen und von einem derselben mittelst eines Messerstiches am rechten hintern Theil der Brust verwundet. Erst nach Verlauf einer Stunde, in welcher er eine bedeutende Menge Blutes aus der Wunde verloren zu haben behauptete, kam man ihm zu Hülfe und brachte ihn in das Hôtel-Dieu. Hier fand man auf der rechten Seite der Brust in gleicher Höhe mit dem untern Winkel des Schulterblattes, an der Vereinigung des hintern Drittheils mit den beiden vordern Drittheilen des zweiten Spatium intercostale, eine unbedeutend blutende Wunde, deren gröfster Durchmesser transversell verlief und ungefähr einen Zoll lang war; dabei einen vollen entwickelten Puls, keinen Blutauswurf und auch keine Oppression, sondern nur eine leichte Dyspnoe. Von der Unwirksamkeit der zur Ermittelung der Penetrirung der Brustwunden empfohlenen Mittel, besonders des Katheterismus, überzeugt, verwarf ich dieselben, nahm aber, bei dem obwaltenden Zweifel, meine Zuflucht zu solchen, welche die Zufälle einer penetrirenden Wunde zu verhüten im Stande sind. Drei reichliche Aderlässe wurden denselben Tag noch angewandt, und aufserdem noch eine strenge Diät und ein Brusttrank verordnet, die Wunde einfach verbunden, und die Brust mit einer Leibbinde umgeben. Am zweiten Tag stellte sich Oppression ein, die Dyspnoe nahm zu, dabei Husten, Schlaflosigkeit, in der Umgebung der Brustwunde deutlich ausgesprochenes Emphysem, mit etwas Blut tingirter Auswurf, Fieber mit abendlicher Verschlimmerung, und dumpfer Brustton auf der rechten Seite, während er auf der linken hell war. Es wurde daher im Laufe dieses zweiten Tages noch zweimal zur Ader gelassen. Am dritten Tage war hierauf die Respiration schon

etwas freier, der Puls weniger voll, im Auswurf kein Blut mehr, das Emphysem geringer, aber noch immer vermochte der Kranke nicht, auf der rechten Seite zu liegen, empfand Schmerzen längs des Rückgraths, erwachte mit plötzlichem Schrecken aus dem Schlaf und hatte das Gefühl von Schwere in der rechten Brusthöhle. Zufrieden damit, die entzündlichen Zufälle verhütet zu haben, wollte ich den Kranken durch Aderlässe nicht mehr schwächen, sondern verordnete nur, mit den besänftigenden Mixturen und der Diät fortzufahren. Am vierten Tag war die Besserung schon merklicher, die Respiration ziemlich leicht, der Kranke forderte Nahrungsmittel, und man erlaubte ihm einige Tassen Brühe. In den folgenden Tagen ging das Athmungsgeschäft immer leichter von Statten, das Emphysem verschwand, die Wunde vernarbte, nachdem sie einige Tage lang in schwachem Grade geeitert hatte, der Brustton wurde nach und nach immer heller, der Kranke konnte auf beiden Seiten gleich gut liegen und schreckte nicht mehr aus dem Schlafe auf. Am 15. Tag ging Patient im Saale umher, und am 4. November befand er sich, wenngleich noch zuweilen flüchtige Schmerzen in der Brust empfindend, doch so wohl, dafs er das Krankenhaus verlassen konnte.

Bei dieser letztern Beobachtung ergiebt sich: 1) aus dem hinzugetretenen Emphysem, dafs die Wunde in die Brust penetrire, und 2) aus dem plötzlichen Aufschrecken, aus dem dumpfen Brustton bei der Percussion der rechten Seite u. s. w., dafs, wenn auch nicht ganz gewifs, doch sehr wahrscheinlich, ein Blutergufs in die rechte Brusthöhle erfolgt war.

Wird es nun aber durchaus nothwendig, das in die Brusthöhle ergossene Blut zu entleeren, so wird es, wenn die Wunde an der tiefsten Stelle der Brust ihren Sitz hat, zu dem beabsichtigten Zweck genügen, jene wieder zu eröffnen, oder durch passende Dilatation zu vergröfsern. Befindet sich dieselbe aber an einer höhern Stelle, so müssen andere Mittel angewandt, und der Kranke vorzüglich während des Verbandes in eine solche Lage gebracht werden, dafs die Wunde für den Augenblick den tiefsten Theil der Brust bilde, wodurch dann das Blut frei aus dem Innern des Thorax heraustritt.

Man hat in diesem Fall auch empfohlen, durch die Wunde in das Innere der Brusthöhle eine Sonde oder biegsame Röhre einzuführen, die auf einer Seite in ein stumpfes, seitlich mehrfach durchlöchertes Ende ausläuft und auf der andern so gestaltet ist, dafs man eine, mit einem Saugwerk versehene Spritze anpassen kann. *Scultet* bediente sich einer in einen Winkel gebogenen Röhre, die ganz so wie ein Heber wirkte, während Andere, wie *Lamotte*, eine gerade Kanule einführten, und noch Andere zur Aussaugung ihre Zuflucht nahmen. Wenn die Wunde klein ist und einen gekrümmten Lauf nimmt, so befördert man den Austritt der ergossenen Flüssigkeit durch Injectionen von warmen Wasser, welches aufserdem auch noch das etwa bereits geronnene Blut wieder auflöst.

Ist aber die Wunde sehr enge, gekrümmt, sinuös, sehr hoch gelegen, der Art, dafs das Blut durch sie nicht austreten kann, so mufs durchaus die Operatio empyematis unternommen werden, jedoch nicht eher, als bis man sicher ist, dafs der Ausflufs des Blutes aus den verletzten Gefäfsen völlig aufgehört hat. Denn so lange dieser noch fortdauert, kann die durch die Operation bewirkte Entleerung des Blutes nur die Fortdauer der Haemorrhagie zur Folge haben, indem sie das dieselbe mäfsigende oder auch völlig sistirende Coagulum zerstört. Entsteht die Blutung durch die Verletzung der Arteria intercostalis, und wird man unmittelbar nach der Verwundung hinzu gerufen, so kann man jene Ueberzeugung leicht gewinnen, weil man vor Allem die Ligatur oder Compression anwenden mufste; kommt man aber später hinzu, oder kommt die Haemorrhagie aus einer andern Quelle, so mufs man zur Erforschung des Allgemeinbefindens des Verwundeten seine Zuflucht nehmen, um zu bestimmen, ob es zum Operiren schon Zeit ist, oder noch nicht. So lange der Kranke blafs und schwach ist, Ohnmachten hat, kurz, alle bereits angegebene allgemeine Symptome einer Haemorrhagie darbietet, mufs man warten; sind aber die Kräfte wieder gehoben, hat der Verwundete wieder Farbe gewonnen u. s. w., so kann man operiren. Indessen mufs man doch nicht zu sehr eilen, besonders wenn die Blutung nicht durch directe Mittel gestillt wurde, und die Erstickungszufälle nicht sehr grofs sind, damit die Obliteration der Gefäfswunde sich hinlänglich consolidire, um dem Andrang des Blutes, nach Entziehung des durch den Ergufs gebildeten, äufsern Gegendruckes, einen hinlänglichen Widerstand leisten zu können. Anderntheils darf man aber auch nicht zu lange warten, da das ausgetretene Blut als ein fremder Körper einen lebhaften Reiz auf die Pleura ausübt. Kurz, der Wundarzt mufs zur Verrichtung jener Gegenöffnung einen Zeitpunkt wählen, der von der Verletzung einerseits hinlänglich fern liegt, um die Wiederkehr der Blutung unwahrscheinlich zu machen, andrerseits aber nicht fern genug, um dem vorhandenen fremden Körper Zeit zu lassen, eine zu heftige und folglich unheilbare Pleuritis zu verursachen. Gewöhnlich wird man daher nach zehn bis zwölf Tagen die Operation unternehmen können.

Hat das Blut einige Zeit in der Brusthöhle verweilt, so vereinigen sich mit ihm noch andere Flüssigkeiten, wie Serum, Eiter u. s. w. Unter diesen Umständen dehnt sich die Seite, wo das Extravasat sich befindet, aus, die Rippen entfernen sich von einander, es tritt ein anhaltendes Fieber mit Exacerbationen ein, die untern Extremitäten schwellen an, und das Oedem steigt allmälig bis zum Unterleib und zur Brust hinauf und wird allgemein; endlich tritt, wenn die Kunst nicht zu Hülfe kommt, der Tod ein, es sei denn, dafs sich von selbst an einer Stelle der Brustwandungen eine Oeffnung bildet, oder die extravasirten Flüssigkeiten, nach vorhergegangener Perforation der Lungen, durch die Expectoration entleert werden: unstreitig sehr glückliche, aber auch sehr seltene Ausgänge.

Viele Praktiker glauben, dafs, wenn selbst eine sehr bedeutende Menge Blut in die Brusthöhle ergossen ist, dasselbe leicht resorbirt werden könne, und geben in dieser Voraussetzung die Vorschrift, Brustwunden hermetisch zu verschliefsen und so das Extravasat ganz den Heilkräften der Natur zu überlassen. Allein offenbar sind sie im Irrthum und trauen den letzteren zu viel zu; denn die Wirkung der Resorptionskraft auf die Blutflüssigkeit ist in engere Grenzen eingeschlossen, als man allgemein glaubt, wovon mich Versuche an lebenden Thieren überzeugt haben. Das Blutserum wird freilich schnell resorbirt, sehr schwer aber der Faserstoff, der daher schon frühzeitig als ein fremder Körper wirkt und eine Entzündung erregt, die sich bald auch über die ganze Pleura ausdehnt. Im erstern Falle wird das Extravasat von Pseudomembranen eingeschlossen und von der übrigen Brusthöhle vollkommen isolirt; und die Kunst kann dann die Entleerung desselben mit gröfserer Hoffnung des Erfolges unternehmen, weil die Entzündung nach der Operation nur jenen häutigen Sack ergreift, während die künstliche Entleerung der Flüssigkeit, ohne dafs sich solche Verwachsungen gebildet haben, in der Regel eine vollständige Pleuritis veranlafst. Wie von allen Flüssigkeiten überhaupt, mufs daher auch die Menge des in die Pleurahöhle ergossenen Blutes nur gering sein, wenn dasselbe völlig resorbirt werden soll.

Unternimmt man nun diese Operation nach zehn bis zwölf Tagen, so wird nicht reines Blut, sondern eine röthliche Flüssigkeit entleert, mit der sich eine gewisse Quantität Eiter und Serum verbunden hat; und noch später ist es ein Gemisch aus Eiter, Serum und Pseudomembranen. Geschieht die Entleerung allmälig, und gelangen die Lungen wieder zu ihrem normalen Zustande, so kann Heilung zu Stande kommen, immer aber ist viel Zeit dazu erforderlich; Monate, selbst Jahre reichen zuweilen kaum hin, bis der Ausflufs des von der Oberfläche der entzündeten Theile Abgesonderten völlig aufhört. In den meisten Fällen ist indefs der Tod die Folge der Operation, was theils von dem Eindringen der Luft in die Brusthöhle, theils von der, die Pleura ergreifenden Entzündung, theils endlich von der durch den Contact der äufsern Luft und durch die locale Wärme begünstigten, fauligen Zersetzung des ergossenen Blutes und Eiters herrührt. Unter mindestens funfzig operirten purulenten Empyemen habe ich höchstens drei oder vier Heilungen beobachtet.

Die Natur, welche zuweilen allein die Empyeme heilt, zeigt jedoch dem Wundarzt den Weg, den er bei dieser schrecklichen Krankheit verfolgen mufs. Geht nämlich, ungeachtet der sorgfältigsten Behandlung, eine Pleuritis in Eiterung über, und stirbt der Kranke nicht, so erhebt sich in den Brustwandungen eine Geschwulst, die aufbricht und eine grofse Menge, keinesweges aber allen in der Brusthöhle angesammelten, Eiter entleert. Vielmehr schliefst sich die Oeffnung und bricht periodisch wieder auf, um von Neuem Eiter austreten zu lassen. Auf diese Weise vermindert sich nach und nach die Eitermenge, die Lunge erlangt wieder ihre Elasticität, das Zwerchfell steigt wieder empor, die Rippen senken sich, und nun schliefst sich die durch die Natur gebildete Oeffnung für immer; doch erfolgt dies zuweilen erst nach anderthalb bis zwei Jahren und noch später. Vor einiger Zeit beobachtete ich im Hôtel-Dieu einen Kranken, der an einem Empyem litt, welches sich in einem Jahre mehr als drei und siebenzig Mal öffnete.

Und diesen Weg der Natur sollte man bei einem Eiter-Empyem nachahmen, indem man von Zeit zu Zeit mit einem Troicart die Brustwandungen punktirt, um die Eitermenge zu vermindern und die in der Brusthöhle enthaltenen Organe nach und nach in Stand zu setzen, ihre Functionen vollkommen wieder zu übernehmen. Diese Behandlungsart, welche übrigens schon ein Lehrer der Pariser Schule empfohlen hat, scheint weit mehr Hoffnung des Erfolges zu gewähren, als die gewöhnlich sogenannte Operatio empyematis.

Kommt bei den nun abgehandelten Extravasaten Heilung zu Stande, so wird die Seite jener Höhle, in welcher dieselben sich befanden, statt weiter zu bleiben als vor jenem Unfall, im Gegentheil gewöhnlich kleiner und enger, was von der Atrophie der Lunge herrührt, die selbst unter den günstigsten Umständen nie vollkommen ihren normalen Zustand, und nur sehr schwer ihre durch die lange Compression völlig aufgehobene oder wenigstens verminderte Elasticität wieder erlangt.

Wir übergehen die Ergüsse von Nahrungsstoffen, so wie die des Chylus in Folge der Verletzung des Ductus thoracicus, da diese Krankheiten in zu indirecter Beziehung mit unserm Gegenstande stehen, von dem wir uns bereits zu sehr entfernt haben.

Wenn die nothwendige Gegenöffnung, oder die Operation des Empyems nach den gewöhnlichen Vorschriften gemacht ist, so tritt die Flüssigkeit nach aufsen, welches man durch eine zweckmäfsige Lage, durch starke In- und Exspirationsbewegungen und selbst durch erweichende, die Coagula auflösende Injectionen befördert. Man verbindet dann die Wunde mit einem ausgefaserten und mit Cerat bestrichenen Leinwandstreifen, der die Vereinigung der Wunde hinlänglich verhindert und den Ausflufs nicht stört, wie es die ehemals gebräuchlichen Charpiewicken thaten. Hierauf legt man auf die Wunde gefensterte Leinwand: ein sehr wichtiger Verbandtheil, indem er das Eindringen von Charpiekugeln und Plumasseaux in die Brusthöhle verhindert, wo diese Körper sehr gefährliche und selbst tödtliche Zufälle veranlassen würden. Jener Leinwand folgt dann ein Charpiekuchen, den man mittelst einer dicken Compresse und Leibbinde befestigt. — Während man nun den Kranken so viel als möglich auf der operirten Seite liegen läfst, mufs man die Sorgfalt zur Verhütung der Wiederentstehung oder Verschlimmerung der Pleuritis verdoppeln, da diese nach der Operation fast immer den Tod herbeiführt. Ferner mufs der Kranke lange Zeit starke Anstrengungen vermeiden, um durch dieselben nicht die Zerreifsung eines Gefäfses zu veranlassen, das weder comprimirt, noch unterbunden werden könnte, und wodurch von Neuem eine Haemorrhagie entstehen würde. Nach vollständiger Entleerung des Extravasats, nähert man die Wundränder so genau, als möglich, um dadurch eine Vereinigung zu erzielen.

Ist der Kranke sehr abgemagert, so bleibt die Wunde oft fistulös und schliefst sich erst, wenn derselbe wieder zunimmt. Aufserdem übe man auf jene Stelle eine Zeit lang einen leichten Druck aus, damit die Narbe mehr Festigkeit gewinne, und dadurch ein Lungenbruch verhütet werde, den man hier nicht selten beobachtet.

D. — Von den, nicht in Feuergeschossen bestehenden, in den Brustwunden befindlichen fremden Körpern.

Wenn sich fremde Körper, wie eine Degen-, Säbel- oder Bajonetspitze, oder ähnliche Stich oder Schnittwerkzeuge, in penetrirenden Brustwunden befinden, so erkennt man diese Complication durch Untersuchung der Wunde, des verletzenden Instruments und durch gewisse eigenthümliche Symptome, als Husten, fixen Schmerz in einem Theil und Anschwellung einer Stelle, welche der fremde Körper durchdrungen hatte. Zuweilen veranlafst dieser auch eine heftige Entzündung am Orte seines Stich, es entsteht ein Abscefs, und die Eiterung stöfst ihn aus. So sah man fremde Körper, die in dem Gewebe der Lungen lagen, wie z. B. die ehemals in die Brustwunden eingeführten Wieken, nach einer mehr oder minder langen Zeit durch die Expectoration entfernt werden, wovon *Tulpius* (*observ. med.*) und *Fabricius Hildanus* (*observ. chirurg.*) mehrere interessante Beobachtungen mitgetheilt haben.

Für den Wundarzt stellt sich die Aufgabe, die fremden Körper auszuziehen, was selten Schwierigkeit verursacht, wenn dieselben nicht in einem Knorpel oder Knochen stecken, wo man zuweilen genöthigt ist, sich kleiner Zangen oder Handschrauben zu bedienen. Ragt der fremde Körper nicht hinlänglich über die Oberfläche des Knochens hervor, um ihn mit dem einen oder andern dieser Instrumente fassen zu können, so mufs man auf seinen Seiten Knochentheile ausschneiden. Kann man ihn aber auf keine Weise fassen, und reizt seine Spitze, an der innern Knochenfläche hervorragend, die Lunge und Pleura, so müfste man zum Trepan seine Zuflucht nehmen, um den fremden Körper mit dem Knochentheil, in welchem er steckt, herauszuheben, oder auch das bereits angegebene *Gérard*sche Verfahren anwenden.

Was die Knochensplitter der durch die Waffen fracturirten Rippen betrifft, so müssen dieselben, wenn sie, in die Lungen dringend, diese verwunden und reizen, unter jeder Bedingung mit den Fingern, Pincetten u. s. w. ausgezogen werden: indessen finden wir diese Complication in der Regel nur bei Schufswunden.

E. — Penetrirende Schufswunden der Brust.

Die durch Schiefspulver geschleuderten und die Brust penetrirenden Geschosse erzeugen Verletzungen, welche rücksichtlich des getroffenen Organs, so wie der erfolgten Zerstörungen und der möglichen mannigfaltigen Complicationen, — mit Entzündung, Blutung, verschiedenartigen fremden Körpern, — viele Verschiedenheiten darbieten. Bald penetriren sie blofs die Brust, bald durchdringen sie dieselbe vollständig; und letzteres kann, wenngleich die Hauptorgane der Respiration und Circulation in der Brusthöhle liegen, stattfinden, ohne dafs der Kranke unterliegt, ja ohne Verletzung eines der in derselben gelegenen Organe, indem die Kugel durch ein besonderes Glück zwischen ihnen durchfährt, ohne sie zu berühren — ein allerdings seltener Fall, der sich nur durch die mannigfaltigen gegenseitigen Verhältnisse der von diesen Organen und den Brustwandungen dargebotenen Flächen erklären läfst. Ueberhaupt ist Alles, was wir in dieser Hinsicht von den penetrirenden Stich- und Schnittwunden der Brust gesagt haben, auch vollkommen auf die Schufswunden derselben anwendbar. Denn auch diese können heilen, wenn die Hauptgefäfse der Lungen und die grofsen Gefäfse und Höhlen des Herzens nicht getroffen sind, während im entgegengesetzten Fall der Kranke gewöhnlich sehr schnell stirbt.

Auch ist es möglich und zuweilen beobachtet worden, dafs die Kugeln, nach Durchbohrung der Brustwandungen und Pleura, nicht weiter vordringen, sondern in der Pleurahöhle bleiben und auf deren Boden niederfallen, — unstreitig sehr seltene Fälle, die jedoch beobachtet worden sind. [So kannten *Diemerbröck* und *Mangel* eine Frau, die bereits lange in der Brust eine Kugel hatte, welche bei der geringsten Bewegung darin rollte, und dasselbe behaupten *Valeriola* und *Bidloo* bei mehreren Verwundeten beobachtet zu haben. (*Biblioth. chir.*)] Auch mir ist folgender hierher gehöriger interessanter Fall vorgekommen.

Beobachtung.

H. wurde in einem Duell, da er wegen Unbrauchbarkeit seines rechten Armes von einer frühern Blessur die

Pistole in der linken Hand halten und diese Seite dem Gegner darbieten mufste, an dem vordern und obern Theil der linken Brustseite, nahe der Mittellinie, getroffen. Durch die Stellung, in welcher sich *H.* im Augenblick der Verletzung befand, mufste die Kugel die Brustwandungen in horizontaler Richtung, von vorn nach hinten und von links nach rechts, durchfahren und in der Schultergegend herauskommen; allein dieselbe veranlafste, letztere nicht durchbohrend, nur eine Eintrittsöffnung und blieb im Körper zurück.

H. hielt sich zwar noch einige Augenblicke aufrecht, doch bald fiel er in die Arme seiner Freunde, die ihn in ein Krankenhaus brachten. Hier erst klagte der Kranke über Taubheit des linken Armes und der linken Schulter, so wie über lebhafte Schmerzen in der Brust, am Schlüsselbeine, an der Brustdrüse und im Rücken derselben Seite, es wurde jedoch kein Blut ausgeworfen. Allgemeine und örtliche Blutentziehungen verscheuchten zwar noch an demselben Tage diese Symptome, wurden jedoch in den folgenden vier Tagen noch mehrmals wiederholt, so dafs der Kranke im Ganzen acht bis zehn Pfund Blut verlor. Während dieser Zeit besserte sich sein Zustand so, dafs man für seine Wiederherstellung Hoffnung fafste; indessen äusserte der Kranke mehrmals, die Empfindung zu haben, als wenn die Kugel in der Brust sich senkte und bewegte, worauf er am Ende des vierten Tages, durch ängstliche Träume aus dem Schlafe aufgeschreckt, von einem starken Frost, Fieber, Oppression und Schmerzen bei der Respiration ergriffen wurde. Er verlor das Bewufstsein, es traten einige Zeichen von Lähmung der linken Gesichtsseite ein, und nach vier Stunden unaussprechlicher Qualen erfolgte der Tod.

Nach diesen Erscheinungen mufste man annehmen, dafs die Kugel das Brustbein, vielleicht auch das Schlüsselbein fracturirt, einige Nerven des Plexus brachialis getroffen habe und dann in dem obersten Theil der Brust, oder in der Schulter der linken Seite stecken geblieben sei; und nach dieser Vermuthung wurde auch die Section geleitet, bei der wir am Unterleib, am obern Theil der Brust und am Hals schon einige Spuren der Verwesung fanden.

Im Schädel war sowohl auf der Oberfläche des Gehirns, als in den Ventrikeln viel blutiges Serum ergossen, grofses und kleines Gehirn gesund, ihre Häute aber stark injicirt.

Brusthöhle. Links neben dem obern Theil der Mittellinie, vor der Gelenkverbindung der Clavicula mit dem Sternum, bemerkt man eine enge, gerissene, unregelmäfsig runde Oeffnung — die Wunde, durch welche die Kugel eingetreten war — und nach Entfernung der Haut unter dieser ein sehr beträchtliches Ecchymom, das auf der linken Seite sich nur einige Zoll, rechts aber viel weiter erstreckt, hier auch stärker ist und seine Richtung gegen die Schulterhöhe nimmt. Den muthmafslichen Gang der Kugel verfolgend, findet man an dem linken Theil der Basis des Brustbeins eine tiefe Rinne ausgehöhlt, das rechte Schlüsselbein fracturirt und dessen inneres Ende nach der Länge in zwei Stücke gebrochen, in ein inneres, sehr kleines und mit dem Brustbein zusammenhängendes, und ein äufseres, fast den ganzen übrigen Theil des Schlüsselbeins ausmachendes und an seiner untern Seite mit einer ungefähr einen Zoll langen Rinne versehen. In den das Brustbein umgebenden Weichtheilen bemerkt man eine grofse Menge ergossenes und infiltrirtes Blut, Splitter von den gebrochenen Knochen abgelöst und von der Kugel fortgerissene Stücke der Kleidung. Die Spur der durch das Geschofs bewirkten Verletzungen noch weiter verfolgend, sieht man den untern Theil des Plexus brachialis durchbohrt, jedoch weder Vena, noch Arteria subclavia gleichzeitig verletzt. An dieser Stelle nun geht uns die Spur der Kugel verloren, die wir vergeblich am Hals, an der Schulter und auf dem Rücken aufsuchten und erst im obersten Theil der Brusthöhle wiederfanden, wohin sie durch den Widerstand des Schlüsselbeins getrieben worden war. Hier bemerkt man, entsprechend dem innern Rande der ersten Rippe, in der Pleura eine Oeffnung, die in die rechte Brusthöhle führte, in welcher sich zehn bis zwölf Unzen theils flüssiges, theils geronnenes, schwarzes Blut und auf ihrer Basis vollkommen frei, auf dem Zwerchfell ruhend eine Bleikugel sich befand, die auf einer Seite verunstaltet, von einigen der Clavicula entnommenen Knochentheilen umhüllt war und an Volumen und Gewicht das normale Kaliber einer Flintenkugel nicht erreichte. Die rechte Brusthöhle zeigt auf ihrer ganzen Oberfläche und besonders an ihrer Basis Spuren einer frischen Entzündung, während die linke einige veraltete Verwachsungen zwischen Pleura pulmonalis und costalis enthielt. Alle übrige Organe sind vollkommen gesund.

Zur Ausziehung einer in der Brusthöhle flottirenden Kugel kann man sich wenig auf die dazu empfohlenen Instrumente verlassen, doch kann eine passende Lage einigen Vortheil gewähren. So legten die Alten den Verwundeten auf zwei von einander getrennt stehende Tische, so dafs die Wunde in deren Zwischenraum und mehr oder weniger tief zu liegen kam, liefsen den Rumpf des Kranken in verschiedene Richtungen bewegen und forschten nach der Kugel, um sie mit Pincetten oder einer hakenförmig gebogenen Sonde auszuziehen — ein zwar sehr unsicheres Hülfsmittel, das man jedoch als gefahrlos anwenden kann. Wenn indessen die Kugel, bei der Lage des Verwundeten auf der Seite der Verletzung und auf dem Bettrande, so weit hervortritt, dafs man sie mit einer Sonde fühlen kann, so würde man sie mit einer Zange auszuziehen, oder mit einer Pincette, wie z. B. der *Percy*schen zu fassen suchen, welche letztere dieselbe weniger, als andre, wieder fahren läfst.

Bei diesen penetrirenden Brustwunden nun hat zunächst die Verletzung der Weichtheile nur geringe Bedeutung, eine gröfsere schon die der Knochengebilde. Zuweilen dringt die Kugel durch ein Spatium intercostale, wo die Störungen minder beträchtlich sind, allein gewöhnlich werden die Knochenfragmente durch die in die Brusthöhle tretende Kugel mehr oder weniger tief nach innen getrieben und reizen beständig durch ihre Rauhigkeiten die in derselben befindlichen Organe, besonders die Pleura und Lunge.

Zu den ungünstigsten Complicationen penetrirender Schufswunden der Brust gehört die Gegenwart fremder Körper, welche zunächst aus der Kugel selbst, dem Pfropf und andern Geschossen bestehen, dann aus Stücken der Kleidung, aus Metalltheilen, die sich an der Rüstung befanden, aus Geldstücken u. s. w. Vorzüglich aber ist dahin die mehr oder minder beträchtliche Anzahl Splitter der fracturirten Rippen zu zählen, welche, in die Brusthöhle dringend, Pleura, Lunge, Herz und die grofsen Gefäfse verletzen.

Was ist aber zu thun, wenn eine Kugel die Lunge vollständig durchbohrt hat? Soll man nach der Vorschrift vieler Praktiker die Wunden dilatiren, oder soll man sie hermetisch verschliefsen? oder soll man sie endlich offen erhalten, damit die ergossenen oder erzeugten Flüssigkeiten leicht und frei ausfliefsen?

Nach meiner Ansicht überläfst man sie am besten sich selbst, damit die Flüssigkeiten frei ausfliefsen und die von der Natur bewirkte Expulsion, so wie die Ausziehung der fremden Körper leichter geschehen können.

Man mufs sich daher, glaube ich, damit begnügen, auf die Wunden gefensterte und mit Cerat bestrichene Compressen und, zur Aufsaugung der Flüssigkeiten, Charpie zu legen.

Die Dilatation kann bei den hierher gehörigen Wunden zu Nichts dienen; denn eine Entzündung durch Einschnürung hat man nicht zu befürchten, wohl aber kann jene Gefäfsverletzungen verursachen, die zu gefährlichen Blutungen in das Innere der Brusthöhle Veranlassung geben. Aufserdem werden durch sie leicht heilsame Adhaesionen zerstört, mehr Luft in die Brust hineingelassen, oder Lungenbrüche veranlafst.

Dessenungeachtet aber giebt es begreiflicher Weise auch Fälle, wo Dilatationen nützlich sind, wie z. B. um scharfe Knochensplitter auszuziehen, welche, in die Lunge dringend und sie beständig reizend, die gefährlichsten Zufälle verursachen können. Vorzüglich aber sind dieselben nothwendig, um die Resection scharfer Rippenenden vorzunehmen, welche Operation in den meisten Fällen, wo diese Knochen durch einen Schufs zersplittert sind, die gröfsten Vortheile gewährt.

Uebrigens darf eine die Lunge durchbohrende Schufswunde nie sondirt werden, und die s. g. Brustsonden, sollten, wenigstens für diese Art Verletzungen, aus den chirurgischen Bestecken ganz verbannt werden. Denn zunächst ist es unnütz, durch die Sonde den Wundkanal zu verfolgen und aufserdem würde man mittelst derselben wohl nie den wahren Verlauf desselben erforschen, sondern fast immer nach rechts oder links abweichen, nie gerade im Kanal bleiben, und auf diese Art zuweilen viel Unheil anrichten.

Was nun aber die genaue Schliefsung der Brustwunden durch Heftpflaster und geeignete Verbände betrifft, so mufs ich nochmals bemerken, dafs dieses Verfahren wenig Vortheil gewährt und oft vergeblich angewandt wird. Denn wenn eine Kugel die Lunge durchbohrt, so erzeugt sie in dem Kanal einen mehr oder minder tiefen Brandschorf, der als ein fremder Körper ausgestofsen werden mufs, wenn die Heilung zu Stande kommen soll, eben so wie der Eiter, der sich nothwendiger Weise während und nach der Trennung jenes Schorfes bildet. Schliefst man nun die Wundöffnungen hermetisch, so kann sich der Eiter, der nicht resorbirt wird, mehr oder minder bedeutend anhäufen und, wenn er nicht entleert wird, gefährliche Zufälle veranlassen, die man verhütet, wenn man ihm durch die eine oder andere Oeffnung, oder selbst durch beide einen leichten Austritt gestattet.

Nach welcher Methode übrigens der Wundarzt eine die Brust völlig durchbohrende Schufswunde verbindet, so kann er in medizinischer Hinsicht noch viel für den Kranken thun. Er sorge für vollkommene Ruhe, untersage gänzlich das Sprechen, ordne eine sehr strenge Diät an und ziehe die kräftigsten antiphlogistischen und ableitenden Mittel in Gebrauch, um so viel als möglich die Entzündung der Lungen und Pleura zu verhüten.

Ueberhaupt ist Alles, was wir bei den penetrirenden Stich- und Schnittwunden der Brust, so wie auch über die Haemorrhagieen gesagt haben, vollkommen auch hier anwendbar.

Was nun aber die Ausziehung jener in den Lungen haftenden fremden Körper betrifft, so kann sie mit Vortheil gleich vorgenommen werden, wenn dieselben oberflächlich sitzen, oder man sie nicht mit etwas starken Gefäfsen in Verbindung stehend glaubt, wo sie durch ihre Gegenwart eine Blutung verhüten. Ist dies letztre der Fall, so warte man lieber bis das Gefäfs obliterirt ist und sich ein schleimhäutiger, die benachbarten Theil schützender Kanal, vom Sitze der Kugel bis zu ihrer Eintrittsöffnung, gebildet hat.

So lange die fremden Körper in dem Lungengewebe verbleiben, unterhalten sie darin Entzündung, Eiterung, Husten und veranlassen zuletzt sehr oft Schwindsucht und den Tod, weshalb sie, wenn man sie mit dem Finger oder den Instrumenten erreichen kann, immer ausgezogen werden müssen.

Nicht so leicht aber wie die Splitter einer gebrochenen Rippe werden Kugeln und andere fremde Körper in den penetrirenden Schufswunden der Brust erkannt und ausgezogen. Wurde die Brust nicht vollkommen durchbohrt, so ist gewifs, oder doch fast gewifs die Kugel noch in ihr enthalten, aber unmöglich läfst sich die Stelle ihres Sitzes richtig bestimmen. Durch Betastung der Brust entdeckt man zuweilen eine Kugel, die, nachdem sie auf einer Seite die Brust penetrirt und die Lunge durchbohrt hat, zwischen zwei Rippen an der Stelle stecken geblieben ist, wo sie, wenn sie noch Kraft genug gehabt hätte, herausgetreten wäre; und dann zieht man dieselbe mittelst einer Gegenöffnung aus. Ist dagegen die Kugel in der Substanz der Lunge haften geblieben, so wäre es unrecht, sie ausziehen zu wollen, was auch nur in dem Fall möglich wäre, wenn die Lunge an der verletzten Stelle mit der Pleura adhärirte, und man die Kugel mit dem Finger oder der Sonde fühlen könnte. Hat sich die Kugel aber in der Brust verloren, so würden alle Ausziehungsversuche grössere Gefahr bedingen, als ihr Zurückbleiben, welches oft gar keinen Zufall veranlafst; ja sie wird, wie man zuweilen beobachtete, nicht selten nach langer Zeit von den Verwundeten expectorirt. Andrerseits finden wir bei den Schriftstellern viele Beobachtungen von Individuen, die mit einer Kugel in den Lungen einer vollkommenen Gesundheit sich erfreuten.

Wenn mit Schrot geladene Gewehre penetrirende Schufswunden der Brust veranlassen, so sind diese weit gefährlicher, als wenn die Ladung nur in einer Kugel bestand, und diese aus einer gewissen Entfernung herkam. Die Gefahr wird nämlich durch die Menge der Geschosse bedingt, welche sich in den in der Brusthöhle gelegenen Organen zerstreuen. Oft tritt sogar bei solchen Schufswunden ein plötzlicher Tod ein, und ist dieses nicht der Fall, so entwickelt sich gewöhnlich eine höchst acute Entzündung, welche sehr bald ein tödtliches Ende nimmt. Ist es nun aber schon schwer und oft unzweckmäfsig, eine tief in der Brusthöhle gelegene Kugel aufzusuchen und auszuziehen, so ist dies begreiflicher Weise bei acht, zehn, zwölf und noch mehr Schrotkörnern, die sich in der Brusthöhle zerstreuet haben, vollends eine Sache der Unmöglichkeit.

Penetrirende Pistolen-Schufswunden der Brust, die gewöhnlich bei Duellen und dann meistens auf der rechten Seite vorkommen, unterscheiden sich von den durch die Flinte erzeugten nur rücksichtlich der Gröfse des Geschosses, und es ist daher nicht nöthig, hier das von diesen bereits Gesagte zu wiederholen.

Bei einem Versuche des Meuchel- oder Selbstmordes mittelst eines, aus der Nähe abgeschossenen Pistoles wird die Gefahr durch die gewöhnliche Gegenwart des Pfropfes in der Wunde und durch die gleichzeitige Verbrennung vom Schiefspulver vergröfsert.

Bemerkenswerth ist, dafs beim Versuche des Selbstmordes durch einen Pistolenschufs auf die Präcordialgegend, dieser selten in einer solchen Richtung auf die Brust geleitet wird, dafs er das Herz trifft, sondern mehr oder weniger schief, so dafs gewöhnlich nur die Lungen durchbohrt werden, und sehr oft die Kugel auch nur die Brustwandungen trifft, ohne in die Höhle zu dringen.

Die

Die durch Verletzung der in den Brustwandungen gelegenen Gefäfse entstehende Blutung kommt zwar bei den Schufswunden viel seltener, als bei den Stich- und Schnittwunden vor, weil bei den ersteren die Mündungen der verletzten Gefäfse, wie der Arteria intercostalis und Mammaria interna, zu sehr zerrissen sind, um primitive Blutungen zu veranlasssen (eher lassen sich noch consecutive erwarten), indessen giebt es doch ziemlich zahlreiche Beispiele davon bei der Verwundung der Arteria mammaria interna, wie ich selbst im Jahre 1814 mehrere solche Fälle zu beobachten Gelegenheit hatte, wo aber das Blut, weil die Pleura nicht eröffnet war, nach aufsen flofs. Doch haben wir die Haemorrhagieen und Blutergüsse bereits früher ausführlich genug abgehandelt.

Eine die Brust penetrirende Kanonenkugel wird nothwendiger Weise augenblicklich oder kurze Zeit nachher tödtliche Störungen verursachen, und alle Hülfsmittel der Kunst sind hier vergeblich. Dennoch läfst sich, streng genommen, die Möglichkeit denken, dafs das Leben noch einige Zeit bestehe, wenn man sich jenes Falles erinnert, wo zu London einem Menschen eine Wagendeichsel das Brustbein durchbohrte und hinten auf einer Seite der Brust wieder heraustrat, ohne dafs der Tod augenblicklich erfolgte. Vielmehr lebte der Verwundete noch so lange, dafs an der Sternalöffnung alle necrotische Knochentheile abgestofsen werden konnten.

Eine kleinere Kanonenkugel kann die Brust völlig durchbohren, und der Mensch kann am Leben bleiben und selbst genesen, wenn auf dem von ihr durchlaufenen Weg das Herz oder grofse Gefäfse nicht getroffen sind, wovon wir in den Julikämpfen ein in der ersten Abtheilung angeführtes merkwürdiges Beispiel beobachtet haben.

F. — Von den Brustfisteln, als Folge der Verletzungen durch Kriegeswaffen.

Die Wunden, besonders aber die Schufswunden, der Brust bleiben oft fistulös, da deren Heilung durch mannigfache Ursachen verhindert werden kann, die am gewöhnlichsten in fremden Körpern, in einem, mit zu enger oder für den freien Ausflufs ungünstig gelegener Oeffnung versehenen, Eiterheerd, oder endlich in grofser Magerkeit des Verwundeten bestehen.

Wird die Fistel durch einen von aufsen eingedrungenen fremden Körper unterhalten, so mufs man diesen durch die bekannten Verfahrungsarten ausziehen, oder, wenn dies unmöglich ist, sich darauf beschränken, die Fistelöffnung in der für den freien Eiterausfluſs nothwendigen Gröſse zu erhalten und warten, bis die Natur den fremden Körper ausstöſst, welches man durch Injectionen, Douche u. s. w. befördern kann. Besteht der die Fistel unterhaltende fremde Körper in einem necrotisirten Knochen oder Knorpelstück, so muſs man warten, bis dieses sich gelöst hat; und in beiden Fällen wird die fistulöse Wunde, wenn sie vom fremden Körper befreit worden, bald vernarben,

Daſs die zu enge Oeffnung den Grund der fistulösen Beschaffenheit einer Wunde ausmache, schlieſst man aus der unverhältniſsmäſsig groſsen Menge Eiter, der sich in der Zwischenzeit zweier Verbände angesammelt hat, aus dem Hervordringen desselben, wenn der Kranke hustet, oder auf irgend eine andere Art kräftig exspirirt, aus der leichten Einführung einer starken Knopf- oder einer Brustsonde in die Fistel und zuweilen aus der Expectoration einer der aus der Fistel kommenden Flüssigkeit ähnlichen Masse. Ehe man nun die Kur derartiger Fisteln unternimmt, muſs man sich mittelst der Sonde zu überzeugen suchen, wie sich die Oeffnung zu dem Eiterheerd verhalte, da dieser höher oder niedriger als jene liegen kann.

Ist die Oeffnung tiefer als der Eiterheerd gelegen, so ist es sehr wahrscheinlich, daſs ihre Kleinheit die einzige die Heilung der Fistel verhindernde Ursache bildet; und in diesem Fall haben wir die Indicationen: jene Oeffnung mittelst Entianwurzel, präparirten Schwammes u. s. w. zu erweitern, dann eine Kanüle aus Silber oder Gummi elasticum einzulegen, und dem Eiter einen freien und ununterbrochenen Ausfluſs zu erhalten, um in den Eiterheerd reinigende Einspritzungen zu machen, welche sowohl den Eiter ausspülen, als auch in den Wandungen seiner Höhle die zu ihrer Verwachsung nothwendige Thätigkeit erwekken. Mit der Verkleinerung der Eitermenge verringert man die Länge und Dicke der Kanüle und läſst diese ganz weg, wenn die innere Eiterung völlig aufgehört hat.

Liegt die Fistelöffnung dagegen oberhalb des Bodens der Eiterhöhle, so genügt ihre Vergröſserung zur Heilung nicht; vielmehr muſs man dann an der den Boden der Eiterhöhle entsprechenden Stelle eine Gegenöffnung von der zum freien Ausfluſs des Secrets erforderlichen Gröſse machen.

Die groſse Magerkeit des Kranken bildet selten die einzige Ursache, welche die Heilung einer penetrirenden Brustwunde verhindert und deren Degeneration in eine Fistel bedingt, vielmehr gesellt sich dieselbe nicht selten erst als die gewöhnliche Folge der reichlichen Eiterung und des den Kranken aufreibenden Zehrfiebers zu den andern die Heilung der Fistel verhindernden Ursachen hinzu, mit deren Beseitigung der Kranke ein besseres Aussehen gewinnt, und die Oeffnung sich schliefst.

Zuweilen widerstehen indefs diese Fisteln allen Mitteln der Kunst, und es bleibt uns dann nichts anderes übrig, als den Ausflufs des Eiters mittelst einer Kanüle zu unterhalten, um die Zufälle zu verhüten, welche dessen Retention verursachen würde, und bei dieser Vorsicht geniessen solche Kranke oft lange noch eines übrigens ungetrübten Wohlseins.

Einen andern consecutiven Zufall nach penetrirenden Brustwunden, besonders nach Schufswunden, Zerschmetterung u. s. w., bildet der Lungenbruch, der eintritt, wenn die Oeffnung der Brustwandungen grofs, wenn in den Knochen eine bedeutende Lücke vorhanden ist u. s. w. Die Behandlung dieses Zufalles und der durch ihn veranlafsten übrigens nicht sehr gefährlichen Beschwerden besteht darin, dafs man den Kranken eine, das Eingeweide in seiner Höhle zurückhaltende und dessen Wiederaustritt verhindernde Bandage tragen läfst.

G. — Von den Verletzungen des Zwerchfells.

Diese Verletzungen, die in Wunden, Zerreifsungen, Berstungen u. s. w. bestehen können, werden, wie die an allen anderen Körpertheilen, bald durch Stich- oder Schnittwerkzeuge, wie Bajonet, Degen, Messer u. s. w., bald durch Feuergeschosse hervorgebracht; und zuweilen verletzen oder durchbohren wohl auch die scharfen Rippenfragmente das Zwerchfell.

Selten sind die Verwundungen des Zwerchfells, wegen der Verbindungen desselben mit den Brust- und Baucheingeweiden, einfach, sondern veranlassen vielmehr immer die gefährlichsten Zufälle und bedingen durch gleichzeitige Insultation des Magens, der Lungen, des Herzbeutels und Herzens oft tödtliche Entzündungen dieser Organe.

Die Zeichen von der Verwundung des Zwerchfells sind oft sehr dunkel. Gewöhnlich indessen wird diese Complication durch die Beeinträchtigung der gleichzeitig abgebrochenen und convulsivischen Respiration, durch häufigen trocknen Husten, durch Schluchzen, Vomituritionen, und durch das, von den meisten Schriftstellern als charakterisches Zeichen der traumatischen Zwerchfellaffection angesehene, sardonische Lachen erkannt: Symptome, denen in der Regel der Tod bald nachfolgt.

Die Zerreifsung des Zwerchfells ereignet sich ziemlich oft durch Fallen aus einer Höhe, durch heftige Stöfse auf Bauch und Brust, durch Ueberfahren von Wagen über diese Theile, durch sehr starke Kraftanstrengungen um schwere Lasten aufzuheben. Sind solche Zerreifsungen nur von einiger Ausdehnung, so treten gewöhnlich die Baucheingeweide in die Brusthöhle. Immer aber sind die gefährlichsten Symptome die Folge, namentlich ein Schmerz in der Gegend des Zwerchfells, als wenn etwas zerreifst, bedeutende Erstickungszufälle, Blässe und Kälte der Haut, Kleinheit des Pulses, Ohnmachten und ein mehr oder minder schleuniger Tod

Nicht immer jedoch stirbt der Verletzte unmittelbar nach einer Verwundung des Zwerchfells. So erzählt *A. Paré*, dafs ein Tagelöhner, in Folge einer Brustverletzung, erst nach drei Tagen den Geist aufgab, und man bei der Section den Anfangs vermifsten Magen, von Luft ungeheuer ausgedehnt, in der Brusthöhle fand, wohin er durch eine, einen halben Zoll im Durchmesser haltende Oeffnung des Zwerchfells getreten war.

Oft leben die Verwundeten selbst noch länger, und es kommt sogar eine vollkommene Heilung der Zwerchfellswunde zu Stande. Indessen bleiben solche Menschen, welche durch ein besonderes Glück am Leben erhalten wurden, verschiedenen Zufällen unterworfen, als hartnäckiger Verstopfung, Erbrechen, Kolikanfällen und lebhaften Brustschmerzen, die durch kein Mittel gehoben werden können. Zuweilen erfolgen auch tödtliche Einschnürungen der durch diesen Zwerchfellsbruch getretenen Eingeweide, und bei dem Tode dieser Kranken findet man die Ränder des Risses oder der Wunde abgerundet, callös, vernarbt, oder mit den benachbarten Organen adhärirend. Bei *A. Paré* und *Cloquet* finden wir mehrere solche Beispiele von Zwerchfellswunden.

Ueber die Behandlung der Wunden, Berstungen und Zerreifsungen des Zwerchfells haben wir nichts besondres zu sagen; denn dieselbe ist rein medicinisch, und der Wundarzt sieht sich auf die ausschliefsliche Anwendung der strengsten Antiphlogose beschränkt, um die Entzündung der Bauch- und Brustorgane, so wie die des Zwerchfells zu verhüten oder zu vermindern.

H. — Von den Zerschmetterungen der Brust.

Bei den Zerschmetterungen der Brust, welche häufiger vorkommen, als die des Halses mufs man sorgfältig die partiellen und circumscripten äufsern Verwundungen dieser Höhle von denen der in derselben gelegenen Organe unterscheiden. Wenn das Rad eines schwerbeladenen Wagens über den vordern Theil der Brust fährt, so wird das Brustbein und die Rippenknorpel, ja die Rippen selbst deprimirt und der Wirbelsäule genähert, wodurch der von vorn nach hinten verlaufende Durchmesser der Brust, je nach der mehr oder minder starken Einbiegung der Rippen, mehr oder weniger verkleinert wird, ja zuweilen völlig verschwindet, während hingegen die Querdurchmesser grösser werden, und die Rippen nach aufsen hervorragen. Bleibt nun die Wirkung der äufsern Gewaltthätigkeit hierauf beschränkt, so treten die Brustwandungen wieder in ihre normale Lage, und die in der Höhle befindlichen Organe bleiben, bis auf einige Formveränderung und einige mehr oder minder dauerhafte Erschwerung ihrer Functionen, unverletzt. Erreicht aber die äufsere Gewaltthätigkeit einen höhern Grad, so wird das Brustbein und die Rippen in mehr oder weniger Stücke gebrochen, ersteres gegen das Mediastinum gedrückt, und letztere nach aufsen getrieben, wo sie unter der Haut hervorragen; man hat in solchen Fällen den gröfsten Theil der Rippen gebrochen und die Pleura, wie die Lungen zerrissen gesehen. Erfolgt hierauf der Tod nicht augenblicklich, so leiden die Kranken an der heftigsten Oppression, lebhaften Schmerzen, Herzklopfen, starkem Bluthusten, Emphysem und sterben dann nach wenigen Tagen. Ueberwinden sie aber diese primitiven Zufälle, so verfallen sie ganz sicher in Entzündungen der Pleura, der Lunge, des Mittelfells und selbst des Herzens und Herzbeutels, und sollten sie durch ein glückliches Zusammentreffen auch von diesen wieder hergestellt werden, so bleiben sie doch immer langwierigen Beschwerden, als Schmerzen, Dyspnoe, katarrhalischen Affectionen, oder mehr oder weniger starken Circulationsstörungen unterworfen.

Gewöhnlich aber wirkt die zerschmetternde Gewalt nicht, wie in dem angedeuteten Fall, von vorn nach hinten, sondern von einer Seite zur andern nach dem Querdurchmesser der Brust, indem sich die Menschen, vermöge eines schwer erklärbaren Instincts, wenn sie umgeworfen und von einem Wagen bedroht werden, immer auf die eine oder andere Seite legen, und die Wirkung davon ist der in der obigen Lage eintretenden entgegengesetzt. Die Rippen werden nämlich hier seitlich zusammengedrückt, also nicht von einander entfernt, sondern vielmehr einander genähert, ihre Krümmung wird verringert, sie werden verlängert und ausgestreckt, und Rippenknorpel und Brustbein nach vorn gedrängt. Der Querdurchmesser wird verkleinert, und wenn die Rippen nicht mehr nachgeben können, so brechen sie, und ihre nach innen gerichteten Fragmente verletzen fast immer die Pleura, die Lunge und zuweilen selbst den Herzbeutel und das Herz.

Auch an der Wirbelsäule, und sogar an ihrem Dorsaltheil, kommen, ungeachtet ihrer Lage und Festigkeit, Zerschmetterungen vor, wie wir an einem, zwei und selbst noch mehrern Rücken- und Lendenwirbeln beobachtet haben. In allen diesen Fällen ist es aber weit mehr die Verletzung des Rückenmarks und seiner Nerven, als die der knochigen Umkleidung, welche die Gefahr bedingt und unsere Aufmerksamkeit in Anspruch nimmt. Zuweilen jedoch bleibt auf eine wunderbare Weise das Rückenmark bei solchen Zerstörungen der Wirbelsäule verschont, wie die ununterbrochene Empfindung und Bewegung in den verschiedenen Theilen des Körpers beweisen.

Beschränkt nun die Zerschmetterung ihre Wirkung auf die Continuitätstrennung der Wirbelsäule, so entwikkeln sich Entzündungs- und Eiterungszufälle, von denen wir indefs einige Kranke wieder genesen sahen. Ist aber das Rückenmark, oder sind die aus ihm entspringenden Nerven verletzt, so treten als primitve Wirkungen: Verlust der Empfindung und Bewegung unterhalb der verletzten Stelle, Lähmung der Blase und des Mastdarms, und als consecutive Erscheinungen: Infiltration, partieller oder allgemeiner Brand der untern Extremitäten ein, und fast immer erfolgt der Tod.

Fünftes Kapitel.

Wunden des Bauchs.

Man theilt die Wunden des Bauchs, wie die der Brust, in nicht penetrirende, d. h. solche, welche nur die Haut und die übrigen Integumente des Bauchs, nicht aber das

Peritoneum verletzten, und in penetrirende, d. h. solche, welche gleichzeitig durch das Peritoneum hindurchgedrungen.

§. I.

Nicht penetrirende Bauchwunden.

A. — Nicht penetrirende Stichwunden der Bauchwandungen.

Sind die nicht penetrirenden Stichwunden der Bauchwandungen, sie mögen durch Degen, Bajonette, Dolche, unbedeckte Rapiere oder andere Instrumente der Art entstanden sein, einfach, gehen sie nicht tief, und haben sie weder gröfsere Nerven, noch Arterien getroffen, so führen sie keine Gefahr mit sich, und man behandelt sie auf die schon oben bei der allgemeinen Betrachtung der Stichwunden (Abthl. 1.) angegebene Weise. Nur mufs man, um den heftigen, öfter sich hinzugesellenden Entzündungen vorzubeugen, ein sehr strenges Regimen und grofse Ruhe beobachten lassen und zu den stärkeren antiphlogistischen Mitteln, besonders zu den allgemeinen Blutentziehungen, seine Zuflucht nehmen.

Gefährlicher sind dagegen diese Wunden und mit schlimmeren Zufällen complicirt, wenn die Stichwaffen tiefer und in schräger Richtung in die Substanz der Bauchwandungen eindringen, mit Verletzung gröfserer Arterien oder Nerven verbunden sind, wenn sie in der Gegend des Saamenstranges liegen, bis zu den Wirbeln, oder gar in diese hinein sich erstrecken, oder wenn endlich Stücke der Waffe in der Wunde zurückblieben.

Diese letzteren mufs man, sobald sie entdeckt werden, auf die schon mehrfach erörterte Weise auszichn. Was die Blutungen betrifft, so sind nur die aus der Epigastrica oder Mammaria interna von Bedeutung, indem die anderen hier verletzbaren Gefäfse im Allgemeinen zu klein sind, um stärkere Haemorrhagieen veranlassen zu können, die schon darum hier seltner zu Stande kommen, weil die Enge der Wunde, ihre schräge Richtung, die in ihrem Verlaufe eintretende Anschwellung, und die Veränderung in der Lage der Theile in der Regel einen stärkern Ergufs nicht zulassen. Ja zuweilen entsteht durch diese Hindernisse für den Ausflufs des Bluts sogar eine weiche, unschmerzhafte Geschwulst, deren wahre Natur man bald zu erkennen im Stande sein wird. Ruhe, strenge Diät, Kälte und die Compression sind daher meistentheils auch zur Hemmung dieser Haemorrhagieen hinreichend.

Gegen die erwähnten, durch Verletzung einer Arterie bedingten, Blutanhäufungen benutzt man verschiedene Resolventia und bewirkt dadurch meistens ihre Zertheilung binnen kürzerer oder längerer Zeit.

Eine der schlimmsten Zufälle, womit sich diese nicht penetrirenden Bauchwunden compliciren können, ist Entzündung, welche sich oft dem Peritoneum mittheilt und dann einen schlimmen Ausgang befürchten läfst, weshalb man inflammatorische Symptome, sobald sie sich zeigen, mit der gröfsten Energie zu bekämpfen bemüht sein, und bei dem Eintritte heftiger Schmerzen in der Wunde sogleich allgemeine und örtliche Blutentziehungen, so wie erweichende Mittel anwenden und eine sehr strenge Diät, absolute Ruhe u. s. w. vorschreiben mufs. *)

Sind die vorhandenen Zufälle durch die unvollkommene Verletzung eines Nervennetzes, oder durch eine unterhalb einer Aponeurose stattfindende Einschnürung bedingt, so mufs man auf der Stelle die Wunde, wenn es nöthig ist, sogar nach verschiedenen Richtungen, erweitern, um Gangrän der entzündeten Theile und deren schlimme Folgen zu verhüten. Hierdurch lassen auch sogleich die Schmerzen in der Wunde nach, und die Entstehung von sub-aponeurotischen Abscessen, so wie von später sich bildenden sehr hartnäckigen Fisteln wird verhütet. Sind solche Abscesse indefs einmal vorhanden, so mufs man sie frühzei-

---

*) [*Boyer* erwähnt in seinem *Traité des maladies chirurgicales* einer Complication, welche zuweilen zu Stichwunden des Epigastriums und der graden Bauchmuskeln hinzutritt, in der Regel nach drei oder vier Tagen sich einstellt und durch folgende Symptome sich zu erkennen giebt: Anschwellung, Rothung und Trokkenheit der Wunde, welche nur wenig Eiter absondert und in deren ganzem Umfange der Kranke einen Schmerz empfindet, welcher sich später nach dem Thorax, dem Becken und selbst bis nach den Gliedmafsen verbreitet. Bald nachher treten dann Fieber, Dyspnoe, Uebelkeit, Schluchzen und Erbrechen ein, worauf kalte Schweifse, Kleinheit und Contraction des Pulses, Zusammenschnürung der Kehle, Convulsionen und der Tod folgen. Macht man bei solchen Kranken, die am siebenten oder achten Tage verstorben sind, die Section, so findet man nur wenig oder gar keinen Eiter in der Wunde, keinen Ergufs von Flüssigkeiten in der Bauchhöhle und keine Zeichen von Peritonitis Diese Zufälle rühren daher wohl offenbar von der unvollkommenen Durchschneidung der Nervennetze her, und *Boyer* empfiehlt deshalb dagegen das Einbringen kaustischer Trochisken in die Wunde, oder noch besser die Erweiterung derselben.]

tig öffnen, damit sie sich nicht weithin verbreiten, Kanäle erzeugen, sich vermöge ihrer eignen Schwere, so wie durch die sie nach abwärts treibende Action der Bauchmuskeln bis ins Becken senken, oder nach erfolgter Resorption und Perforation des Peritoneums sich gar einen Weg in die Bauchhöhle bahnen.

B. — Nicht penetrirende Schnittwunden der Bauchwandungen.

Die nicht penetrirenden Schnittwunden der Bauchwandungen variiren sehr hinsichtlich ihrer Länge, Tiefe und Richtung. Zuweilen sind sie nur sehr kurz, andere Male aber messen sie mehrere Zoll, selten jedoch überschreiten sie die Länge von sieben oder acht Zoll, ohne gleichzeitig ins Peritoneum einzudringen. Ebenso bieten sie in Beziehung auf ihre Tiefe grofse Verschiedenheiten dar, denn mitunter beschränken sie sich auf die Haut, oder dringen nur bis zu dem subcutanen Zellgewebe, oder bis in die oberflächlichen Muskeln, während sie in andern Fällen sich bis auf die unmittelbar über dem Bauchfelle gelegenen Muskeln und bis zu dem Zellgewebe erstrecken, welches diese mit dem Peritoneum verbindet. Ihre Richtung kommt bei blofser Durchschneidung der Haut wenig in Betracht, bei theilweiser oder gänzlicher Trennung der Muskeln aber ist dieser Umstand von grofser Wichtigkeit; denn läuft die Wunde mit den Muskelfibern parallel, so entfernen sich die Ränder nur wenig von einander, die Vereinigung derselben läfst sich ohne Schwierigkeit bewerkstelligen und die Vernarbung kommt schnell zu Stande, während, wenn die Muskelfibern in querer Richtung durchschnitten sind, die Enden derselben sich von einander entfernen und die Heilung der Wunde einen längern Zeitraum erfordert. Was endlich die Stelle betrifft, an welcher sie vorkommen, so geben die der Linea alba, besonders in der Nähe des Nabels, leicht zu Hernien Veranlassung, während die am hintern Theile des Stammes, wegen der Schwierigkeit, diesen fortdauernd in gehöriger Extension zu erhalten, immer nur sehr langsam sich schliefsen.

Bei der Behandlung dieser Verletzungen hat man vor Allem für eine die Annäherung der Wundränder begünstigende Lage zu sorgen, und deshalb lasse man bei transversellen Wunden auf der vordern Fläche des Bauchs den Kopf gegen die Brust, die Brust gegen das Becken neigen und die Schenkel gegen letzteres anziehn, eine Stellung, die man auch bei longitudinellen Verletzungen der Lumbarmuskeln dem Verwundeten geben mufs. Sind hingegen die Muskeln der vordern Bauchwand in longitudineller, oder die der hintern in transverseller Richtung getrennt, so mufs man den Körper in fortdauernder Extension zu erhalten suchen. Bei transversellen oder schrägen Wunden der Seitentheile des Bauchs mufs man den Körper nach der verwundeten Seite, bei longitudinellen Wunden in dieser Gegend aber nach der entgegengesetzten liegen lassen.

Zur genauern Vereinigung der Wunde wendet man aufserdem die Heftpflaster an, über die man einen mit Cerat bestrichenen Leinwandstreifen, oder eine gefensterte Compresse, Charpie und eine Binde legt, durch welche letztere man die zur Beförderung der Heilung gegebene Körperstellung möglichst unterstützt.

Ein consecutiver Zufall, den man sehr häufig nach nicht penetrirenden Wunden der Bauchwandungen beobachtet, ist eine Hernia, deren Entstehn dadurch bedingt wird, dafs die verwundete Stelle, selbst nach vollständiger Vernarbung, viel weniger Widerstand als die anderen Theile der Bauchwandungen zu leisten im Stande ist, und deshalb häufig ein Hervortreten der Eingeweide gestattet, ein Uebelstand, der besonders bei Wunden unterhalb des Nabels, so wie bei robusten Personen eintritt, deren Geschäft eine bedeutende Körperanstrengung erfordert. Am besten verhütet man denselben dadurch, dafs man nach Wunden der Art lebenslänglich, oder doch während langer Zeit eine, diese mangelnde Resistenz der Bauchwandungen ersetzende, Bandage tragen läfst.

Die die Schnittwunden der Bauchwandungen complicirenden Haemorrhagieen sind von keiner grofsen Bedeutung, da man das blutende Gefäfs stets durchs Gesicht wahrzunehmen vermag. Um sie zu hemmen, genügt bei kleineren Gefäfsen meistens schon die gegenseitige Annäherung der Wundränder, während man bei gröfseren die Torsion oder Ligatur in Anwendung bringen mufs.

Zur Bekämpfung der zu diesen Wunden sich hinzugesellenden Entzündungen bedient man sich der bereits bei den Stichwunden angegebenen antiphlogistischen Mittel.

C. — Nicht penetrirende Wunden der Bauchwandungen durch quetschende Waffen und Geschosse.

1. Contusionen der Bauchwandungen.

Quetschende Waffen, und besonders die durch Schiefspulver in Bewegung gesetzten Geschosse, erzeugen entweder nur eine einfache Contusion der Bauchwandungen, welche auch hier die schon mehrfach bei den Verletzungen anderer Theile beschriebenen Grade zeigen kann, oder sie wirken auch zugleich auf die in der Bauchhöhle enthaltenen Eingeweide.

Die einfachen Contusionen der Bauchwandungen durch Geschosse bieten im Allgemeinen, hinsichtlich ihrer Folgen und Behandlung, nichts Eigenthümliches dar, nur lassen sie, wenn sie sehr stark sind, an der getroffenen Stelle häufig eine mehr oder weniger grofse Schwäche zurück, welche später zur Bildung der unter dem Namen der Eventrationen bekannten Hernien Veranlassung giebt, weshalb man auch bei diesen heftigeren Quetschungen aufser den gewöhnlichen gegen sie anzuwendenden Mitteln, noch einen ziemlich fest angelegten Contentivverband in Gebrauch ziehen mufs.

Wichtiger indefs, als diese Contusionen, sind für den Wundarzt die der in der Bauchhöhle enthaltenen Eingeweide.

Was nun diese betrifft, so beschränkt sich die Wirkung gröfserer, durch Schiefspulver in Bewegung gesetzter Geschosse, wie z. B. der Kanonenkugeln, selten auf ein einzelnes Organ, sondern meistens werden mehrere gleichzeitig afficirt, wodurch dann auch immer sehr mannigfache Folgen entstehn, und nicht selten ein plötzlicher, oder doch baldiger Tod erfolgt, nach welchem man in der Leiche die Leber, die Milz, den Magen, den Darmkanal, die grofsen Gefäfse, die Nieren, die Blase u. s. w., ohne das Vorhandensein einer äufsern Wunde, zerquetscht oder zerrissen findet, wie vielfache von den Schriftstellern mitgetheilte Fälle beweisen. Dafs hier übrigens der Wundarzt nichts auszurichten vermag, versteht sich von selbst.

Indefs erzeugen freilich quetschende Waffen auch nicht immer diese gefährlichen Zufälle, sondern häufig bleibt ihre Wirkung auch auf ein einzelnes Eingeweide beschränkt, so dafs der Wundarzt Zeit gewinnt, die schlimmeren Folgen zu verhüten, oder durch die geeigneten Mittel zu beseitigen. Eine der gewöhnlichsten, und eigentlich wohl die Quelle aller andern, ist die Entzündung des gequetschten Eingeweides, und des darüber liegenden Bauchfells, der man mithin auch durch die energische Anwendung aller bekannten Antiphlogistica entgegentreten mufs. Häufig bleiben aber auch nach heftigen Contusionen der Eingeweide organische Leiden zurück, welche dem Kranken ein langes Siechthum bereiten und nur sehr allmälig zur Heilung gelangen, oder wohl gar nach der Ausbildung schlimmerer Degenerationen zum Tode führen.

2. Contusionen der Leber und der Milz.

Die Leber erleidet bei der Einwirkung quetschender Waffen auf das rechte Hypochondrium, wegen ihres Umfangs und ihrer Schwere, häufig Contusionen, welche sogar eine Ruptur dieses Organs und dann einen meistens tödtlichen Blutergufs in die Unterleibshöhle herbeiführen können. War die Contusion hingegen geringer, so entsteht nur eine Neigung zur Entzündung, der Kranke empfindet während einiger Tage einen dumpfen und tief sitzenden Schmerz in der Seite, der leicht mit dem durch die Erschütterung der Bauch- oder Brustwandungen erzeugten verwechselt werden kann, bis endlich die vorhandene Hepatitis deutlicher hervortritt, welche viel häufiger, als die durch innere Ursachen erzeugte, in Eiterung übergeht, hinsichtlich der Behandlung aber nichts Besonderes darbietet.

Auch die Milz erfährt häufig durch Contusionen des linken Hypochondriums eine Ruptur, welche meistens einen mehr oder weniger starken Blutergufs in die Höhle des Peritoneums zur Folge hat. Geringere Contusionen der Milz erzeugen dagegen in der Regel eine Entzündung, welche nicht leicht in Eiterung, vielmehr meistens in ein chronisches Leiden übergeht. Die Verhütung oder Bekämpfung der Entzündung mufs mithin auch der Zweck der Behandlung dieser Verletzung sein.

Weit ausgedehnte Rupturen der Milz und der Leber ziehen wegen der Wichtigkeit dieser Organe, so wie wegen des fast immer stattfindenden Blutergusses stets den Tod nach sich, welcher meistens so schnell eintritt, dafs man weder den vorhandenen Krankheitszustand während des Lebens gehörig zu ermitteln, noch eine Behandlung dagegen einzuleiten im Stande ist.

Sind diese Rupturen hingegen von geringem Umfange, so können die Kranken hergestellt werden, wie dies wohl auch die fibrösen, weifsen und mehr oder weniger tiefen Narben beweisen, welche man zuweilen bei der Section von an andern Krankheiten verstorbenen Individuen vorfindet.

Ebenso führt die Ruptur der durch die Galle ausgedehnten Gallenblase eine Peritonitis herbei, gegen welche die Kunst fast nichts auszurichten vermag, und welche in den meisten Fällen tödtlich abläuft. Die ganze Thätigkeit des Wundarztes beschränkt sich vielmehr darauf, die Leiden des Kranken durch Emollientia, locale Blutentziehungen, Antispasmodica, Narcotica u. s. w. zu mildern, jedoch ohne Hoffnung ihn dadurch herzustellen.

3. Contusionen des Magens.

Das Epigastrium treffende Stöfse bewirken häufig eine längere oder kürzere Zeit anhaltende und mitunter tödtliche Ohnmacht, von der es ungewifs ist, ob sie von dem im Magen erzeugten Schmerze, von der Verletzung des Plexus solaris, oder von einer Erschütterung herrührt, welche bei schräg von unten nach oben wirkenden Stöfsen durch die Bauchwandungen und das Zwerchfell hindurch sich bis zum Herzen fortsetzt. Häufig entsteht auch eine Ruptur einzelner Gefäfse des Magens und hierdurch ein mehr oder weniger hartnäckiges Blutbrechen. Die gewöhnlichste Folge solcher Contusionen aber, der zuletzt genannte Zufall mag eingetreten sein oder nicht, ist eine acute oder chronische Gastritis, die der Arzt alsdann durch die geeigneten Mittel zu beseitigen suchen mufs.

Endlich kann auch bei sehr heftiger Einwirkung quetschender Körper der Magen selbst bersten, was sich durch folgende Symptome zu erkennen giebt: ein starker und plötzlich eintretender Schmerz in der Herzgrube, ein sich schnell durch die Bauchhöhle verbreitendes Gefühl von Wärme, Anschwellung und tympanitische Auftreibung des Bauchs, unbeschreibliche Angst, das Gefühl des bevorstehenden Todes, ohnmachtähnliche Schwäche, Schweifs, Kälte der Extremitäten, lang währende Ohnmachten u. s. w. Zu den zuerst genannten Symptomen gesellt sich dann, wenn der Kranke nicht sehr schnell stirbt, eine heftige und allgemeine Peritonitis hinzu, welche die Folge der in die Bauchfellshöhle ergossenen Nahrungsstoffe ist. Immer aber tritt der Tod nach solchen Verletzungen, gegen die man durch kein Mittel etwas auszurichten vermag, sehr bald ein.

4. Contusionen der Gedärme.

Die die Gedärme treffenden Contusionen erzeugen ebenfalls entweder eine Entzündung derselben, gegen welche man die gewöhnlichen Mittel in Anwendung zu bringen hat, oder eine Ruptur, welche durch Ergufs von Fäcalmassen, zu dessen Verhütung man kein Mittel besitzt, meistens einen schleunigen Tod herbeiführt, der die Folge einer höchst acuten Peritonitis ist. *).

5. Contusionen der Blase.

Ist die Blase leer, so kann sie nur schwer von quetschenden Körpern, welche auf die Regio epigastrica einwirken, getroffen werden, ist sie hingegen gefüllt, so kann durch heftige Contusionen eine Ruptur dieses Organs ent-

---

*) [*Jobert de Lamballe* sieht die, durch Austritt des Darmgases erzeugte tympanitische Auftreibung des Bauchs als ein characteristisches Zeichen der Ruptur des Darmkanals an, was sie auch in der That bei unverletzt gebliebenen Bauchwandungen ist. Zwei von ihm gemachte Beobachtungen theilen wir zum Belege seiner Behauptung hier mit:

N, 27 Jahr alt, fiel von einem Wagen und kam unter das Rad, welches ihm über den Bauch fortging, ohne die vordere Wand desselben im geringsten zu beschädigen Er ward sogleich ins Hospital St. Louis gebracht, wo man tympanitische Auftreibung, Spannung und trommelartiges Tönen des fast gar nicht schmerzhaften Bauchs bei ihm vorfand. Nach der Anwendung mehrerer Aderlässe, vieler Blutegel und erweichender Umschläge auf den Bauch verschwand die Tympanitis, und der Kranke ging unter dem Gebrauche einer strengen Diät und beschwichtigender Tränke seiner Heilung entgegen, und blieb nur noch zur Wiederherstellung seiner Kräfte im Hospitale, als er plötzlich von Haemoptoe befallen wurde und, trotz der angewendeten Mittel, nach zweimonatlichem Aufenthalte im Krankenhause starb.

Bei der Leichenöffnung fand man den Dünndarm an einer Stelle mit dem Peritoneum in der Gegend der innern Fläche der letzten falschen Rippe verwachsen, das Netz davor liegend und ebenfalls genau damit verklebt; und bei der fernern Untersuchung der innern Fläche des Darms nahm man ein Stück des Netzes wahr, welches durch die ungefähr vier Linien lange Oeffnung wie ein Tampon hineinragte, ein Umstand, der das Nichteintreten des Ergusses in die Peritonealhöhle hier zur Genüge erklärt.

Zweite Beobachtung. *N*. wurde von einem Balken niedergeworfen, der ihm auf den Bauch fiel, doch die Bauchwandungen, eine leichte Ecchymose abgerechnet, unbeschädigt liefs. Als der Kranke kurze Zeit darauf nach dem Hospital St. Louis kam, fand man den Bauch sehr ausgedehnt, hart, trommelartig tönend, aber wenig schmerzhaft, und leitete eine sehr streng antiphlogistische Behandlung ein, die indefs nichts fruchtete, denn der Patient starb schon in der Nacht nach seiner Aufnahme.

Bei der, 24 Stunden nach dem Tode, angestellten Leichenöffnung fand man eine kleine Quantität Blut zwischen die Bauchmuskeln ergossen, den Dünndarm vollständig zertrennt, so wie auch das Mesenterium in der Ausdehnung von sechs Linien eingerissen; die beiden Darmenden waren von einander entfernt, umgestulpt und noch so stark contrahirt, dafs man nur mit Mühe den Finger einzubringen vermochte. In die Bauchhöhle war eine Menge Koth ergossen.]

stehn, wovon in der ersten Abtheilung mehrere Beispiele angeführt worden. Eine minder heftige Quetschung hat Bluterguſs und entzündliche Anschwellung der Blasenwände zur Folge, die sogleich ein erschwertes Harnen oder ein gänzliches Unvermögen dazu nach sich ziehen, obwohl dies letztere Symptom umgekehrt nicht nothwendig eine Contusion der Blase voraussetzt, da man es auch in Fällen, wo nur die Bauchmuskeln gequetscht worden sind, antrifft. Mitunter entsteht auch nur eine Zerreiſsung der innern Haut der Blase, bei der sich dann das Blut aus den geöffneten Gefäſsen in die Höhle dieses Organs ergieſst und den Harn mehr oder weniger roth färbt. Bei der Behandlung hat man die für die Contusionen im Allgemeinen angegebenen, so wie die für die Therapie der acuten und chronischen Cystitis geltenden Indicationen zu erfüllen, von Zeit zu Zeit die Catheterisation vorzunehmen, oder, so lange die Blase ihres Contractionsvermögens ermangelt, einen Catheter liegen zu lassen.

Was die Rupturen der Blase betrifft, so sind dieselben fast immer tödtlich, indem der Erguſs von Urin sehr bald eine heftige Entzündung des ganzen das kleine Bekken auskleidenden Zellgewebes nach sich zieht, welche sich in der Regel auch auf das Peritoneum fortsetzt und sich dann durch folgende Symptome zu erkennen giebt: heftiger Schmerz in der ganzen Becken- und Unterbauchgegend, groſse Hitze und auſserordentlich starker Durst, kleiner Puls, kalte Schweiſse, Ohnmachten, Schluchzen, worauf dann auch meistens bald der Tod folgt. Indeſs gelingt doch in einzelnen seltnen Fällen die Wiederherstellung solcher Kranken, indem der angesammelte Urin, nachdem er groſse Zerstörungen angerichtet hat, sich einen Weg nach auſsen bahnt. Man bringe deshalb, in der Hoffnung, diesen glücklichen Ausgang herbeizuführen, einen elastischen Catheter in die Harnröhre und lasse denselben liegen, damit der Urin, so wie er in die Blase gelangt, ausgeleert werde, und nicht die Wundränder von einander entfernt halte, oder sich fortdauernd ins kleine Becken ergieſse. Auſserdem bekämpfe man die eintretenden Entzündungen durch kräftige Antiphlogistica und eröffne frühzeitig die sich bildenden Abscesse.

7. Contusionen der Nieren.

Auch die Nieren, obwohl sehr tief im Bauche verborgen, können durch quetschende Waffen beschädigt werden, welche entweder nur Reizungen und Entzündungen dieser

Organe, oder auch Rupturen, Zerreifsungen und Zerschmetterungen derselben herbeiführen. Das Vorhandensein einer solchen Verwundung, die man durch Aderlässe, Blutegel, Bäder, Antispasmodica u. s. w. zu bekämpfen suchen mufs, läfst sich allein aus den Zeichen der Nierenentzündung erkennen.

Die Zerschmetterung der Nieren ist eine in der Regel tödtliche Verletzung und fast immer mit sehr bedeutenden, oft an sich schon lethalen Beschädigungen der Nachbartheile, wie der Lungen, des Rückgraths u. s. w., complicirt.

Folgende interessante Beobachtungen von Quetschungen der Unterleibseingeweide, ohne gleichzeitige penetrirende Wunden der Bauchwandungen, mögen hier Platz finden.

Beobachtung.

V. stürzte von einem Wagen und ward zwischen dessen Rad und eine nahe stehende Mauer gequetscht, wo man ihn kurze Zeit nachher auf der rechten Seite liegend antraf. Der Körper war nach vorn gebeugt, die Hand gegen das sehr schmerzhaft scheinende Epigastrium gedrückt, die Brust mit Schweifs bedeckt, das Gesicht blafs, die Stimme sehr schwach und der Puls nicht zu fühlen. Der Verwundete ward sogleich ins Hôtel-Dieu geschafft, wo er nach Verlauf von dreiviertel Stunden starb.

Bei der Obduction fand man eine allgemeine Contraction der Muskeln des Stamms und der Glieder, so wie einen dumpfen Ton an dem ganzen untern Theil der rechten Brusthälfte. Die Bauchhöhle, an deren äufsern Wänden man weder irgend eine Volumenvergröfserung, noch irgend eine Verletzung wahrnahm, war in der Gegend der Hypochondrien und zwischen den Darmmündungen mit einer Menge schwarzen, flüssigen Blutes angefüllt; der Theil der Leber, welcher an das Zwerchfell angeheftet ist, in grofser Ausdehnung zerrissen, zermalmt und fast in einen Brei verwandelt, während andere Stücke in einer grofsen mit Blut gefüllten, in der Lebersubstanz befindlichen Höhle schwammen.

Die Milz war ebenfalls an mehreren Stellen zerrissen und enthielt einige mit geronnenem Blute gefüllte Höhlen.

In die Brusthöhle und ins Pericardium waren keine Flüssigkeiten ergossen, und auch die Rippen und Wirbel nicht beschädigt.

Be-

Beobachtung.

Ein starker Mann ward kurze Zeit nach dem Frühstück in der Gegend der Brust durch zwei Kähne stark gequetscht und gleich darauf aus dem Wasser gezogen und ins Hôtel-Dieu gebracht, wo man wegen der heftigen Aufregung und der bedeutenden Schmerzen den baldigen Tod fürchten mufste. Gegen Abend wurden zwar Aufregung, Schmerzen und erschwertes Athmen etwas geringer, indefs war der Puls sehr klein und schwach. Man glaubte, dafs derselbe nach einem Aderlafs sich heben würde, doch starb der Kranke schon einige Stunden nach der Venaesection.

Am andern Tage fand man bei der Obduction eine Menge Nahrungsstoffe in die Peritonealhöhle ergossen und den Magen an der vorderen Fläche, nahe dem Pylorus, durch eine zwei und einen halben Zoll grofse Wunde geöffnet.

Beobachtung.

Einem Fuhrmann, welcher im Trunke von seinem Wagen gestürzt war, fuhr das Rad über den unteren Theil des Bauchs. Er ward noch in derselben Nacht, in welcher der Unfall sich zugetragen hatte, ins Hôtel-Dieu gebracht, wo man äufserlich nur leichte Ecchymosen und Excoriationen der Haut in der Gegend des oberen und vorderen Theiles der crista ilii vorfand. Aufserdem war der Kranke in Folge des Sturzes und des Rausches sprach- und bewufstlos und brach mit einer grün braunen Materie gemischte Nahrungsmittel und Getränke aus. Am folgenden Morgen war das Gesicht blafs und besonders um die Nasenflügel gelblich, der Puls klein, zusammengezogen und frequent, und der Unterleib sehr schmerzhaft, weshalb ein Aderlafs und erweichende Fomentationen des Bauches angewendet wurden. Am Abend nahm man aufser den genannten Symptomen noch eine aufserordentliche Schwäche, Decubitus am Rücken und Kälte der Extremitäten wahr, weshalb eine belebende und beruhigende Arznei gereicht wurde. Am Morgen des zweiten Tages befand sich Patient etwas besser, doch hatte er noch immer heftige Schmerzen und brach Alles, was er genofs, mit einer grünbraunen, zähen Materie gemischt, wieder aus. Am Abend traten Frostanfälle ein, die Extremitäten wurden noch kälter als am Abend zuvor, das Erbrechen dauerte fort, und in der Nacht gab der Kranke seinen Geist auf.

Bei der Leichenöffnung fand man flüssige Fäcalmassen in die Unterleibshöhle ergossen und am unteren Theile des Dünndarms eine grofse brandige Stelle, in deren Mitte man eine Oeffnung von dem Umfange einer dicken Schreibfeder bemerkte.

Das Peritoneum war überall heftig entzündet, die Därme durch Pseudo-Membranen unter einander verklebt und an mehreren Stellen mit lividen, bräunlichen Flecken versehn. Die concave Fläche der Leber war mit ähnlichen Ausschwitzungen bedeckt, und die Gallenblase leer.

Beobachtung.

Ein Stallknecht ward von einem Pferde gegen den Unterleib zwischen dem Nabel und dem Schambeine geschlagen, stürzte nieder, empfand sehr heftige Schmerzen im Unterleibe und fing auch sogleich zu brechen an. Ein hinzugerufener Wundarzt machte ein starkes Aderlafs und verordnete erweichende Fomentationen auf den Unterleib; da indefs der Zustand sich verschlimmerte, ward der Kranke am folgenden Tage ins Hôtel-Dieu geschafft. Hier fand man den Bauch hart, gespannt und sehr schmerzhaft, allein äufserlich keine Spur einer Contusion. Der Puls war klein, zusammengezogen und frequent, das Gesicht blafs, collabirt und heftigen Schmerz verrathend. Die Haut war überall kalt und mit klebrigem Schweifse bedeckt. Man verordnete ein Aderlafs und vierzig Blutgel auf den Bauch. Am Abend befand sich Patient noch schlechter, weshalb man das Aderlafs wiederholte und Klystiere aus einer Abkochung von Mohnköpfen setzen liefs. In der Nacht trat zwar gröfsere Ruhe ein, doch blieb die Haut kalt, der Puls verschwand fast ganz, und vier und zwanzig Stunden nach der Aufnahme, am dritten Tage nach dem Zufalle, trat der Tod ein.

Section. An den Bauchwänden fand man nur oberhalb der Schambeine eine leichte Ecchymose und unter das subcutane Zellgewebe, so wie zwischen die Muskelfibern der Gedärme etwas Blut ergossen. In die Peritonealhöhle waren flüssige Fäcalmassen ausgetreten, und das den Dünndarm bedeckende Peritoneum sah roth und an einzelnen Stellen violet aus, aufserdem war dasselbe überall stark injicirt und mit deutlichen Spuren von Entzündung versehn. Am Ilium zeigte sich einen Fufs oberhalb des Coecums ein Rifs, der die einzelnen Darmhäute in verschiedener Ausdehnung trennte, im Peritoneum ungefähr einen Zoll mafs, in der Muskelhaut nur halb so lang und in der Schleimhaut noch kürzer war.

Die Geschosse erzeugen indefs nicht immer nur Contusionen, sondern vielmehr in der Regel Wunden, von denen wir es hier jedoch nur mit den nicht penetrirenden zu thun haben.

Die Richtung der Kugeln kann eine mehr oder weniger gerade oder eine schräge sein, und deshalb haben die erzeugten Wunden bald die Gestalt von Rinnen, bald die längerer oder kürzerer Kanäle, welche entweder nur durch die Haut und das subcutane Zellgewebe gehen, oder bis zu den Aponeurosen und Muskeln dringen. Auch umkreisen zuweilen die Kugeln die Bauchwände auf dieselbe Weise, wie wir dies schon bei den Wunden des Schädels und der Brust beschrieben haben. Hinsichtlich der Symptome und der Therapie bieten übrigens diese Verletzungen nichts Besonderes dar; auch hier mufs man, wenn es nöthig ist, zu Wundenerweiterungen seine Zuflucht nehmen, nur sich hüten, denselben eine zu grofse Ausdehnung zu geben, da leicht, besonders wenn man die Aponeurosen einzuschneiden gezwungen war, Bauchbrüche entstehen. Die Extraction etwa in den Weichtheilen zurückgeblieb̈ner Kugeln wird auf die gewöhnliche Art vorgenommen.

Die Wunden der hintern Fläche der Bauchwandungen sind wegen der Dicke dieser letztern seltner als die der vorderen penetrirend, unterscheiden sich, wenn sie oberflächlich sind, nicht von anderen; gehen sie hingegen tief, so sind sie häufig mit Verletzung der Lendenwirbel complicirt, von der noch besonders die Rede sein soll. Eben so habe ich über die Verletzung der Seitentheile der Bauchwandungen nichts Eigenthümliches beizubringen.

Zuweilen sind diese Schufswunden mit bedeutenderen Haemorrhagieen aus den in den Bauchwandungen enthaltenen Gefäfsen, wie der Arteria Epigastrica, der Lumbalis u. s. w., complicirt, die indefs im Ganzen doch nur selten vorkommen, da die Zermalmung der Gefäfsöffnung das Ausfliefsen des Blutes in der Regel so lange verhindert, bis die Obliteration des Kanals eingetreten ist.

Viel häufiger aber sind die gequetschten Wunden der Bauchwandungen mit Entzündungen verbunden, welche besonders dann eintreten, wenn die Aponeurosen und Muskelscheiden zerrissen oder zermalmt worden sind. Man begegnet denselben durch reichliche und wiederholte Aderlässe, strenge Diät, erweichende Fomentationen u. s. w.

Ganz besondere Gefahr führen die Verwundungen der

Bauchwandungen durch gröfsere Geschosse, wie Kanonenkugeln, zerspringende Bomben u. s. w., mit sich, da sie auch die tiefer gelegenen Theile, und vorzüglich das Peritoneum, in Entzündung setzen, der man durch das strengste antiphlogistische Verfahren vorzubeugen bemüht sein mufs. Die locale Behandlung unterscheidet sich übrigens auch bei diesen Verletzungen in nichts von ähnlichen an anderen Körpertheilen vorkommenden: man mufs nämlich mäfsige Wundenerweiterungen vornehmen, dem Kranken eine Stellung geben, bei der die Bauchwände möglichst erschlafft sind, sich bildende Abscesse frühzeitig öffnen, damit nicht der Eiter in denselben stocke, die Bauchwände durchfresse und sich einen Weg in die Peritonealhöhle bahne. Die nach solchen Wunden oft entstehenden Bauchbrüche behandelt man, wie bei den nicht penetrirenden Schnittwunden der Bauchwandungen angegeben worden.

§. II.

Von den penetrirenden Bauchwunden

Die penetrirenden Wunden des Bauchs durch stechende, schneidende Waffen u. s. w. heifsen einfache, wenn sie nur die Wandungen eröffnen, und complicirte, wenn gleichzeitig eine mehr oder weniger bedeutende Verletzung irgend eines Baucheingeweides stattgefunden hat.

A. — Penetrirende Bauchwunden durch stechende Waffen (einfache Wunden).

Häufig ist es sehr schwierig und bei sehr engen und schräg gehenden Wunden sogar ganz unmöglich, zu bestimmen, ob sie penetriren oder nicht, und weder die Ermittelung der Stellung des Patienten im Augenblicke der Verletzung, noch die der Kraft, mit welcher der Stofs geführt wurde, noch die Untersuchung mit der Sonde können uns hierüber einen sichern Aufschlufs geben. Diese Schwierigkeiten werden überdies noch durch die verschiedene Dicke der Fettschicht vermehrt, ein Umstand, der oft schon zu Irrthümern Veranlassung gegeben hat, indem z. B. Degen, nach der Lage der beiden Orificien zu urtheilen, den Bauch vollständig durchbohrt zu haben schienen, während sie nur durch die Fettschicht gedrungen waren. Auch sind schon öfters kleine, durch die äufsere Oeffnung hervordringende Fettklümpchen der Integumente für Theile des Netzes gehalten worden: Irrthümer, in die man so leicht nicht verfallen wird, so bald man die erörterten Umstände gehörig beachtet. Uebrigens ist auch bei Bauchwunden, wo das Eindringen von Luft keine Gefahr mit sich führt, die Unterscheidung der penetrirenden und nicht penetrirenden gar nicht von so grofser Wichtigkeit, vielmehr hat man nur zu ermitteln, ob irgend ein Unterleibseingeweide verletzt worden, oder nicht. Deshalb mufs man alle Versuche, eine etwa vorhandene Penetration ausfindig zu machen, unterlassen, besonders aber die Anwendung der Sonde, als durchaus schädlich, verwerfen, da dieselbe, abgesehn von den Hindernissen, welche ihrer Einführung durch die veränderte Richtung der Wunde, die Anschwellung ihrer Ränder, und vorhandene Blutcoagula entgegengestellt werden, leicht zu einer Erneuerung der Blutung, zur Bildung von falschen Gängen, so wie gewifs immer zu Reizungen und Entzündungen Veranlassung giebt, ohne uns über den einzigen wissenswürdigen Umstand, nämlich über die Verletzung von Eingeweiden, Sicherheit zu verschaffen. Nur in dem einzigen Falle, wo man sich von der Gegenwart eines fremden Körpers überzeugen wollte, wäre ihr Gebrauch zulässig.

Häufig gleiten auch stechende Waffen nach Durchbohrung der Bauchwände zwischen den Eingeweiden fort, ohne irgend eins zu verletzen, und in einem solchen Falle heilt die Wunde eben so leicht und schnell, als wenn sie nicht penetrirend wäre. Dafs Entzündungen sich nicht minder zu den penetrirenden Wunden, als zu den nicht penetrirenden hinzugesellen können, brauche ich nicht erst zu erwähnen, und ebenso versteht es sich von selbst, dafs, da die Penetration an sich schon ein wichtiges Moment zur Hervorrufung von Entzündungen des Peritoneums ist, man hier die antiphlogistische Methode mit desto gröfserer Energie in Anwendung bringen müsse.

Im Ganzen sind indefs die einfachen penetrirenden Wunden selten, und viel öfter kommen dagegen die mit Verletzungen der Eingeweide, mit Austritt von Luft oder Flüssigkeiten, mit der Gegenwart von fremden Körpern u. s. w. verbundenen vor, von welchen Complicationen wir jetzt einzeln handeln wollen.

1. Wunden der Leber.

Die eine Stichwunde der Leber andeutenden Symptome variiren, je nach der Stelle, an welcher dieses Eingeweide getroffen worden ist. Die äufsere, im Normalzustande unter den falschen Rippen verborgene Leberfläche kann nur von der Seite der unteren Intercostalräume, so wie des Zwerchfells her erreicht werden. Indefs steigt die Leber oft auch tiefer herab und ist alsdann, besonders bei starker Inspiration, auch für unterhalb der Rippen eindringende Instrumente zugängig. Aufserdem geht auch die Leber, bei abnormer Gröfse, wenn sie hypertrophisch ist oder durch einen Ergufs in die Brusthöhle deprimirt wird, oft viel tiefer herab. Ihre concave Fläche wird am leichtesten dann verwundet, wenn die Waffen in der Regio epigastrica von links nach rechts und von unten nach oben eindringen.

Was die Symptome betrifft, so empfindet der Verwundete, wenn die convexe Fläche der Leber durch Waffen verletzt wurde, welche durch den obern seitlichen Theil der Bauchhöhle oder durch die unteren Intercostalräume eindrangen, zuerst einen heftigen Schmerz, der sich oft bis zur rechten Schulter oder bis zum Larynx verbreitet. Ward hingegen die concave Fläche getroffen, so werden besonders am Processus xyphoideus heftige Schmerzen wahrgenommen. In beiden Fällen treten meistens nach Verlauf einer kürzeren oder längeren Zeit allgemeine oder partielle Gelbsucht, so wie die Symptome einer Leberentzündung ein, welche alle ihre gewöhnlichen Ausgänge nehmen kann. Auch geben diese Wunden zuweilen zu Blutergüssen in die Brust- oder in die Bauchhöhle (siehe unten Blutergüsse in die Bauchhöhle) Veranlassung.

Die Behandlung der Stichwunden der Leber ist die der penetrirenden Bauchwunden und der Hepatitis, so wie mitunter auch die der Blutergüsse in die Brust und Bauchhöhle. Die Gefahr der Verletzungen des Lebergewebes ist übrigens sehr grofs und häufig nehmen sie, trotz einer sehr energischen Behandlung, einen unglücklichen Ausgang.

Verwundungen der Gallenblase und der Gallengänge kommen wegen der Kleinheit dieser Organe nur sehr selten vor, und ziehen dann immer, in Folge des, eine äusserst heftige Peritonitis erregenden Gallenergusses, sehr schnell den Tod nach sich. Bei sehr kleinen Wunden dieser Theile könnte vielleicht dieser Ergufs ausbleiben, und man würde alsdann eine solche Verletzung nur aus der Richtung der Wunde vermuthen können; indefs fehlte in allen bisher bekannt gewordenen Fällen von Verwundung der Gallenblase der Austritt der Galle niemals und immer führte derselbe sehr schnell, zuweilen sogar schon nach einigen Stunden zum Tode, so dafs alle Kunsthülfe hier wohl vergebens ist.

2. Wunden der Milz.

Wunden der Milz geben sich nicht durch besondere Zeichen zu erkennen, da wir die Functionen dieses Organes zu wenig kennen und mithin auch deren Störungen nicht zu würdigen vermögen. Solche Verletzungen lassen sich deshalb nur aus der Lage der Wunde im rechten Hypochondrium, so wie aus der Tiefe und Richtung, in welcher das Instrument eingedrungen ist, vermuthen, und um so eher, obwohl auch nicht mit Sicherheit, kann man darauf schliefsen, wenn gleichzeitig ein Blutergufs in die Peritonealhöhle stattfindet, der bei wirklicher Verwundung der Milz aus den grofsen in ihrer Substanz enthaltenen oder von ihr abgehenden Gefäfsen herrührt. Die consecutiven Symptome sind die einer wenig ausgesprochenen Entzündung, wenn die Milz allein entzündet ist, die einer Peritonitis, wenn die seröse Haut zugleich mitleidet, wozu dann noch zuweilen die Zeichen des Blutergusses kommen.

Die Behandlung ist in den beiden ersten Fällen blofs antiphlogistisch, im letzten aber mufs man gegen den Blutergufs noch besonders einschreiten.

Die Gefahr der Milzwunden ist sehr grofs, und viele tüchtige Aerzte halten sie sogar wegen des starken, in die Bauchhöhle stattfindenden und nicht zu stillenden Blutergusses schon an sich, ohne gleichzeitige Verletzung anderer Eingeweide, für tödtlich, und wirklich scheinen einige Thatsachen die Wahrheit dieses Satzes zu beweisen, nur sind die beobachteten Fälle nicht zahlreich genug, um ein allgemein gültiges Resultat daraus ziehen zu können.

3. Wunden der Nieren.

Die Nieren können durch stechende oder stechendschneidende Waffen von ihrer hintern, so wie von ihrer vordern Fläche aus erreicht werden; im erstern Falle werden dann häufig nur die Muskeln der Lumbalgegend, ohne Verletzung des Peritoneums durchdrungen, im letzteren hingegen mufs vorher nothwendig die Peritonealhöhle eröffnet werden. Die Zeichen einer Nierenverletzung sind aufser denen, welche wir aus der Lage der äufsern Wunde, so wie aus deren Tiefe und Richtung entnehmen, ein heftiger, sich über die Harnwege vollständig verbreitender Schmerz, Blutharnen, Retraction der Testikel und überhaupt alle Zeichen der Nephritis. Aufserdem sieht man bei Verletzungen der Niere an ihrer hintern Fläche zuweilen den Urin aus der äufsern Wunde hervorfliefsen: ein

Fall, bei welchem eine Heilung möglich ist, wenn die Wunde nicht durch die Substanz des in Rede stehenden Organs ganz hindurch geht. Ist hingegen das Peritoneum mit beschädigt worden, so entsteht schnell ein Harnerguſs in die Peritonealhöhle, der zu einer heftigen, schnell tödtlichen Bauchfellsentzündung Veranlassung giebt. Die Behandlung dieser Wunden besteht in der Anwendung eines streng antiphlogistischen Verfahrens, und nur da, wo man bei Wunden in der Lumbalgegend bemerkt, daſs der Harn sich mit Mühe einen Weg durch die äuſsere Oeffnung zu bahnen vermag, würde man die Erweiterung dieser letzteren vornehmen, um Urininfiltrationen ins Zellgewebe und schlimme Entzündungen zu verhüten. Zuweilen bleibt auch nach Wunden der hintern Fläche der Niere eine Harnfistel zurück.

4. Wunden des Pancreas.

Für die Wunden des Pancreas giebt es keine besondere Zeichen. Zwar behaupten manche Schriftsteller, daſs man dieselbe an dem Hervordringen einer klaren Flüssigkeit aus der äuſsern Wunde zu erkennen im Stande wäre, doch ist ein solches Ausflieſsen wegen der tiefen Lage dieses Organs wohl nicht möglich, und selbst wenn es einträte, würde man den pancreatischen Saft doch von dem Serum, welches bei vermehrter Thätigkeit des Bauchfells abgesondert wird, nicht unterscheiden können. Und ebenso werden die Zeichen der Entzündung dieses Organs von denen der Entzündung des nothwendig mit ergriffenen Peritoneums versteckt, was indeſs für die Behandlung von keinem Belang ist, da diese von dem für die penetrirenden Bauchwunden überhaupt geltendem Verfahren nicht abweicht.

Auch auf einige andere Unterleibseingeweide findet das über das Pancreas Bemerkte Anwendung, die Verlezzung derselben läſst sich nämlich nicht an besonderen Zeichen erkennen, und wenn daher einige Schriftsteller sagen, daſs z. B. die Verwundung des Ductus thoracicus sich durch das Hervordringen einer, nach vollendeter Verdauung farblosen und bald nach einer Mahlzeit milchartigen, Flüssigkeit characterisire, so ist dies eine bloſse Hypothese, welche sich durch die Erfahrung nicht bestätigt. Ebenso verhält es sich mit dem Netze und dem Mesenterium, von welchem letztern Mehrere, wie auch *Ruysch* fälschlich behauptet haben, daſs es, im angefüllten Zustande verletzt, stets den Tod veranlasse. Allerdings sind die Verwundungen desselben, wegen der sich so zahlreich darin verzweigenden Nerven und Gefäfse, deren Verletzung nervöse Zufälle, oder Ergüsse in die Bauchhöhle zu Wege bringt, gefährlich, doch kommen diese Symptome keinesweges der Beschädigung des Mesenteriums ausschliefslich, sondern auch der vieler andern Eingeweide zu.

5. Stichwunden der Blase.

Man sollte glauben, dafs die tief hinter dem Schaambeine verborgene Blase, sobald sie leer ist, mehr als alle andere Unterleibseingeweide, vor Verletzungen geschützt sei, indefs wird sie doch selbst im nicht angefüllten Zustande zuweilen von stechenden oder stechend und schneidend zugleich wirkenden Massen beschädigt, wenn diese über den Schaambeinen von oben nach unten und von vorn nach hinten, oder vom Perinaeum aus von unten nach oben und von hinten nach vorn eindringen. Auch können beim Fallen auf spitzige Körper diese, nach Durchbohrung der vordern Wand des Rectums, in den untern Theil der Blase gelangen. In allen diesen Fällen kann die Blase von ihrem Grunde nach dem Halse zu oder in umgekehrter Richtung durchdrungen werden, ohne dafs das Bauchfell berührt wird, während diese Membran nothwendig getroffen werden mufs, wenn eine verwundende Waffe von irgend einem der genannten Punkte aus durch die hintere Blasenwand eindringt.

Ist hingegen die Blase mit Harn gefüllt, so erhebt sie sich über den Schaambogen und steigt mitunter gar bis zum Nabel empor, so dafs sie alsdann von allen verwundenden Körpern, welche von vorn nach hinten zwischen dem Nabel und den Schaambeinen in die Bauchhöhle eindringen, getroffen werden kann. Auch hier bleibt in der Regel das Peritoneum verschont, wenn nur die vordere Wand der Blase getroffen worden, während, wenn zugleich eine Durchdringung der hintern Wand stattfindet, stets eine Eröffnung der Peritonealhöhle zu Wege gebracht wird.

Die durch Blasenverletzungen erzeugten Symptome bestehn in dem Vorhandensein einer Wunde im Hypogastrium oder am Perinaeum, in irgend einer der angegebenen Richtungen, so wie in einem heftigen, sich allgemein über die Harnwege verbreitenden Schmerz, der bei Männern oft mit Erectionen der Ruthe und mit dem Abgange eines sparsamen und blutigen Urins verbunden ist, wozu sich dann noch andere Erscheinungen gesellen, die sich, je nach der besondern Beschaffenheit der Blasenverletzung und dem Verhältnisse, in welchem dieselbe zu der äufsern Wunde steht, verschieden gestalten. Was die Gefahr dieser Wunden betrifft, so können sie, wenn das Peritoneum verschont geblieben, der Wundkanal gerade, die äufsere Oeffnung gröfser als die innere ist, und der Urin frei nach aufsen fliefst, ohne sich ins Zellgewebe zu infiltriren, eben so gut, wie die beim Steinschnitte ober- oder unterhalb der Schaambeine heilen. Ist hingegen die äufsere Wunde sehr klein, die in der Blase aber sehr grofs und sind beide nicht durch einen geraden Kanal verbunden, so infiltrirt sich der Urin, je nach dem Sitze der Verletzung, in das Zellgewebe des Beckens, des Perinaeums, der Weichen, des Scrotums u. s. w. und giebt zu aufserordentlich grossen gangränösen Abscessen Veranlassung, durch welche das Zellgewebe und oft auch die Haut zerstört, und das Leben des Patienten in mehr oder weniger bedeutende Gefahr gesetzt wird. Ist gar das Peritoneum beschädigt worden, so entsteht ein Harnergufs in die Bauchhöhle, der um so ansehnlicher ist, je stärker diese letztere im Augenblicke der Verwundung mit Urin gefüllt war. Unter solchen Umständen fliefst sehr wenig Urin aus der äufsern Oeffnung, und der Kranke stirbt sehr schnell an einer höchst acuten Peritonitis.

Die Behandlung der Blasenwunden erfordert vor Allem die Anwendung eines elastischen Katheters, den man offen darin liegen läfst, damit der Urin, so wie er abgesondert wird, ausfliefsen kann. Ist die äufsere Wunde nur klein, dringt aber viel Urin aus der Blase hervor, so mufs man nicht anstehn, die erstere zu erweitern, um auf diese Weise einen freien Abflufs zu bewirken. Entstehen endlich, trotz aller dieser Vorsichtsmaafsregeln, Harninfiltrationen ins Zellgewebe, so mache man an allen Stellen, wo diese Flüssigkeit sich ergossen und zur Entzündung Veranlassung gegeben hat, tiefe Scarificationen, damit ein freier Abflufs zu Stande komme, und die so schädlichen Folgen der Infiltration verhütet werden.

6. Wunden der grofsen in der Bauchhöhle gelegenen Arterien und Venen.

Die Wunden der Aorta, der Vena cava inferior, der Vena portae und der andern grofsen, in der Bauchhöhle gelegenen Arterien und Venen geben sich durch die früher angeführte, den reichlichen Blutungen eigenthümliche

Symptome zu erkennen. Ist nämlich die Gefäfsöffnung nicht grofs genug, um auf der Stelle den Tod zu verursachen, so treten folgende Symptome ein: Allgemeine Schwäche, Blässe des Gesichts, Intermission des Pulses, Anschwellung des weich bleibenden Bauchs, Angst, Ohnmachten, stete Veränderung der Körperstellung, kalte Schweifse, Convulsionen und der Tod. Zuweilen jedoch bleibt auch der Kranke, wenn nur eine Vene durch eine kleine Wunde geöffnet worden ist, längere Zeit am Leben, oder wird sogar wieder hergestellt. Die Verletzung der kleineren Gefäfse führt keine besondere Symptome mit sich, und nur der hierdurch veranlafste Bluterguſs in die Bauchhöhle läfst sie vermuthen oder erkennen. (Siehe unten Blutergüsse in die Bauchhöhle.)

7. Wunden des Uterus durch Stichwaffen.

Der Zustand, in welchem der Uterus zur Zeit des Eindringens einer verwundenden Waffe sich befindet, bedingt dessen gröfsere oder geringere Verwundbarkeit. Ist derselbe nämlich durch einen Foetus, oder ein krankhaftes Produkt ausgedehnt, so wird er sehr leicht bei Verwundungen der vordern Bauchwand mitafficirt, während er, sobald er leer ist, viel schwerer erreicht werden kann.

Die Zeichen, durch die sich eine solche Verletzung zu erkennen giebt, sind: die Lage der Wunde, die Richtung, in welcher die Waffe eingedrungen ist, ein heftiger Schmerz im Hypogastrium, der sich nach den Lenden, den Weichen, der Vulva, den Schenkeln verbreitet und mit dem Ausfliessen von Blut aus den äufseren Genitalien, mit Dysurie, Tenesmus u. s. w. verbunden ist, worauf sich bald die Zeichen der Metritis, und oft auch die der Peritonitis einstellen.

Ist die Verwundete schwanger, so tritt sehr bald nach der Verletzung Abortus ein. Was die Therapie betrifft, so müssen diese immer sehr gefährlichen Verwundungen mit grofser Energie, übrigens aber ganz nach den für die Metritis geltenden Regeln behandelt werden, ein Verfahren, welches man auch bei den Contusionen des Uterus einschlagen mufs, die wir oben übergangen haben, die indefs im Zustande der Schwangerschaft zuweilen vorkommen und mitunter sogar Ruptur oder Zerschmetterung des in Rede stehenden Organs nach sich ziehen.

8. Stichwunden des Magens.

Es ist sehr schwer die Grenzen festzusetzen, innerhalb deren eine perpendikulär die Bauchwandungen durchdringende Waffe den Magen erreichen kann, wegen der unendlichen Verschiedenheiten im Volumen dieses Organs, welche nicht allein durch die Gegenwart oder das Nichtvorhandensein von Ingestis, sondern auch durch rein individuelle Umstände bedingt werden. In der Regel indefs wird der Magen, wenn er leer ist, durch Waffen verletzt, welche zwischen dem Nabel und dem schwertförmigen Fortsatze, und fast ohne Ausnahme immer, wenn sie noch höher eindringen, während, im Zustande der Anfüllung, selbst die Verwundungen unterhalb des Nabels ihn erreichen. Die Zeichen, an denen man eine solche Verletzung erkennt, sind: ein mehr oder weniger heftiger Schmerz in der Regio epigastrica, das Ausbrechen von mit Blut gemischten Nahrungsmitteln, oder Erbrechen reinen Bluts, zuweilen blutige Stühle, bei gröfseren Wunden das Ausfliefsen einer braunen, sauren, den ausgebrochenen Massen ähnlichen Materie, wozu sich noch einige weniger constante Symptome, wie Schweifse, Frostanfälle, Horripilationen, Kleinheit und Zusammengezogenheit des Pulses, Convulsionen, Ohnmachten u. s. w. gesellen.

Ist indefs die Wunde sehr klein, und kein bedeutenderes Gefäfs verletzt worden, so findet, der Magen mag angefüllt oder leer sein, kein Blutergufs in die Bauchhöhle statt, da bei dem Drucke, den die Unterleibseingeweide gegenseitig auf einander ausüben, die im Magen enthaltenen Stoffe, um durch die Wunde zu dringen, einen grösseren Widerstand zu überwinden haben, als um ihren gewöhnlichen Weg zu verfolgen. Die Ränder der kleinen Oeffnung entfernen sich mithin nicht von einander, und es bildet sich bald eine Verwachsung zwischen der verwundeten Stelle und dem Peritoneum, welche einen Ergufs unmöglich macht.

Die Behandlung ist im Allgemeinen die der penetrirenden Bauchwunden; doch hat man hier durch Aderlässe und andere geeignete Mittel mit besonderer Energie die Ausbildung einer Peritonitis oder Gastritis, so wie durch die Anordnung einer gänzlichen Abstinenz nicht allein von Speisen, sondern auch von Getränken, den Austritt von Nahrungsstoffen in die Peritonealhöhle zu verhüten. Nur in dem Falle, wo die Blutung zu bedeutend ist und den Aderlässen, der Kälte u. s. w. nicht weicht, würde man mit Nutzen adstringirende Tränke, von denen man immer wenig auf einmal verschlucken läfst, anwenden können.

9. Stichwunden der Gedärme.

Die Stichwunden der Gedärme sind schwerer zu erkennen, als die des Magens, und besonders ist die Lage der äufsern Wunde hier für die Diagnose von sehr geringem Werth, da fast an allen Stellen des Unterleibes Theile des Darmkanals liegen, und mithin die meisten penetrirenden Bauchwunden mit Verletzungen desselben complicirt sein können. Am häufigsten kommen indefs die Verwundungen des Dünndarms vor, und nächstdem die des Colon transversum, des Coecums, des auf- und absteigenden Colons, des Duodenums und des Rectums.

Ist nur eine einzige, kleine Stichwunde vorhanden, ohne dafs dabei ein gröfseres Gefäfs verletzt worden, oder sich aus den schon erörterten Gründen ein Ergufs in die Bauchhöhle gebildet hat, so giebt sich die Verletzung durch herumziehende Schmerzen, durch ziemlich heftige Kolikanfälle, durch blutige Stühle, eine mäfsige Anschwellung des Bauchs. so wie durch Symptome der Enteritis und meistens auch der Peritonitis, welche sich schnell entwickeln, zu erkennen. Hier tritt also, wie bei kleinen Magenwunden, kein Ergufs von Fäcalmassen in die Bauchhöhle ein, und die Genesung erfolgt, wie nach einfachen penetrirenden Wunden. *) Auch die Behandlung weicht im All-

*) [Wir wollen hier in der Kürze den Weg angeben, auf welchem diese Wunden, ganz der Natur überlassen, zur Heilung gelangen, und den wir in vielen Fällen, zur Abwendung dringender Gefahren, nachzuahmen bemüht sein müssen.

Wird der Darmkanal durch eine einfache, kleine Stichwunde verletzt, so schliefst dieselbe sich fast auf der Stelle durch die Contraction der Muskelhaut des Darmkanals, so wie durch die Anschwellung der Schleimhaut desselben, ohne dafs feste oder tropfbar flüssige Stoffe in die Bauchhöhle austreten. Nur die im Digestivkanal enthaltenen Gasarten gehen zuweilen in die Unterleibshöhle über und veranlassen eine Tympanitis, welche indefs nur kurze Zeit dauert, da die Schliefsung der Darmwunde jeden ferneren Austritt von Luft hindert, und die Resorption der in der Peritonealhöhle schon vorhandenen sehr schnell erfolgt. Die Wundränder entzünden sich bald, legen sich an das Peritoneum der Bauchwandungen oder einer benachbarten Darmschlinge, an das Netz oder an irgend ein anderes mit dieser Membran überzognes Eingeweide an und verwachsen mit diesen Theilen vermöge der Exsudation einer albuminösen Materie, so dafs auf diese Weise die Heilung zu Stande kommt.

Die Stichwunden der Gedärme führen mithin nicht immer so schreckliche Folgen mit sich, als die Schriftsteller angeben, und man kann deshalb häufig ohne Schaden die Punction des Darmkanals vornehmen, um die darin enthaltenen Gasarten auszulee-

gemeinen von der dieser letztern nicht ab, nur mufs sie hier, wegen der noch leichter sich entwickelnden Peritonitis, um Vieles energischer sein.

Das Gesagte bezieht sich indefs nur auf die einfachen, nicht mit Ergufs von Nahrungsstoffen und Fäcalmassen verbundenen Stichwunden der Gedärme, welche mithin

---

ren, den Umfang desselben zu vermindern und ihn auf diese Weise durch kleine Wunden der Bauchwandungen, oder bei eingeklemmten Brüchen, leichter reduciren zu können Nur da, wo das in eine kleine Wunde der Bauchwandungen, oder bei einem eingeklemmten Bruche eingeschnürte Darmstück seines Tonus und seines Lebens fast gänzlich beraubt ist, treten nach absichtlich gemachten oder zufällig entstandenen Wunden die zur Heilung nöthigen Bedingungen, nämlich die Contraction der Muskelhaut und die Anschwellung der Schleimhaut, nicht ein, so dafs nach Zurückführung der Darmschlinge, besonders bei grofseren Verletzungen, leicht ein Kothergufs in die Bauchhöhle erfolgen konnte, obwohl auch in diesen Fällen die Heilung mitunter noch dadurch zu Stande kommt, dafs sich, wie man nicht selten bei eingeklemmten Bruchen nach der Reduction eines sphacelirten Darmstücks beobachtet, irgend ein Theil des Peritoneums, der Gedärme oder des Netzes vor die kranke Stelle legt, mit derselben verklebt und später verwächst, wodurch ein Ergufs in die Bauchhöhle verhindert wird.

Hat die Wunde eine longitudinelle Richtung und eine geringe, vielleicht nur wenige Linien betragende, Ausdehnung, so heilt sie durch denselben Mechanismus, d. h. durch Contraction der Muskelhaut, durch Anschwellung der Schleimhaut, durch Anlegung der widernatürlichen Oeffnung an irgend eine Stelle des Peritoneums und durch eine, eine genane Vereinigung bewirkende Exsudation albuminöser Materie.

Auch bei grofseren Longitudinalwunden kann zwar die Heilung auf diese Weise zu Stande kommen, häufiger indefs schlägt sich hier das Netz über die ganze Wunde und legt sich zwischen die Ränder derselben, so dafs, vermöge einer Exsudation albuminöser Materie, eine Vereinigung zwischen dem verwundeten Darmtheile und dem Netze bewirkt wird, welches letztere in solchen Fällen die Wunde wie ein Tampon verschliefst und mit unter auch in das Innere des Digestivkanals weit hineinragt, woselbst es sich bald mit einer Schleimhaut bedeckt.

Ganz in derselben Art erfolgt auch häufig die Heilung von transversellen Wunden des Darmkanals, welche den vierten oder dritten, oder einen noch gröfsern Theil desselben getrennt haben. Ja sogar bei sehr bedeutenden Schnittwunden, und selbst bei gequetschten, hat die Natur zuweilen mit Hulfe des sich uber die Wunde legenden Netzes, welches auf diese Weise den zerstorten Theil der Darmwand ersetzt, eine Verschliefsung bewirkt.

Nur auf diesem Wege kann man sich die merkwürdigen Heilungen von Kranken erklären, welche man wegen penetrirender Bauchwunden, mit muthmafslicher oder wirklich erkannter Verletzung des Darmkanals durch stechende, schneidende oder quetschende Waffen, für verloren hielt.

auch keine andere chirurgische Hülfe, als die penetrirenden Verletzungen des Bauchs überhaupt nothwendig machen. Ausführlicher soll noch von den Wunden des Magens und der Gedärme bei den Verletzungen dieser Theile durch schneidende Waffen die Rede sein.

10. Penetrirende, durch die Gegenwart fremder Körper complicirte Stichwunden des Bauchs.

Die penetrirenden Bauchwunden, besonders die an der vordern Fläche des Unterleibes, sind nur selten durch die Gegenwart fremder Körper complicirt, was auch nichts Auffallendes hat, wenn man bedenkt, dafs in den Leib eindringende Stichwaffen nur an der Wirbelsäule zerbrechen können, bis wohin, namentlich von vorn nach hinten eingestochen, sie doch nur höchst selten gelangen. Man erkennt das Zurückbleiben von Waffenstücken in der Bauchhöhle durch die Besichtigung des etwa vorhandenen verwundenden Instruments, durch das Zusammendrücken des Leibes mittelst beider Hände in verschiedenen Richtungen, wobei man einen harten, widerstrebenden Körper fühlt, durch den localen, von dem fremden Körper erzeugten Schmerz, der beim Druck zunimmt. In der Regel indefs übersieht man die vorhandenen fremden Substanzen, da man sich wegen der bedenklichen, solche Wunden begleitenden Symptome nur mit deren Beseitigung beschäftigt, ohne die zur Auffindung fremder Körper nöthigen Untersuchungen anzustellen. Und in der That ist es auch in den meisten Fällen unnütz, sich von dem Vorhandensein derselben zu un-

---

Was nun endlich den Austritt der Darmcontenta betrifft, so dringen, sowohl bei vollständiger Durchschneidung desselben in seinem ganzen Umfange, als auch bei kleineren Rupturen, Anfangs nur die gasformigen Stoffe hervor, indem bei vollständiger Zertrennung die beiden Darmenden sich von einander entfernen, sich umstulpen und zusammenziehn, so dafs die tropfbar flussigen Stoffe nicht ausfliefsen konnen, bis dann, nach Verlauf eines längern oder kürzern Zeitraums, eine Erschlaffung, und hieraus ein tödtlicher Ergufs in die Bauchhohle erfolgt.

Und ebenso entsteht bei Rupturen, welche nicht den ganzen Umfang des Darms einnehmen, Anfangs nur Tympanitis, und nur wenn das Netz oder das Peritoneum nicht auf die oben angegebene Weise die Wunde verschliefsen, treten die übrigen Darmcontenta aus.

Diese Theorie der spontanen Heilung von Darmwunden verdanken wir *Jobert*, welcher zu derselben durch vielfache Versuche bei Thieren und zahlreiche Beobachtungen beim Menschen gelangt ist.]

terrichten, da die Extraction doch fast niemals vorgenommen werden kann und selbst, wo sie möglich, stets mit bedeutender Gefahr verbunden ist, indem sie, sobald grössere Gefäfse oder wichtigere Eingeweide von dem verwundenden Instrumente durchdrungen sind, schnell tödtende Blutungen zur Folge hat. *) In der ersten Abtheilung habe ich bei Gelegenheit der Stichwunden einen Fall mitgetheilt, in welchem ich einen Degen, womit ein Mensch sich den Bauch von vorn nach hinten vollständig durchbohrt hatte, hervorzog und die Heilung durchaus glücklich erfolgen sah. Auch habe ich dort die Grundsätze entwickelt, nach denen die Extraction solcher Körper ausgeführt werden mufs.

B. — Penetrirende Schnittwunden des Bauchs.

Auch die penetrirenden Schnittwunden des Bauchs sind, wie die Stichwunden dieser Höhle, entweder einfach, d. h. auf die Eröffnung der Abdominalwandungen beschränkt, oder complicirt, d. h. mit Verwundung der Eingeweide verbunden.

1. Penetrirende Schnittwunden der Bauchwandungen (einfache).

Bei den Schnittwuuden ist es viel leichter, als bei den Stichwunden, zu unterscheiden, ob sie penetrirend sind, oder nicht, indem das Gesicht, das Gefühl und die aus der Wunde fliefsenden Feuchtigkeiten uns jedes Mal Aufschlufs darüber geben. Die Complicationen dieser einfachen Wunden sind im Allgemeinen dieselben, wie bei den Verletzungen durch stechende Waffen, nämlich Entzündung des Peritoneums und Blutungen aus den in den Bauchwandungen sich verzweigenden Gefäfsen, welchen letztern man indefs durch die gewöhnlichen Mittel, wie die Compression, die Torsion, die Ligatur u. s. w., Einhalt thut; nur ein Zufall, der bei den Stichwunden höchst selten beobachtet wird, kommt hier sehr häufig vor, nämlich der Vorfall und die

*) [Die Natur stöfst solche fremde Körper zuweilen von selbst aus. So sah *Alex. Benedictus* bei einem Soldaten eine eiserne, durch den Rücken eingedrungene Pfeilspitze nach zwei Monaten durch den After abgehn. Auch *Fabricius Hildanus* hat einen jungen Menschen beobachtet, der einen Stich mit einem Dolche in den linken, vordern Theil des Bauchs bekommen hatte und ein Jahr darauf ein drei Zoll langes Stück dieses Instruments unter vielen Schmerzen durch den Mastdarm ausleerte.]

die Einschnürung der in der Bauchhöhle enthaltenen Eingeweide.

Die Prognose ist bei den Schnittwunden schlimmer als bei den Stichwunden, indem, wegen der bedeutendern Trennung der Theile, die Blutungen stärker sind, und consecutive Hernien häufiger sich bilden, zuweilen sogar durchaus nicht verhütet werden können.

Das erwähnte Hervortreten der Eingeweide durch die äufsere Wunde entsteht nämlich immer, wenn diese von einigem Umfange ist, und zwar prolabiren von allen Unterleibsorganen das Netz und der Darmkanal am häufigsten, seltner das Colon transversum, noch seltner der Magen, und am wenigsten die andern Baucheingeweide. Bei sehr grofsen Trennungen der Abdominalwände fallen auch mitunter mehrere Organe gleichzeitig und zuweilen sogar der ganze Darmkanal vor. Die hervortretenden Eingeweide können dann ebenfalls verletzt sein, oder nicht, daher haben wir es hier nur mit dem letztern Falle zu thun.

Die erste für diese Wunden geltende Indication besteht in der sofortigen Reposition der vorgefallenen Theile, die genau und behutsam gereinigt und gewaschen und dann auf dieselbe Art, wie bei eingeklemmten Brüchen, zurückgebracht werden müssen, was sich auch ohne Schwierigkeiten ausführen läfst, sobald die prolabirten Organe frei liegen. Zuweilen indefs findet, wenn die Wundlippen oder die hervorgetretenen Theile selbst entzündlich angeschwollen sind, eine wahre Einschnürung statt, die die Reposition sehr erschwert und da, wo die mit Vorsicht versuchte Taxis nicht gelingt, die von erfahrnen Aerzten angerathene Erweiterung der Wunde nöthig macht. *) Diese besteht in dem Einschneiden der Wundlippen an irgend einer Stelle, im Allgemeinen jedoch in dem obern Winkel, indem die Disposition zu consecutiven Hernien um so geringer ist, je höher am Bauche hinauf die Narbe sich befindet. Um die Bildung solcher Hernien möglichst zu vermeiden, er-

*) [*A. Paré* räth, in den Fällen, wo die Anschwellung der prolabirten Theile von einer Gasansammlung, die sich nicht in den Darmkanal zurückdrängen läfst, herrührt, zur Entfernung des Gases Stiche mit einer Nadel zu machen, und *Chopart*, *Desault* und *Boyer* wollen sich sogar zu diesem Zwecke eines dünnen Troicarts bedienen; indefs scheint uns dieses zwar wirksame Mittel, trotz alles in der letzten Zeit über die Unschädlichkeit dieser Wunden Gesagten, und trotz der interessanten Arbeiten von *Jobert*, nicht ohne Gefahr, indem es leicht zu Kothergussen, und in Folge dieser zu tödtlicher Peritonitis Veranlassung geben kann.]

weitern manche Aerzte die Wunde anfangs nur um einige Linien, versuchen alsdann die Reduction und wiederholen diese kleinen Incisionen so lange, bis die Zurückführung der prolabirten Theile in die Bauchhöhle gelingt. Aufserdem hat man bei diesen Einschnitten die gröfseren Gefäfse möglichst zu schonen und überhaupt alle die bei der Bruchoperation nöthigen Vorsichtsmafsregeln zu beobachten.

Auch in dem Falle, wo die vorgetretenen Theile, wie das Netz oder eine Darmschlinge, durch die Einschnürung sehr verändert oder gar in Brand übergegangen sind, verfährt der Wundarzt wie bei den mit Gangrän der eingeklemmten Eingeweide complicirten Hernien.

Nach der Zurückbringung der hervorgefallenen Organe hat man noch die in den Bauchwandungen vorhandene Oeffnung zu behandeln, gegen die man von je her die Naht angewendet hat, da ein vereinigender Verband, wegen der starken Compression, die er auf die verletzten Theile ausübt, und die leicht zu einem abermaligen Hervortreten der Eingeweide Anlafs geben könnte, sich hier in der Regel nicht in Gebrauch ziehn läfst. Indefs hat man in neuerer Zeit beobachtet, dafs wenn man dem Stamme eine Lage geben kann, bei welcher die Wundränder sich leicht einander nähern und auch in gehörigem Contact bleiben, wenn die Eingeweide in der Bauchhöhle gehörig Platz haben und keine Neigung zum Prolabiren zeigen, und wenn endlich der Verwundete folgsam ist, und nicht an Schluchzen, Erbrechen, oder heftigem Husten leidet, man sich auf die Anwendung einer passenden Lage, der Heftpflaster, und eines locker angelegten Contentivverbandes beschränken darf, und nur unter entgegengesetzten Verhältnissen zur Ausführung der Naht schreiten mufs, und man wählt alsdann die Zapfennaht. Ist die Vernarbung der Wunde zu Stande gekommen, so lasse man den Kranken, zur Verhütung eines Bauchbruchs, lange Zeit, oder das ganze Leben hindurch, ein passendes Bruchband tragen.

2. Penetrirende Bauchwunden mit Verletzung der Unterleibseingeweide durch schneidende Waffen.

Häufig sind die penetrirenden Schnittwunden des Bauchs mit Verletzungen der in der Unterleibshöhle gelegenen Eingeweide complicirt, wodurch im Allgemeinen dieselben Zufälle, als durch Verwundungen mittelst Stichwaffen herbeigeführt werden. Nur sind grofse Schnittwunden, unter übrigens gleichen Umständen, seltner, als die Stichwunden mit Ergüssen in die Peritonealhöhle complicirt, da die

Weite der in den Abdominalwandungen vorhandenen Oeffnung ein sofortiges Abfliefsen der ergossenen Fluida möglich macht. Auch sind etwa vorhandene fremde Körper um vieles leichter als bei Stichwunden zu erkennen. Was endlich diejenigen penetrirenden, mit Verletzungen der Unterleibsorgane complicirten Bauchwunden betrifft, bei denen die Peritonealhöhle nicht geöffnet wird, wie z. B. die des Perinaeums, der Weichen, des Hypogastriums u. s. w., durch welche die Blase, das Rectum, die Nieren, und das Colon beschädigt werden können, so findet bei denselben wegen der festen Vereinigung der Eingeweide mit den Nachbartheilen niemals ein Hervortreten der ersteren statt. Dasselbe gilt auch von den Wunden, welche durch einen Intercostalraum bis zur Leber dringen. Von diesen letztern, welche man auf den ersten Blick für Brustwunden halten könnte, ist noch zu bemerken, dafs sie, wenn das Peritoneum verschont geblieben, oft ohne Entzündung dieser Membran verlaufen.

3. Mit Haemorrhagieen complicirte Schnittwunden.

Ist eine penetrirende Schnittwunde des Bauchs mit der Verletzung eines bedeutendern arteriellen oder venösen Gefäfses verbunden, so ist die Prognose jedes Mal sehr schlimm, denn häufig zieht die Blutung binnen kurzer Zeit den Tod des Patienten nach sich. Hat das Gefäfs indefs nur einen mäfsigen Umfang, so steht zu erwarten, dafs die Blutung nach einiger Zeit von selbst aufhören, oder einer bis zur Ohnmacht fortgesetzten Venaesection weichen werde. Selbst da noch sind indefs Aderlässe recht nützlich, wo die Haemorrhagie sich bereits vermindert, oder von selbst gänzlich aufgehört hat, indem sie die Losstofsung des gebildeten Coagulums verhüten, doch genügt es alsdann, durch mehrere kleinere Venaesectionen die Schwäche des Kranken einige Zeit zu unterhalten. Die Zunahme, die Abnahme und das gänzliche Aufhören der Haemorrhagie sind bei der in Rede stehenden Art von Wunden immer leicht zu erkennen, indem das Blut bei denselben sich nicht in der Bauchhöhle ansammeln kann. Zur Verhütung der Wiederkehr dieser Blutungen sind eine strenge Diät und absolute Ruhe durchaus erforderlich.

4. Schnittwunden mit Verletzung der aufserhalb der Peritonealhöhle gelegenen Eingeweide.

Die Verletzungen der Leber, der Milz, der Nieren, und der aufserhalb des Peritoneums gelegenen Theile des

Colons und der Blase sind weniger gefährlich, als die der übrigen Unterleibseingeweide, da Blut, Eiter und andere aus jenen Organen kommende Flüssigkeiten sich nicht in die Bauchhöhle ergiefsen, sondern durch die Wunde nach aufsen gelangen. Der Arzt mufs daher auch den Abflufs der genannten Fluida dadurch zu befördern suchen, dafs er durch tief in die Wunde eingeführte Leinwandstreifen den untern Theil derselben längere Zeit offen zu erhalten sucht und dafür sorgt, dafs der Wundkanal von dem Grunde nach der Peripherie aus heilt, so wie dafs die Integumente nicht verwachsen, während das Innere der Wunde noch eitert. Dieser Vorsichtsmafsregeln ungeachtet steht doch häufig die Bildung einer Fistel zu befürchten, die sich von Zeit zu Zeit öffnet und schliefst, je nachdem die in den fraglichen Organen enthaltenen Stoffe mehr oder weniger Widerstand in ihrem Fortgange finden. Es ist deshalb auch bei Verletzungen des Colons und Coecums nothwendig, den Leib mittelst milder Laxantia offen zu erhalten und den Genufs stopfender Speisen zu verbieten. Aufserdem gelten für diese Wunden auch noch alle die schon bei den Stichwunden angegebenen Regeln.

5. Mit Verletzung des Netzes complicirte Schnittwunden.

Sehr häufig sind penetrirende Bauchwunden mit Vorfall und Vesletzung des Netzes verbunden, wodurch oftmals Blutungen zu Wege gebracht werden, deren Stillung man vor der Reduction des Netzes mittelst der Torsion, oder der Ligatur der zerschnittenen Gefäfse bewerkstelligen mufs. In der Regel verwächst indefs hierauf das in die Bauchhöhle zurückgeschobene Netz mit der innern Fläche der äufsern Wunde, wodurch zuweilen Schmerzen und Zerrungen im untern oder obern Theile des Bauchs nach der Mahlzeit erzeugt werden, die mitunter so stark sind, dafs sie den Kranken zwingen, sich während des Verdauungsprozesses nach vorn zu beugen. Diesem Uebelstande begegnet man am besten dadurch, dafs man dem Kranken während der Heilung der Wunde den Stamm vollkommen gerade zu halten oder selbst nach hinten zu biegen empfiehlt und, sobald es angeht, leicht verdauliche, und wenig nahrhafte Speisen geniefsen läfst, um den Magen, ohne ihn zu überladen, so stark als möglich auszudehnen.

Ist das Netz lange Zeit in der äufsern Wunde eingeschnürt gewesen und in Gangrän übergegangen, oder ist letztere nach dem Hervortreten des Netzes durch Zerreifsungen, Quetschungen u. s. w. erzeugt worden, so rathen

Einige, nachdem man zuvor sich überzeugt hat, dafs keine Darmschlinge in den vorgefallenen Theilen enthalten ist, das brandige Stück des Netzes mit der Scheere fortzuschneiden und das noch übrige in die Bauchhöhle zurückzubringen, zuvor aber noch auf die blutenden Gefäfse mittelst eines Pinsels eine styptische Flüssigkeit aufzutragen, um einen Ergufs in die Bauchhöhle zu verhüten. Da indefs dies Verfahren, wegen der doch leicht dabei eintretenden Haemorrhagieen, nicht ohne Gefahr ist, so wollen Andere die ganze vorgefallene Masse oder einen Theil derselben mit einer Ligatur umgeben, das vor dieser befindliche Stück fortschneiden, alsdann die Reduction vornehmen, und die beiden Enden des Fadens bis zur Heilung der äufsern Oeffnung im obern Wundwinkel erhalten, ein Verfahren, welches Einige auch zur Umgehung der Wundenerweiterung für die Fälle vorgeschlagen haben, wo das Netz zwar gesund, doch angeschwollen und nicht zurückführbar ist. Jedoch haben sowohl die Versuche bei Thieren, als die beim Menschen gemachten Beobachtungen auch diese Methode als nachtheilig aufgeben lassen. Vielmehr mufs man, wenn das Netz bereits brandig ist, oder in Brand überzugehn droht, dasselbe nicht in die Bauchhöhle zurückbringen, sondern ganz der Natur überlassen, worauf es in Verwachsungen eingeht, welche die Bildung von Hernien verhindern, die Wunde nach Art eines Pfropfes verschliefsen und jeden fernern Vorfall von Eingeweiden unmöglich machen. Nur mufs man den Kranken grofse Ruhe, eine strenge Diät und ein absolutes Schweigen beobachten lassen, damit nicht während des Heilungsprozesses neue Theile des Netzes sich hervordrängen. Bei diesem Verfahren löst sich dann gewöhnlich der brandige Theil des Netzes am siebenten oder achten Tage los, und die Adhäsionen, welche sich zwischen dem Netze und dem innern Theile der Wunde gebildet haben, und die dem Kranken zuweilen bei Bewegungen und bei Ausdehnungen des Magens Unbequemlichkeiten verursachen, geben mit der Zeit nach, oder zerreifsen auch wohl, wie mehrfache Beobachtungen beweisen, ohne schlimme Zufälle zu veranlassen, so dafs der Patient auf diese Art von allen Beschwerden befreit wird.

6. Mit Verletzungen des Magens verbundene Schnittwunden.

Ist die Wunde in den Bauchwandungen so grofs, dafs der Magen durchs Gesicht wahrgenommen werden kann, oder ist der verwundete Theil des Magens prolabirt, so läfst sich die Verletzung und deren Umfang leicht erkennen, ist die Abdominalwunde hingegen klein und der verwundete Theil des Magens dislocirt, oder tritt er nicht durch die äufsere Oeffnung hervor, so läfst sich die Beschädigung desselben nur aus den schon bei den Stichwunden angegebenen rationellen Zeichen schliefsen, zu denen sich dann noch andere, durch die Beschaffenheit der Wunde, den Zustand des Magens und die Gröfse der verwundeten Gefäfse bedingte, gesellen. Ist die Wunde nämlich klein, und kein bedeutenderes Gefäfs verletzt, so tritt, der Magen mag angefüllt oder leer sein, kein Ergufs von Blut oder Nahrungsstoffen ein, während das Gegentheil stattfindet, wenn die Wunde von einigem Umfange ist. Die Art, auf welche diese Ergüsse zu Stande kommen, und die Folgen, welche sie herbeiführen, hängen aber wieder von der gegenseitigen Lage und Gröfse der Wunde des Magens und der der Abdominalwände ab. Ist nämlich die äufsere Wunde sehr bedeutend, die des Magens aber nur so grofs, dafs die Contenta hindurchtreten können, und liegen dabei beide nahe aneinander und laufen parallel, so ergiefsen sich die Nahrungsstoffe und das Blut nicht in die Bauchhöhle, sondern fliefsen, den erbrochenen Massen im Ansehn ähnlich, nach aufsen. Ist hingegen die äufsere Wunde klein und die des Magens grofs, so erfolgt ein meistens schnell durch Peritonitis tödtender Ergufs in die Bauchhöhle. Enthält der Magen zur Zeit der Verletzung keine Nahrungsstoffe und ist er nur durch Gasarten ausgedehnt, so treten diese ebenfalls in die Bauchhöhle aus und veranlassen eine, auch häufig von Peritonitis begleitete Tympanitis.

Ist die Magenwunde so klein, dafs die Contenta nicht in grofsen, sondern immer nur in kleinen Massen hervortreten können, so verwachsen zuweilen die Nachbartheile der Magenwunde mit den Bauchwänden, so dafs die ergossenen Flüssigkeiten, in einen kleinen Raum eingeschlossen, einen Abscefs zu Wege bringen, welcher sich durch die äufsere Wunde oder in deren Nähe entleert, obwohl dieser glückliche Ausgang nur selten, und auch häufiger bei Ergüssen von Blut als von Nahrungsstoffen, vorkommt.

Zeigt sich der verletzte Magen nicht hinter der in den Bauchwänden vorhandenen Oeffnung, so ist die für die penetrirenden Bauchwunden überhaupt angegebene Methode einzuschlagen, nur mufs man noch energischer der Ausbildung einer Magen- und Bauchfellsentzündung entgegen wirken, zur Verhütung von Ergüssen in die Bauchhöhle nicht allein eine vollständige Abstinenz von Speisen, sondern auch von Getränken vorschreiben und den Kranken später durch Klystiere ernähren. Tritt der gedachten Mafsregel ungeachtet ein starker Ergufs von Nahrungsstoffen in die Abdominalhöhle ein, so stirbt der Kranke meistens, ehe man noch irgend eine chirurgische Hülfe in Anwendung zu bringen vermochte, ist der Ergufs hingegen auf einen kleinern Raum beschränkt, so mufs man nach gehöriger Mäfsigung der Entzündung den ausgetretenen Flussigkeiten früh einen Ausweg verschaffen, damit der Abscefs sich nicht in die Bauchhöhle öffnet.

Ist der Magen durch die äufsere Wundöffnung hervorgetreten, so kann man direct auf ihn einwirken und hat bei sehr kleinen Wunden desselben von seiner Zurückführung in den Unterleib nichts zu fürchten, da hier wegen der spontanen Schliefsung der Oeffnung, eben so wenig, als bei kleinen Stichwunden, ein Ergufs eintritt und durch Anordnung einer strengen Diät, so wie durch Bekämpfung der Entzündung allen Indicationen genügt wird. Ist die Magenwunde hingegen von einigem Umfange, so mufs man dieselbe unbedingt durch die Naht, *) nach *Jobert's, Lembert's*, oder der von mir angegebenen Methode schliefsen, welche letztere wohl allen andern und auch der früher allgemein gebräuchlichen Kürschnernaht vorzuziehn ist.

7. Mit Verletzung der Gedärme complicirte Schnittwunden.

Ist irgend ein Theil des Darms verletzt worden und derselbe nach aufsen vorgefallen, so hat natürlich die Diagnose keine Schwierigkeiten. Blieb hingegen die beschädigte Darmschlinge in der Bauchhöhle zurück, war die Wundöffnung in derselben aber nicht grofs genug, um Kothmassen hindurch zu lassen, so kann man, wie bei Magenwunden der Art, die Verletzung auch nur an den bereits bei den Stichwunden erwähnten rationellen Zeichen erkennen. Hat endlich der Darm eine so grofse Wunde empfangen, dafs Kothmassen heraustreten können, und ist derselbe nicht prolabirt, so sind die Folgen, je nachdem dieser oder jener Theil des Digestivkanals verletzt worden, verschieden.

Ist nämlich das Duodenum, welches nicht dislocirt werden und niemals nach aufsen vorfallen kann, das Coecum, das Colon oder der Dünndarm verletzt worden, so

*) [*Boyer* will sie bei allen mehr als vier Linien langen gebrauchen.]

sind die Folgen des Ergusses, die Zeichen, durch die er sich erkennen läfst, so wie die Heilindicationen im Allgemeinen ganz dieselben, wie bei den Schnittwunden des Magens. Zuweilen indefs bilden sich bei Wunden, welche die ganze Bauchhöhle durchdrungen und mehrere Darmschlingen beschädigt haben, Adhäsionen, wodurch ein Ergufs verhindert, und eine gegenseitige Communication zwischen den verwachsenen Theilen hergestellt wird, so dafs ein wechselsweiser Uebertritt der darin enthaltenen Contenta stattfindet. Solche Communicationen bilden sich mitunter zwischen zwei Darmschlingen, in welchem Falle die Kranken, nach dem Verschwinden der langwierigen und gefahrdrohenden Zufälle, genesen und, Colikanfälle und einige Störungen im Fortgange der Fäcalmassen abgerechnet, vollkommen wohl erscheinen. Andere Male entsteht eine Communication zwischen dem Darme und der Blase, und alsdann gehen, nach der Schliefsung der äufsern Wunde, Flatus und Faeces durch die Harnröhre ab, während der durch den After ausgeleerte Koth durch Urin verdünnt ist. Endlich kann die verletzte Darmschlinge auch mit den Bauchwandungen sich vereinigen, und dann artet die Wunde in eine Fistel aus, oder schliefst sich erst, nachdem während langer Zeit Kothmassen durch dieselbe abgegangen sind. Hat die Wunde endlich das Coecum, ohne gleichzeitige Eröffnung des Peritoneums, oder den untern Theil des Rectums getroffen, so ist die Gefahr um Vieles geringer, denn, communicirt die Wunde direct mit der äufsern Körperoberfläche, so fliefsen die Kothmassen, ohne sich in irgend einen Theil zu ergiefsen, nach aufsen, aber auch in dem Falle, wo die Communication mit der äufsern Oberfläche weniger leicht ist, bildet sich doch nur eine Infiltration ins Zellgewebe, die einen Stercoralabscefs veranlafst, der, wenn auch allerdings ein bedeutendes Leiden, doch bei weitem weniger gefährlich als eine Eröffnung der Peritonealhöhle, selbst unter den oben erwähnten glücklichen Umständen, ist.

Die Behandlung besteht in der Verhütung eines Ergusses und in der Bekämpfung der eintretenden entzündlichen Zufälle durch die bereits mehrfach erwähnten Mittel. Ist der verwundete Darmtheil in der Bauchhöhle verborgen, so kann man der Entzündung und dem Ergusse nur auf die bei den Magenwunden angegebene Weise entgegenwirken. Ist hingegen das Coecum oder das Rectum verletzt, so mufs man durch Erweiterung der äufsern Wundöffnung den Abflufs durch diese zu begünstigen suchen. Ist endlich das verletzte Darmstück nach aufsen vorgefallen, so wirke man direct auf dasselbe ein und erhalte es, wenn die Wunde einigen Umfang hat, mittelst eines durchs Mesenterium gezogenen Fadens in der Nähe der äufsern Oeffnung und hefte die Darmwunde auf die in der ersten Abtheilung beschriebene Art.

C. — Penetrirende Bauchwunden durch quetschende Waffen und Geschosse.

Auch quetschende Körper, und besonders Geschosse, können, ebenso wie stechende und schneidende Waffen, entweder nur die Abdominalhöhle eröffnen, oder auch gleichzeitig die darin gelegenen Organe beschädigen.

1. Penetrirende Bauchwunden durch Geschosse, ohne gleichzeitige Verletzung der Unterleibsorgane.

Die penetrirenden, durch Geschosse veranlafsten und nicht mit Verletzungen der Eingeweide complicirten Bauchwunden bieten nicht immer eigenthümliche Symptome und Heilindicationen dar, ja verhalten sich zuweilen wie nicht penetrirende, mit denen sie auch in der Behandlung übereinkommen. Sind sie nämlich nur von geringem Umfange, und hat man eine vorsichtige Erweiterung derselben vorgenommen, so überschreitet die entzündliche Anschwellung auch selten den zur Eiterbildung nöthigen Grad.

Bei etwa eintretenden Blutungen, so wie bei vorhandenen fremden Körpern, verfährt man wie bei andern mit diesen Complicationen verbundnen Wunden, und der Entzündung, so wie der häufig eintretenden Einschnürung, begegnet man durch ein höchst kräftiges antiphlogistisches Verfahren. Die gröfsere oder geringere Gefahr dieser Wunden hängt übrigens, wie leicht einzusehn, von dem Umfange ab, in welchem die Abdominalwandungen eröffnet worden. Trennen, wie dies zuweilen geschieht, Bomben die Bauchwände, selbst ohne Verletzung der Eingeweide, beinahe vollständig von den Knochen ab, so ist die Verletzung fast jedes Mal tödtlich.

Sind Kugeln in die Bauchhöhle eingedrungen, indem sie die Kleidungsstücke, ohne sie zu zerreifsen, vor sich her getrieben haben, so lassen sie sich durch vorsichtiges Hervorziehn dieser letztern entfernen.

Sind sie hingegen frei, ohne Verletzung eines Eingeweides, tiefer in die Bauchhöhle eingedrungen, so ist jede Nachsuchung vergebens und selbst nachtheilig, da man z.

B. mit der Sonde leicht ein nur gequetschtes Eingeweide zerreifsen könnte.

Man mufs sich in solchen Fällen vielmehr nur mit der Verhütung der Entzündung beschäftigen, da das Vorhandensein der Kugel die Heilung nicht verhindert, denn es sind viele Beispiele bekannt, wo Personen das ganze Leben hindurch Kugeln ohne alle Beschwerden in der Bauchhöhle getragen haben. Zuweilen bahnt das Geschofs nach kürzerer oder längerer Zeit sich auch wohl einen Weg in den Darmkanal und geht durch den After ab. *)

Einige Wundärzte haben auch vorgeschlagen, in den Weichen eine Gegenöffnung zu machen, um die in der Unterleibshöhle vorhandene Kugel aufzufinden, oder deren spontanen Austritt bei ihrem Hinabsinken zu bewirken, allein dies kühne Verfahren wäre nur in den Fällen zu billigen, wo man mit grofser Wahrscheinlichkeit annehmen kann, dafs die Kugel am Hüftbeine, oder in den dasselbe bedeckenden Muskeln liegen geblieben ist.

Zuweilen dringen auch die Kugeln von einer Seite zur andern durch die Unterleibshöhle vollständig hindurch, ohne bedeutende Zufälle zu erzeugen, oder für die Folge irgend eine Beschwerde zurückzulassen, ein Umstand, der wahrscheinlich darin seinen Grund hat, dafs die Geschosse in schräger Richtung über die Oberfläche der Eingeweide hingleiten und nur eine leichte Contusion erzeugen, deren Uebergang in Entzündung durch die Aderlässe und die andern in solchen Fällen gebräuchlichen Mittel verhindert wird. **)

---

*) [Kugeln, welche von oben nach unten ins Becken eindringen, bleiben zuweilen auf dem Boden des kleinen Beckens liegen und geben dann zu mehr oder weniger schlimmen Zufällen Veranlassung. In einem Falle dieser Art machte *Bordenave* in eine am Perinaeum befindliche Geschwulst eine Incision, wie zur Lithotomie, entfernte dadurch eine Kugel nebst mehreren Theilen von Kleidungsstücken und stellte den Kranken vollkommen her. *Ravaton* sah eine in den Bauch geschossene Kugel zwanzig Tage nachher durch den After abgehn. *Schenk* beobachtete dasselbe in einem Falle, wo die Kugel oberhalb des Magens eingedrungen war, und auch bei *Bilguer* finden sich mehrere analoge Fälle.]

**) [*Paillard* beobachtete vor Antwerpen einen Soldaten, bei dem eine Kugel von vorn nach hinten durch die Bauchhöhle vollständig hindurchgegangen war, und die Heilung dennoch in wenigen Tagen erfolgte; und zwei ähnliche Fälle, wo die Herstellung der Patienten auch nur kurze Zeit erforderte, sind 1830 zu Paris vorgekommen. Man mufs sich indefs bei dieser Art von Durchbohrungen der Bauchhöhle auch nicht täuschen, denn die Ein-

In der Regel jedoch bewirken die in die Bauchhöhle eingedrungenen Kugeln heftige Contusionen und Zerreifsung eines oder mehrerer Eingeweide.

2. Mit Verletzung der Unterleibseingeweide complicirte penetrirende Bauchwunden.

Wird der Bauch von grofsen Geschossen, wie Bomben u. dgl. getroffen, so entstehn häufig sehr bedeutende Wunden und grofse Zerreifsungen eines oder mehrerer Eingeweide, ja man sieht sogar auf dem Schlachtfelde nicht selten Individuen, denen auf diese Weise ein grofser Theil der Bauchwandungen fortgerissen und die Leber, die Milz, die Gedärme u. s. w. fast in Brei verwandelt worden sind. Es versteht sich von selbst, dafs ein schneller Tod die unausbleibliche Folge solcher Beschädigungen ist, und der Wundarzt kann daher nichts thun, als durch Stillung der etwa vorhandenen Blutungen das Leben des Patienten noch eine kurze Zeit fristen, einen einfachen, milden Contentivverband anlegen und durch Cardiaca die erlöschenden Kräfte wieder etwas anzufachen suchen.

Bei weniger bedeutenden Wunden durch die genannten Geschosse ist zwar nicht ganz so grofse Gefahr vorhanden, und der Tod erfolgt minder schnell, doch tritt derselbe meistens auch hier nach einigen Tagen ein, in Folge der Entzündung und des Ergusses in die Bauchhöhle. Man führt in solchen Fällen die prolabirten Eingeweide, wenn es der Zustand derselben erlaubt, in die Unterleibshöhle zurück, zieht die etwa vorhandenen fremden Körper aus, sucht der Entzündung auf jede nur mögliche Weise entgegenzuwirken, verschafft den ergossenen Massen einen Ausweg u. s. w. Aufserdem läfst man diesen Kranken alle unter solchen Umständen nöthige Sorgfalt angedeihen und verfährt mit ihnen gerade so, als wenn ihr Zustand sicher heilbar wäre, denn man sieht zuweilen Verwundete genesen, die man Anfangs für unzweifelhaft verloren hielt.

---

geweide können dabei zuweilen eine Beschädigung erfahren haben, die verborgen geblieben und durch die Kraft der Natur zur Heilung gebracht worden ist Denn hat sich in Folge einer Quetschung ein Brandschorf gebildet, so löst sich derselbe, wenn er nur nicht zu bedeutend ist, nach fünf bis sechs Tagen los, fällt in die Darmhöhle, und die Vernarbung kommt vermittelst des Netzes, oder eines benachbarten Darmtheils zu Stande, wie schon *Dufouart's* (*Plaies par armes a feu p.* 272, 288.) Beobachtungen über die Heilung von Darmwunden und die genaueren Untersuchungen von *Jobert* beweisen.]

Nicht immer sind indeſs die Schuſswunden des Bauchs von dieser Bedeutung, sondern häufig findet auch nur eine Verletzung eines einzelnen, entweder verschiebbaren, oder nicht verschiebbaren Eingeweides statt, deren Vorhandensein sich bei letzterm aus der Lage der äuſsern Wunde schon vermuthen, und an dem Hervordringen der in dem verwundeten Eingeweide enthaltenen Flüssigkeiten, so wie an den andern einer solchen Beschädigung eignen Symptomen mit Bestimmtheit erkennen läſst, während die Diagnose der Verletzung eines im Bauche beweglichen Organs bei den kleinen Oeffnungen, welche die Kugeln in der Regel erzeugen, um Vieles schwieriger ist.

3. Schuſswunden mit Verletzung des Magens.

Da der Magen sich vermöge der Bewegungen des Zwerchfells fortdauernd hebt und senkt, und da sein Volumen, je nachdem er angefüllt oder leer ist, so wie, je nachdem das Individuum eine mäſsige oder unmäſsige Lebensweise führt, auſserordentlich variirt, so ist es auch sehr schwierig, bei einer penetrirenden Schuſswunde im Epigastrium oder dessen Nähe in den ersten Augenblicken zu bestimmen, ob der Magen verletzt worden ist, oder nicht.

Die Gefahr der Schuſswunden des Magens ist sehr groſs, denn sie ziehn häufig und fast sicher den Tod nach sich, wenn sie durch gröſsere Kugeln zu Wege gebracht werden, obwohl dieser traurige Ausgang nicht jedes Mal eintritt, denn mitunter leben die Verwundeten noch längere Zeit, oder werden auch wohl vollkommen wieder hergestellt, indem die eintretende Entzündung Adhäsionen zwischen der serösen Fläche des Magens und einem andern Theile des Peritoneums hervorbringt, welche einen Erguſs in die Bauchhöhle verhindern, so daſs bei dem Gebrauche der Antiphlogistica, bei strenger Diät, vollkommner Ruhe und der Anwendung einfacher und milder Verbände die Wiederherstellung gelingt.

Bleibt eine Kugel nach der Perforation des Magens in dessen Höhle zurück, so muſs man alle Extractionsversuche unterlassen, da dieselbe meistens mit dem Stuhlgange abgeht.

4. Schuſswunden mit Verletzung des Duodenums.

Das Duodenum kann von Geschossen erreicht und vollständig durchbohrt werden, indeſs läſst sich bei dessen tiefer Lage und starker Befestigung innerhalb der Bauchhöhle eine Verwundung desselben weder sicher erkennen, noch auch auf chirurgischem Wege behandeln.

5. Schufswunden mit Verletzung des Dünndarms.

Häufig wird der Dünndarm durch Geschosse und zuweilen sogar an mehreren Stellen zugleich verletzt. Geschah dies durch gröfsere Kugeln, so sind die Wunden meistens tödtlich, es müfsten denn die Geschosse, die Bauchwandungen in schräger Richtung streifend, nur eine geringe Eröffnung derselben erzeugen, in welchem Falle man den beschädigten Dünndarm, wenn er sichtbar ist, hervorziehn, aufserhalb befestigen, und die Wunde desselben durch irgend ein operatives Verfahren schliefsen müfste.

Wird der Dünndarm durch schräg auf die Bauchwandungen treffende und ermattete Kanonenkugeln oder Bomben nur gequetscht, so kann man der Ausbildung schlimmerer Zufälle durch die Anwendung allgemeiner und örtlicher Antiphlogistica, Emollientia u. s. w., vorbeugen. Entstand indefs eine nur einigermafsen ausgedehnte Ruptur, so zieht der in die Bauchhöhle stattfindende Kothergufs fast immer den Tod nach sich.

Dies geschieht auch gewöhnlich, wenn eine Kugel in die Unterleibshöhle eindringt und den Dünndarm durchbohrt, eine Verletzung, die sich bei kleinen Wunden in den Abdominalwandungen im ersten Augenblicke nicht sicher erkennen läfst, und über die man erst durch das Heraustreten des Koths aus der äufsern Oeffnung Sicherheit erhält.

Hat hingegen eine Kugel die Bauchwandungen in grofsem Umfange eröffnet, so kann man sich in der Regel von einer Verletzung des Dünndarms bei weitem leichter überzeugen und auf dieselbe durch ähnliche chirurgische Mittel, wie bei den Schnittwunden, einwirken.

Man mufs nämlich die äufsere Wunde erweitern, ihre Ränder entfernt von einander erhalten und einen künstlichen, später zu heilenden After bilden, oder den Kranken ganz der Natur überlassen und erwarten, dafs durch das Entstehn von Adhäsionen das verwundete Darmstück aufserhalb erhalten und ein Ergufs in die Bauchhöhle verhütet werde. Oder man bringt das für die mit Gangrän der prolabirten Theile complicirten Hernien gebräuchliche Verfahren in Anwendung, oder schliefst endlich die Darmwunde auf die von *Lembert* oder *Jobert* angegebne Art.

Hat eine Kugel nach Durchbohrung der Bauchwandungen den Dünndarm in einem sehr kleinen Umfange verletzt, so kommt oftmals eine spontane Heilung dadurch zu Stande, daſs rund um die verwundete Stelle Adhäsionen entstehn, der gebildete Brandschorf sich löst und in den Darm fällt, so daſs der Erguſs in die Bauchhöhle verhütet und der Kranke binnen kurzer Zeit hergestellt wird.*) Ist der Darm indeſs in groſsem Umfange verletzt, und hat ein starker Erguſs in die Bauchhöhle stattgefunden, so bildet sich eine schnell tödtliche Peritonitis aus, die weder durch chirurgische Mittel gemildert, noch durch Antiphlogistica weniger quälend für den Kranken gemacht werden kann.

Die Symptome, welche einen solchen Erguſs begleiten, sind: ein heftiger Schmerz, Colikanfälle, Erbrechen, auſserordentliche Kleinheit und Frequenz des Pulses, und so groſse Schwäche, daſs man es nicht wagen kann, Blutentziehungen vorzunehmen.

Schrotkerner und Rehposten erzeugen ungefähr dieselben Symptome, wie Kugeln, nur kann hier, wegen der kleinern Wunden, die Natur leichter eine Heilung zu Wege bringen.

6. Schuſswunden mit Verletzung des Dickdarms. — Colon. — Coecum.

Der weniger bewegliche Dickdarm, und besonders das Coecum, werden häufig von Geschossen verletzt, doch finden bei den Beschädigungen des letztern seltner, als bei andern Theilen des Digestivkanals, Kothergüsse in die Bauchhöhle statt, da der vom Bauchfelle nicht bedeckte Theil des Coecums ohne Eröffnung der Peritonealhöhle verletzt werden kann, in welchem Falle dann der Koth sich in der Gegend der Weichen, in den Seiten, oder wenn, wie dies zuweilen vorkommt, der Hüftknochen durchbohrt worden, in der Fossa iliaca nach auſsen ergieſst. Bei diesen nicht mit Kotherguſs in die Bauchhöhle verbundenen Verwundungen erfolgt nicht selten nach einer mehr oder weniger heftigen Entzündung und ergiebigen Eiterung die spontane Heilung der Kranken, meistens bleibt jedoch eine Kothfistel zurüch, die kürzere oder längere Zeit, und zuweilen sogar das ganze Leben hindurch, besteht.

---

*) [Solche den Erguſs von Kothmassen hindernde Adhäsionen kommen in der Regel sehr bald nach der Verletzung zu Stande. So fand *Hunter* bei einem jungen Manne, dem eine Kugel die Bauchhöhle durchbohrt hatte, und der sechs und dreiſsig Stunden nach der Verletzung gestorben war, schon neu gebildete Adhäsionen.]

Befindet sich die Wunde am vordern Theile des Bauchs, so mufs man jede Wunderweiterung unterlassen, da diese leicht einen Ergufs in die Abdominalhöhle zur Folge haben könnte, während bei Verletzungen in der Fossa iliaca externa grofse Incisionen zur Verhütung von heftigen Entzündungen und Eitersenkungen, so wie zur leichtern Extraction vorhandener Knochensplitter nothwendig sind. Auch mufs man diese Wunden immer weit genug offen halten, dafs ein freier Abflufs der Wundfeuchtigkeiten stattfinden kann.

Die Verletzungen des Colon ascendens, des Colon transversum und descendens, so wie der Flexura sigmoidea unterscheiden sich hinsichtlich der Behandlung und der Symptome nicht wesentlich von denen des Dünndarms.

Beobachtung.

P. wurde am 29. Juli 1830 von einer Kugel verletzt, welche in der Gegend der Hüfte an der vordern Fläche des Bauchs eindrang und hinten, dem Eintrittspunkte gerade gegenüber, wieder zum Vorschein kam. Der Verwundete klagte nur über einen geringen Schmerz, und aus der Wunde flossen weder Blut- noch Kothmassen aus. Man nahm an der hintern Fläche eine Erweiterung vor, und wendete einen leichten Verband, Cataplasmen und kühlende Getränke an. Zwei Tage darauf fing die Wunde am hintern Theile des Körpers schon zu eitern an, während die an der vordern geröthet und schmerzhaft erschien und bei einem Drucke auf den empfindlichen und meteoristisch aufgetriebenen Bauch Darmgas und Kothmassen von sich gab. Es wurden deshalb Blutegel in grofser Menge und erweichende Umschläge auf den Unterleib verordnet. An den folgenden Tagen dauerte das Ausfliefsen des Koths durch die Wunde noch fort, ja es gingen sogar fast alle Excremente durch dieselbe und nur eine sehr kleine Menge durch den After ab; und zugleich bemerkte man in der Wunde einen ziemlich starken Vorsprung, der beim Hinabsteigen des Zwerchfells beim Einathmen zunahm und durch eine beginnende Umstülpung des Darms bedingt zu sein schien. Man führte, um sich hierüber Gewifsheit zu verschaffen, vorsichtig eine Sonde ein, welche in eine weite Höhle drang, the man für die des Darms erkennen mufste, doch war man nicht mit Sicherheit zu bestimmen im Stande, welcher Theil des Digestivkanals verletzt worden war, obwohl die Lage der Wunde in der linken Seite, die schon weit vorgeschrittene Verarbeitung des hervordringenden

Koths, so wie der Zeitraum von vier bis fünf Stunden, welcher zwischen der Mahlzeit und den Ausleerungen verging, es sehr wahrscheinlich machten, dafs die Beschädigung das Colon descendens, oder das linke Ende des Colon transversum getroffen hatte.

Diese Erscheinungen dauerten drei Wochen lang fort, während welcher Zeit die hintere Wunde sich beinahe gänzlich geschlossen und die vordere sich sehr zusammengezogen hatte, so dafs nur noch wenig Koth hindurchging, und der gröfste Theil auf dem gewöhnlichen Wege entleert wurde. Die Ausbildung einer Peritonitis, welche zu befürchten stand, war verhindert worden, der Kranke hatte seine Kräfte und seinen guten Appetit wieder erlangt, und verliefs, ohne die Heilung der zurückgebliebenen Fistel abzuwarten, das Krankenhaus.

7. Wunden mit Verletzung des Rectums.

Das Rectum kann von der hintern Fläche aus, nach Durchbohrung des Os sacrum, von den Seiten und von vorn, allein oder mit gleichzeitiger Verwundung der Blase, welche dann mit dem Rectum in Communication tritt, verletzt werden. In allen diesen Fällen fliefsen die von den Sphincteren zurückgehaltenen Kothmassen fortdauernd durch die Wundöffnung und erschweren deren Heilung aufserordentlich, weshalb ich es unter solchen Umständen für das beste halte, die Sphincteren durch eine tiefe Incision zu spalten, damit die Faeces, so wie sie ins Rectum gelangen, leicht und frei auf diesem Wege abgehn und nicht mehr durch die Wunde fliefsen.

Zuweilen finden diese Wunden auch ohne Eröffnung der Peritonealhöhle statt, und ich sah 1814 ein Individuum, das unmittelbar über die Schaambeine von einer Kugel verletzt worden war, welche die Blase vollständig durchbohrt und das Rectum ohne Verletzung der Peritonealhöhle eröffnet hatte. Folgender ähnlicher Fall ist 1830 im Hôtel-Dieu beobachtet worden.

Beobachtung.

D., dreifsig Jahr alt, ward am 29. Juli durch eine Kugel verletzt, welche links von der Linea alba am untern Theile des Bauchs eindrang und an der rechten Hinterbacke hinter dem Sitzbeinhöcker einen Vorsprung bildete, nachdem sie die Schaambeine und das linke Sitzbein, den Hals der Blase und den untern Theil des Rectums unmittelbar oberhalb des Sphincters durchbohrt hatte. Man entfernte

fernte die in der Geschwulst befindliche Kugel durch eine Incision. Der vordere Theil der Wunde, der die Gröfse eines Zweifrankenstücks hatte, liefs Koth und Urin hervortreten, während kein Urin aus dem Penis flofs, so dafs man eine aufgehobene Continuität der Urethra vermuthen mufste. Der Kranke wurde zur Ader gelassen und mehrere Mal mit Blutegeln behandelt. Am 15. August entdeckte man auf dem linken Musculus pectoralis eine bedeutende, unschmerzhafte, fluctuirende, nicht geröthete Geschwulst, die, als man sie an der abhängigsten Stelle punctirte, eine grofse Menge dicklichen Eiter von sich gab.

Zugleich suchte man, den Urinabgang durch die Harnröhre mittelst eines in diese gelegten Katheters von Gummi elasticum, durch den auch klarer Urin abflofs, wieder herzustellen. Der Koth ging in geringerer Menge durch die Wunde im Hypogastrium ab, und der Brustabscefs heilte schnell, während die Wunde am Becken stark eiterte. Nach einiger Zeit trat eine starke Diarrhoe ein, es bildete sich Decubitus an den hervorragendsten Körperstellen aus, der Kranke verfiel in Marasmus und starb zu Anfang des Septembers, ohne dafs jemals Zeichen von Peritonitis oder irgend einer andern innern Entzündung vorhanden gewesen waren. Die Wunde auf der rechten Hinterbacke hatte sich völlig geschlossen.

Bei der Section fand man die Kopf- und Brusthöhle normal, in der Bauchhöhle aber das Peritoneum in der Aushöhlung des Beckens von violetter Farbe, den Darmkanal an einzelnen Stellen leicht injicirt, an der Flexura sigmoidea und am Rectum aber die Schleimhaut stark braunroth gefärbt und mit länglichen Excoriationen bedeckt, im untern Theil des Rectums, am linken Seitentheile desselben, etwas oberhalb des Sphincters eine Oeffnung, durch die man den Finger zu bringen im Stande war, und welche in die Wunde am Schaambeine führte und während des Lebens den Koth hindurchgelassen hatte. Eine zweite, am hintern Theile des Rectums gelegene, kleinere Oeffnung war nach der Wunde in der Hinterbacke hingerichtet und führte in einen kleinen, engen Kanal.

Die Blase war sehr klein, die Pars prostatica des Blasenhalses getrennt, die Prostata selbst zum Theil durch Eiterung zerstört, und in deren Nähe ein Eiterheerd befindlich, von welchem aus man die Oeffnung des Rectums, des Blasenhalses und der Urethra bemerkte. Das linke Sitz- und Schaambein waren entblöfst und zerbrochen, und die Synchondrose der Schaambeine ebenfalls entblöfst, beweglich und von Eiter umspült. Der vordere Theil der Urethra erschien etwas injicirt.

Die Schufswunden des Mesenteriums sind nur wegen der Entzündungen, welche dadurch in diesem Theile erregt werden können, so wie wegen der Blutungen aus den darin enthaltenen Gefäfsen, gefährlich.

Häufig gehen auch die in die Unterleibshöhle eindringenden Kugeln durch den Mastdarm ab, was darin seinen Grund hat, dafs entweder eine Kugel bereits matt in die Höhle des Rectums gelangt, darin liegen bleibt und später mit dem Stuhlgange ausgeleert wird, oder dafs sie, ohne irgend ein Eingeweide zu verletzen, sich einen Weg bis in die Nähe des Mastdarms bahnt, hier liegen bleibt, die sie berührenden Theile in adhäsive Entzündung versetzt, sich dadurch mit einer Cyste umgiebt, später die Wände des Rectums vermittelst einer darin erregten Eiterung durchbohrt, in die Höhle dieses Theils fällt und durch den After abgeht.

8. Schufswunden mit Verletzung der Leber.

Die Schufsverletzungen der ziemlich unbeweglich befestigten Leber, die nicht selten vorkommen, schliefst man schon mit einiger Sicherheit aus den penetrirenden Wunden der Bauchwandungen in der Lebergegend, obwohl auch dies Organ zuweilen durch das Aufsteigen des Zwerchfells so sehr erhoben wird, dafs es, bei anscheinend bis in dasselbe dringenden Verletzungen, doch verschont bleibt.

Es kann nun entweder die Substanz der Leber, die Gallenblase oder die Gallengänge den Sitz der Verwundung bilden.

Zuweilen erzeugen auch Kanonenkugeln, welche das rechte Hypochondrium in schräger Richtung streifen, eine Contusion der Leber, welche, wenn sie heftig ist, entweder auf der Stelle, oder doch nach einigen Stunden den Tod nach sich zieht, dem im letztern Falle heftiger Schmerz im rechten Hypochondrium, anhaltendes Erbrechen, grofse Schwäche des Pulses und schnell sich entwickelnde Gelbsucht vorhergehn. Bei schwächern Contusionen entwickelt sich erst später Hepatitis, welcher der Kranke zuweilen erliegt. 1814 und 1815 habe ich solche Contusionen häufig in Folge von Verletzungen durch Bomben beobachtet, und auch in der Civilpraxis sieht man dieselben Wirkungen durch das Auffallen schwerer Körper auf die Lebergegend, durch heftige Stöfse, und namentlich durch Schläge von Pferden entstehen.

Reifsen gröfsere Kugeln nach Eröffnung der Bauchhöhle Stücke der Leber mit fort, so tritt jedes Mal der Tod ein, und die Behandlung beschränkt sich daher unter solchen Umständen auf einen einfachen Contentivverband. Dasselbe gilt von den Fällen, wo gröfsere Kugeln in das Gewebe der Leber eindringen.

Die Behandlung der leichtern und heilbaren Contusionen besteht fast nur in der Anwendung der Antiphlogistica, zur Verhütung der fast beständig eintretenden Hepatitis.

Häufiger noch als diese Contusionen kommen Verwundungen der Leber durch Flintenkugeln vor, die sehr gefährlich sind, ja in der Regel den Tod innerhalb weniger Tage herbeiführen, obwohl ich in den Julitagen mehrere Kranke im Hôtel-Dieu beobachtet habe, von denen der eine eine Verletzung der Art zwanzig, ein anderer dreizehn, und ein dritter acht Tage überlebte.

Bei diesen Verwundungen können nun die Kugeln in den verschiedensten Richtungen in die Leber eindringen. Bald nehmen sie, nach Durchbohrung der Brustwände, ihren Weg von oben nach unten und treiben dann nicht selten Theile der Rippen oder Rippenknorpel in das Gewebe der Leber hinein, wodurch meistens die Gefahr der Verwundung in hohem Grade gesteigert wird, bald durchbohren sie die Leber von unten nach oben, bald von hinten nach vorn, bald von rechts nach links, bald in entgegengesetzter Richtung.

Die in die Lebersubstanz eingedrungenen Kugeln können ferner die darin befindlichen gröfsern Gefäfse verletzen und eine auf der Stelle tödtliche Blutung veranlassen. Zuweilen indefs verstopfen sie auch die Gefäfswunde, weshalb oftmals die Extraction der in der Lebersubstanz zurückgebliebenen Kugel mit grofser Gefahr verbunden ist. Das Blut selbst fliefst dann nach aufsen, oder ergiefst sich in die Bauchhöhle.

Ist eine Kugel durch die Substanz der Leber vollständig hindurchgegangen, so treten in der Regel weniger schlimme Zufälle ein, als man glauben sollte; weil alle festen und flüssigen Stoffe, wie Eiter, Blut, die Brandschörfe, die Kugel selbst u. s. w. mit gröfserer Leichtigkeit nach aufsen gelangen können, und dadurch die Wiederherstellung um Vieles leichter wird.

Zum Verbinden dieser Wunden bedient man sich eines gefensterten und mit Cerat bestrichenen Leinwandstücks, so wie der Charpie; und aufserdem wendet man zur Milderung des Schmerzes und der Entzündung Cataplasmen, allgemeine und örtliche Blutentziehungen, so wie, zur Beschwichtigung des Erbrechens, Selterswasser an, und schreibt dem Kranken eine strenge Diät und absolute Ruhe vor. Die Kugel sucht man, wenn sie nicht zu tief eingedrungen, und keine Blutung zu fürchten ist, zu extrahiren. Trotz dieser Mittel nehmen indeſs die meisten Verwundungen der Art einen traurigen Ausgang, obwohl auch mitunter die Heilung gelingt, wie z. B. folgender Fall beweist.

Beobachtung.

Ein Individuum, welches ins Genesungshaus zu St. Cloud aufgenommen wurde, war in den Julitagen unterhalb der falschen Rippen, im vordern und obern Theil des rechten Hypochondriums, von einer Kugel verletzt worden, welche an der hintern Körperfläche an der gerade gegenüber liegenden Stelle wieder zum Vorschein gekommen war. Es drangen Theile der Lebersubstanz und Galle aus der Wunde hervor, und später entwickelten sich entzündliche Zufälle, welche durch geeignete Mittel beseitigt wurden. Die Wunde blieb ungefähr drei und einen halben Monat fistulös und schloſs sich dann zu schnell, denn es traten nach einigen Tagen Oppression und Schmerz ein, welche wohl auf eine Eiteranhäufung hindeuteten.

Die Schuſswunden der Leber sind also, wenn gewisse glückliche Umstände eintreten, einer Heilung fähig *), wiewohl diese allerdings bei Verletzungen durch schneidende Waffen noch um Vieles leichter gelingt. Während indessen in manchen Fällen diese Wunden schnell verheilen, erliegen die Kranken in andern den Entzündungen der Leber, des Peritoneums oder den Ergüssen in die Bauchhöhle. Zuweilen bilden sich auch an der Peripherie oder im Centrum der Leber Abscesse, welche, dem Laufe der Wunde folgend, sich einen Weg nach auſsen bahnen, so daſs auf diese Weise die Wiederherstellung der Patienten zu Stande

---

*) [Die irrige Meinung, daſs die Schuſswunden der Leber immer tödtlich seien, findet sich auch noch bei neueren Schriftstellern, wie *Jobert*, (*Sur les plaies par armes à feu* 1833, *pag.* 216.) welcher behauptet, daſs die Verwundungen der Leber durch schneidende Waffen heilbar wären, während die Schuſswunden immer tödtlich abliefen. *Larrey* führt indeſs mehrere glückliche Heilungen von Schuſsverletzungen der Leber an, namentlich in seinen *Mémoires tom.* 4, *pag.* 272]

kommt. Die Bildung dieser Abscesse ist übrigens weit weniger gefährlich, als die einer allgemeinen Hepatitis.

Bei der Section von Individuen, welche früher Verletzungen der Leber durch Geschosse oder andere Waffen, Zerreifsungen dieses Organs erlitten haben, findet man mehr oder weniger dicke fibröse oder fibro-cellulöse Narben und starke Adhaesionen mit den Bauchwandungen: ebenfalls ein Beweis, dafs selbst ziemlich tiefe Wunden der Leber einer Heilung fähig sind.

Schufswunden der Gallenblase und der Gallengänge sind fast immer tödtlich, denn der Ergufs von Galle in die Peritonealhöhle führt fast immer eine höchst acute Peritonitis herbei, welche schnell dem Leben des Patienten ein Ende macht. Die Behandlung beschränkt sich deshalb auch in solchen Fällen nur auf die Anwendung allgemeiner Mittel, durch die man indefs in der Regel Nichts ausrichtet, da die Galle von allen Flüssigkeiten, die in die Bauchhöhle ergossen werden können, am reizendsten auf das Peritoneum einwirkt.

Nur in höchst seltenen glücklichen Fällen, wo die Gallenblase in geringem Umfange verletzt worden, bilden sich, wenn nur wenig Galle ergossen ist, rings um dieselbe schnell Adhaesionen, und später Abscesse, welche sich nach aufsen öffnen, so dafs auf diese Weise eine Heilung möglich wird.

9. Schufswunden mit Verletzung der Milz.

Die Milz wird ebenfalls, obwohl ihres geringern Umfanges wegen seltner als die Leber, zuweilen durch Geschosse verletzt, wovon wir unter andern in den Iulitagen im Hôtel-Dieu ein Beispiel gesehen haben.

Ein Mann empfing einen Schufs in das linke Hypochondrium, der auf der Stelle einen heftigen Bluterguſs nach sich zog. Er starb einige Tage nach der Verletzung, und bei der Section fand man Adhaesionen, welche den Wundkanal von der Abdominalhöhle trennten. Die Kugel war im Gewebe der Milz zurückgeblieben.

1814 sah ich einen jungen Mann, der von einer Kanonenkugel in schräger Richtung in der Gegend des linken Hypochondriums getroffen worden war. Er empfand heftige Schmerzen an dieser Stelle, wurde sehr bald darauf gelbsüchtig und starb nach Verlauf einiger Tage.

Bei der Leichenöffnung fand man die Milz in einen wirklichen Brei verwandelt, so dafs es auffallend war, dafs dieser sich nicht in die Bauchhöhle ergossen hatte. Offenbar hatte die Contusion diese Desorganisation veranlaſst.

Bei solchen Verletzungen ist der Wundarzt ebenfalls nur auf die Anwendung allgemeiner Mittel beschränkt.

Was die Diagnose der Verwundungen der Milz betrifft, so erkennt man dieselben nur daran, daſs die Zeichen von Verletzungen anderer Unterleibseingeweide fehlen. Stets findet dabei ein starker Bluterguſs in die Bauchhöhle statt, und diese Blutungen, so wie die durch die Verletzung herbeigeführte Entzündung der Milz und des Peritoneums bilden den Gegenstand der Behandlung.

10. Wunden mit Verletzung der Nieren und der Ureteren.

Schuſswunden der Nieren kommen, bei dem geringen Umfange und der tiefen Lage dieses Organs, im Ganzen sehr selten vor, indeſs habe ich doch in den Julitagen im Hôtel-Dieu ein Beispiel davon gesehn. Das betreffende Individuum hatte einen Schuſs in die Seite bekommen, bei welchem die Kugel in der Bauchhöhle blieb und Urin aus der Wunde hervordrang. Es trat kein schlimmer Zufall ein; der Kranke verlieſs, auf dem Wege der Besserung, schon nach vierzehn Tagen das Krankenhaus und unterrichtete uns später von der vollständigen Schlieſsung der Wunde.

Die Gefahr dieser Wunden wird vorzüglich durch den Harnerguſs in die Bauchhöhle bedingt, der eine höchst acute und meist tödtliche Peritonitis nach sich zieht. Auch giebt die Infiltration des Urins in das um die Nieren gelegene Zellgewebe zu auſserordentlich heftigen Eiterungen Anlaſs, zu deren Verhütung der Wundarzt in allen den Fällen, wo der Harn nicht frei nach auſsen flieſsen kann, Wunderweiterungen vornehmen muſs.

Die Verletzung der Ureteren erheischt die Erfüllung derselben Indicationen; indeſs habe ich diese Verwundung niemals beobachtet, obwohl sich vielleicht Beispiele davon finden möchten.

11. Schuſswunden mit Verletzung der Blase.

Schuſswunden der Blase kommen häufig vor und führen groſse Gefahr mit sich. Hierbei kann nun die Kugel entweder durch die Blase vollständig hindurchgehn, oder nur eine Wand derselben verletzen, so daſs sie dann nicht selten darin zurückbleibt. Ebenso kann die Blase entweder an den Stellen getroffen werden, welche mit dem Peritoneum überzogen, oder an denen, welche nur mit Zellgewebe bekleidet sind.

Ist die Kugel durch das Peritoneum gedrungen, so entsteht in der Regel ein Harnergufs in die Bauchhöhle, und in Folge dessen eine schnell tödtliche Peritonitis, während, wenn das Geschofs durch die vordere Wand, oder durch einen andern, vom Bauchfelle nicht bedeckten Punkt in die Höhle der Blase gelangte, die Gefahr minder grofs ist, und die Heilung, nach Beseitigung der, durch die Verletzung des Zellgewebes und durch die Urininfiltration in dasselbe bedingten, Entzündung, zu Stande kommen kann. Die Hauptindication bei diesen Verletzungen besteht daher immer in der Verhütung von Harnergüssen ins Zellgewebe und ins Peritoneum, denen man am besten durch das Einlegen eines Katheters von Gummi elasticum begegnet. Was die consecutiven, durch das Eindringen der Kugel veranlafsten Zufälle betrifft, so erfordern diese keine andre Behandlung, als die Rupturen der Blase überhaupt.

Von den in der Blase zurückgebliebenen Kugeln, welche später immer zur Bildung eines Blasensteins Veranlassung geben, werden die kleinern, besonders die Schrotkörner, zuweilen spontan durch den Kanal der Urethra ausgestofsen. So sah *Theophile Bonnet* bei einem Militair, der einen Pistolenschufs in den Unterleib bekommen hatte, nach welchem die erbsengrofse Kugel in der Blase zurückgeblieben war, nach einiger Zeit einen ähnlichen Schmerz, wie er durch Blasensteine erzeugt wird, entstehn, und später die Kugel unter grofsen Beschwerden durch die Harnröhre abgehn.

Ist die Kugel hingegen gröfser, so kann sie sich einen Weg nach dem Perinaeum bahnen, daselbst einen gangränösen Abscefs veranlassen, und, nach dessen künstlicher oder spontaner Eröffnung, zum Vorschein kommen. Sie kann aber auch die Recto-vesical-Wand durchbohren und ins Rectum gelangen.

Ist der fremde Körper von Blei, so hat man vorgeschlagen, ihn durch Quecksilber aufzulösen, doch möchte es, wiewohl *Ledran* dies Verfahren ausgeführt haben will, kaum angehn, eine Büchsenkugel, die mindestens das Gewicht einer Unze hat, auf diese Art zu zerstören. *) Vielleicht könnte man in solchen Fällen die Lithotritie vorneh-

---

*) [*Ledran* hat behauptet, bei dem Gouverneur von Martinique, ein in der Blase zurückgebliebenes Bleistück durch Einspritzen von laufendem Quecksilber entfernt zu haben; indefs fan-

men. Kann man den Kranken durch keine dieser Verfahrungsarten von dem fremden Körper befreien, so muſs man nothwendig zu dessen Extraction schreiten. In den meisten Fällen ist es indeſs schwer, die Kugel durch die Eintrittsöffnung auszuziehn, da letztere nur selten eine, für die Einführung der Instrumente und für deren Fortschiebung bis zu dem untern Theil der Blase, passende Lage behält, und die zur Erleichterung der Nachsuchungen etwa nöthigen Wunderweiterungen stets mit Gefahr verbunden sind. Es ist deshalb in den Fällen, wo die Wunde eng und von der Blasengegend entfernt ist, die Operation des Steinschnitts auf gewöhnliche Art vorzunehmen, und zwar gebe ich, meinen vielfachen Erfahrungen zu Folge, dem Bilateralschnitte vor den übrigen Methoden den Vorzug, obwohl auch der Wundarzt, unter besondern Umständen, eine andre zu wählen genöthigt werden kann.

12. Wunden mit Verletzung des Zwerchfells.

Das Zwerchfell kann, wie schon bei den Brustwunden bemerkt worden, nicht wohl ohne gleichzeitige Verletzung anderer, in der Brust- oder Unterleibshöhle enthaltenen Organe beschädigt werden, und die Wunden desselben sind auch schwer von einer Verletzung der in seiner Nähe gelegnen Eingeweide zu unterscheiden. Sind übrigens schon die Stichwunden desselben äuſserst gefährlich, so sind es die Schuſswunden noch um Vieles mehr, und wenn erstere, wie aus Sectionsbefunden hervorgeht, bei denen man zuweilen die Wunden vollständig vernarbt, oder deren Ränder wenigstens einzeln verheilt findet, sich schlieſsen können: so fehlt es wenigstens an Beweisen, daſs dies auch bei letztern vorkomme.

Wie dem aber auch sein möge, so bieten die Heilindicationen bei den letztern nichts Besonderes dar, indem man nur auf die Anwendung allgemeiner Mittel beschränkt ist.

D. — Von den Ergüssen in die Bauchhöhle in Folge von Verwundungen durch Kriegeswaffen.

Verschiedene Materien, wie Blut, Nahrungsstoffe, Koth, Galle, Urin u. s. w. können sich, wie schon mehrfach bemerkt worden, in Folge von penetrirenden Wunden in die

---

den die Wundärzte von Martinique bei der Section das Bleistück, von dem *Ledran* behauptet hatte, daſs es mit dem Urin abgegangen wäre, noch in der Blase.]

Bauchhöhle ergiefsen. Hier werden wir indefs nur von den Blutergüssen handeln, da von dem Austritte der andern genannten Stoffe schon oben die Rede gewesen ist.

Soll ein in einer Röhre befindliches Fluidum ausfliessen können, so mufs die es heraustreibende Kraft gröfser sein, als die demselben Widerstand leistende. Deshalb fliefst das in den Hautgefäfsen enthaltene Blut bei Verletzungen sogleich aus, da Nichts sich seinem Ergusse widersetzt, während die Contractilität der Gefäfswände und der Druck des neu hinzuströmenden Bluts es nach dem am wenigsten Widerstand leistenden Punkte hintreibt. Anders verhält sich dies hingegen, wenn ein mäfsig grosses der, im Mesenterium, oder in den Wänden des Magens, oder der Gedärme enthaltenen, Gefäfse geöffnet worden. Hier nämlich wird der Contractilität der Gefäfswände und der Kraft des neuen Zuströmens durch die Resistenz der, noch aufserdem durch das Zwerchfell und die Bauchmuskeln zusammengedrückten, Nachbarorgane das Gleichgewicht gehalten, wie dies besonders *Petit* in seiner, in den Memoiren der Academie befindlichen Abhandlung dargethan hat.

Jedes Mal also, wo diese beiden Kräfte gleich sind, wird kein Ergufs zu Stande kommen können, und noch weniger, wenn die durch die Eingeweide geleistete Resistenz überwiegt. Mithin wird die Wunde einer Arterie häufiger, als die einer Vene, eine Verletzung der Blase öfter, als die des sich weniger stark zusammenziehenden Darms zu einem Ergusse Veranlassung geben. Und eben diese Kraft, welche einen Blutaustritt zuweilen gänzlich verhindert, wird auch nicht selten zu dessen Stillung beitragen. Das wirkliche Vorhandensein dieser Compression aber erkennt man daran, dafs das ergossene Blut sich fast immer in einem circumscripten Heerde ansammelt, der sich sogleich durch die Wunde, oder später, nach Durchfressung des Darmkanals, durch diesen entleert, wie dies *Petit* ebenfalls in der bereits erwähnten Abhandlung dargethan hat.

In folgendem, im Hôtel-Dieu beobachtetem Falle flofs das angesammelte Blut durch die äufsere Wunde aus.

Beobachtung.

Ein Frauenzimmer von 19 Jahren bekam am 17. Mai 1829 im Rausche einen Messerstich in den Bauch. Sie war, als sie ins Hôtel-Dieu kam, blafs und beinahe pulslos, obwohl sie nur sehr wenig Blut verloren hatte, brach bald darauf mit Alkohol, doch nicht mit Blut vermischte Massen aus und klagte über Colikschmerzen, auf welche indefs keine Darmausleerung folgte. Der Leib war etwas gespannt und besonders in der Nähe der, ungefähr einen Zoll langen, queren und zwei Zoll vom Nabel entfernten, auf der rechten Seite gelegnen, Wunde schmerzhaft. Man vereinigte die Wundränder und hielt sie durch Heftpflaster zusammen, nahm jedoch wegen der Kleinheit des Pulses keine Blutentziehung vor. Am nächsten Tage waren die Folgen der Trunkenheit verschwunden, der Puls hob sich, der Leib blieb etwas gespannt und zeigte einige Härte im Umfange der Wunde.

Am 19. entwickelte sich eine partielle Peritonitis in der Nähe der Wunde, und der Puls wurde frequent und ziemlich hart. Die Wunde vernarbte indefs, während der Bauch weich und schmerzlos wurde, nur fühlte man hinter der Narbe eine Geschwulst, welche sich indefs verminderte und bald darauf ganz verschwand, als nach einiger Zeit die Wunde von selbst sich geöffnet hatte, und ungefähr drei bis vier Efslöffel bräunlichen und zersetzten Bluts aus derselben geflossen waren. Die Kranke genas hierauf vollständig.

Die Schnelligkeit, mit welcher solche Blutergüsse sich bilden, ist verschieden. Ist ein solcher sehr bedeutend und erfolgt er mit grofser Geschwindigkeit, so stellen sich bei dem Kranken alle mit starken Blutverlusten verbundene Symptomen ein, wozu sich noch oft eine plötzlich eintretende und weich anzufühlende Geschwulst des Bauchs gesellt. Ergiefst sich das Blut hingegen, wie dies häufiger der Fall ist, langsam, so erkennt man dessen Gegenwart zu Anfang gar nicht, da in den ersten Tagen keine besondere Zufälle eintreten, denn da die Menge des ergossenen Bluts unter solchen Umständen nur gering ist, und dasselbe, in der ersten Zeit wenigstens, keine reizende Eigenschaften besitzt, so nimmt man keine andere Symptome, als die durch die Wundenentzündung zu Wege gebrachten, wahr. Aber auch diese verschwinden in der Regel nach Verlauf einiger Tage, und das langsam ergossene Blut breitet sich fast niemals zwischen den Darmwindungen aus, sondern sammelt sich in der Nähe des verletzten Gefäfses in einem circumscripten Raume an; nur dann bemerkt man mehrere Heerde, wenn verschiedene und ziemlich entfernt von einander liegende Gefäfse geöffnet worden sind. Mitunter senken sich indefs auch diese Ergüsse nach dem untern und seitlichen Theile des Bauchs, oder ins kleine Becken, das auf diese Weise ausgetretene Blut coagulirt und geht Adhaesionen mit den Nachbartheilen ein, deren Functionen hierdurch mehr oder weniger beeinträchtigt werden. Nach fünf bis sechs Tagen und nach Beschwichtigung der unmittelbaren Wundzufälle, giebt sich dann der Ergufs durch besondere, je nach der Stelle der Ansammlung, verschiedene Zeichen zu erkennen. Zuweilen nämlich findet diese im Hypogastrium, oft aber auch an der Seite statt, auf welcher der Kranke gelegen hat. So findet man bald zwischen der Leber und dem Colon, bald zwischen den Gedärmen und dem Magen, nach Verlauf der angegebnen Zeit, eine mehr oder weniger deutlich fühlbare Geschwulst, welche mit Spannung und Schmerzhaftigkeit des ganzen übrigen Bauchs, mit Erbrechen, Verstopfung oder häufigem Drang zum Uriniren, je nachdem nämlich der Darmkanal, oder die Blase, oder der Magen comprimirt wird, so wie mit einem, sich durch unregelmäfsige Frostanfälle characterisirenden, Fieber verbunden ist. Diese Zeichen begleiten die stärkeren Ergüsse, deren Resorption nicht wohl zu Stande kommen kann, denn in der Regel werden nur die ganz geringen wieder aufgesogen. Zuweilen indefs bahnen sich auch, wie schon angegeben, die ergossenen Massen einen Weg durch den Darmkanal und gehen mit dem Stuhlgange ab, obwohl diese Fälle sehr selten vorkommen. Das in die Bauchhöhle ausgetretene Blut wirkt nun wie ein fremder Körper, erregt in den Wänden des Heerdes, von welchem es eingeschlossen wird, eine Entzündung, die sich auf die in der Nähe liegenden Organe fortsetzt und häufig den Tod des Patienten nach sich zieht.

Deshalb mufs man auch dem ergossenen Blute so bald, als möglich einen Ausweg verschaffen, hiermit aber so lange warten, bis man an den vorhandenen Symptomen erkennt, dafs aus dem verletzten Gefäfse kein Blut mehr ausfliefst. Hat man sich über das Aufhören der Blutung Gewifsheit verschafft, so macht man an dem hervorragendsten Punkte der Bauchwandungen eine Incision, bei welcher man jedoch den Eintritt von Haemorrhagieen, so wie die spätere Bildung von Hernien möglichst zu verhüten sucht. Ist auf diese Weise die Peritonealhöhle eröffnet, und die angesammelte Flüssigkeit zum Theil entleert worden, so sucht man deren fortdauernden Abflufs durch das Einlegen eines dünnen, an den Rändern ausgefaserten Leinwandstreifens, der zugleich das Verkleben der Wundränder verhindert, zu befördern. Sollte nach gemachter Incision das Blut nicht ausfliefsen, und ein Eingeweide sich vor die Wundöffnung legen, so mufs man dasselbe sanft zurückdrücken und die vorhandenen Adhaesionen mit Vorsicht trennen, um auf diese Weise zwischen dem Heerde, in welchem das Blut angesammelt ist, und der äufsern Wunde eine Communication zu erzeugen. Den Ausflufs befördert man hierauf durch eine passende Lagerung des Kranken und durch gelindes Drücken des Bauchs, während man zugleich durch erweichende und beschwichtigende Injectionen das angesammelte Blut zu verdünnen sucht. Den erwähnten Leinwandstreifen läfst man einige Zeit in der Wunde zurück, damit die Vernarbung von innen nach aufsen vor sich gehe.

E. — Schufswunden des Beckens.

Schufswunden der weichen, so wie der knochigen Theile des Beckens kommen in Schlachten und in Duellen sehr häufig vor, da gerade nach dieser Körpergegend sehr oft gezielt wird.

Wird das Becken von einer Kanonenkugel getroffen, so führen die dadurch angerichteten bedeutenden Zerstörungen fast immer einen schnellen Tod herbei, und nur, wenn das Geschofs den Körper in sehr schräger Richtung berührte, ist die Gefahr minder grofs, obwohl man auch selbst dann in der Regel Splitterbrüche der Hüftknochen, Zerquetschung der Muskeln, oft ohne Zerstörung der Haut entstehn und den Tod noch vor der Ausbildung der Entzündung eintreten sieht. Bei weniger starken Contusionen genesen die Kranken zuweilen, nachdem sie heftige Entzündungen und die Bildung von Abscessen, Fisteln u. s. w. überstanden haben, und noch um Vieles leichter gelingt die Wiederherstellung bei geringen Contusionen und einfachen Knochenbrüchen. So habe ich 1814 einen Soldaten gesehen, welchem eine Kanonenkugel einen Theil des Hüftbeins und des Ossis sacri fortgerissen hatte, und der, obwohl mit Bildung einer grofsen, die Bewegungen hindernden Narbe, dieser Verstümmlung ungeachtet, wieder hergestellt ward.

Kleinere Kugeln bringen ähnliche, doch minder gefährliche Verletzungen zu Wege, die, wenn sie sich auf die Weichtheile beschränken, selbst bei sehr bedeutendem Umfange noch heilbar sind.

Flintenkugeln erzeugen oft rinnenförmige Wunden oder Kanäle in den Weichtheilen, die indefs kein anderes Heilverfahren, als das in der ersten Abtheilung bereits erörterte erfordern. Zuweilen verlieren sich diese Kugeln auch in die Weichtheile und müssen, wenn die Aufsuchung mit Schwierigkeiten verbunden ist, und keine schlimmen Zufälle durch ihre Gegenwart entstehn, darin zurückgelassen werden.

Auch kann das Becken trotz seiner Rauhigkeiten und seiner Vorsprünge, wie die Hirnschale, die Brust u. s. w. von schräg auf dasselbe treffenden Kugeln umkreist werden, was in den Julitagen mehrere Mal beobachtet worden.

Ein junger, ins Genesungshaus von St. Cloud aufgenommener Mann war in der rechten Hüfte von einer Kugel getroffen worden, welche durch die Weichgebilde des hintern Theils des Körpers um das Becken herum fortgegangen und dem Eintrittspunkte gerade gegenüber wieder heraus gekommen war, wobei man den Wundkanal durch die Weichtheile deutlich fühlen konnte. Bei einem andern Individuum, war eine Kugel in der Gegend der linken Hüfte eingedrungen und, nach Umkreisung des vordern Theils des Beckens, am vordern, obern und äufsern Theil des Schenkels wieder hervorgetreten. Weder in diesem, noch in dem vorigen Falle hatte eine Beschädigung der Knochen stattgefunden. Auch diese Wunden der Weichtheile des Beckens erfordern keine besondre Behandlung.

Die Schufswunden der Beckenknochen heilen, selbst wenn sie nicht gefährlich sind, immer nur sehr langsam, denn die necrotischen Knochentheile unterhalten, besonders wenn Splitter in die Substanz des Knochens hineingetrieben worden, immer langwierige Fisteln, indem die platte Form der Beckenknochen die Loslösung und Ausstofsung der abgestorbenen Knochenstücke erschwert. So sah ich bei in den Julitagen verwundeten Individuen, noch vier Monate nach dieser Zeit, stark eiternde Fisteln.

Die Wunden der Crista ossis ilii sind in der Regel nicht sehr gefährlich und heilen leicht, während die in der Nähe des grofsen Trochanters sich sehr schwer schliefsen, indem die Kugeln sich oft tief in die Gewebe verlieren, und die abgestorbenen Knochenstücke sich nur langsam einen Weg nach aufsen bahnen können, so dafs häufig unheilbare Fisteln zurückbleiben.

Ist eine Kugel an irgend einem der genannten Punkte tief ins Becken eingedrungen, so mufs man alle Nachsuchungen unterlassen und sich auf die Anwendung allgemeiner Mittel beschränken; ist sie hingegen nach Durchbohrung der Knochen im Zellgewebe des Bauchfells, im Musculus Psoas oder Iliacus sitzen geblieben und mit dem

Finger oder der Sonde zu fühlen, so nehme man die Extraction derselben vor, erweitre hierzu, wenn es nöthig ist, die Wundöffnung und trepanire selbst die Beckenknochen, wenn die Ausziehung sich durch die Eintrittsöffnung nicht gut bewerkstelligen läfst. *)

Bei den Verletzungen des untern Theils des Beckens wird zuweilen der Sitzbeinhöcker zerschmettert, wodurch langwierige Fisteln veranlafst werden, welche erst nach der Ausstofsung aller necrotisirten Knochenstücke sich schliefsen. Mitunter wird dieser Knochentheil auch völlig von dem übrigen Becken losgetrennt, wie dies z. B. bei einem in den Julitagen verletzten Individuum der Fall war, wo eine am innern und obern Theile des Schenkels eingedrungene Kugel am Tuber Ischii wieder hervortrat. Erst nach der Beseitigung der heftigen Entzündung erkannte man die Lostrennung des Sitzbeinhöckers, der durch die daran befestigten Muskeln nach unten gezogen wurde, und in dessen Nähe vier Monate nach der Verletzung noch eine ergiebige Eiterung stattfand.

Das Os pubis kann durch Geschosse zerbrochen werden, eine Verletzung, deren Gefahr noch durch gleichzeitige Beschädigung der Blase erhöht wird, die jedoch keine besondere Indicationen darbietet.

Die Beschädigung des horizontalen Astes des Schaambeins ist nur wegen gewöhnlich gleichzeitiger Verletzung der darauf ruhenden Crural-Gefäfse und Nerven von Wichtigkeit. **)

Auch die Verletzung des absteigenden Schaambeinastes ist nur durch die Complication mit der der benachbarten grofsen Gefäfse, Nervenstämme und Organe, besonders der Geschlechtstheile, gefährlich.

---

*) [Wegen der Dicke und schwammigen Structur der Beckenknochen bilden die Kugeln häufig Rinnen und sehr lange Kanäle in denselben. So fanden wir im April 1834 im Hôtel-Dieu auf *Sanson's* Abtheilung bei einer Section einen durch eine Kugel veranlafsten Kanal, welcher an der obern hintern Spina des Darmbeins anfing und in der Mitte der Fossa iliaca interna aufhörte, und dabei die Kugel in ihrer Form fast gar nicht verändert.]

**) [Bei Verletzungen des horizontalen Astes des Schaambeins verliert sich die Kugel oft in die Bauchhohle und bleibt hier ohne Nachtheil liegen, oder giebt zu unheilbaren Fisteln Veranlassung. Alle Nachsuchungen sind jedoch unter solchen Umständen mit Nachtheil verbunden. Zuweilen dringen die Geschosse oder losgetrennten Knochenstücke auch von hier aus in die Blase.]

F. — Schufswunden des Rückgraths.

Fast in keinem Körpertheile verlieren sich Geschosse, und namentlich Flintenkugeln, so leicht, und sind zugleich so schwer auszuziehn, als in den hintern Theil der Wirbelsäule, denn die vielen knochigen Vorsprünge und die mannigfach geneigten Flächen, welche durch die Muskeln, die Sehnen und Aponeurosen gebildet werden, bringen unendliche Deviationen im Laufe der Kugeln zu Wege. So habe ich in den Julitagen eine Menge von Individuen gesehn, bei denen Kugeln in den hintern Theil des Halses, des Rückens und der Weichen eingedrungen waren, die sich häufig nicht extrahiren und zuweilen sogar nicht einmal auffinden liefsen.

Nur wenn eine in der Wirbelgegend eingedrungene Kugel einen geraden Kanal durch die Gewebe gebohrt hat, ist ihre Extraction mittelst der Zange oder eines Kugelziehers, nach vorgenommener Wundenerweiterung, immer leicht, und selbst wenn sie zwischen die Knochen eingekeilt ist, wird sich die Ausziehung in diesem Falle noch mittelst des Hebels oder des Tirefonds bewerkstelligen lassen.

Die Schufswunden der Wirbelsäule erzeugen nun aufser den, auch anderen mit Knochenzerschmetterung verbundenen Verletzungen zukommenden entzündlichen Zufällen, wenn das Rückenmark mitgelitten, plötzlich eintretende Lähmungen der unterhalb der verwundeten Stelle gelegnen Theile, und besonders des Rectums und der Blase; und um diese zu heben, giebt es nur ein Mittel, nämlich die Extraction der Kugeln, welche man daher, wenn es nur irgend möglich und ohne Gefahr ausführbar ist, vornehmen mufs. *Vigarous* hat sogar bei der Fractur der Wirbel zur Entfernung der Knochensplitter und zur Ausleerung ergossener Massen die Application einer Trepankrone empfohlen. Es ist indefs schwer, hierüber bestimmte Regeln festzusetzen, und es mufs deshalb die Wahl der für den besondern Fall passenden Mittel dem Urtheile des Wundarztes überlassen bleiben.

Ist ein Geschofs durch die vordere Fläche der Wirbelkörper eingedrungen, und ist in Folge von Commotion, Compression oder Contusion des Rückenmarks eine Lähmung entstanden, so kann man nichts anderes thun, als den Kranken bei der Anwendung allgemeiner Mittel eine absolute Ruhe beobachten lassen, da die Natur allein zuweilen die Fracturen der Wirbel mit mehr oder weniger bedeutender Beschädigung des Rückenmarks zur Heilung bringt.

Häufig verlieren sich die Kugeln auch in den Weichtheilen, oder keilen sich so fest zwischen die Knochen ein, dafs es durchaus unmöglich ist, sie aufzufinden, wie ich dies bei einer Menge von Individuen in den Julitagen beobachtet habe, bei denen aber dadurch gar keine Beschwerden zu Wege gebracht wurden.

Sehr oft sieht man auch nach dieser Art von Verwundungen Fisteln sich bilden, welche das ganze Leben hindurch, oder doch wenigstens bis zur Ausstofsung aller fremden Körper, bestehn.

Im folgenden in den Julitagen beobachteten Falle nahm die Verletzung der Wirbelsäule noch einen ziemlich befriedigenden Ausgang.

Beobachtung.

L. ward in den Julitagen von einer Kugel verletzt, welche in der Gegend des letzten Lendenwirbels neben den Dornfortsätzen eindrang. Er fiel sogleich zur Erde, war jedoch bald darauf wieder im Stande, noch eine Strecke Weges zu gehn.

Da die Kugel bei seiner Ankunft im Hôtel-Dieu bereits aus der anderthalb Zoll tiefen Wunde extrahirt worden war, legte man nur einen einfachen Verband an und zog Antiphlogistica in Gebrauch. Der Kranke klagte nicht über Schmerzen im Bauche, litt weder an Meteorismus, noch an Erbrechen, empfand jedoch ein Reifsen in der Gegend der Sitzbeinhöcker, das sich längs der Unterextremitäten bis zum Malleolus externus verbreitete. Diese schmerzhafte Empfindung dauerte während der ersten Tage fort, nahm während der Nacht und bei Veränderungen der Luftfeuchtigkeit zu, verminderte sich aber nach der Anwendung beruhigender Linimente am vierten Tage. Die Sensibilität und Myotilität der Unterextremitäten hatten nicht gelitten, nur war vom Augenblicke der Verletzung an, die Fähigkeit zu uriniren verloren gegangen, weshalb man einen Katheter in die Blase legte. Diese war übrigens nicht vollständig gelähmt, sondern hatte nur ihre Contractilität verloren, denn der Kranke fühlte das Bedürfnifs zum Harnen und war auch, bei stark gefüllter Blase, sie durch Contraction der Bauchmuskeln zum Theil zu entleeren, im Stande. Ebenso war eine grofse Trägheit des Mastdarms vorhanden, denn der Kranke hatte während der ersten sechs und zwanzig Tage nach der Verletzung, trotz vie-

vieler angewendeten Klystiere nur einmal Oeffnung. Später erfolgte sie alle drei Tage, doch fühlte der Kranke weder das Bedürfnifs dazu, noch hatte er während derselben Empfindung davon. Aufser den beiden genannten Organen war kein anderes in seinen Functionen beeinträchtigt, ein Umstand, der sich leicht aus anatomischen Gründen erklären läfst.

C. — Von der Zerschmetterung des Bauchs und des Beckens.

Die Zerschmetterungen des Bauchs kommen noch häufiger vor, als die der Brust; da jedoch bei ersterem die Wände nachgiebig sind, so leiden sie bei Verletzungen der Art weniger, als die von ihnen umschlossenen Eingeweide, namentlich die Leber, die Milz, der Darmkanal, die Blase u. s. w.

Vorzugsweise wird die Leber wegen ihrer Gröfse und ihrer Weichheit bei solchen Gelegenheiten beschädigt, während die Milz, obgleich sie ihrer Textur halber noch leichter verletzbar wäre, doch wegen ihres geringen Volumens und ihrer tiefen Lage hinter den Rippen der Einwirkung äufserer Schädlichkeiten häufiger entgeht: nur wenn sie in ihrem Umfange vergröfsert ist, wird sie in demselben Maafse wie die Leber afficirt.

Mehr noch als die genannten Organe sind die Nieren durch ihre Lage, Kleinheit und dichte Textur vor Zerschmetterungen gesichert, während diese, wie schon oben bemerkt, bei dem Darmkanale, dem Magen und der Blase sehr häufig vorkommen.

Ebenso wie die Eingeweide, können nun auch die grossen Gefäfse der Brust- und Bauchhöhle, die Aorta, die Venae cavae u. s. w., trotz ihrer tiefen Lage, zerschmettert werden, was sich besonders dann leicht ereignet, wenn die Wände derselben verknöchert oder erweitert sind, weshalb man bei äufseren Gewaltthaten, die den Tod nach sich gezogen haben, in der gerichtlichen Medicin auch auf diesen Umstand Rücksicht nehmen mufs.

Auch die Zerschmetterungen des Beckens kommen häufig vor, da jedoch die Wände desselben nicht nachgiebig sind, so beschränkt sich die Verletzung häufig nur auf die dasselbe umgebenden Weichtheile. Ist indefs die äufsere Gewalt sehr stark, so entstehen mehr oder weniger zahlreiche Fracturen, wobei die im Becken enthaltenen Organe entweder verschont bleiben, oder gleichzeitig durch die eingedrückten Knochenfragmente mehr oder weniger stark beschädigt werden, so daſs dadurch Zerreiſsungen der Blase und des Rectums, Ergüsse von Blut, Urin oder Koth in die Bauchhöhle, oder Urin- und Kothabscesse, welche immer durch Gangrän mit dem Tode enden, entstehn. Zuweilen tritt auch eine Zerreiſsung der Gelenkbänder ein, wodurch eine widernatürliche Beweglichkeit bedingt wird, welche erst mit der Zeit durch die Anwendung von Contentivverbänden gehoben werden kann. Das Gehen und Stehen ist in solchen Fällen bis zur Wiederherstellung erschwert, entweder weil es dem Becken oder der Wirbelsäule an einer festen Basis fehlt, oder weil die Knochen während der Krankheit eine fehlerhafte Richtung angenommen haben. Hinsichtlich der Behandlung verweise ich auf das über die Contusion der in der Bauchhöhle enthaltenen Organe bereits oben Gesagte.

Sechstes Kapitel.

Wunden der Geschlechtstheile.

1. Stichwunden des Scrotums.

Die Stichwunden der Haut des Scrotums bieten hinsichtlich der Erscheinungen und der Behandlung nichts Eigenthümliches dar, nur sind dieselben wegen des Nervenreichthums dieser Theile sehr schmerzhaft und wegen der Laxität des hier gelegenen Zellgewebes häufig mit Blutinfiltrationen verbunden, weshalb auch besonders beruhigende und resolvirende Umschläge hier ihre Anwendung finden.

2. Schnittwunden des Scrotums.

Von den Schnittwunden, welche übrigens sehr schnell zu heilen pflegen, gilt ganz dasselbe.

3. Wunden des Scrotums durch quetschende Waffen. Contusionen des Scrotums.

Die Laxität des Scrotalgewebes bedingt eine groſse Geneigtheit zu bedeutenden Blutinfiltrationen nach der Einwirkung quetschender Ursachen. Zuweilen zerreifsen dabei auch die Gefäfse der Tunica vaginalis, so dafs ein Blutaustritt in die Höhle dieser Membran zu Stande kommt, der sich dann durch alle, solchen Ergüssen eigenthümliche Charaktere zu erkennen giebt und eine Varietät der sogenannten Haematocele zu Wege bringt. An welcher Stelle übrigens auch die Contusion eingewirkt haben mag, so giebt dieselbe, wegen der abhängigen Lage des in Rede stehenden Theils, fast immer zu einer sehr bedeutenden Anschwellung und oft zu einer dunkel violetten oder gar zu einer schwarzen Färbung des Scrotums Veranlassung. Nur selten aber gehen diese Entzündungen in Gangrän, häufiger dagegen in Eiterung über, welche zuweilen einen mehr oder weniger bedeutenden Theil des Zellgewebes und der Haut des Hodensacks zerstört. In der Regel jedoch zertheilen sich diese Infiltrationen und Blutergüsse schnell, welchen Ausgang man durch die Anwendung der für starke Contusionen im Allgemeinen empfohlenen Mittel, so wie durch die Unterstützung des Scrotums mittelst einer passenden Bandage oder eines Suspensoriums sehr zu befördern im Stande ist.

Alles über die Contusionen des Scrotums Gesagte findet auch auf die grofsen und kleinen Schaamlefzen der Weiber Anwendung; es bilden sich nämlich innerhalb derselben in Folge heftiger Contusionen starke Ecchymosen und Blutergüsse, die mit bedeutender Anschwellung und einer lividen oder schwarzen Färbung der Haut verbunden sind. Die hierauf folgende Entzündung geht zuweilen in Abscefsbildung oder Gangrän über, in der Regel jedoch wird das ausgetretene Blut schnell resorbirt, worauf dann die Labien wieder ihr normales Volumen annehmen. Die Behandlung ist ganz ebenso, wie bei Contusionen anderer Theile.

4. Contusionen des Perinaeums.

Bei den Contusionen des Perinaeums bilden sich ebenfalls, wegen des vielen hier vorhandenen Zellgewebes, häufig tiefe und weit verbreitete Ecchymosen, die durch den Druck, welchen sie auf den Mastdarm und die Blase ausüben, die excretorische Thätigkeit dieser Organe beeinträchtigen und aufserdem häufig zu grofsen und tiefen Abscessen Veranlassung geben. Nach heftigen Quetschungen sieht man auch, besonders wenn die verletzende Kraft von unten nach oben wirkte, eine Zerreifsung der Urethra eintreten und den Urin sich ins Zellgewebe ergiefsen, wodurch dann immer ein gangränöser Abscefs zu Wege gebracht wird, wie ich dies mehrere Mal nach Fufsstöfsen gegen den Damm, so wie beim Fallen auf spitzige Körper beobachtet habe.

Bei der einfachen Contusion bietet die Behandlung nichts Besondres dar; ist hingegen gleichzeitig die Urethra zerrissen, so nimmt diese Affection, so wie die dadurch erzeugte Urininfiltration, die ganze Aufmerksamkeit des Wundarztes in Anspruch.

5. Schufswunden des Scrotums.

Die Schufswunden der Scrotalhaut zeigen dieselben Charkatere, wie die durch stechende und schneidende Waffen zu Wege gebrachten Verletzungen, und erfordern auch keine eigenthümliche Behandlung.

6. Wunden des Testikels durch stechende und schneidende Waffen.

Wegen der zarten Textur des Testikels sind alle Verletzungen desselben in der Regel von Bedeutung; denn sobald die Tunica albuginea beschädigt worden, fallen die Saamenkanälchen schon bei Wunden von mäfsigem Umfange zwischen den Rändern hervor, so dafs die Substanz des Testikels gänzlich oder zum Theil sich entleert, und die Zeugungsfähigkeit verloren geht.

Meistens folgen, besonders auf Stichwunden, sehr heftige Entzündungen, die man durch alle bekannte Resolventia und Antiphlogistica zu beseitigen suchen mufs.

7. Wunden der Ruthe und der Urethra durch stechende und schneidende Waffen.

Die Wunden der Corpora cavernosa der Ruthe durch stechende und schneidende Waffen zeichnen sich besonders durch die sehr heftigen Blutungen aus, welche selbst nach geringeren Verletzungen der Art eintreten. Sind sie nicht tief, so heilen sie bei der Anwendung einer passenden Lage, der Heftpflaster u. s. w. leicht und ohne Beeinträchtigung der Functionen des Penis. Trennen hingegen Schnittwunden die Corpora cavernosa beinahe vollständig, so kann die Wunde zuweilen wohl durch dieselben Mittel zur Vernarbung gebracht werden, doch geht meistens die Zeugungsfähigkeit verloren, da die Erection dann nur noch unvollkommen stattfindet.

Ist ein Stück der Ruthe völlig losgetrennt worden, so tritt aus dem erectilen Gewebe und den Arterien des Penis eine sehr reichliche Blutung ein, welche bei mangelnder ärztlicher Hülfe selbst tödtlich werden kann. Ist indeſs die Blutung gestillt, so heilt die Wunde meistens schnell, nur wird die Fähigkeit zur Ausführung des Coitus um so mehr beeinträchtigt, je kürzer der übrig gebliebene Stumpf der Ruthe ist.

Die erste Indication bei den Wunden der Corpora cavernosa besteht nun in der Blutstillung, die man auch leicht durch die anhaltende Anwendung der Refrigerantia und Adstringentia zu bewerkstelligen im Stande sein wird, wenn nur Capillargefäſse durchschnitten worden sind. Auſserdem muſs man alle Ursachen zu entfernen suchen, welche bei dem Kranken eine Erection erzeugen können. Selbst bei theilweiser Trennung der Corpora cavernosa genügt zur Erfüllung dieser Anzeigen der Gebrauch kalter Waschungen und die Application adstringirender Stoffe. Dauert indeſs trotz dieser Mittel die Blutung fort, so muſs man zur Compression mittelst einer um den Penis gewickelten Binde seine Zuflucht nehmen, vorher aber einen elastischen Katheter in die Urethra einbringen, wodurch zugleich der freie Abfluſs des Urins unterhalten wird.

Ist ein Stück der Ruthe vollkommen losgetrennt, so unterbinde man zuerst die spritzenden Gefäſse, oder bringe die Cauterisation in Anwendung, und schiebe hierauf einen elastischen Katheter in den Kanal der Urethra, weil die durchschnittenen Corpora cavernosa sich so stark zurückziehen, daſs die äuſsre Haut sich nach innen rollt und die Urinausleerung behindert. Auſserdem legt man einige Charpieplumasseaux auf die Wunde und erhält diese durch ein Maltheserkreuz oder einige Longuetten und eine Binde in ihrer Lage. Den Katheter befestigt man an einem Suspensorium, nnd den ganzen Verband bewahrt man gegen das Eindringen des Urins durch ein Stück Wachstaffet.

Die Verletzungen der Urethra sind leicht an der Lage der Wunde und an dem beim Harnen stattfindenden Hervordringen des Urins aus derselben zu erkennen. Ist der hinter dem Perinaeum gelegene Theil der Urethra beschädigt, so unterscheidet sich diese Verletzung von denen der Blase dadurch, daſs bei letzteren der Kranke den Urin nicht zu halten vermag, während bei ersterer dies nicht der Fall ist, und der Ausflufs vom Willen des Patienten abhängt. Sowohl die longitudinellen als die transversellen und schrägen Wunden der Urethra heilen übrigens, wenn kein Substanzverlust statt gefunden hat, beinahe von selbst und erfordern fast nur die Sorge für Reinlichkeit. Nichts desto weniger mufs man indefs bei den Verletzungen im Perinaeum zur Verhütung von Harninfiltrationen eine Erweiterung der Wunde vornehmen, sobald dieselbe dem Urin keinen hinreichend freien Abflufs gestattet. Hat hingegen die Urethra einen Substanzverlust erlitten, so mufs man in deren Kanal einen dicken elastischen Katheter einschieben, um eine Verengerung an der verwundeten Stelle zu verhüten, und aufserdem einen einfachen Verband anlegen, wodurch man Wunden, die einen grofsen Theil der Circumferenz der Urethra zerstört haben, ohne Verengerung und Fistelbildung zu heilen vermag. Bei sehr beträchtlichem Substanzverlust jedoch, wie er zuweilen durch Geschosse erzeugt wird, entstehn fast immer Fisteln, welche eine accidentelle Hypospadie bedingen, sobald man sie nicht durch Hautüberpflanzung beseitigt, ein Verfahren, das *Earle* schon vor längerer Zeit mit glücklichem Erfolge in Anwendung gebracht hat.

8. Schufswunden der Ruthe und der Urethra.

Die Schufswunden der Geschlechtstheile kommen im Kriege sehr häufig vor und sind auch in den Julitagen in grofser Zahl beobachtet worden.

Gröfsere Kugeln zerstören die äufsern Geschlechtstheile oft vollständig, wie ich dies vor einem Jahre bei einem Kranken gesehn habe, dem die Ruthe an der Wurzel durch eine Kugel fortgerissen worden war.

Für Wunden der Art gilt nun die Regel, so viel als irgend möglich von den Geschlechtstheilen zu erhalten und kein Stück, das noch Leben hat, davon fortzunehmen, da bekanntlich der vollständige Verlust der Ruthe auf das Gemüth der Kranken äufserst deprimirend einwirkt.

Der Penis kann nun auch in mehr oder weniger grosser Ausdehnung und Tiefe, mit mehr oder weniger bedeutender Verletzung der Corpora cavernosa, beschädigt, und die Urethra in gröfserem oder geringerem Umfang geöffnet werden.

Die Schufswunden der Corpora cavernosa sind nicht

immer mit starken Blutungen verbunden, denn die Zermalmung der Gefäfse und die auf der Wundoberfläche gebildeten Brandschörfe setzen dem Blutausflusse ein Hindernifs entgegen, weshalb man nur selten zur Ligatur oder Cauterisation seine Zuflucht zu nehmen genöthigt ist. Bei der Anwendung einfacher und weicher Verbände, so wie allgemeiner und localer Antiphlogistica heilen daher diese Wunden meistens sehr schnell. Gehen die Schufswunden der Corpora cavernosa aber tief, und sind sie mit einem bedeutenden Substanzverlust verbunden, so lassen sie nach erfolgter Heilung eine Difformität des Penis zurück, bei welcher die Erection gar nicht oder doch nur unvollkommen, zuweilen auch nach einer Seite hin, wie z. B. in folgendem Falle, vor sich geht.

Beobachtung.

H., 20 Jahr alt, ward am 28. Juli 1830 von einer Kugel verletzt, welche auf der Dorsalfläche der Ruthe eindrang, das Corpus cavernosum der rechten Seite in seiner ganzen Dicke nahe der Mittellinie durchbohrte, an der Falte, welche die Ruthe vom Hodensacke scheidet, hervortrat, hierauf ins Scrotum gelangte, zwischen beiden Testikeln, dem rechten etwas näher, hindurchging, alsdann die Haut des Dammes neben der Urethra durchlief und durch die linke Hinterbacke an deren hinterer Fläche wieder hervortrat. Der Kranke bemerkte Anfangs kaum, dafs er verwundet worden, stürzte aber bald darauf nieder und nahm später zu seinem Erstaunen die eben beschriebene Verletzung wahr. Aus den Corporibus cavernosis war eine Menge Blut ausgeflossen, während aus der Austrittsöffnung der Kugel nur einige Tropfen hervorgedrungen waren; zugleich empfand Patient einen dumpfen Schmerz im Scrotum bei vollkommener Unempfindlichkeit der Ruthe. Die Geschlechtstheile waren stark mit Blut unterlaufen, violet gefärbt und sehr angeschwollen. In der Ambulance de St. Médéric wurde dem Kranken, der nicht zu harnen im Stande war, ein Katheter eingebracht und mit Hülfe desselben der in der Blase vorhandene, und nicht mit Blut gemischte Urin entleert.

Als der Patient am folgenden Tage ins Hôtel-Dieu kam, wurde er zwei Mal zur Ader gelassen, mittelst zweier neben der Raphe vorgenommenen Incisionen eine Menge blutigen Serums entleert, und der Katheter entfernt, da der Harn ohne denselben entleert werden konnte. Am 12. August war die Wunde am Rücken der Ruthe beinahe verheilt, doch die an der Vereinigungsstelle des Scrotums und des Penis gab in dieser Zeit zu einer drei Tage lang anhaltenden Blutung Veranlassung, welche man mittelst eines Tampons zu stillen genöthigt war. Acht Tage darauf entwickelte sich links von der Raphe im Scrotum ein Abscefs, aus welchem bei der Eröffnung eine Menge urinartig riechender Eiter ausflofs. Von nun an ging die Heilung der Wunde schnell von Statten, das Empfindungsvermögen der Geschlechtstheile kehrte nach und nach zurück, und die Urinausleerung war nicht gestört, nur beschrieb der Penis bei der Erection eine Bogenlinie, deren Convexität dem rechten, unverletzt gebliebenen Corpus cavernosum entsprach.

Auch die Urethra kann durch Geschosse mehr oder weniger ausgedehnte Verletzungen erleiden, welche man auf die gewöhnliche Weise durch Einlegung eines elastischen Katheters behandelt und meistens glücklich zur Heilung bringt.

So hatte bei einem 1814 im Hôtel-Dieu behandelten Kranken die Urethra einen Substanzverlust erlitten, welcher sich vom Anus bis zur Wurzel des Scrotums erstreckte und wenigstens zwei und einen halben Zoll lang und mehrere Linien breit war. Mit Hülfe eines in die Blase gelegten Katheters gelang indefs die Heilung vollständig.

Man darf jedoch nicht glauben, dafs dies Mittel ein durchaus untrügliches sei, denn zuweilen heilen die Wunden bei dem Zurücklassen des Katheters nicht und schliessen sich erst nach der Entfernung desselben.

So befand sich im Hôtel-Dieu auf *Breschet's* Abtheilung ein Mann, dem die Urethra in den Julitagen an der Wurzel der Ruthe verletzt worden war, und während dreier Monate, die er theils in diesem Hospitale, theils in dem Genesungshause von St. Cloud zubrachte, ein Katheter in der Blase gelassen wurde. Ich glaubte deshalb, dafs dieser Kranke zu denen gehören möchte, welchen der Katheter eher schadet als nützt, entfernte denselben und sah hierauf die Heilung binnen weniger Tage erfolgen.

Die Wunden des Hodensacks sind, wenn nur die Haut und die unmittelbar darunter gelegnen Gewebe verletzt worden, von keiner Bedeutung und heilen bei einer einfachen Behandlung leicht, doch erhalten dieselben eine hohe

Wichtigkeit durch die gleichzeitige Beschädigung des Samenstranges und des Hodens.

9. Schufswunden des Testikels.

Ist der Samenstrang durch eine Kugel zerrissen worden, so wird der Hode, wegen mangelhafter Ernährung, atrophisch, weshalb der Wundarzt in solchen Fällen nur die blutenden Arterien zu unterbinden und die localen und allgemeinen entzündlichen Zufälle zu beseitigen hat. Der Hode selbst kann dann im Scrotum zurückgelassen, oder, wenn er zu sehr beschädigt ist, exstirpirt werden.

Ist der Hode selbst von einer gröfsern Kugel getroffen und völlig zerquetscht worden, so mufs man denselben, zur Vereinfachung der Wunde, exstirpiren, ist er hingegen nur von einem kleinern Geschosse durchbohrt oder auf andere Weise beschädigt worden, so mufs man ihn, wo möglich, zu erhalten suchen, zu welchem Zwecke man die Wunde erweitert, die Entzündung und Anschwellung durch allgemeine und örtliche Antiphlogistica vermindert und passende Verbände anlegt. Ist der Substanzverlust nur gering gewesen, so werden die Geschlechtsfunctionen nicht merklich beeinträchtigt. Zuweilen entstehn auch nach Schufswunden dieses Organs Fisteln, wie z. B. in folgendem, 1819 im Hôtel-Dieu beobachtetem Falle.

Beobachtung.

B. bekam 1810 einen Schufs ins Scrotum, durch welchen ohne Zweifel auch ein Theil des rechten Testikels verletzt wurde. Die Wunde heilte bis auf eine kleine fistulöse, mit einem harten, weifslichen Rande versehene Oeffnung, die in einer vertieften Narbe am untern und hintern Theile des Scrotums zurückblieb. Deshalb kam er, nachdem er in der Zwischenzeit nicht nur vollkommen wohl und wieder im Dienst gewesen, sondern auch sich verheirathet und drei Kinder gezeugt hatte, 1819 ins Hôtel-Dieu. Eine in jene Fistel gebrachte Sonde drang drei bis vier Linien tief ein und schien in den Hoden zu gelangen, welcher hart war, mit der Narbe unten am Scrotum adhärirte und etwas kleiner als der andere erschien. Aus dieser Oeffnung tröpfelte fortdauernd eine weifse, seröse, klebrige Flüssigkeit, welche ihrem Geruche nach offenbar Samen war und mit Urin nicht die geringste Aehnlichkeit hatte. Die während vier und zwanzig Stunden ausfließsende Quantität betrug durchschnittlich funfzehn bis zwanzig Tropfen, stieg jedoch zuweilen auch fast bis zu einem Eſslöffel, während sie andere Male wieder nur in drei oder vier Tropfen bestand; doch hat der Kranke nicht darauf geachtet, in welchem Verhältniſse die Menge jenes Fluidums zu seiner Nahrung, seiner Bewegung, seiner übrigen Lebensweise, der Temperatur u. s. w. stand.

Man versuchte, den Fistelgang durch einen kleinen Kegel aus Höllenstein zu zerstören, doch gelang es durch dies, für den Kranken sehr schmerzhafte, Verfahren nicht, den Ausfluſs zu hemmen. Der Patient wurde ungeheilt entlassen, da er sich einem operativen Verfahren zu unterwerfen verweigerte.

Anhang.

Nach Mittheilungen

von

C. von Graefe.

Im Allgemeinen den von *Dupuytren* in diesen Vorlesungen aufgestellten Ansichten und gegebenen Vorschriften beipflichtend, oder vielmehr sie mit denen für identisch haltend, welche ich, als die Resultate meiner im Felde und in der Civil-Praxis gemachten Erfahrungen, seit vielen Jahren befolge und lehre, will ich nur folgende Punkte, nebst einigen erläuternden Thatsachen, besonders hervorheben.

Die Verletzungen durch sogenannte Luft-Streifschüsse sind in der That die Wirkungen eines unmittelbaren Zusammentreffens des Geschosses mit dem Körper, nur dafs ersteres entweder durch die Obliquität seiner Richtung, oder durch die bereits eingetretene Verminderung seiner Geschwindigkeit, die elastischen äufseren Körperbedeckungen unbeeinträchtigt läfst, wodurch leicht der Irrthum entsteht, dafs die Kugel den Körper gar nicht berührt und nur durch das dichte Vorbeigehen auf denselben eingewirkt habe. Wo ein solches Vorbeigehen aber wirklich stattfindet, kommt weder eine äufsere, noch eine innere Verletzung zu Stande. Beide Ansichten finden in folgenden zwei Fällen ihre unwiderlegliche Bestätigung.

Bei der Belagerung Torgau's vor dem Fort Cinna (im December 1814) kam eine von dem gefrorenen Boden ricochetirte Kugel in unsre Trancheen, und ihre verlangsamte Bogenbewegung beobachtend, rief ich den neben mir arbeitenden Soldaten das warnende „Hepp" zu. Ein mitarbeitender zur Erde gebeugter Bauer aber blieb, da er den Ruf nicht verstand, in seiner Stellung, und die sich senkende Kugel fiel auf seinen Rücken, von welchem sie noch einmal auf die Erde ricochetirte. Er war todt; alle im Verbandzelt gemachte Belebungsversuche blieben fruchtlos, und doch waren die Kleider unversehrt, die Rückenhaut nicht einmal sugilirt. Als letztere aber aufgeschnitten ward, fand man die Wirbelbeine und das eingeschlossene Rückenmark in einen gleichförmigen Brei verwandelt.

An demselben Tage fiel ein Artillerist in meiner Nähe, als er sich über die Brustwehr lehnte, rückwärts hin. Eine Kugel hatte den Tschacko ganz durchbohrt, und mit solcher Gewalt, dafs die darin aufbewahrten Gegenstände — ein Taschentuch und ein Gebetbuch — durch die grofse gerissene Austrittsöffnung mitgenommen worden waren. Nichts desto weniger klagte der Getroffene ausschliefslich über einen Schmerz am Halse, der von dem Drucke des Schuppenbandes des Tschacko's herrührte, war aber übrigens, wie nahe auch das Geschofs über seinen Kopf hingestreift sein mufste, so wohl, dafs er sich nur über den Verlust seines Tuches und Buches ärgerte. Den mir vom Herrn Major M. geschenkten Tschacko habe ich noch in meiner Sammlung, und die kleine scharf begrenzte vordere Eintrittsöffnung bildet — wie *Dupuytren* richtig als Regel angiebt — einen auffallenden Contrast zu der grofsen correspondirenden Ausgangsöffnung hinten.

I. Wunden des Kopfs.

Ohne im mindesten den Werth der Trepanation zu verkennen, die ich in geeigneten Fällen, wie gleich aus dem ersten unten mitgetheilten erhellt, nicht vernachlässige, glaube ich doch bestimmt versichern zu dürfen, dafs mancher Verwundete beim Leben erhalten worden wäre, hätte man das Cranium nicht durchbohrt, hätte man die Trepanation für das gehalten, was sie ist, für eine schwere, penetrirende Schädelwunde, die nie ohne beträchtliche Vermehrung des schon erlittenen traumatischen Reizes angebracht werden kann, und die, wie viele Erfahrungen zeigen, das schon vorhandene Leiden nicht selten rasch zu einer Höhe steigert, bei welcher der Tod nur um desto schneller erfolgt.

Einer 46 Jahr alten Frau war durch eine aus der Ferne weniger Schritte aus einer Pistole geschossene Kugel der äufsere Theil vom Augenhöhlenbogen des Stirnbeins und die Spitze vom grofsen Flügel des Keilbeins zerschmettert worden. Die Kranke war betäubt, das ganze Gesicht verbrannt, geschwollen und voll in die Haut gedrungener Pulverkörner. Mittelst der kurze Zeit nach der Verwundung unternommenen Trepanation wurden die Extravasate ausgeleert, die deprimirten Knochenstücke aufgehoben, und einzelne Knochensplitter ausgezogen, worauf die Kranke bald nach der Operation sich auffallend besserte, das Auge der verletzten Seite ganz wieder gebrauchen lernte und nach drei Monaten vollkommen geheilt war. Die durch das eingedrungene Schiefspulver im Gesichte und im Weifsen des Auges erzeugten schwarzen Punkte hatten sich indefs nach neun Monaten durchaus nicht vermindert, erzeugten jedoch gar keine Beschwerden.

Der Schädel eines 48jährigen Mannes war durch einen Fall auf einen spitzen Stein nicht nur entblöfst, sondern in dem Umfange eines Thalers zugleich auffallend tief einwärts gedrückt. Die äufsere Schädelplatte erschien hierbei in verschiedenen Richtungen gesprungen. Da indefs auch nicht die geringsten Hirnzufälle eintraten, so wurde weder zur Trepanation, welche von vielen Aerzten unter diesen Umständen als unbedingt nothwendig angegeben wird, noch zu irgend einem andern operativen Verfahren geschritten. Der Kranke genas unter zweckmäfsiger allgemeiner Behandlung, nachdem sich die äufsere Lamelle des Craniums in der fünften Woche von selbst abgestofsen hatte, eben so leicht, als vollkommen.

Während des Abladens eines Heuwagens fiel einem 9jährigen Knaben eine lange, schwere Stange von beträchtlicher Höhe so auf den Scheitel, dafs der Verletzte bewufstlos zur Erde stürzte. Es flofs ihm Blut aus dem Munde, den Ohren, der Nase und den stark sugillirten Augenlidern hervor. Die genauere Untersuchung zeigte den Schädel in der Richtung von einem Ohr zum andern etwas abgeplattet, und die Haut über dem rechten Ohre einen Zoll lang geborsten. Von hier aus konnte man eine Sonde unter der losgelösten Haut leicht zur linken Schläfenseite herüber führen. Die verdächtige Stelle wurde durch einen grofsen Kreuzschnitt entblöfst, wonach man deutlich sehen konnte, dafs eine Fissur, vom rechten Schläfenbeine quer über das angränzende Scheitelbein, weit nach der linken Seite des Kopfs herüber lief, dafs sich ferner der vordere Schädeltheil hier ungefähr einen halben Zoll unter den hinteren herunter geschoben hatte, und dafs aufserdem eine zweite Spalte von jener aus über das Stirnbein nach dem rechten Auge hinging, zwischen deren, ungefähr einen Zoll von einander entfernten, Rändern die Hirnpulsationen deutlich bemerkt wurden. Es trieben diese stofsweise eine blutig-geröthete Flüssigkeit in nicht unbeträchtlicher Quantität hervor. Des letztern Umstandes wegen schob ich, ungeachtet des vorhandenen Sopors, die Trepanation auf, um erst zu sehn, was Aderlässe, kalte Umschläge auf den Kopf, Laxantia und Essigklystiere leisten würden. Bald nach der Anwendung der genannten Mittel kehrte auch das Bewufstsein zurück. Sämmtliche, durch die weit ausgedehnte Quetschung in einer beträchtlichen Fläche entblöfste Knochenstellen wurden nur mit feiner, in laues Wasser getauchter Charpie verbunden. Allmälig stiefsen sich mehrere Theile des gequetschten Schädelknochens mit ihrer äufsern und innern Platte ab, welche zusammen drei Quadratzoll ausmachten. Unterhalb der losgelösten Knochenstücke war die harte Hirnhaut mit normaler Granulation bedeckt, welche sich während des erwähnten einfachen Verbandes in eine feste, häutige Substanz verwandelte, bis nach Verlauf von 12 Wochen der Kranke als völlig hergestellt betrachtet werden konnte.

Wie fremde Körper geraume Zeit im Organismus verweilen und zu Leiden Anlafs geben können, gegen welche alle ärztliche Hülfe fruchtlos bleibt, so lange die wahre Ursache nicht entfernt wird, davon zeugt folgender Fall: Ein 19jähriges Mädchen hatte drei Monate an den heftigsten, über den ganzen Schädel verbreiteten Kopfschmerzen gelitten und dagegen vielfache Kuren vergeblich gebraucht. Bei genauer Erkundigung nach dem Entstehen des Uebels erzählte die Kranke, dafs sie einige Zeit vor dem Eintritte jener Schmerzen mit dem Hinterhaupte so heftig gegen eine Wand gefallen wäre, dafs ihr im Haar befestigter Haarkamm dabei zerbrochen sey. Dieser Umstand bewog mich, den Kopf sorgfältig zu untersuchen. Spuren einer Wunde waren nicht bemerklich, wohl entdeckte man aber durch genauere Betastung in der Kopfschwarte eine zwei bis drei Zoll lange härtliche Linie, welche bei der Berührung vorzugsweise schmerzte. Meine Vermuthung, dafs dieselbe von einem eingedrungenen Kammzahne herrühre, bestätigte sich, indem der an $2\frac{1}{2}$ Zoll lange fremde Körper nach einer Incision durch die Sonde entdeckt und vermöge einer Zange ausgezogen ward. Die Kranke verlor von nun an alle Beschwerden und wurde in wenigen Tagen von ihrer kleinen Wunde hergestellt.

II. Wunden des Antlitzes.

a. Wunden des Auges.

Einer bejahrten Frau war beim Holzspalten ein Holzstück mit grofser Gewalt gegen das linke Auge geschleudert worden. Die Conjunctiva zeigte sich mäfsig geröthet, die Iris zurückgebogen und in ihrer Farbe etwas verändert, der Crystallkörper lag, bei völlig aufgehobenem Sehvermögen, in der vordern Kammer. Für die Lehre der Linsenverdunklungen, hinsichtlich ihrer Genesis aus Entzündungsprozessen, ist es wichtig, dafs der von seiner Normalverbindung gelöste, durch die zerrissene Kapsel getretene Crystall noch am sechszehnten Tage vollkommen durchsichtig erschien; und untersuchte man um diese Zeit das Auge nicht im vollsten Lichte, so war die vorgefallene Linse, welche beide untere Drittheile der Kammer einnahm, ihrer hohen Pelluciditüt wegen gar nicht zu entdecken, und man glaubte, es sei die vordere Kammer nur etwas stärker vom Humor aqueus ausgedehnt. Die Kranke wollte sich zur Ausziehung der Linse nicht entschliefsen.

b. Wunden der Kieferknochen.

Ein 42 Jahr alter Mann bekam bei einem Sturze vom Pferde mehrere heftige Huftritte. Der linke Oberarm war gebrochen, die äufsere Stirnwand erschien weit klaffend und zugleich tief eingedrückt, das rechte Auge an seiner obern Wand bedeutend entblöfst, die hin und her wankende Nase an ihrer Wurzel abgebrochen; zugleich waren beide Oberkieferbeine so in ihren Ansätzen gelöst, dafs sie mit ihren Zahnreihen willkührlich verschoben werden konnten. Bei völlig geschwundenem Bewufstsein und unfühlbarem Pulse zeigten nur der Herzschlag und das tief stöhnende, seltne Athmen, dafs das Leben noch nicht ganz erloschen war. Nachdem der Mund und die Nasenlöcher von Blutklumpen gereinigt worden, die Blutung aber in beiden Höhlen, durch den Bruch der Oberkieferknochen fortdauernd, Erstickung drohte, wurden elastische Röhren in die Nase gebracht, diese durch seitliche Polsterung in der Normallage befestigt, und beide abgebrochne Oberkiefer mittelst einer in aller Eile zusammengesetzten Maschine hoch in die Höhe und fest an ihre Nachbartheile angedrückt gehalten. Aufserdem verordnete ich die für die übrigen Verletzungen nöthigen Verbände, kalte Umschläge auf den Kopf und ein kräftig entzündungswidriges Heilverfahren. Nach einigen Tagen kehrte das Bewufstsein zurück, und nach vier Wochen trat Festigkeit der Nase und der Oberkieferknochen ein, so dafs der Kranke nun wieder gewöhnliche Kost geniefsen konnte. Allmälig lösten sich mehrere Knochenstücke aus der Stirn, der Armbruch heilte; und der schwer Verwundete wurde in so weit hergestellt, dafs er seinen Geschäften wieder vorstehn konnte.

c. Wunden der Nase.

Einem vierzehnjährigen Bauerknaben wurde bei der Stallarbeit durch ein Pferd die Nase in einem solchen Umfange durchbissen, dafs beide Nasenflügel sammt der Knorpelscheidewand bis unterhalb der Nasenknochen fast gänzlich getrennt waren. Nur an einzelnen, wenigen Punkten fand noch eine geringe filamentöse Verbindung statt. Der Kranke kam vier Tage nach erlittener Verletzung in meine Behandlung. Zwischen den zermalmten, sehr unebnen Wundrändern fanden sich noch mehrere Futterkörner. Nach besorgter Reinigung wurde mittelst acht angelegter Knopfnähte die Vereinigung genau bewerkstelligt. Ungeachtet der üblen Beschaffenheit der Wundränder gelang die prima intentio doch vollkommen, und selbst die Gestalt der Nase wurde völlig erhalten.

d. Wunden des Ohrs.

Im Streite war einem kräftigen Manne von seinem Gegner, auf kaum begreifliche Weise, das linke Ohr hart am Kopfe so abgebissen worden, dafs dasselbe nur noch in der Gegend des Ohrläppchens einen geringen Zusammenhang behalten hatte. Mittelst genauer Heftung gelang jedoch die Anheilung dieses fast vollständig getrennten Theils.

e. Wunden des Gaumens.

Bei zweien Kranken war das Gaumensegel, und zwar bei dem einen durch das Einstofsen eines Peitschenstieles und bei dem andern durch den Stofs mit einem Stocke, so zerrissen, dafs bei beiden ein grofser Streif, vom harten Gaumen an, tief herabhing, welcher, sich selbst überlassen, sehr bald sphacelirt wäre. Der gelöste Theil wurde durch die Gaumennaht angeheftet, heilte an allen Punkten wieder an, und beide Kranke genasen vollständig.

III. Wunden des Halses.

Ein noch junger Mann durchschnitt sich, von Wahnsinn plötzlich ergriffen, mittelst eines Rasiermessers die Luftröhre und den Schlund. Sehr leicht konnte man durch die weit klaffende, von schaumigem Blute gefüllte, Wunde einen Finger sowohl in die Luftröhre, als auch hinter dieselbe in den Schlund einbringen. Was das Gefühl lehrte, bestätigte, nach Beseitigung des Blutes, auch das Gesicht; von beiden durchschnittenen Kanälen war nur die hintere, an den Halswirbeln anliegende Wand des Schlundes noch ganz geblieben. Beide Carotiden zeigten sich in der Tiefe blofsgelegt, aber nicht eingeschnitten. Nur bei ungewöhnlichem Vorstrecken des Halses konnte ein sehr starker Bogenzug der Wunde die Richtung geben, vermöge welcher beide Halspulsadern verschont blieben, obgleich das Messer bis tief in den Schlund vorgedrungen war. Nach beendigter Reinigung der Wundflächen wurde der Kopf vermöge des Köhlerschen Apparats so gegen das Brustbein gezogen, dafs die Wundlefzen in gegenseitige Berührung traten. Die Deckung der Wunde geschah ganz einfach. Ungeachtet der Unglückliche, ehe er Hülfe erhielt, einen bedeutenden Blutverlust erlitten hatte, reichten doch in den ersten Tagen mehrere Aderlässe kaum hin, die übermäfsig gesteigerte Irritabilität herabzustimmen. Eine kleine Quantität Flüssigkeit konnte schon nach Ablauf von 48 Stunden theelöffelweise im Schlunde herabgleiten, ohne Husten zu erregen. Späterhin bekam der Kranke Speisen in Breiform, und in der vierten Woche war er, bei der einfachsten Behandlung, ohne besondre Arznei, ohne blutige Nähte und künstliche örtliche Verbände, in dem Maafse geheilt, dafs nur noch allgemein merklich erhöhete Reizbarkeit übrig blieb; zugleich war auch der Wahnsinn verschwunden.

IV. Wunden der Brust.

Einer bejahrten Frau ward beim Ueberfahren eines Wagens das Brustbein zerbrochen. Durch einfache, die vordere Brustwand etwas ausdehnende Unterlagen unter den Rücken, ein mäfsiges Aderlafs und eine einfache innere Behandlung konnte die schwer Verletzte, mit einem fest und ganz eben zusammengewachsenen Brustknochen, nach fünf Wochen als vollkommen genesen betrachtet werden.

Die Behandlung penetrirender Brustwunden scheitert nicht selten an rohen Untersuchungen, an mechanisch reizenden Verbänden und unzeitigen Versuchen, das ergossene Blut auszusaugen oder auszupumpen; und gewifs hätte die Natur allein manchen Verwundeten geheilt, der als Opfer zu geschäftiger und unzureichend berechneter Kunstuntersuchungen gefallen ist. Ein Mann von 32 Jahren hatte sich mit einem gewöhnlichen, aber sehr scharfen, Brodmesser einen Stich in der linken Brustseite zwischen der fünften und sechsten Rippe, mitten zwischen der

Brustwarze und dem linken Rande des Brustbeins, beigebracht. Die sehr bestimmte und genau abgegrenzte blutige Tünchung des Messers zeigte, dafs dasselbe wenigstens zwei Zoll tief eingedrungen war. Fast ohne alle Schmerzen konnte man den kleinen Finger durch die Wunde einführen und frei in der Brusthöhle bewegen. Beim Einathmen drang arterielles und venöses Blut mit einem zischenden Laute, in starken Strömen, aus der Tiefe hervor. Der Kranke war durch den Blutverlust bereits ungemein erschöpft, sein Puls kaum fühlbar, und das Athmen fast erloschen. Dabei waren die Extremitäten kalt, die Lippen bleich, und die Augen gebrochen. — Alles kam hier darauf an, die Blutung möglichst schnell zu stillen. Ich schlofs deshalb die Wunde mit Pflasterstreifen, legte eine graduirte Compresse über dieselbe hinweg und drückte diese mittelst einer in mehrfachen Zirkeltouren um den Brustkasten geführten Binde kräftig an. Nach zwei Stunden, während welcher der Kranke mit unvollständigen, kurz abgebrochenen Athemzügen respirirte, fing er an, sich zu erholen. Bald darauf wurde der Puls belebter, und das Athmen freier. Zwölf Stunden später entspann sich in der Wundgegend ein empfindlicher Schmerz, welcher allmälig zu immer höherm Grade stieg. Dieser machte, neben allgemeiner kühlender Behandlung, ein Aderlafs und kalte Umschläge auf die verwundete Brustseite nöthig. Hiernach schwand das schmerzhafte Gefühl, kehrte aber von Zeit zu Zeit zurück und wurde durch wiederholte Aderlässe und Blutegel jedesmal bekämpft. Als ich den Compressivverband nach drei Tagen abnahm, zeigte sich die Wunde fast ganz vernarbt. Mit Ablauf der zweiten Woche waren alle Brustzufälle vorüber. Der Kranke verfiel aber nun, durch Gemüthsaffecte erschüttert, in einen heftigen Typhus nervosus, von welchem er ebenfalls nach einigen Wochen befreit wurde.

Um den Gang, den die Natur bei Heilung penetrirender Brustwunden einschlägt, einer neuen Prüfung zu unterwerfen, liefs ich sechs Hunden penetrirende Brustwunden zufügen. Bei allen diesen Thieren wurden die Intercostalarterien tief, und bei zweien derselben zugleich die Lungen oberflächlich eingeschnitten. Gleich nach der Verletzung strömte das Blut lebhaft hervor, die Thiere schwankten träge umher, neigten sich dabei stets nach der verwundeten Seite, suchten einen kühlen Ort auf und fanden nicht eher Ruhe, als bis sie eine Lage angenommen hatten, in der die verletzte Stelle gegen irgend einen harten Körper, gegen einen Erdklumpen, Stein u. s. w., angedrückt blieb. Die zum Theil sehr starken Blutungen stillten sich hiernach allmälig von selbst. Ohne Beihülfe der Kunst genasen sämmtliche Thiere binnen zwei Wochen, indem sie die ganze Zeit hindurch die beschriebene Stellung fast nie verliefsen, Nahrungsmittel beinahe gar nicht zu sich nahmen, dagegen aber ungemein viel Wasser tranken. Einige derselben wurden hierauf getödtet, und die Section ergab, dafs das, in Folge der Brustwunde, während des ersten Tages sichtbar auch nach innen ergossene Blut bei allen vollkommen eingesogen, und dafs nur bei denen Verwachsungen der Brusthaut mit den Lungen auf einer geringen Stelle entstanden waren, bei welchen man die Lungen absichtlich mit verwundet hatte.

Gleiche Vortheile, wie in dem vorigen Falle, erlangte ich auch in folgendem durch eine analoge Behandlung. Bei einem unbedingt tödtlich Verletzten, bei welchem mittelst eines breiten Brodmessers eine Rippe mit durchschnitten, die Lunge gleichzeitig durchstochen, und das Herz bis tief in den rechten Ventrikel durchbohrt war, wurde durch die empfohlene Behandlung, in Verbindung mit Aderlässen, das Leben noch 24 Stunden erhalten.

In einem andern Falle, bei welchem sich Alles wie in dem zuerst mitgetheilten verhielt, wurde in wenigen Wochen durch den Compressivverband vollkommene Heilung bewerkstelligt.

V. Unterleibswunden.

Ein Zimmergeselle fiel rückwärts zur Erde, und ein Stemmeifsel, welcher sich unter den am Rücken herabhängenden Geräthschaften befand, drang durch die Kleidungsstücke und die Rückenmuskeln, unterhalb der letzten falschen Rippe der rechten Seite, ungefähr zwei Zoll vom Rückgrate, in die Unterleibshöhle ein. Von dem Augenblicke der Verwundung an erschienen die Bewegungen des Rückens sehr erschwert. Der Kranke war, als ich ihn sah, ermattet, und die Menge des, aus der Tiefe der breiten Wunde vorströmenden, Bluts war erheblich. Dabei entleerte sich zugleich Luft stofsweise durch den Wundkanal, was vorzüglich dann stattfand, wenn die Bauchwände bei tiefem Athmen stärker bewegt, und die Unterleibshöhle dadurch in ihrem räumlichen Verhältnifs beträchtlich verändert wurde. Zeichen von Verletzungen irgend eines Eingeweides waren nicht vorhanden. Ich wendete neben dem strengsten antiphlogistischen Verfahren ganz den gegen penetrirende Brustwunden als nützlich erprobten Compressivverband an. Das Allgemeinbefinden des Kranken besserte sich von Stunde zu Stunde. Am 4ten Tage fand ich die Wunde gröfstentheils geschlossen, und in der 2ten Woche wurde der Patient, beim besten Allgemeinbefinden, mit völlig geheilter Wunde entlassen.

VI. Wunden des Scrotums.

Einem eilfjährigen Knaben hatte ein zum Zorn gereizter, doch nicht wasserscheuer Kettenhund die vordere Wand des Scroti fast ganz abgebissen, so dafs beide Testikel entblöfst hervorhingen. Am zerrissenen, dünnen, leinenen Beinkleide war wenig Blut zu sehn. Die vorhandene geringe Haemorrhagie wich der Anwendung des kalten Wassers bald. Ich reponirte die Testikel, näherte darauf die Wundränder und vereinigte sie durch blutige Nähte. Die Heilung gelang gröfstentheils durch adhäsive Entzündung, und der Patient war nach 11 Tagen geheilt.

VII. Wunden der Extremitäten.

Ein Knabe von 13 Jahren hatte sich durch einen Sturz aus einem zwei Stock hohen Fenster den Oberarmknochen, dicht unter dem Gelenkkopfe, gebrochen. Der untere Knochentheil ragte gegen einen Zoll weit aus den Weichgebilden hervor. Die Reposition konnte wegen Spannung, Geschwulst und Verdorbenheit des ausgetretenen Knochenstücks nicht bewirkt werden. Es wurde das hervorragende Knochenende, so weit es gequetscht erschien, in einer Länge von $2\frac{1}{2}$ Zoll mittelst einer Scheibensäge aus der Tiefe weggenommen, und eine zweckmäfsig haltende Schienung angelegt. Wider Erwarten günstig ging die Heilung von Statten, der ausgesägte Oberarmknochen wuchs mit dem Gelenkkopfe zusammen, und der Kranke erlangte so die Beweglichkeit des Arms vollkommen wieder.

Wie auch bei den schwersten Gelenkverletzungen unter übrigens günstigen Umständen die Amputation gemieden, und das Glied brauchbar erhalten werden kann, davon giebt nachstehender Fall einen sprechenden Beweis. Ein 19jähriges Dienstmädchen fiel beim Fensterwaschen so aus dem ersten Stockwerke herab, dafs sie mit dem linken Ellenbogen auf einen unter dem Fenster befindlichen Kellerhals auftraf, bevor sie zur Erde niedersank. Dadurch, dafs der gekrümmte Ellenbogen die ganze Kraft des Falles auffing, entging das Mädchen andern Beschädigungen, die Ober- und Unterarmknochen aber waren dafür im Ellenbogengelenke vielfach gebrochen, man kann sagen zermalmt. Aus zwei Wunden flofs eine Menge venösen Bluts hervor, und aus denselben konnte man auf der Stelle mehrere kleinere und gröfsere Knochensplitter ausziehn. Nach allgemeinen Principien war zur Sicherstellung des Lebens die Amputation über dem Gelenke angezeigt. In Erwägung der Jugend der Patientin, ihrer guten Constitution, ihrer höchsten Scheu gegen die Ablösung und bei der Möglichkeit, alle Sorgfalt und alle schickliche Mittel anwenden zu können, schob ich jedoch die Amputation auf, bis die dringendsten Umstände sie erfordern würden. Der Arm wurde ohne alle Schienung in einer mäfsig gekrümmten, der Kranken am wenigsten Schmerzen verursachenden, Lage auf einem Armkissen erhalten, und in dieser durch sorgfältig angepafste Unterlagen auf allen Punkten unterstützt. Nach einem reichlichen Aderlafs und dem Ansezzen von Blutegeln um das Gelenk zeigten sich kalte Ueberschläge zur Beschränkung der Entzündung sehr wohlthätig. Während der Eiterung wurden allenthalben, wo es nöthig war, Gegenöffnungen gemacht, mehrere Knochensplitter, die sich nicht anlegten, herausgezogen, und so lange sich viel Secret zeigte, die Einsenkung desselben durch 2 — 3 Mal täglich wiederholte Verbände und vorsichtig gebrauchte Armbäder verhindert. Bei einer später stärkenden Behandlung gelang es, die Kranke, wenn gleich mit steifem Ellenbogengelenke, dennoch mit erhaltenem Arme und vollkommen beweglicher brauchbarer Hand herzustellen.

Einen Beleg dazu, dafs durch Hiebwunden fast ganz getrennte kleinere Gliedmaafsen brauchbar erhalten werden können, wenn auch nur der geringste organische Zusammenhang übrig geblieben ist, geben folgende Verletzungen. Das dritte Glied des Zeigefingers der linken Hand war bei einem Knaben beinahe völlig durchhauen. Den Knochen, alle Sehnen und namhafte Blutgefäfse fand man von der Rückenseite aus getrennt. Nur eine ganz schmale Hautbrücke an der Volar-Seite hinderte das gänzliche Abfallen des verwundeten Theils. Bei einem andern Individuum, einem kräftigen Manne, war das aufgetroffne Beil ebenfalls in den linken Zeigefinger, und zwar in dessen Verbindung mit der Mittelhand, vom Rücken aus, schief eingedrungen; das ganze Glied hing nur noch an einer, wenige Linien breiten Stelle mit der Haut des Handtellers zusammen. Sämmtliche Sehnen, Arterien und das Kapselband sah man völlig getrennt. Ein Drittheil des betreffenden Gelenkkopfs lag abgelöst und so zusammenhangslos in der Wunde, dafs dessen für nöthig erachtete gänzliche Entfernung leicht geschah. Durch einige, in die Hautwundlefzen gezogene Hefte, vorzüglich aber durch die Lagerung der Hand auf ein Handbrettchen. wobei eine sorgfältige Charpiepolsterung die Finger in mäfsig gebogner Stellung unbeweglich befestigte, ohne den mindesten Druck zu üben, gelang es, dafs die beinahe ganz getrennten Glieder nicht nur überhaupt erhalten wurden, sondern dafs auch deren Brauchbarkeit, in Folge genauer organischer Einigung der Knochen, Bänder und Sehnen, nach wenigen Monaten völlig wiederkehrte.

Merkwürdige Abreifsung des vordern Daumengliedes.

Ein siebenzigjähriger rüstiger Arbeitsmann verwickelte sich mit dem linken Daumen in die Seilschlinge des Bärs einer Ramme, und noch ehe er ihn hervorziehn konnte, fiel das schwere Gewicht herab und rifs vermöge des anhängenden Seils den Daumen in seinem vordern Gelenke sammt der ganzen Beugesehne des langen Beugemuskels hinweg. Die Wunde war uneben, aus derselben ragten die beiden Volarnerven über zwei Zoll weit hervor, und zugleich fühlte man längs des Vorderarms in der Richtung, welche die losgerissene Sehne früher eingenommen hatte, eine lange, durch das Einsinken der Bedeckungen entstandene Rinne.

Vergleicht man diesen Fall mit einem von *Hahn* (*Gräfe's* und *Walther's Journ. Bd. VI. pag.* 136.) beobachteten, wo die Nagelphalanx des Ringfingers dergestalt abgerissen wurde, dafs alle häutigen, sehnigen und ligamentösen Theile sich im vordern Gelenke trennten, und nur die beiden Volarnerven, ganz isolirt, drittehalb Zoll höher herausgerissen wurden, so folgt, dafs die Continuitätslösung der Gebilde bei heftigen Dehnungen nicht blofs im Allgemeinen von ihrem mehr oder weniger dichten und festen Bau abhängt, sondern dafs dabei noch andere Umstände, namentlich ihre individuelle Beschaffenheit und die verschiedene Richtung, Stellung und Actuosität derselben im Augenblicke der Verletzung bedeutend mitwirken. Unerklärlich wäre es sonst, wie bei ziemlich gleichem Anlasse hier die feste dichte Sehne mit einem langen Muskelstreifen zehn Zoll höher als die übrigen Theile, und dort ausschliefslich die weichen, so leicht trennbaren Nerven $2\frac{1}{2}$ Zoll höher als alle andere, weit dichtere, Gebilde abgerissen wurde.

Gedruckt bei Johann Friedrich Starcke.